Antibiotika-Therapie
in Klinik und Praxis

C. Simon, Kiel
W. Stille, Frankfurt am Main

**10. neubearbeitete
und erweiterte Auflage**

Mit 54 Abbildungen
und 102 Tabellen

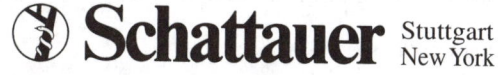

Anschriften der Autoren:
Prof. Dr. C. Simon
Schönkamp 1c, 24226 Heikendorf

Prof. Dr. W. Stille
Infektiologie, Zentrum der Inneren Medizin der Universität
Theodor-Stern-Kai 7, 60596 Frankfurt/Main

In diesem Buch sind die Stichwörter, die zugleich eingetragene Warenzeichen sind, als solche nicht besonders kenntlich gemacht. Es kann also aus der Bezeichnung der Ware mit dem für diese eingetragenen Warenzeichen nicht geschlossen werden, daß die Bezeichnung ein freier Warenname ist.
Die vollständige Aufzählung aller im Handel befindlichen Antibiotika und Chemotherapeutika war aus verschiedenen Gründen nicht möglich. Die fehlende Erwähnung des einen oder des anderen Präparates braucht jedoch nicht zu bedeuten, daß dieses im Vergleich zu einem im Buch genannten Konkurrenzpräparat für die Therapie weniger geeignet ist.

Anmerkung:
Nicht alle in diesem Buch aufgeführten Substanzen sind von den staatlichen Gesundheitsbehörden für den Gebrauch bei Kleinkindern oder Kindern unter 6 bzw. unter 12 Jahren freigegeben. Solche Substanzen sollten nicht verwendet werden, solange wirksame Alternativen verfügbar sind. Sie können verwendet werden, wenn keine wirksame Alternativsubstanz zur Verfügung steht oder wenn das bekannte Toxizitätsrisiko einer Alternativsubstanz oder das Risiko einer Nichtbehandlung von den möglichen Vorteilen einer Behandlung aufgewogen werden. Dabei sind die Regeln für klinische Prüfungen nach dem Arzneimittelgesetz zu beachten. Das gleiche gilt sinngemäß für von den Gesundheitsbehörden bisher nicht zugelassene Indikationen von Antibiotika.
Wegen der Möglichkeit eines Irrtums innerhalb des Artikels oder Buches, aus dem eine spezielle Dosierung entnommen wurde, oder wegen der Möglichkeit eines Irrtums innerhalb dieses Buches wird der Leser dringend gebeten, die jeweiligen Referenztexte zu konsultieren, einschließlich des Beipackzettels des Herstellers, besonders dann, wenn eine neue Substanz verschrieben wird oder eine Substanz, mit der er noch nicht vertraut ist.

Die Deutsche Bibliothek – CIP-Einheitsaufnahme
Simon, Claus:
Antibiotika-Therapie in Klinik und Praxis : mit 102 Tabellen / C. Simon ; W. Stille. – 10., neubearb. und erw. Aufl. – Stuttgart; New York : Schattauer, 2000
ISBN 3-7945-1970-1

Das Werk ist urheberrechtlich geschützt. Alle Rechte, insbesondere das Recht des Nachdrucks, der Wiedergabe in jeder Form und der Übersetzung in andere Sprachen, behalten sich Urheber und Verlag vor.
Kein Teil des Werkes darf in irgendeiner Form ohne schriftliche Genehmigung des Verlags reproduziert werden. Das gilt insbesondere für Vervielfältigungen, Übersetzungen, Mikroverfilmungen und die Einspeicherung, Nutzung und Verwertung in elektronischen Systemen.

© 1970, 1973, 1975, 1979, 1982, 1985, 1989, 1993, 1997 and 2000 by
F. K. Schattauer Verlagsgesellschaft mbH, Lenzhalde 3, D-70192 Stuttgart, Germany
Internet http://www.schattauer.de
Printed in Germany

1. unveränderter Nachdruck 2001

Satz und Druck: Mayr Miesbach, Druckerei und Verlag GmbH,
Am Windfeld 15, D-83714 Miesbach, Germany

ISBN 3-7945-1970-1

Vorwort zur 10. Auflage

Bei der antiinfektiösen Therapie sind große Fortschritte erzielt worden. Das verpflichtet besonders bei gefährdeten Patienten zu sorgfältiger Auswahl der Antiinfektiva, um das Risiko eines Therapieversagens zu verringern. Es gibt heute für die meisten Infektionen gut begründete Behandlungsregeln, welche die Ergebnisse verbessert haben. Sie sind im Buch nach kritischer Auswertung der Literatur und unter Berücksichtigung langjähriger eigener Erfahrungen dargestellt. So ist das gemeinsam verfaßte Werk »Antibiotika-Therapie« eine persönliche geistige Schöpfung und nicht nur eine Zusammenfassung von Daten.

In der 10. Auflage werden Antiinfektiva, mit deren Einführung in nächster Zeit zu rechnen ist oder die bereits zugelassen sind, ausführlicher besprochen. Dazu gehören die Virustatika Valacyclovir, Brivudin, Cidofovir, Entecavir, Fomivirsen, Abacavir und Adefovir, die Protease-Inhibitoren Nelvinavir und Amprenavir, das Nicht-Nukleosid Efavirenz sowie die Neuraminidase-Inhibitoren Zanamivir und Oseltamivir (gegen Influenzavirus A und B). Unter den neuen antibakteriellen Substanzen sind bereits zugelassen die Gyrase-Hemmer Grepafloxacin und Moxifloxacin. Noch in der Prüfung befinden sich Clinafloxacin, Gatifloxacin, Sitafloxacin und Gemifloxacin, die auch gegen Penicillin-G-resistente Pneumokokken wirken und ein verbreitertes Spektrum haben. Voriconazol ist ein neues, i.v. und oral anwendbares Antimykotikum mit Amphotericin-B-ähnlichem Spektrum und starker Aktivität, das besser vertragen wird. Besprochen werden außerdem noch nicht zugelassene Antimykotika: die Echino- und Pneumocandine, Nikkomycin Z, Sordarin. Neue Staphylokokken-Antibiotika sind die Glykopeptide der Fa. Lilly und Lepetit, die Streptogramine Quinupristin und Dalfopristin, die Glycylcycline und die Oxazolidinone (z.B. Linezolid), welche auch bei Methicillin-Resistenz wirksam sind. In der Entwicklung sind die neuen Carbapeneme der Fa. MSD und Sankyo, von denen CS-834 oral anwendbar ist, und einige Ketolide (z.B. HMR 3647), welche grampositive Bakterien, auch Penicillin-G-resistente Pneumokokken, hemmen.

Unter den Krankheiten werden in einem eigenen Kapitel behandelt die Herzschrittmacher-Infektionen, Infektionen von arteriovenösen Fisteln, Infektionen von Gefäßprothesen, Infektionen nach Organtransplantation und Chlamydien-Infektionen bei Arteriosklerose, außerdem Ehrlichiose, Babesiose und Pest. Hinzugekommen sind auch die Kapitel über die behandelbaren Virusinfektionen Herpes simplex, Zytomegalie, Varizellen, Zoster, Hepatitis B und C.

Als Nachschlagewerk soll das Buch weiterhin ein zuverlässiger Ratgeber im medizinischen Alltag sein und dazu dienen, die gegenwärtigen Möglichkeiten der antiinfektiösen Therapie voll zu nutzen.

Kiel, Frankfurt am Main, Herbst 1999　　　　　　　　　　C. Simon und W. Stille

Vorwort zur 1. Auflage

Das vorliegende Buch hat die Aufgabe, dem Arzt in Klinik und Praxis bei der Wahl eines Antibiotikums und seiner richtigen Anwendung als Ratgeber zu dienen. Die Therapieempfehlungen beziehen sich zum größten Teil auf die in der Literatur niedergelegten Erkenntnisse, teilweise auch auf eigene Erfahrungen in der Kinderheilkunde und Inneren Medizin. Dabei haben wir bewußt auf eine ausführliche Besprechung ungelöster wissenschaftlicher Probleme verzichtet und uns vor allem darum bemüht, die sich aus dem gegenwärtigen Stand des Wissens ergebenden praktischen Konsequenzen für die Therapie darzulegen. Wir sind uns darüber im klaren, daß durch die laufende Entwicklung neuer Antibiotika und die raschen Fortschritte der Wissenschaft auf dem Gebiete der Antibiotika-Forschung schon bald ein Wandel unserer derzeitigen Ansichten über die optimale Therapie bestimmter Krankheiten notwendig sein wird. So ist das Buch im wesentlichen als Orientierungshilfe für den behandelnden Arzt und als Zusammenfassung der heute vorhandenen therapeutischen Möglichkeiten zu verstehen.

Kiel, Frankfurt am Main, Herbst 1969   C. Simon und W. Stille

Inhaltsverzeichnis

Grundbegriffe der Antibiotika-Therapie
Seite 1

Eigenschaften der Antiinfektiva
Seite 23

Therapie wichtiger Infektionen
Seite 361

Spezielle Therapieprobleme
Seite 671

Sachverzeichnis
Seite 705

Inhaltsverzeichnis

Grundbegriffe der Antibiotika-Therapie ... 1

Wirkungsweise und Resistenz ... 3
Pharmakokinetik ... 10
Behandlungsregeln ... 14

Eigenschaften der Antiinfektiva ... 23

Einteilung der Antibiotika ... 25
β-Lactam-Antibiotika ... 27

Penicilline ... 29
Benzylpenicillin (Penicillin G) ... 31
Phenoxypenicilline ... 40
Isoxazolylpenicilline ... 42
Aminopenicilline ... 44
    Ampicillin ... 45
    Amoxicillin ... 47
    Bacampicillin ... 49
Carboxypenicilline ... 50
Acylaminopenicilline ... 50
    Piperacillin ... 51
    Azlocillin ... 53
    Mezlocillin ... 55
Penicillin-Kombinationen ... 57
    β-Lactamase-Hemmer ... 57
    Clavulansäure/Amoxicillin ... 58
    Clavulansäure/Ticarcillin ... 61
    Sulbactam/Ampicillin ... 61
    Tazobactam/Piperacillin ... 64

Cephalosporine ... 66
Cefazolin ... 66
Cefuroxim-Gruppe ... 69
Cefoxitin-Gruppe ... 73
    Cefoxitin ... 73
    Cefotetan ... 76
Cefotaxim-Gruppe ... 77
    Cefodizim ... 83
Ceftazidim-Gruppe ... 84
    Ceftazidim ... 84
    Cefepim ... 86
    Cefpirom ... 88
Übrige Cephalosporine ... 89
    Cefsulodin ... 89
    Cefoperazon ... 91
Oralcephalosporine der Cefalexin-Gruppe ... 92
    Cefalexin, Cefadroxil, Cefaclor ... 92
    Loracarbef ... 95
    Cefprozil ... 97
Oralcephalosporine mit erweitertem Spektrum (Cefixim-Gruppe) ... 98
    Cefixim ... 98
    Cefpodoxim-Proxetil ... 101
    Cefuroxim-Axetil ... 103
    Cefetamet ... 104
    Ceftibuten ... 105
    Cefdinir ... 106

Andere β-Lactam-Antibiotika ... 107
Carbapeneme ... 107
    Imipenem/Cilastatin ... 107
    Meropenem ... 111
    Neue Carbapeneme ... 115
    Neue parenterale Carbapeneme ... 116
    Orale Carbapeneme ... 116
Aztreonam ... 118

Gyrase-Hemmer (Chinolone) ... 120
Ciprofloxacin ... 122
Levofloxacin/Ofloxacin ... 127
Fleroxacin ... 130
Norfloxacin ... 131
Grepafloxacin ... 133
Trovafloxacin ... 136
Clinafloxacin ... 140
Moxifloxacin ... 142
Gatifloxacin ... 144
Sitafloxacin ... 146
Sparfloxacin ... 146
Sonstige Gyrase-Hemmer ... 148
Neue Gyrase-Hemmer ... 149

Aminoglykoside ... 150
Gentamicin ... 151
Tobramycin ... 156
Netilmicin ... 158
Amikacin ... 160
Isepamicin ... 162
Spectinomycin ... 163

Tetracycline ... 165
Doxycyclin ... 165
Minocyclin ... 170

Chloramphenicol ... 172

Inhaltsverzeichnis

Makrolide 176
   Erythromycin 176
   Clarithromycin 183
   Roxithromycin 186
   Azithromycin 189
   Dirithromycin 191
   Spiramycin 194
   Josamycin 196
   Ketolide 197

Lincosamide 199
   Clindamycin 199

Fusidinsäure 203

Glykopeptid-Antibiotika 205
   Vancomycin 205
   Teicoplanin 209
   Neue Glykopeptide 211
   Daptomycin 212

Streptogramine 213
   Quinupristin/Dalfopristin 213

Everninomicine 216

Oxazolidinone 217

Fosfomycin 219
   Fosfomycin i.v. 219
   Fosfomycin-Trometamol 221

Antimikrobielle Folatantagonisten 222
   Sulfonamide 222
   Co-trimoxazol 226
   Andere Diaminopyrimidin-Sulfonamid-Kombinationen 231
   Trimethoprim 232
   Pyrimethamin 234

Atovaquon 236

Nitrofurane 238
   Nitrofurantoin 238
   Nitrofurazon (Nitrofural) 241

Nitroimidazole 242

Lokalantibiotika 247
   Bacitracin 247
   Tyrothricin 248
   Polymyxine (Colistin, Polymyxin B) 248
   Neomycin 249
   Kanamycin 251
   Paromomycin 251
   Mupirocin 251

Antimykobakterielle Mittel 253
   Isoniazid (INH) 253
   Rifampicin 256
   Rifabutin 259
   Rifapentin 261
   Ethambutol 263
   Pyrazinamid 264
   Streptomycin 265
   Prothionamid 268
   Terizidon 270
   Dapson 270
   Clofazimin 272

Antivirale Mittel 275
   Acyclovir/Valacyclovir 277
   Famciclovir 281
   Brivudin 282
   Ganciclovir 284
   Foscarnet 288
   Cidofovir 291
   Lobucavir 294
   Fomivirsen 294
   Ribavirin 295
   Idoxuridin 297
   Trifluridin 298
   Neuraminidase-Inhibitoren 299
   Amantadin 300
   Interferon-alpha 301
   Zidovudin 303
   Didanosin (DDI) 307
   Zalcitabin (DDC) 310
   Lamivudin (3TC) 312
   Stavudin (D4T) 313
   Abacavir 315
   Adefovir 316
   Protease-Inhibitoren 317
   Saquinavir 318
   Indinavir 319
   Ritonavir 321
   Nelfinavir 323
   Amprenavir 324
   Non-Nukleoside 324
   Nevirapin 325
   Delavirdin 327
   Efavirenz 328

Antimykotika 330
   Polyene 330
   Amphotericin B 330
   Nystatin 335
   Natamycin (Pimaricin) 336
   Azole 336

Inhaltsverzeichnis

Azole zur
systemischen Therapie 337
  Miconazol 337
  Ketoconazol 340
  Itraconazol 342
  Fluconazol 343
  Voriconazol 345
  Neue Triazole 347
Azole für
topische Anwendung 347
  Clotrimazol 347
  Bifonazol 349
  Econazol 349
  Isoconazol 349
  Oxiconazol 350
  Fenticonazol 350
  Flucytosin 351
  Terbinafin 353
  Naftifin 354
  Griseofulvin 355
  Ciclopirox 357
  Tolnaftat 358
  Amorolfin 358
  Echinocandine 359
  Nikkomycin Z 360
  Sordarin 360

Therapie wichtiger Infektionen   361

Wahl des Antibiotikums 363
  Vorbemerkungen 363
  Strategien der
  Antibiotika-Therapie 367
  Praxis der Antibiotika-Therapie .. 369

**Infektionen durch fakultativ
pathogene Bakterien** 371
  Infektionen durch
  Enterobakterien 371
  Serratia-Infektionen 373
  Pseudomonas-Infektionen 374
  Haemophilus-influenzae-
  Infektionen 376
  Staphylokokken-Infektionen 377
  Streptokokken- und
  Pneumokokken-Infektionen 380
  Anaerobier-Infektionen 383
  Mykobakterien-Infektionen 387

Sepsis 390

**Infektionen des Herzens
und der Gefäße** 404
  Bakterielle Endokarditis 404
  Bakterielle Perikarditis 412
  Myokarditis 414
  Eitrige Thrombophlebitis 415
  Venenkatheter-Infektionen 416
  Herzschrittmacher-Infektionen .. 417
  Infektionen von Dialyseshunts .. 418
  Infektionen von Gefäßprothesen . 418
  Arteriosklerose
  als Infektionskrankheit 419

ZNS-Infektionen 422
  Meningitis 422
  Hirnabszeß 434
  Subdurales Empyem 435

**Infektionen
des Respirationstraktes** 436
  Rhinitis 436
  Tonsillitis 437
  Scharlach 438
  Orale Abszesse 439
  Diphtherie 439
  Infektiöse Mononukleose 440
  Mundsoor 441
  Odontogene Infektionen 441
  Laryngitis 443
  Akute Bronchitis 443
  Chronische Bronchitis 444
  Bronchiektasen 445
  Bronchiolitis 446
  Pertussis 446
  Mukoviszidose 447
  Pneumonien 450
  Legionella-Infektionen 461
  Influenza 462
  Lungenabszeß 463
  Pleuraempyem 464

**Infektionen
des Gastrointestinaltraktes** 466
  Helicobacter-Gastritis
  und -Ulkusleiden 466
  Enteritis 468
  Whipple-Krankheit 482
  Appendizitis 483
  Peritonitis 484
  Pankreatitis 486
  Leberabszeß 486
  Gallenwegsinfektionen 487

Inhaltsverzeichnis

Infektionen des Urogenitaltraktes... 490
   Harnwegsinfektionen 490
   Pyelonephritis 496
   Zystitis 498
   Urethritis 499
   Prostatitis 500
   Epididymitis 501
   Orchitis 502
   Fournier-Gangrän des Skrotums 502

Chirurgische Infektionen 503
   Wundinfektionen 503
   Perioperative Prophylaxe 505
   Infizierte Verbrennungen 507
   Handinfektionen 508
   Postoperative Sepsis 508
   Postoperative Pneumonie 509
   Infizierte Gangrän 510

**Infektionen
der Knochen und Muskeln** 512
   Osteomyelitis 512
   Eitrige Arthritis und infizierte
   Gelenkprothesen 515
   Pyomyositis 516
   Nekrotisierende Fasziitis 517

Gynäkologische Infektionen 518
   Bartholinitis 518
   Vulvitis 518
   Vulvovaginitis bei Kindern 519
   Vaginitis bei Erwachsenen 519
   Infektionen
   des inneren Genitales 523
   Infizierter Abort 525
   Puerperalfieber 526
   Fieber unter der Geburt 527
   Mastitis 528
   Toxic-shock-Syndrom 529

Augeninfektionen 531
   Lidinfektionen 534
   Bindehautinfektionen 537
   Hornhautinfektionen 539
   Retinitis 543

Hals-Nasen-Ohren-Infektionen 544
   Rhinitis 544
   Sinusitis 544
   Nasen- und Lippenfurunkel 546
   Parotitis purulenta 546
   Stomatitis 546
   Ohrmuschelinfektionen 547

   Otitis externa und Ohrfurunkel .. 547
   Otitis media 548
   Mastoiditis 550
   Halslymphknotenentzündung 550

Hautinfektionen 552
   Akute bakterielle Infektionen 554
   Chronische
   bakterielle Infektionen 558
   Sekundär bakteriell
   infizierte Virusinfektionen 559
   Sekundär
   infizierte Dermatosen 559
   Akne und Rosazea 559
   Pilzinfektionen der Haut 560

Geschlechtskrankheiten 562
   Syphilis 562
   Gonorrhoe 565
   Lymphogranuloma venereum..... 566
   Ulcus molle 567
   Granuloma inguinale
   (Donovanosis) 568

Rheumatisches Fieber 569

Katzenkratzkrankheit 571

Tetanus 573

Gasbrand 575

Milzbrand 577

Listerien-Infektionen 578

Salmonellen-Infektionen 580
   Typhus und Paratyphus 580
   Salmonellen-Enteritis 581
   Salmonellen-Ausscheider 581

Brucellosen 583

Tularämie 585

Zecken-Borreliose 586

Leptospirosen 589

Rickettsiosen 590

Ehrlichiose 592

Pest 594

Aktinomykose 596

Inhaltsverzeichnis

Tuberkulose 598
   Allgemeine Richtlinien 599
   Klinische Formen und Therapie .. 603

Lepra 608

Herpes-simplex-Virus-(HSV-)Infektionen 611

Varizellen und Zoster 614
   Varizellen 614
   Zoster 615

Zytomegalie (CMV) 617

Hepatitis B und C 619

AIDS 621
   Antiretrovirale Therapie 626
   Postexpositions-Prophylaxe 629
   Therapie der Sekundärinfektionen bei AIDS 632
   Pneumocystis-carinii-Pneumonie (PCP) bei AIDS 633
   Toxoplasmose bei AIDS 635
   Kryptosporidien- und Mikrosporidien-Infektionen bei AIDS 635
   Candida-Infektionen bei AIDS ... 637
   Cryptococcus-Meningitis bei AIDS 638
   Aspergillus-Infektionen bei AIDS 639
   Mykobakterien-Infektionen bei AIDS 639
   Bazilläre Angiomatose 641
   Salmonellen-Septikämie bei AIDS 642
   Herpes bei AIDS 642
   Zoster und Varizellen bei AIDS .. 642
   Zytomegalie bei AIDS 643
   Papova-Viren 643

Therapie von Pilzinfektionen 649
   Dermatophytien 649
   Candida-Infektionen 651
   Schimmelpilz-Infektionen 654
   Andere Pilzinfektionen 655

Toxoplasmose 657

Leishmaniose 661

Malaria 663

Babesiose 669

Spezielle Therapieprobleme 671

Behandlung bei unklarem Fieber 673

Antibiotika-Therapie in der Schwangerschaft 677

Antibiotika-Therapie in der Neugeborenenperiode 680

Antibiotika-Therapie bei gestörter Leberfunktion 683

Antibiotika-Therapie bei Niereninsuffizienz 686
   Ausscheidungsmodus 686
   Potentiell nephrotoxische Antibiotika 686
   Antibiotika, die bei chronischer Niereninsuffizienz zur Dosisreduzierung zwingen 688
   Antibiotika, die bei chronischer Niereninsuffizienz nicht zur Dosisreduzierung zwingen 688
   Antibiotika-Therapie bei Anurie 689

Antibiotika-Therapie von Infektionen bei Neutropenie 693

Antibiotika-Therapie von Infektionen nach Organtransplantation 700

WHO-Liste der Antiinfektiva 704

Sachverzeichnis 705

Grundbegriffe der Antibiotika-Therapie

Wirkungsweise und Resistenz ... 3
Pharmakokinetik 10
Behandlungsregeln 14

Wirkungsweise und Resistenz

Zum besseren Verständnis werden einleitend die wichtigsten Begriffe der Antibiotika-Therapie erläutert. Ausführliche Erklärungen der theoretischen Grundlagen sind in größeren Monographien über Mikrobiologie und Pharmakologie nachzulesen.

A

Additive Wirkung: Die Wirkung einer Antibiotika-Kombination entspricht der Summe der Wirkungen der Kombinationspartner.

Antagonismus: Bei einer Antibiotika-Kombination werden zur Hemmung eines Bakterienstammes von den Einzelsubstanzen höhere Konzentrationen benötigt als bei Einzelanwendung.

Antibiotika sind von Pilzen oder Bakterien gebildete Stoffe, die schon in geringer Menge das Wachstum von anderen Mikroorganismen hemmen oder diese abtöten. Dem Sprachgebrauch folgend, werden heute auch Chemotherapeutika mit antimikrobieller Wirkung (Antiinfektiva) generell als Antibiotika bezeichnet, wenn sie in der Natur nicht vorkommen und synthetisch gewonnen werden. Es gibt aber auch natürlicherweise vorkommende hochaktive antimikrobielle Peptide (z. B. in den Granula von neutrophilen Leukozyten und in Darmschleimhautzellen), die als Defensine bezeichnet werden und als körpereigene Antibiotika aufgefaßt werden können.

B

Bakteriostase: Hemmung der Bakterienvermehrung (z. B. durch Sulfonamide, Chloramphenicol und Tetracycline), wobei die Keime nicht abgetötet werden. Die natürliche Absterberate ruhender Bakterien wird hierbei nicht beeinflußt.

Bakterizidie: Abtötung der Bakterienzelle (z. B. infolge Verhinderung der Zellwandsynthese durch Penicillin). Penicilline und Cephalosporine wirken nur in der Vermehrungsphase der Bakterien bakterizid, Aminoglykoside auch in der Ruhephase. Die Bakterizidie ist bei bestimmten Antibiotika konzentrationsabhängig. Sie läßt sich aber bei β-Lactam-Antibiotika oberhalb einer bestimmten Konzentration nicht mehr steigern. Die Auffassung, daß niedrige Konzentrationen bakteriostatisch, hohe Konzentrationen bakterizid wirken, trifft nur für Aminoglykoside zu. Besonders wichtig ist die bakterizide Wirkung in den ersten 4 Stunden der Einwirkung; von einer klinisch relevanten Bakterizidie kann nur gesprochen werden, wenn in dieser Zeit eine Abtötung von mindestens 99% aller Keime erfolgt.

Beta-(β-)Lactamasen: Von bestimmten Bakterien gebildete Enzyme, welche den β-Lactam-Ring (Beta-Lactam-Ring) des Antibiotikums hydrolytisch spalten und das Antibiotikum dadurch unwirksam machen. Man kennt Dutzende von solchen Enzymen, die von verschiedenen Bakterien stammen und sich in ihrem Substratprofil, in ihrer Potenz und in ihren physikalischen Eigenschaften erheblich unterscheiden. Nach der Klassifikation von Bush (Tab. 1) gibt es vier Hauptgruppen (eingeteilt nach ihrem bevorzugten Substrat und der Hemmbarkeit durch Clavulansäure). Dazu gehören auch die von Enterobakterien gebildeten β-Lactamasen mit erweitertem Spektrum (Extended-Spectrum Beta-Lactamases = ESBL), welche Cefotaxim, Ceftriaxon, Ceftazidim u. a. hydrolysieren und durch β-Lactamase-Inhibitoren (z. B. Clavulansäure) gehemmt werden können. Andere ESBL hydrolysieren Cephamycine (Cefoxitin, Cefotetan) und werden nicht durch β-Lactamase-Inhibitoren gehemmt. Die Bildung von ESBL kann während einer Behandlung mit Cephalosporinen der Cefotaxim- oder der Ceftazidim-Gruppe durch Enzyminduktion oder chromosomale Mutation zu sekundärer Resistenzentwicklung führen.

Tab. 1. Klassifikation der β-Lactamasen nach K. Bush (Antimicrob Agents Chemother 1989; 33: 271).

Charakteristika	Beispiele
Enzymklasse: Gruppe 1 Cephalosporinase (nicht gehemmt durch Clavulansäure)	Chromosomale Enzyme von Pseudomonas aeruginosa und Enterobacter cloacae
Enzymklasse: Gruppe 2a–e Penicillinasen und/oder Cephalosporinasen (gehemmt durch Clavulansäure)	Plasmid-vermittelter TEM-Typ, chromosomales Enzym von Klebsiella, Staphylokokken-Enzyme
Enzymklasse: Gruppe 3 Metalloenzyme	Imipenem-hydrolysierendes Enzym von Stenotrophomonas maltophilia
Enzymklasse: Gruppe 4 Penicillinasen (nicht gehemmt durch Clavulansäure)	Chromosomales Enzym von Burkholderia cepacia

Blättchen-Diffusionstest:
S. unter Hemmhoftest.

E

Eagle-Effekt: Verschlechterung der bakteriziden In-vitro-Wirkung auf Enterokokken (paradoxe Bakterizidie) durch höhere Penicillinkonzentrationen (Überschreiten einer optimal wirksamen Konzentration). Zur Keimabtötung sind 2–8fach höhere minimale bakteriostatische Hemmkonzentrationen erforderlich. Der Eagle-Effekt führt bei Monotherapie (z. B. von Endokarditis) zu Therapieversagen und läßt sich durch Kombination des Penicillins mit einem Aminoglykosid verhindern.

H

Hemmhoftest: Er wird auch als Blättchen-Diffusionstest bezeichnet. Antibiotikahaltige Filterpapierblättchen werden auf den beimpften festen Nährboden gelegt, und während der Bebrütung kommt es zu einer radiären Diffusion des Antibiotikums (entsprechend dem Konzentrationsgradienten). Sensible Stämme bilden einen mehr oder weniger großen Hemmhof um das Testblättchen. Der Hemmhoftest ist stark abhängig von der Stärke der Einsaat, dem Medium, der Diffundierbarkeit des Antibiotikums in den Agar und von anderen Faktoren. Die Korrelation zwischen minimaler Hemmkonzentration und Hemmhoftest ist relativ schlecht; bei einer MHK von 2 mg/l können Hemmhöfe von 15–25 mm auftreten. Der Hemmhoftest dient nicht der Wertbemessung von Antibiotika, sondern ist ein einfacher Suchtest zur Erkennung einer Bakterienresistenz. Er ist aber bei langsam wachsenden Bakterien zu ungenau und bei Anaerobiern wenig standardisiert. Bei schnell wachsenden Keimarten ist eine Testung aussagekräftiger und wichtig, wenn die Resistenzmuster stark variieren (z. B. bei Staphylokokken und Enterokokken).

Hemmkonzentration, minimale (MHK, MIC): In vitro gemessene geringste Konzentration, welche das Wachstum aller Bakterien in einem flüssigen oder festen Medium hemmt. Wichtig ist die Standardisierung der Testbedingungen, da die Stärke der Keimeinsaat, die Nährbodenart, die Bebrütungsdauer usw. das Ergebnis beeinflussen. Bei wissenschaftlichen Untersuchungen wird oft die Aktivität verschiedener Antibiotika bei bestimmten Bakterien miteinander verglichen. Dabei festgestellte Unterschiede um 1 oder 2 geometrische Verdünnungsstufen können im Fehlerbereich liegen. Problematisch ist die Festlegung einer Grenzkonzentration (eines Breakpoint), oberhalb derer eine Resistenz angenommen wird. Da die Antibiotika-Konzentrationen in Blut und Gewebe dosisabhängig sind und individuell variieren können, müssen die Ergebnisse von MHK-Bestimmungen vorsichtig interpretiert werden.

Hemmkonzentration, minimale bakterizide (MBK, MBC): Geringste in vitro gemessene Antibiotika-Konzentration, welche nach 24 Stunden im flüssigen Nährmedium zum Absterben aller Keime geführt hat (erkennbar am Nichtanwachsen in einer festen Subkultur). Bei stark bakterizid wirkenden Antibiotika sind die Unterschiede zwischen der minimalen bakteriostatischen und der minimalen bakteriziden Hemmkonzentration meist gering (1–3 geometrische Verdünnungsstufen). Zur besseren Beurteilung der bakteriziden Wirksamkeit eines Antibiotikums untersucht man die Abtötungskinetik (»killing curves«). Die Bakterizidie ist besonders wichtig bei Fremdkörperinfektionen und bakterieller Endokarditis.

K

Kombinationen von 2 oder mehreren Antibiotika können eine synergistische Wirkung (erhebliche Steigerung der Wirksamkeit) haben, das Wirkungsspektrum verbreitern und eine Resistenzentwicklung verzögern. Ein Synergismus kann auf verschiedene Weise entstehen:
1. Doppelblockade (z. B. bei Co-Trimoxazol),
2. Fermentblockade (z. B. durch Penicillinase-Hemmer),
3. Wirkung auf verschiedene Bindeproteine (bei β-Lactam-Antibiotika),
4. verschiedene Wirkungsorte, wie Bakterienzellwand und Ribosomen (z. B. bei β-Lactam-Antibiotika und Aminoglykosiden).

Kreuzresistenz: Gleichzeitiges Auftreten einer Bakterienresistenz gegen Antibiotika der gleichen Gruppe (meist mit ähnlicher chemischer Struktur und gleichem Wirkungsmechanismus). Bei einer beidseitigen Kreuzresistenz ist mit der Resistenz gegen ein Antibiotikum stets die Resistenz gegen ein anderes Antibiotikum dieser Gruppe verbunden; diese kommt in beiden Richtungen vor und findet sich z. B. bei Tetracyclinen oder nahe verwandten Penicillinen (Penicillin G und V). Bei einseitiger Kreuzresistenz besteht bei Unempfindlichkeit gegen das Antibiotikum A (z. B. Amikacin) stets auch eine solche gegen das Antibiotikum B (z. B. Gentamicin), jedoch sind die Bakterien bei Resistenz gegen das Antibiotikum B immer oder teilweise noch gegen das Antibiotikum A empfindlich.

Kryptizität: Penetrationsfähigkeit eines Antibiotikums durch die äußeren Bakterienzellwandschichten (unterschiedlich besonders bei β-Lactam-Antibiotika).

P

Persister: Persister sind morphologisch normale Bakterien, welche letale Penicillin-Konzentrationen eines Antibiotikums überlebt haben. Nach Aufhören der Antibiotika-Einwirkung sind die später gebildeten Tochterzellen weiterhin empfindlich. Eine Erregerpersistenz kommt vor allem bei Einwirkung von β-Lactam-Antibiotika auf nichtwachsende Bakterien vor. Persister spielen besonders bei Fremdkörperinfektionen eine Rolle.

Plasmide: Extrachromosomale DNS-Elemente der Bakterien, welche genetische Informationen über die Antibiotika-Resistenz tragen.

Postantibiotischer Effekt: Man versteht darunter die Nachwirkung eines Antibiotikums auf die Bakterien nach Entfernung des Antibiotikums aus dem Nährmedium. Die Dauer des postantibiotischen Effekts ist je nach Keimart und je nach Antibiotikum verschieden (z. B. bei Aminoglykosiden länger als bei β-Lactam-Antibiotika). Der postantibiotische Effekt kann zur Begründung des richtigen Dosierungsintervalls herangezogen werden.

R

Resistenz: Bakterien können durch Chromosomenmutation oder durch Plasmide resistent werden. Mutationen sind entweder Punktmutationen oder Rearrangements großer DNS-Segmente (Inversionen, Duplikationen, Insertionen, Deletionen oder Transpositionen großer DNS-Segmente von einer bakteriellen Chromosomenstelle zu einer anderen). Plasmide sind übertragbare extrachromosomale DNS-Elemente von Bakterien (einschließlich R-Faktoren), die wie die Chromosomen genetische Informationen über die Antibiotika-Resistenz tragen. Die Plasmid-vermittelte Resistenz beruht meistens auf der

Tab. 2. Wichtige Mechanismen der Antibiotika-Resistenz.

Mittel	Resistenzmechanismus
β-Lactam-Antibiotika	Verändertes Penicillin-Bindeprotein Verminderte Permeabilität β-Lactamasebildung
Aminoglykoside	Verminderte Ribosomenbindung Verminderte Permeabilität Inaktivierende Enzyme
Chloramphenicol	Verminderte Ribosomenbindung Verminderte Permeabilität Chloramphenicol-Azetyltransferase
Tetracycline	Ribosom-Resistenz Aktive Effluxpumpe
Gyrase-Hemmer	DNS-Gyrase-Resistenz Aktiver Efflux
Rifampicin	Verminderte DNS-Polymerasebindung
Sulfonamide, Trimethoprim	Dihydropteroat-Synthetase-Resistenz bzw. Dihydrofolat-Reduktase-Resistenz Verminderte Permeabilität

Wirkungsweise und Resistenz

Synthese von Proteinen, die entweder enzymatisch wirken oder die Zellwände so verändern, daß Antibiotika nicht mehr penetrieren können.

Resistenz, übertragbare: Die Plasmid-vermittelte Resistenz (s. o.) führt im allgemeinen nicht zu Sekundärinfektionen bei antibiotisch behandelten Menschen oder Tieren. Die übertragbare Resistenz tritt meist unbemerkt ein und kommt besonders häufig bei gramnegativen Stäbchen vor. Hierbei wird extrachromosomal gelagertes Genmaterial durch Konjugation von einer Bakterienart auf die andere unter Einschaltung eines »Resistenz-Transfer-Faktors« übertragen. So kann z.B. die mehrfache Resistenz von Salmonellen oder Shigellen (gegen Sulfonamide, Tetracyclin, Chloramphenicol und Streptomycin) auf einen empfindlichen E.-coli-Stamm transferiert werden. Eine Resistenzübertragung ist auch zwischen Bakterien der gleichen Art möglich. Eine extrachromosomale Resistenzübertragung ist außerdem bei Staphylokokken beobachtet worden.

Resistenzmechanismen: Es gibt je nach Antibiotikum und Bakterienart verschiedene Resistenzmechanismen. Damit ein Antibiotikum überhaupt wirkt, muß es in ausreichenden Mengen bis zum Ort der molekularen Wirkung penetrieren, mit dem Wirksubstrat in Kontakt kommen und darf nicht von inaktivierenden Enzymen zerstört werden. Allgemeine Mechanismen der Bakterienresistenz sind u. a.
1. verminderte Penetration in die Bakterienzelle oder verminderte Aufnahme,
2. veränderte Wirkmoleküle, die weniger empfindlich gegen das Antibiotikum sind,
3. veränderte bakterielle Enzyme, durch die das Antibiotikum nicht wirken kann,
4. inaktivierende Enzyme, welche das Antibiotikum unwirksam machen,
5. aktive Effluxpumpe, durch die das Antibiotikum rasch wieder entfernt wird.

Bei β-Lactam-Antibiotika kann eine Resistenz auf veränderten Penicillin-Bindeproteinen, auf verminderter Permeabilität und/oder auf der Bildung von β-Lactamasen beruhen. Wie bei β-Lactam-Antibiotika können auch bei anderen Antibiotika verschiedene Resistenzmechanismen (Tab. 2) zusammenwirken.

S

Synergismus: Potenzierte Wirkung der Einzelsubstanzen einer Antibiotika-Kombination (die Kombinationswirkung ist größer als die Summe der Einzelwirkungen). Bei additiver Wirkung (Indifferenz) entspricht die Kombinationswirkung der Summe der Wirkungen bei Einzeltestung.

T

Toleranz: Bestimmte Streptokokken- und Staphylococcus-aureus-Stämme werden von Penicillin (oder einem anderen β-Lactam-Antibiotikum) bei therapeutischen Konzentrationen bakteriostatisch gehemmt, aber nicht abgetötet und können sich später wieder vermehren. Dabei besteht in vitro eine größere Diskrepanz zwischen minimaler bakteriostatischer und minimaler bakterizider Antibiotika-Konzentration. Mit einer Bakterientoleranz kann ein Therapieversagen bei bestimmten Krankheiten (z. B. Endokarditis) teilweise erklärt werden. Man gibt daher bei der Möglichkeit einer Toleranz generell zusätzlich ein anderes bakterizid wirkendes Antibiotikum (z. B. Gentamicin).

Wirkungsweise und Resistenz

V

Virustatika (Synonym: Virostatika) sind antivirale Substanzen mit einem bestimmten Wirkungsspektrum, welche mehr oder weniger selektiv die Virusreplikation hemmen. Die wichtigste Gruppe sind die Nukleosid-Analoga, z. B. Acyclovir, Azidothymidin und Idoxuridin. Interferon-α wirkt auf verschiedene Weise hemmend (z. B. durch vermehrte Bildung von Effektorproteinen in Virus-exponierten Körperzellen, s. S. 301).

W

Wirkungsmechanismus: Antibiotika können auf verschiedene Weise Bakterien hemmen. Eine Hemmung kann erfolgen in der Bakterienzellwand, den Ribosomen, Nukleinsäuren, Zellmembranen und bei der Folatsynthese (Tab. 3, Abb. 1). Antibiotika können mehrere Wirkungsmechanismen haben. Penicilline und Cephalosporine hemmen die Bakterienzellwandsynthese und aktivieren Zellwandautolysine; außerdem werden sie nach Durchdringen der Zellwand an das Penicillin-Bindeprotein (PBP) der Zellmembran gebunden. Andere Antibiotika hemmen die Proteinsynthese in den bakteriellen Ribosomen oder die Nukleinsäuresynthese (Replikation und Transkription der genetischen Information in der DNS). Einige Antibiotika schädigen die Bakterienzellmembran oder interferieren mit spezifischen Stoffwechselprozessen der Bakterienzelle. Der Wirkungsmechanismus eines Antibiotikums kann je nach Keimart verschieden sein; meist ist er innerhalb einer Gruppe von Antibiotika identisch.

Wirkungsspektrum: Man unterscheidet Antibiotika mit schmalem, mittlerem und breitem Wirkungsspektrum. Schmalspektrum-Antibiotika sind zur gezielten Therapie von Infektionen mit bekanntem Erreger geeignet (z. B. Peni-

Tab. 3. Wirkungsweise von Antibiotika.

Hemmwirkung	Mittel	Wirkungsmechanismus
Zellwand	β-Lactam-Antibiotika	Muraminsäuresynthese
	Vancomycin	Mehrere Mechanismen
	Teicoplanin	
	Fosfomycin	Pyruvyl-Transferase
	Bacitracin	Phospholipidsynthese
Ribosomen	Chloramphenicol	Peptidyl-Transferase
	Tetracycline	Ribosom A
	Makrolide	Translokation
	Clindamycin	Peptidyl-Transferase
	Fusidinsäure	Elongationsfaktor G
	Aminoglykoside	Abbauende Enzyme
Nukleinsäure	Gyrase-Hemmer	DNS-Gyrase
	Rifampicin	RNS-Polymerase
	Nitroimidazole	DNS-Stränge
Zellmembran	Polymyxine	Phospholipide
	Amphotericin B	Ergosterolsynthese
	Azole	
Folatsynthese	Sulfonamide	Pteroatsynthetase
	Trimethoprim	Dihydrofolat-Reduktase

cillin V bei Scharlach). Antibiotika mit breitem oder sehr breitem Wirkungsspektrum sind vor allem zur ungezielten Therapie schwerer Infektionen mit großem Erregerspektrum oder bei Mischinfektionen wichtig.

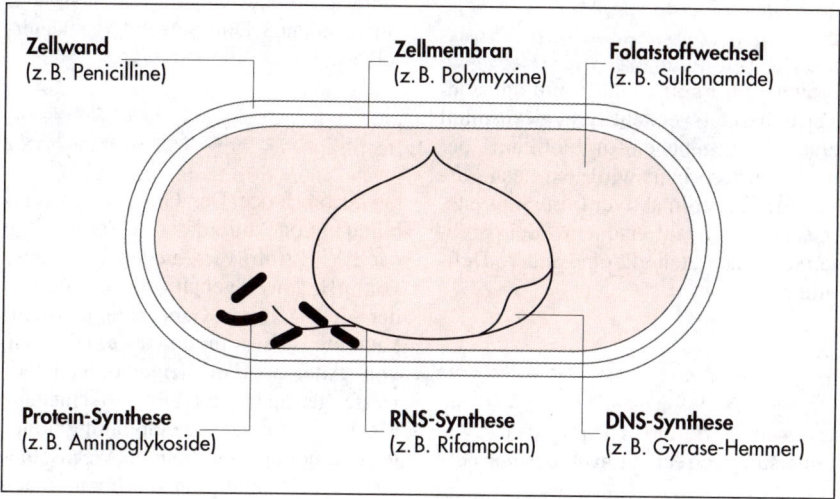

Abb. 1. Wirkungsorte verschiedener Gruppen von Antibiotika.

Pharmakokinetik

B

Bioverfügbarkeit: Unter biologischer Verfügbarkeit versteht man den Anteil eines oral gegebenen Antibiotikums, der im Darm resorbiert wird und nach Passage der Leber in aktiver Form im systemischen Kreislauf erscheint. Bei parenteralen Präparaten gilt eine andere Definition.

C

Clearance, renale: Clearance als Nierenleistung, errechnet nach der Formel

$$\frac{U \times V}{P}$$

(wobei U die Harnkonzentration, V das Harnminutenvolumen und P die Plasmakonzentration ist). Sie wird bestimmt während einer Dauerinfusion zum Erreichen einer konstanten Plasmakonzentration (steady state). Die extrarenale Clearance ist die Differenz von totaler Clearance minus renaler Clearance. Sie setzt sich aus biliärer Clearance (intestinaler Clearance) und Metabolisierung zusammen.

Clearance, Total-: Entfernung einer bestimmten Substanz aus dem Blut (Summe von renaler und extrarenaler Clearance).

D

Dialysierbarkeit: Durch Hämodialyse werden meistens größere Mengen eines Antibiotikums aus dem Blut entfernt als durch Peritonealdialyse. Allerdings gibt es dabei von Antibiotikum zu Antibiotikum, aber auch bei verschiedenen Dialysetechniken Unterschiede.

E

Eiweißbindung: Der Grad der Eiweißbindung von Antibiotika im Serum ist je nach Wirkstoff verschieden und hängt vom pH, Eiweißgehalt im Blut und von der gleichzeitigen Gabe anderer Medikamente (Verdrängungseffekt) sowie vom Alter ab (bei Neugeborenen teilweise geringer). Es gibt verschiedene Mechanismen der Eiweißbindung (ionogene Bindung, hydrophobe Wechselbeziehung, Bindung an Zellmembranen oder andere Zellbestandteile). Die klinische Bedeutung der Proteinbindung ist weitgehend unklar. Positiv zu werten sind die Transportfunktion im Blut und die Depotfunktion im proteinhaltigen entzündeten Gewebe. Nur irreversible hochgradige Eiweißbindung ist von Nachteil (z. B. bei Sulfonamiden).

G

Gallenspiegel: Hohe Konzentrationen in der Galle erzeugen u. a. Rifampicin, Fusidinsäure, Ceftriaxon und Mezlocillin. Von Ceftriaxon z. B. werden ungefähr 40% mit der Galle ausgeschieden. Generell wird starke biliäre Exkretion nicht als Vorteil angesehen, da hohe Spiegel im Darm Durchfälle auslösen können. Bei Niereninsuffizienz ist bei stark biliär ausgeschiedenen Antibiotika meist keine Dosisreduzierung erforderlich.

Gewebespiegel: Lipidlösliche Mittel, wie Ciprofloxacin und Rifampicin, penetrieren gut in Körperzellen (wichtig für intrazelluläre Infektionen, z. B. Legionellose), während lipidunlösliche Mittel, wie Penicilline und Cephalosporine, sich vorwiegend in der interstitiellen Flüssigkeit verteilen. Die Höhe und Kinetik der Gewebespiegel differieren von Organ zu Organ und hängen von einer Reihe von Faktoren ab. Außer von der Lipidlöslichkeit und dem Ionisierungsgrad werden die Antibiotika-Konzentrationen beeinflußt von der unterschiedlichen Serumeiweißbindung, der Fensterung (Durchgängigkeit) der Kapillaren in bestimmten Organen und dem Vorhandensein von sog. aktiven Transportmechanismen für organische Anionen, welche das Antibiotikum (z.B. ein β-Lactam-Antibiotikum aus dem Gehirn) entfernen. Generell gilt, daß sich die freien Antibiotika-Konzentrationen in der interstitiellen Flüssigkeit denen im Serum angleichen (wegen des schnellen Austausches zwischen Intravasal- und Extravasalraum). Dagegen findet in einem größeren Reservoir (z. B. Pleuraerguß) ein Konzentrationsausgleich langsamer statt (wegen des relativ kleinen Quotienten von Oberfläche zu Volumen). Im Liquor sind die Konzentrationen meist erheblich niedriger als im Serum, weil die Hirnkapillaren nicht gefenstert sind, der Liquor ständig erneuert und das Antibiotikum durch aktiven Transport wieder entfernt wird.

H

Halbwertszeit: Die Serum-Halbwertszeit ist die Zeit in der sog. β-Phase der Elimination (nach Erreichen eines Diffusionsgleichgewichts zwischen Intra- und Extravasalraum), in welcher sich die Serumkonzentration halbiert. Sie kann mit Hilfe der Eliminationskonstanten K berechnet werden ($t_{1/2} = 0{,}693/K$). Bei renal ausgeschiedenen Mitteln ist die renale Eliminationshalbwertszeit ein gutes Maß für die Verweildauer im Organismus.

L

Liquorspiegel: Die Antibiotikaspiegel im Hirnliquor sind abhängig von der Funktion der Blut-Liquor-Schranke (in den Kapillaren der Plexus choroidei und der Hirnhäute), die bei Meningitis verändert sein kann. Im allgemeinen penetrieren lipidlösliche Mittel besser in den Liquorraum als lipidunlösliche Mittel. Einfluß haben auch die Serumeiweißbindung, die schlechte Permeabilität der nichtgefensterten Kapillaren im Gehirn und der aktive Transport von organischen Anionen aus dem Liquor in den Choroidalplexus.

M

Metabolisierung: Umwandlung eines aufgenommenen Antibiotikums in aktive oder inaktive Metaboliten (meist in der Leber). Eine Identifizierung der Metaboliten ist durch Chromatographie möglich und manchmal auch zur Erklärung von bestimmten Nebenwirkungen wichtig. Meistens sind die Metaboliten besser wasserlöslich als die Muttersubstanz, so daß sie mit dem Urin oder der Galle leichter ausgeschieden werden können. Die Metabolisierung ist bei bestimmten Antibiotika (z. B. bei Chloramphenicol durch Koppelung an Glukuronsäure) mit einer Entgiftung des Antibiotikums verbunden; sie kann aber auch zur Bildung von stärker toxischen Verbindungen führen (z.B. bei Sulfonamiden durch Azetylierung).

Monitoring: Blutspiegelbestimmungen während der Therapie zur Vermeidung von Unter- und Überdosierung (besonders wichtig bei gestörter Nieren- oder

Pharmakokinetik

Leberfunktion sowie bei Früh- und Neugeborenen). Zur Bewertung von Trough-Spiegeln und Peaks (Tal- und Spitzenspiegel): s. dort. Bei Verwendung potentiell toxischer Antibiotika, z. B. Aminoglykosiden, und gleichzeitig bestehenden Ausscheidungsstörungen sollten die Blutspiegel regelmäßig kontrolliert werden.

P

Pharmakodynamik: Lehre von der Antibiotikawirkung im Organismus auf den Erreger einer Krankheit. Interessant sind besonders die zeitlichen Beziehungen zwischen Serum- und Gewebespiegeln, den notwendigen Hemmkonzentrationen und der Abtötungskinetik. Richtig wäre es, die Konzentration an freiem (nicht an Eiweiß gebundenem) Antibiotikum im Serum zu den erforderlichen Mindestkonzentrationen in vitro in Beziehung zu setzen. Die Behandlungsergebnisse können jedoch durch Kombination mit der körpereigenen Abwehr (humorale und zelluläre Immunität) erheblich besser sein. Auch ist ein möglicher Synergismus bei Antibiotika-Kombinationen zu berücksichtigen.

R

Resorptionsrate: Nach oraler Gabe werden Antibiotika unterschiedlich resorbiert. Die Resorption erfolgt vorwiegend durch aktiven Transport und findet meist im oberen Dünndarm statt. Gleichzeitige Nahrungsaufnahme kann bei vielen Antibiotika die Resorption verzögern, jedoch bleibt die gesamte resorbierte Menge gegenüber Nüchterngabe gleich. Dagegen werden andere orale Mittel bei Aufnahme mit der Nahrung in geringerer Menge resorbiert. Manchmal hat die Nahrungsaufnahme keinen Einfluß auf die Resorption. Am genauesten läßt sich die Resorptionsrate eines oral gegebenen Mittels berechnen, wenn man die Fläche unter der Blutspiegelkurve bei i.v. und oraler Applikation vergleicht. In Präparationen für Kinder (sog. Kindersäfte) werden β-Lactam-Antibiotika aus wäßrigen Suspensionen (hergestellt aus Trockensubstanz oder Granulat) wesentlich besser resorbiert als aus Fertigsuspensionen auf Triglyzerid- oder Ölbasis. Die gleichzeitige Gabe von nichtresorbierbaren Antazida oder H_2-Rezeptorenblockern kann die Resorption z. B. von Ketoconazol durch Reduktion der Magenazidität oder von Tetracyclinen und Gyrase-Hemmern durch Chelatbildung verschlechtern. Bei schweren Erkrankungen sind parenterale Präparate gegenüber oralen Präparaten mit relativ geringer Resorptionsrate zu bevorzugen.

S

Spitzenspiegel: Nach i. v. Kurzinfusion sind die Serumspiegelmaxima (Peaks) höher als nach i. m. Injektion. Nach oraler Gabe werden die höchsten Serumspiegel zu verschiedenen Zeiten erreicht (abhängig von der galenischen Zubereitung, der Dosis und dem Zusammenhang mit einer Nahrungsaufnahme). Sie sind meist wesentlich niedriger als nach i. v. Injektion oder Kurzinfusion. Bei einem Teil der oralen Antibiotika steigen die Spitzenspiegel und die Fläche unter der Blutspiegelkurve nicht dosisproportional an (Begrenzung der Resorptionskapazität). Bei Mitteln, die in starkem Maße intrazellulär wirken (z. B. Azithromycin und Virustatika), sind die Serumspiegel (auch die Spitzenspiegel) meistens niedriger als die Gewebespiegel. Allgemein gilt, daß die Serumspiegel in keiner direkten Beziehung zur klinischen Wirksamkeit eines Antibiotikums stehen. Entscheidend sind die Konzentrationen am Ort der Infektion (z. B. in einem Abszeß).

T

Talspiegel: Am Ende des Dosierungsintervalls gemessene Serumkonzentration (Trough-Spiegel), die bei Unterdosierung zu niedrig, bei Überdosierung oder Ausscheidungsinsuffizienz zu hoch liegt (s. auch bei Monitoring).

U

Urin-Recovery: Wiederfindungsrate im Urin (ausgedrückt in % der verabreichten Dosis). Bei ausschließlich renal ausgeschiedenen und nicht metabolisierten Mitteln (z. B. Cefalexin) ist die Urin-Recovery ein wichtiges Maß für die Resorptionsrate nach oraler Gabe. Die Urin-Recovery nach parenteraler Gabe gibt Hinweise auf die Metabolisierungsrate oder eine nichtrenale Elimination.

V

Verteilungsvolumen: Errechneter Anteil des Körpervolumens in Litern, in dem sich eine von außen zugeführte Substanz im Körper verteilen kann. Stark lipidlösliche Antibiotika penetrieren gut in die meisten Gewebe und Körperflüssigkeiten; sie haben daher ein großes Verteilungsvolumen und relativ niedrige Serumspiegel. Schwach lipidlösliche Antibiotika dagegen verteilen sich hauptsächlich auf die Extrazellulärflüssigkeit (20–30% des Körpergewichts) und haben höhere Serumspiegel. Die Berechnung des Verteilungsvolumens ist erschwert, wenn ein Mittel in der Leber stark metabolisiert wird oder wenn ein Mittel (z.B. Amphotericin B) stark an Zellmembranen gebunden wird. Das errechnete Verteilungsvolumen gibt im allgemeinen nur einen Anhalt für die Antibiotika-Penetration in die Gewebe. Problematisch sind errechnete Verteilungsvolumina bei stark lipophilen Substanzen (z. B. Gyrase-Hemmer), bei denen durch Anreicherung im Fettgewebe Volumina errechnet werden, die viel größer sind als das Körpervolumen.

Behandlungsregeln

A

Applikationsweise: Bei parenteraler Applikation werden meist höhere Spiegel im Blut und Gewebe erreicht als bei oraler Gabe. Bei schweren Infektionen beginnt man die Behandlung mit einem i. v. Präparat und setzt sie nach Eintritt der Besserung mit einem oralen Präparat fort (Sequential-Therapie). Am häufigsten werden i. v. Kurzinfusionen, bei guter Verträglichkeit auch i. v. Injektionen (als Bolusinjektion) durchgeführt. I. v. Dauerinfusionen und intramuskuläre Injektionen sind lästig und bieten wenig Vorteile. Bei β-Lactam-Antibiotika allerdings werden von einigen Autoren i. v. Dauerinfusionen aus pharmakodynamischen Gründen befürwortet. Wichtig ist die ausreichende Verdünnung der Infusions- oder Injektionslösung, um Venenreizungen und andere Unverträglichkeiten zu vermeiden. Leichtere Erkrankungen können von Anfang an durch orale Präparate behandelt werden, wobei die Resorptionsrate und die Magen-Darm-Verträglichkeit zu berücksichtigen sind. Die rektale Verabreichung von antibiotikahaltigen Suppositorien (z.B. Erythromycin) ist wegen der unzuverlässigen und geringen Resorption abzulehnen.

B

Behandlungsdauer: Die Dauer der Behandlung hängt vom Krankheitsverlauf und von der Erregerart ab und darf nicht zu kurz sein. Hierbei gibt es Variationen zwischen einmaliger Gabe eines Antibiotikums bis zur Langzeit- und Dauertherapie. Bei septischen Erkrankungen mit bekannter Rezidivneigung (z. B. Staphylokokken-Sepsis) ist eine 3–6wöchige Nachbehandlung erforderlich. Patienten mit Abwehrschwäche (Leukämie, Immunmangelkrankheiten usw.), die nach Absetzen der Behandlung zu Rezidiven neigen, benötigen oft eine längere antibiotische Behandlung. Bei bestimmten Infektionen ist auch eine Einmal- oder Kurzzeittherapie möglich.

Durch Einmaltherapie (einmalige Gabe parenteraler oder oraler Antibiotika) ist heute eine zunehmende Zahl von Infektionen heilbar. Eine Einmaltherapie ist z. B. Behandlungsstandard bei der unkomplizierten Gonorrhoe und bei der Zystitis jüngerer Frauen. Auch bei Ruhr und anderen Enteritiden, Ulcus molle und Candida-Kolpitis ist eine Einmaltherapie möglich. Für eine Einmaltherapie eignen sich besonders bakterizide Antibiotika mit längerer Halbwertszeit (z. B. Ceftriaxon und Ciprofloxacin). In den Tropen ist eine Einmaltherapie auch bei Indikationen relevant, bei denen in Europa aus Sicherheitsgründen eine längere Behandlung bevorzugt wird (z. B. bei Pneumonie, Meningitis, Rickettsiosen, Rückfallfieber, Typhus). Die frühere Empfehlung einer 2–3wöchigen Behandlung stammt aus Zeiten, in denen nur relativ schwache Antibiotika (Sulfonamide, Tetracycline) zur Verfügung standen. Allerdings erfordern große Abszesse, Sequester, Granulome und infizierte Fremdkörper generell eine längere Behandlungsdauer. Eine Langzeittherapie ist notwendig bei chronischer Osteomyelitis, Tuberkulose und anderen chronischen Infektionen. Bei Infektionen mit Rezidivneigung (z.B. Endokarditis einer Kunstklappe) ist ggf. eine Dauersuppressivbehandlung erforderlich.

Behandlungsregeln

D

Darmdekontamination: Reduktion der Darmflora bei neutropenischen Patienten (s. S. 698) sowie bei Patienten vor größeren Operationen mit Eröffnung des Dickdarms (z. B. durch orale Gaben von Neomycin, Polymyxin B und Nystatin).

Dosierung (Tab. 4): Bei bestimmten Antibiotika (z. B. β-Lactam-Antibiotika), welche eine große therapeutische Breite haben, gibt es unterschiedliche Dosierungen (je nach Schwere der Erkrankung). Dagegen ist bei Antibiotika mit geringer therapeutischer Breite (z. B. Aminoglykosiden) ein Überschreiten der Normaldosis gefährlich. Die Dosisfindung kann bei neuen Mitteln schwierig sein. Die von den Herstellerfirmen gegebenen Dosierungsempfehlungen entsprechen im allgemeinen den bei klinischen Prüfungen gewonnenen Erkenntnissen; sie sind oft auch von kommerziellen Interessen beeinflußt. So werden nicht selten aus Konkurrenzgründen bei oralen Präparaten zu niedrige Tagesdosen empfohlen, die zwar in vielen Fällen ausreichen, aber nicht die größtmögliche Sicherheit bieten. Andererseits ist z. B. Azidothymidin früher zu hoch dosiert worden (mit einem höheren Risiko von Nebenwirkungen).

Dosierung bei Kindern: In der Praxis werden Antibiotika bei Kindern nach der Körpergewichtsregel dosiert. Die in Tab. 4 angegebenen mittleren Tagesdosen für Kinder beziehen sich in erster Linie auf das frühe Kindesalter. Bei älteren Kindern würden sich bei starrer Anwendung der Körpergewichtsregel zu hohe Dosen ergeben, die teilweise über der Erwachsenendosis liegen. Daher sollte man sich im Schulalter nach der Körperoberfläche richten. Dementsprechend erhalten 6–9jährige Kinder die Hälfte, 10–12jährige Kinder etwa ⅔ der Erwachsenendosis. Im ersten Lebensmonat (s. S. 681) ist die Tagesdosis bei renal ausgeschiedenen Antibiotika der individuellen Nierenfunktion anzupassen. Dabei muß die Tagesdosis unter Umständen reduziert oder das Dosierungsintervall zwischen normalen Einzeldosen verlängert werden.

Dosierungsintervall: Zeitabstand zwischen normalen Einzeldosen bei wiederholter Gabe, um gleichbleibende Spitzen- bzw. Talspiegel zu erhalten (nach Eintritt eines Gleichgewichts zwischen Aufnahme und Elimination). Bei Nieren- oder Leberinsuffizienz können größere Dosierungsintervalle von normalen Einzeldosen notwendig sein (s. S. 687 und 684).

E

Einmaltherapie: Viele Infektionen sind bereits durch einmalige parenterale oder orale Antibiotika-Gabe heilbar (s. auch bei Behandlungsdauer). Nicht zu verwechseln mit der einmal tgl. Gabe.

I

Instillationen: Instillationen von Antibiotikalösungen in Körperhöhlen sind problematisch, da die topische Anwendung die Behandlungsergebnisse nicht verbessert. Bei potentiell toxischen Substanzen können durch Resorption gefährliche Nebenwirkungen auftreten. Die meisten systemisch anwendbaren Antibiotika penetrieren gut in Körperhöhlen. Die intrathekale (intralumbale) Instillation von Antibiotika ist gefährlich und heute unnötig. Große Abszeßhöhlen müssen drainiert und mit physiologischen Lösungen gespült werden. Antibiotika-Instillationen bringen dabei keine

Behandlungsregeln

Tab. 4. a) Tagesdosen wichtiger Antibiotika bei Erwachsenen und Kindern.

Antibiotikum	Applikation	Erwachsene	Kinder (außer Neugeborene)
Penicillin G	i.v., i.m.	1–5 (–20) Mill. E	0,04–0,1 (–1) Mill. E/kg
Penicillin V	oral	1,5–3 Mill. E	0,05 (–0,1) Mill. E/kg
Di-, Flucloxacillin	oral, i.v.	2–4 (–10) g	50 (–100) mg/kg
Ampicillin	i.v.	1,5–6 (–20) g	60–100 (–400) mg/kg
Amoxicillin	oral	1–1,5 (–3) g	50 mg/kg
Azlo-, Mezlo-, Piperacillin	i.v.	6 (–15) g	100 (–200) mg/kg
Cefazolin, Cefoxitin, Cefotiam, Cefotaxim, Ceftazidim	i.v.	3–6 g	60 (–150) mg/kg
Cefepim	i.v.	2–4 g	–
Ceftriaxon	i.v.	1–2 (–4) g	30 (–80) mg/kg
Cefuroxim	i.v.	4,5 g	50–100 mg/kg
Cefadroxil	oral	2 g	50 mg/kg
Cefaclor	oral	1,5 g	50 mg/kg
Loracarbef	oral	0,8 g	30 mg/kg
Cefixim	oral	0,4 g	8 mg/kg
Cefuroxim-Axetil	oral	0,5–1 g	20–30 mg/kg
Cefpodoxim-Proxetil	oral	0,4 g	8 mg/kg
Ceftibuten	oral	0,4 g	9 mg/kg
Imipenem	i.v.	1,5–2 (–4) g	30–60 mg/kg
Meropenem	i.v.	3,0 g	60 mg/kg
Clavulansäure/	oral	1,87 g	45 mg/kg
Amoxicillin	i.v.	3,6 g	60 mg/kg
Sulbactam/	oral	1,5 g	50 mg/kg
Ampicillin	i.v.	3–12 g	150 mg/kg
Tazobactam/ Piperacillin	i.v.	13,5 g	–
Genta-, Tobramycin	i.v.	0,24–0,32 g	3–5 mg/kg
Amikacin	i.v.	1 g	15 mg/kg
Doxycyclin	oral, i.v.	0,1–0,2 g	2–4 mg/kg
Erythromycin	oral, i.v.	1–2 g	30–50 mg/kg
Clarithromycin	oral	0,5–1 g	8–15 mg/kg
Roxithromycin	oral	0,3 g	5 mg/kg
Azithromycin	oral	0,5 g (für 3 Tage)	10 mg/kg (für 3 Tage)
Fusidinsäure	oral	1,5 (–3) g	20 mg/kg
Vancomycin	i.v.	2 g	20–40 mg/kg
Teicoplanin	i.v.	0,4 g	6–10 mg/kg
Quinu-/Dalfopristin	i.v.	15 mg/kg	?
Clindamycin	oral, i.v.	0,6–1,2 (–2,4) g	10–20 mg/kg
Metronidazol	oral, i.v.	1,5–2,0 g	21 mg/kg
Rifampicin	oral, i.v.	0,6 g	10 mg/kg
Fosfomycin	i.v.	6–15 g	100–240 mg/kg
Chloramphenicol	oral, i.v.	2–3 g	50 (–80) mg/kg
Levofloxacin	oral	(0,25–) 0,5–1 g	–
	i.v.	0,5–1 g	–
Ciprofloxacin	oral	0,5–1 –1,5 g	–
	i.v.	0,4–0,8 g	–

Behandlungsregeln

Tab. 4. a) Fortsetzung: Tagesdosen wichtiger Antibiotika

Antibiotikum	Applikation	Erwachsene	Kinder (außer Neugeborene)
Fleroxacin	oral, i.v.	0,4 g	–
Grepafloxacin	oral	0,6 g	–
Moxifloxacin	oral	0,4 g	–
Clinafloxacin	i.v.	0,4 g	–
Co-trimoxazol	oral	(0,9–)1,9 (-2,8) g	30 mg/kg

Vorteile. Die Instillation von Desinfizienzien (z. B. Povidon-Jod) ist schädlich.

Interventionstherapie: Wichtig für gefährliche Erkrankungen mit breitem Erregerspektrum, bei denen die Erreger noch nicht isoliert worden sind. Die Art der Interventionstherapie richtet sich nach dem typischen Erregerspektrum einer Krankheit, der vermuteten Lokalisation, den Grundkrankheiten sowie der Vortherapie. Entscheidend ist das klinische Ansprechen auf die Therapie innerhalb weniger Tage (meist erkennbar an einer Entfieberung). Auch eine Nichtverschlechterung oder eine Besserung

Tab. 4. b) Tagesdosen wichtiger Virustatika bei Erwachsenen und Kindern (außer Neugeborenen). Antiretrovirale Mittel: s. S. 627.

Virustatika	Indikation	Applikation	Tagesdosen	
			Erwachsene	Kinder
Acyclovir	Herpes-Enzephalitis	i.v.	30 mg/kg	30 mg/kg
	Herpes genitalis (Immunsuppression)	i.v.	15 mg/kg	15 mg/kg
	Zoster (Immunsuppression)	i.v.	30 mg/kg	30 mg/kg
Valacyclovir	Zoster	oral	3 g	–
Brivudin	Zoster	oral	0,5 g	15 mg/kg
Famciclovir	Zoster	oral	0,75 g	–
Ganciclovir	Zytomegalie-Retinitis	i.v.	10 mg/kg	10 mg/kg
Foscarnet	Induktionstherapie Erhaltungstherapie (CMV-Retinitis)	i.v. i.v.	180 mg/kg* 90 mg/kg*	180 mg/kg* 90 mg/kg*
Cidofovir	Zytomegalie-Retinitis	i.v.	5 mg/kg in 60 min 1mal wöchentlich (Initialtherapie), dann 1mal alle 2 Wochen (Erhaltungstherapie)	
Interferon alpha	Hepatitis B (chronisch)	s.c. oder i.m.	5 Mill. E	unklar

* über 2 Stunden

von einzelnen Parametern kann ein günstiges Zeichen sein. Bei Nichtansprechen sollte die initiale Therapie weitergeführt und durch zusätzliche Antibiotika supplementiert werden. Die Interventionstherapie muß ggf. modifiziert werden, wenn positive Kulturergebnisse eintreffen. Eine Interventionstherapie wird häufig auch bei Gallenwegsinfektionen, Pneumonie oder Peritonitis durchgeführt.

K

Kindersäfte: In Deutschland gebräuchliche falsche Bezeichnung für bestimmte galenische Zubereitungen für jüngere Kinder. Man unterscheidet die sog. »Trockensäfte« (aus Pulver oder Granulat durch Hinzufügen von Wasser hergestellte Suspensionen) von den sog. »Fertigsäften« (wasserfreie Suspensionen auf Triglyzerid- oder Ölbasis). Nach oraler Gabe ist die Resorption von β-Lactam-Antibiotika aus wäßrigen Suspensionen in der Regel besser als aus öligen Suspensionen, die allerdings eine bessere Stabilität haben.

Kombinationstherapie: (s. auch S. 5 und 367): Wichtige Indikationen sind Fremdkörperinfektionen, Endokarditis, hochgradige Abwehrschwäche, Mischinfektionen und initiale Antibiotika-Therapie bei lebensbedrohenden Krankheiten. Fixe Kombinationen von Antibiotika in Handelspräparaten sind oft ungünstig, da hierdurch die individuelle Dosierung erschwert wird und die Gefahr einer Unterdosierung oder Schematisierung der Antibiotika-Therapie besteht.. Zu den sinnvollen Kombinationen, die sich praktisch bewährt haben, gehören die Kombination von Trimethoprim und einem Sulfonamid, Amoxicillin und Clavulansäure, Piperacillin und Tazobactam, von einem β-Lactam-Antibiotikum mit einem Aminoglykosid sowie von zwei β-Lactam-Antibiotika. Antibiotika-Kombinationen können aber auch der Verhinderung einer sekundären Resistenzentwicklung dienen (z. B. wenn bei einer Staphylokokkeninfektion Rifampicin mit Vancomycin kombiniert wird).

Kosten: Man soll die Kostenfrage bei der Antibiotika-Therapie nicht überbewerten. Im Gegensatz zu vielen anderen Erkrankungen wird eine Infektion durch den richtigen Einsatz eines Antibiotikums im Regelfall geheilt. Bei der Wahl eines Antibiotikums gilt nur das Argument: Was hilft in diesem Falle am besten? Das Einsparungspotential der Antibiotika-Therapie liegt weniger in der Verwendung von billigen Präparaten; wichtiger ist der möglichst frühe Beginn der Therapie. Potente Mittel können die Behandlungsdauer erheblich verkürzen und sind dadurch billiger. Die Möglichkeiten der Kurzzeittherapie von Infektionen sollten mehr als in der Vergangenheit genutzt werden. Auch die Sequentialtherapie (Initialbehandlung parenteral, danach Behandlung mit einem billigeren oralen Antibiotikum) kann die Therapiekosten senken. Nichts kann für den Patienten und einen Kostenträger teurer werden, als wenn sich aus einer ungenügend behandelten akuten Infektion (z. B. Wundinfektion) ein chronischer Prozeß (z. B. Osteomyelitis) entwickelt. Besonders bei Billigpräparaten soll sich der Arzt von der guten Bioverfügbarkeit des Mittels durch Qualitätskontrollen überzeugen. Bei den angegebenen Preisen (Tab. 5 u. 6) ist zu berücksichtigen, daß Kosten für eine Krankenhausapotheke durch Kauf von Großpackungen und Rabatte wesentlich niedriger sein können (30–60%). Auch sind die verglichenen Tagesdosen nicht immer äquivalent. Sparsamkeit darf nicht dazu führen, daß Patienten mit ernsten Erkrankungen eine minderwertige Therapie erhalten.

Behandlungsregeln

L

Loading-Dosis: Höhere Einzeldosis bei Behandlungsbeginn, um rascher gleichbleibende Spitzen- und Talspiegel zu erreichen (nach Eintritt eines Gleichgewichts zwischen Aufnahme und Elimination). Bei Mitteln mit kurzer Halbwertszeit (z. B. Penicillin G) hat eine höhere Initialdosis wenig Sinn, da die Spiegel zwischen den Einzeldosen auch bei fortgesetzter Therapie rasch abfallen. Dagegen ist bei Mitteln mit längerer Halbwertszeit (z. B. Teicoplanin) eine höhere Anfangsdosis ratsam, damit die gewünschten Spitzen- und Talspiegel früher erreicht werden.

Lokalantibiotika: Die topische Anwendung von Antibiotika ist möglich bei oberflächlichen Hautinfektionen und bei Schleimhautulzerationen (z. B. bei Ulcus cruris, Impetigo oder Hornhautgeschwüren). Auf die Gefahr toxischer

Tab. 5. Apothekenverkaufspreise für wichtige orale Antibiotika nach der Lauer-Taxe (vom 3. 5. 1999).

Antibiotikum	Tagesdosis bei Erwachsenen	Kosten pro Tag in DM
Penicillin V	3 Mill. E	2,30
Amoxicillin	1,5 g	3,87
Amoxicillin/Clavulansäure	1,87 g	22,77
Flucloxacillin	2,0 g	17,09
Dicloxacillin	2,0 g	21,22
Cefadroxil	1,5 g	7,94
Cefaclor	1,5 g	12,09
Loracarbef	0,8 g	23,20
Cefetamet	1,0 g	10,06
Cefixim	0,4 g	15,14
Cefuroxim-Axetil	0,5 g	12,71
Cefpodoxim-Proxetil	0,4 g	16,04
Ceftibuten	0,4 g	15,70
Doxycyclin	0,1 g	0,55
Erythromycin	1,5 g	8,40
Roxithromycin	0,3 g	7,15
Clarithromycin	0,5 g	11,58
Azithromycin	0,5 g	16,69
Clindamycin	0,6 g	5,77
Fusidinsäure	1,5 g	41,37
Ciprofloxacin	0,5 g	11,50
Levofloxacin	0,5 g	17,03
Fleroxacin	0,4 g	15,60
Norfloxacin	0,8 g	7,27
Grepafloxacin	0,6 g	16,58
Moxifloxacin	0,4 g	12,00
Co-trimoxazol	1,92 g	0,96
Trim./Sulfamerazin	0,8 g	1,21
Trimethoprim	0,2 g	0,94

Behandlungsregeln

Nebenwirkungen durch Schleimhautschädigung ist zu achten. Im Vertrauen auf Lokalantibiotika darf bei gefährlichen Erkrankungen auf eine systemische Behandlung nicht verzichtet werden.

N

Nebenwirkungen: Es bestehen große Unterschiede in der Häufigkeit. Man unterscheidet toxische, allergische und biologische Nebenwirkungen.

Toxische Nebenwirkungen (z. B. Ototoxizität) sind nur bei lebensbedrohenden Krankheiten in Kauf zu nehmen, wenn andere, besser verträgliche Antibiotika nicht zur Verfügung stehen.

Allergische Nebenwirkungen sind bei Penicillinen und bestimmten anderen Antibiotika relativ häufig; sie müssen vor Beginn einer erneuten Anwendung

Tab. 6. Preise für wichtige parenterale Antibiotika nach der Lauer-Taxe (vom 3.5.1999).

Antibiotikum	Tagesdosis bei Erwachsenen	Kosten pro Tag in DM
Penicillin G	10 Mill. E	9,58
Azlocillin	6(–15) g	110,78 (–266,28)
Mezlocillin	6(–15) g	82,31 (–193,30)
Piperacillin	6(–12) g	95,04 (–185,52)
Cefazolin	3(–6) g	47,43 (–93,03)
Cefuroxim	2,25(–4,5) g	43,44 (–81,83)
Cefotiam	3(–6) g	88,71 (–149,94)
Cefoxitin	3(–6) g	31,29 (–60,65)
Cefotaxim	3(–6) g	84,84 (–162,98)
Ceftriaxon	1(–2) g	52,15 (–104,29)
Ceftazidim	3(–6) g	164,01 (–302,57)
Cefepim	2(–4) g	107,42 (–208,59)
Aztreonam	3–6 g	192,54 (–377,39)
Imipenem	1,5–2 g	173,29 (–231,06)
Meropenem	3 g	294,06
Amoxicillin/Clavulansäure	3,6(–6,6) g	66,17 (–97,45)
Sulbactam/Ampicillin	6(–12) g	85,33 (–121,90)
Tazobactam/Piperacillin	13,5 g	237,74
Gentamicin	0,24 g	35,99
Tobramycin	0,24 g	46,42
Amikacin	1 g	182,48
Doxycyclin	0,1(–0,2) g	9,18 (–18,36)
Vancomycin	2 g	251,60
Teicoplanin	0,4 g	270,28
Fosfomycin	6(–15) g	88,96 (–176,90)
Ciprofloxacin	0,4(–0,8) g	162,96 (–325,92)
Levofloxacin	0,5(–1,0) g	124,17 (–248,34)
Metronidazol	1 g	31,14

In Klammern: Preise für höhere Dosis.

anamnestisch erfragt werden. Die Erscheinungen sind vielgestaltig (polymorphe Exantheme, Urtikaria, Eosinophilie, Ödeme, Fieber, Konjunktivitis, Photodermatosen, Immunhämatopathie usw.) und können als Frühreaktion bei schon bestehender Allergie oder als Spätreaktion während oder nach einer Antibiotika-Anwendung (frühestens aber nach 9–11 Tagen) auftreten. Es gibt auch Kontaktallergien nach topischer Anwendung (z.B. von Neomycin). Nicht selten sind allergische oder toxische Nebenwirkungen durch Hilfsstoffe in den Medikamenten (z. B. Parabene als Konservierungsmittel in oralen Suspensionen oder Lokalpräparaten) verursacht.

Biologische Nebenwirkungen entstehen durch Beeinflussung der normalen Bakterienflora auf der Haut oder Schleimhaut. Sie sind besonders häufig unter der Behandlung mit Breitspektrumantibiotika (z. B. Ampicillin). Durch Überwucherung von Pilzen (Candida albicans) oder resistenten Bakterien (z. B. Staphylokokken, Pseudomonas aeruginosa, Klebsiella pneumoniae) können schwer zu behandelnde Erkrankungen ausgelöst werden.

Nosokomiale Infektionen: Darunter versteht man während eines Krankenhausaufenthaltes erworbene Infektionen (häufig durch mehrfach resistente Bakterien, z. B. Staphylokokken oder Pseudomonas). Übertragungen resistenter Stämme von Patient zu Patient, durch das Personal, oft auch durch Zimmerluft, Wasser und Gegenstände sind häufig. Sie müssen durch hygienische Maßnahmen, aber auch durch sinnvollen Einsatz von Antibiotika verhindert werden.

O

Omnispektrumtherapie: Antibiotikatherapie, die das Spektrum aller Erreger einer Krankheit möglichst lückenlos erfaßt. Beispiele für eine lückenlose Breitspektrumtherapie sind Kombinationen, wie Cefotaxim + Piperacillin, Ceftazidim + Amikacin oder als Monotherapie Imipenem. Eine orale Omnispektrumtherapie ist möglich durch Kombinationen, wie Ciprofloxacin + Clindamycin oder Ciprofloxacin + Rifampicin.

P

Prophylaxe: Man unterscheidet (Tab. 7) zwischen einer
1. Infektionsprophylaxe, d. h. Chemoprophylaxe in der Inkubationszeit nach erfolgter Ansteckung (z. B. Keuchhusten).
2. Rezidivprophylaxe, d. h. Rezidivverhütung nach einer bestimmten Krankheit (z. B. rheumatisches Fieber).
3. Komplikationsprophylaxe, d. h. Verhütung häufiger Komplikationen mit Frühbehandlung einer bereits eingetretenen Infektion (z. B. bei längeren Operationen am offenen Herzen, kontaminierten Wunden, offenen Frakturen).

Die Komplikationsprophylaxe in den operativen Fächern hat vor allem zwei Ziele:
1. Verhütung seltener katastrophaler Komplikationen, wie Gasbrand oder Endokarditis.
2. Reduktion der Häufigkeit von leichteren Wundinfektionen (s. S. 504), z. B. nach Hysterektomie.

Für jede operative Disziplin gibt es einen Katalog von Eingriffen, welche eine Antibiotika-Prophylaxe benötigen. Die Auswahl des Antibiotikums richtet sich nach den Infektionsgefahren im Operationsgebiet (s. S. 506) und der jeweiligen Hospitalismus-Situation. Wichtig ist die richtige Durchführung (nicht zu später Beginn, nicht zu lange

Behandlungsregeln

Dauer). Eine unkritische weitgestreute prophylaktische Anwendung von Antibiotika ist abzulehnen. Eine sinnvolle Antibiotika-Prophylaxe ist ein wichtiger ökonomischer Faktor in der Medizin.

S

Selektionsdruck: Bestimmte lückenhafte Breitspektrum-Antibiotika begünstigen beim Patienten die Selektion resistenter Bakterienarten. Beispiel: Pneumokokken werden im Respirationstrakt durch ein verabreichtes Antibiotikum eliminiert; an ihrer Stelle erscheinen Klebsiellen. Einen starken Selektionsdruck haben besonders Ampicillin und Amoxicillin, während Cephalosporine einen geringeren Selektionsdruck ausüben. Die Selektion resistenter Bakterien spielt beim Auftreten von Sekundärinfektionen eine wichtige Rolle. Daher sollte man besonders im Klinikbereich nach Möglichkeit Antibiotika vermeiden, die zur schnellen Selektion von resistenten Bakterien führen (z. B. Ampicillin, Amoxicillin, Tetracycline, Erythromycin).

W

Wechselwirkungen (Interaktionen): Arzneimittel können sich in ihrer Wirkung beeinflussen, z. B. durch Änderung von Resorption, Verteilung, Rezeptorbindung, Metabolismus und renaler Ausscheidung. Man unterscheidet Substanzen, die eine Wirkungsveränderung hervorrufen können, von Substanzen, deren Wirkung beeinflußt werden kann. Bei schwerwiegenden unerwünschten Wechselwirkungen ist die gleichzeitige Gabe kontraindiziert. Antiinfektiva, welche den Metabolismus anderer Medikamente induzieren (Enzym-Induktoren), sind u. a. Rifampicin, Isoniazid und Griseofulvin. Zu den Antiinfektiva, welche den Metabolismus anderer Medikamente hemmen (Enzym-Inhibitoren), gehören u. a. Erythromycin, andere Makrolide, Gyrase-Hemmer (Chinolone), Metronidazol, Ketoconazol, Chloramphenicol und Sulfonamide.

Tab. 7. Wichtige Formen einer Infektions-, Rezidiv- und Komplikationsprophylaxe.

Infektionsprophylaxe (nach Ansteckung)	Keuchhusten (S. 447), Tuberkulose (S. 602), Lues (S. 564), Scharlach (S. 439), Meningokokken-Meningitis (S. 427), Haemophilus-influenzae-Meningitis (S. 428)
Rezidivprophylaxe (bei Krankheiten mit Rezidivneigung)	Rheumatisches Fieber (S. 569), Endokarditis (S. 410), Harnwegsinfektionen (Reaszensionsprophylaxe, S. 496), rezidivierendes Erysipel (S. 555), Tuberkulose (z. B. bei Abwehrschwäche, S. 625), opportunistische Infektionen bei AIDS (z. B. CMV-Retinitis, S. 625)
Komplikationsprophylaxe (bei gefährlichen Infektionen)	Kontaminierte Wunden (S. 505), Kolonchirurgie (S. 506), Aspiration von Erbrochenem (S. 454), Ertrinken (S. 506), perioperative Prophylaxe (z. B. bei Op. in infiziertem Gebiet, S. 505), Gasbrand (S. 576)

Eigenschaften der Antiinfektiva

Einteilung der Antibiotika 25
β-Lactam-Antibiotika 27
Penicilline 29
Cephalosporine 66
Andere β-Lactam-Antibiotika .. 107
Gyrase-Hemmer (Chinolone) .. 120
Aminoglykoside 150
Tetracycline 165
Chloramphenicol 172
Makrolide 176
Lincosamide 199
Fusidinsäure 203
Glykopeptid-Antibiotika 205
Streptogramine 213
Everninomycine 216
Oxazolidinone 217
Fosfomycin 219
Antimikrobielle
Folatantagonisten 222
Nitrofurane 238
Nitroimidazole 242
Lokalantibiotika 247
Antimykobakterielle Mittel 253
Antivirale Mittel 275
Antimykotika 330

Einteilung der Antibiotika

Eine Einteilung der wichtigsten antibakteriellen Antiinfektiva ist nach verschiedenen Gesichtspunkten möglich. Aufgrund ihrer chemischen Struktur, ihrer biologischen Herkunft oder nach der therapeutischen Anwendung lassen sich verschiedene Gruppen bilden (Tab. 8). Antibiotika der gleichen Gruppe (z. B. die Aminoglykoside) ähneln sich in ihrem Wirkungsmechanismus und Wirkungsspektrum; sie führen in der Regel zu einer partiellen Kreuzresistenz und haben eine ähnliche Toxizität.

Einige Antibiotika, welche selektiv gegen bestimmte Erreger wirken (z. B. Staphylokokken-, Pseudomonas-Antibiotika, Tuberkulostatika), werden auch **Schmalspektrum-Antibiotika** genannt. **Breitspektrum-Antibiotika** haben ein mehr oder weniger breites Erregerspektrum. Eine lückenlose »Omnispektrum-Therapie« ist jedoch mit einzelnen Mitteln nicht zu erreichen und erfordert fast immer eine Kombination. Einige Antibiotika sind wegen ihrer Toxizität nur lokal applizierbar (z. B. Neomycin, Kanamycin, Bacitracin) und gehören zur Gruppe der **Lokalantibiotika**.

Tab. 8. Einteilung der antibakteriellen Antiinfektiva.

Gruppe	Wichtige Derivate	
β-Lactam-Antibiotika	s. S. 26 u. 29	
Gyrase-Hemmer (Chinolone)	Norfloxacin Levofloxacin Ciprofloxacin Fleroxacin Pefloxacin Sparfloxacin	Grepafloxacin Trovafloxacin Clinafloxacin Moxifloxacin Gatifloxacin Sitafloxacin
Tetracycline	Tetracyclin Minocyclin	Doxycyclin
Chloramphenicol	Chloramphenicol	
Ältere Aminoglykoside	Streptomycin Neomycin	Kanamycin
Neuere Aminoglykoside	Gentamicin Tobramycin	Netilmicin Amikacin
Makrolide	Erythromycin Azithromycin	Clarithromycin Roxithromycin
Lincosamide	Lincomycin	Clindamycin
Glykopeptide	Vancomycin	Teicoplanin
Streptogramine	Quinupristin	Dalfopristin
Oxazolidinone	Linezolid	
Polymyxine	Polymyxin B	Colistin
Sulfonamide	Sulfadiazin Sulfalen	Sulfamethoxazol
Sulfonamid-Diaminopyrimidin-Kombinationen	Co-trimoxazol Co-trimazin	Co-trimetrol Co-tetroxazin
Nitrofurane	Nitrofurantoin	Nitrofurazon
Nitroimidazole	Metronidazol Ornidazol	Tinidazol

Einteilung der Antibiotika

Tab. 9. Einteilung der β-Lactam-Antibiotika.

Gruppe	Untergruppe	Wichtige Derivate
Penicilline	Benzyl-Penicilline	Penicillin-G-Natrium Clemizol-Penicillin G Procain-Penicillin G Benzathin-Penicillin G
	Phenoxy-Penicilline	Penicillin V Propicillin
	Aminobenzyl-Penicilline	Ampicillin Amoxicillin Bacampicillin
	Acylamino-Penicilline	Azlocillin Mezlocillin Piperacillin
	Carboxy-Penicilline	Ticarcillin
	Isoxazolyl-Penicilline	Oxacillin Dicloxacillin Flucloxacillin
Cephalosporine	Cefazolin-Gruppe	Cefazolin
	Cefuroxim-Gruppe	Cefuroxim Cefamandol Cefotiam
	Cefoxitin-Gruppe	Cefoxitin Cefotetan
	Cefotaxim-Gruppe	Cefotaxim Ceftriaxon Cefmenoxim
	Ceftazidim-Gruppe	Ceftazidim Cefepim Cefpirom
	Cefalexin-Gruppe	Cefalexin Cefadroxil Cefaclor Loracarbef
	Cefixim-Gruppe	Cefixim Cefpodoxim-Proxetil Cefuroxim-Axetil Cefetamet-Pivoxil Ceftibuten Cefdinir
Carbapeneme	–	Imipenem Meropenem
Monobactame	–	Aztreonam
β-Lactamase-Hemmer	–	Clavulansäure Sulbactam Tazobactam

β-Lactam-Antibiotika

Penicilline und Cephalosporine sind die wichtigsten Vertreter der β-Lactam-Antibiotika (Abb. 2 – 4 u. Tab. 9). Sie haben einen prinzipiell gleichen Wirkungsmechanismus und hemmen die Peptidoglykansynthese in der Bakterienzellwand. Die Wirkungsunterschiede zwischen Penicillinen und Cephalosporinen sind bedingt durch eine unterschiedliche Affinität zu den Bindeproteinen der Bakterien, Penetrationsfähigkeit durch die Bakterienzellmembran (Kryptizität) und β-Lactamase-Festigkeit. Carbapeneme, β-Lactamase-Hemmer und Monobactame (monozyklische β-Lactame) erweitern die Gruppe.

Heute werden die meisten β-Lactam-Antibiotika halbsynthetisch hergestellt. Der 6-Aminopenicillan-Ring und der 7-Aminocephalosporan-Ring können in verschie-

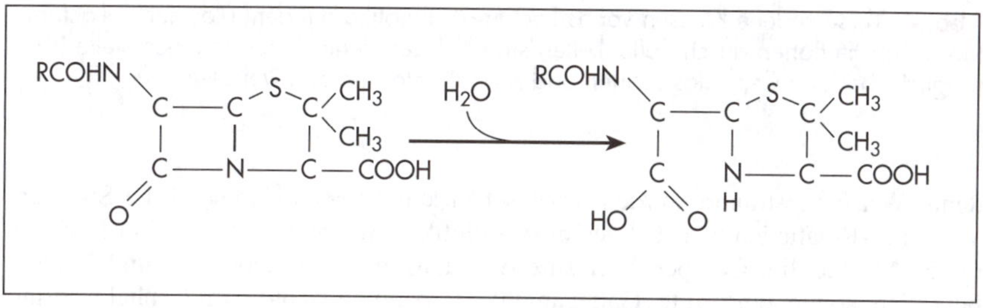

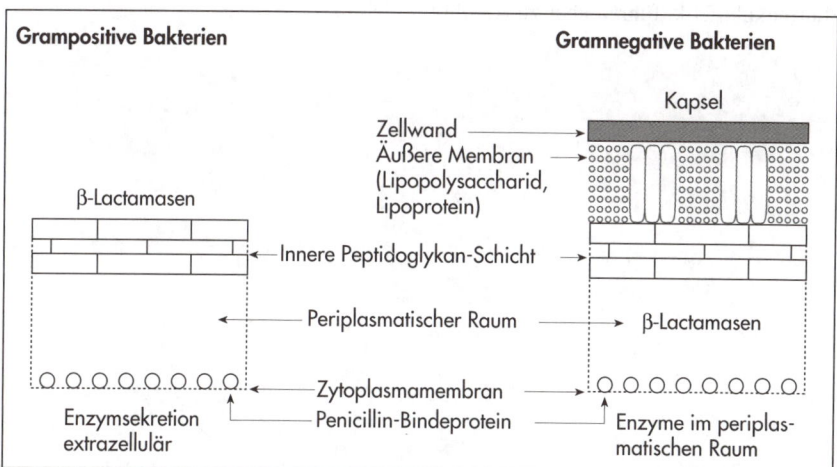

Abb. 2. Inaktivierung von Penicillin (links) durch β-Hydrolyse des β-Lactam-Ringes, wobei die gegen Bakterien unwirksame Penicillosäure (rechts) entsteht.

Abb. 3. Struktur von Kapsel, Zellwand und Zellmembran grampositiver und gramnegativer Bakterien.

β-Lactam-Antibiotika

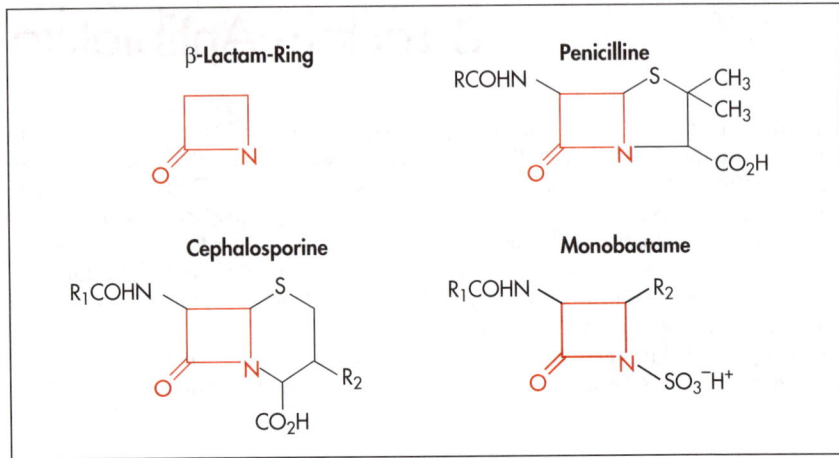

Abb. 4. Verschiedene Klassen von β-Lactam-Antibiotika mit dem gleichen β-Lactam-Ring. Substitutionen durch Seitenketten sind bei den Penicillinen an einer Stelle (R) möglich, bei den Cephalosporinen und Monobactamen an zwei Stellen (R_1, R_2).

dener Weise substituiert werden. Inzwischen kennt man weitgehend die Struktur-Wirkungs-Relationen der β-Lactam-Antibiotika. So zeigen Acylamino-Derivate (z. B. Mezlocillin, Cefoperazon) eine Aktivität gegen Pseudomonas und Enterobakterien sowie eine gute Gallegängigkeit. Aminothiazol-Oxim-Cephalosporine (z.B. Cefotaxim und Cefixim) haben eine erheblich stärkere antibakterielle Aktivität mit besonderer Stabilität gegen die β-Lactamasen von Enterobakterien. Oxymethyl-Derivate (z. B. Cefoxitin) sind außerdem sehr stabil gegen die β-Lactamase von Bacteroides fragilis. Tetrazol-Derivate (z. B. Cefmenoxim) besitzen eine gute Pharmakokinetik, führen aber zu Alkoholintoleranz.

Penicilline

Von der **chemischen Struktur** her sind alle Penicilline Derivate der 6-Aminopenicillansäure. An die Aminogruppe können saure Radikale (R 1) angehängt werden, wodurch die verschiedenen Penicilline entstehen (Abb. 5). Die Art der Seitenkette beeinflußt vor allem die antibakterielle Wirksamkeit. Die Penicilline sind als schwache Säuren unbeständig; stabiler sind die neutralen Salze (besonders das Natriumsalz) und die Ester, welche auch gut wasserlöslich sind. Nach ihrer chemischen Struktur unterscheidet man verschiedene Gruppen:

1. **Benzylpenicillin** (Penicillin G) hat die stärkste Aktivität gegen grampositive Bakterien, ist aber empfindlich gegen bakterielle β-Lactamasen, die zur Hydrolyse und damit zur Unwirksamkeit führen.
2. Die **Phenoxypenicilline** (Penicillin V, Propicillin) und Azidocillin haben das gleiche Spektrum wie Penicillin G, sind aber relativ stabil gegenüber der Magensalzsäure und daher oral applizierbar.
3. Die **Isoxazolylpenicilline** (Oxa-, Dicloxa- und Flucloxacillin) sind resistent gegen die von Staphylokokken gebildeten β-Lactamasen und werden daher auch als penicillinasefeste Penicilline oder Staphylokokken-Penicilline bezeichnet. Gegen die übrigen grampositiven Bakterien haben sie eine schwächere Aktivität als Penicillin G und wirken nicht gegen gramnegative Stäbchen.
4. Die **Aminopenicilline** (Ampicillin, Amoxicillin) sind resistent gegen die von gramnegativen Stäbchen gebildete Amidase, welche die Hydrolyse der Seitenkette der Penicilline katalysiert. Ampicillin und Amoxicillin wirken daher auch auf einen Teil der gramnegativen Stäbchen und werden auch als Mittelspektrum-Penicilline bezeichnet. Sie sind wie Penicillin G nicht penicillinasefest (d. h. empfindlich gegen die von Staphylokokken gebildete β-Lactamase).
5. Die **Acylaminopenicilline** (Azlo-, Mezlo-, Piperacillin) haben ein ähnliches Spektrum wie die Aminopenicilline, besitzen aber teilweise eine stärkere Aktivität gegen gramnegative Stäbchen und sind auch gegen Pseudomonas aeruginosa wirksam. Sie sind nicht penicillinasefest.
6. Die **Carboxypenicilline** (mit den Pioniersubstanzen Carbenicillin und Ticarcillin) ähneln im Spektrum den Acylaminopenicillinen und sind auch Pseudomonas-wirksam, jedoch ist die Aktivität viel geringer.

Antibakterielle Wirkung und Resistenz: Die Wirkungsunterschiede zwischen den einzelnen Penicillinen beruhen vor allem auf einer verschiedenen Affinität zu den Bindeproteinen der Bakterien, einer verschiedenen Penetrationsfähigkeit durch die Bakterienzellmembran (Kryptizität) und einer verschiedenen β-Lactamase-Festigkeit. Außerdem spielen die Beschaffenheit der Penicillin-Rezeptoren, der Peptidoglykangehalt der Bakterienzellwand (bei grampositiven Bakterien größer als bei gramnegativen Bakterien) und der Lipidgehalt der Bakterienzellwand eine Rolle.
Eine **Resistenz** der Bakterien gegen Penicilline kann verschiedene Gründe haben:
1. β-Lactamase-Bildung. Bakterien bilden unterschiedliche β-Lactamasen, die den β-Lactamring des Penicillins aufbrechen können. β-Lactamasen können von β-Lactamase-Inhibitoren (z. B. Clavulansäure) gehemmt werden (s. S. 57).
2. Rezeptorenmangel oder schlechte Penicillin-Penetration durch die äußeren Zellwandschichten (so daß das Penicillin die Rezeptoren nicht erreicht).

Antiinfektiva

Gruppe	Derivat	R
6-Aminopenicillansäure		(Grundstruktur mit R–NH, S, CH₃, CH₃, CO₂H)
Benzyl-, Phenoxy-Penicilline	Penicillin G	C₆H₅–CH₂–C(O)–
	Penicillin V	C₆H₅–O–CH₂–C(O)–
Aminopenicilline	Ampicillin	C₆H₅–CH(NH₂)–C(O)–
	Amoxicillin	HO–C₆H₄–CH(NH₂)–C(O)–
Acylaminopenicilline	Mezlocillin	CH₃–SO₂–N(Imidazolidinon)–C(O)–NH–CH(C₆H₅)–C(O)–
	Azlocillin	HN(Imidazolidinon)–C(O)–NH–CH(C₆H₅)–C(O)–
	Piperacillin	CH₃–CH₂–N(Piperazindion)–C(O)–NH–CH(C₆H₅)–C(O)–
Isoxazolylpenicilline	Oxacillin	(Phenyl-isoxazolyl-CH₃)–C(O)–
	Dicloxacillin	(2,6-Dichlorphenyl-isoxazolyl-CH₃)–C(O)–
	Flucloxacillin	(2-Fluor-6-chlorphenyl-isoxazolyl-CH₃)–C(O)–

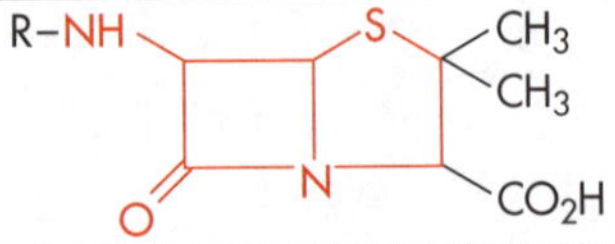

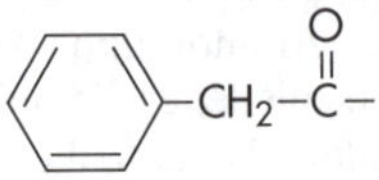

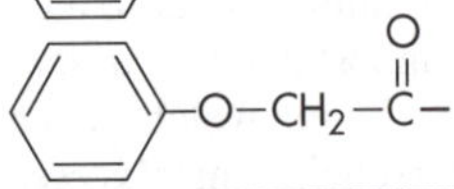

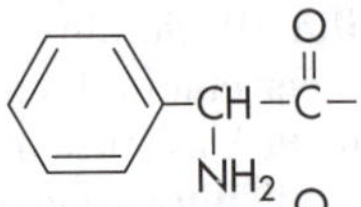

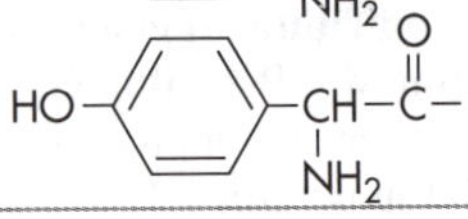

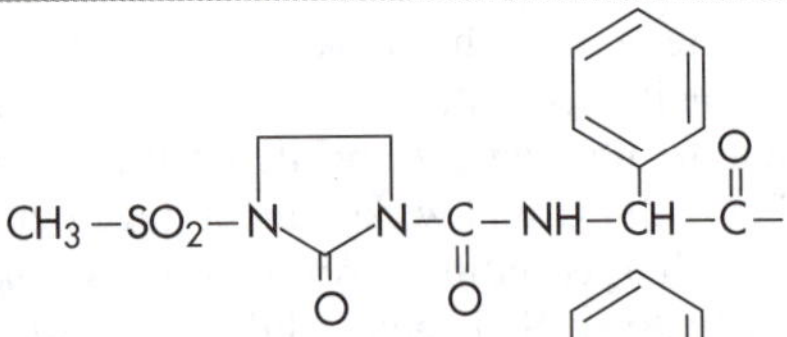

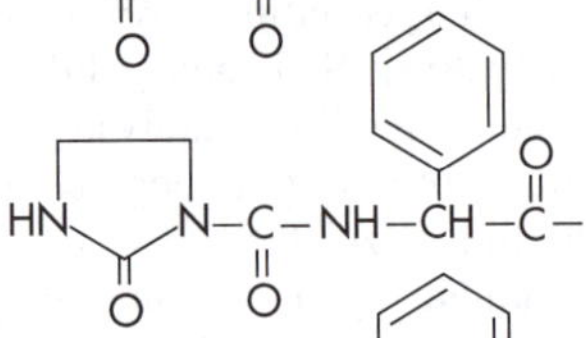

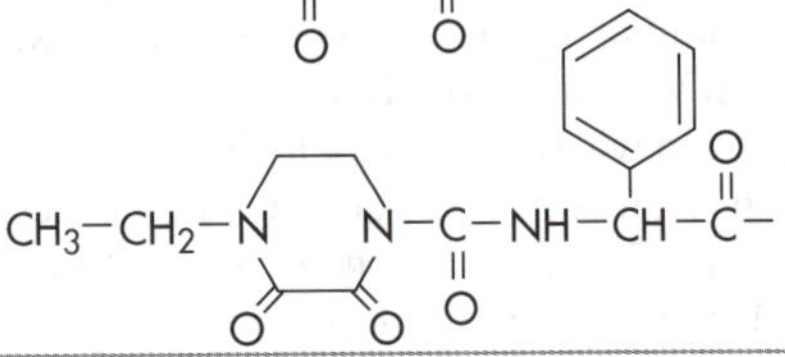

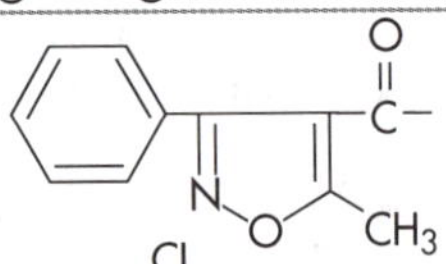

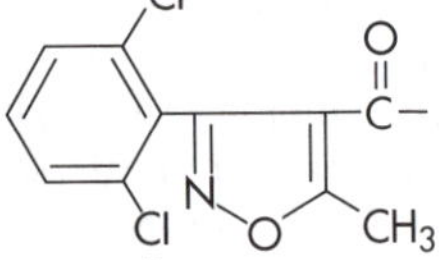

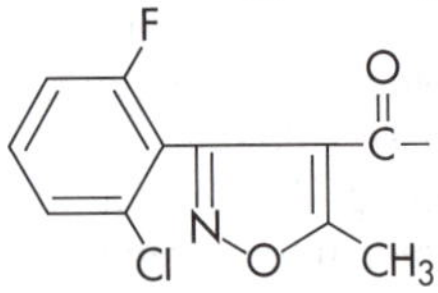

Abb. 5. Chemische Struktur der wichtigsten Penicilline.

3. Mangelnde Aktivierung autolytischer Bakterienenzyme in der Zellwand (keine Abtötung der Bakterien, sog. Toleranz der Keime).
4. Fehlen einer Bakterienzellwand (z. B. bei Mykoplasmen).
5. Mangelnde Zellwandsynthese (im Ruhestadium der Bakterien).

Hauptindikationen (Tab. 10): Während Penicillin G das Mittel der Wahl bei sensiblen Streptokokken- und Pneumokokken-Infektionen sowie bei Infektionen durch Penicillin-G-empfindliche Staphylokokken ist, findet Amoxicillin in erster Linie bei Enterokokken- und Proteus-mirabilis-Infektionen Verwendung. Oxacillin, Dicloxacillin und Flucloxacillin werden wegen ihrer Stabilität gegenüber Staphylokokken-Penicillinase bei leichteren Staphylokokken-Infektionen verwendet. Pseudomonaswirksame Penicilline sind Azlocillin und Piperacillin.

Penicillin G wird bei akuten und schweren Infektionen parenteral (als i. v. Kurzinfusion oder i. v. Injektion) in mittlerer bis hoher Dosierung (4–20 Mill. E) verabreicht. Nach Eintritt einer Besserung setzt man die Behandlung mit hohen Dosen eines oral applizierbaren Penicillins, wie Penicillin V (2–4 Mill. E), fort. Bei leichteren Infektionen kann Penicillin V bereits im Anfangsstadium der Erkrankung verwendet werden. Depotpenicilline bewirken relativ niedrige Serumspiegel und eignen sich daher nur für Infektionen durch stark empfindliche Keime (Streptokokken, Pneumokokken), zur Rheumaprophylaxe sowie zur Behandlung von Patienten, die z. B. wegen Erbrechens ein Penicillin nicht oral erhalten können. Die lokale Anwendung von Penicillinen ist wegen häufiger Unwirksamkeit und der beträchtlichen Sensibilisierungsgefahr abzulehnen.

Allgemeine Beurteilung der Penicilline:

Vorteile: Bakterizide Wirkung, gute Verträglichkeit, große Dosierungsspanne, Wirkungssteigerung durch β-Lactamase-Hemmer, keine oder langsame Resistenzentwicklung unter der Therapie.

Nachteile: Lückenhaftes Wirkungsspektrum bei ungezielter Therapie, geringe Stabilität gegen die verschiedenen β-Lactamasen, Sensibilisierungsgefahr, kurze Halbwertszeit.

Benzylpenicillin (Penicillin G)

Eigenschaften: Benzylpenicillin ist als leicht wasserlösliches Natrium- oder Kaliumsalz oder als schwer wasserlösliches Depotpenicillin (Procain-Penicillin G, Benzathin-Penicillin G, Clemizol-Penicillin G) im Handel. Eine Internationale Einheit (IE) entspricht 0,6 µg (1 µg = 1,67 IE).

Wirkungsweise: Bakterizide Wirkung auf proliferierende Keime (Hemmung der Zellwandsynthese durch Blockierung der bakteriellen Transpeptidase).

Wirkungsspektrum:

Gute bis mittlere Empfindlichkeit (minimale Hemmkonzentration 0,001–0,5 E/ml) haben Streptococcus pyogenes, B-Streptokokken, Streptococcus pneumoniae (Pneumokokken), Streptococcus viridans, anaerobe Streptokokken, Gonokokken, Meningokokken, Diphtheriebakterien, Spirochäten (Treponemen, Borrelien), Actinomyces israeli, Pasteurella multocida. Viele gramnegative Anaerobier (z. B. Prevotella melaninogenica, Fusobakterien) sind sehr empfindlich.

Penicilline

Tab. 10. Hauptindikationen von Penicillinen für eine gezielte Therapie (Hauptindikationen umrandet).

	Staphylo-kokken (ohne Peni-cillinase-bildung)	Staphylo-kokken (mit Peni-cillinase-bildung)	Pneumo-, A-Strepto-kokken	Entero-coccus faecalis	E. coli	Kleb-siella	Proteus mira-bilis	Proteus vulgaris	Pseudo-monas aerugi-nosa	Haemo-philus	Serratia marces-cens
Penicillin G, Penicillin V	[++]	⊘	[++]	+	⊘	⊘	⊘	⊘	⊘	⊘	⊘
Amoxicillin	++	⊘	++	[++]	++	⊘	[++]	⊘	⊘	++	⊘
Mezlocillin	+	⊘	++	[++]	[++]	+	++	[++]	+	++	++
Piperacillin	+	⊘	++	++	[++]	+	++	[++]	[++]	++	++
Azlocillin	+	⊘	++	++	++	⊘	++	[++]	[++]	++	⊘
Oxacillin, Flucloxacillin	++	[++]	++	⊘	⊘	⊘	⊘	⊘	⊘	⊘	⊘
Amoxicillin + Clavulansäure	++	++	++	++	++	+	++	++	⊘	[++]	⊘
Piperacillin + Tazobactam	++	++	++	++	++	++	++	++	++	++	++

Benzylpenicillin (Penicillin G)

Unterschiedliche Empfindlichkeit zeigen Staphylococcus aureus und epidermidis, Listerien, Clostridien, Bacillus anthracis, Campylobacter-Arten. Die meisten Staphylokokken-Stämme sind resistent; Stämme ohne Penicillinasebildung sind im allgemeinen empfindlich.

Nur **schwache Empfindlichkeit** (oder Resistenz) haben Enterokokken (Enterococcus faecalis), Brucellen, Haemophilus influenzae, Bordetella pertussis.

Resistent sind Enterobakterien, Enterococcus faecium, Salmonellen, Bacteroides fragilis, Nocardia asteroides, Vibrio cholerae, Mykobakterien u. a.

Resistenz: Häufigkeit von **primärer** Resistenz bei Staphylokokken örtlich verschieden (30–50–90%). Die Resistenz von Pneumokokken und Gonokokken nimmt ständig zu. Multiresistente Pneumokokken-Stämme sind nicht nur gegen Penicillin G und andere β-Lactam-Antibiotika resistent, sondern auch gegen Tetracycline, Erythromycin und Clindamycin, z. T. auch gegen Rifampicin. Penicillin-G-resistente Gonokokken sind meist auch unempfindlich gegen Tetracycline, Erythromycin und Spectinomycin. Bei Meningokokken ist eine Resistenz noch selten. Penicillin-G-tolerante Stämme von Staphylococcus aureus und Streptococcus sanguis werden zwar bakteriostatisch gehemmt, aber nicht abgetötet. Penicillin-G-tolerante Staphylococcus-aureus-Stämme können gleichzeitig eine Toleranz gegen Cephalosporine und Vancomycin haben (nicht aber gegen Gentamicin) und sprechen schlecht auf eine Therapie an.

Sekundäre Resistenzentwicklung möglich, aber selten und langsam (Mehrstufenresistenz) durch Mutation oder Selektion resistenter Varianten. Bei Penicillinasebildnern kann eine Induktion der Penicillinasebildung unter Penicillin-Einfluß stattfinden. Durch die von bestimmten Bakterien gebildeten Penicillinasen wird der β-Lactam-Ring des Penicillins hydrolytisch gespalten, wobei unwirksame Penicilloyl-Verbindungen entstehen.

Parallele Empfindlichkeit bei Penicillin-G-empfindlichen Keimen zwischen allen Penicillinen.

Pharmakokinetik:

Orale Gabe wegen Säureinstabilität nicht sinnvoll. *Resorption* nach i. m. Gabe von wasserlöslichem Penicillin G rasch und vollständig, von Depotpenicillin verzögert.

Serumspiegel nach i. m. oder i. v. Gabe abhängig von Dosis und Dosierungsintervall, verschieden bei Penicillin-G-Natrium und Depotpenicillinen. Nach *i. v. Injektion* von 1 Mill. E **Penicillin-G-Natrium** betragen die Serumspiegelmaxima 75 E/ml, bei 1stündiger Kurzinfusion 24 E/ml. Nach entsprechender Gabe von 5 Mill. E liegen die durchschnittlichen Maxima bei 400 E/ml bzw. 130 E/ml (Abb. 6).

Halbwertszeit 40 min.

Plasmaeiweißbindung 50%.

Liquorgängigkeit gering, bei entzündeten Meningen besser. Bei eitriger Meningitis werden nach höheren Einzeldosen von Penicillin G für empfindliche Pneumo- und Meningokokken therapeutisch ausreichende Liquorkonzentrationen erreicht (bei 4 Mill. E i. v. 0,08–0,3 E/ml nach 1 h).

Gewebekonzentrationen: Gute Penetration in Niere, Lunge, Leber, Haut, Schleimhäute. Schlechte Diffusion in Muskulatur, Knochen, Nervengewebe, Gehirn und Kammerwasser des Auges. Keine Penetration in Körperzellen (ungenügende Wirksamkeit bei intrazellulären Infektionen).

Penicilline

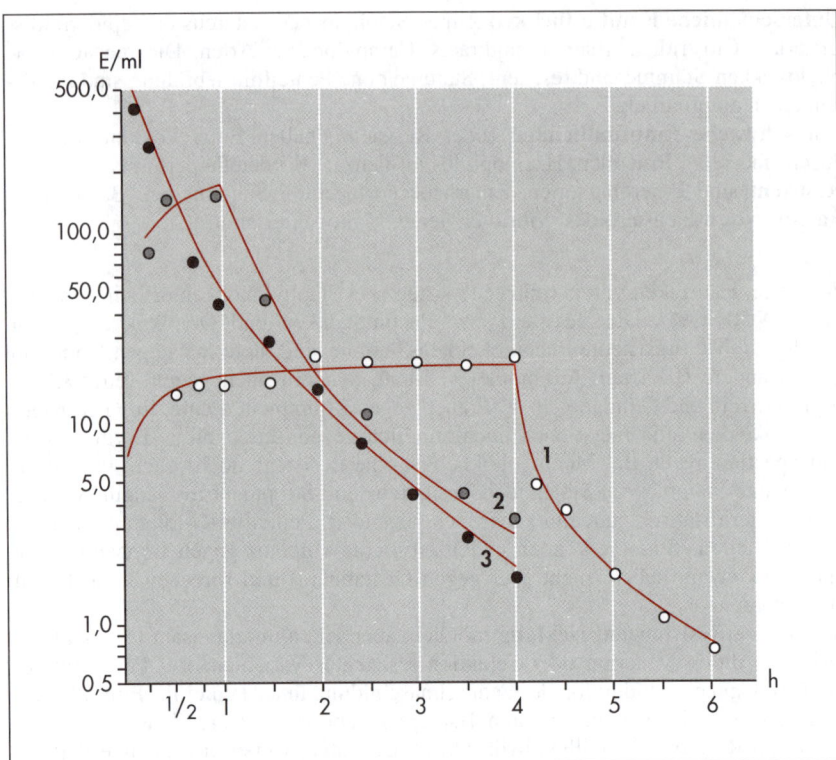

Abb. 6. Blutspiegelwerte nach 4stündiger Dauerinfusion
(0,5 Mill. E/h = 12 Mill. E/Tag, Kurve 1), nach 1stündiger Kurzinfusion
(5 Mill. E, Kurve 2) und nach intravenöser Injektion (5 Mill. E, Kurve 3)
von Penicillin-G-Natrium (eigene Daten).

Konzentrationen in Pleura-, Perikard-, Peritoneal- und Synovialflüssigkeit bei Entzündung 25–75% der Serumkonzentration. Im fetalen Kreislauf finden sich etwa ¼ der Penicillin-Werte des mütterlichen Blutes wieder. Hohe Konzentration im Fruchtwasser. Geringer Übergang in die Muttermilch (5–10% der Serumwerte).

Ausscheidung: Mit dem Urin bei parenteraler Gabe bis zu 85–95%. Bei Niereninsuffizienz geringere Urin-Recovery.
Mit der Galle geringe Ausscheidung (Konzentrationen in der Lebergalle etwa gleich hoch wie im Blut).
Bei **Depotpenicillinen** (Procain- und Clemizolpenicillin) langsamer Anstieg und Abfall von relativ niedrigen Konzentrationen.
Nach **Benzathin-Penicillin G** (1,2 Mill. E i. m.) findet man niedrige Serumspiegel von mindestens 0,03 E/ml über 3–4 Wochen (ausreichend zur Rezidivprophylaxe des rheumatischen Fiebers). Benzathin-Penicillin G gibt es auch als Suspension zur oralen Anwendung; nur 30% der oral verabreichten Dosis werden resorbiert.

Benzylpenicillin (Penicillin G)

Nebenwirkungen:
1. **Sensibilisierung durch Penicillin:** Häufigste Komplikation einer Penicillin-Therapie (0,5–1%). Penicillin wirkt dabei als Hapten und muß sich erst mit Makromolekülen (Proteinen) verbinden, um Hapten-Protein-Komplexe zu bilden, welche die Immunantwort induzieren und später eine allergische Reaktion hervorrufen.
Als Haptene können wirken
a) Penicilloylsäure (Metabolit der 6-Amino-Penicillansäure) und Penicillansäure (entsteht häufig in Penicillin-Lösungen bei Auflösen des Pulvers). Sie spielen bei der Entstehung der Penicillin-Allergie die Hauptrolle und heißen daher auch **Major-Determinanten.**
b) Haptene, die seltener zur Allergie führen, sind Benzylpenicilloat (entsteht durch alkalische Hydrolyse) und Benzylpenilloat (entsteht bei saurer Hydrolyse aus Penicillin G). Sie werden auch als **Minor-Determinanten** bezeichnet.

Klassifizierung der Penicillin-Allergie (Tab. 11):
Anaphylaktische Reaktionen und Reaktionen vom Soforttyp **(Typ I)** werden durch IgE-Antikörper meist gegen Minor-Determinanten hervorgerufen und führen am häufigsten zu Urtikaria und Larynxödem.
Zytotoxische oder zytolytische Reaktionen vom **Typ II** (hämolytische Anämie, Neutropenie, Thrombozytopenie, interstitielle Nephritis) werden durch IgG- und IgM-Antikörper gegen Major-Determinanten ausgelöst.
Eine Immunkomplex-Krankheit **(Typ III)** tritt als Serumkrankheit selten auf und beruht auf der Bildung von löslichen Immunkomplexen. Bei der Entstehung sind meist Major-Determinanten auslösend.
Eine verzögerte Reaktion oder zellvermittelte Reaktion vom **Typ IV** äußert sich als Kontaktdermatitis und kommt heute kaum noch vor, weil Penicilline nicht mehr topisch angewendet werden. Bei der Entstehung spielen sensibilisierte T-Lymphozyten eine Rolle.

Tab. 11. Klassifikation der Immunreaktionen bei β-Lactam-Allergie (nach Weiss ME, Adkinson NF. Clin Allergy 1988; 18: 515-540). R = Reaktion.

Typ	Bezeichnung	Antikörper	Zellen	Klinische Reaktionen
I	Anaphylaxie, Sofortreaktion	IgE	Basophile, Mastzellen	Anaphylaxie, Urtikaria
II	Zytotoxische R. oder zytolytische R.	IgG, IgM	Jede Zelle mit Isoantigen	Hämolytische Anämie, Neutropenie, Thrombozytopenie, Nephritis
III	Immunkomplex-Krankheit	Lösliche Immunkomplexe	Nicht direkt	Serumkrankheit
IV	Verzögerte R. oder zellvermittelte R.	–	Sensibilisierte T-Lymphozyten	Kontaktdermatitis
V	Idiopathisch	–	?	Makulapapulöse Exantheme, Stevens-Johnson-Syndrom, exfoliative Dermatitis

Penicilline

Zu den idiopathischen Reaktionen vom **Typ V** gehören die häufigen makulopapulösen Exantheme (auch die Ampicillin-Exantheme), außerdem das Stevens-Johnson-Syndrom und das medikamentenbedingte Lyell-Syndrom (Dermatitis exfoliativa). Da alle Penicilline von der 6-Amino-Penicillansäure abstammen, besteht zwischen den verschiedenen Penicillin-Präparaten meist eine Kreuzallergie. Zwischen den Penicillinen, Cephalosporinen und Carbapenemen kommt eine Kreuzallergie selten vor, so daß bei Penicillin-Allergie meist noch eine Behandlung mit Cephalosporinen oder Carbapenemen (vor allem bei nicht-IgE-vermittelter Allergie) möglich ist. Sicherheitshalber sollte der Patient jedoch vorher getestet werden (s. u.). Mit Aztreonam (einem Monobactam) gibt es fast nie Kreuzreaktionen.

Das **Auftreten einer Penicillin-Allergie** hängt von verschiedenen Faktoren ab, zum Beispiel
a) von der Art des Penicillins: Bei Anwendung von Amoxicillin oder Ampicillin sind Hautreaktionen wesentlich häufiger als bei Penicillin G oder V;
b) vom Funktionszustand des lymphoretikulozytären Systems: Patienten mit einer infektiösen Mononukleose erkranken viel häufiger an einer Amoxicillin-Allergie;
c) von der Applikationsweise des Penicillins: Die lokale Anwendung von Penicillin auf der Haut oder Schleimhaut begünstigt die Entstehung einer Penicillin-Allergie.
Es wird angenommen, daß Patienten mit einer atopischen Dermatitis oder atopischen Rhinitis kein erhöhtes Risiko für die Entstehung einer Penicillin-Allergie haben.

Nach dem **Zeitpunkt des Auftretens** der allergischen Erscheinungen unterscheidet man:
a) Sofortreaktionen (0–1 h nach Penicillin-Gabe). Sie sind fast immer IgE-vermittelt und äußern sich als Urtikaria oder anaphylaktische Reaktion. Der anaphylaktische Schock, der tödlich sein kann, ist durch einen plötzlich auftretenden Vasomotorenkollaps mit Bewußtlosigkeit, Krämpfen und Atemstörungen gekennzeichnet und erfordert eine rasche, intensive Therapie (s. u.).
b) Verzögerte Reaktionen (1–72 h nach Penicillin-Gabe). Auch hier sind Urtikaria, Angioödeme oder Larynxödeme möglich.
c) Spätreaktionen (>72 h nach Penicillin-Gabe). Dazu gehören makulopapulöse Exantheme, interstitielle Nephritis, hämolytische Anämie, Neutropenie, Thrombozytopenie, Serumkrankheit, Stevens-Johnson-Syndrom und Dermatitis exfoliativa. Eine Serumkrankheit kann auch erst nach Beendigung der Penicillin-Behandlung beginnen.
Eine wirklich zufriedenstellende **Nachweismethode** für das Bestehen einer Penicillin-Allergie ist nicht bekannt. Der Nachweis spezifischer IgE im Serum (RAST-Test) kann auch bei Personen positiv sein, die niemals allergische Erscheinungen gezeigt haben. Andererseits schließt ein negatives Resultat eine Allergie nicht aus. Wenn ein Patient angibt, gegen Penicillin überempfindlich zu sein, oder der Verdacht auf eine Penicillin-Allergie besteht, können bei Notwendigkeit einer erneuten Penicillin-Therapie folgende Vorproben durchgeführt werden:

Scratch-Test: Ein Tropfen einer Penicillin-Lösung (1000–5000 E/ml) wird auf einen frischen Hautkratzer gebracht. Als positive Kontrolle dient eine Histaminlösung (1 mg/ml), als negative Kontrolle eine gepufferte NaCl-Lösung. Innerhalb von 15 min tritt eine Sofortreaktion von ≥4 mm Durchmesser mit Erythem und Juckreiz auf.

Benzylpenicillin (Penicillin G)

Intrakutantest: Mit 0,02 ml einer Lösung von 1000 E/ml: Nur bei negativem Scratch-Test durchführen. Nicht ungefährlich, da hierbei schwere Reaktionen auftreten können. Falsch-positive und falsch-negative Reaktionen kommen vor. Als positives Ergebnis gilt eine Quaddel mit Rötung von >4 mm Durchmesser. Bei Verdacht auf Procain-Allergie kann 0,1 ml einer 1%igen Procain-Lösung streng intrakutan injiziert werden (evtl. Auftreten einer Rötung oder Quaddel, Schockgefahr). Der Wert der Hauttestung besteht vor allem darin, Personen mit einer IgE-vermittelten Allergie zu erkennen, die kein Penicillin erhalten dürfen.

Bei negativem Scratch- und Intrakutantest ist ein **Expositionsversuch** gestattet. Entweder gibt man 0,4 Mill. E Penicillin V einmalig oral und beobachtet den Patienten 1 h lang auf allergische Erscheinungen oder man läßt durch i. v. Infusion eine Penicillin-G-Lösung (200000 E in 500 ml Flüssigkeit) sehr langsam einlaufen und unterbricht sofort, wenn die ersten Zeichen einer allergischen Reaktion beobachtet werden.

Bei Verdacht auf eine Penicillin-Allergie dürfen Depotpenicilline wegen der Gefahr einer protrahierten Allergie auf keinen Fall angewandt werden.

Therapie der Penicillin-Allergie: Bei Exanthemen, die unter der Behandlung auftreten: Absetzen des Penicillins. Bei schwerer Urtikaria gibt man ein Antihistaminikum, bei Serumkrankheit evtl. auch Prednison. Bei allergischem Schock (oft verbunden mit Lungen-, Larynx- oder Hirnödem): Injektion von 0,5–1 mg Adrenalin (Suprarenin) i. m. oder subkutan, notfalls auch 0,5 mg langsam i. v., bei Bedarf in 5–10minütigem Abstand bis zu 3mal wiederholen. Ggf. Dauertropfinfusion mit vasokonstriktorischen Substanzen zur Aufrechterhaltung des Blutdrucks, bei Larynxödem Intubation, ggf. mechanische Beatmung. Injektionen von Penicillinase und Antihistaminika sind erfolglos.

Genaue Überwachung des Patienten bis einige Stunden nach Eintreten der klinischen Besserung, da die Erscheinungen rezidivieren können.

Bei schwerem protrahierten Schock nach Injektion von Depotpenicillin (besonders nach Clemizol- oder Benzathin-Penicillin) ist eine Exzision der Injektionsstelle notwendig.

2. **Neurotoxische Reaktionen** mit Krampfanfällen sind möglich bei intrathekalen Instillationen oder bei Meningitis, Krampfbereitschaft (Epilepsie) und Urämie durch sehr hohe Dosen von Penicillin G (über 20 Mill. E). Bei zu großen Mengen von Penicillin-G-Kalium drohen Hyperkaliämie, Krämpfe, Koma und Herzstillstand (1 Mill. E Penicillin-G-Kalium enthalten 1,5 mval Kalium); daher sollte Penicillin-G-Natrium bevorzugt werden. In den meisten hochdosierten Penicillin-Präparaten sind jedoch Penicillin-G-Natrium und -Kalium in einem physiologischen Verhältnis gemischt, so daß Elektrolytstörungen kaum auftreten können. Im allgemeinen sollten pro Tag nicht mehr als 20–30 Mill. E Penicillin G, bei Kindern nicht über 12 Mill. E gegeben werden. Bei Patienten mit schweren Ausscheidungsstörungen (im Stadium der dekompensierten Retention oder in der Urämie) genügen 50% der üblichen Dosis von Penicillin G.

3. **Herxheimer-Reaktion** zu Beginn einer Penicillin-Behandlung der Lues, besonders der konnatalen Lues und Neurolues: Fieber, Schüttelfrost, Allgemein- und Herdreaktionen. Therapie: 50–100 mg Prednison i. v.

Antiinfektiva

Penicilline

4. Versehentliche **intravaskuläre Injektion** von Procain-, Clemizol- oder Benzathin-Penicillin G kann sich durch vorübergehendes Auftreten von Bewußtseinsverlust, Halluzinationen, Sehstörungen, Schwindel, Parästhesien, Stenokardien oder lokaler Ischämie bis Schock äußern. Kristalle in der Blutbahn können zu multiplen Mikroembolien führen (Hoigné- oder Nicolau-Syndrom). Die Symptome bilden sich in 15–30 min vollständig zurück.

Interaktionen: Penicillin G kann die Wirksamkeit von Antikoagulanzien, Thrombozytenaggregationshemmern und oralen Kontrazeptiva vermindern (sehr selten).

Indikationen: Streptokokken-, Pneumokokken-, Meningokokken-Infektionen, Infektionen durch Penicillin-G-empfindliche Staphylokokken, Lues, Borreliose (Lyme-Krankheit), Diphtherie, Scharlach, Angina, Erysipel, rheumatisches Fieber, Endocarditis lenta, Erysipeloid, Milzbrand, Tierbißinfektion (meist durch Pasteurella multocida), Leptospirose, Aktinomykose, Tetanus, Gasbrand.
Depotpenicillin, welches zu niedrigeren Blutspiegeln führt als das schnell resorbierbare Penicillin G, wird fast nur noch zur Lues-Therapie verwendet.

Kontraindikation: Penicillin-Allergie. Vorsicht mit überhöhten Dosen (>10 Mill. E) bei Niereninsuffizienz und Krampfbereitschaft (Gefahr der Neurotoxizität). Natrium- und Kaliumgehalt von Penicillin G sind bei schwerer Herz- oder Niereninsuffizienz zu beachten.

Applikation: Bei i. m. Injektion von Penicillin-G-Natrium in 5–10%iger Konzentration, bei i. v. Injektion in bis zu 20%iger Konzentration. Bei höheren Dosen und schweren Erkrankungen am besten als i. v. Kurzinfusion (über ½ – 1 h). Bei i. m. Injektion eines Penicillin-Präparates ist immer darauf zu achten, daß das Mittel nicht versehentlich intravenös oder intraarteriell gespritzt wird (vor dem Injizieren durch Aspirieren mit der Spritze prüfen). Das Mittel darf auch nicht in der Nähe peripherer Nerven injiziert werden (daher bevorzugt man bei Erwachsenen den äußeren oberen Quadranten des Gesäßes, bei kleinen Kindern die äußere Seite der Oberschenkel im mittleren Drittel).
Intrathekale Gaben von Penicillin G sind unnötig und gefährlich.

Dosierung: Erwachsene: Bei normal empfindlichen Keimen tgl. 1 Mill. E, bei weniger empfindlichen Keimen tgl. 2–10–20 Mill. E i. m. und/oder i. v.
Kleinkinder: Tgl. 0,04–0,06 Mill. E/kg bzw. 0,2–0,5 Mill. E/kg i. m. oder i. v.
Säuglinge: Tgl. 0,04–0,1 Mill. E/kg bzw. 0,2–0,5 Mill. E/kg i. m. oder i. v.
Bei schwerer Niereninsuffizienz nicht mehr als 10 Mill. E Penicillin G (Erwachsene) bzw. 50% der üblichen Tagesdosis, Depotpenicillin nur alle 2(–6) Tage.

Dosierungsintervall: Bei Penicillin-G-Natrium bzw. -Kalium alle 4–6 h, bei Früh- und Neugeborenen alle 8 h (verzögerte Ausscheidung wegen Nierenunreife); bei Depotpenicillinen je nach Präparat und Dosierung verschieden (im allgemeinen alle 12–24 h). Durch Gaben von Probenecid kann die tubuläre Sekretion von Penicillinen verlangsamt werden, so daß höhere Serumspiegel resultieren. Die bessere Alternative ist eine ausreichend hohe Dosierung des Penicillins.

Benzylpenicillin (Penicillin G)

Instillationen von Penicillin G im Prinzip möglich, jedoch wegen schneller Resorption nur kurze Zeit wirksam und daher heute nicht mehr zu empfehlen.

Handelsformen:
Penicillin G: Ampullen à 0,5; 1; 3; 5 und 10 Mill. E.
Clemizol-Penicillin G: Ampullen à 1 Mill. E.
Procain-Penicillin G: Ampullen à 2 Mill. E.
Benzathin-Penicillin G: Ampullen à 1,2 Mill. E.
Procain-Penicillin G (0,5 Mill. E) + **Penicillin-G-Natrium** (3,5 Mill. E) (Bipensaar-4,0 Mega).
Clemizol-Penicillin G (0,4 Mill. E) + **Penicillin-G-Natrium** (3,6 Mill. E) im Clemizol-Penicillin i. m. forte Grünenthal.

Beurteilung: Große therapeutische Breite, Erzielung maximaler Konzentrationsspitzen bei Injektion, stärkere Wirkungsintensität auf Penicillin-G-empfindliche Keime als andere Penicilline, daher Mittel der Wahl bei Infektionen durch sensible Keime.

Literatur

Blanca M, Vega JM, Garcia J. Allergy to penicillin with good tolerance to other penicillins: Study of the incidence in subjects allergic to betalactams. Clin Exp Allergy 1990; 20: 475–81.

Gadde J, Spence M, Wheeler B, et al. Clinical experience with penicillin skin testing in a large inner city STD clinic. JAMA 1993; 270: 2456–63.

Kaplan EL, Berrios X, Speth J. Pharmacokinetics of benzathine penicillin G: Serum levels during the 28 days after intramuscular injection of 1,200,000 units. J Pediatr 1989; 115: 146.

Lin R. A perspective on penicillin allergy. Arch Intern Med 1992; 152: 930–7.

McCracken GH Jr, Ginsberg C, Chrane DF, et al. Clinical pharmacology of penicillin in newborn infants. J Pediatr 1973; 82: 692.

Redelmeier DA, Sox HC. The role of skin testing for penicillin allergy. Arch Intern Med 1990; 150: 1939–45.

Saxon A, Beall GN, Rohr AS, Adelman DC. Immediate hypersensitivity reactions to beta-lactam antibiotics. Ann Intern Med 1987; 107: 204–15.

Shattil JS, Bennett JS, McDonough M, Turnbull J. Carbenicillin and penicillin G inhibit platelet functions in vitro by impairing the interaction of agonists with the platelet surface. J Clin Invest 1980; 65: 329–37.

Silviu-Dan F, Mcphillips S, Warrington R. The frequency of skin test reactions to side-chain penicillin determinants. J Allergy Clin Immunol 1993; 91: 694–701.

Sogn DD, Evans R III, Shepherd FM, et al. Results of the national institute of allergy and infectious diseases collaborative trial to test the predictive value of skin testing with major and minor penicillin derivatives in hospitalized adults. Arch Intern Med 1992; 152: 1025–32.

Weiss ME, Adkinson NF. Beta-lactam allergy. In: Principles and Practice of Infectious diseases. 3rd ed. Mandell GL, Bennett JE, eds). New York: Churchill Livingstone 1995; 272–8.

Welby PL, Keller DS, Cromien JL. Resistance to penicillin and non-beta-lactam antibiotics of Streptococcus pneumoniae at a children's hospital. Pediatr Infect Dis J 1994; 13: 281–7.

Wittier RR, Yamada SM, Bass JW, et al. Penicillin tolerance and erythromycin resistance of group A β-hemolytic streptococci in Hawaii and the Philippines. Am J Dis Child 1990; 144: 587.

Phenoxypenicilline

Synonyma: Oralpenicilline, säurefeste Penicilline.

Handelsnamen:
Penicillin V: Isocillin, Megacillin oral u. v. a.
Propicillin: Baycillin.
Azidocillin: Syncillin.

Eigenschaften:
Penicillin V (Phenoxymethyl-Penicillin) wird biosynthetisch, Propicillin (Phenoxypropyl-Penicillin) und Azidocillin (α-Azidobenzyl-Penicillin) werden halbsynthetisch gewonnen und sind gut wasserlöslich, während das Benzathinsalz des Phenoxymethylpenicillins wenig wasserlöslich und in der Schweiz als Sirup für Kinder im Handel ist. In Deutschland ist es üblich, Phenoxypenicilline nach Einheiten zu dosieren. 1 Mill. E Penicillin V und Azidocillin entsprechen ca. 0,6 g (1 g ≙ 1,6 Mill. E). Bei Propicillin entsprechen 1 Mill. E 0,7 g (1 g ≙ 1,42 Mill. E).

Wirkung:
Wirkungsweise und Wirkungsspektrum: Bei allen Phenoxypenicillinen entsprechend Penicillin G.

Wirkungsintensität von Propicillin auf grampositive sensible Bakterien 2–4mal geringer als von Penicillin G und V sowie von Azidocillin, die sich in ihrer Aktivität ungefähr entsprechen. Darüber hinaus besitzt Azidocillin eine schwache Aktivität gegen Haemophilus influenzae und Enterokokken.

Resistenz:
Resistenzentwicklung selten und langsam (wie bei Penicillin G). Kreuzresistenz bei penicillinasebildenden Bakterien zwischen Phenoxypenicillinen und Penicillin G bzw. Ampicillin.

Pharmakokinetik:
Phenoxypenicilline sind weitgehend säurestabil. *Serumspiegelmaxima* in E/ml nach oraler Gabe von
1 Mill. E Propicillin   10,1 (nach 2,50 h),
1 Mill. E Penicillin V (-Kalium)   6,4 (nach 0,75 h),
1 Mill. E Azidocillin   8,8 (nach 0,50 h).
Die Serumspiegel des Benzathinsalzes von Phenoxymethylpenicillin sind erheblich niedriger, verlaufen aber protrahierter als bei Phenoxymethylpenicillin-Kalium.
Resorptionsrate bei Propicillin und Penicillin V gleich (ca. 50%), wie Vergleiche der Fläche unter der Blutspiegelkurve bei intravenöser und oraler Gabe gezeigt haben. Die höheren Blutspiegel von Propicillin gegenüber Penicillin V erklären sich hauptsächlich durch die geringere Metabolisierungsrate. Bei Azidocillin werden nach oraler Gabe mind. 75% resorbiert. Bei Dosiserhöhung der Phenoxypenicilline ist eine proportionale Steigerung der Serumkonzentration möglich. Nach einer Mahlzeit ist die Resorption von Penicillin V schlechter als bei Nüchterngabe.
Halbwertszeit von Penicillin V, Propicillin und Azidocillin 30 min.
Plasmaeiweißbindung: Bei Penicillin V 60%, Propicillin 80–85% und Azidocillin 84%.

Phenoxypenicilline

Gewebediffusion und *Liquorgängigkeit* ähnlich Penicillin G.
Ausscheidung mit dem Urin bei Penicillin V zu 30–50%, bei Propicillin zu 50%, bei Azidocillin zu 60%. Ausscheidung von inaktiven Metaboliten (Penicilloylsäure) bei Penicillin V stärker als bei Propicillin. Bei Azidocillin sind etwa 5% des im Harn ausgeschiedenen Antibiotikums Ampicillin, das im Organismus aus Azidocillin entsteht.

Nebenwirkungen: Nicht selten gastrointestinale Störungen. Sensibilisierungsgefahr geringer als bei parenteraler Gabe von Penicillin G. Keine neurotoxischen Reaktionen.

Interaktionen: Wie bei Penicillin G (s. S. 38).

Indikationen:
Hauptindikationen: Leichtere Infektionen durch Penicillin-empfindliche Bakterien, z. B. Streptokokken-Angina, Erysipel, Scharlach, Borrelien-Infektionen, periodontale Infektionen und andere Zahninfektionen, Endokarditisprophylaxe, Rezidivprophylaxe des rheumatischen Fiebers, Scharlachprophylaxe.

Falsche Indikationen: Meningitis, Sepsis, Endokarditis, Infektionen durch schwach empfindliche Keime, bei denen eine hochdosierte i.v. Behandlung notwendig ist.

Kontraindikation: Penicillin-Allergie.

Applikation: Nur orale Gabe möglich. Bei Kindern ist die Applikation einzelner Handelsformen wegen des schlechten Geschmacks oft problematisch.

Dosierung:
Erwachsene und Schulkinder tgl. 3mal 500000 E (Gesamtdosis 1,5–3 Mill. E), **Kinder** (1–6 Jahre alt) tgl. 3mal 300000 E (Gesamtdosis 0,9 Mill. E), **Säuglinge** tgl. 3mal 150000 E (Gesamtdosis 0,45 Mill. E), **Neugeborene** tgl. 2–3mal 100000 E (Gesamtdosis 0,2–0,3 Mill. E).
Azidocillin: Erwachsene und Kinder ab 6 Jahre tgl. 1,5 g (verteilt auf 2 Einzelgaben).

Handelsformen:
Penicillin V: Tabletten à 400000, 500000, 600000, 800000, 1, 1,2 und 1,5 Mill. E; Suspension mit 1 ml = 40000 E, 1 ml = 50000 E, 1 ml = 60000 E und 1 ml = 80000 E.
Propicillin: Tabletten à 400000 und 1 Mill. E.
Azidocillin: Tabletten à 0,75 g.
Aus Fertigsuspensionen auf Triglyzerid- oder Ölbasis wird Penicillin V schlechter resorbiert als aus wäßrigen Suspensionen (hergestellt aus Trockensubstanz oder Granulat).

Beurteilung: Penicillin V ist Standardpräparat bei Streptokokken-Angina, Scharlach, Erysipel und odontogenen Infektionen.

Literatur

Blume H, Mutschler E (Hrsg). Bioäquivalenz. Qualitätsbewertung wirkstoffgleicher Fertigarzneimittel. 3. Ergänzungslieferung. Govi-Verlag 1991.
Buchanan GR, Siegel JD, Smith SJ, De Passe MB. Oral penicillin prophylaxis in children with impaired splenic function: a study of compliance. Pediatrics 1982; 70: 926.
Kaufhold A. Randomized evaluation of benzathine penicillin V twice daily versus potassium penicillin V three times daily in the treatment of group A streptococcal pharyngitis. Eur J Clin Microbiol Infect Dis 1995; 14: 92–8.
Siewert M, Laik Ali S, Steinigen M, Blume H. Zur Qualitätsbeurteilung von phenoxymethylpenicillinhaltigen Fertigarzneimitteln. Pharmazeutische Zeitung 1987; 132: 143–6.

Isoxazolylpenicilline

Synonym: Staphylokokken-Penicilline.

Handelsnamen:
Dicloxacillin: Dichlor-Stapenor.
Flucloxacillin: Staphylex u. a.
Oxacillin: Stapenor.
Cloxacillin: Standardpräparat der WHO-Liste, in Deutschland nicht mehr im Handel.

Eigenschaften: Methicillin war das zuerst in die Therapie eingeführte penicillinasefeste Penicillin. Es war aber nur parenteral anwendbar, relativ toxisch und hatte eine geringere In-vitro-Aktivität auf penicillinasebildende Staphylokokken. Daher wurde es durch die später entwickelten penicillinasefesten Isoxazolylpenicilline Oxacillin, Cloxacillin, Dicloxacillin und Flucloxacillin abgelöst. Diese sind gut wasserlöslich, oral anwendbar und unterscheiden sich untereinander in pharmakokinetischer Hinsicht, nicht aber in ihrer antibakteriellen Aktivität. Das relativ toxische und wenig aktive Nafcillin ist in Europa nicht üblich.

Wirkungsspektrum: Gute Wirksamkeit auf penicillinasebildende Staphylokokken. Dagegen wirken sie auf Penicillin-G-empfindliche Staphylokokken, Streptokokken, Pneumokokken und andere grampositive Keime nur $^1/_{10}$ so stark wie Penicillin G.

Resistenz: Methicillin wird traditionell zur Prüfung der Resistenz gegen alle penicillinasestabilen Penicilline benutzt. Methicillin-resistente Staphylococcus-epidermidis-Stämme sind in den letzten Jahren häufiger geworden. In vielen Krankenhäusern sind mehr als 50% der Isolate resistent. Die Häufigkeit von Methicillin-resistenten Staphylococcus-aureus-Stämmen (MRSA) zeigt starke regionale Schwankungen. In vielen Krankenhäusern wurden Ausbrüche von schweren Infektionen mit virulenten, multiresistenten Staphylococcus-aureus-Stämmen beobachtet, die eine Behandlung mit Vancomycin erforderten (s. S. 378). In vitro wird eine Methicillin-Resistenz am besten in Kulturmedien nachgewiesen, welche 5% NaCl enthalten oder bei 30° C bebrütet werden. Keine sekundäre Resistenzentwicklung während der Therapie. Es besteht bei Staphylokokken eine Kreuzresistenz zwischen den penicillinasefesten Penicillinen, Cephalosporinen und Carbapenemen. Penicillin-G-empfindliche Staphylokokken sind immer Oxacillin-empfindlich.

Isoxazolylpenicilline

Pharmakokinetik: *Resorption nach oraler Gabe* am besten bei Dicloxacillin und bei Flucloxacillin. Cloxacillin und Oxacillin, die weniger säurestabil sind als Dicloxacillin, werden schlechter resorbiert. Bei Nüchterngabe (1 h vor und 2–4 h nach der Mahlzeit) bessere Resorption als bei gefülltem Magen. Maximale Blutspiegel nach 1–2 h.
Serumspiegel (mg/l) nach oraler Gabe von 0,5 g (1 h nach der Mahlzeit): Flucloxacillin 7,6 bzw. 2,3 (nach 1½ bzw. 4 h), Dicloxacillin 5,9 bzw. 2,0 (nach 1½ bzw. 4 h).
Serumspiegel (mg/l) nach i. v. Injektion von 0,5 g: Flucloxacillin 15,7 bzw. 2,0 (nach 1 bzw. 4 h), Oxacillin 1,7 bzw. <0,1 (nach 1 bzw. 4 h).
Halbwertszeit von Dicloxacillin und Flucloxacillin 45 min, von Oxacillin 25 min.
Plasmaeiweißbindung kritisch hoch (bei Dicloxacillin 97%, Flucloxacillin 95%, Oxacillin 93%). Relativ schlechte Gewebepenetration.
Liquorgängigkeit gering, bei Meningitis bis zu 10% der Serumwerte. Übertritt in den fetalen Kreislauf.
Ausscheidung mit dem Harn nach parenteraler Gabe: bei Dicloxacillin zu 65%, bei Flucloxacillin zu 35%, bei Oxacillin zu 25%. Renale Ausscheidung von Oxacillin schneller als von Dicloxacillin. Oxacillin wird im Vergleich zu Dicloxacillin und Flucloxacillin stärker metabolisiert. Ausscheidung inaktiver Metaboliten (Penicilloylsäure) am stärksten bei Oxacillin, geringer bei Flucloxacillin, am geringsten bei Dicloxacillin.

Nebenwirkungen: Allergische Reaktionen wie bei Penicillin G. Das nicht mehr gebrauchte Methicillin hat vereinzelt zu allergischer Knochenmarkschädigung (Granulozytopenie) oder Nierenschädigung geführt. Nach Oxacillin- und Flucloxacillin-Gaben wurden starke Erhöhungen der Serum-Transaminasen sowie Neutropenien beobachtet. Leberschäden wurden auch nach Flucloxacillin-Behandlung beschrieben. Lokale Reizerscheinungen sind durch Dicloxacillin sowohl bei i. m. Gabe (Schmerzen) als auch bei i. v. Gabe (Phlebitis) häufig, durch Oxacillin und Flucloxacillin selten.

Interaktionen: Wie bei Penicillin G (s. S. 38).

Indikationen: Staphylokokken-Infektionen (bei nachgewiesener Empfindlichkeit).

Falsche Indikationen: Infektionen durch Penicillin-G-empfindliche oder Methicillin-resistente Staphylokokken. Infektionen durch Streptokokken, Pneumokokken, Gonokokken, Meningokokken usw.

Kontraindikation: Penicillin-Allergie.

Applikation: Für orale Anwendung (Nüchterngabe) Dicloxacillin und Flucloxacillin bevorzugen (bessere Resorption, höhere und länger anhaltende Serumspiegel).
Bei parenteraler Anwendung Oxacillin, Cloxacillin und Flucloxacillin lokal besser verträglich als Dicloxacillin. Zur Instillation in erster Linie Oxacillin (1%ige Lösung) verwenden! Bei i. v. Gabe nur sehr langsam injizieren (sonst Venenreizung), besser i. v. Kurzinfusion (innerhalb von 30 min).

Dosierung: Niedrigere Tagesdosen als hier angegeben sind nicht ratsam!
Bei oraler Gabe von Dicloxacillin und Flucloxacillin (nüchtern):

Penicilline

Erwachsene und ältere Kinder tgl. 2–3–4 g, Kleinkinder tgl. 1–2 g (50 mg/kg), Säuglinge tgl. 0,5–1 g (50 mg/kg), in 4(–6) Einzelgaben.
Bei i. m. oder i. v. Gabe von Flucloxacillin: Erwachsene und Schulkinder tgl. 3–4 (–10) g, Kleinkinder tgl. 2–3 (–6) g, Säuglinge tgl. 1–2 (–4) g, Neugeborene tgl. 40 mg/kg, in 4–6stdl. Injektionen oder Kurzinfusionen.

Handelsformen:
Dicloxacillin: Kapseln à 0,25 g.
Flucloxacillin: Kapseln à 0,25 und 0,5 g, orale Suspension (50 mg/ml). Ampullen à 0,25 g, 0,5 g, 1g, 2 g.
Oxacillin: Kapseln à 0,25 g, Ampullen à 0,5 und 1 g.

Beurteilung:
Veraltete Spezialpenicilline für leichte Infektionen durch penicillinasebildende Staphylokokken. Bei ernsten Staphylokokken-Infektionen sollten andere Antibiotika mit sicherer Staphylokokken-Wirksamkeit sowie besserer Pharmakokinetik und Verträglichkeit bevorzugt werden. Bei anderen grampositiven Keimen schwächer wirksam als Penicillin G!

Literatur

Bruckstein AH, Attia AA. Oxacillin hepatitis. Two patients with liver biopsy, and review of the literature. Amer J Med 1978; 64: 519.

Fairley CK, McNeil JJ, Desmond P, et al. Risk factors for development of flucloxacillin associated jaundice. Brit Med J 1993; 306: 233–5.

Nahata MV, DeBolt SL, Powell DA. Adverse effects of methicillin, nafcillin and oxacillin in pediatric patients. Dev Pharmacol Ther 1982; 4: 117.

Onorato IM, Axelrod JL. Hepatitis from intravenous high-dose oxacillin therapy. Findings in an adult inpatient population. Ann Intern Med 1978; 89: 497–500.

Saliba B. Oxacillin hepatotoxicity in HIV-infected patients. Ann Intern Med 1994; 120: 1048.

Turner IB, Eckstein RP, Riley JW, Lunzer MR. Prolonged hepatic cholestasis after flucloxacillin therapy. Med J Aust 1989; 151: 701–5.

Aminopenicilline

Zu den im Handel befindlichen Aminopenicillinen (Aminobenzylpenicillinen) gehören Ampicillin, Amoxicillin und Bacampicillin, die sich in den pharmakologischen Eigenschaften, nicht aber in der antibakteriellen Aktivität voneinander unterscheiden. Ampicillin kommt als Leitsubstanz dieser Gruppe nur noch für parenterale Gabe in Frage. Oral sollte das wesentlich besser resorbierbare Amoxicillin verwendet werden. Die Aminopenicilline haben wegen der Entwicklung besserer β-Lactam-Antibiotika stark an Bedeutung verloren.

Ampicillin

Handelsnamen: Binotal u. a.

Eigenschaften: Halbsynthetisches Penicillin-Derivat (α-Aminobenzyl-Penicillin) mit erweitertem Spektrum. In Lösung relativ unstabil.

Wirkungsweise: Bakterizid, Hemmung der Zellwand-Peptidoglykansynthese, inaktiviert durch Penicillinasen von Staphylokokken, Enterobakterien und Bacteroides.

Wirkungsspektrum: Wie bei Penicillin G, jedoch zusätzlich gute bis mittlere Empfindlichkeit (Hemmwerte bis 5 mg/l) von Enterokokken, Listerien, Haemophilus influenzae, Campylobacter fetus. Auf grampositive Keime wirkt Penicillin G 2–4fach stärker. Zunehmende Häufigkeit von Ampicillin-resistenten Haemophilus-Stämmen, die aber immer gegen Cefuroxim, Cefotaxim und Cefixim empfindlich sind. Gleichzeitige Resistenz von Haemophilus gegen Chloramphenicol ist selten. Enterokokken sind heute teilweise gegen Ampicillin resistent (vor allem Enterococcus faecium).
Unterschiedlich empfindlich sind Salmonellen, Shigellen, E. coli (Resistenzrate ca. 30%) und Proteus mirabilis (nichtpenicillinasebildende Stämme). Resistent sind Klebsiella, Enterobacter, Citrobacter, Yersinia enterocolitica, Serratia marcescens, Bacteroides fragilis, Pseudomonas aeruginosa, Proteus vulgaris, Proteus rettgeri und Morganella morganii. Bei Kombination mit einem β-Lactamase-Hemmer (wie Sulbactam) synergistische Wirkung auf β-Lactamase-bildende Stämme von E. coli, Klebsiella, Bacteroides fragilis und Staphylococcus aureus.

Resistenz: Komplette Kreuzresistenz mit Amoxicillin. Penicillin-G-resistente Gonokokken-Stämme sind auch Ampicillin-unempfindlich. Partielle Kreuzresistenz bei gramnegativen Stäbchen mit Azlocillin, Mezlocillin, Piperacillin und Cephalosporinen. Resistenzentwicklung unter der Therapie selten. Während der Therapie kann es zur Selektion primär resistenter Bakterien kommen, welche von einer sekundären Resistenzentwicklung zu unterscheiden ist.

Pharmakokinetik:
Resorption bei oraler Gabe 30–40%.
Maximaler Serumspiegel nach 0,5 g oral (nach einer Mahlzeit) durchschnittlich 2 mg/l nach 1½ h, nach 0,5 g i. m. 10 mg/l nach ½ Stunde.
Halbwertszeit 1 h.
Plasmaeiweißbindung 18%.
Gute *Gewebediffusion*. *Liquorgängigkeit* wie bei Penicillin G gering, bei Meningitis nach i. v. Gabe großer Dosen ausreichend. In Lebergalle Konzentrationen im Diffusionsgleichgewicht ebenso hoch wie im Serum, in Blasengalle höher. Übergang in den fetalen Kreislauf und ins Fruchtwasser.
Ausscheidung mit dem Urin nach 24 h 20–30% der oral und 60% der i. v. gegebenen Menge. Außerdem geringe Ausscheidung mit der Galle und den Fäzes.

Nebenwirkungen: Toxizität ebenso gering wie von Penicillin G. Allergie in Form von Urtikaria oder anaphylaktischem Schock nicht häufiger als bei Peni-

Penicilline

cillin G. In 5–20% makulöse Exantheme während oder nach einer 8–14tägigen Behandlung. Ein Teil der Exantheme scheint toxisch bedingt zu sein (häufiger bei höherer Dosierung) und kommt offenbar durch Zerfallsprodukte von Ampicillin in Infusionslösungen zustande. Vorsicht bei späterer Anwendung von anderen Penicillinen, da mit einer Kreuzallergie zu rechnen ist. Nach einem typischen Ampicillin-Exanthem werden Penicilline nach längerem Intervall meist wieder vertragen. In 5–20% kommt es zu Magen-Darm-Erscheinungen (Brechreiz, Übelkeit, Durchfälle), teilweise durch Störung der normalen Darmflora bedingt. Durch hohe Dosen von i.v. verabreichtem Ampicillin kann es zur Kristallurie kommen. Wie bei Clindamycin-Behandlung gibt es eine durch Ampicillin ausgelöste pseudomembranöse Enterokolitis, die chronisch verlaufen kann und mit dem Vorkommen von Clostridium difficile im Darm in Zusammenhang steht. Sie wird mit Vancomycin oral (s. S. 477) behandelt. Nicht selten kommt es durch den starken Sclektionsdruck von Ampicillin zu einem Infektionswechsel mit resistenten Keimen (Klebsiella oder Enterobacter).

Interaktionen: Wie bei Penicillin G (s. S. 38), außerdem Resorptionssteigerung von Digoxin möglich.

Indikationen:
Hauptindikationen: Enterokokken-Endokarditis (bei nachgewiesener Empfindlichkeit in Kombination mit Gentamicin), Listeriose, Haemophilus-Infektionen (nur bei nachgewiesener Empfindlichkeit).
Falsche Indikationen: Typische oder nachgewiesene Staphylokokken-, Streptokokken- und Pneumokokken-Infektionen, Angina, unklares Fieber, Pneumonie (Erreger oft resistent), Wundinfektionen, äußerliche Anwendung, perioperative Prophylaxe.

Kontraindikationen: Penicillin-Allergie, infektiöse Mononukleose und chronische lymphatische Leukämie (in >50% Exantheme).

Applikation: Bei schweren Infektionen stets parenteral (als 10–20%ige Lösung i. m. oder langsam i. v. oder hochdosiert als i. v. Kurzinfusion). Bei Dauertropfinfusion alle 6–8 h frische Lösung zubereiten, sonst zunehmende Inaktivierung; keine weiteren Zusätze! Bei oraler Gabe schlechte Resorption, daher Amoxicillin bevorzugen.

Dosierung: Standarddosis für orale Gabe **bei Erwachsenen** tgl. (2–)3–4 g, für parenterale Gabe 1,5–2 g, Dosissteigerungen auf 10–20 g i. v. möglich. Bei eingeschränkter Nierenfunktion wird eine reduzierte Dosierung empfohlen: bei einer Kreatinin-Clearance von 50–10 ml/min übliche Einzeldosis alle 12 h geben, bei einer Kreatinin-Clearance von <10 ml/min alle 24 h. **Bei Kindern** dosiert man tgl. 60–100 mg/kg (oral) und 100(–200) mg/kg (parenteral), bei Meningitis 200–400 mg/kg. Tagesdosis auf 3–4 Einzelgaben verteilen.

Handelsformen: Tabletten mit 1 g, Ampullen mit 0,5, 1, 2, 5 g, Suspension mit 50 mg/ml.

Beurteilung: Traditionelles Mittelspektrumpenicillin. E. coli und Haemophilus influenzae sind heute häufig resistent. Immer noch wichtig bei Enterokokken- und Listerien-Infektionen. Kein Ersatz für Penicillin V.

Literatur

Boyce JM, Opal SM, Potter-Bynoe G, et al. Emergence and nosocomial transmission of ampicillin-resistant enterococci. Antimicrob Ag Chemother 1992; 36: 1032.

Dahl LB, Melby K, Gutteberg TJ, et al. Serum levels of ampicillin and gentamycin in neonates of varying gestational age. Eur J Pediatr 1986; 145: 218.

Fontana R, Aldegheri M, Ligozzi M. Overproduction of a low-affinity penicillin-binding protein and high-level ampicillin resistance in Enterococcus faecium. Antimicrob Agents Chemother 1994; 38: 1980–83.

Kabani A, Joffe A, Jadavji T. Haemophilus influenzae type B resistant to ampicillin and chloramphenicol. Pediatric Infectious Dis J 1991; 9: 681.

Ling TKW, Lyon DJ, Cheng AFB, French GL. In vitro antimicrobial susceptibility and beta-lactamases of ampicillin-resistant Escherichia coli in Hong Kong. J Antimicrob Chemother 1994; 34: 65.

Mendelman PM, Chaffin DO, Kalaitzoglou G. Penicillin-binding proteins and ampicillin resistance in Haemophilus influenzae. J Antimicrob Chemother 1990; 25: 525.

Mennish ML, Salam MA, Hossain MA, et al. Antimicrobial resistance of Shigella isolates in Bangladesh: 1983–1990: Increasing frequency of strains multiply resistant to ampicillin, trimethoprimsulfamethoxazole, and nalidixic acid. J Clin Infect Dis 1992; 14: 1055–60.

Parr TR Jr, Bryan LE. Mechanism of resistance of an ampicillin-resistant, beta-lactamase-negative clinical isolate of Haemophilus influenzae type B to beta-lactam antibiotics. Antimicrob Ag Chemother 1984; 25: 747.

Uchiyama N, Greene GR, Kitts DB, Thrupp LD. Meningitis due to Haemophilus influenzae type B resistant to ampicillin and chloramphenicol. J Pediatr 1980; 97: 421.

Amoxicillin

Handelsnamen: Amoxypen, Clamoxyl u.a.

Eigenschaften: Leitsubstanz der Aminopenicilline. Hydroxyderivat des Ampicillins (Abb. 5, S. 30), als Trihydrat in Wasser schlecht, in Phosphatpuffer (pH 8,0) besser löslich, relativ säurestabil (wie Ampicillin). Mononatriumsalz (zur Injektion) gut wasserlöslich.

Wirkung: Spektrum und In-vitro-Aktivität entsprechend Ampicillin. In Kombination mit Clavulansäure (s. S. 58) Verbreiterung des Wirkungsspektrums auf einen Teil der β-Lactamase-bildenden Bakterien.

Pharmakokinetik:
Nach oraler Gabe fast vollständige *Resorption*.
Blutspiegelmaxima (nach 2 h) mehr als doppelt so hoch wie nach der gleichen Dosis Ampicillin per os (Abb. 7). Keine Beeinträchtigung durch die Nahrungsaufnahme. Nach i. v. Injektion von 1 g *mittlere Serumspiegel* von 20 mg/l (1 h) und 2 mg/l (4 h).
Plasmaeiweißbindung 17%.
Urin-Recovery nach oraler Gabe in 6 h 60–70%, nach i. v. Gabe 70–80%.

Indikationen: Orale Behandlung von Sinusitis, Otitis media und Bronchitis durch empfindliche Erreger sowie von unkomplizierten Harnwegsinfektionen bei Frauen. Die Position bei chronischer Bronchitis und Gallenwegsinfektionen ist umstritten. Endokarditisprophylaxe.

Penicilline

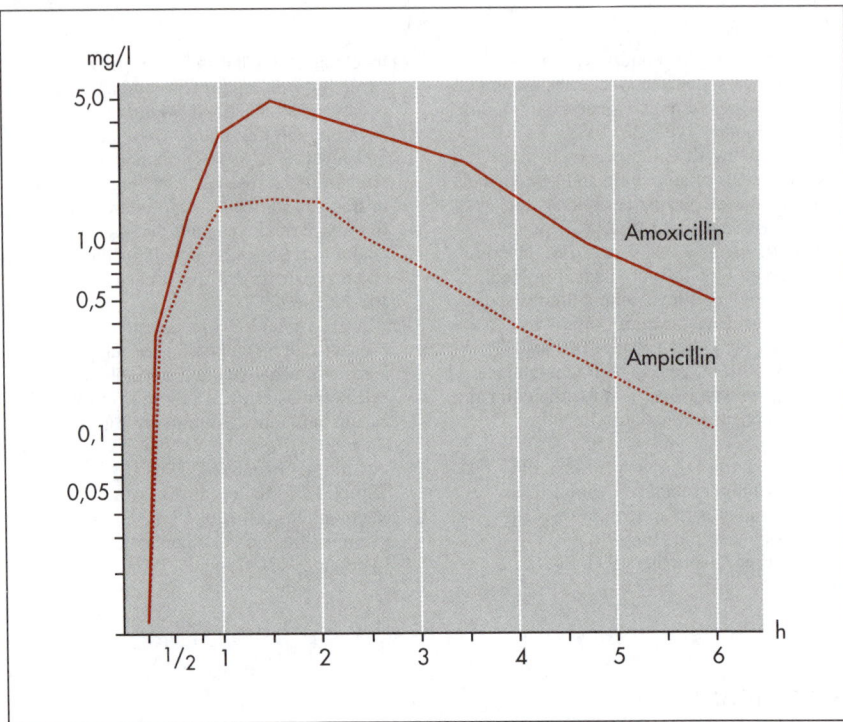

Abb. 7. Mittlere Serumspiegelkurve nach oraler Einzelgabe von 500 mg Amoxicillin und Ampicillin (eigene Daten).

Nebenwirkungen: Wie bei Ampicillin (s. S. 45). Durch hohe Dosen von i. v. verabreichtem Amoxicillin kann es zu Kristallurie kommen. Wegen der fast vollständigen Resorption nach oraler Gabe sind intestinale Störungen seltener.

Interaktionen: Wie bei Ampicillin (s. S. 38).

Applikation und Dosierung: Orale Tagesdosis je nach Erregerempfindlichkeit 1–1,5 (–3) g, bei Kleinkindern 50 (–100) mg/kg, verteilt auf 3 (–4) Einzelgaben. Bei schweren Infektionen höhere Dosierung durch i. v. Applikation möglich. I. v. Injektion oder Kurzinfusion (1 g alle 6–8 h) auch zur Einleitung der Behandlung, bei Erbrechen oder Bewußtlosigkeit.

Handelsformen: Tabletten à 0,5 g, 0,75 g und 1 g, orale Suspension mit 50 mg/ml, 100 mg/ml und 150 mg/ml, Ampullen mit 1 g und 2 g.

Beurteilung: Im Gegensatz zu Ampicillin fast vollständige Resorption nach oraler Gabe, daher niedrigere Dosierung möglich und geringere Gefahr von intestinalen Störungen. Wegen der hohen Resistenzrate bei Enterobakterien und Haemophilus influenzae ist Amoxicillin ohne Kombination mit einem β-Lactamase-Hemmer (s. S. 58) zur ungezielten Therapie schwerer Infektionen ungeeignet.

Literatur

Hill SA, Jones KH, Lees LJ. Pharmacokinetics of parenterally administered amoxycillin. J Infect 1980; 2: 320.

Huisman-de Boer JJ, Van den Anker JN, Vogel M, et al. Amoxicillin pharmacokinetics in preterm infants with gestational ages of less than 32 weeks. Antimicrob Ag Chemother 1995; 39: 431.

Irvine AE, Agnew AND, Morris TCM. Amoxycillin induced pancytopenia. Brit Med J 1985; 290: 968.

Martin JA, Igea JM, Fraj J, et al. Allergy to amoxicillin in patients who tolerated benzylpenicillin, aztreonam, and ceftazidime. Clin Infect Dis 1992; 14: 592.

Bacampicillin

Handelsnamen: Ambacamp, Penglobe.

Eigenschaften: Resorptionsester des Ampicillins, der aus dem Magen-Darm-Kanal besser resorbiert wird als Ampicillin und dabei im Organismus rasch zu Ampicillin hydrolysiert wird. 800 mg des Esters entsprechen 556 mg Ampicillin. Bacampicillin ist als Hydrochlorid in Wasser gut löslich und säurestabil (Abb. 8).

Wirkungsweise und -spektrum: Wie Ampicillin.

Pharmakokinetik:
Rasche Resorption nach oraler Gabe zu etwa 95% (Maximalkonzentration im Serum nach 1 h, bei Ampicillin nach 2½ h).
Maximale Serumkonzentrationen nach 0,8 g oral im Durchschnitt höher als nach der äquimolaren Dosis (0,556 g) von Ampicillin mit mittlerer individueller Maximalkonzentration von 15,9 mg/l, die nach 4 h auf 2,0 mg/l, nach 6 h auf 0,5 mg/l abgefallen ist. Nach Bacampicillin oral sind in Hautblasenflüssigkeit 4fach höhere, in Speichel und Tränen 3fach höhere Spiegel nachweisbar als nach Ampicillin oral (bei äquimolarer Dosierung). Ungefähr dosisproportionales Verhalten der Serumspiegel bei Dosisverdoppelung von 0,4 g auf 0,8 g. Keine Beeinträchtigung der Resorption durch Nahrungsaufnahme.
Urin-Recovery (in 6 h) bei Bacampicillin oral 57%, bei Ampicillin i. v. 60%, bei Ampicillin oral 30%.

Nebenwirkungen: Wie bei Ampicillin oral, jedoch seltener weiche Stühle oder Durchfall (wegen vollständiger Resorption). Gut magenverträglich.

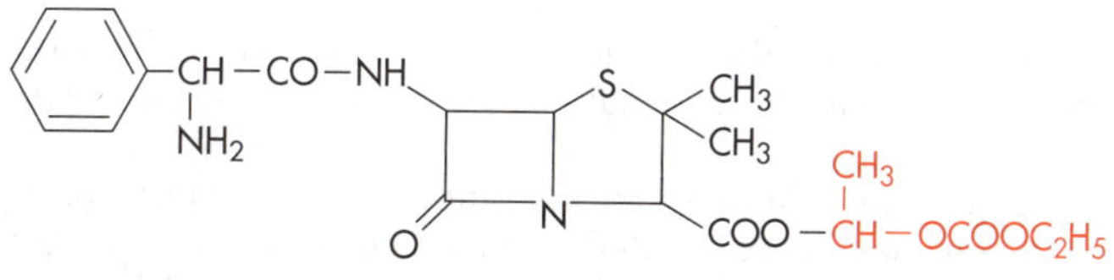

Abb. 8. Strukturformel von Bacampicillin.

Penicilline

Interaktionen: Wie bei Ampicillin (s. S. 46).

Indikationen: Wie bei Amoxicillin (s. S. 47).

Kontraindikationen: Wie Penicillin G und Ampicillin.

Applikation und Dosierung: Als Tabletten 2–3mal tgl. 0,8 g (bei Kindern von 6–14 Jahren 2–3mal tgl. 0,4 g).

Handelsformen: Filmtabletten à 0,4 g und 0,8 g.

Beurteilung: Wegen vollständiger Resorption und guter Magenverträglichkeit gleichwertige Alternative zu Amoxicillin oral.

Literatur

Sum ZM, Sefton AM, Jepson AP, Williams JD. Comparative pharmacokinetic study between lenampicillin, bacampicillin and amoxycillin. J Antimicrob Chemother 1989; 23: 861–8.

Carboxypenicilline

Gruppe von Penicillinen mit relativ schwacher Wirkung auf Enterobakterien und Pseudomonas, die durch neuere Derivate überholt sind. Pioniersubstanz war Carbenicillin. Resorptionsester wie Carindacillin und Carfecillin sind durch besser wirksame Gyrase-Hemmer überflüssig geworden. Einzig verbliebenes Derivat dieser Gruppe mit geringer Bedeutung ist Ticarcillin. Nur noch in Kombination mit Clavulansäure im Handel (s. S. 61). Nachteile: relativ hohe Dosierung, gefährliche Nebenwirkungen (Blutungsgefahr). Durch Piperacillin überholt.

Literatur

Drouet FH, Davies T, Lederer DA, McNicol GP, Leeds UK. The effect of ticarcillin on the haemostatic mechanism. J Pharm Pharmacol 1975; 27: 1964.

Gastineau D, Spector R, Philips D. Severe neutropenia associated with ticarcillin therapy. Ann Intern Med 1981; 94: 711.

Johnson GJ, Gundu HR, White JG. Platelet dysfunction induced by parenteral carbenicillin and ticarcillin. Am J Pathol 1978; 91: 85.

Ohning BL, Reed MD, Doershuk CF, Blumer JL. Ticarcillin-associated granulocytopenia. Amer J Dis Child 1982; 136: 645.

Acylaminopenicilline

Es handelt sich um Ampicillinderivate mit Substitution der Aminogruppe durch modifizierte Ureidoseitenketten. Darauf bezieht sich das Synonym »Ureidopenicilline«.
Alle Verbindungen dieser Gruppe wirken mehr oder weniger intensiv gegen Pseudomonas aeruginosa, Enterobakterien und Enterokokken. Sie penetrieren rasch in die Bakterienzellwand, sind aber instabil gegen die β-Lactamasen von Staphylokokken und resistenten Enterobacter-, Serratia- und Klebsiella-Stämmen.

Piperacillin

Handelsname: Pipril u. a.

Eigenschaften: Acylaminopenicillin (Formel s. Abb. 5, S. 30), verwandt mit Azlocillin und Mezlocillin, als Natriumsalz gut wasserlöslich, relativ stabil (10%iger Wirkungsverlust nach 24stündiger Aufbewahrung bei 25° C in gepufferter Lösung). Die 10%ige wäßrige Lösung ist blutisoton.

Wirkungsspektrum: Piperacillin hat wie Mezlocillin eine gute Wirksamkeit gegen die meisten Enterobakterien und wie Azlocillin eine gute Pseudomonas-Wirksamkeit. Gegen Enterokokken wirkt Mezlocillin etwas stärker. Bei Haemophilus und Anaerobiern (auch Bacteroides fragilis) gibt es keine wesentlichen Unterschiede zwischen Piperacillin und Azlo- bzw. Mezlocillin. Bei Penicillinase-bildenden Staphylokokken ist Piperacillin wie alle Acylaminopenicilline unwirksam. Synergistische Wirkung mit Aminoglykosiden bei gramnegativen Stäbchen und Enterokokken.

Resistenz: Unvollständige Kreuzresistenz mit Azlo-, Mezlo- und Ampicillin. Vollständige Kreuzresistenz mit Penicillin G bei Staphylokokken u. a., mit Ampicillin bei Haemophilus. Piperacillin wird durch β-Lactamasen von Staphylokokken und Bacteroides fragilis inaktiviert.

Pharmakokinetik:
Nach i. v. Injektion von 2 g *Serumspiegel* von 40 mg/l (1 h), 3,6 mg/l (4 h) und 1 mg/l (6 h). Nach i. v. Infusion von 4 g (in 30 min) Serumspiegel von 60 mg/l (1 h nach Infusionsende), 8 mg/l (4 h) und 2,5 mg/l (6 h). Während i. v. Dauerinfusion (0,33 g/h = 8 g/24 h) konstanter Serumspiegel von 15 mg/l.
Halbwertszeit 1 h.
Plasmaeiweißbindung 20%.
Gute *Gewebegängigkeit, Liquorkonzentrationen* relativ niedrig.
Harnausscheidung in aktiver Form 60–70%. Gallekonzentrationen (Lebergalle) >200 mg/l. Ein kleiner Anteil wird im Organismus metabolisiert.

Nebenwirkungen: Wie bei Penicillin G. Hautexantheme seltener als bei Ampicillin. Es können gastrointestinale Störungen (Übelkeit, Durchfall), Schmerzen am Ort der i. m. Injektion und Thrombophlebitis bei wiederholter i. v. Injektion auftreten. Ein vorübergehender Anstieg der Leberenzyme wurde in <3% der Patienten beobachtet. Es kann zu einer Erniedrigung der Kalium-Konzentrationen im Blut kommen. Passagere Neutropenien sind wie bei anderen β-Lactam-Antibiotika möglich.

Interaktionen: Wie bei Azlocillin (s. S. 53).

Indikationen: Infektionen der Harnwege, des Genitaltrakts und der Gallenwege durch empfindliche gramnegative Stäbchen, außerdem nachgewiesene oder vermutete Pseudomonas-Infektionen (bevorzugt in Kombination mit Tobramycin) sowie schwere Allgemeininfektionen (Septikämie, Meningitis, Pneumonie usw.)

Penicilline

in Kombination mit einem Aminoglykosid oder einem Cephalosporin. Piperacillin ist besonders gut zur Kombination mit einem β-Lactamase-Hemmer geeignet.

Falsche Indikationen: Ungezielte Monotherapie bei lebensbedrohlichen bakteriellen Allgemeininfektionen (besonders wenn mit resistenten Erregern wie Staphylococcus aureus, Enterobacter und Bacteroides fragilis zu rechnen ist).

Kontraindikation: Penicillin-Allergie.

Applikation: Am besten als langsame i. v. Injektion oder i. v. Kurzinfusion. Nicht mit anderen Medikamenten oder einem Aminoglykosid in der Spritze oder Infusionslösung mischen. Eine i. m. Injektion kommt nur bei Einzeldosen bis 2 g in Frage (evtl. Substanz in 0,5 %iger Lidocain-Lösung auflösen).

Dosierung: Normale Dosierung 3–4mal tgl. 2 g, bei Kindern 3–4mal tgl. 30 mg/kg. Bei schweren lebensbedrohlichen Infektionen kann die Dosis verdoppelt werden (3–4mal tgl. 4 g). Bei schwerer Niereninsuffizienz (Kreatinin-Clearance <20 ml/min) sollten höchstens 4 g alle 12 h verabreicht werden.

Handelsformen: Ampullen à 1 g, 2 g, 3 g, 4 g, 6 g. Im Handel auch als feste Kombination mit Tazobactam (s. S. 64).

Beurteilung: Breitspektrum-Penicillin besonders im gramnegativen Bereich (einschließlich Pseudomonas), jedoch mit unvollständiger Staphylokokken-Wirksamkeit. Daher bei lebensbedrohlichen Erkrankungen ungezielt nur in Kombination mit einem β-Lactamase-Hemmer, Cephalosporin oder Aminoglykosid anwenden.

Literatur

Gentry LO, Jemsek JG, Natelson EA. Effects of sodium piperacillin on platelet function in normal volunteers. Antimicrob Ag Chemother 1981; 19: 532.

Heikkilä A, Erkkola R. Pharmacokinetics of piperacillin during pregnancy. J Antimicrob Chemother 1991; 28: 419.

Kacet N, Roussel-DelVallez M, Gremillet G, et al. Pharmacokinetic study of piperacillin in newborns relating to gestational and postnatal age. Pediatr Infect Dis J 1992; 11: 365.

Kuck NA, Jacobus NV, Petersen PJ, Weiss WJ, Testa RT. Comparative in vitro and in vivo activities of piperacillin combined with the beta-lactamase inhibitors tazobactam, clavulanic acid, and sulbactam. Antimicrob Ag Chemother 1989; 33: 1964–9.

Olivera E, Lakhani P, Watanakunakorn C. Isolated severe thrombocytopenia and bleeding caused by piperacillin. Scand J Infect Dis 1992; 24: 815.

Welling PG, Craig WA, Bundtzen RW, et al. Pharmacokinetics of piperacillin in subjects with various degrees of renal function. Antimicrob Ag Chemother 1983; 23: 881.

Azlocillin

Handelsname: Securopen.

Eigenschaften: Acylaminopenicillin (s. Abb. 5, S. 30). Als Natriumsalz gut wasserlöslich. Die 10%ige Lösung kann bei Raumtemperatur für mindestens 6 h ohne Wirkungsverlust aufbewahrt werden.

Wirkungsspektrum: Im Vergleich zu Mezlocillin gegen Pseudomonas aeruginosa 3fach stärker wirksam (S. 55). Bei den übrigen gramnegativen Stäbchen wirkt Mezlocillin deutlich besser (bei E. coli, Proteus-Arten, Klebsiella, Enterobacter, Serratia u. a.). Resistent sind alle Penicillinase-bildenden Staphylokokken und der größte Teil der Enterobacter- und Serratia-Stämme. Synergistische Wirkung mit Aminoglykosiden bei Pseudomonas, Klebsiella, Serratia, Proteus und Enterokokken.

Resistenz: Unvollständige Kreuzresistenz mit Piperacillin und Mezlocillin. Ein Teil der Pseudomonas-Stämme ist Ticarcillin-resistent, aber Azlocillin-sensibel. Azlocillin-resistente gramnegative Stäbchen können Mezlocillin- und Piperacillin-empfindlich sein (z. B. bei E. coli, Klebsiella, Serratia). Vollständige Kreuzresistenz mit Penicillin G bei Staphylokokken, Mykoplasmen u. a., mit Ampicillin bei Haemophilus influenzae.

Pharmakokinetik:
Keine Resorption nach oraler Gabe.
Serumkonzentrationen nach i. v. Injektion von 2 g 47 mg/l (1 h) und 7,4 mg/l (4 h), nach i. v. Infusion von 3 g (in 30 min) 68 mg/l (1 h nach Infusionsende) und 10 mg/l (4 h danach).
Halbwertszeit 60 min.
Plasmaeiweißbindung 30 %.
Harnausscheidung in aktiver Form zu 60 % (in 6 h). Die Gallekonzentrationen sind ungefähr 15fach höher als die entsprechenden Serumkonzentrationen. Ein kleiner Teil wird im Organismus zu inaktiven Metaboliten umgewandelt.

Nebenwirkungen: Wie bei Penicillin G, außerdem Diarrhoe oder weiche Stühle. Eosinophilie oder ein vorübergehender Anstieg der alkalischen Serumphosphatase sind möglich. Während der Therapie können nichtenzymatische Harnzuckerreaktionen und die Urobilinogenprobe falsch-positiv ausfallen. Hautexantheme sind seltener als bei Ampicillin. Eine reversible Neutropenie ist selten.

Interaktionen: Azlocillin kann die Wirksamkeit von Antikoagulanzien und Thrombozytenaggregationshemmern vermindern. Bei Verwendung von Vecuronium kann die Dauer der neuromuskulären Blockade verlängert sein, wenn Azlocillin gegen Ende der Operation verabreicht wird.

Indikationen: Pseudomonas-Infektionen, wie Ecthyma gangraenosum, Pneumonie bei Beatmung, infizierte Verbrennungen, Septikämie bei Leukämie. Zur ungezielten Therapie schwerer Infektionen sind Kombinationen mit einem Breitspektrum-

Cephalosporin (z. B. Cefotaxim) möglich. Auch Kombinationen mit einem anderen Antibiotikum (Clindamycin, Metronidazol, Gyrase-Hemmer) können sinnvoll sein.

Falsche Indikationen: Infektionen, bei denen andere Penicilline (Penicillin G, Mezlocillin, Piperacillin) stärker wirken. Infektionen durch Staphylokokken.

Kontraindikation: Penicillin-Allergie.

Applikation: Am besten als langsame i. v. Injektion oder i. v. Kurzinfusion. I. m. Injektion möglich (manchmal schmerzhaft). Zur lokalen Anwendung (Spülung) kommt die 1%ige wäßrige Lösung (1:10 verdünnte Injektionslösung) in Frage (Gefahr einer Allergisierung).

Dosierung: Bei schwerem Krankheitsbild 3mal tgl. 5 g (als i. v. Kurzinfusion), bei Kindern 3mal 80 mg/kg; sonst 3–4mal tgl. 2 g, bei Kindern 3mal tgl. 30 mg/kg. Neugeborene (bis 7. Lebenstag) erhalten 2mal tgl. 100 mg/kg. Bei Niereninsuffizienz (Kreatinin-Clearance <10 ml/min) wird die Einzeldosis von 1,5–3,0 g alle 12 h (statt alle 8 h) verabreicht.

Handelsformen: Flaschen à 0,5 g, 1 g, 2 g, 4 g, 5 g.

Beurteilung: Gut wirksames Pseudomonas-Penicillin zur gezielten Therapie.

Literatur

Behrens-Bauman W, Ansorg R. Azlocillin concentrations in human aqueous humor after intravenous and subconjunctival administration. Graefe's Arch Clin Exp Ophthalmol 1983; 220: 292–3.

Bergan T. Review of the pharmacokinetics and dose dependency of azlocillin in normal subjects and patients with renal insufficiency. J Antimicrob Chemother 1983; 11 (Suppl B): 101-4.

Heimann G, Föster D. Pharmacokinetics of acylureidopenicillins (azlocillin, mezlocillin) in prematures and newborns. Drugs Exp Clin Res 1981; 7: 287.

Kaftezis DA, Brater DC, Fanourgakis JE. Materno-fetal transfer of azlocillin. J Antimicrob Chemother 1983; 12: 157.

Lander RD, Henderson RP, Pyszczynski DR. Pharmacokinetic comparison of 5 g of azlocillin every 8 h and 4 g every 6 h in healthy volunteers. Antimicrob Ag Chemother 1989; 33: 710–3.

Mezlocillin

Handelsname: Baypen u.a.

Eigenschaften: Acylaminopenicillin (Formel s. Abb. 5, S. 30). Das Natrium-Monohydrat ist gut wasserlöslich. Die ca. 10%ige wäßrige Lösung (zur i. v. Injektion) ist farblos oder leicht gelblich und bei Raumtemperatur bis 24 h gut haltbar.

Wirkungsspektrum von Ampicillin erweitert um einen Teil der Indol-positiven Proteus-Stämme (Proteus vulgaris u. a.), Providencia-, Serratia-, Klebsiella-, Enterobacter- und Pseudomonas-aeruginosa-Stämme. Im Vergleich zu Azlocillin ist Mezlocillin bei Enterobacteriaceae meist um 2–3 Verdünnungsstufen stärker wirksam, wirkt aber bei Pseudomonas aeruginosa schwächer (mittlere MHK von Mezlocillin 32 mg/l, von Azlocillin 8 mg/l). Ein wechselnder Prozentsatz der Stämme ist bei Mezlocillin-Konzentrationen ≥64 mg/l resistent: bei Providencia ungefähr 60%, Klebsiella pneumoniae 40%, Serratia marcescens 40%, Enterobacter aerogenes 20–40%, E. coli 10–20–30%, Pseudomonas aeruginosa 10–20–40%. Mezlocillin wirkt bei Konzentrationen von ≤32 mg/l auf den größten Teil der sporenlosen Anaerobier (Bacteroides-Arten, einschließlich Bacteroides fragilis, u. a.). Resistent sind alle Penicillinase-bildenden Staphylokokken und Ampicillin-resistenten Haemophilus-Stämme. Durch Kombination mit Sulbactam (s. S. 61) Spektrumerweiterung auf einen Teil der β-Lactamase-bildenden Bakterien. Synergistische Wirkung bei Kombination mit Aminoglykosiden gegen Pseudomonas, Klebsiella, Serratia, Proteus.

Pharmakokinetik:
Keine Resorption nach oraler Gabe.
Serumkonzentrationen nach i. v. Injektion von 2 g 56 mg/l (½ h danach) und 4,4 mg/l (4 h), nach 3 g i. v. (in 30 min) im Durchschnitt 57 mg/l (1 h nach Infusionsende) und 4,4 mg/l (4 h nach Infusionsende).
Halbwertszeit 55 min.
Plasmaeiweißbindung 30%.
Ausscheidung in aktiver Form zu 55–60% mit dem Harn und zu 25% mit der Galle. Ein kleiner Teil wird im Organismus zu antibakteriell unwirksamen Metaboliten abgebaut.

Nebenwirkungen: Wie bei Penicillin G. Es können Diarrhoe oder weiche Stühle, Hauterscheinungen (Erythem, Exanthem) und Geschmackssensationen während der Verabreichung auftreten. Selten sind ein Anstieg der Transaminasen und alkalischen Phosphatase im Serum sowie eine Eosinophilie. Durch Harnausscheidung von Metaboliten können nichtenzymatische Harnzuckerreaktionen und die Urobilinogenprobe falsch-positiv ausfallen. Hautexantheme nicht häufiger als bei Penicillin G. Passagere Neutropenien wie bei anderen β-Lactam-Antibiotika möglich.

Interaktionen: Wie bei Penicillin G (s. S. 38).

Indikationen: Infektionen des Urogenitaltrakts und der Gallenwege durch empfindliche gramnegative Stäbchen. Bei schweren Allgemeininfektionen

Penicilline

(Septikämie, Endokarditis, Meningitis usw.) nur in Kombination mit einem Aminoglykosid oder mit Cefazolin. Mezlocillin ist auch geeignet zur Kombination mit dem β-Lactamase-Hemmer Sulbactam. Kombinationen mit Metronidazol können sinnvoll sein (Verbreiterung des Wirkungsspektrums auf Anaerobier). Mezlocillin wird oft zur perioperativen Prophylaxe in der Bauchchirurgie verwendet.

Falsche Indikationen: Infektionen durch Penicillin-G-empfindliche Keime, Staphylokokken-Infektionen.

Kontraindikation: Penicillin-Allergie.

Applikation: Am besten als langsame i. v. Injektion oder i. v. Kurzinfusion (in 30–60 min). Nicht mit anderen Medikamenten in der Spritze oder Infusionslösung mischen, insbesondere nicht mit einem Aminoglykosid.

Dosierung: Bei schweren Allgemeininfektionen: 3mal tgl. 5 g oder 2mal tgl. 10 g (bei Kindern 200–300 mg/kg/Tag), bei Harnwegsinfektionen und nichtlebensbedrohlichen Erkrankungen (durch sensible Keime) 3mal tgl. 2 g (bei Kindern 80–100 mg/kg/Tag). Bei Neugeborenen (bis 6. Lebenstag) gibt man 75 mg/kg alle 12 h. Bei Niereninsuffizienz (Kreatinin-Clearance <30 ml/min) wird die Einzeldosis von 2 g alle 8 h verabreicht.

Handelsformen: Flaschen à 0,5 g, 1 g, 2 g, 3 g, 4 g, 5 g.

Beurteilung: Breitspektrum-Penicillin für Gallenwegsinfektionen sowie zur perioperativen Prophylaxe in der Abdominalchirurgie.

Literatur

Behrens-Baumann W, Ansorg R. Mezlocillin concentrations in human aqueous humor after intravenous and subconjunctival administration. Chemotherapy 1985; 31: 169–72.

Cushner HM, Copley JB, Bauman J, Hill SC. Acute interstitial nephritis associated with mezlocillin, nafcillin, and gentamicin treatment for Pseudomonas infection. Arch Intern 1985; 145: 1204.

Gharpure V, O'Connell B, Schiffer CA. Mezlocillin-induced thrombocytopenia. Ann Intern Med 1993; 119: 862.

Hargreaves JE, Herchline TE. Severe cholestatic jaundice caused by mezlocillin. Clin Infect Dis 1992; 15: 179.

Janicke DM, Rubio TT, Wirth FH Jr, et al. Developmental pharmacokinetics of mezlocillin in newborn infants. J Pediatr 1984; 104: 773.

Mehta P, Lawson D, Gross S, Graham-Pole J. Comparative effects of mezlocillin and carbencillin on platelet function and thromboxane generation in patients with cancer. Am J Pediatr Hematol Oncol 1989; 11: 286–91.

Odio C, Threlkeld N, Thomas ML, McCracken GH Jr. Pharmacokinetic properties of mezlocillin in newborn infants. Antimicrob Ag Chemother 1984; 25: 556.

Penicillin-Kombinationen

Früher gab es eine Reihe fester Kombinationen von Ampicillin mit penicillinasefesten Penicillinen, die sich großer Beliebtheit erfreuten. Wegen geringer Aktivität und hohen Selektionsdrucks sind diese Präparate heute verlassen. Im Handel befinden sich noch einige fixe Kombinationen von Mezlocillin bzw. Piperacillin mit Oxacillin oder Flucloxacillin (Optocillin bzw. Fluxapril). Wegen der relativ hohen Resistenzquote von Enterobakterien gegen Acylaminopenicilline sowie wegen der Schwächen der Oxacillinderivate müssen auch diese Kombinationen als überholt angesehen werden. Es liegt dabei kein optimales Dosierungsverhältnis vor, und die Pharmakokinetik der Kombinationspartner ist unterschiedlich. Sinnvoller sind Kombinationen von Acylaminopenicillinen mit β-Lactamase-Hemmern, die das Spektrum auf Staphylokokken, Bacteroides fragilis und einen Teil der resistenten Enterobakterien erweitern. Freie Kombinationen von Acylaminopenicillinen (z. B. Azlocillin oder Piperacillin) mit Breitspektrum-Cephalosporinen (z. B. Cefotaxim) führen zu einem nahezu lückenlosen Wirkungsspektrum und spielen eine Rolle bei der ungezielten Initialtherapie schwerer Infektionen.

β-Lactamase-Hemmer

Das Konzept der β-Lactamase-Hemmer erscheint aus theoretischer und didaktischer Sicht interessant. Durch Blockade von β-Lactamasen läßt sich das Wirkungsspektrum von Penicillinen erweitern. Dieses Konzept stößt jedoch schnell an seine Grenzen. Es läßt sich nämlich nur ein Teil der β-Lactamasen durch einen β-Lactamase-Hemmer inhibieren. Viele Formen der Resistenz (z. B. bei Methicillin-resistenten Staphylokokken und Pseudomonas) sind nicht durch β-Lactamasen bedingt. Der β-Lactamase-Hemmer Clavulansäure ist nur in niedrigen Dosen verträglich (Hepatotoxizität). Sulbactam ist nur schwach wirksam. β-Lactamase-Hemmer können bei bestimmten Bakterienarten selbst β-Lactamasen induzieren und dadurch die Wirkung von Penicillinen verschlechtern.

Wie bei jeder Kombinationstherapie kommt es auch bei Kombination mit einem β-Lactamase-Hemmer zu einem unterschiedlichen Mischungsverhältnis der beiden Komponenten in den Geweben. Die handelsüblichen Präparate stellen meist nicht die optimalen Kombinationen eines optimalen Penicillins mit einem β-Lactamase-Hemmer in optimaler Dosis dar. Teilweise sind die Mischungsverhältnisse in den Ampullen unterschiedlich. Durch Kombination mit Ampicillin-Derivaten werden bestenfalls Effekte von Basis-Cephalosporinen erreicht. Bei Kombination mit minderwertigen oder veralteten Penicillinen (z. B. Ticarcillin) werden die β-Lactamase-Hemmer eher diskreditiert. Prinzipiell sind primär β-Lactamase-feste Cephalosporine oder Carbapeneme den Kombinationen mit β-Lactamase-Hemmern in der Wirksamkeit und therapeutischen Sicherheit überlegen.

Clavulansäure/Amoxicillin

Handelsname: Augmentan.

Eigenschaften: Clavulansäure wird gewonnen durch Fermentation von Streptomyces clavuligerus und ähnelt in der Struktur dem Penicillin-Kern, hat aber keine Acylamino-Seitenkette und in Position 1 Sauerstoff anstelle von Schwefel. Strukturformel s. Abb. 9. Ein Synonym für die Kombination Clavulansäure/Amoxillin ist Co-Amoxiclav.

Aktivität: Clavulansäure besitzt nur eine schwache antibakterielle Aktivität, die bei alleiniger Anwendung therapeutisch nicht ausreicht. Die Clavulansäure ist jedoch ein starker irreversibler β-Lactamase-Hemmer (besonders der Typen II, III, IV und V). Gegen β-Lactamase vom Typ I wirkt Clavulansäure nur, wenn sie von Bacteroides fragilis gebildet wird. In Gegenwart von Clavulansäure sind Amoxicillin-resistente (β-Lactamase-bildende) Stämme von Staphylococcus aureus und epidermidis, Haemophilus influenzae, Moraxella catarrhalis, Gonokokken, E. coli, Klebsiella pneumoniae, Proteus mirabilis, Proteus vulgaris und Bacteroides fragilis meist ebenso empfindlich wie Amoxicillin-sensible Stämme. Clavulansäure schützt Amoxicillin dagegen nicht vor einer Inaktivierung durch β-Lactamasen von Pseudomonas aeruginosa, Serratia marcescens, Enterobacter-Arten, Morganella morganii und Proteus rettgeri. Es gibt aber auch E.-coli-, Klebsiella- und Staphylococcus-epidermidis-Stämme, die durch Clavulansäure nicht Amoxicillin-empfindlich werden (weil sie einen anderen β-Lactamase-Typ bilden). Penicillin-G-resistente Pneumo-

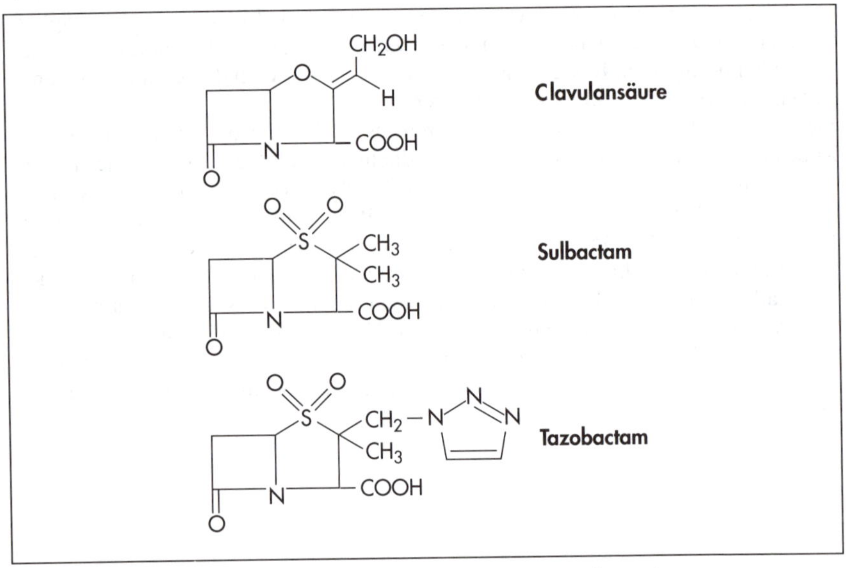

Abb. 9. Strukturformeln von Clavulansäure, Sulbactam und Tazobactam.

Clavulansäure/Amoxicillin

kokken werden durch Clavulansäure nicht sensibel, weil die Resistenz auf veränderten Penicillin-Bindeproteinen beruht. Auch Methicillin-resistente Staphylococcus-aureus-Stämme bleiben unempfindlich.
Amoxicillin (bei oraler Gabe als Trihydrat) und Clavulansäure (als Kaliumsalz) sind in den Tabletten in verschiedenem Verhältnis gemischt, weil der Clavulansäuregehalt aus Verträglichkeitsgründen begrenzt werden muß. Bei parenteraler Gabe ist das Mischungsverhältnis ebenfalls unterschiedlich (je nach Amoxicillin-Gehalt der Ampulle).

Pharmakokinetik:
Clavulansäure wird als Kaliumsalz nach oraler Gabe gut resorbiert.
Bei oraler Gabe von 0,125 g Clavulansäure sind die *Serumspiegel* nach 1,5 h am höchsten (3 mg/l) und liegen nach 4 h bei 0,6 mg/l. Nach i. v. Injektion von 0,2 g Clavulansäure sind nach 1 h im Serum 9,2 mg/l und nach 4 h 0,9 mg/l nachweisbar.
Halbwertszeit 60 min.
Plasmaeiweißbindung 20%.
Liquorgängigkeit gering.
Urin-Recovery 40% (bei oraler Gabe).
Amoxicillin hat bei oraler und i. v. Gabe eine ähnliche Pharmakokinetik, jedoch ist die prozentuale Urin-Recovery höher (s. S. 47).

Nebenwirkungen: In 10–20% kommen Übelkeit, krampfartige Bauchschmerzen, Erbrechen und Durchfall vor (in erster Linie durch die Clavulansäure bedingt). Eine Überschreitung der empfohlenen oralen Dosis von Clavulansäure ist daher nicht ratsam. Selten treten ein cholestatischer Ikterus und eine Leberfunktionsstörung auf. In seltenen Fällen sind eine vorübergehende Hepatitis und cholestatische Gelbsucht beobachtet worden. Die Symptome traten normalerweise während oder kurz nach der Therapie, in einigen Fällen jedoch erst einige Wochen nach Beendigung der Therapie auf. Die Leberfunktionsstörungen kommen vorwiegend bei Erwachsenen oder älteren Patienten vor. Sie sind im allgemeinen reversibel. In extrem seltenen Fällen ist jedoch über letale Verläufe berichtet worden. Diese standen fast immer im Zusammenhang mit schweren Grunderkrankungen oder gleichzeitiger Gabe weiterer Arzneimittel. – Über die Nebenwirkungen von Amoxicillin s. S. 48.

Interaktionen: Bei gleichzeitiger Gabe von Allopurinol treten oft Hautexantheme auf. Die gleichzeitige Gabe von Disulfiram wird schlecht vertragen. Die Kombination von Amoxicillin und Clavulansäure kann die Wirkung von Antikoagulanzien, Thrombozytenaggregationshemmern und oralen Kontrazeptiva vermindern. Gleichzeitige Gabe von Allopurinol kann die Neigung zur Exanthembildung verstärken.

Indikationen: Infektionen durch Amoxicillin-resistente Bakterien, deren β-Lactamasen durch Clavulansäure gehemmt werden. In Frage kommen leichtere Atemwegsinfektionen (Sinusitis, Otitis media und eitrige Bronchitis durch β-Lactamase-bildende Haemophilus- und Moraxella-catarrhalis-Stämme), auch Harnwegsinfektionen durch Amoxicillin-resistente E. coli und Klebsiellen sowie Haut- und Weichteilinfektionen durch β-Lactamase-bildende Staphylokokken.

Penicilline

Falsche Indikationen: Monotherapie bei lebensbedrohenden Infektionen (relativ geringe Aktivität, unsichere Wirkung). Außerdem Streptokokken- und Clostridien-Infektionen (weil hier Penicillin G, Penicillin V oder Amoxicillin allein voll wirksam sind).

Kontraindikationen: Infektiöse Mononukleose und lymphatische Leukämie (Exanthembildung), Neugeborene. In der Schwangerschaft strenge Indikationsstellung (ausreichende Erfahrungen liegen nicht vor). Lebererkrankungen.

Applikation und Dosierung: Bei **oraler Gabe** 3mal tgl. 1 Tbl. à 0,625 g (0,5 g Amoxicillin und 0,125 g Clavulansäure), bei Kindern 3mal tgl. 15 mg/kg (am besten mit einer Mahlzeit). Bei Erwachsenen sollte die orale Einzeldosis von 200 mg und die Tagesdosis von 600 mg Clavulansäure nicht überschritten werden. Bei **i. v. Injektion** gibt man bei schweren Erkrankungen 3mal tgl. 1,2 g (1 g Amoxicillin + 0,2 g Clavulansäure), bei Kindern 3mal tgl. 20 mg/kg.

Bei stärkerer Niereninsuffizienz ist eine reduzierte Dosierung erforderlich. Bei einer Kreatinin-Clearance von 30–10 ml/min wird die normale Einzeldosis oral alle 12 h verabreicht, bei einer Kreatinin-Clearance von <10 ml/min die Hälfte der normalen Einzeldosis alle 12 h. Bei i. v. Injektion gibt man 0,6 g alle 12 h bzw. 24 h.

Handelsformen: Tabletten à 0,625 g und 1,0 g, Suspension (31 mg/ml, forte 62 mg/ml), Tropfen (62 mg/ml), Ampullen à 0,275 g (pro infantibus), à 0,6 g, 1,2 g und 2,2 g.

Beurteilung: Für die orale Antibiotika-Therapie ist die Kombination von Amoxicillin und Clavulansäure eine Alternative zu Oralcephalosporinen, jedoch ist die Verträglichkeit relativ schlecht (Hepatotoxizität). In parenteraler Form ist sie eine Alternative zu Cefuroxim.

Literatur

Bakken JS, Bruun JN, Gaustad P, Tasker TC. Penetration of amoxicillin and potassium clavulanate into the cerebrospinal fluid of patients with inflamed meninges. Antimicrob Ag Chemother 1986; 30: 481–4.

Hautekeete ML, Brenard R, Horsmans Y, et al. Liver injury related to amoxycillin-clavulanic acid: Interlobular bile-duct lesions and extrahepatic manifestations. J Hepatol 1995; 22: 71-7.

Larrey D, Vial T, Micaleff A, et al. Hepatitis associated with amoxycillin-clavulanic acid combination. Report of 15 cases. Gut 1992; 33: 363–71.

Livermore DM, Akova M, Wu P, Yang Y. Clavulanate and beta-lactamase induction. J Antimicrob Chemother 1989; 24: 23–33.

Muratani T, Yokota E, Nakane T, Inoue E, Mitsuhashi S. In vitro evaluation of the four β-lactamase inhibitors: BRL-42715, clavulanic acid, sulbactam, and tazobactam. J Antimicrob Chemother 1993; 32: 421-9.

Payne DJ, Cramp R, Winstanley DJ, Knowles DJC. Comparative activities of clavulanic acid, sulbactam, and tazobactam against clinically important β-lactamases. Antimicrob Ag Chemother 1994; 38: 767-72

Reddy KR, Brillant P, Schiff ER. Amoxicillin-clavulanate potassium-associated cholestasis. Gastroenterology 1989; 96: 1135-41.

Ryan J, Dudly F. Cholestatic hepatitis associated with clavulanic acid. Gut 1992; 33: 1583.

Ryley NG, Fleming KA, Champman RWG. Focal destructive cholangiopathy associated with amoxycillin/clavulanic acid (augmentin). J Hepatol 1995; 23: 278-82.

Thomson JA, Fairley CK, Ugoni AM, et al. Risk factors for the development of amoxycillin-clavulanic acid associated jaundice. Med J Aust 1995; 162: 638–40.

Wexler HM, Molitoris E, Finegold SM. Effect of β-lactamase inhibitors on the activities of various β-lactam agents against anaerobic bacteria. Antimicrob Ag Chemother 1991; 35: 1219–24.

Clavulansäure/Ticarcillin

Handelsnamen: Betabactyl, Timentin.

Eigenschaften: Injizierbares Kombinationspräparat, das Clavulansäure (s. Abb. 9, S. 58) und das veraltete Carboxypenicillin Ticarcillin (s. S. 50) enthält. Clavulansäure schützt Ticarcillin vor einer Inaktivierung durch bestimmte bakterielle β-Lactamasen, nicht jedoch durch die β-Lactamasen von Pseudomonas aeruginosa, anderen Pseudomonas-Arten, Serratia, Enterobacter, Citrobacter, Morganella morganii und Proteus rettgeri. Da die Pseudomonas-Aktivität von Ticarcillin im Vergleich zu Azlocillin und Piperacillin erheblich schwächer ist und Ticarcillin nur zur Therapie von Pseudomonas-Infektionen in Frage kommt, bietet die Kombination von Ticarcillin und Clavulansäure trotz der verbesserten Staphylokokken-, Klebsiellen- und Bacteroides-fragilis-Wirksamkeit keine größeren Vorteile. In der Bundesrepublik Deutschland sind Ampullen mit 1,6 g, 3,2 g und 5,2 g im Handel, die 1,5 g bzw. 3 g bzw. 5 g Ticarcillin und nur 0,1 g bzw. 0,2 g bzw. 0,2 g Clavulansäure enthalten.

Nebenwirkungen von Clavulansäure sind bei parenteraler Gabe selten (allergische Reaktionen, Hepatotoxizität). Bei Ticarcillin sind als Nebenwirkungen besonders die Hypernatriämie, Thrombophlebitis und Blutungsneigung gefürchtet.

Interaktionen: Bei gleichzeitiger Gabe von Antikoagulanzien oder Azetylsalizylsäure verstärkte Blutungsneigung.

Applikation und Dosierung: Erwachsene erhalten 3–4mal tgl. 3,2 g oder 5,2 g als i. v. Infusion (in 30 min), Kinder 3–4mal tgl. 80 mg/kg.

Beurteilung: Die Kombination mit Clavulansäure verbessert die Wirkung von Ticarcillin gegen Pseudomonas nicht. Nachteile sind die starke Substanzbelastung durch die notwendige hohe Dosierung und die gefährlichen Nebenwirkungen. Veraltete Kombination ohne Vorteile.

Sulbactam/Ampicillin

Handelsnamen: Unacid, Unacid PD, Sulbactam ohne Ampicillin: Combactam.

Eigenschaften: Injizierbares Kombinationspräparat von Sulbactam (einem β-Lactamase-Inhibitor) und Ampicillin (s. S. 45). Die orale Form (Unacid PD) enthält einen Ester von Sulbactam und Ampicillin (Sultamicillin), der im Körper rasch in beide Komponenten gespalten wird. Sulbactam ist ein Penicillansäure-Sulfon. Strukturformel s. Abb. 9, S. 58. Es besitzt selbst eine geringe antibakterielle Aktivität, verbreitert aber das Spektrum von Ampicillin durch Hemmung bestimmter β-Lactamasen (der Typen II, III, IV, V) auf einen Teil der β-Lactamase-bildenden Stämme von Staphylococcus aureus und epidermidis, E. coli, Klebsiella pneumoniae, Proteus mirabilis, Proteus vulgaris und Bacteroides fragilis. Auch β-Lactamase-bildende Gonokokken-, Haemophilus- und Moraxella-catarrhalis-

Penicilline

Stämme werden durch die Kombination gehemmt. Gegen Sulbactam/Ampicillin resistent sind alle anderen nicht-β-Lactamase-bildenden Keime, bei denen Ampicillin stets unwirksam ist (z. B. Pseudomonas, Serratia, Enterobacter, Methicillin-resistente Staphylokokken, Penicillin-G-resistente Pneumokokken) sowie alle Enterobakterien, welche den Typ I der β-Lactamasen bilden. Deshalb ist vorher eine In-vitro-Testung der Erreger ratsam.

Pharmakokinetik:
Bei 30minütiger i. v. Infusion von 1,5 g der Kombination (0,5 g Sulbactam + 1 g Ampicillin) beträgt der mittlere *Serumspiegel* von Sulbactam 7 mg/l, von Ampicillin 17 mg/l (1 h nach Infusionsende). Bei 15minütiger i. v. Infusion von 3 g der Kombination (1 g Sulbactam + 2 g Ampicillin) sind die mittleren Serumspiegel von Sulbactam 16 mg/l, von Ampicillin 35 mg/l (1 h nach Infusionsende).
Halbwertszeit beider Substanzen 1 h.
Liquorgängigkeit gering.
Urin-Recovery von Sulbactam 75%, von Ampicillin 60%. In den einzelnen Organen ist mit einer erheblichen Verschiebung des Mischungsverhältnisses beider Komponenten zu rechnen.

Nebenwirkungen: Selten Anämie, Thrombozytopenie, Eosinophilie und Leukozytopenie (nach Absetzen der Therapie reversibel). Vereinzelt vorübergehende Erhöhungen der Leberenzymwerte. Selten Übelkeit, Erbrechen und Durchfälle. Bei schweren und anhaltenden Durchfällen an pseudomembranöse Enterokolitis (s. S. 477) denken. Gelegentlich Hautausschlag, Juckreiz und andere Hautreaktionen. Nach i. m. Injektion Schmerzen an der Injektionsstelle, nach i. v. Anwendung Phlebitis möglich. Bei sehr hohen Serumspiegeln zerebrale Krampfneigung. Allergische Reaktionen und anaphylaktischer Schock wie bei anderen Penicillinen möglich.

Wechselwirkungen: Die gleichzeitige Einnahme von Allopurinol begünstigt das Auftreten von allergischen Hautreaktionen. Im übrigen wie bei Penicillin G (S. 38).

Indikationen: Sinnvoll nur bei Infektionen durch Ampicillin-resistente Bakterien, deren β-Lactamasen durch Sulbactam gehemmt werden. In Frage kommen leichtere Atemwegsinfektionen (Sinusitis, Otitis media und eitrige Bronchitis durch β-Lactamase-bildende Haemophilus- und Moraxella-Keime), auch Harnwegsinfektionen durch Ampicillin-resistente E. coli und Klebsiella sowie Haut- und Weichteilinfektionen durch β-Lactamase-bildende Staphylokokken. Die orale Gabe von Sultamicillin (Unacid PD oral) bietet gegenüber der Kombination von Clavulansäure und Amoxicillin keine Vorteile.

Freie Kombinationen: Die freie Kombination von Sulbactam mit Azlocillin, Mezlocillin oder Piperacillin ist in klinischen Studien wenig untersucht. Die Kombination mit Penicillin G ist nicht erprobt. Zugelassen ist die Kombination mit Mezlocillin und Piperacillin. Die Kombination mit Cephalosporinen ist nicht sinnvoll, da diese selbst bereits β-Lactamase-stabil sind.

Falsche Indikationen: Monotherapie bei lebensbedrohlichen Infektionen (unsichere Wirkung). Außerdem Streptokokken- und Clostridien-Infektionen (weil hier Penicillin G oder Ampicillin allein voll wirksam ist).

Sulbactam/Ampicillin

Kontraindikationen: Infektiöse Mononukleose und lymphatische Leukämie (Exanthembildung), 1. Lebensjahr. In der Schwangerschaft strenge Indikationsstellung (ausreichende Erfahrungen liegen nicht vor).

Applikation und Dosierung von Sulbactam/Ampicillin: Erwachsene erhalten 3–4mal tgl. 1–3 g als i. v. Kurzinfusion, Kinder über 1 Jahr 3–4mal tgl. 15–45 mg/kg. Da die i. m. Injektion schmerzhaft sein kann, soll die Lösung mit 0,5%iger Lidocain-Lösung zubereitet werden. Bei eingeschränkter Nierenfunktion muß die Tagesdosis reduziert werden. Man gibt die normale Einzeldosis bei einer Kreatinin-Clearance von 15–30 ml/min alle 12 h,
Kreatinin-Clearance von 5–14 ml/min alle 24 h,
Kreatinin-Clearance von <5 ml/min alle 48 h.
Die Tagesdosis von Sulbactam (in Kombination mit einem anderen β-Lactam-Antibiotikum) ist 0,5–1 g (maximal 4 g).

Handelsformen: Ampullen à 0,75 g, 1,5 g und 3 g (enthalten zu ⅓ Sulbactam, zu ⅔ Ampicillin). Es gibt Ampullen à 1 g, die nur Sulbactam enthalten (Combactam). Im Handel sind auch Tabletten, die 0,375 g Sultamicillin enthalten, und eine Suspension, die in 7,5 ml (1 Meßlöffel) 0,375 g Sultamicillin enthält.

Beurteilung: Durch die Kombination mit Sulbactam wird das Ampicillin-Spektrum auf β-Lactamase-bildende Stämme von Staphylokokken, Haemophilus, Moraxella catarrhalis, Gonokokken, E. coli, Klebsiella und einigen anderen Keimarten erweitert. Da es auch andere Resistenzmechanismen als β-Lactamase-Wirkung gibt, ist immer eine vorherige Empfindlichkeitsprüfung der Erreger ratsam. Bestenfalls wird durch die Kombination die Wirkung eines Intermediär-Cephalosporins erreicht. Bei der freien Kombination von Sulbactam sind Applikations- und Dosierungsfehler möglich.

Literatur

Citron DM, Goldstein EJC, Kenner MA, et al. Activity of ampicillin/sulbactam, ticarcillin/clavulanate, clarithromycin and eleven other antimicrobial agents against anaerobic bacteria isolated from infections in children. Clin Infect Dis 1995; 20 (Suppl 2): 356.

Jaresco GS, Barriere SL, Johnson BL Jr., Serum and blister fluid pharmacokinetics and bactericidal activities of ampicillin-sulbactam, cefotetan, cefoxitin, ceftizoxime and ticarcillin-clavulanate. Antimicrob Ag Chemother 1992; 36: 2233.

Kazmierczak A, Siebor E, Pechinot A, Duez JM, et al. Antimicrobial activity of flexible beta-lactam combinations with sulbactam in enterobacteria. In: Sulbactam combinations: in-vitro activity, pharmacokinetics and clinical efficacy. Peters G (ed). München: MMV Medizin, 1993: 9–28.

Olivencia-Yurvati AH, Sanders SP. Sulbactam induced hyperpyrexia. Arch Intern Med 1990; 150: 1961.

Wexler HM, Molitors E, Finegold SM. Effect of β-lactamase inhibitors on the activities of various β-lactam agents against anaerobic bacteria. Antimicrobial Agents and Chemotherapy 1991; 35: 1219–24.

Wildfeuer A, Rühle KH, Bölcskei PL, Springsklee M. Kinetics of ampicillin and sulbactam. Infection 1994; 22: 149–51.

Wright N, Wise R. The elimination of sulbactam alone and combined with ampicillin in patients with renal dysfunction. J Antimicrob Chemother 1983; 11: 583–7.

Penicilline

Tazobactam/Piperacillin

Handelsname: Tazobac.

Eigenschaften: Tazobactam ist eine Weiterentwicklung des Sulbactams mit stärkerer Aktivität. Strukturformel: s. Abb. 9, S. 58.

Wirkungsspektrum: Tazobactam hemmt die meisten Plasmid-übertragbaren β-Lactamasen und viele chromosomal codierte Cephalosporinasen der Gruppe II–IV. Tazobactam wirkt selbst nicht antibakteriell. Bei Kombination mit Piperacillin werden auch β-Lactamase-produzierende Piperacillin-resistente Stämme von Staphylococcus aureus, Haemophilus influenzae, E. coli und Bacteroides fragilis, außerdem β-Lactamase-produzierende Pseudomonas-aeruginosa-Stämme erfaßt. Gegen Pseudomonas-Stämme mit penetrationsbedingter Resistenz wirkt die Kombination nicht.

Resistenz: Methicillin-resistente Staphylokokken (S. aureus, S. epidermidis) sowie Enterococcus faecium sind gegen Tazobactam/Piperacillin stets resistent. Bei Pseudomonas aeruginosa kommt eine Resistenz in 20%, bei anderen Pseudomonas-Arten in 17% vor. Serratia marcescens, Enterobacter- und Klebsiella-Arten sind in 10–20% resistent, Bacteroides fragilis in 1%.

Pharmakokinetik:
Nach i. v. Infusion (über 30 min) von 0,5 g **Tazobactam** findet man mittlere *Serumspiegel* von 24 mg/l, die nach 6 h auf <1 mg/l abfallen.
Halbwertszeit 45 min.
Serumeiweißbindung 23%.
Liquorgängigkeit gering.
Ausscheidung mit dem Harn zu 60–70% (unverändert). Galleausscheidung gering. Der metabolisierte Anteil ist nicht bekannt.

Die Pharmakokinetik von **Piperacillin** unterscheidet sich bei Einzelgabe nicht von der bei kombinierter Gabe mit Tazobactam.

Nebenwirkungen: Wie bei Piperacillin (s. S. 51), am häufigsten gastrointestinale Störungen. Sehr selten sind zentralnervöse Störungen (Tremor, Krämpfe, Schwindel) und kardiovaskuläre Störungen (Tachy- oder Bradykardie, Arrhythmie, Vorhof- oder Kammerflimmern, Herzstillstand) sowie pseudomembranöse Enterokolitis (s. S. 477). Prothrombinzeit und partielle Thromboplastinzeit können verlängert sein. Selten sind vorübergehender Anstieg der Leberenzyme und des Bilirubins im Blut sowie cholestatische Hepatitis.

Interaktionen: Wie bei Penicillin G (s. S. 38). Die gleichzeitige Gabe von Muskelrelaxanzien kann die neuromuskuläre Blockade verstärken und verlängern.

Indikationen: Wie bei Piperacillin (s. S. 51), insbesondere intraabdominelle Infektionen (Peritonitis, Appendizitis, Cholangitis, Cholezystitis) und Harnwegsinfektionen. Verwendet auch zur Interventionstherapie schwerer Infektionen durch empfindliche Erreger. In bedrohlichen Fällen evtl. mit einem anderen Antibiotikum kombinieren!

Tazobactam/Piperacillin

Kontraindikationen: Penicillin-Allergie, Kinder unter 12 Jahre. In der Schwangerschaft strenge Indikationsstellung (ausreichende Erfahrungen liegen nicht vor).

Applikation und Dosierung: 3mal täglich 4,5 g (4 g Piperacillin + 0,5 g Tazobactam) als i. v. Infusion (über 30 min). Bei eingeschränkter Nierenfunktion reduzierte Dosierung durch Verlängerung des Dosierungsintervalls (wie bei Piperacillin, s. S. 52). Bei leichteren Erkrankungen sind auch niedrigere Dosierungen möglich (3mal tgl. 2,5 g, d. h. 2 g Piperacillin + 0,5 g Tazobactam).

Handelsformen: Ampullen à 2,5 g und 4,5 g (2 g bzw. 4 g Piperacillin + 0,5 g Tazobactam).

Beurteilung: Günstige Kombination eines Penicillins mit einem β-Lactamase-Hemmer. Die Kombination mit Tazobactam verbessert jedoch nur z. T. die Piperacillin-Wirksamkeit durch Verbreiterung des Spektrums. Die starke Aktivität der Carbapeneme wird allerdings nicht erreicht. Bei schweren Pseudomonas-Infektionen ist eine zusätzliche Aminoglykosidgabe sinnvoll.

Literatur

Bryson HM, Brogden RN: Piperacillin/tazobactam. A review of its antibacterial activity, pharmacokinetic properties and therapeutic potential. Drugs 1994; 47: 506.

Jehl F, Muller-Serieys C, De Larminat V, et al. Penetration of piperacillin-tazobactam into bronchial secretions after multiple doses to intensive care patients. Antimicrob Ag Chemother 1994; 38: 2780.

Johnson CA, Halstenson CE, Kelloway JS. Single-dose pharmacokinetics of piperacillin and tazobactam in patients with renal disease. Clin Pharmacol Ther 1992; 51: 32–41.

Klepser ME, Marangos MN, Zhu Z. Comparison of the bactericidal activities of piperacillin-tazobactam, ticarcillin-clavulanate, and ampicillin-sulbactam against clinical isolates of Bacteroides fragilis, Enterococcus faecalis, Escherichia coli, and Pseudomonas aeruginosa. Antimicrob Agents Chemother 1997; 41: 435-9.

Nau R, Kinzig-Schippers M, Sörgel F, Prange HW. Kinetics of piperacillin and tazobactam in ventricular cerebrospinal fluid of hydrocephalic patients. Antimicrob Agents Chemother 1997; 41: 987-91.

Niinikoski J, Havia T, Alhava E, et al. Piperacillin/tazobactam versus imipenem/cilastatin in the treatment of intra-abdominal infections. Surg Gynecol Obstet 1993; 176: 255–61.

Pill MW, O´Neill CV, Chapman MM. Suspected acute interstitial nephritis induced by piperacillin-tazobactam. Pharmacotherapy 1997; 17: 166-9.

Pillay T, Pillay DG, Adhikari M. Piperacillin/tazobactam in the treatment of Klebsiella pneumoniae infections in neonates. Am J Perinatol 1998; 15: 47-51.

Reed MD, Goldfarb J, Yamashita TS, et al. Single-dose pharmacokinetics of piperacillin and tazobactam in infants and children. Antimicrob Ag Chemother 1994; 38: 2817.

van der Werf TS, Mulder PO, Zijlstra JG. Pharmacokinetics of piperacillin and tazobactam in critically ill patients with renal failure, treated with continuous veno-venous hemofiltration (CVVH). Intensive Care Med 1997; 23: 873-7.

Westphal JF, Brogard JM, Caro-Sampra F. Assessment of biliary excretion of piperacillin-tazobactam in humans. Antimicrob Agents Chemother 1997; 41:1636-40.

Wise R, Logan M, Cooper M, Andrews JM. Pharmacokinetics and tissue penetration of tazobactam administered alone and with piperacillin. Antimicrob Ag Chemother 1991; 35: 1081–4.

Cephalosporine

Einteilung: Die Cephalosporine sind bizyklische β-Lactam-Antibiotika mit naher Verwandtschaft zu den Penicillinen und bestehen aus einem Dihydrothiazinring und einem β-Lactamring (Abb. 10). Die 7-Aminocephalosporansäure bildet den gemeinsamen Kern der Cephalosporine. Veränderungen am Grundkörper (der 7-Aminocephalosporansäure) erfolgen als R_1-Substitution in Position 7, als R_2-Substitution in Position 3 sowie bei den Cephamycinen durch eine zusätzliche Methoxygruppe in Position 7.

Nach ihren Eigenschaften kann man die Cephalosporine in folgende wichtige Gruppen einteilen:
1. **Cefazolin-Gruppe** (Basis-Cephalosporine).
2. **Cefuroxim-Gruppe** (Intermediär-Cephalosporine).
3. **Cefoxitin-Gruppe** (Cephamycine).
4. **Cefotaxim-Gruppe** (Breitspektrum-Cephalosporine).
5. **Ceftazidim-Gruppe** (Pseudomonas-Cephalosporine).
6. **Cefalexin-Gruppe** (klassische Oralcephalosporine).
7. **Cefixim-Gruppe** (Oralcephalosporine mit erweitertem Spektrum).

Eine Einteilung nach Generationen ist problematisch.

Cefazolin

Von den Mitteln der Cefazolin-Gruppe, zu der auch die Pioniersubstanzen Cefalothin und Cefaloridin gehören, ist in Deutschland nur noch Cefazolin im Handel.

Handelsnamen:
Cefazolin: Elzogram, Gramaxin u. a.

Wirkungsweise: Die Cephalosporine hemmen wie Penicillin die Synthese der Bakterienzellwand und wirken nur in der Wachstumsphase der Bakterien bakterizid.

Wirkungsspektrum: Das Wirkungsspektrum umfaßt viele grampositive und gramnegative Bakterien. Im Vergleich zum heute veralteten Cefalothin wirkt Cefazolin auf gramnegative Stäbchen stärker (besonders auf E. coli und Klebsiella pneumoniae), im Vergleich zu Cefotaxim (s. S. 77) aber wesentlich schwächer. Hervorzuheben ist die gute Staphylokokken-Aktivität (auch bei β-Lactamase-bildenden Stämmen).

Resistenz: **Primär** resistente Stämme kommen bei gramnegativen Bakterien häufig, bei grampositiven Bakterien seltener vor. **Sekundäre** Resistenzentwicklung unter der Therapie langsam und selten. Es besteht eine vollständige **Kreuzresistenz** bei Staphylococcus aureus mit penicillinasefesten Penicillinen (z. B. Flucloxacillin). **Resistent** sind Pseudomonas aeruginosa, Proteus rettgeri, Morganella morganii, Enterokokken (Enterococcus faecalis), ein Teil der Pneumokokken-Stämme, meist

Cefazolin

auch Proteus vulgaris und Haemophilus influenzae, außerdem Providencia, Serratia, Citrobacter, Edwardsiella, Arizona, Acinetobacter, Bacteroides fragilis, Campylobacter, Nocardien, Mykoplasmen, Moraxellen, Brucellen und die meisten Enterobacter-Arten.

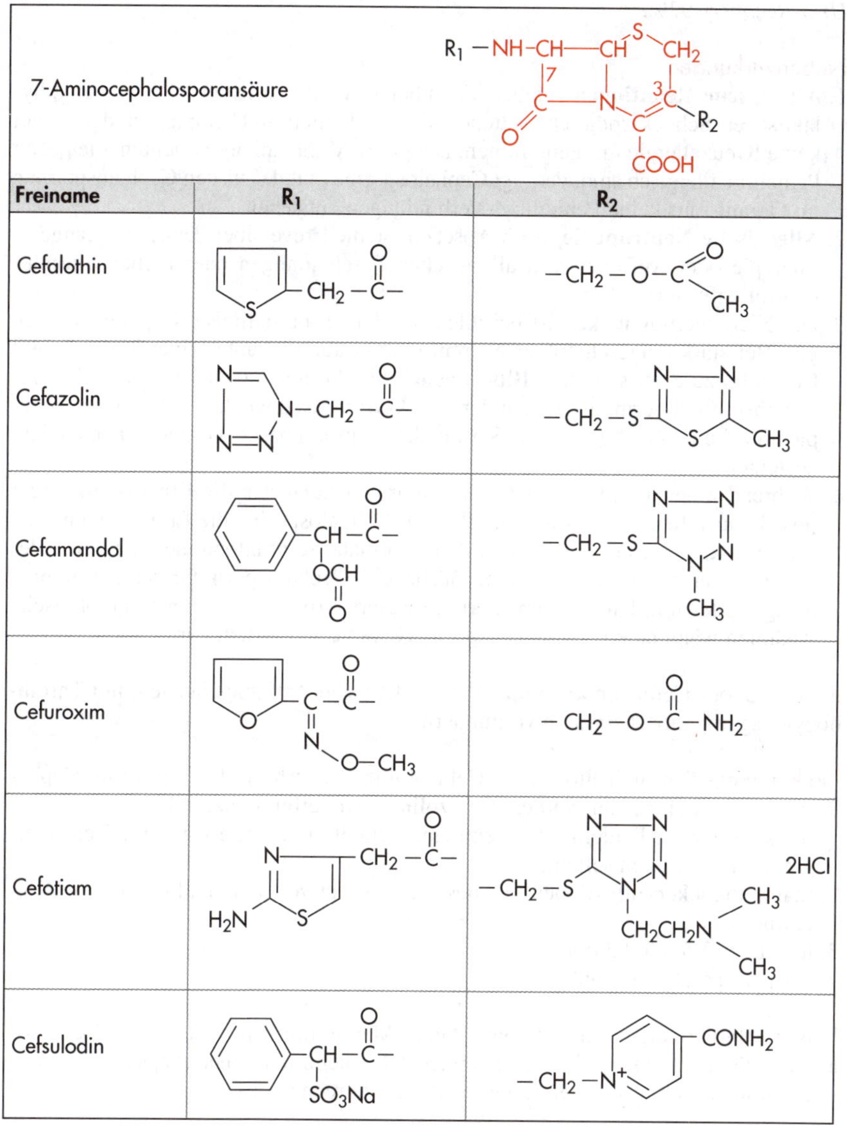

Freiname	R_1	R_2
Cefalothin	thiophen-2-yl-CH$_2$-CO-	-CH$_2$-O-CO-CH$_3$
Cefazolin	tetrazolyl-N-CH$_2$-CO-	-CH$_2$-S-(thiadiazol)-CH$_3$
Cefamandol	Ph-CH(OCHO)-CO-	-CH$_2$-S-(tetrazol-N-CH$_3$)
Cefuroxim	furyl-C(=N-O-CH$_3$)-CO-	-CH$_2$-O-CO-NH$_2$
Cefotiam	(2-amino-thiazol-4-yl)-CH$_2$-CO-	-CH$_2$-S-(tetrazol-N-CH$_2$CH$_2$N(CH$_3$)$_2$) · 2HCl
Cefsulodin	Ph-CH(SO$_3$Na)-CO-	-CH$_2$-N$^+$(pyridinyl-4-CONH$_2$)

Abb. 10. Strukturformeln von parenteralen Cephalosporinen.

Cephalosporine

Pharmakokinetik:
Keine Resorption nach oraler Gabe. *Schnelle* Resorption nach i. m. Injektion. Nach i. v. Injektion von 1 g Cefazolin betragen die mittleren *Serumspiegel* nach 1 h 52 mg/l, nach 2 h 33 mg/l und nach 6 h 5,6 mg/l.
Halbwertszeit 94 min.
Plasmaeiweißbindung 84%.
Gute *Gewebediffusion,* geringe *Liquorgängigkeit.* Die Gallekonzentrationen sind therapeutisch ausreichend, wenn keine stärkere Cholestase besteht.
Urin-Recovery 92%.

Nebenwirkungen:
1. **Allergische Reaktionen** (Fieber, Exantheme, Urtikaria usw.) in 1–4%, anaphylaktischer Schock möglich, seltener als bei Penicillin-Therapie. In der Regel keine Kreuzallergie mit Penicillinen. Die große Mehrzahl der Patienten, die gegen Penicillin allergisch sind, verträgt Cephalosporine gut, da aus den Cephalosporinen im Organismus keine Penicilloyl-Verbindungen entstehen.
2. **Allergische Neutropenie,** nach Absetzen schnell reversibel. Daher bei längerer Therapie oder Auftreten von allergischen Erscheinungen oder Fieber Blutbildkontrolle ratsam.
3. Die Nierenverträglichkeit ist bei allen im Handel befindlichen Cephalosporinen gut. Bei stark eingeschränkter Nierenfunktion kann es unter einer Therapie mit Cefazolin zu einer stärkeren **Blutungsneigung** kommen (selten). Unter Vitamin-K-Substitution normalisiert sich der Quick-Wert rasch wieder. Unter einer Therapie mit Cefazolin können im Serum die Transaminasen vorübergehend leicht ansteigen.
4. Während einer Therapie mit Cephalosporinen kann der **direkte Coombs-Test positiv** ausfallen. Man nimmt an, daß die Cephalosporine die Erythrozytenoberfläche verändern, an welche sich dann normale Serumglobuline anlagern, oder daß sich an der Erythrozytenoberfläche ein Cephalosporin-Globulin-Komplex anlagert, der mit dem Coombs-Serum reagiert. Trotzdem kommen hämolytische Anämien während einer Cephalosporin-Therapie sehr selten vor.

Interaktionen: Cefazolin kann die Wirksamkeit von Antikoagulanzien und Thrombozytenaggregationshemmern vermindern.

Indikationen: Die Indikationen für Cefazolin sind durch die Breitspektrum-Cephalosporine stark eingeengt worden. Cefazolin ist weiterhin indiziert bei
1. Indikationen für Penicillin G, wenn eine Penicillin-Allergie vorliegt (Kreuzallergie mit Penicillinen selten),
2. Staphylokokken-Infektionen (als bessere Alternative zu penicillinasefesten Penicillinen),
3. leichteren Wundinfektionen,
4. zur perioperativen Prophylaxe.

Falsche Indikationen: Infektionen durch Methicillin-resistente Staphylococcus-aureus-Stämme (Kreuzresistenz). Schwere Allgemeininfektionen (Sepsis), bei denen u. a. mit mehrfach resistenten Enterobakterien zu rechnen ist.

Kontraindikation: Cephalosporin-Allergie.

Applikation: In der Regel i. v. Injektion oder i. v. Kurzinfusion. Auch i. m. Injektion (bis 1 g) möglich, aber schmerzhaft.

Dosierung: Erwachsene erhalten tgl. 3–4(–6) g, Kinder 60(–100) mg/kg, verteilt auf 2–3 Einzelgaben. Bei Niereninsuffizienz Reduktion der normalen Tagesdosis auf 60% (Kreatinin-Clearance 60–40 ml/min), auf 25% (Kreatinin-Clearance 40 bis 20 ml/min) und auf 10% (Kreatinin-Clearance 20–5 ml/min).

Handelsformen: Ampullen à 0,5 g, 1 g und 2 g. Nur für i. m. Injektion Auflösung in beigefügter Lidocain-Lösung.

Beurteilung: Cefazolin hat unter allen Cephalosporinen die beste Staphylokokken-Aktivität und ist daher besonders geeignet zur perioperativen Prophylaxe. Im Vergleich zu Cefotaxim ist Cefazolin gegen gramnegative Stäbchen schwächer wirksam und gegen Pseudomonas unwirksam. Daher sollte es nicht bei lebensbedrohenden Erkrankungen mit unbekanntem Erreger eingesetzt werden.

Literatur

Townsend IR, Reitz BA, Bilker WB, Bartlett JG. Clinical trial of cefamandole, cefazolin, and cefuroxime for antibiotic prophylaxis in cardiac operations. Thoracic Cardiovasc Surg 1993; 106: 664-70.

Van Meirhaeghe J, Verdonk R, Verschraegen G, et al. Flucloxacillin compared with cefazolin in short-term prophylaxis for clean orthopedic surgery. Arch Orthop Trauma Surg 1989; 108: 308–13.

Cefuroxim-Gruppe

Handelsnamen:
Cefuroxim: Zinacef u. a.
Cefamandol: Mandokef.
Cefotiam: Spizef.

Eigenschaften: Zu den Intermediär-Cephalosporinen gehören Cefuroxim, Cefamandol und Cefotiam (Strukturformel: s. Abb. 10, S. 67). Die Natriumsalze von Cefuroxim und Cefamandol-Formiat sind gut wasserlöslich, ebenso das Dihydrochlorid von Cefotiam. Die Cefamandol-Ampullen enthalten je g Cefamandol 63 mg Natriumkarbonat; beim Lösen in Wasser wird der Ester rasch hydrolysiert, wobei CO_2 entsteht. Von Cefuroxim existiert auch ein oraler Resorptionsester (s. S. 103).

Wirkungsspektrum: Cefuroxim, Cefamandol und Cefotiam sind weitgehend β-Lactamase-stabil. Die β-Lactamase-Resistenz beruht auf Molekülgruppen in der Nachbarschaft des β-Lactam-Rings (beim Cefuroxim auf der Methyloximgruppe, beim Cefamandol auf der Mandelamido- und Tetrazolgruppe, beim Cefotiam auf der Aminothiazol-Seitenkette). Im Vergleich zu Cefazolin betrifft die Aktivitätszunahme besonders gramnegative Stäbchen (außer Pseudomonas, Proteus vulgaris und Citrobacter, s. Tab. 12).

Hervorzuheben ist die gute Wirksamkeit von Cefuroxim, Cefamandol und Cefotiam auf Haemophilus influenzae (meist bei Konzentrationen von 0,4–1,6 mg/l), auch auf Ampicillin-resistente Stämme und Staphylokokken. Cefuroxim und Cefotiam sind besonders gut wirksam auf A- und B-Streptokokken, Gonokokken (auch Penicilli-

Cephalosporine

Tab. 12. Wirksamkeit auf 449 Bakterienstämme aus menschlichem Untersuchungsmaterial nach der In-vitro-Testung mit Cefuroxim, Cefamandol, Cefotiam, Cefoxitin und Cefotetan. n = Zahl der untersuchten Stämme. $MHK_{50\%}$ = minimale Hemmkonzentration (mg/l) bei ≤50% der Stämme.

Keimart	n	$MHK_{50\%}$				
		Cefuroxim	Cefamandol	Cefotiam	Cefoxitin	Cefotetan
E. coli	102	3,1	3,1	0,1	3,1	0,2
Proteus mirabilis	105	12,5	12,5	3,1	3,1	0,4
Proteus vulgaris	60	200,0	200,0	25,0	6,2	3,1
Klebsiella pneumoniae	65	3,1	6,2	0,2	3,1	0,2
Enterobacter aerogenes	102	12,5	0,8	0,4	50,0	50,0
Citrobacter freundii	15	12,5	25,0	25,0	50,0	3,2
Bacteroides fragilis	20	50,0	50,0	50,0	3,1	6,2

nase-bildende Stämme) und Meningokokken. Völlig resistent sind Pseudomonas aeruginosa, Enterokokken, Mykoplasmen, Chlamydien, Mykobakterien. Keine oder geringe Wirksamkeit haben Cefuroxim, Cefamandol und Cefotiam auf Bacteroides fragilis sowie auf Methicillin-resistente Staphylococcus-aureus-Stämme.

Resistenz: Ein wechselnder Prozentsatz von Enterobakterien ist gegen Cefuroxim, Cefamandol und/oder Cefotiam resistent (verschieden nach Keimart, s. Tab. 38, S 372). Es besteht eine unvollständige Kreuzresistenz mit Cefazolin bzw. Cefotaxim, aber eine weitgehende Kreuzresistenz zwischen Cefuroxim, Cefamandol und Cefotiam untereinander.

Pharmakokinetik:
Keine Resorption nach oraler Gabe.
Serumkonzentrationen nach i. v. Injektion von je 1 g (Abb. 11) bei Cefuroxim 24,1 mg/l (1 h) und 3,7 mg/l (4 h), bei Cefamandol 16,5 mg/l (1 h) und 1,1 mg/l (4 h), bei Cefotiam 19 mg/l (1 h) und 1,1 mg/l (4 h). Während i. v. Dauerinfusion von 0,166 g/h (= 4 g/24 h) betragen die mittleren Serumspiegel von Cefuroxim 12,0 mg/l, von Cefamandol 8,1 mg/l.
Halbwertszeit von Cefuroxim 70 min, Cefamandol 34 min und Cefotiam 45 min.
Plasmaeiweißbindung von Cefuroxim 20%, von Cefamandol 67% und von Cefotiam 40%.
Gute *Gewebegängigkeit,* schlechte *Liquorgängigkeit.* Hautblasenspiegel (im Diffusionsgleichgewicht) im Vergleich zu Cefalothin bei Cefuroxim 8fach, bei Cefamandol 3fach höher.
Harnausscheidung durch glomeruläre Filtration und aktive tubuläre Sekretion in 6 h zu 90% in aktiver Form (bei Cefuroxim und Cefamandol) und zu 70% (bei Cefotiam). Ein kleiner Teil wird mit der Galle ausgeschieden. Geringe oder fehlende Metabolisierung. Bei Hämodialyse wird Cefuroxim fast vollständig, Cefamandol teilweise entfernt, bei Peritonealdialyse nur ein Teil von Cefuroxim und Cefamandol.

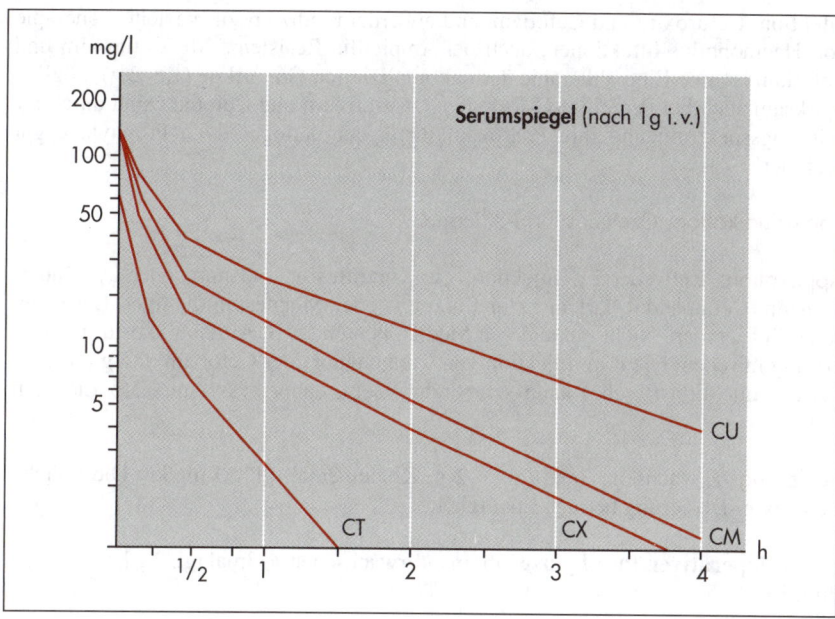

Abb. 11. Mittlere Serumspiegel von Cefuroxim (CU), Cefamandol (CM), Cefoxitin (CX) und Cefalothin (CT) nach i.v. Injektion von je 1 g bei 10 gesunden Erwachsenen im Crossover-Versuch (eigene Daten).

Nebenwirkungen: Wie bei anderen Cephalosporinen (s. S. 68). Cefamandol kann außerdem Alkoholunverträglichkeit sowie Hypoprothrombinämie hervorrufen. Die Hypoprothrombinämie läßt sich durch Vitamin-K-Gaben rasch bessern. Sie beruht offenbar auf einem Vitamin-K-Antagonismus und hängt mit der N-Methylthiotetrazol-Seitenkette zusammen, welche außer Cefamandol auch Cefmenoxim, Cefotetan und Cefoperazon besitzen. Dabei kommt es zu einer Blockierung der Azetaldehyd-Dehydrogenase (bedingt durch die Tetrazol-Seitenkette). Bei Alkoholgenuß steigt die Azetaldehydkonzentration an, und es können Hautrötung, Schweißausbruch, Blutdruckabfall, Tachykardie, Erbrechen, Kopfschmerzen und Schwindel auftreten (auch als Spätreaktion bis zu 72 h nach Antibiotikum-Gabe). Zur Vermeidung dieses Antabus-(Disulfiram-)ähnlichen Effekts soll 2–4 Tage nach der Therapie kein Alkohol genossen werden. **Cave** alkoholhaltige Infusionslösungen! – Bei Cefuroxim, Cefamandol und Cefotiam ist wie bei anderen β-Lactam-Antibiotika im Serum ein vorübergehender leichter Anstieg von Transaminasen und alkalischer Phosphatase möglich.

Interaktionen: Cefamandol kann die Wirksamkeit von Antikoagulanzien und Thrombozytenaggregationshemmern vermindern.

Indikationen: Ungezielte Therapie von Organinfektionen, bei denen als Erreger sowohl mit grampositiven als auch mit gramnegativen Bakterien gerechnet werden muß, z. B. bei außerhalb des Krankenhauses erworbener Pneumonie oder Wund-

Cephalosporine

infektion. Cefuroxim und Cefotiam sind außerdem indiziert zur gezielten Therapie von Haemophilus-Infektionen, auch bei Ampicillin-Resistenz. Mit Cefuroxim und Cefotiam ist eine Einmaltherapie der unkomplizierten Gonorrhoe (1,5–2 g) möglich (wirksam auch bei Penicillin-G-Resistenz). Cefuroxim und Cefotiam sind durch ihr Wirkungsspektrum und ihre Pharmakokinetik zur perioperativen Prophylaxe gut geeignet.

Kontraindikation: Cephalosporin-Allergie.

Applikation: Entweder i.v. Injektion, i.v. Kurzinfusion (30 min) oder i.v. Dauerinfusion. Cefamandol darf nicht in Kalzium- oder Magnesium-haltigen Lösungen zugeführt werden. Nicht mit anderen Medikamenten (z. B. Aminoglykosid) in einer Lösung mischen. Die i. m. Injektion von Cefamandol oder Cefotiam (0,5 g oder 1 g aus der Injektionsflasche) kann schmerzhaft sein, daher besser in 0,5% Lidocain lösen.

Dosierung: Erwachsene 3mal tgl. 1–2 g, Kinder 2mal tgl. 50 mg/kg. Die übliche Cefuroxim-Dosierung beträgt 3mal tgl. 1,5 g.

Zur **perioperativen Prophylaxe** gibt man Erwachsenen 1–3mal tgl. 2 g i. v. (je nach Eingriff).

Bei Patienten mit **chronischer Niereninsuffizienz** ist das Dosierungsintervall zu verlängern, und zwar bei einer Kreatinin-Clearance von 50–30 ml/min auf 8 h, von 29–10 ml/min auf 12 h, von 9–5 ml/min auf 24 h und von <5 ml/min auf 48 h. Man gibt dann die übliche Einzeldosis (angepaßt der Schwere der Infektion) in einem größeren Abstand. Nur bei einer Kreatinin-Clearance unter 10 ml/min sollte die Einzeldosis von 0,75–1 g nicht überschritten werden.

Handelsformen:
Cefuroxim: Ampullen à 0,25 g, 0,75 g, 1,5 g.
Cefamandol: Ampullen à 0,5 g, 1 g, 2 g.
Cefotiam: Ampullen à 0,5 g, 1 g, 2 g.

Beurteilung: Cefuroxim und Cefotiam sind wegen ihres breiten Spektrums und der günstigen Pharmakokinetik gut geeignet für die Behandlung nichtlebensbedrohender Infektionen (z. B. von Pneumonien) sowie für die perioperative Prophylaxe. Die aktivste Substanz ist Cefotiam.

Literatur

Arditi M, Herold BC, Yogev R. Cefuroxime treatment failure and Haemophilus influenzae meningitis: case report and review of literature. Pediatrics 1989; 84: 132–5.

Brogard JM, Jehl F, Willemin B, Lamalle AM, Blickle JF, Monteil H. Clinical pharmacokinetics of cefotiam. Clin Pharmacokinet 1989; 17: 163–74.

Burns GP, Stein TA, Cohen M. Biliary and pancreatic excretion of cefamandole. Antimicrob Ag Chemother 1989; 33: 977–9.

De Los A, Del Rio M, Chrane DF, et al. Pharmacokinetics of cefuroxime in infants and children with bacterial meningitis. Antimicrob Ag Chemother 1982; 22: 990.

Freundt KJ, Schreiner E, Christmann-Kleiss U. Cefamandole – a competitive inhibitor of aldehyde dehydrogenase. Infection 1985; 13: 91.

Konishi K, Ozawa Y. Pharmacokinetics of cefotiam in patients with impaired renal function and in those undergoing hemodialysis. Antimicrob Ag Chemother 1984; 26: 647–51.

Rouan M-C, Lecaillon JB. Guibert J, et al. Pharmacokinetics of cefotiam in humans. Antimicrob Ag Chemother 1985; 27: 177.

Uotila L, Suttie JW. Inhibition of vitamin K-dependent carboxylase in vitro by cefamandole and its structural analogs. J Infect Dis 1983; 148: 571.

Cefoxitin-Gruppe

Die Cephalosporine dieser Gruppe, die auch als Cephamycine oder Methoxy-Cephalosporine bezeichnet werden, unterscheiden sich von den anderen Cephalosporinen durch eine Methoxy-Gruppe in 7-α-Stellung (Abb. 12). Dazu gehören Cefoxitin, Cefotetan und Cefmetazol (Cefmetazol ist in Deutschland aber nicht im Handel). Zu der erweiterten Gruppe der Cephamycine zählen Latamoxef und Flomoxef, bei denen im Cephem-Ring ein Schwefel- durch ein Sauerstoffatom ersetzt ist (Oxacepheme). Gemeinsam ist ihnen eine hochgradige β-Lactamase-Stabilität. Auch gegen die von Bacteroides fragilis gebildete Lactamase sind sie meist resistent. Man kann diese Gruppe daher auch als Anaerobier-Cephalosporine bezeichnen.

Cefoxitin

Handelsname: Mefoxitin.

Wirkungsweise: Hochgradige Stabilität gegen fast alle von Bakterien gebildeten β-Lactamasen. Relativ geringe Kryptizität (Penetrationsfähigkeit durch die Bakterienzellwand). Strukturformel: s. Abb. 12.

Wirkungsspektrum: Im Vergleich zu Cefazolin wirkt Cefoxitin auf gramnegative Stäbchen, z. B. E. coli und Proteus mirabilis, um 1–2 oder mehr geometrische Verdünnungsstufen besser. Darüber hinaus hemmt es den größten Teil der Cefazolin-resistenten Keime (Proteus vulgaris, Proteus rettgeri, Morganella morganii, Klebsiella pneumoniae, Serratia marcescens, Providencia u. a.). Cefoxitin hat außerdem eine stärkere Aktivität gegen Bacteroides-Arten und ist im allgemeinen gegen die β-Lactamase von Bacteroides fragilis sehr stabil. Eine Resistenz von Bacteroides fragilis gegen Cefoxitin kommt in etwa 15% vor. Cefoxitin hemmt auch Penicillin-G-resistente Gonokokken. Die Haemophilus-Wirksamkeit ist schwächer als die von Cefuroxim, Cefamandol, Cefotiam und den Cephalosporinen der Cefotaxim-Gruppe. Resistent sind Pseudomonas aeruginosa, Enterokokken, Methicillin-resistente Staphylokokken, Enterobacter-Arten, Citrobacter freundii, alle Mykoplasmen, Chlamydien und Mykobakterien. Cefoxitin kann in vitro β-Lactamasen von Pseudomonas aeruginosa induzieren; die klinische Relevanz ist jedoch umstritten.

Pharmakokinetik:

Keine Resorption nach oraler Gabe.
Serumkonzentrationen nach i. v. Injektion von 1 g 13,2 mg/l (1 h) und 0,9 mg/l (4 h). Während i. v. Dauerinfusion von 0,166 g/h (= 4 g/24 h) beträgt der *mittlere*

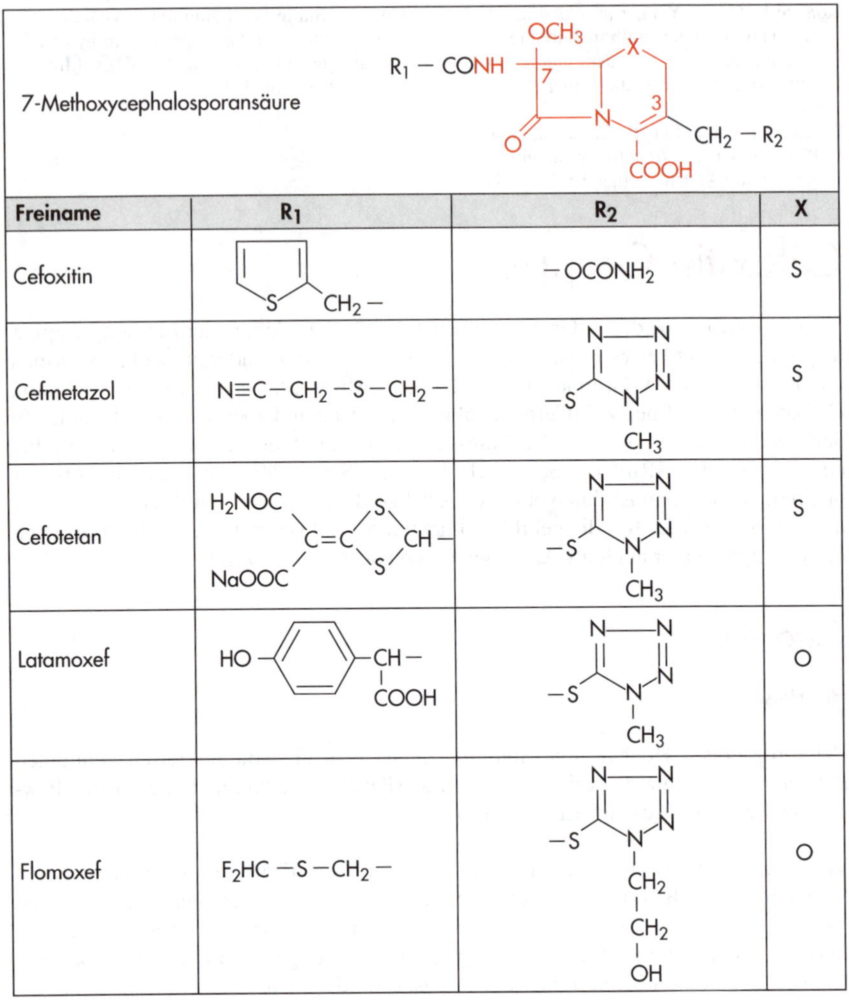

Cephalosporine

Freiname	R_1	R_2	X
Cefoxitin	thiophene-CH_2-	$-OCONH_2$	S
Cefmetazol	$N\equiv C-CH_2-S-CH_2-$	$-S-$(1-methyl-tetrazol-5-yl)	S
Cefotetan	$H_2NOC\diagdown C=C\diagup S\diagdown CH-$ $NaOOC\diagup \quad \diagup S$	$-S-$(1-methyl-tetrazol-5-yl)	S
Latamoxef	$HO-C_6H_4-CH(COOH)-$	$-S-$(1-methyl-tetrazol-5-yl)	O
Flomoxef	$F_2HC-S-CH_2-$	$-S-$(1-(2-hydroxyethyl)-tetrazol-5-yl)	O

Abb. 12. Strukturformeln der 7-Methoxy-Cephalosporine.

Serumspiegel 7,5 mg/l. Gute *Gewebegängigkeit*, geringe *Liquorgängigkeit*.
Halbwertszeit 45 min.
Plasmaeiweißbindung 50%.
Ausscheidung durch die Nieren in aktiver Form zu 90% (in 6 h). Ein kleiner Teil wird mit der Galle ausgeschieden. Geringe Metabolisierung zu Decarbamoyl-Cefoxitin.

Nebenwirkungen:
Wie bei allen Cephalosporinen. Meist keine Kreuzallergie mit Penicillinen (Anwendung bei Penicillin-Allergie unter sorgfältiger Überwachung des Patienten gerechtfertigt).

Cefoxitin

Indikationen:
1. **Ungezielte Therapie** von Infektionen, bei denen auch mit Anaerobiern zu rechnen ist, z. B. Gangrän, Mundbodenphlegmone, Tonsillarabszeß, abszedierende Pneumonie, Adnexitis. Zur Verbreiterung des Wirkungsspektrums kann die Kombination mit einem Aminoglykosid sinnvoll sein.
2. **Gezielte Therapie** von Infektionen durch sensible Erreger, insbesondere Infektionen durch sonst resistente Erreger, die gegen Cefoxitin empfindlich sind (z. B. Klebsiella, Serratia, Proteus rettgeri).
3. **Perioperative Prophylaxe**, vor allem in der Gynäkologie.

Kontraindikation: Cephalosporin-Allergie.

Applikation: Am besten i. v. Injektion oder i. v. Kurzinfusion (in 30 min). Auch i. v. Dauerinfusion und i. m. Injektion möglich (zur i. m. Injektion wegen Schmerzhaftigkeit in 0,5% Lidocain lösen). Nicht mit anderen Medikamenten mischen, vor allem nicht mit Aminoglykosiden (Gefahr der Ausfällung).

Dosierung: Bei **schweren Infektionen** 3–4mal tgl. 2 g (Kinder 3–4mal tgl. 40 mg/kg). Bei **leichteren Infektionen** 3mal tgl. 1 g (Kinder 3mal tgl. 20 mg/kg).

Bei Patienten mit **chronischer Niereninsuffizienz** ist das Dosierungsintervall zu verlängern, und zwar bei einer Kreatinin-Clearance von 50–30 ml/min auf 8 h, von 29–10 ml/min auf 12 h, von 9–5 ml/min auf 24 h und von <5 ml/min auf 48 h. Man gibt dann die übliche Einzeldosis (angepaßt der Schwere der Infektion) in einem größeren Abstand. Nur bei einer Kreatinin-Clearance unter 10 ml/min sollte die Einzeldosis von 0,75 g nicht überschritten werden.
Cefoxitin ist dialysabel. Am Ende einer Hämodialyse können 2 g verabreicht werden.

Handelsformen: Injektionsflaschen à 1 g und 2 g.

Beurteilung: β-Lactamase-stabiles Cephalosporin mit guter Anaerobier-Wirksamkeit. Hauptindikationen sind gynäkologische Infektionen und perioperative Prophylaxe.

Literatur

Aldrige KE, Henderberg A, Sanders CV. In-vitro study of the susceptibility of cefoxitin/cefotetan resistant Bacteroides fragilis group strains to various other antimicrobial agents. J Antimicrob Chemother 1990; 26: 353–9.

Greaves WL, Kreeft JH, Ogilvie RI, Richards GK. Cefoxitin disposition during peritoneal dialysis. Antimicrob Ag Chemother 1981; 19: 253.

Kampf D, Schurig R, Korsukewitz I, Brückner O. Cefoxitin pharmacokinetics: relation to three different renal clearance studies in patients with various degree of renal insufficiency. Antimicrob Ag Chemother 1981; 20: 741.

Perea EJ, Garcia-Iglesias MC, Ayarra J, Loscertales J. Comparative concentrations of cefoxitin in human lungs and sera. Antimicrob Ag Chemother 1983; 23: 323.

Cefotetan

Handelsname: Ceftenon (Österreich).

Wirkungsspektrum: Bei gramnegativen Stäbchen stärker wirksam als Cefoxitin, bei Staphylokokken schwächer. Die Aktivität gegenüber Bacteroides fragilis und anderen Anaerobiern entspricht etwa der von Cefoxitin. Resistente Stämme kommen in etwa 15% vor. Immer resistent sind Pseudomonas aeruginosa, Acinetobacter, Enterokokken, Clostridium difficile und Bacteroides thetaiotaomicron. Gegen bakterielle β-Lactamasen ist Cefotetan sehr stabil.

Pharmakokinetik:
Nach i. v. Injektion von 1 g und 2 g mittlere *Serumspiegel* von 103 bzw. 135 mg/l (1 h) und 9 bzw. 12 mg/l (12 h).
Relativ lange *Halbwertszeit* von 3–4 h.
Plasmaeiweißbindung 90%.
Ausscheidung mit dem Harn zu über 70% (unverändert). Ein Teil wird mit der Galle ausgeschieden.

Nebenwirkungen: Wie bei anderen Cephalosporinen. Die Methylthiotetrazol-Seitenkette erklärt die beobachtete Verlängerung der Prothrombinzeit (Blutungsneigung) und das Vorkommen einer Alkoholunverträglichkeit (s. S. 71).

Indikationen: Wie Cefoxitin (s. S. 75). Bei Einmalgabe gut geeignet zur perioperativen Prophylaxe.

Kontraindikation: Cephalosporin-Allergie.

Applikation und Dosierung: Als i. v. oder i. m. Injektion 2mal tgl. 1–2 g. Bei einer Kreatinin-Clearance von 10–30 ml/min gibt man die normale Einzeldosis alle 24 h, bei einer Kreatinin-Clearance von <10 ml/min alle 48 h.

Handelsform: Ampullen à 2 g.

Beurteilung: Wenig angewandtes Cephalosporin mit guter Anaerobierwirkung und längerer Halbwertszeit.

Literatur

Chenoweth CE, Judd WJ, Steiner EA, Kauffmann CA. Cefotetan-induced immune hemolytic anemia. Clin Infect 1992; 15: 863.

Conjura A, Bell W, Lipsky JJ. Cefotetan and hypoprothrombinemia. Ann Intern Med 1988; 108: 643.

Jones RN. Cefotetan. A review of the microbiologic properties and antimicrobial spectrum. Am J Surg 1988; 155 (5A): 16.

Kline SS, et al. Cefotetan-induced disulfiram-type reactions and hypoprothrombinemia. Antimicrob Ag Chemother 1987; 31: 1328.

Wexler JM, Finegold SM. In vitro activity of cefotetan compared with that of other antimicrobial agents against anaerobic bacteria. Antimicrob Ag Chemother 1988; 32: 601–4.

Cefotaxim-Gruppe

Synonyma: Breitspektrum-Cephalosporine, Cephalosporine mit erweitertem Spektrum, Cephalosporine der 3. Generation, parenterale Aminothiazol-Oxim-Cephalosporine.

Handelsnamen:
Cefotaxim: Claforan u. a.
Ceftriaxon: Rocephin.
Ceftizoxim: Ceftix.
Cefmenoxim: Tacef.

Eigenschaften: Die Cephalosporine der Cefotaxim-Gruppe haben ein erweitertes Spektrum, eine stärkere antibakterielle Aktivität und eine unterschiedliche Wirksamkeit gegen Pseudomonas aeruginosa. Diese Verbesserung ist erreicht worden durch eine Kombination der Aminothiazol-Seitenkette des Cefotiams mit der Oxim-Seitenkette des Cefuroxims. Cefotaxim ist die Muttersubstanz dieser Gruppe. Ceftriaxon, Ceftizoxim und Cefmenoxim sind Cefotaxim-Analoga mit Substitution in Position R_2 (Abb. 13), wodurch die Pharmakokinetik verändert wird, aber die Aktivität erhalten bleibt. Cefmenoxim hat eine Methyltetrazol-Seitenkette wie Cefamandol (s. S. 71).

Wirkungsweise: Es gibt in dieser Gruppe Unterschiede in der β-Lactamase-Stabilität, im Penetrationsvermögen der Bakterienzellwand und in der Affinität zu den sog. Penicillin-Bindeproteinen (PBP), welche mit der verschiedenen Struktur zusammenhängen.

Wirkungsspektrum: Innerhalb der Cefotaxim-Gruppe teilweise identisch und im Vergleich zu den anderen parenteralen Cephalosporinen erheblich verbreitert. Gegen Haemophilus influenzae (Ampicillin-empfindliche und -resistente Stämme) sind alle Mittel der Cefotaxim-Gruppe bei sehr niedrigen Konzentrationen wirksam.

Aktivität: Je nach Keimart verschieden (Tab. 13). Von den neueren Cephalosporinen sind Cefotaxim und analoge Antibiotika gegen Klebsiella pneumoniae am stärksten wirksam, während sie gegen Enterobacter cloacae relativ schwach wirksam sind. Gegen Staphylokokken wirken Cefotaxim und seine Derivate schwächer als Cefazolin (Tab. 14) und sind unwirksam gegen Methicillin- und Cefazolin-resistente Staphylokokkenstämme. Ceftizoxim ist gegen Pseudomonas aeruginosa nur schwach wirksam. Die Unterschiede sind in Tab. 38 (S. 372) zu erkennen, welche die minimalen Hemmkonzentrationen bei 50% und 90% der untersuchten Bakterienstämme zeigt. Gegen Bacteroides fragilis wirken die Mittel der Cefotaxim-Gruppe nicht oder erst bei höheren Konzentrationen. Da der Prozentsatz resistenter Stämme wechseln kann, sind zur Schließung von Wirkungslücken Antibiotika-Kombinationen sinnvoll. Bei empfindlichen Keimen wirken Kombinationen mit einem Aminoglykosid (Gentamicin, Tobramycin) oft synergistisch, mit einem Acylaminopenicillin entweder synergistisch oder additiv, mit einem Gyrase-Hemmer additiv.

Cephalosporine

Freiname	R₁	R₂
7-Aminocephalosporansäure	(Grundstruktur: $R_1-CO-NH$ an C-7, R_2 an C-3, COOH)	
Cefotaxim	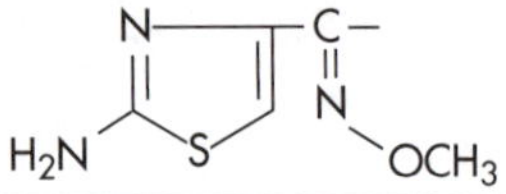 2-Aminothiazolyl-methoxyimino	$-CH_2-OCOCH_3$
Ceftizoxim	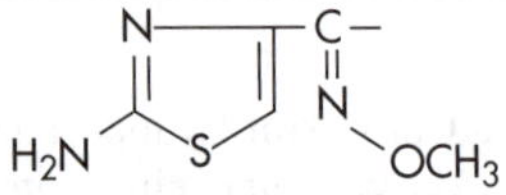 2-Aminothiazolyl-methoxyimino	$-H$
Cefmenoxim	2-Aminothiazolyl-methoxyimino	$-CH_2-S-$(1-Methyl-tetrazolyl)
Ceftriaxon	2-Aminothiazolyl-methoxyimino	$-CH_2-S-$(2-Methyl-5-oxo-6-hydroxy-1,2,4-triazin-3-yl)
Cefodizim	2-Aminothiazolyl-methoxyimino	$-CH_2-S-$(4-Methyl-5-carboxymethyl-thiazol-2-yl)
Cefoperazon	C_2H_5-N(piperazin-2,3-dion)$-CONH-CH(-C_6H_4-OH)-$	$-CH_2-S-$(1-Methyl-tetrazolyl)

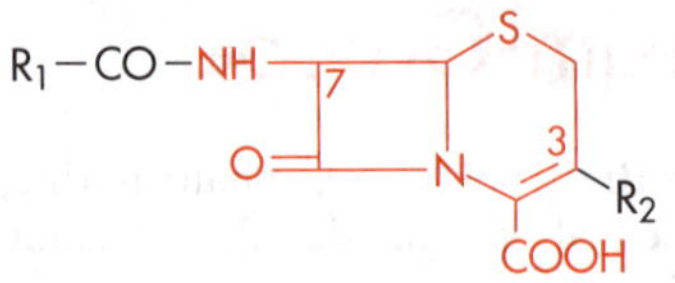

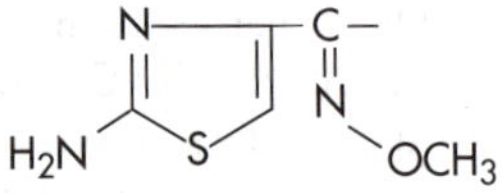

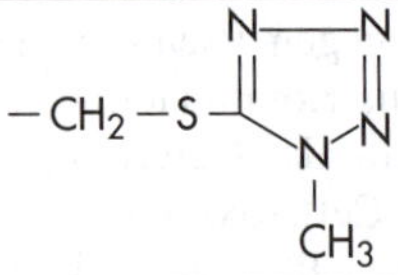

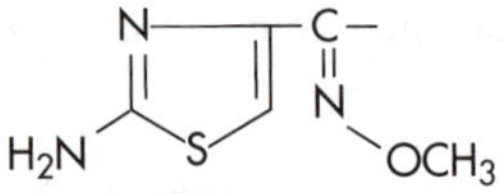

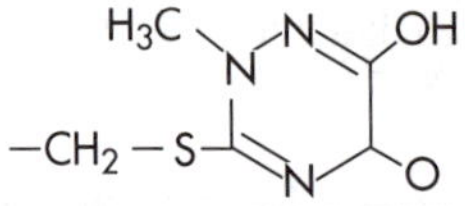

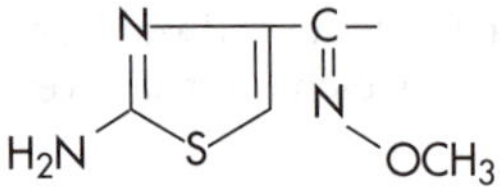

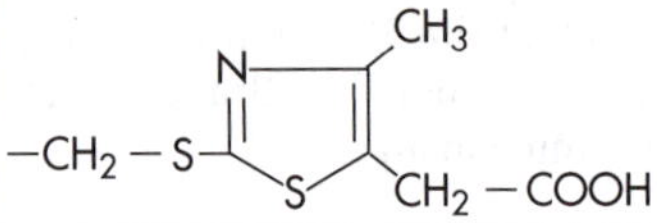

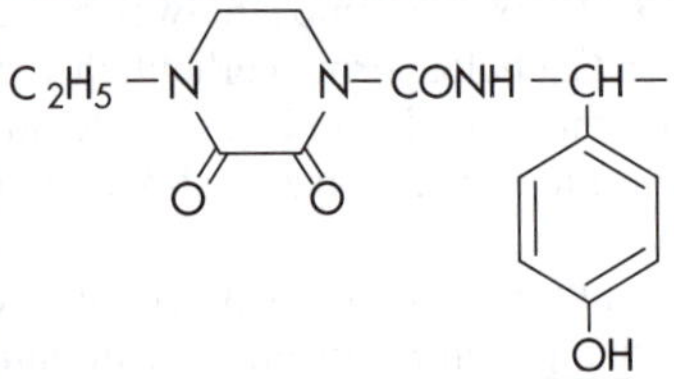

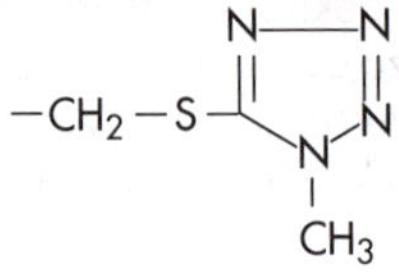

Abb. 13. Strukturformeln der parenteralen Aminothiazol-Oxim-Cephalosporine sowie von Cefoperazon.

Resistenz: Primär resistent sind Enterokokken, Listerien, Campylobacter, Clostridium difficile, Legionella pneumophila, Mykobakterien, Mycoplasma-Arten und Chlamydien. Sekundäre Resistenzentwicklung selten. Partielle Kreuzresistenz mit Cefazolin, Cefuroxim, Cefamandol und Cefotiam bei gramnegativen Stäbchen. Vollständige Kreuzresistenz bei Methicillin-resistenten Staphylococcus-aureus-Stämmen. Ampicillin-resistente Haemophilus-Stämme und Penicillin-G-resistente Gonokokken-Stämme sind gegen die Mittel der Cefotaxim-Gruppe empfindlich (nicht aber gegen Cefazolin).

Cefotaxim-Gruppe

Tab. 13. Unterschiede der In-vitro-Wirksamkeit bei parenteralen Cephalosporinen mit erweitertem Spektrum und Cefazolin. E. = Enterobacter, Staph. = Staphylococcus.

Mittel	In-vitro-Wirksamkeit	
	relativ gut	relativ schlecht
Cefotaxim Ceftriaxon Ceftizoxim Cefmenoxim	Klebsiella	Pseudomonas Acinetobacter Enterobacter cloacae
Ceftazidim	Pseudomonas Acinetobacter E. cloacae	Staph. aureus
Cefazolin	Staph. aureus	Enterobakterien

Tab. 14. Staphylococcus-aureus-Wirksamkeit von parenteralen Cephalosporinen mit erweitertem Spektrum (im Vergleich zu Cefazolin). GM = geometrisches Mittel der minimalen Hemmkonzentration (mg/l), $MHK_{50\%}$ und $MHK_{90\%}$ = minimale Hemmkonzentrationen bei ≤ 50% bzw ≤ 90% der untersuchten Stämme (eigene Daten).

Mittel	GM	$MHK_{50\%}$	$MHK_{90\%}$
Cefotaxim	2,0	1,6	3,1
Ceftriaxon	4,1	3,1	6,2
Ceftazidim	6,8	4,0	8,0
Cefepim	2,0	1,6	3,1
Ceftizoxim	2,0	1,6	3,1
Cefmenoxim	2,0	1,6	3,1
Cefazolin	0,2	0,1	0,4

Tab. 15. Mittlere Serumspiegel von Mitteln der Cefotaxim-Gruppe nach i.v. Injektion von 1 g.

Mittel	Serumspiegel (mg/l) nach			
	1 h	4 h	6 h	12 h
Cefotaxim	12	1,1	0,3	0
Ceftriaxon	120	65	50	30
Ceftizoxim	30	5	2	0
Cefmenoxim	25	4	1	0

Pharmakokinetik: Keine *Resorption* nach oraler Gabe.
Nach i. v. Injektion von 1 g (Tab. 15) sind die *Serumspiegel* nach 1 h am höchsten bei Ceftriaxon, niedriger bei Ceftizoxim, Cefmenoxim und Cefotaxim. Nach 6 h liegen die Konzentrationen bei Ceftriaxon noch relativ hoch, während sie bei Ceftizoxim auf 2 mg/l, bei Cefmenoxim auf 1 mg/l und bei Cefotaxim auf 0,3 mg/l abgefallen sind. Nach 12 h betragen die Serumspiegel von Ceftriaxon 30 mg/l, während sie bei Ceftizoxim, Cefmenoxim und Cefotaxim unterhalb der Nachweisgrenze sind.

Cephalosporine

Tab. 16. Pharmakokinetische Daten von Mitteln der Cefotaxim-Gruppe und Ceftazidim.

Mittel	Halbwertszeit (min)	Plasmaeiweißbindung (%)	Urin-Recovery (%)	Tubuläre Sekretion	Gallenexkretion
Cefotaxim	60	40	50	+	(+)
Ceftriaxon	385–480	95	40–60	∅	++
Ceftizoxim	70	30	80	∅	(+)
Cefmenoxim	70	60	80	∅	(+)
Ceftazidim	120	10	80	∅	(+)

Entsprechende Konzentrationsunterschiede zwischen den einzelnen Mitteln findet man bei i. v. Kurzinfusion, i. v. Dauerinfusion und i. m. Injektion.
Halbwertszeit bei Ceftriaxon 7–8 h, bei Ceftizoxim und Cefmenoxim 70 min sowie bei Cefotaxim 60 min (Tab. 16).
Plasmaeiweißbindung bei Ceftriaxon 84–95% (konzentrationsabhängig), bei Cefmenoxim 60%, bei den anderen Mitteln <50%. Die hohe Eiweißbindung von Ceftriaxon bedeutet offenbar keine Inaktivierung.
Bei allen Mitteln relativ gute *Gewebegängigkeit* und schlechte *Liquorgängigkeit* (bei nichtentzündeten Meningen). Bei eitriger Meningitis werden besonders mit Ceftriaxon und Cefotaxim therapeutisch wirksame Liquorkonzentrationen erreicht.
Harnausscheidung in den ersten 24 h in aktiver Form bei Cefotaxim zu 50%, Ceftriaxon zu 40–60%, Ceftizoxim und Cefmenoxim zu 70–80%. Bei Ceftriaxon wird ein großer Teil mit der Galle in den Darm ausgeschieden. Die Gallenspiegel der anderen Cephalosporine sind meist höher als die Serumspiegel. Cefotaxim wird zu etwa ⅓ im Organismus metabolisiert, was die relativ niedrigen Serumspiegel erklärt. Als Metaboliten wurden das schwächer antibakteriell wirksame Desacetyl-Cefotaxim und 2 unwirksame Lactone gefunden. Die renale Ausscheidung erfolgt bei Cefotaxim auch durch tubuläre Sekretion (deshalb erhöht Probenecid die Serumspiegel), bei den anderen Mitteln überwiegend durch glomeruläre Filtration. Bei *Niereninsuffizienz* ist die Halbwertszeit von Ceftriaxon und Cefotaxim nicht so stark verlängert wie bei den anderen Mitteln dieser Gruppe.

Nebenwirkungen: Wie bei anderen parenteralen Cephalosporinen. Die Nierenverträglichkeit ist gut. Selten sind Blutgerinnungsstörungen durch Cefmenoxim (mit Verlängerung der Prothrombinzeit). Daher sollte unter Cefmenoxim bei blutungsgefährdeten Patienten der Quick-Wert alle 2–3 Tage kontrolliert werden. Bei Ceftriaxon werden bei höherer Dosierung in der Gallenblase nicht selten sonographisch erkennbare Ansammlungen von Ceftriaxon-Kalksalzen gefunden, die meist asymptomatisch sind und in der Regel 10–60 Tage nach Therapieende verschwinden. Evtl. auftretende Schmerzen bei diesem Sludge-Phänomen (Pseudocholelithiasis) werden symptomatisch behandelt (**cave** Operation).

Interaktionen von Cefmenoxim: Bei gleichzeitiger Gabe von Cefmenoxim und Heparin oder oralen Antikoagulanzien sollten die Gerinnungsparameter häufig und regelmäßig überwacht werden. Das gilt auch für die gleichzeitige Gabe von Substanzen, welche Thrombozytenfunktionsstörungen auslösen können.

Cefotaxim-Gruppe

Bei Alkoholgenuß steigt nach Cefmenoxim-Gabe die Azetaldehydkonzentration an, und es können Hautrötung, Schweißausbruch, Blutdruckabfall, Tachykardie, Erbrechen, Kopfschmerzen und Schwindel auftreten (auch als Spätreaktion bis zu 72 h nach Antibiotikum-Gabe). Zur Vermeidung dieses Antabus-(Disulfiram-)ähnlichen Effekts soll 2–4 Tage nach der Therapie kein Alkohol genossen werden. **Cave** alkoholhaltige Infusionslösungen!

Indikationen für **Ceftriaxon und Cefotaxim:**
1. **Ungezielte Therapie** schwerer lebensbedrohlicher Infektionen (Sepsis, Pneumonie, Osteomyelitis, Wund- und Gewebsinfektionen), vor allem wenn durch ein schweres Grundleiden die Abwehrkraft geschwächt ist und z. B. nach Vorbehandlung multiresistente gramnegative Stäbchen zu erwarten sind. Geeignet auch zur ungezielten Therapie von urologischen Harnwegsinfektionen (wegen häufig mehrfach resistenter Bakterien). Wenn mit Bacteroides fragilis zu rechnen ist, kann mit Metronidazol kombiniert werden. Bei schweren Allgemeininfektionen ist zur Erfassung von Enterokokken und Pseudomonas eine kombinierte Behandlung durchzuführen (mit einem Acylaminopenicillin bzw. Aminoglykosid).
2. **Gezielte Therapie** schwerer Allgemein- oder Organinfektionen (Pneumonie, Pyelonephritis, Gallenwegsinfektionen) durch Cefazolin-resistente Erreger, die auch gegen Acylaminopenicilline unempfindlich sind.
3. Schwere Infektionen bei **Penicillin-Allergie** (vorher Kreuzallergie ausschließen).
4. **Andere Indikationen** sind Meningitis durch empfindliche Erreger und Neuroborreliose (besonders Ceftriaxon).
5. Einmalbehandlung der unkomplizierten **Gonorrhoe** (am besten mit Ceftriaxon). Eine Einmalbehandlung mit Ceftriaxon ist auch bei bestimmten anderen bakteriellen Infektionen (z. B. Otitis media) möglich.

Falsche Indikationen: Leichtere bakterielle Infektionen, bei denen Penicillin G, Amoxicillin, Cefazolin oder Cefuroxim ebensogut wirken.

Kontraindikation: Allergie gegen Cephalosporine. Keine Gabe von Ceftriaxon an ikterische Neu- und Frühgeborene.

Applikation: Am besten 2–3mal tgl. Applikation als i. v. Kurzinfusion (20 bis 30 min) oder langsame i. v. Injektion (5 min). Auch i. v. Infusion möglich. Die i. m. Injektion kann schmerzhaft sein (eventuell in 0,5%iger Lidocain-Lösung auflösen, nie mehr als 1 g).

Dosierung: Tagesdosis je nach Schwere der Infektion 3–6 g (Kinder 50–100 mg/kg). Höchstdosis (z. B. bei Meningitis): tgl. 8 g bei Erwachsenen, 200 mg/kg bei Kindern. Bei Ceftriaxon ist die Gabe von 1–2 g alle 24 h ausreichend. Damit ist unter günstigen Umständen auch eine ambulante parenterale Therapie (OPAT = **O**utpatient **P**arenteral **A**ntibiotic **T**herapy) möglich. Bei Meningitis gibt man Erwachsenen tgl. 4 g Ceftriaxon, Kindern tgl. 80–100 mg/kg (maximal 4 g). Bei stark eingeschränkter Nierenfunktion (Kreatinin-Clearance <5 ml/min) gibt man 0,5 g Cefotaxim alle 12 h. Keine Dosisbeschränkung bei Ceftriaxon.

Handelsformen: Ampullen à 0,5 g, 1 g, 2 g.

Cephalosporine

Beurteilung: Wichtigste Gruppe der parenteralen Cephalosporine. Ceftriaxon ist als Standardsubstanz dieser Gruppe wegen seiner einfachen Applikation, zuverlässigen Wirksamkeit und guten Verträglichkeit zu bevorzugen. Eine Alternative ist Cefotaxim. Ceftriaxon eignet sich wegen der langen Halbwertszeit auch zur ambulanten Kurzzeitbehandlung und zur Sequentialtherapie bakterieller Infektionen (Verabreichung von 1–2 g alle 24 h).

Literatur

Adu A, Armour CL. Drug utilization review of third generation cephalosporins. Focus on ceftriaxone, ceftazidime and cefotaxime. Drugs 1995; 50: 423–39.

Asmar BI, Thirumoorthi MC, Buckley JA, et al. Cefotaxime diffusion into cerebrospinal fluid of children with meningitis. Antimicrob Ag Chemother 1985; 28: 138.

Barson WJ, Miller MA, Brady MT, Powell DA. Prospective comparative trial of ceftriaxone vs conventional therapy for treatment of bacterial meningitis in children. Pediatr Infect Dis J 1986; 4: 362–8.

Catalán MJ, Fernández JM, Vasquez A, et al. Failure of cefotaxime in the treatment of meningitis due to relatively resistant Streptococcus pneumoniae. Clin Infect Dis 1994; 18: 766.

Crooks J, White LO, Burville LJ, et al. Pharmacokinetics of cefotaxime and desacetyl-cefotaxime in neonates. J Antimicrob Chemother 1984; 14 (Suppl. B): 97.

Dagan R, et al. Outpatient treatment of serious community-acquired pediatric infections using once-daily intramuscular ceftriaxone. Pediatr Infect Dis J 1987; 6: 1080.

Figueiredo AMS, Connor JD, Severin A, et al. A pneumococcal clinical isolate with high-level resistance to cefotaxime. Antimicrob Ag Chemother 1992; 36: 886.

Frenkel LD and the Multicenter Ceftriaxone Pediatric Study Group: Once-daily administration of ceftriaxone for the treatment of selected serious bacterial infections in children. Pediatrics 1988; 82: 486.

Gambertoglio JG, Alexander DP, Barriere SL. Cefmenoxime pharmacokinetics in healthy volunteers and subjects with renal insufficiency and on hemodialysis. Antimicrob Ag Chemother 1984; 26: 845.

Gundert-Remy UG, Hildebrandt GR, Stiehl A, Schlegel P. Pharmacokinetics of ceftizoxime. Eur J Clin Pharmacol 1985; 28: 463.

Heim-Duthoy KL, Caperton EM, Pollock R, et al. Apparent biliary pseudolithiasis during ceftriaxone therapy. Antimicrob Ag Chemother 1990; 34: 1146–9.

Höffken G, Lode H, Koeppe P, Ruhnke M, Borner K. Pharmacokinetics of cefotaxime and desacetyl-cefotaxime in cirrhosis of the liver. Chemotherapy 1984; 30: 7.

Jacobs RF. Ceftriaxone-associated cholecystitis. Pediatr Infect Dis J 1988; 7: 434.

Karachalios GN, Georgiopoulos AN, Kanatakis S. Treatment of various infections in an outpatient practice by intramuscular ceftriaxone: home parenteral therapy. Chemotherapy 1989; 35: 389–92.

Kearns GL, Jacobs RE, Thomas BR, Darville TL, Trang JM. Cefotaxime and desacetyl-cefotaxime pharmacokinetics in very low birth weight neonates. J Pediatr 1989; 114: 461–8.

Quentin, CD, Ansorg R. Penetration of cefotaxime into the aqueous humor ot the human eye after intravenous application. Arch Clin Exp Ophthalmol 1983; 220: 245.

Russo TA, Cook S, Gorbach SL. Intramuscular ceftriaxone in home parenteral therapy. Antimicrob Ag Chemother 1988; 32: 1439–40.

Segev S, Raz R, Rubinstein E. Double-blind randomized study of 1 g versus 2 g intravenous ceftriaxone daily in the therapy of community-acquired infections. Eur J Clin Microbiol Infect Dis 1995; 14: 851–5.

Simon C. Möglichkeiten der ambulanten parenteralen Antibiotika-Therapie. Medwelt 1994; 45: 314–9.

Tansino GF, Hammerschlag MR, Congeni BL, et al. Clinical efficacy and safety of cefmenoxime in children. Antimicrob Ag Chemother 1985; 28: 508.

Cefodizim

Handelsname: Opticef, Timecef.

Eigenschaften: Aminothiazol-Oxim-Cephalosporin (wie Cefotaxim) mit einer Mercaptothiazid-Seitenkette. Breites Wirkungsspektrum und starke In-vitro-Aktivität ähnlich Cefotaxim, jedoch wesentlich schwächer wirksam gegen Staphylokokken, Bacteroides-Arten, Serratia marcescens. Unwirksam gegen Methicillin-resistente Staphylococcus-aureus-Stämme, die meisten Staphylococcus-epidermidis-Stämme, Enterokokken, Listerien, Pseudomonas, Acinetobacter, Fusobakterien, Clostridien, Mykoplasmen und Chlamydien.

Pharmakokinetik:
Serumspiegel nach 2 g i. v. bei 150 mg/l (1 h) und 20 mg/l(8 h).
Halbwertszeit: 2,4 h.
Plasmaeiweißbindung 80%.
Urin-Recovery 70–80%.

Nebenwirkungen: Allergische und gastrointestinale Störungen (wie bei Cefotaxim), auch Thrombozytopenie, Leukopenie, hämolytische Anämie (selten).

Interaktionen: Wie Cefazolin (s. S. 68).

Indikationen: Die geringe Aktivität gegen Staphylokokken sowie die fehlende Wirkung gegen Pseudomonas aeruginosa schränken die Indikationen für Cefodizim erheblich ein. Cefodizim ist geeignet zur Behandlung von Harnwegsinfektionen, Gonorrhoe und unteren Atemwegsinfektionen durch empfindliche Erreger.

Dosierung: 1–2 g i. v. alle 12 h, bei eingeschränkter Nierenfunktion (Kreatinin-Clearance 10–30 ml/min) Tagesdosis halbieren. Bei Harnwegsinfektionen kann die i.v. Gabe von 1–2 g alle 24 h ausreichen.

Handelsformen: Ampullen à 1 g und 2 g.

Beurteilung: Cefodizim erscheint wegen seines Wirkungsspektrums vor allem zur Behandlung von Harnwegsinfektionen, aber auch von unteren Atemwegsinfektionen durch empfindliche Erreger geeignet.

Literatur

Andrassy K. Safety profile of cefodizime. Infection 1992; 20 (Suppl 1): 36.
Barradell L, et al. Cefodizime: a review of its antibacterial activity. Drugs 1992; 44: 800–34.
Brockmeier D, Dagrosa EE. Pharmacokinetic profile of cefodizime. Infection 1992; 20 (Suppl 1): 14.
Conte JE. Pharmacokinetics of cefodizime in volunteers with normal or impaired renal function. J. Clin. Pharmacol. 1994; 34: 1066-70.
Labro MT. Cefodizime as a biological response modifier: a review of its in vivo, ex vivo and in vitro immunomodulatory properties. J Antimicrob Chemother 1990; 28 (Suppl C): 37–47.
Wenisch C, Parschalk B, Hasenhündl M. Effect of cefodizime and ceftriaxone on phagocytic function in patients with severe infections. Antimicrob Ag Chemother 1995; 39: 672–6.

Ceftazidim-Gruppe

Die Gruppe besteht aus den Derivaten Ceftazidim, Cefepim und Cefpirom (Abb. 14). Sie zeichnen sich durch eine besondere Pseudomonas-Wirksamkeit aus und haben eine ähnliche Grundstruktur wie Cefotaxim, jedoch in Position 3 der rechten Seitenkette alkalische Substituenten mit positiver Ladung. Cefepim und Cefpirom sind Zwitterion-Cephalosporine. Die Klassifikation als Cephalosporine der 4. Generation ist problematisch.

Ceftazidim

Handelsname: Fortum.

Eigenschaften und antibakterielle Aktivität: Als Pentahydrat (mit Natriumkarbonat) gut wasserlöslich (wobei CO_2 freigesetzt wird). 1 g Ceftazidim enthält etwa 2,3 mval Natrium. Ceftazidim hat fast das gleiche Wirkungsspektrum wie Cefotaxim, wirkt aber gegen Pseudomonas aeruginosa 10fach stärker als Cefotaxim und 2fach stärker als Cefsulodin (S. 89). Ceftazidim ist auch gut wirksam gegen Proteus vulgaris,

7-Aminocephalosporansäure	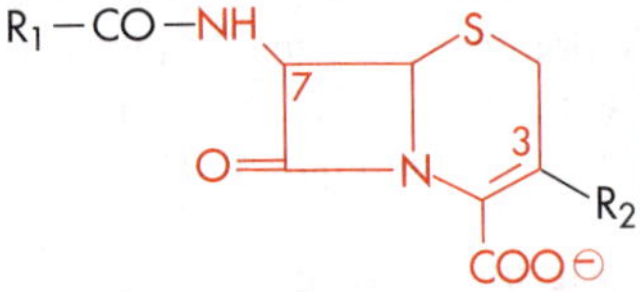	
Freiname	**R_1**	**R_2**
Ceftazidim	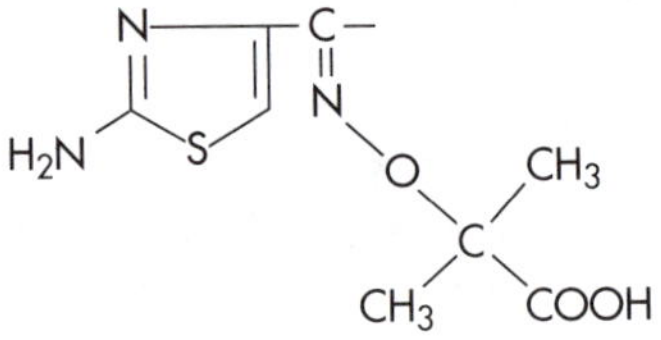	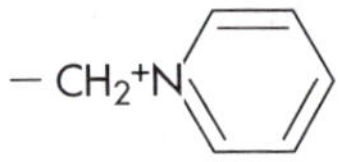
Cefpirom	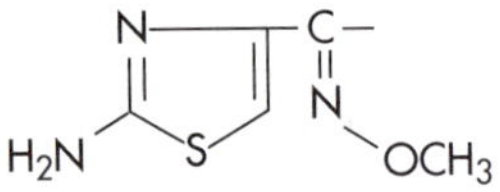	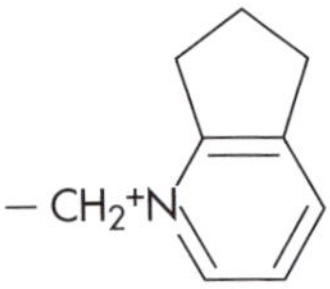
Cefepim	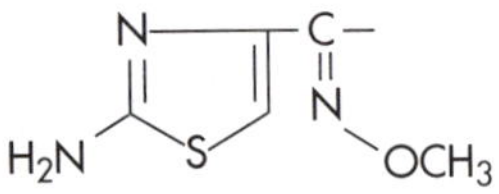	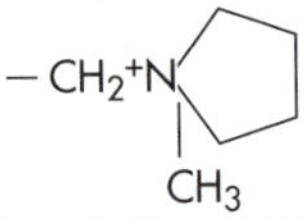

Abb. 14. Strukturformeln von Ceftazidim und verwandten Cephalosporinen.

Ceftazidim

Serratia marcescens, Acinetobacter-Arten und Enterobacter cloacae. Dagegen ist die Aktivität gegen Staphylokokken im Vergleich zu Cefotaxim 3fach schwächer (Tab. 14, S. 79), gegen Bacteroides fragilis im Vergleich zu Cefoxitin ebenfalls schwächer. Bei anderen Anaerobiern sind die Aktivitätsunterschiede geringer. Ceftazidim ist unwirksam gegen Methicillin- und Cefazolin-resistente Staphylokokken (wie andere Cephalosporine), auch gegen Enterococcus faecalis und faecium, Listerien, Campylobacter-Arten und Clostridium difficile.

Pharmakokinetik:
Mittlere *Serumspiegel* nach i. v. Injektion von 1 g 40 mg/l (1 h), 10 mg/l (4 h) und 0,6 mg/l (12 h).
Halbwertszeit 2 h.
Serumeiweißbindung 10%.
Relativ gute *Gewebepenetration*. *Liquorspiegel* niedrig (bei nichtentzündeten Meningen).
Harnausscheidung unverändert (in aktiver Form) durch glomeruläre Filtration (80–90% in den ersten 24 h). Galleausscheidung <1%. Metaboliten wurden in Galle und Urin nicht nachgewiesen.

Nebenwirkungen: Ähnlich Cefotaxim. Keine Alkoholintoleranz. Es besteht keine erhöhte Blutungsgefahr (Fehlen einer Tetrazol-Seitenkette).

Indikationen: Gezielt bei Pseudomonas-Infektionen (am besten in Kombination mit Tobramycin oder Piperacillin). Ungezielt bei ähnlichen Indikationen wie Cefotaxim. In Kombination mit einem Aminoglykosid auch zur Interventions-Therapie bei neutropenischen Patienten verwendbar. Wenn eine Beteiligung von Staphylokokken oder Anaerobiern (z. B. Bacteroides) nicht ausgeschlossen ist, kann Ceftazidim mit Clindamycin kombiniert werden. Die wichtigste Sonderindikation ist Mukoviszidose (s. S. 447). Auch bei Melioidose (durch Burkholderia pseudomallei) anwendbar.

Kontraindikation: Überempfindlichkeit gegen Cephalosporine. Vorsicht bei Penicillin-Allergie (Kreuzallergie möglich, aber selten).

Applikation: I. v. oder i. m. Injektion möglich. Für i. m. Injektion Auflösung in 0,5%- oder 1%iger Lidocain-Lösung.

Dosierung: Abhängig von Schwere und Art der Infektion, Empfindlichkeit der Erreger und Lebensalter. Erwachsene: 1–2 g i. v. alle 8–12 h (meist 2 g alle 12 h), höchstens tgl. 6 g. Kinder: Tagesdosis 30–100 mg/kg (in 2–3 Einzeldosen). Bei Neugeborenen und Kindern bis zum 2. Lebensmonat werden 2mal tgl. 25–50 mg/kg empfohlen. Dosierung bei eingeschränkter Nierenfunktion: Tab. 17.
Während Hämodialyse beträgt die Halbwertszeit 2–5 h (Erhaltungsdosis nach jeder Dialyse wiederholen).

Handelsformen: Ampullen mit 0,5 g, 1 g, 2 g.

Beurteilung: Pseudomonas-Cephalosporin mit breitem Spektrum. Sonderindikationen: Fieber bei Neutropenie und Mukoviszidose.

Cephalosporine

Tab. 17. Ceftazidim-Dosierung bei Niereninsuffizienz.

Kreatinin-Clearance (ml/min)	Kreatinin im Serum µmol/l (mg/dl)	Einzeldosis (g)	Dosierungs-intervall (h)
50–31	150–200 (1,7–2,3)	1,0	12
30–16	200–350 (2,3–4,0)	1,0	24
15–6	350–500 (4,0–5,6)	0,5	24
< 5	> 500 (> 5,6)	0,5	48

Literatur

Cade JF, Presneill J, Sinickas V, Hellyar A. The optimal dosage of ceftazidime for severe lower respiratory tract infections. J Antimicrob Chemother 1993; 32:611.

Demotes-Mainard F, Vincon G, Ragnaud JM, et al. Pharmacokinetics of intravenous and intraperitoneal ceftazidime in chronic ambulatory peritoneal dialysis. J Clin Pharmacol 1993; 33: 475-9

Mulhall A, de Louvois J. The pharmacokinetics and safety of ceftazidime in the neonate. J Antimicrob Chemother 1985; 15: 97.

Padoan R, Cambisano W, Costantini D, et al. Ceftazidime monotherapy vs combined therapy in Pseudomonas pulmonary infections in cystic fibrosis. Pediatr Infect Dis J 1987; 6: 648.

Pizzo PA, et al. A randomized trial comparing ceftazidime alone with combination antibiotic therapy in cancer patients with fever and neutropenia. N Engl J Med 1986; 315: 552–8.

Rains CP, Bryson HM, Peters DH. Ceftazidime: An update of its antibacterial activity, pharmacokinetic properties and therapeutic efficacy. Drugs 1995; 49: 577-617.

Rice LB, Willey SH, Papanicolaou GA, et al. Outbreak of ceftazidime resistance caused by extended-spectrum β-lactamases at a Massachusetts chronic care facility. Antimicrob Ag Chemother 1990; 34: 2193–9.

Strandvik B, Malmborg AS, Alfredson H, Ericsson A. Clinical results and pharmacokinetics of ceftazidime treatment in patients with cystic fibrosis. J Antimicrob Chemother 1983; 12 (Suppl A): 283.

Cefepim

Handelsname: Maxipime.

Eigenschaften: Neues parenterales Aminothiazol-Cephalosporin, das in Position 3 des Dihydrothiazin-Rings einen quaternisierten N-Methylpyrrolidinring als Seitenkette hat und mit Cefpirom und Ceftazidim strukturell verwandt ist (Abb. 14). Cefepim besitzt wie Cefpirom Zwitterion-Charakter. Das Präparat liegt als Dihydrochlorid vor und ist gepuffert mit Arginin.

Wirkungsspektrum: Pseudomonas-Aktivität ähnlich Ceftazidim, Staphylokokken-Aktivität ähnlich Cefotaxim. Keine Aktivität gegen Methicillin-resistente Staphylokokken. Resistent sind Enterococcus faecalis und faecium, Listerien, Clostridium

Cefepim

difficile und Bacteroides fragilis. In vitro ist Cefepim stärker wirksam als Cefpirom gegen Proteus vulgaris, Stenotrophomonas maltophilia und Clostridien. Weitgehende Kreuzresistenz mit Ceftazidim, Cefpirom und anderen Breitspektrum-Cephalosporinen. Ceftazidim-resistente Pseudomonas-Stämme können gegen Cefepim empfindlich sein.

Pharmakokinetik:
Bei i. v. Infusion (30 min) von 1 g liegen die maximalen *Serumspiegel* bei 40 mg/l.
Halbwertszeit 2 h.
Plasmaeiweißbindung 20%.
Urin-Recovery 85%.

Nebenwirkungen ähnlich Cefotaxim.

Indikationen ähnlich wie bei Ceftazidim: Vorwiegend Infektionen, bei denen auch Pseudomonas eine Rolle spielen kann. Bei nachgewiesener Pseudomonas-Infektion ist eine Kombination mit Tobramycin günstig.

Dosierung: 1–2 g langsam i. v. alle 12 h.

Handelsformen: Ampullen mit 0,5 g, 1 g, 2 g.

Beurteilung: Pseudomonas-Cephalosporin, das auch gegen Enterobakterien und Staphylokokken gut wirksam ist. Alternative zu Ceftazidim.

Literatur

Allaouchiche B, Breilh D, Jaumain H, et al. Pharmacokinetics of cefepime during continuous venovenous hemodiafiltration. Antimicrob Ag Chemother 1997; 41: 2424-7

Barbhaiya RH, Forgue ST, Gleason CR, et al. Pharmacokinetics of cefepime after single and multiple intravenous administration in healthy subjects. Antimicrob Ag Chemother 1992; 36: 552–7.

Barbhaiya RH, Knupp CA, Forgue ST, et al. Pharmacokinetics of cefepime in subjects with renal insufficiency. Clin Pharmacol Ther 1990; 48: 268–76.

Barbhaiya RH, Knupp CA, Pfeiffer M, et al. Pharmacokinetics of cefepime in patients undergoing continuous ambulatory peritoneal dialysis. Antimicrob Ag Chemother 1992; 36: 1387–91.

Barradell IB, Bryson HM. Cefepime: A review of its antibacterial activity, pharmacokinetic properties and therapeutic use. Drugs 1994; 47: 471.

Eggiman P, Glauser MP, Aoun M, et al. Cefepime monotherapy for the empirical treatment of fever in granulocytopenic cancer patients. J Antimicrob Chemother 1993; 32 (Suppl B): 151–63.

Grassi GG, Grassi C. Cefepime: overview of activity in vitro and in vivo. J Antimicrob Chemother 1993; 32 (Suppl B): 87.

Huls CE, Prince RA, Sailheimer DK, Bosso JA. Pharmacokinetics of cefepime in cystic fibrosis patients. Antimicrob Ag Chemother 1993; 37: 1414.

Limaye AP, Gautom RK, Black D, et al. Rapid emergence of resistance to cefepime during treatment. Clin Infect Dis 1997; 25: 339-40.

Reed MD, Yamashita TS, Knupp CK, et al. Pharmacokinetics of intravenously and intramuscularly administered cefepime in infants and children. Antimicrob Ag Chemother 1997; 41: 1783-7.

Thornsberry C, Brown SD, Yee YC, Bouchillon SK, Marler JK, Rich R. In-vitro activity of cefepime and other antimicrobials: survey of European isolates. J Antimicrob Chemother 1993; 32 (Suppl. B): 31–53.

Tzouvelekis LS, Tzelepi E, Prinarakis E, et al. Sporadic emergence of Klebsiella pneumoniae strains resistant to cefepime and cefpirome in Greek hospitals. J Clin Microbiol 1998; 36: 266-8.

Cefpirom

Handelsname: Cefrom (Schweiz), Cedixen (Österreich). In Deutschland nicht im Handel.

Eigenschaften: Cefpirom ist mit Ceftazidim und Cefepim strukturell verwandt und hat wie Cefepim und einige andere β-Lactam-Antibiotika Zwitterion-Charakter (Abb. 14). Es ist ein Aminothiazolyl-Cephalosporin, das in Position 3 eine quaternäre Ammonium- und eine Cyclopentenopyridin-Gruppe hat. Die stark alkalische Seitenkette und die Struktur als Zwitterion erfordern eine Applikation als Sulfat. Cefpirom hat hierdurch eine Sonderstellung unter den β-Lactam-Antibiotika.

Wirkungsspektrum ähnlich Cefotaxim. Cefpirom hat aber im Vergleich zu Cefotaxim eine stärkere Aktivität gegen Pseudomonas aeruginosa, Enterobacter cloacae, Acinetobacter und Citrobacter-Arten sowie gegen Staphylokokken. Resistent sind Methicillin-resistente Staphylokokken, ein Teil der Enterokokken, Listerien, Stenotrophomonas maltophilia und Bacteroides fragilis. Gegen Pseudomonas aeruginosa wirkt Cefpirom schwächer als Ceftazidim.

Pharmakokinetik:
Nach i. v. Injektion von 1 g werden *Serumspiegel* von 33 mg/l (1 h) und 1 mg/l (12 h) erreicht.
Halbwertszeit 2 h.
Urin-Recovery 75% (unverändert).

Nebenwirkungen: Häufigkeit insgesamt 9%, u.a. kardiovaskuläre, neurologische und allergische Störungen, die eine genaue Überwachung des Patienten erfordern. Auch Thrombozyto- und Neutropenie sind möglich.

Indikationen: In der Schweiz zugelassene Indikationen sind Infektionen der unteren Atemwege, der Harnwege sowie der Haut und der Weichteile durch empfindliche Erreger. Nicht empfohlen bei bakterieller Meningitis und Infektionen durch Bacteroides, Enterokokken und resistente gramnegative Keime.

Kontraindikationen: Schwangerschaft, Stillzeit. Für Kinder nicht zugelassen.

Dosierung: 1–2 g langsam i. v. alle 12 h. Bei Niereninsuffizienz reduzierte Dosierung (bei Kreatinin-Clearance 50–20 ml/min 0,5–1 g alle 12 h, bei Kreatinin-Clearance 20–5 ml/min 0,5–1 g alle 24 h). Da die Ampullen Natriumkarbonat enthalten, ist bei Nierenfunktionsstörungen, Ödemen und Ergüssen sowie bei einer Infusionstherapie die Natriumzufuhr zu bilanzieren.

Handelsformen: Ampullen à 0,25 g, 0,5 g, 1 g, 2 g.

Beurteilung: Umstrittenes Breitspektrum-Cephalosporin (in Deutschland entwickelt, aber über viele Jahre nicht im Handel). Eine klinische Überlegenheit über Cefotaxim, Ceftriaxon und Ceftazidim ist nicht erwiesen.

Literatur

Carbon C, Gonzalez UR, Dictar M. Prospective randomized phase II study of intravenous cefpirome 1 g or 2 g bid in the treatment of hospitalized patients. J Antimicrob Chemother 1992; 29: (Suppl A): 87–94.

Friedland IR, Sultan E, Lehr KH, et al. Concentrations of cefpirome in cerebrospinal fluid of children with bacterial meningitis after a single intravenous dose. Antimicrob Ag Chemother 1998; 42: 199-201.

Jones RN, Pfaller MA, Allen SD, et al. Antimicrobial activity of cefpirome: An update compared to five third-generation cephalosporins against nearly 6000 recent clinical isolates from five medical centers. Diagn Microbiol Infect Dis 1991; 14: 361–4.

Meyer BH, Muller FO, Luus HG, Drees B, Röthig HJ, Badian M, Eckert HG. Safety, tolerance and pharmacokinetics of cefpirome administered intramuscularly to healthy subjects. J Antimicrob Chemother 1992; 29 (Suppl A): 63–70.

Paradis D, Vallee F, Allard S, et al. Comparative study of pharmacokinetics and serum bactericidal activities of cefpirome, ceftazidime, ceftriaxone, imipenem, and ciprofloxacin. Antimicrob Ag Chemother 1992; 36: 2085.

Rubinstein E, Labs R, Reeves A. A review of the adverse effects profile of cefpirome. Drug Safety 1993; 9: 340-5.

Tzouvelekis LS, Tzelepi E, Prinarakis E, et al. Sporadic emergence of Klebsiella pneumoniae strains resistant to cefepime and cefpirome in Greek hospitals. J Clin Microbiol 1998; 36: 266-8.

Wiseman LR, Lamb HM. Cefpirome. A review of its antibacterial activity, pharmacokinetic properties and clinical efficacy in the treatment of severe nosocomial infections and febrile neutropenia. Drugs 1997; 54: 117-40.

Übrige Cephalosporine

Es gibt in anderen Ländern eine Reihe wenig angewandter Cephalosporine (Cefapirin, Ceforanid, Cefonicid, Cefbuperazon, Cefpiramid, Cefpimizol, Cefminox), die keine Vorteile haben. Nur die in Deutschland zugelassenen Mittel Cefsulodin und Cefoperazon werden hier kurz besprochen.

Cefsulodin

Handelsname: Pseudocef.

Eigenschaften: Halbsynthetisches Cephalosporin (Carbamoyl-Cephalosporin) mit schmalem Wirkungsspektrum. Als Natriumsalz gut wasserlöslich. Strukturformel: Abb. 10, S. 67.

Antibakterielle Wirkung: Am stärksten gegen Pseudomonas aeruginosa (bei relativ niedriger Konzentration). Meist auch gegen Ticarcillin- und Gentamicin-resistente Pseudomonas-Stämme wirksam. Eine Resistenz kommt in 10% vor. Bei Pseudomonas weitgehende Kreuzresistenz mit Ceftazidim. Bei Kombination mit einem Aminoglykosid synergistische Wirkung, bei Kombination mit einem Pseudomonas-wirksamen β-Lactam-Antibiotikum meist additive Wirkung. Außerdem werden oft Staphylokokken, Pneumokokken und Gonokokken (bei Konzentrationen zwischen 0,5 und 4 mg/l) gehemmt. Andere gramnegative Stäbchen (Enterobakterien) sind unempfindlich.

Cephalosporine

Pharmakokinetik:
Nach i. v. Injektion von 0,5 g, 1 g und 2 g sind die mittleren *Serumspiegel* 20 bzw. 40 bzw. 60 mg/l (1 h). Nach i. v. Kurzinfusion (30 min) von 2 g werden *Serumspiegel* von 100 mg/l erreicht.
Halbwertszeit 1½ h.
Plasmaeiweißbindung 30%.
Gute *Gewebegängigkeit*.
Urin-Recovery 90%.

Nebenwirkungen: Wie bei anderen parenteral anwendbaren Cephalosporinen. Die Nierenfunktion ist zu überwachen (besonders bei Kombination mit einem Aminoglykosid).

Indikationen: Nachgewiesene Pseudomonas-Infektionen, z. B. der Atem- und Harnwege, der Haut und des Knochens (am besten in Kombination mit einem Aminoglykosid).

Applikation: Zu bevorzugen ist die i. v. Kurzinfusion (in 30 min). Auch langsame i. v. Injektion möglich. Für i. m. Injektion in 0,5%iger Lidocain-Lösung auflösen.

Dosierung: Erwachsene erhalten täglich 2–3(–6) g, **Kinder** 50(–100) mg/kg, verteilt auf 2–3 Einzelgaben. Die Maximaldosis von 6 g tgl. sollte nicht überschritten werden.

Handelsformen: Ampullen à 1 g, 2 g.

Beurteilung: Pseudomonas-Antibiotikum mit fehlender Aktivität gegen andere gramnegative Stäbchen. Zur gezielten Therapie in Kombination mit einem Aminoglykosid anwenden.

Literatur

Cabezudo I, Thompson RL, Selden RF, et al. Cefsulodin sodium therapy in cystic fibrosis patients. Antimicrob Ag Chemother 1984; 25: 4.

Matzke GR, Kaene WF. Cefsulodin pharmacokinetics in patients with various degrees of renal function. Antimicrob Ag Chemother 1983; 23: 369.

Pottage JC Jr, Karakusis PH, Trenholme GM. Cefsulodin therapy for osteomyelitis due to Pseudomonas aeruginosa. Rev Infect Dis 1984; 6 (Suppl 3): 728.

Cefoperazon

Handelsname: Cefobis.

Eigenschaften: Acylamino-Cephalosporin mit Tetrazol-Seitenkette (Abb. 13, S. 78). Aktivität gegen Pseudomonas aeruginosa besser als die von Cefotaxim, schwächer als die von Ceftazidim. Wirkungsspektrum ähnlich Cefotaxim. Inkomplette β-Lactamase-Festigkeit. Cefoperazon ist gegen Acinetobacter calcoaceticus und Enterobacter cloacae nur schwach wirksam.

Pharmakokinetik:
Nicht so günstig wie bei den Cefotaxim-Derivaten.
Serumspiegel (nach 1 g i. v.) 58 mg/l (1 h).
Halbwertszeit 110 min.
Serumeiweißbindung 90%. Ausscheidung hauptsächlich mit der Galle in den Darm.
Urin-Recovery 20–25% (in aktiver Form). Bei stark eingeschränkter Leberfunktion ist die Halbwertszeit 3–4fach verlängert, die extrarenale Clearance auf ⅙ reduziert und die Harnausscheidung verdreifacht.

Nebenwirkungen: Wie bei anderen Cephalosporinen, jedoch häufiger Durchfälle (20–30%). Blutungen durch Hypoprothrombinämie und Thrombozytenfunktionsstörung sind relativ häufig. Cefoperazon verursacht als Tetrazol-Cephalosporin auch Alkoholunverträglichkeit (s. S. 71). Wegen dieser Nebenwirkungen und der meist schwächeren Wirksamkeit ist Cefoperazon den Antibiotika der Cefotaxim-Gruppe unterlegen.

Dosierung: 2–4 g tgl. bei Erwachsenen, 50–100 mg/kg bei Kindern.

Handelsform: Ampullen mit 2 g.

Beurteilung: Heute wegen der ungünstigen Nutzen-Risiko-Relation entbehrlich.

Literatur

Andriole VT, Kirby W. Overview/introduction: Cefoperazone. Am J Med 1988; 85 (Suppl 1A): 1.

Carlberg H, Alestig K, Nord CE, Trollfors B. Intestinal side effects of cefoperazone. J Antimicrob Chemother 1982; 10: 483.

Greenfield RA, Gerber AU, Craig WA. Pharmacokinetics of cefoperazone in patients with normal and impaired hepatic and renal function. Rev Infect Dis 1983; 5 (Suppl 1): 127.

Oralcephalosporine der Cefalexin-Gruppe

Die Oralcephalosporine der Cefalexin-Gruppe haben eine weitgehend ähnliche Struktur (Aminocephalosporine) und ähneln sich in ihrem Wirkungsspektrum (mit guter Aktivität gegen grampositive Bakterien und einer relativ geringen Aktivität gegen gramnegative Bakterien). Sie zeichnen sich durch eine günstige Pharmakokinetik ohne stärkere Metabolisierung und eine meist hohe Urin-Recovery aus. Weiterentwicklungen in dieser Gruppe sind Loracarbef (das Carbacephem-Analogon des Cefaclors) und Cefprozil (s. S. 97). Cefadroxil unterscheidet sich in der chemischen Struktur vom Cefalexin nur durch eine zusätzliche Para-Hydroxyl-Gruppe am aromatischen Ring (Abb. 15). Cefaclor ist dem Cefalexin sehr ähnlich, jedoch ist eine Methylgruppe durch eine Chlorgruppe substituiert. Alle Verbindungen sind gut wasserlöslich und relativ stabil; nur Cefaclor ist in wäßriger Lösung weniger stabil als Cefalexin.

Cefalexin, Cefadroxil, Cefaclor

Handelsnamen:
Cefalexin: Ceporexin, Oracef u.a.
Cefadroxil: Bidocef, Grüncef u.a.
Cefaclor: Panoral u. a.
Cefradin: In Deutschland nicht mehr im Handel.

Wirkungsspektrum: Teilweise identisch mit dem von Cefazolin (s. S. 66), jedoch ist die Aktivität meist schwächer (besonders bei gramnegativen Stäbchen). Ein Teil der E.-coli-, Klebsiella- und Proteus-Stämme ist resistent. Unwirksam gegen Enterobacter aerogenes, Serratia marcescens, Pseudomonas aeruginosa, Bacteroides fragilis und Enterokokken. Nur schwache Wirksamkeit auf Bordetella pertussis und Haemophilus influenzae. Dagegen wirkt Cefaclor auf Strepto- und Pneumokokken sowie auf empfindliche gramnegative Stäbchen (E. coli, Klebsiella pneumoniae, Proteus mirabilis) 4–8mal stärker als die übrigen Oralcephalosporine. Cefaclor hemmt Haemophilus influenzae (Ampicillin-empfindlich) bei 1,6–3,2 mg/l, Ampicillin-resistente Stämme bei 3,2–6,4 mg/l (im therapeutischen Bereich). Der Anteil Cefaclor-resistenter Haemophilus-Stämme ist auf 6–10% angestiegen.

Pharmakokinetik (Abb. 16): Bei **Cefalexin** weitgehend vollständige Resorption nach oraler Gabe mit Blutspiegelmaxima nach 1½ h.
Serumspiegel nach 1 g maximal 24,7 mg/l, nach 4 h 7,5 mg/l.
Halbwertszeit 60 min.
Eiweißbindung im Blut 12%.
Ausscheidung durch die Nieren zu >90% in unveränderter Form.
Bei **Cefadroxil** sind die maximalen *Serumspiegel* nach 1 g oral höher (28 mg/l) als nach 1 g Cefalexin.
Wegen der längeren *Halbwertszeit* (1½ h) fallen die Serumspiegel langsamer ab als bei Cefalexin (daher nach 6 h 4fach höhere Konzentration).
Plasmaeiweißbindung 20%.
Urin-Recovery 85%.

Oralcephalosporine der Cefalexin-Gruppe

7-Aminocephalosporansäure

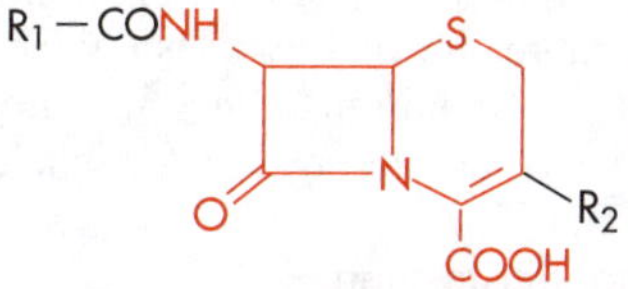

Freiname	R_1	R_2
Cefalexin	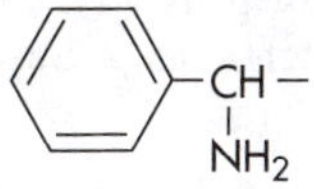 ⌬–CH(NH$_2$)–	–CH$_3$
Cefradin	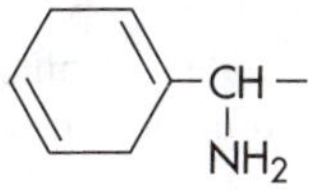 (Cyclohexadien)–CH(NH$_2$)–	–CH$_3$
Cefadroxil	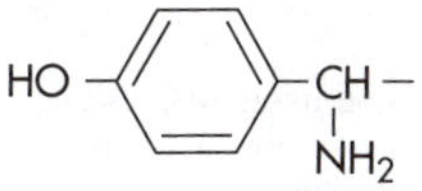 HO–⌬–CH(NH$_2$)–	–CH$_3$
Cefaclor	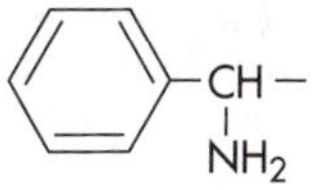 ⌬–CH(NH$_2$)–	–Cl
Cefprozil	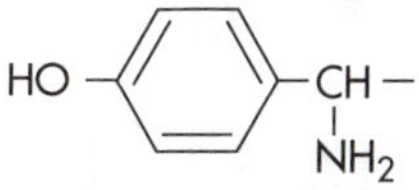 HO–⌬–CH(NH$_2$)–	–CH=CH–CH$_3$

Abb. 15. Strukturformeln der Oralcephalosporine der Cefalexin-Gruppe.

Bei **Cefaclor** finden sich nach 0,5 g oral *Serumspiegel* von 17 mg/l (1 h) und 3,1 mg/l (3 h), nach 1 g 27 mg/l (1 h) und 5,1 mg/l (3 h).
Halbwertszeit 1 h.
Plasmaeiweißbindung 50%.
Urin-Recovery (in 8 h) 60%. Ein Teil wird im Organismus metabolisiert.

Nebenwirkungen: Wie bei parenteral anwendbaren Cephalosporinen, außerdem Magen-Darm-Störungen (Erbrechen, Diarrhoe) in 1–3%. Bei Cefalexin und Cefaclor vorübergehende Erhöhung der SGOT, SGPT und alkalischen Phosphatase im Serum möglich, cholestatischer Ikterus selten.

Interaktionen: Keine relevanten Wechselwirkungen.

Indikationen: Vor allem Haut- und Harnwegsinfektionen durch empfindliche Erreger (insbesondere Staphylokokken).

Kontraindikation: Cephalosporin-Allergie.

Applikation und Dosierung: Bei Cefalexin und Cefaclor tgl. 1,5(–3) g, Kinder 50 mg/kg, bei Cefadroxil Erwachsene 2mal tgl. 1 g, Kinder 2mal tgl. 25 mg/kg. Bei

Cephalosporine

eingeschränkter Nierenfunktion wird die Einzeldosis von 1 g in größeren Abständen verabreicht, und zwar bei einer Kreatinin-Clearance von 10–25 ml/min alle 24 h, von <10 ml/min alle 36 h. Bei Cefaclor ist keine Dosisreduzierung notwendig (wegen der geringeren Ausscheidung durch die Nieren).

Handelsformen:
Cefalexin: Tabletten à 0,5 g und 1 g, Suspension (50 mg/ml).
Cefadroxil: Kapseln à 0,5 g, Tabletten à 1 g, Suspension (50 mg/ml und 100 mg/ml).
Cefaclor: Kapseln à 0,25 g und 0,5 g, Tabletten à 0,5 g, Suspension (25 mg/ml und 50 mg/ml).

Beurteilung: Die Oralcephalosporine der Cefalexin-Gruppe sind erheblich schwächer wirksam als die β-Lactamase-stabilen parenteralen Cephalosporine. Sie sind bei Staphylokokken-Infektionen eine Alternative zu penicillinasefesten Penicillinen.

Literatur

Ginsburg CM. Comparative pharmacokinetics of cefadroxil, cefaclor, cephalexin and cephradine in infants and children. J Antimicrob Chemother 1982; 10 (Suppl. B): 27.

Wheeler JG, Childress SH, Kearns GL. Cefaclor serum sickness: In vitro identification using microsome cytotoxictiy and flow cytometry. J Allergy Clin Immunol 1993; 91: 363.

Wise R. The pharmacokinetics of the oral cephalosporins – A review. J Antimicrob Chemother 1990; 26 (Suppl E): 13–20.

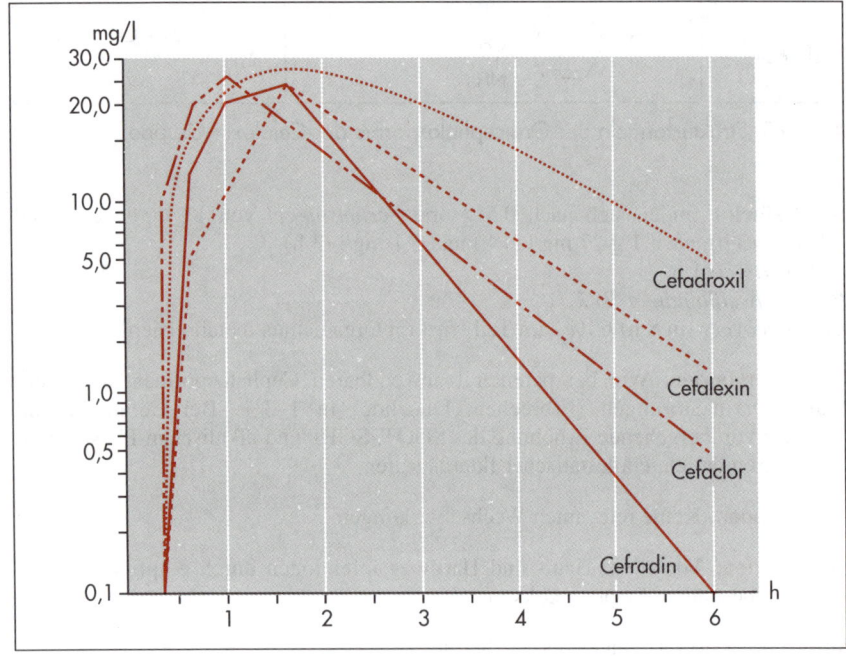

Abb. 16. Mittlere Serumspiegel bei 10 gesunden Erwachsenen (Freiwilligen) nach oraler Gabe von je 1 g Cefadroxil (······), Cefalexin (– – –), Cefaclor (·–·–·–) und Cefradin (——) 1 h nach Standardfrühstück (eigene Daten).

Loracarbef

Handelsname: Lorafem.

Eigenschaften: Synthetisches β-Lactam-Antibiotikum der Carbacephem-Klasse für orale Anwendung. Im Dihydrothiazin-Ring ist das Schwefelatom durch ein C-Atom (eine Methyl-Gruppe) ersetzt. Im übrigen ist die Struktur identisch mit der von Cefaclor. Loracarbef ist im Gegensatz zu Cefaclor in vitro sehr stabil und hat eine bessere Pharmakokinetik.

Wirkungsspektrum: Loracarbef wirkt bakterizid auf die meisten Stämme von Streptokokken (Streptococcus pyogenes, Streptococcus pneumoniae u. a.), Staphylokokken (mit Ausnahme von Methicillin-resistenten Staphylokokken), E. coli, Klebsiella pneumoniae, Moraxella catarrhalis, Haemophilus influenzae (auch β-Lactamase-bildende Stämme), Neisseria meningitidis (Meningokokken). Resistent sind die meisten Stämme von Acinetobacter, Enterobacter, Morganella morganii, Proteus vulgaris, Providencia, Pseudomonas, Serratia, Enterokokken, Anaerobier, Mykoplasmen, Chlamydien und Legionellen. Die antibakterielle Aktivität entspricht ungefähr der von Cefaclor, ist jedoch gegen Haemophilus influenzae, Moraxella catarrhalis und einige Enterobakterien z.T. stärker (besonders bei β-Lactamase-bildenden Stämmen).

Pharmakokinetik:
Fast vollständige Resorption nach oraler Gabe. Nach 0,2 g und 0,4 g sind die mittleren *Serumspitzenspiegel* 9 bzw. 14 mg/l.
Halbwertszeit 60 min.
Plasmaeiweißbindung 25 %.
Gute *Gewebegängigkeit*. In Mittelohrflüssigkeit betragen die Loracarbef-Konzentrationen bei Kindern nach 2 h etwa die Hälfte der Serumspiegel.
Urin-Recovery 90 %. Gut dialysierbar.

Nebenwirkungen: Im allgemeinen gut verträglich. Gelegentlich treten Durchfälle, Übelkeit, Erbrechen, Bauchschmerzen sowie allergische Reaktionen (Hautrötungen, Juckreiz, Urtikaria, Erythema multiforme) auf, selten serumkrankheitsähnliche Erscheinungen (Ödeme, Gelenkschwellungen, Fieber, schwere Hautreaktionen). Selten sind auch anaphylaktische Reaktionen, wie Tachykardie, Dyspnoe, Blutdruckabfall, Schock, ferner Thrombozytopenie, Leukopenie und Eosinophilie sowie ZNS-Symptome.

Interaktionen: Verlängerte Prothrombinzeit mit oder ohne Blutungen bei Patienten, die gleichzeitig blutgerinnungshemmende Medikamente vom Cumarin-Typ erhalten (selten).

Indikationen: Bakterielle Infektionen der oberen und unteren Atemwege (Tonsillitis, akute Otitis media, Sinusitis, akute Exazerbation einer chronischen Bronchitis, leichtere Pneumonie), außerdem Staphylokokken-Infektionen der Haut und Weichteile sowie unkomplizierte Harnwegsinfektionen von Frauen (dort aber nicht Mittel der 1. Wahl).

Cephalosporine

Kontraindikationen: Überempfindlichkeit gegen Loracarbef und Parallelallergie gegen andere β-Lactam-Antibiotika (Penicilline, Cephalosporine).

Applikation und Dosierung: Erwachsene erhalten bei schweren Infektionen und akuter Otitis media 2mal tgl. 0,4 g, Kinder 2mal tgl. 15 mg/kg, bei leichteren Infektionen 2mal tgl. 0,2 g, Kinder 2mal tgl. 7,5 mg/kg. Bei unkomplizierten Infektionen der unteren Harnwege von Frauen kann die 1mal tgl. Gabe von 0,2 g ausreichen.
Bei Niereninsuffizienz (Kreatinin-Clearance 49–10 ml/min) verabreicht man die erforderliche Einzeldosis alle 24 h, bei einer Kreatinin-Clearance unter 10 ml/min jeden 4. oder 5. Tag. Nach jeder Hämodialyse wird eine zusätzliche Einzeldosis gegeben.

Handelsformen: Kapseln à 0,2 g und 0,4 g, Suspension (20 mg/ml, 40 mg/ml).

Beurteilung: Weiterentwicklung von Cefaclor mit besserer Resorption und Stabilität. Besonders für bakterielle Atemwegsinfektionen durch Pneumokokken, Haemophilus und Moraxella gut geeignet.

Literatur

Brogden RN. Loracarbef – A review of its antimicrobial activity, pharmacokinetic properties and therapeutic efficacy. Drugs 1993; 45: 716–36.

Doern GV, Vautour R, Parker D, et al. In vitro activity of loracarbef (LY163892), a new oral carbacephem antimicrobial agent, against respiratory isolates of Haemophilus influenzae and Moraxella catarrhalis. Antimicrob Ag Chemother 1991; 35: 1504–7.

Lees AS, Andrews JM, Wise R. The pharmacokinetics, tissue penetration and in vitro activity of loracarbef, a beta-lactam antibiotic of the carbacephem class. J Antimicrob Chemother 1993; 32: 853–9.

Kusmiesz H, Shelton S, Brown O, Manning S, Nelson JD. Loracarbef concentrations in middle ear fluid. Antimicrob Ag Chemother 1990; 34: 2030–1.

Sydnor TA Jr. Scheld WM. Nielsen RW, Huck W, Gwaltney J Jr. Loracarbef versus amoxicillin/clavulanate in the treatment of acute maxillary sinusitis. Ear Nose Throat J 1992; 71 (Suppl 5): 225–32.

Cefprozil

Handelsname: Cefprozil BMS (Österreich), Procef (Schweiz), Cefzil (USA).

Eigenschaften: Cefprozil unterscheidet sich vom Cefadroxil durch eine Propenyl-Gruppe anstelle der Methyl-Seitenkette. Cefprozil ist stabil und gut wasserlöslich.

Wirkungsspektrum: Ähnlich Cefaclor, aber weniger aktiv gegen Enterobakterien (E. coli, Klebsiellen usw.). Gegen Pneumokokken, Streptococcus pyogenes, Staphylokokken und Haemophilus influenzae wirkt Cefprozil etwas stärker als Cefaclor. Resistent sind Methicillin-resistente Staphylokokken, Enterococcus faecium, Citrobacter freundii, Acinetobacter, Enterobacter-, Pseudomonas-, Serratia- und Indol-positive Proteus-Arten sowie Bacteroides fragilis.

Pharmakokinetik:
Mittlere *Serumspitzenspiegel* nach 0,25 g und 0,5 g oral 6 bzw. 10 mg/l.
Halbwertszeit 1,3 h.
Plasmaeiweißbindung 35%.
Ausscheidung mit dem Urin zu 65%.

Nebenwirkungen wie bei Cefalexin (s. S. 93).

Indikationen: Atemwegs- und Hautinfektionen durch empfindliche Erreger.

Dosierung: Oral bei Erwachsenen 2mal täglich 0,5 g, bei Kindern 2mal täglich 15 mg/kg.

Handelsformen: Tabletten à 0,25 g und 0,5 g, orale Suspension mit 25 mg/ml und 50 mg/ml.

Beurteilung: Oralcephalosporin mit ähnlicher Wirksamkeit wie Cefaclor.

Literatur

Arguedas AG, Zaleska M, Stuttmann HR. Comparative trial of cefprozil vs amoxicillin clavulanate in the treatment of children with acute otitis media. Pediatr Infect Dis J 1991; 10: 375–80.

Sáez-Llorens X, Shyu WC, Shelton S, Kumiesz H, Nelson J. Pharmacokinetics of cefprozil in infants and children. Antimicrob Ag Chemother 1990; 34: 2152–5.

Shyu WC, Shah VR, Campbell DA, Wilber RB. Oral absolute bioavailability and intravenous dose-proportionality of cefprozil in humans. J Clin Pharmacol 1992; 32: 789–803.

Wiseman LR, Benfield P. Cefprozil: A review of its antibacterial activity, pharmacokinetic properties and therapeutic potential. Drugs 1993; 45: 295.

Oralcephalosporine mit erweitertem Spektrum (Cefixim-Gruppe)

Nach der Entwicklung von breiter wirkenden parenteralen Cephalosporinen wie Cefotaxim wurden orale Präparate mit erweitertem Spektrum entwickelt, die eine wesentlich stärkere Aktivität gegen gramnegative Stäbchen besitzen. Sie haben aber z. T. eine schwächere Aktivität gegen Staphylokokken sowie eine inkomplette Resorption. Dabei entstanden drei Untergruppen:
1. Orale Cefotaxim-Derivate wie Cefixim, Cefdinir und Ceftibuten.
2. Resorptionsester von Cefotaxim-Derivaten, wie Cefpodoxim-Proxetil und Cefetamet.
3. Resorptionsester von Intermediär-Cephalosporinen, z. B. Cefuroxim-Axetil und Cefotiam-Hexetil.

Cefixim

Handelsnamen: Cephoral, Suprax.

Eigenschaften: Cefixim gehört zu den Oralcephalosporinen mit erweitertem Spektrum und ist ein nichtverestertes Cefotaxim-Derivat (Abb. 17). Gut löslich in Methanol, Äthanol und 0,1 n Phosphatpuffer-Lösung (pH 7,9).

Wirkungsspektrum: Ähnlich dem von Cefalexin und Cefaclor, jedoch erheblich stärkere In-vitro-Aktivität (bei einer Reihe von Keimarten). Im Vergleich zu

Tab. 18. Vergleich der In-vitro-Aktivität von älteren und neueren Oralcephalosporinen sowie von Cefuroxim und Cefotaxim bei Haemophilus influenzae (eigene Daten). $MHK_{50\%}$ und $MHK_{90\%}$ = minimale Hemmkonzentration bei ≤50 bzw. ≤90% der Stämme.

Mittel	Haemophilus influenzae	
	$MHK_{50\%}$	$MHK_{90\%}$
Cefalexin	25	100
Cefaclor	3,1	12,5
Loracarbef	3,1	12,5
Cefixim	0,05	0,4
Ceftibuten	0,05	0,2
Cefpodoxim	0,1	0,2
Cefetamet	0,25	0,5
Cefuroxim	0,8	0,8
Cefotaxim	0,02	0,02

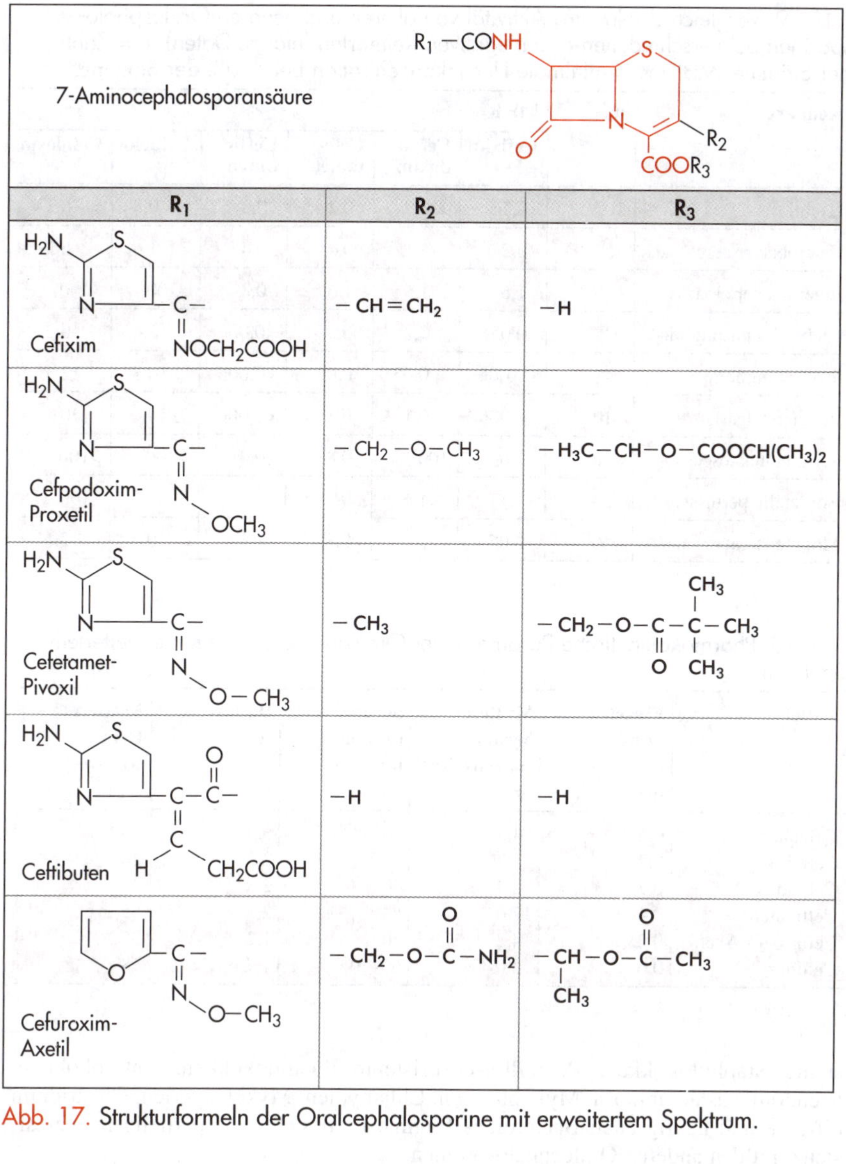

Cefixim

	R_1	R_2	R_3
7-Aminocephalosporansäure			
Cefixim	H₂N-thiazol-C(=NOCH₂COOH)-	$-CH=CH_2$	$-H$
Cefpodoxim-Proxetil	H₂N-thiazol-C(=NOCH₃)-	$-CH_2-O-CH_3$	$-H_3C-CH-O-COOCH(CH_3)_2$
Cefetamet-Pivoxil	H₂N-thiazol-C(=N-O-CH₃)-	$-CH_3$	$-CH_2-O-C(=O)-C(CH_3)_2-CH_3$
Ceftibuten	H₂N-thiazol-C(=C(H)(CH₂COOH))-C(=O)-	$-H$	$-H$
Cefuroxim-Axetil	furyl-C(=N-O-CH₃)-	$-CH_2-O-C(=O)-NH_2$	$-CH(CH_3)-O-C(=O)-CH_3$

Abb. 17. Strukturformeln der Oralcephalosporine mit erweitertem Spektrum.

Cefaclor wirkt Cefixim gegen Haemophilus influenzae 6fach stärker (Tab. 18), gegen Streptococcus pyogenes (A-Streptokokken) 10fach, gegen Klebsiella pneumoniae 30fach und gegen Proteus mirabilis 130fach (Tab. 19). Starke Aktivität auch gegen Moraxella catarrhalis, Meningo- und Gonokokken. Gegen Proteus vulgaris, Morganella morganii und Enterobacter cloacae ist Cefixim gut wirksam, während Cefaclor und Cefalexin unwirksam sind. Bei Pneumokokken ist die Wirksamkeit gleich gut, bei Staphylokokken schwächer. Immer resistent sind Methicillin-resi-

Cephalosporine

Tab. 19. Vergleich der In-vitro-Aktivität von älteren und neueren Oralcephalosporinen bei verschiedenen gramnegativen Keimarten (eigene Daten). n = Zahl der Stämme. $MHK_{50\%}$ = minimale Hemmkonzentration bei ≤50% der Stämme.

Keimart	n	$MHK_{50\%}$					
		Cefixim	Cefpodoxim	Cefetamet	Ceftibuten	Cefaclor	Cefalexin
E. coli	102	0,1	0,2	0,2	0,2	0,8	6,2
Enterobacter aerogenes	54	0,2	3,1	0,4	0,4	1,6	6,2
Enterobacter cloacae	16	1,6	1,6	1,6	0,8	>100	>100
Klebsiella pneumoniae	48	0,05	0,2	0,2	<0,006	1,6	6,2
Proteus mirabilis	48	<0,006	0,05	0,05	<0,006	0,8	12,5
Proteus vulgaris	10	0,006	0,1	0,1	<0,006	50	50
Serratia marcescens	46	1,6	100	0,8	0,4	>100	>100
Bordetella pertussis	38	3,1	1,6	50	–	25	100
Moraxella catarrhalis	50	0,05	0,4	0,8	1,6	0,4	3,1

Tab. 20. Pharmakokinetische Parameter der Oralcephalosporine mit erweitertem Spektrum.

Mittel	Einzeldosis (g)	Mittlere Serumspitzenspiegel (mg/l)	Serumproteinbindung (%)	Halbwertszeit (h)	Mittlere Urin-Recovery (%)
Cefetamet	0,5	4,5	20	3,0	50
Cefixim	0,2	2,7	63	2,5	20
Cefpodoxim	0,2	2,4	40	2,3	35
Ceftibuten	0,4	17,0	63	2,5	65
Cefuroxim-Axetil	0,25	4,2	20	1,2	35
Cefdinir	0,6	3,0	60–70	1,7	18

stente Staphylokokken, Penicillin-G-resistente Pneumokokken, Enterokokken, Pseudomonas aeruginosa, Mykoplasmen, Chlamydien, Mykobakterien, Clostridium difficile und häufig auch Bacteroides fragilis. Es besteht eine partielle Kreuzresistenz mit den anderen Oralcephalosporinen.

Pharmakokinetik (Tab. 20):
Cefixim wird unvollständig resorbiert (zu etwa 40%). Nach oraler Gabe von 0,1 g, 0,2 g und 0,4 g liegen die *Serumspitzenspiegel* nach 4–5 h bei 1,3 bzw. 2,7 bzw. 3,7 mg/l und sind nach 12 h auf 0,4 bzw. 0,7 bzw. 1,1 mg/l abgefallen.
Halbwertszeit 2,5 h.
Plasmaeiweißbindung 63%.
Urin-Recovery 20%. Relativ hohe Gallenkonzentrationen.

Nebenwirkungen: Gelegentlich Magen-Darm-Störungen (Übelkeit, Erbrechen, Durchfall), selten allergische Reaktionen.

Indikationen: Atemwegs- und Harnwegsinfektionen durch empfindliche Erreger (Haemophilus, Pneumokokken, Moraxella, Enterobakterien), auch akute Otitis media und A-Streptokokken-Tonsillitis (besonders bei Penicillin-Unverträglichkeit oder -Versagen) sowie unkomplizierte Gonorrhoe.

Dosierung: 0,4 g (Erwachsene) und 8 mg/kg (Kinder) 1mal tgl. oder aufgeteilt in 2 Dosen.

Handelsformen: Tabletten à 0,2 g und 0,4 g, Suspension (20 mg/ml).

Beurteilung: Wegen des breiteren Spektrums und der stärkeren Wirksamkeit ist Cefixim den Cephalosporinen der Cefalexin-Gruppe bei bakteriellen Atemwegs-infektionen überlegen und kann erheblich niedriger dosiert werden. Ein Vorteil ist auch das längere Dosierungsintervall.

Literatur

Faulkner RD, Fernandez P, Lawrence G, Sia LL, Falkowski AJ, et al. Absolute bioavailability of cefixime in man. J Clin Pharmacol 1988; 28: 700–6.

Kuhlwein A, Nies BA. Efficacy and safety of a single 400 mg oral dose of cefixime in the treatment of uncomplicated gonorrhea. Eur J Clin Microbiol Infect Dis 1989; 8: 261–2.

Murkham A. Cefixime – A review of its therapeutic efficacy in lower respiratory tract infections. Drugs 1995; 49: 1007–22.

Verghese A, Roberson D, Kalbfleisch JH, Sarubbi F. Randomized comparative study of cefixime versus cephalexin in acute bacterial exacerbations of chronic bronchitis. Antimicrob Ag Chemother 1990; 34: 1041–4.

Westphal JF, Jehl F, Schloegel M, et al. Biliary excretion of cefixime: assessment in patients provided with T-tube drainage. Antimicrob Ag Chemother 1993; 37: 1488.

Cefpodoxim-Proxetil

Handelsname: Orelox, Podomexef.

Eigenschaften: Cefpodoxim-Proxetil ist der Resorptionsester des 3-Methoxy-methyl-Derivats von Ceftizoxim (s. S. 78), der in der Darmwand vollständig zum aktiven Cefpodoxim hydrolysiert wird. Strukturformel: Abb. 17, S. 99. Durch Nieren und Leber werden in geringer Menge 2 inaktive Metaboliten ausgeschieden.

Wirkungsspektrum: Ähnlich Cefixim. Gegen Streptococcus pyogenes und Streptococcus pneumoniae ist Cefpodoxim 10–20fach stärker wirksam als Cefaclor, gegen Haemophilus influenzae 30fach stärker (s. Tab. 18). Methicillin-empfindliche Staphylokokken und Moraxella catarrhalis sind gegen Cefpodoxim und Cefaclor gleich empfindlich. Cefpodoxim ist gegen viele gramnegative Bakterien aktiver als Cefaclor (s. Tab. 19) und wirkt auch gegen Proteus vulgaris und Citrobacter freundii (nicht dagegen Cefaclor). Immer resistent sind Pseudomonas aeruginosa, Serratia marcescens, Bacteroides-Arten, Enterokokken, Methicillin-resistente

Cephalosporine

Staphylokokken und Penicillin-G-resistente Pneumokokken. Mit den anderen Oralcephalosporinen besteht eine partielle Kreuzresistenz.

Pharmakokinetik:
Cefpodoxim wird unvollständig resorbiert (nach einer Mahlzeit etwas besser als nüchtern).
Maximale *Serumspiegel* nach 0,2 g oral 2–2,4 mg/l, die nach 12 h auf 0,1 mg/l abgefallen sind.
Halbwertszeit 2,3 h.
Plasmaproteinbindung 40%.
Urin-Recovery 30–40%.
Gallenkonzentrationen 3–4 mg/l (nach 4–8 h).

Nebenwirkungen: Diarrhoe und weiche Stühle kommen gelegentlich vor; allergische Erscheinungen sind selten.

Indikationen: Bakterielle Atem- und Harnwegsinfektionen durch empfindliche Keime, auch Hautinfektionen durch Staphylokokken.

Dosierung: Tägl. (0,2–)0,4 g oral, Kinder tgl. 8 (5–12) mg/kg (verteilt auf 2 Einzelgaben).

Handelsformen: Tabletten à 0,1 g, 0,2 g, Suspension (8 mg/ml).

Beurteilung: Cefpodoxim hat ein breiteres Spektrum als Cefaclor und kann wegen der stärkeren Wirksamkeit erheblich niedriger dosiert werden. Es wirkt auch gegen Staphylokokken.

Literatur

Bauernfeind A, Jungwirth R. In vitro evaluation of cefpodoxime, a new oral cephalosporin of the third generation: Antibacterial activity of cefpodoxime in comparison with cefixime, cefdinir, cefetamet, ceftibuten, loracarbef, cefprozil, BAY 3522, cefuroxime, cefaclor and cefadroxil. Infection 1991; 19: 353–62.

Borin MT, Forbes KK. Effect of food on absorption of cefpodoxime proxetil oral suspension in adults. Antimicrob Ag Chemother 1995; 39: 273.

Dajani AS. Pharyngitis/tonsillitis: European and United States experience with cefpodoxime proxetil. Pediatr Infect Dis J 1995; 14 (Suppl): 7–11.

Höffler D, Koeppe P, Corcilius M, Przyklink A. Cefpodoxime proxetil in patients with end-stage renal failure on hemodialysis. Infection 1990; 18: 157–62.

Johnson CA, Ateshkadi A, Zimmerman SW, et al. Pharmacokinetics and ex vivo susceptibility of cefpodoxime proxetil in patients receiving continuous ambulatory peritoneal dialysis. Antimicrob Ag Chemother 1993; 37: 2650.

Sader HS, Jones RN, Washington JA, et al. In vitro activity of cefpodoxime compared with other oral cephalosporins tested against 5556 recent clinical isolates from five medical centers. Diagn Microbiol Infect Dis 1993; 17: 143.

Valentini S, Coratza G, Rossolini GM, et al. In-vitro evaluation of cefpodoxime. J Antimicrob Chemother 1994; 33: 495.

Cefuroxim-Axetil

Handelsnamen: Elobact, Zinnat.

Eigenschaften: Azetoxyäthylester von Cefuroxim (Abb. 17, S. 99), der in der Darmwand hydrolysiert wird, wobei Azetaldehyd und Essigsäure freigesetzt werden. Nach Resorption erscheint das freie Cefuroxim im Blut.

Wirkungsspektrum: Cefuroxim (s. S. 69) ist weitgehend β-Lactamase-stabil und wirkt außer gegen Pneumokokken, Streptokokken und Staphylokokken auch gegen Ampicillin-resistente Haemophilus- und Penicillin-G-resistente Gonokokken-Stämme. Im Vergleich zu Cefalexin und Cefaclor ist Cefuroxim stärker wirksam gegen E. coli, Proteus mirabilis und Klebsiella pneumoniae. Cefuroxim ist jedoch unwirksam gegen Pseudomonas, Enterobacter-Arten, Proteus vulgaris und Methicillin-resistente Staphylokokken sowie Penicillin-G-resistente Pneumokokken.

Pharmakokinetik:
Unvollständige Resorption.
Nach 0,5 g oral ist der *Serumspitzenspiegel* im Durchschnitt 8,6 mg/l. Er ist bei Nüchterngabe niedriger als bei Gabe mit einer Mahlzeit.
Halbwertszeit 1,2 h.
Urin-Recovery 30–40%.

Nebenwirkungen: Gelegentlich treten weiche Stühle oder Durchfälle auf, selten allergische Reaktionen.

Indikationen: Bakterielle Atemwegsinfektionen (auch Otitis media), Haut- und Harnwegsinfektionen durch empfindliche Erreger. Geeignet zur Sequentialtherapie (z. B. mit Cefuroxim i.v.).

Dosierung: Oral 2mal tgl. 0,25–0,5 g (Erwachsene), 2mal tgl. 10–15 mg/kg (jüngere Kinder).

Handelsformen: Tabletten à 0,125 g; 0,25 g; 0,5 g, Suspension (25 mg/ml).

Beurteilung: Orales Cefuroxim-Derivat mit stärkerer Aktivität als Cefaclor, daher geringere Dosierung. Im Vergleich zu Cefuroxim i. v. klinisch schwächer wirksam.

Literatur

Aujard Y, Boucot I, Brahimi N, et al. Comparative efficacy and safety of four-day cefuroxime axetil and ten-day penicillin treatment of group A beta-hemolytic streptococcal pharyngitis in children. Pediatr Infect Dis J 1995; 14: 295–300.

Donn KH, James NC, Powell JR. Bioavailability of cefuroxime axetil formulations. J Pharm Sci 1994; 83: 842–4.

Powell DA, James NC, Ossi MJ, et al. Pharmacokinetics of cefuroxime axetil suspension in infants and children. Antimicrob Ag Chemother 1991; 35: 2042–5.

Renneberg J, Christensen OM, Thomsen NOB, et al. Cefuroxime concentrations in serum, joint fluid and bone in elderly patients undergoing arthoplasty after administration of cefuroxime axetil. J Antimicrob Chemother 1993; 32: 751.

Cefetamet

Handelsname: Globocef.

Eigenschaften: Cefotaxim-Derivat (Desazetyl-Cefotaxim), das als Pivaloyloxymethylester (Cefetamet-Pivoxil) nach oraler Gabe resorbiert wird. Strukturformel: s. Abb. 17, S. 99). In der Darmwand wird die Pivaloyl-Gruppe vom Cephalosporan-Ring abgespalten, und die aktive freie Säure erscheint im Blut.

Wirkungsspektrum: Ähnlich dem von Cefaclor und Cefalexin. Cefetamet wirkt zusätzlich gegen Enterobacter cloacae und Proteus vulgaris, nicht aber gegen Staphylokokken. Im Vergleich zu Cefaclor ist seine Aktivität gegen Streptococcus pyogenes (A-Streptokokken) 10fach stärker, gegen Haemophilus influenzae 12fach stärker (Tab. 18, S. 98). Bei E. coli, Klebsiella pneumoniae und Yersinien beträgt die Differenz das 8fache (Tab. 19).

Pharmakokinetik:
Nach oraler Gabe von 0,5 g liegen die höchsten *Serumspiegel* nach 3,5 h zwischen 4 und 5 mg/l.
Halbwertszeit 3 h.
Plasmaeiweißbindung 20 %.
Urin-Recovery 50 %.

Nebenwirkungen: Gelegentlich Bauchschmerzen, Übelkeit und Erbrechen sowie Durchfälle, selten allergische Reaktionen (Hautausschläge, Urtikaria).

Indikationen: Bakterielle Atemwegs- und Harnwegsinfektionen durch empfindliche Erreger. Geeignet zur Sequentialtherapie.

Applikation und Dosierung: Oral bei Erwachsenen tgl. 1 g, bei Kindern tgl. 20 mg/kg (verteilt auf 2 Einzelgaben).

Handelsformen: Tabletten à 0,25 g, 0,5 g; Suspension (50 mg/ml).

Beurteilung: Wegen des breiteren Spektrums und der stärkeren Aktivität ist Cefetamet den Cephalosporinen der Cefalexin-Gruppe überlegen. Keine Wirksamkeit auf Staphylokokken.

Literatur

Blouin R, Stoeckel K. Cefetamet pivoxil clinical pharmacokinetics. Clinical Pharmacokinetics 1993; 25: 172–88.

Bryson H. Cefetamet pivoxil. A review of its antibacterial activity and pharmacokinetic properties and therapeutic use. Drugs 1993; 45: 589–621.

Chibante A, Peixoto E, Lejeune R. Clinical efficacy and safety of cefetamet pivoxil in toddlers. Int J Antimicrob Ag 1994; 4: 203–10.

Ceftibuten

Handelsname: Keimax.

Eigenschaften: Aminothiazolyl-Cephalosporin mit einer Butenoylamino-Seitenkette. Wirkungsspektrum und In-vitro-Aktivität ähnlich Cefixim. Ceftibuten hemmt in niedrigen Konzentrationen Streptococcus pyogenes, Haemophilus influenzae und Moraxella catarrhalis, aber nicht Staphylokokken und Anaerobier. Pneumokokken sind weniger empfindlich. Der Vorteil von Ceftibuten besteht in der starken Aktivität gegen die meisten Enterobacteriaceae (E. coli, Klebsiella, Proteus-Arten, Morganella, Providencia, Citrobacter). Ein Teil der Enterobacter-, Serratia- und Acinetobacter-Stämme ist resistent. Pseudomonas ist stets resistent.

Pharmakokinetik:
Ceftibuten wird nach oraler Gabe gut resorbiert.
Die *Serumspitzenspiegel* liegen nach 0,2 g und 0,4 g oral bei 10 mg/l bzw. 17 mg/l.
Halbwertszeit 2,5 h.
Urin-Recovery 60–70%.

Nebenwirkungen: Gelegentlich Übelkeit, Erbrechen, Durchfall.

Indikationen: Harnwegsinfektionen durch empfindliche Keime. Zugelassen auch zur Therapie von Otitis media, A-Streptokokken-Tonsillitis (bei Kindern), Sinusitis und Bronchitis.

Dosierung: Bei Erwachsenen 1mal tgl. 0,4 g oral, bei Kindern 9 mg/kg (maximal 0,4 g).

Handelsformen: Kapseln à 0,2 g und 0,4 g, Suspension (18 mg/ml und 36 mg/ml).

Beurteilung: Geeignet für Harnwegs- und Atemwegsinfektionen durch empfindliche Erreger. Unwirksam auf Staphylokokken.

Literatur

Barr WH, Affrime M, Chin-Chung L, Batra V. Pharmacokinetics of ceftibuten in children. Pediatr Infect Dis J 1993; 12: 555–63.

Barry AL, Fuchs PC, Pfaller MA. Susceptibilities of beta-lactamase-producing and nonproducing ampicillin-resistant strains of Haemophilus influenzae to ceftibuten, cefaclor, cefuroxime, cefixime, cefotaxime, and amoxicillin-clavulanic acid. Antimicrob Ag Chemother 1993; 37: 14.

Bauernfeind A. Comparative antimicrobial spectrum and activity of ceftibuten against clinical isolates from West Germany. Diagn Microbiol Infect Dis 1991; 14: 63–74.

Jones RN. Ceftibuten: a review of antimicrobial activity, spectrum and other microbiological features. Pediatr Infect Dis J 1993; 12: 37.

Kammer RB. Worldwide safety experience with ceftibuten pediatric suspension. Pediatr Infect Dis J 1993; 12: 92–4.

Kelloway JS, Awni WM, Lin CC, et al. Pharmacokinetics of ceftibuten-cis and its trans metabolite in healthy volunteers and in patients with chronic renal insufficiency. Antimicrob Ag Chemother 1991; 35: 2267.

Lin C, Radwanski E, Afrime M, Cayen MN. Multiple-dose pharmacokinetics of ceftibuten in healthy volunteers. Antimicrob Ag Chemother 1995; 39: 356.

Pichichero ME, McLinn SE, Gooch WM III, et al. Ceftibuten vs. penicillin V in Group A beta-hemolytic streptococcal pharyngitis. Pediatr Infect Dis J 1993; 12: 64.

Wiseman LR, Balfour JA. Ceftibuten: a review of its antibacterial activity, pharmacokinetic properties and clinical efficacy. Drugs 1994; 47: 784–808.

Cefdinir

Handelsname: Omnicef (USA).

Eigenschaften: Oralcephalosporin mit ähnlicher Struktur wie Cefixim (Cefotaxim-Derivat). Wirkungsspektrum und -aktivität wie Cefixim, jedoch gegen Staphylokokken besser wirksam. Resistent sind Methicillin-resistente Staphylokokken, Penicillin-G-resistente Pneumokokken, Chlamydien, Mykoplasmen und Legionellen.

Pharmakokinetik:
Absolute Bioverfügbarkeit etwa 20 %. Nach oraler Gabe von 0,3 g und 0,6 g (als Kapseln) finden sich mittlere *Serumspitzenspiegel* von 1,6 mg/l bzw. 3,0 mg/l.
Halbwertszeit 1,7 h.
Plasmaeiweißbindung 60–70 %
Urin-Recovery 18 % (unverändert).

Nebenwirkungen: Hauptsächlich gastrointestinale Störungen (Durchfälle in 10–20 %).

Indikationen: Obere und untere bakterielle Atemwegsinfektionen, bakterielle Haut- und Weichteilinfektionen.

Dosierung: Tgl. 0,6 g oral, bei Kindern 14 mg/kg (in 1–2 Einzelgaben). Bei eingeschränkter Nierenfunktion (Kreatinin-Clearance < 30 ml/min) gibt man 1mal tgl. 0,3 g.

Handelsformen: Kapseln à 0,3 g. Suspension (25 mg/ml).

Beurteilung: Im Vergleich zu Cefpodoxim ungünstigere Pharmakokinetik (daher höhere Dosierung erforderlich).

Literatur

Cohen MA, Joannides ET, Roland GE, et al. In vitro evaluation of cefdinir (FK 482), a new oral cephalosporin with enhanced antistaphylococcal activity and β-lactamase stability. Diagn Microbiol Infect Dis 1994; 18: 31–9.

Gwaltney JM Jr, Jack M, Savolainen S, et al. Comparative effectiveness and safety of cefdinir and amoxicillin-clavulanate in treatment of acute community-acquired bacterial sinusitis. Antimicrob Ag Chemother 1997; 41: 1517–20.

Richer M, Allard S, et al. Suction-induced blister fluid penetration of cefdinir in healthy volunteers following ascending oral doses. Antimicrob Ag Chemother 1995; 39: 1082–6.

Sultan T, Baltch AL, Smith RP, Ritz W. In vitro activity of cefdinir (FK482) and ten other antibiotics against gram-positive and gram-negative bacteria isolated from adult and pediatric patients. Chemotherapy 1994; 40 (Suppl2): 80–91.

Tack KJ, Henry DC, Gooch WM, et al. Five-day cefdinir treatment for streptococcal pharyngitis. Antimicrob Ag Chemother 1998; 42: 1073–5.

Andere β-Lactam-Antibiotika

Carbapeneme

Einen wesentlichen Fortschritt der Antibiotika-Therapie stellen die Carbapeneme dar. Es handelt sich um β-Lactam-Antibiotika, die weder Penicilline noch Cephalosporine sind. Sie vereinigen in sich die Wirkung breiter Penicilline mit der Wirkung breiter Cephalosporine. Es wird fast das gesamte Erregerspektrum erfaßt. Carbapeneme haben prinzipiell den gleichen Wirkungsmechanismus wie Penicilline und Cephalosporine. Die Pioniersubstanz ist Thienamycin, aus dem Imipenem entwickelt worden ist. Über die Entwicklung neuer Carbapeneme s. S. 115.

Imipenem/Cilastatin

Handelsnamen: Zienam, Tienam, Primaxin.

Eigenschaften:
Imipenem (N-Formimidoyl-Thienamycin) ist ein Amidin-Derivat des Thienamycins und 5–10fach stabiler als das natürlich vorkommende Thienamycin (Strukturformel s. Abb. 18).

Die Substitution des Schwefelatoms durch eine Methyl-Gruppe verstärkt die Bakterizidie. Die Anheftung einer Hydroxyäthyl-Seitenkette an den β-Lactam-Ring in Transorientation ist verantwortlich für die außergewöhnliche β-Lactamase-Stabilität. Die alleinige Gabe von Imipenem erwies sich als nicht möglich, da es in den Nieren durch das körpereigene Enzym Dehydropeptidase-I rasch abgebaut wird. Es muß daher mit Cilastatin (s. u.) kombiniert werden.

Cilastatin ist ein reversibler kompetitiver Inhibitor der Dehydropeptidase-I, eines renalen Enzyms, welches Imipenem metabolisiert und inaktiviert. Cilastatin ist ein Heptankarbonsäure-Derivat (Strukturformel s. Abb. 19).

Cilastatin hat 2 Funktionen: Erstens reduziert es die Hydrolyse von Imipenem in den Nieren und erhöht die Konzentration des aktiven Antibiotikums; zweitens hemmt es die Nephrotoxizität des Imipenems bei höherer Dosierung (bei Tieren nachweisbar). Cilastatin wirkt nicht auf andere menschliche Dipeptidasen und ist unwirksam gegen Bakterien. Imipenem und Cilastatin-Natrium sind im Handelspräparat im Verhältnis 1:1 gemischt. Die Menge des im Präparat enthaltenen Cilastatins wird bei Dosierungsangaben üblicherweise nicht berücksichtigt.

Wirkungsspektrum (Tab. 21, S. 112): Imipenem hemmt die Zellwandsynthese der Bakterien und besitzt in niedrigen Konzentrationen eine starke bakterizide Wirkung. Es hat ein sehr breites Wirkungsspektrum, das alle grampositiven Keime (einschließlich Actinomyces israeli, Listerien, Nocardien, Myobacterium fortuitum, M. chelonae, M. abscessus) und gramnegative Bakterien (einschließlich Pseudomonas aeruginosa, Citrobacter, Serratia, Acinetobacter- und Enterobacter-Arten) umfaßt.

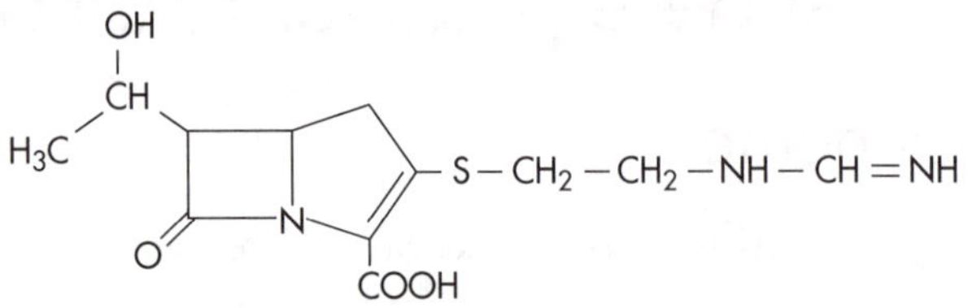

Andere β-Lactam-Antibiotika

Abb. 18. Strukturformel von Imipenem.

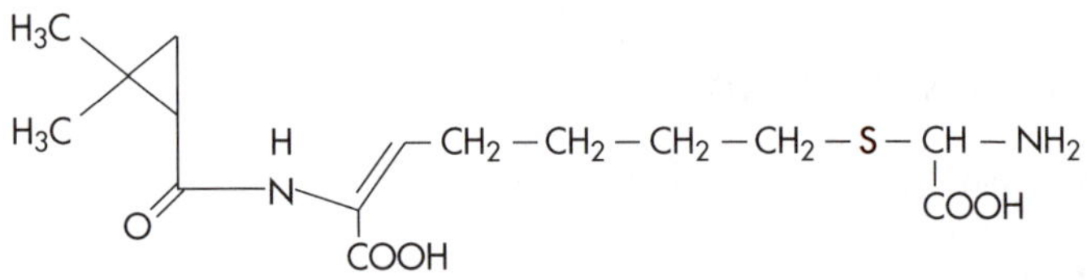

Abb. 19. Strukturformel von Cilastatin.

Imipenem hemmt auch β-Lactamase-bildende Stämme von Haemophilus influenzae und Neisseria gonorrhoeae. Es wirkt stärker als Clindamycin und Metronidazol gegen Bacteroides fragilis und die meisten anderen Anaerobier (Clostridien, Peptostreptococcus, Actinomyces, Fusobakterien-Arten etc.). Die Aktivität gegen Proteus vulgaris und Proteus mirabilis ist schwächer als gegen die anderen Enterobakterien. Imipenem ist unwirksam gegen Methicillin-resistente Staphylococcus-aureus- und -epidermidis-Stämme, gegen Enterococcus faecium, Corynebacterium jeikeium, Burkholderia cepacia und Stenotrophomonas maltophilia sowie gegen Clostridium difficile. Dagegen sind Penicillin-empfindliche Enterococcus-faecalis-Stämme gegen Imipenem sensibel. Resistent sind außerdem Mykoplasmen, Chlamydia trachomatis, Chlamydia pneumoniae, Legionella-Arten und Mykobakterien-Arten. Eine Kreuzresistenz mit Penicillinen und Cephalosporinen ist selten, mit Meropenem häufig. Eine sekundäre Resistenzentwicklung von Pseudomonas aeruginosa während der Therapie ist möglich. Primär resistente Stämme von Pseudomonas aeruginosa und Serratia marcescens kommen in zunehmender Häufigkeit vor. Imipenem kann in vitro β-Lactamasen der Klasse 1 induzieren; das hat aber keine klinische Relevanz.

Pharmakokinetik: Nach i. v. Infusion von 250 mg, 500 mg und 1000 mg **Imipenem** (über 20 min) findet man maximale *Serumspiegel* von 14–24 mg/l bzw. 20–60 mg/l bzw. 40–80 mg/l.
Halbwertszeit 60 min.
Serumeiweißbindung 25%.
Liquorgängigkeit gering (1–2 h nach 1 g i. v. mittlerer Liquorspiegel 2,1 ± 1,4 mg/l).
Urin-Recovery 15–20%.

Imipenem/Cilastin

Cilastatin führt nach i. v. Infusion von 250 mg und 500 mg (über 20 min) zu maximalen *Serumspiegeln* von 15–25 mg/l bzw. 30–50 mg/l.
Halbwertszeit 45 min.
Serumeiweißbindung 25%.
Urin-Recovery 55% (in unveränderter Form) und ca. 15% (als N-Azetyl-Metabolit, der eine ähnliche Hemmwirkung wie die Muttersubstanz hat). Nach Elimination von Cilastatin aus dem Blut normalisiert sich die Dehydropeptidase-I-Aktivität in den Nieren rasch.

Die *gleichzeitige Gabe* von **Imipenem und Cilastatin** erhöht die Serumspiegel in geringem Maße; Halbwertszeit und Proteinbindung sind im Vergleich zur Einzelgabe fast identisch, jedoch sind die *Harnkonzentrationen* von Imipenem höher (>10 mg/l für 8 h nach 500 mg Imipenem + 500 mg Cilastatin). *Urin-Recovery* von Imipenem (nach kombinierter Behandlung): 70% (der Rest sind inaktive Metaboliten). Imipenem wird in geringer Menge mit der Galle ausgeschieden. Keine Kumulation von Imipenem in Plasma und Urin nach wiederholter Gabe der Kombination. Bei Niereninsuffizienz kumuliert Cilastatin stärker als Imipenem. Sowohl Imipenem als auch Cilastatin sind dialysierbar.

Nebenwirkungen: Ernste Nebenwirkungen sind selten. In 5–10% treten leichte gastrointestinale Reaktionen (Übelkeit, Erbrechen, Durchfall) auf, in ≤5% lokale Reaktionen (Thrombophlebitis) und in ≤3% allergische Reaktionen (Exantheme). In 1–2% werden zentralnervöse Nebenwirkungen (fokaler Tremor, Myoklonus, Krämpfe, Verwirrtheitszustände, psychische Störungen, Somnolenz, Schwindel) beobachtet, insbesondere bei höherer Dosierung, eingeschränkter Nierenfunktion und Vorschädigung des ZNS. Als hämatologische Reaktionen wurde häufiger eine Eosinophilie festgestellt, seltener eine Leukozytopenie, Thrombozytopenie und ein Hb-Abfall. Der direkte Coombs-Test kann positiv ausfallen. Eine vorübergehende Verlängerung der Prothrombinzeit kommt in <2% der Fälle vor. Nierenfunktionsstörungen (Oligurie, Harnstoff- und Kreatininanstieg im Serum) sind selten. Gelegentlich treten leichte Erhöhungen der Serumtransaminasen, des Bilirubins und/oder der alkalischen Phosphatase auf. Bei rascher i. v. Injektion sind Kreislaufreaktionen möglich (daher soll Imipenem immer langsam infundiert werden).

Interaktionen: Bei gleichzeitiger Gabe von Ganciclovir können Krampfanfälle auftreten.

Indikationen: Mischinfektionen und schwere Infektionen (vor dem Erregernachweis), besonders bei gleichzeitiger Abwehrschwäche, Sepsis, intraabdominellen und gynäkologischen Infektionen, Knochen- und Gelenkinfektionen, außerdem bei Versagen einer Therapie mit anderen Breitspektrum-Antibiotika oder einer Allergie gegen Penicilline und Cephalosporine. Die Kombination mit einem Aminoglykosid ist möglich, aber meist unnötig. Nur bei schweren Pseudomonas-Infektionen immer mit einem Aminoglykosid kombinieren. Diese Kombination wird im allgemeinen gut vertragen. Durch Kombination mit anderen Antibiotika (z. B. Rifampicin) lassen sich evtl. vorhandene Lücken (Chlamydien, Mykoplasmen und Legionellen) schließen.

Kontraindikation: Überempfindlichkeit gegen Imipenem oder Cilastatin. Bei nachgewiesener Penicillin-Allergie ist eine nur selten vorhandene Kreuzallergie gegen

Andere β-Lactam-Antibiotika

Imipenem auszuschließen. Es gibt noch keine kontrollierten Studien bei Schwangeren; deshalb sollte Imipenem in der Schwangerschaft nur angewandt werden, wenn der mögliche Nutzen das sehr geringe Risiko für den Feten rechtfertigt. Keine Bolusinjektion.

Applikation und Dosierung: Auflösung der Substanzen nur in geeignetem Lösungsmittel (darf z. B. kein Laktat enthalten). Tagesdosis 1,5–2 g Imipenem (in 3 oder 4 i. v. Kurzinfusionen über 30 min), maximal 50 mg/kg KG bzw. 4 g. Kinder ab 4. Lebensmonat erhalten tgl. 30–60 mg/kg (in 4 Einzelgaben). Die Einzeldosis von 1 g sollte in 60 min infundiert werden. Über Anwendungsmöglichkeiten und optimale Dosierung bei Neugeborenen liegen noch keine größeren Erfahrungen vor. Bei Niereninsuffizienz mit einer Kreatinin-Clearance von 20–30 ml/min gibt man 500 mg alle 12 h, bei einer Kreatinin-Clearance von <5 ml/min 250 mg alle 12 h. Ein Maximum von tgl. 1 g oder 12,5 mg/kg darf nicht überschritten werden. Nach jeder Hämodialyse 500 mg zusätzlich geben.

Handelsformen: Ampullen von Zienam 250 enthalten 250 mg Imipenem + 250 mg Cilastatin, Ampullen von Zienam 500 enthalten 500 mg Imipenem + 500 mg Cilastatin.

Beurteilung: Imipenem ist die Standardsubstanz der Carbapeneme mit starker Aktivität gegen fast alle grampositiven und gramnegativen Bakterien einschließlich Anaerobier. Es ist eines der wichtigsten Antibiotika für die Initialtherapie lebensbedrohender bakterieller Infektionen (besonders in der Intensivmedizin).

Literatur

Alarabi AA, Cars O, Danielson BG, Salmonson T, Wikstrom B. Pharmacokinetics of intravenous imipenem/cilastatin during intermittent haemofiltration. J Antimicrob Chemother 1990; 26: 91–8.

D'Amato C, Rosci MA, Visco G. The efficacy and safety of imipenem/cilastatin in the treatment of severe bacterial infections. J Chemother 1990; 2: 100–7.

Böhme A, Just-Nübling G, Bergmann L, Shah PM, Stille W, Hoelzer D. A randomized study of imipenem compared to cefotaxime plus piperacillin as initial therapy of infections in granulocytopenic patients. Infection 1995; 23: 349-55.

Buckley MM, Brogden RN, Barradell LB, Goa KL. Imipenem/cilastatin: a reappraisal of its antibacterial activity, pharmacokinetic properties and therapeutic efficacy. Drugs 1992; 44: 408–44.

Drusano GL, Standiford HC. Pharmacokinetic profile of imipenem/cilastatin in normal volunteers. Am J Med 1985; 78 (6A): 47.

Freij BJ, McCracken GH Jr, Olsen KD, Threlkeld N. Pharmacokinetics of imipenem-cilastatin in neonates. Antimicrob Ag Chemother 1985; 27: 431.

Gibson TP, Demetriades JL, Bland JA. Imipenem/cilastatin: pharmacokinetic profile in renal insufficiency. Am J Med 1985; 78 (6A): 54.

Gruber WC, Rench MA, Garcia-Prats JA, et al. Single-dose pharmacokinetics of imipenem-cilastatin in neonates. Antimicrob Ag Chemother 1985; 27: 511.

Heikkila A, Renkonen OV, Erkkola R. Pharmacokinetics and transplacental passage of imipenem during pregnancy. Antimicrob Ag Chemother 1992; 36: 2652–5.

Huijgens PC, Ossenkoppele GJ, Weijers TF, et al. Imipenem-cilastatin for empirical therapy in neutropenic patients with fever: an open study in patients with haematology malignancies. Eur J Haematol 1991; 46: 42-6.

Jacobs RF, Kearns GL, Brown AL, Longee DC. Cerebrospinal fluid penetration of imipenem and cilastatin (primaxin) in children with central nervous system infections. Antimicrob Ag Chemother 1986; 29: 670–4.

Kesado T, Watanabe K, Asahi Y, Isono M, Ueno K. Susceptibilities of anaerobic bacteria to N-formimidoyl thienamycin (MK 0787) and to other antibiotics. Antimicrob Ag Chemother 1982; 21: 1016–22.

Modai J, Vittecoq D, Decazes JM, et al. Penetration of imipenem and cilastatin into cerebrospinal fluid of patients with bacterial meningitis. J Antimicrob Chemother 1985; 16: 751.

Pedersen SS, Pressler T, Hiby N, et al. Imipenem/cilastatin treatment of multiresistant Pseudomonas aeruginosa lung infection in cystic fibrosis. J Antimicrob Chemother 1985; 16: 629.

Reed MD, Stern RC, O'Brien CA, et al. Pharmacokinetics of imipenem and cilastatin in patients with cystic fibrosis. Antimicrob Ag Chemother 1985; 27: 583.

Reed MD, Kliegman RM, Yamashita TS, Myers CM, Blumer JL. Clinical pharmacology of imipenem and cilastatin in premature infants during the first week of life. Antimicrob Ag Chemother 1990; 34: 1172–7.

Rolston KVI, Berkey P, Bodey GP, et al. A comparison of imipenem to ceftazidime with or without amikacin as empiric therapy in febrile neutropenic patients. Arch Intern Med 1992; 152: 283–91.

Solomkin JS, Dellinger EP, Christou NV, et al. Results of a multicenter trial comparing imipenem cilastatin to tobramycin-clindamycin for intra-abdominal infections. Ann Surg 1990; 212: 581–91.

Tegeder I, Bremer F, Oelkers R, et al. Pharmacokinetics of imipenem-cilastatin in critically ill patients undergoing continuous venovenous hemofiltration. Antimicrob Ag Chemother 1997; 41: 2640-5.

Wong VK, Wright HT, Ross LA. Imipenem/cilastatin treatment of bacterial meningitis in children. Pediatr Infect Dis J 1991; 10: 122–5.

Meropenem

Handelsnamen: Meronem, Merrem.

Eigenschaften: Carbapenem mit einer Methylgruppe an C_1 (bessere Resistenz gegen die menschliche renale Dehydropeptidase 1), weshalb eine Kombination mit Cilastatin (wie bei Imipenem) entfallen kann (Abb. 20). Durch die Seitenkette an C_2 wird die Aktivität gegen Pseudomonas und andere gramnegative Bakterien verstärkt. Im Handelspräparat liegt Meropenem als Trihydrat vor (die Ampulle mit 1 g Meropenem enthält zur besseren Löslichkeit außerdem 208 mg Natriumcarbonat).

Wirkungsspektrum: Meropenem hemmt ähnlich wie Imipenem fast alle grampositiven und gramnegativen Bakterien außer Methicillin-resistente Staphylokokken, Enterococcus faecium und Stenotrophomonas maltophilia. Auch Penicillin-G-resistente Pneumokokken sind in vitro gegen Meropenem empfindlich. Stets resistent sind Mykoplasmen, Chlamydien, Legionellen und die meisten Mykobakterien-Arten sowie Corynebacterium jeikeium. Im Vergleich zu Imipenem wirkt Meropenem bei aeroben gramnegativen Bakterien (auch Pseudomonas aeruginosa) meistens stärker,

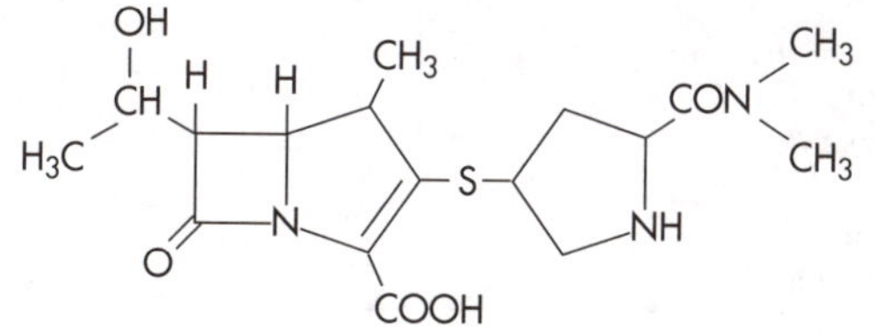

Abb. 20. Strukturformel von Meropenem.

Andere β-Lactam-Antibiotika

bei aeroben grampositiven Bakterien schwächer (Tab. 21). Gegen sporenlose Anaerobier (z. B. Bacteroides fragilis) und die meisten Clostridien-Arten (z. B. Clostridium perfringens) ist die Aktivität gleich. Eine Kombination von Meropenem mit einem Aminoglykosid kann gegen Pseudomonas aeruginosa synergistisch wirken, eine Kombination mit Vancomycin oder Teicoplanin gegen Staphylokokken. Auch bei Anaerobiern kann durch Kombination mit Metronidazol ein Synergismus eintreten.

Resistenz: Meropenem ist sehr stabil gegen fast alle bakteriellen β-Lactamasen. Ein kleiner Teil der Pseudomonas-aeruginosa- und Burkholderia-cepacia-Stämme ist resistent. Auch Enterococcus faecalis ist teilweise resistent. Es gibt eine unvollständige Kreuzresistenz mit Imipenem bei Pseudomonas aeruginosa und Methicillin-resistenten Staphylokokken (d. h., einige Pseudomonas-Stämme sind Meropenem-empfindlich, aber Imipenem-resistent, einige Staphylokokken-Stämme umgekehrt).

Tab. 21. Vergleichende Aktivität von Imipenem und Meropenem gegen aerobe und anaerobe Bakterien (nach Edwards et al. und Sentochnik et al.). $MHK_{90\%}$ = minimale Hemmkonzentration bei ≤ 90% der untersuchten Bakterienstämme.

Keimart	$MHK_{90\%}$ (mg/l) von	
	Imipenem	Meropenem
Staphylococcus aureus (a, b)	0,03	0,3
Koagulase-negative Staphylokokken (a, b)	0,1	1
Streptococcus pyogenes	0,03	0,1
Streptococcus pneumoniae (c)	0,02	0,03
Enterococcus faecalis	2	8
Listeria monocytogenes	0,3	0,3
Haemophilus influenzae	2	0,1
N. meningitidis	0,1	0,01
E. coli	0,1	0,03
Klebsiella pneumoniae	0,3	0,1
Enterobacter aerogenes	1	0,1
Enterobacter cloacae	1	0,1
Citrobacter freundii	1	0,1
Proteus mirabilis	4	0,1
Proteus vulgaris	4	0,1
Morganella morganii	4	0,2
Acinetobacter anitratus	0,5	1
Serratia marcescens	4	0,1
Pseudomonas aeruginosa	4	2
Stenotrophomonas maltophilia	>50	>50

(a) = auch β-Lactamase-bildende Stämme.
(b) = ohne Methicillin-resistente Stämme.
(c) = ohne Penicillin-G-resistente Stämme.

Meropenem

Pharmakokinetik:
Bei i. v. Infusion von 0,5 g und 1,0 g (in 30 min) betragen die mittleren *Serumspiegel* 23 bzw. 49 mg/l, bei langsamer i. v. Injektion von 0,5 g und 1,0 g 30 min danach 25 bzw. 50 mg/l.
Halbwertszeit 60 min.
Plasmaeiweißbindung 2%.
Gute *Gewebegängigkeit* (Verteilung auf den Extrazellulärraum).
Mittlerer *Liquorspiegel* bei Kindern mit Meningitis 2–3 h nach i. v. Gabe von 40 mg/kg 2,8 ± 2,3 mg/l.
Urin-Recovery: 70% als aktive Substanz, etwa 20% als inaktiver Metabolit.

Nebenwirkungen: Im allgemeinen gut verträglich. Gelegentlich treten leichte gastrointestinale Störungen auf. Seltener sind Entzündungen an der Injektionsstelle (Phlebitis), Hautreaktionen (Ausschlag, Juckreiz, Urtikaria), zentralnervöse Nebenwirkungen (Kopfschmerzen, Schläfrigkeit, Parästhesien, Verwirrtheitszustände, Krampfanfälle) und Störungen der Nierenfunktion (Erhöhung von Serum-Kreatinin und Blut-Harnstoff). Hämatologische Nebenwirkungen können sich als Thrombozythämie, Thrombozytopenie sowie Verlängerung der partiellen Thromboplastinzeit und Prothrombinzeit mit Blutungsneigung äußern (selten).

Interaktionen: Bei gleichzeitiger Gabe von Ganciclovir sind generalisierte Krampfanfälle möglich.

Indikationen: Ähnlich Imipenem, d. h. Mischinfektionen und schwere Infektionen (vor dem Erregernachweis), besonders bei gleichzeitiger Abwehrschwäche, Sepsis, intraabdominellen und gynäkologischen Infektionen, Knochen- und Gelenkinfektionen, auch bei Versagen einer Therapie mit anderen Breitspektrum-Antibiotika oder bei Allergie gegen Penicilline und Cephalosporine (nach Ausschluß einer Parallelallergie). Bei schweren Pseudomonas-Infektionen immer mit einem Aminoglykosid kombinieren. Auch eine Anwendung bei Meningitis durch sonst resistente Keime (z. B. Pseudomonas aeruginosa oder andere gramnegative Stäbchen) ist möglich (evtl. in Kombination).

Kontraindikationen: Schwangerschaft und Kinder in den ersten 3 Lebensmonaten (mangels ausreichender Erfahrungen) sowie Meropenem-Allergie. Bei bekannter Überempfindlichkeit gegen Imipenem, Penicilline, Cephalosporine oder ähnliche Wirkstoffe muß mit einer Parallelallergie gerechnet werden; hier ist Meropenem unter besonderen Vorsichtsmaßnahmen anzuwenden.

Applikation: Langsame i. v. Injektion (in 5 min) oder als i. v. Infusion (über 30 min). Meropenem darf nicht mit anderen Arzneimitteln gemischt oder zu diesen hinzugegeben werden.

Dosierung: Tagesdosis bei schweren Infektionen 3 g (1 g alle 8 h). Bei Kindern unter 50 kg Gewicht gibt man 20 mg/kg alle 8 h.
Bei Meningitis gibt man Erwachsenen tgl. 6 g, Kindern tgl. 120 mg/kg.
Bei nichtlebensbedrohenden Erkrankungen kann die Tagesdosis von 1,5 g (Erwachsene) und 30 mg/kg (Kinder) ausreichen.

Andere β-Lactam-Antibiotika

Bei Niereninsuffizienz wird das Dosierungsintervall für die benötigte Einzeldosis auf 12 h verlängert (bei einer Kreatinin-Clearance von 26–50 ml/min). Bei einer Kreatinin-Clearance von 10–25 ml/min gibt man die halbe Einzeldosis alle 12 h, bei einer Kreatinin-Clearance von <10 ml/min alle 24 h. Bei der Hämodialyse wird Meropenem eliminiert. Deshalb wird nach Beendigung der Dialyse eine neue Einzeldosis verabreicht und alle 24 h wiederholt.
Bei eingeschränkter Leberfunktion ist keine Dosisanpassung notwendig.

Handelsformen: Ampullen à 0,5 g, 1,0 g.

Beurteilung: Meropenem ist eine Alternative zu Imipenem mit verbesserter Aktivität gegen gramnegative Bakterien, aber schwächerer Aktivität gegen grampositive Bakterien. Meropenem ist auch zur Therapie einer Meningitis geeignet.

Literatur

Blumer JL, Reed MD, Kearns GL. Sequential, single-dose pharmacokinetic evaluation of meropenem in hospitalized infants and children. Antimicrob Ag Chemother 1995; 39: 1721–5.

Chmelik V, Gutvirth J. Meropenem treatment of post-traumatic meningitis due to Pseudomonas aeruginosa. J Antimicrob Chemother 1993; 32: 922.

Christensson BA, Nilsson-Ehle I, Hutchinson M. Pharmacokinetics of meropenem in subjects with various degrees of renal impairment. Antimicrob Ag Chemother 1992; 36: 1532–7.

Cometta A, Calandra T, Gaya H, et al. Monotherapy with meropenem versus combination therapy with ceftazidime plus amikacin as empiric therapy for fever in granulocytopenic patients with cancer. Antimicrob Ag Chemother 1996; 40: 1108-15.

Dagan R, Velghe L, Rodda JL, Klugman KP. Penetration of meropenem into the cerebrospinal fluid of patients with inflamed meninges. J Antimicrob Chemother 1994; 34: 175–9.

Donnelly JP, Horrevorts AM, Sauerwein RW, DePauw BE. High-dose meropenem in meningitis due to Pseudomonas aeruginosa. Lancet 1992; 339, 8801: 1117.

Drusano GL, Hutchinson M. The pharmacokinetics of meropenem. Scand J Infect Dis Suppl 1995; 96: 11–6.

Garau J, Blanquer J, Cobo L, Net A, Rello J. Prospective, randomised, multicentre study of meropenem versus imipenem/cilastatin as empiric monotherapy in severe nosocomial infections. Eur J Clin Microbiol Infect Dis 1997; 16: 789-96.

Kelly HC, Hutchinson M, Haworth SJ. A comparison of the pharmacokinetics of meropenem after administration by intravenous injection over 5 min and intravenous infusion over 30 min. J Antimicrob Chemother 1995; 36 (Suppl A): 35–41.

Klugman KP, Dagan R. Carbapenem treatment of meningitis. Scand J Infect Dis Suppl 1995; 96: 45–8.

Klugman KP, Dagan R and The Meropenem Meningitis Study Group. Randomized comparison of meropenem with cefotaxime for treatment of bacterial meningitis. Antimicrob Ag Chemother 1995; 39: 1140.

Parker EM, Hutchinson M, Blumer JL. The pharmacokinetics of meropenem in infants and children: a population analysis. J Antimicrob Chemother 1995; 36 (Suppl A): 63–71.

Sheikh W, Pitkin DH, Nadler H. Antibacterial activity of meropenem and selected comparative agents against anaerobic bacteria at seven North American centers. Clin Infect Dis 1993; 16: 361–6.

Neue Carbapeneme

Carbapeneme mit stärkerer antibakterieller Aktivität und Wirksamkeit auch gegen Cephalosporin-resistente Bakterien sind in Entwicklung. Dabei handelt es sich um 1β-Methylcarbapeneme mit verschiedenen Seitenketten (Abb. 21), die im Gegensatz zu den 1H-Carbapenemen (z. B. Imipenem und Panipenem) gegen die

Meropenem

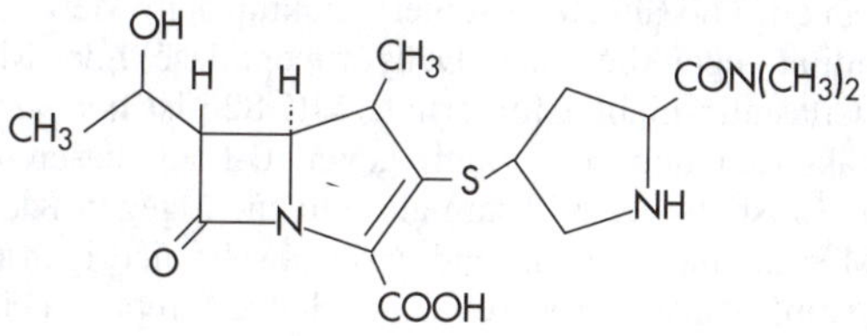

MK-826 (L-749,345)

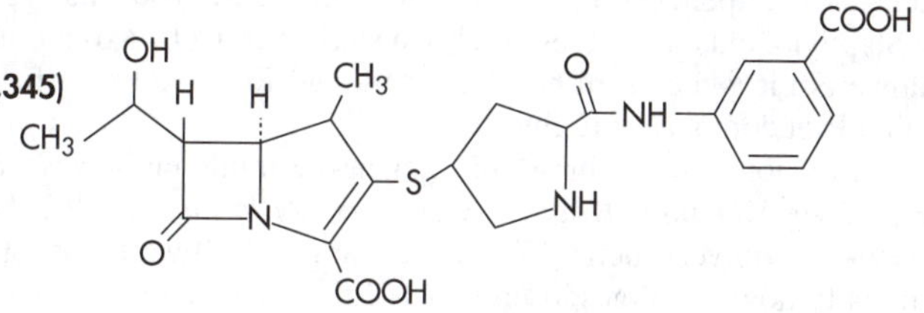

L-786,392

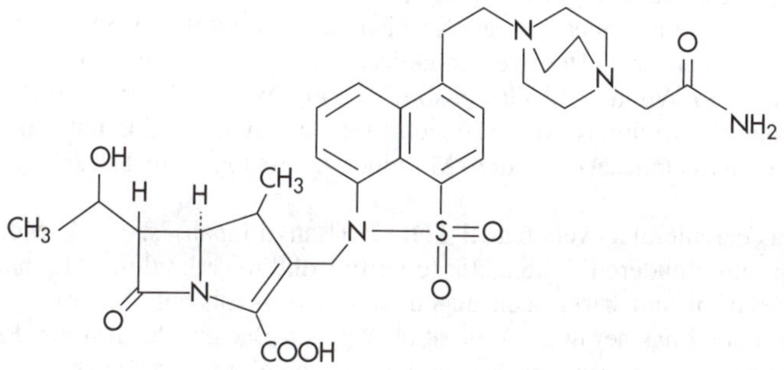

J-111,225

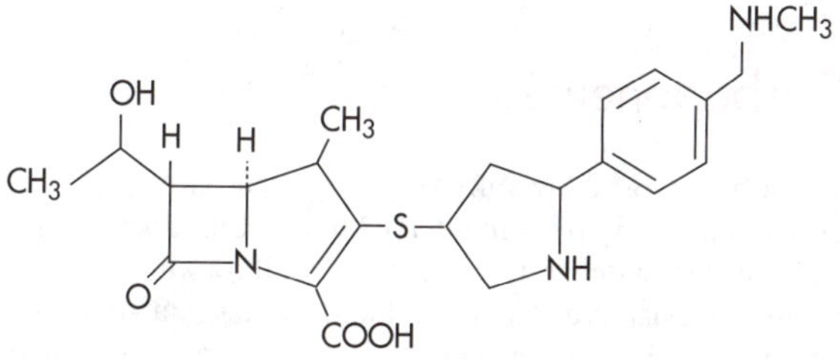

Abb. 21. Neue Carbapeneme.

Andere β-Lactam-Antibiotika

renale Dehydropeptidase des Menschen stabil und weniger nephrotoxisch sind. Sie haben eine stärkere Aktivität gegen gramnegative Bakterien, sind aber nur z.T. Pseudomonas-wirksam. Sie wirken teilweise auch gegen Enterobakterien mit ESBL (Extended Spectrum Beta-Lactamases) und gegen Methicillin-resistente Staphylokokken (MRSA, MRSE).

Neue parenterale Carbapeneme

Das parenterale Präparat **MK-826** der Firma MSD (früher L-749,345) ist ein 1β-Methyl-Carbapenem und ähnelt in seiner Struktur dem Meropenem (Abb. 21). Wegen seiner Stabilität gegen die renale Dehydropeptidase I des Menschen ist eine Kombination mit Cilastatin nicht erforderlich. MK-826 ist hochaktiv gegen multiresistente Enterobakterien und sehr stabil gegen β-Lactamasen mit erweitertem Spektrum (ESBL). Es ist stärker wirksam als Imipenem gegen Klebsiella pneumoniae, E. coli und Morganella morganii und wirkt in sehr niedrigen Konzentrationen gegen Haemophilus influenzae, Moraxella catarrhalis, Streptococcus pyogenes und Streptococcus pneumoniae (bei Penicillin-G-resistenten Stämmen allerdings schwächer als Imipenem). Es besitzt auch eine starke Aktivität gegen Anaerobier. Gegen Staphylokokken wirkt es erheblich stärker als Ceftriaxon, mit dem es die lange Halbwertszeit gemeinsam hat. Resistent sind Enterokokken (E. faecalis, E. faecium) und Pseudomonas aeruginosa.

Nach i.v. Infusion von 1 g in 30 min liegen die mittleren *Serumspiegel* bei Infusionsende über 100 mg/l. *Halbwertszeit* 4–5 h. *Plasmaeiweißbindung* 97%. *Urin-Recovery* 40% (unverändert). Wegen der langen Halbwertszeit ist eine einmalige Gabe in 24 h möglich. Tagesdosen von 1–1,5 g werden gut vertragen.

MK-826 erscheint gut geeignet zur Therapie von unteren Atemwegsinfektionen, die außerhalb und innerhalb des Krankenhauses erworben sind, von intraabdominellen Infektionen, von Harnwegsinfektionen durch sonst resistente Bakterien und von schweren Wund- und Gewebsinfektionen. Wegen des breiten Spektrums und der Langzeitwirkung ist MK-826 vielseitig verwendbar und könnte auch bei ambulanten Patienten eingesetzt werden. Mit einer Zulassung ist in 1–2 Jahren zu rechnen.

Das parenteral anwendbare **J-111,225** (Banyu Japan) ist ein 1β-Methyl-Carbapenem mit einer anderen Seitenkette (eine Pyrrolidin-Verbindung). Es hat ein sehr breites Spektrum und wirkt auch gegen Methicillin-resistente Staphylokokken und gegen Pseudomonas aeruginosa, nicht aber gegen Bacteroides fragilis. Es ist stabil gegen die renale Dehydropeptidase und anscheinend gut verträglich.

Orale Carbapeneme

Das oral anwendbare **CS-834** (Sankyo) ist der Pivaloyloxymethylester (Prodrug) des aktiven Metaboliten R-95 867 (einem 1β-Methyl-Carbapenem mit einem Pyrrolidinon-Ring). Es ist das erste orale β-Lactam-Antibiotikum mit starker Wirksamkeit gegen Penicillin-G-resistente Pneumokokken (orales Anti-Pneumokokken-Carbapenem) und wirkt außerdem gegen andere Erreger von bakteriellen Atemwegsinfektionen: Streptokokken, Haemophilus influenzae (auch Ampicillin-resistente Stämme), Moraxella catarrhalis, Staphylokokken (außer Methicillin-resistente Stämme),

Klebsiella pneumoniae und die meisten Anaerobier. Die Mehrzahl der gramnegativen Enterobakterien ist ebenso empfindlich wie gegen Imipenem. Resistent sind Pseudomonas aeruginosa, Burkholderia cepacia, Stenotrophomonas maltophilia und Enterokokken (E. faecalis, E. faecium), z. T. auch Serratia marcescens und Citrobacter freundii.

Der Pivaloyloxymethylester wird oral gut resorbiert (unabhängig von der Mahlzeit) und rasch in die aktive Substanz R-95 867 umgewandelt. *Halbwertszeit:* 45 min. *Urin-Recovery:* 35%. Eine gleichzeitige Gabe von Cilastatin ist nicht erforderlich. Wie bei anderen Pivaloylestern (z. B. Pivampicillin) können die Carnitin-Spiegel im Plasma erniedrigt sein.

Das oral anwendbare **L-084** (Lederle Japan) ist der Pivaloyloxymethylester (Prodrug) des aktiven Metaboliten LJC-11,036 (1β-Methyl-Carbapenem mit einer Thiazolin-azetidin-3-methylthio-Gruppe). Es wirkt gegen die meisten Erreger von bakteriellen Atemwegsinfektionen: Pneumokokken (auch Penicillin-resistente Stämme), Haemophilus influenzae (auch Ampicillin-resistente Stämme), Moraxella catarrhalis, Staphylokokken (außer Methicillin-resistente Stämme), Legionellen, Klebsiellen und andere gramnegative Stäbchen (außer Pseudomonas aeruginosa). Es wird oral gut resorbiert.

Weitere 1β-Methyl-Carbapeneme sind in der Entwicklung.

Literatur

Fukuoka T, Ohya S, Utsui Y, et al. In vitro and in vivo antibacterial activities of CS-834, a novel oral carbapenem. Antimicrob Ag Chemother 1997; 41: 2652–63.

Kawamoto I. 1β-Methylcarbapenem antibiotics. Drugs of the Future 1998; 23: 181–9.

Miyauchi M, Kanno O, Kawamoto I. A novel oral carbapenem CS-834: Chemical stability of pivaloyloxymethyl esters of carbapenems and cephalosporins in phosphate buffer solution. Antibiotics 1997; 50: 794–6.

Sakagawa E, Otsuki M, Ou T, et al. In-vitro and in-vivo antibacterial activities of CS-834, a new oral carbapenem. J Antimicrob Chemother 1998; 42: 427–37.

Sundelof JG, Hajdu R, Gill CJ, et al. Pharmacokinetics of L-749,345, a long-acting carbapenem antibiotic, in primates. Antimicrob Ag Chemother 1997; 41: 1743–8.

Umemura K, Ikeda Y, Kondo K, et al. Safety and pharmacokinetics of CS-834, a new oral carbapenem antibiotic, in healthy volunteers. Antimicrob Ag Chemother 1997; 41: 2664–9.

Andere β-Lactam-Antibiotika

Aztreonam

Handelsname: Azactam.

Eigenschaften: Aztreonam ist das erste klinisch angewandte Monobactam, das zu den monozyklischen β-Lactam-Antibiotika gehört und nur den halben β-Lactam-Ring hat. Der Kern des Aztreonams ist die α-Methyl-3-amino-monobactamsäure, die mit einer Seitenkette des Ceftazidims verbunden ist. Strukturformel s. Abb. 22.

Wirkungsweise: Aztreonam hemmt als β-Lactam-Antibiotikum die bakterielle Zellwandsynthese. Seine starke Affinität zum Penicillin-Bindeprotein 3 erklärt die Wirksamkeit auf gramnegative Bakterien. Es ist sehr stabil gegenüber β-Lactamasen von gramnegativen Bakterien.

Wirkungsspektrum: Aztreonam wirkt auf fast alle gramnegativen Stäbchen, auch Pseudomonas aeruginosa, Serratia marcescens, Enterobacter und Citrobacter, nicht aber gegen Anaerobier (Bacteroides-Arten u. a.), Acinetobacter, Burkholderia cepacia und Stenotrophomonas maltophilia. Ein Teil der Pseudomonas-aeruginosa-, Enterobacter- und Citrobacter-Stämme ist resistent. Aztreonam ist unwirksam auf grampositive Bakterien (im Gegensatz zu anderen Penicillinen und Cephalosporinen). Mit Gentamicin wirkt Aztreonam synergistisch gegen Pseudomonas aeruginosa und Klebsiella pneumoniae. Keine Kreuzresistenz mit anderen β-Lactam-Antibiotika.

Pharmakokinetik:
Nach i. v. Infusion (in 30 min) von 0,5 g, 1 g und 2 g werden mittlere *Serumspiegel* von 54 bzw. 90 bzw. 204 mg/l erreicht. Nach i. v. Injektion von 1 g und 2 g fallen die initialen Serumspiegel von 125 bzw. 242 mg/l nach 8 h auf 1,3 bzw. 6 mg/l ab.
Halbwertszeit 1,7 h.
Plasmaeiweißbindung 56%.
Urin-Recovery 70% (ein kleiner Teil wird als inaktiver Metabolit im Urin ausgeschieden). *Gallenausscheidung* gering. *Liquorgängigkeit* schlecht.

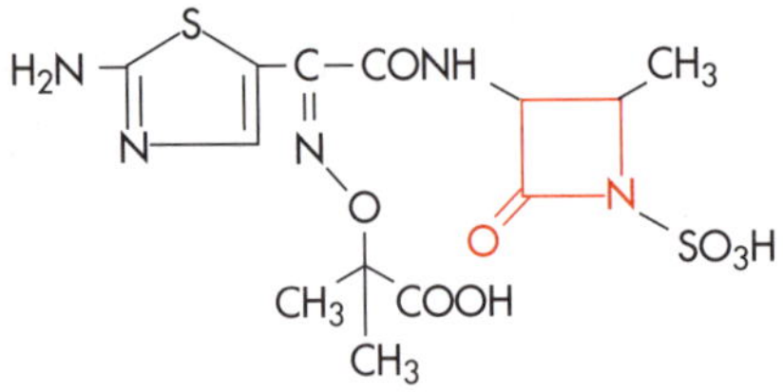

Abb. 22. Strukturformel von Aztreonam.

Aztreonam

Nebenwirkungen: Ähnlich wie bei anderen β-Lactam-Antibiotika (gastrointestinale Störungen, Hautreaktionen). Meist keine Kreuzallergie mit anderen β-Lactam-Antibiotika. Vorübergehender Anstieg der Prothrombin- und partiellen Thromboplastinzeit möglich, selten Anämie und Thrombozytopenie. Gelegentlich Thrombophlebitis bei wiederholter i. v. Gabe. Der Argininingehalt im Aztreonam erhöht die Arginin-Serumspiegel von Neugeborenen mit geringem Geburtsgewicht.

Indikationen: Komplizierte Harnwegsinfektionen durch sonst resistente Keime und bei Allergie gegen andere β-Lactam-Antibiotika. Bei der ungezielten Therapie anderer Organinfektionen ist eine Kombination mit Clindamycin, Vancomycin, Metronidazol oder einem Aminoglykosid möglich. Bei Mukoviszidose kann Aztreonam im Wechsel mit anderen Pseudomonas-wirksamen Mitteln angewendet werden. Einmaltherapie der unkomplizierten Gonorrhoe (einmal 1 g i. m.).

Falsche Indikationen: Monotherapie bei bakteriellen Infektionen mit unbekanntem Erreger. Aztreonam ist kein Ersatz für Aminoglykoside!

Kontraindikation: Wegen geringer Erfahrungen vorsichtige Anwendung bei Schwangeren und Neugeborenen.

Applikation: I. v. Injektion oder i. v. Kurzinfusion, auch i. m. Injektion möglich.

Dosierung: Tagesdosis bei Erwachsenen 3–6(–8) g, bei Kindern 45–90(–120) mg/kg, verteilt auf 3–4 Einzelgaben. Infusionslösung nicht mit anderen Antibiotika mischen. Bei Niereninsuffizienz reduzierte Dosierung (Kreatinin-Clearance 10–30 ml/min ½ Tagesdosis, unter 10 ml/min ¼ Tagesdosis). Am Ende jeder Hämodialyse ⅛ der normalen Einzeldosis verabreichen.

Handelsformen: Ampullen à 0,5 g, 1 g, 2 g.

Beurteilung: Bei Infektionen durch gramnegative Stäbchen (auch Pseudomonas aeruginosa) Reserveantibiotikum bei Penicillin-Allergie.

Literatur

Cuzzolin L, Fanos V, Zambreri D, et al. Pharmacokinetics and renal tolerance of aztreonam in premature infants. Antimicrob Ag Chemother 1991; 35: 1726.

Koch C, Hjelt K, Pedersen SS, et al. Retrospective clinical study of hypersensitivity reactions to aztreonam and six other beta-lactam antibiotics in cystic fibrosis patients receiving multiple treatment courses. Rev Infect Dis 1991; 13 (Suppl 7): 608.

Mattie H. Clinical pharmacokinetics of aztreonam: An update. Clin Pharmacokinet 1994; 26: 99–106.

Salh B, Bilton D, Dodd M, et al. A comparison of aztreonam and ceftazidime in the treatment of respiratory infections in adults with cystic fibrosis. Scand J Infect Dis 1992; 24: 215.

Saxon A, Hassner A, Swabb EA, et al. Lack of cross reactivity between the monobactam aztreonam and penicillin in penicillin allergic subjects. J Infect Dis 1984; 149: 16–22.

Uauy R, Mize C, Argyle C, et al. Metabolic tolerance to arginine: implications for the safe use of arginine salt-aztreonam combination in the neonatal period. J Pediatr 1991; 118: 965.

Walton MA, Villarreal C, Herndon DN, et al. The use of aztreonam as an alternate therapy for multi-resistant Pseudomonas aeruginosa. Burns 1997; 23: 225-7.

Gyrase-Hemmer (Chinolone)

Die Bezeichnung dieser Gruppe ist uneinheitlich. Die Substanzen werden z.T. als Chinolone (englisch Quinolones) oder Fluorochinolone (Fluochinolone) bezeichnet. Da nicht alle Substanzen Chinolin-Derivate sind, erscheint die Gruppenbezeichnung »Gyrase-Hemmer« besser, denn alle Verbindungen hemmen die bakteriellen DNS-Topoisomerasen (oder Gyrasen), welche zur Nukleinsäure-Synthese benötigt werden.

Die Entwicklung der Gruppe begann 1962 mit der Einführung der Nalidixinsäure als Therapeutikum von Harnwegsinfektionen. Wegen ihrer ungünstigen Pharmakokinetik, geringen Aktivität und Tendenz zur schnellen Resistenzentwicklung hat die Nalidixinsäure heute keine Bedeutung mehr. Auch die anderen geringfügig verbesserten Gyrase-Hemmer aus der Nalidixinsäure-Gruppe (Pipemidsäure, Cinoxacin und Rosoxacin) sind den fluorierten Gyrase-Hemmern in ihrer Aktivität und in ihrem Wirkungsspektrum deutlich unterlegen und werden daher hier nicht weiter besprochen.

Einteilung: Eine Expertengruppe der Paul-Ehrlich-Gesellschaft hat 1998 eine pragmatische Einteilung der Fluorochinolone nach 4 Gruppen vorgenommen, die auf der unterschiedlichen In-vitro-Aktivität beruht. Die aktuelle Einteilung ist in Tabelle 22 zusammengefaßt.

Struktur-Unterschiede: Die fluorierten Chinolone (Abb. 23) besitzen meist eine Piperazinyl-Seitenkette. Pefloxacin, Ofloxacin und Fleroxacin haben einen

Tab. 22. Einteilung der Gyrase-Hemmer.

Gyrase-Hemmer	Merkmale
Nalidixinsäure	Muttersubstanz (nicht mehr im Handel)
Pipemidsäure, Cinoxacin, Rosoxacin	Verbesserte Pharmakokinetik, geringe Aktivität
Norfloxacin, Enoxacin, Pefloxacin	Erste Fluorochinolone (stärkere Aktivität als Nalidixinsäure gegen gramnegative Stäbchen), beschränkte Indikationen
Ciprofloxacin, Levofloxacin, Ofloxacin, Fleroxacin	Standardchinolone mit erweitertem Spektrum
Grepafloxacin, Sparfloxacin, Gatifloxacin	Verbesserte Wirkung gegen Pneumokokken, Chlamydien und Mykoplasmen
Gemifloxacin, Moxifloxacin, Trovafloxacin*	Erhebliche Spektrumerweiterung (z.T. auch gegen Anaerobier wirksam)
Clinafloxacin	Wirkung z.T. auch gegen Ciprofloxacin-resistente Bakterien (Pseudomonas, Methicillin-resistente Staphylococcus-aureus-Stämme)

* Wegen Hepatotoxizität in Europa aus dem Handel gezogen.

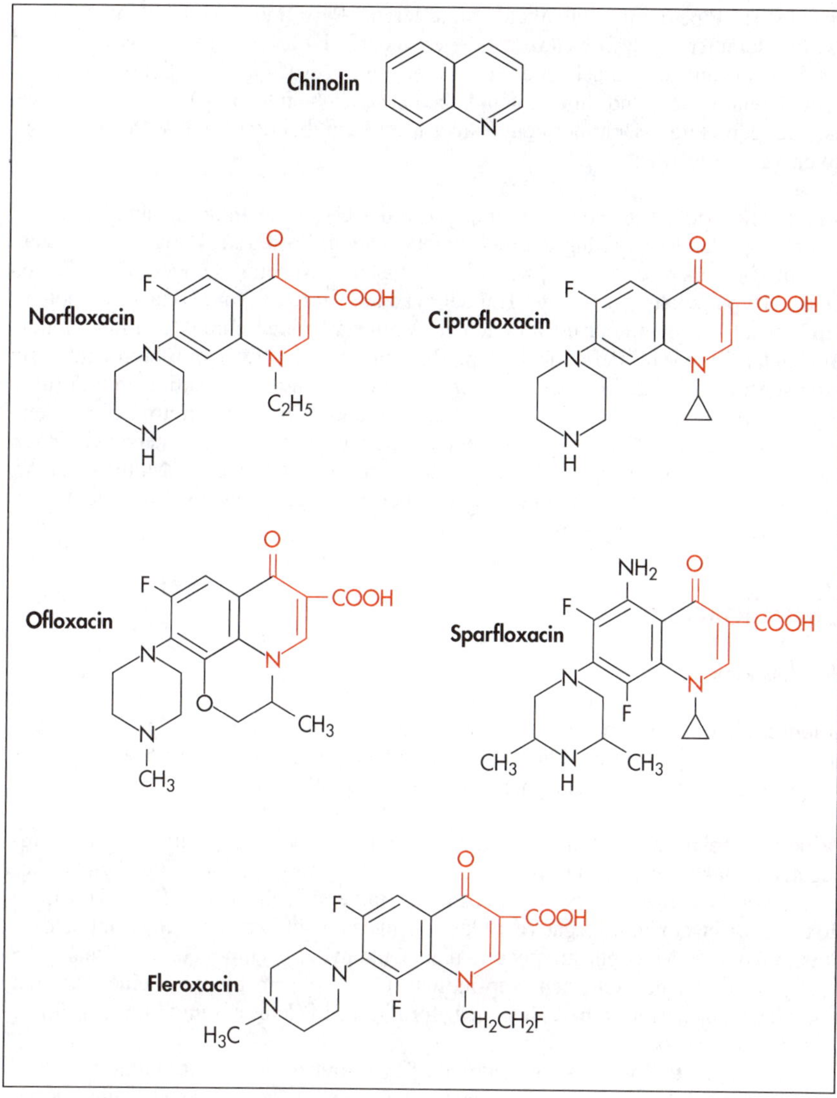

Gyrase-Hemmer

Abb. 23. Strukturformeln von gebräuchlichen Gyrase-Hemmern.

N-Methylpiperazin-Ring, der die verlängerte Halbwertszeit erklärt. Ciprofloxacin, Grepafloxacin, Clinafloxacin, Moxifloxacin und Sparfloxacin haben keine Äthyl-Gruppe in Position 1, sondern an dieser Stelle einen Cyclopropyl-Rest, wodurch die antibakterielle In-vitro-Wirksamkeit verstärkt wird. Enoxacin und Trovafloxacin sind keine Fluorochinolone, sondern Naphthyridin-Derivate.
Die Strukturunterschiede bei den neuen Gyrase-Hemmern mit verbreitertem Spektrum zeigt Abb. 24 (S. 134). Clinafloxacin, Moxifloxacin und Trovafloxacin haben

Gyrase-Hemmer

anstelle der Piperazinyl-Seitenkette modifizierte Pyrrolidin-Seitenketten (5-Ring-Gyrase-Hemmer). Die Substanzen können mehrfach fluoriert sein. Lomefloxacin und Sparfloxacin sind 2fach fluoriert, Fleroxacin, Trovafloxacin und Temafloxacin 3fach. Clinafloxacin und Sitafloxacin haben zusätzlich ein Chlor-Atom. Es gibt also auch bei den Gyrase-Hemmern ein Baukastensystem, bei dem wenige Strukturprinzipien variiert werden.

Nebenwirkungen: Das Nebenwirkungsprofil der Gyrase-Hemmer ist ähnlich, kann sich aber in der Ausprägung deutlich unterscheiden. So mußte Temafloxacin nach kurzem Gebrauch wegen schwerer systemischer Nebenwirkungen (Hämolyse, ARDS, Hypoglykämie) aus dem Handel gezogen werden. Trovafloxacin ist potentiell hepatotoxisch und nur noch in den USA mit stark eingeschränkten Indikationen im Handel. Enoxacin, Pefloxacin, Lomefloxacin und Sparfloxacin führen häufig zu Photosensibilisierung. Enoxacin hat eine besonders starke Interaktion mit Coffein und Theophyllin. Sparfloxacin und Grepafloxacin können kardiotoxisch wirken (Verlängerung der QT-Zeit). ZNS-Nebenwirkungen kommen in unterschiedlicher Häufigkeit vor (am häufigsten bei Lomefloxacin, Enoxacin und der Muttersubstanz Nalidixinsäure). Generell ist zu sagen, daß bei neu zugelassenen Gyrase-Hemmern besondere Vorsicht geboten ist.

Ciprofloxacin

Handelsname: Ciprobay.

Eigenschaften: Fluoriertes Chinolincarbonsäure-Derivat mit einer Piperazinyl- und einer Cyclopropyl-Gruppe. Die Tabletten enthalten Ciprofloxacinhydrochlorid, die Ampullen Ciprofloxacinlactat (beide sind in Wasser löslich).

Wirkungsspektrum: Wirksam auf die meisten aeroben grampositiven und gramnegativen Bakterien. Die In-vitro-Aktivität ist bei gramnegativen Stäbchen stärker als die von Levofloxacin, bei grampositiven Bakterien schwächer (Tab. 23). Ciprofloxacin wirkt auf gramnegative Bakterien meistens stärker als auf grampositive. Pneumokokken, Mycoplasma pneumoniae, Chlamydia pneumoniae und Chlamydia trachomatis sind nur schwach empfindlich. Ciprofloxacin hat auch eine Aktivität gegen Mycobacterium tuberculosis, M. fortuitum, M. kansasii und einige Stämme von M. chelonae.
Ciprofloxacin ist teilweise unwirksam gegen Stenotrophomonas maltophilia, Burkholderia cepacia, Serratia- und Acinetobacter-Arten sowie Campylobacter jejuni. Resistent sind ein Teil der Clostridien-Stämme (z. B. Clostridium difficile) und der Bacteroides-Stämme (z. B. Bacteroides fragilis), außerdem Nocardia asteroides, Ureaplasma urealyticum, Borrelien und Spirochäten.

Resistenz: Ein örtlich verschiedener Teil der Pseudomonas-, Staphylokokken- und Enterokokken-Stämme ist resistent. Eine sekundäre Resistenzentwicklung ist während einer längeren Ciprofloxacin-Behandlung bei Infektionen durch Staphylokokken, Pseudomonas, Enterobacter cloacae und Klebsiella pneumoniae möglich. Es besteht eine partielle Kreuzresistenz zwischen Ciprofloxacin und den anderen Fluorochinolonen.

Ciprofloxacin

Pharmakokinetik:
Ciprofloxacin wird nach oraler Gabe zu 70% resorbiert.
Nach 0,25 g, 0,5 g und 0,75 g oral finden sich nach 60–90 min mittlere *Serumspiegel* von 1,4 bzw. 2,8 bzw. 3,6 mg/l (Tab. 24). Nach i. v. Kurzinfusion von 0,1 g und 0,2 g liegen die Serumspiegel bei Infusionsende bei 3 bzw. 4 mg/l.
Halbwertszeit (nach i. v. Gabe) 3–4 h.
Plasmaeiweißbindung 30%.
Liquorgängigkeit gering (Liquorkonzentrationen bei nichtentzündeten Meningen etwa 20% der Serumspiegel).
Gute *Gewebepenetration* (höhere Konzentration vor allem in Genitalgewebe, Muskel, Haut, Lunge, Leber, Darmwand, Gallenblasenwand, Prostata, auch in Bron-

Tab. 23. Minimale Hemmkonzentration von herkömmlichen Gyrase-Hemmern bei ≤90% der untersuchten Bakterienstämme (MHK$_{90\%}$).

Keimart	MHK$_{90\%}$ (mg/l) von				
	Ciprofloxacin	Ofloxacin	Levofloxacin	Fleroxacin	Norfloxacin
E. coli	0,06	0,12	0,06	0,12	0,12
Klebsiella pneumoniae	0,12	0,5	0,25	0,5	0,5
Enterobacter aerogenes	0,03	0,12	0,06	0,12	0,25
Proteus mirabilis	0,03	0,12	0,06	0,5	0,12
Proteus vulgaris	0,03	0,25	0,12	0,12	0,12
Pseudomonas aeruginosa	1,0	16,0	8,0	8,0	2,0
Serratia marcescens	0,5	4,0	2,0	4,0	1,0
Streptococcus pyogenes	2,0	2,0	1,0	8,0	4,0
Streptococcus pneumoniae	4,0	4,0	2,0	8,0	8,0
Enterococcus faecalis	4,0	4,0	2,0	8,0	8,0
Enterococcus faecium	4,0	8,0	4,0	16,0	8,0
Staphylococcus aureus (Meth.-s.)	2,0	2,0	1,0	1,0	4,0
Staphylococcus aureus (Meth.-r.)	16,0	16,0	8,0	16,0	16,0
Staphylococcus epidermidis (Meth.-s.)	0,5	0,5	0,25	1,0	2,0
Staphylococcus epidermidis (Meth.-r.)	16,0	16,0	8,0	16,0	16,0
Legionella pneumophila	0,06	0,25	0,12	0,06	0,25
Mycoplasma pneumoniae	2,0	2,0	1,0	4,0	16,0
Chlamydia trachomatis	1,0	1,0	0,5	2,0	16,0
Bacteroides fragilis	8,0	8,0	4,0	16,0	32,0
Andere Bacteroides-Arten	8,0	8,0	4,0	64,0	8,0
Mycobacterium tuberculosis	2,0	2,0	1,0	0,5	16,0

Abkürzungen: Meth.-s. = Methicillin-sensibel; Meth.-r. = Methicillin-resistent

Gyrase-Hemmer

chial- und Samenflüssigkeit sowie Augenkammerwasser). Ciprofloxacin wird im Körper teilweise metabolisiert.

Ausscheidung durch die Nieren: nach oraler Gabe zu 30%, nach i. v. Gabe zu 55% (in unveränderter Form). Im Urin sind mehrere Metaboliten (mindestens 4) nachweisbar. Ein Teil des aufgenommenen Ciprofloxacins wird mit der Galle ausgeschieden, ein erheblicher Teil durch die Darmwand sezerniert und mit den Fäzes eliminiert. Es besteht ein relevanter enterohepatischer Zyklus.

Nebenwirkungen: Im allgemeinen gut verträglich. Gesamthäufigkeit ca. 6%. Am häufigsten sind gastrointestinale Reaktionen (Übelkeit, Erbrechen, Diarrhoe, Magenschmerzen). Seltener sind zentralnervöse Reaktionen (Schwindel, Kopfschmerzen, Müdigkeit, Erregtheit, Ängstlichkeit, periphere Empfindungsstörungen, Sehstörungen, Krampfanfälle). Die bei allen Gyrase-Hemmern beobachteten zentralanaleptischen Nebenwirkungen sprechen prompt auf niedrig dosierte Benzodiazepine an. Andere Nebenwirkungen sind Überempfindlichkeitsreaktionen (Exantheme, Juckreiz, Gesichtsödeme) und Kreislaufreaktionen (Blutdruckanstieg, Tachykardie, Hautrötung). Während einer Behandlung mit Ciprofloxacin kann – wie bei allen Gyrase-Hemmern – das Reaktionsvermögen im Straßenverkehr und bei Maschinenbedienung beeinträchtigt sein. Selten sind Gelenkbeschwerden, Schmer-

Tab. 24. Pharmakokinetische Daten von herkömmlichen Gyrase-Hemmern (nach der Literatur).

Mittel	Maximaler Serumspiegel (mg/l)	Zeit (h)	Halbwertszeit (h)	Urin-Recovery (%)	Serumeiweißbindung (%)
Ofloxacin					
0,2 g oral	2,2	1,1		74	
0,4 g oral	3,5	1,9	7	74	25
0,2 g i. v.	5,2	Infusionsende (30 min)		77	
Levofloxacin					
0,25 g oral	2,8	1,6		75	
0,5 g oral	5,1	1,3	7	75	25
0,5 g i. v.	6,2	Infusionsende		80	
Ciprofloxacin					
0,25 g oral	1,4	1,0			
0,5 g oral	2,8	1,2		30	
0,75 g oral	3,6	1,3	3–4		30
0,1 g i. v.	~3,0	Infusionsende			
0,2 g i. v.	~4,0			55	
Fleroxacin					
0,2 g oral	2,2	1,0	10	57	23
0,4 g oral	4,2	1,5			
Norfloxacin					
0,4 g oral	1,5	1	4	40	14

Ciprofloxacin

zen und Rötung an der Infusionsstelle und Thrombophlebitis. Vereinzelt wurden beobachtet: Achillessehnenentzündung, die zum Sehnenriß führen kann, sehr selten Leberzellnekrosen bis hin zum lebensbedrohenden Leberausfall und Erhöhung des Schädelinnendruckes. Phototoxische Reaktionen sind besonders nach Exposition von UVA (320–400 nm) möglich. Vorübergehender Anstieg von Transaminasen, alkalischer Phosphatase und Bilirubin im Serum ist möglich, auch Hypercholesterinämie und Hypertriglyzeridämie sowie Blutbildveränderungen (z. B. Eosinophilie) und Kristallurie. Von den möglichen Nebenwirkungen sind nur die Magen-Darm-Störungen dosisabhängig (bei Tagesdosen von ≥1,5 g häufiger).

Interaktionen: Mineralische Antazida vermindern die Resorption von Ciprofloxacin aus dem Magen-Darm-Kanal. Die Theophyllin-Spiegel im Blut können bei gleichzeitiger Gabe von Ciprofloxacin leicht erhöht sein. Ciprofloxacin verzögert auch die Ausscheidung von Coffein. Bei gleichzeitiger Verabreichung von Ciprofloxacin und barbiturathaltigen Narkosemitteln sind Herz und Kreislauf zu überwachen. Erhöhte Krampfbereitschaft bei Kombination mit nichtsteroidalen Antirheumatika (nicht Aspirin). Metoclopramid erhöht die Plasmakonzentrationen von Ciprofloxacin. Bei gleichzeitiger Gabe von Ciclosporin können die Ciclosporin-Plasmaspiegel erhöht sein, bei gleichzeitiger Gabe von oralen Antikoagulanzien kann deren Wirkung verstärkt werden. Wird gleichzeitig Glibenclamid gegeben, kann eine stärkere Hypoglykämie auftreten.

Indikationen: Organinfektionen (Harnwege, Atemwege, Darmtrakt) durch nachgewiesene oder vermutete empfindliche Erreger, vor allem wenn ein Gyrase-Hemmer das einzige oral wirksame Mittel ist. Eine orale oder parenterale Anwendung ist außerdem bei Unwirksamkeit oder Unverträglichkeit von anderen Antibiotika indiziert. Sie kommt auch als Alternative zu anderen Mitteln in Frage, die potentiell nephro- oder hepatotoxisch sind. Spezielle Indikationen sind Gonorrhoe, Legionellose und Salmonellose. Bei schweren Pseudomonas-Infektionen kombiniert man Ciprofloxacin mit einem Aminoglykosid oder mit einem β-Lactam-Antibiotikum (wegen der besseren Wirkung und der Gefahr einer Resistenzentwicklung). Ciprofloxacin eignet sich auch zur Behandlung von Typhus, zur Sanierung von Salmonellen-Dauerausscheidern und zur selektiven Darmdekontamination bei immunsuppressiv behandelten Patienten. Es ist zuverlässig wirksam zur Behandlung von Meningokokken-Trägern in der Umgebung von Erkrankten (einmalig 0,5 g). Bei Mykobakterien-Infektionen ist Ciprofloxacin wirksam und kann in Kombination mit anderen Mitteln zur Verhinderung einer Resistenzentwicklung gegeben werden.

Falsche Indikationen: Meningitis, Endokarditis, Sepsis (als Monotherapie), auch Pneumokokken-Infektionen der Atemwege, des Mittelohres und der Nebenhöhlen. Im allgemeinen keine Dauertherapie mit Ciprofloxacin durchführen (aus Gründen der Verträglichkeit und wegen möglicher Resistenzentwicklung). Keine unkritische, breit gestreute Anwendung als Universalmittel (wegen der Gefahr einer Resistenzentwicklung). Unwirksam bei Lues und Borreliose.

Kontraindikationen: Epilepsie, Gravidität, Stillzeit, Kinder und Jugendliche in der Wachstumsperiode (wegen Gefahr einer Arthropathie), jedoch ist bei Mukoviszidose aus vitaler Indikation die kurzfristige Verwendung von Ciprofloxacin im Kindesalter vertretbar.

Gyrase-Hemmer

Applikation und Dosierung: Oral (0,25–)0,5–0,75 g alle 12 h (bei Gonorrhoe Einmalbehandlung mit 0,25 g), als **i. v. Kurzinfusion** in 30–60 min 0,2–0,4 g alle 12 h. Nicht mit anderen Medikamenten in der Infusionslösung mischen. Für ausreichende Flüssigkeitszufuhr ist zu sorgen (sonst Gefahr der Kristallurie). Behandlungsdauer: in der Regel 1–2 Wochen (bei chronischen Infektionen auch länger).
Bei **Niereninsuffizienz** (Kreatinin-Clearance <20 ml/min) normale Einzeldosis alle 24 h (oder halbe Einzeldosis alle 12 h). Durch Hämo- und Peritonealdialyse werden nur kleine Mengen von Ciprofloxacin entfernt.
Vorsicht bei akuter Leberinsuffizienz oder starker Cholestase (besser Gyrase-Hemmer verwenden, die überwiegend renal ausgeschieden werden).

Handelsformen: Tabletten à 0,1 g, 0,25 g, 0,5 g, 0,75 g, Infusionsflaschen à 0,1 g, 0,2 g, 0,4 g, Augentropfen.

Beurteilung: Wegen des umfassenden Spektrums vielseitig verwendbares hochaktives antibakterielles Therapeutikum (auch bei sonst schwer zu behandelnden Infektionen). Klassische Standardsubstanz der Fluorochinolone.

Literatur

Blumberg HM, Rimland D, Carroll DJ, et al. Rapid development of ciprofloxacin resistance in methicillin-susceptible and -resistant Staphylococcus aureus. J Infect Dis 1991; 163: 1279–85.

Cooper B, Lawlor M, Pneumococcal bacteremia during ciprofloxacin therapy for pneumococcal pneumonia. Am J Med 1989; 87: 475.

Echols RM. The selection of appropriate dosages for intravenous ciprofloxacin. J Antimicrob Chemother 1993; 31: 783–7.

Fenlon CH, Cynamon MH. Comparative in vitro activities of ciprofloxacin and other 4-quinolones against Mycobacterium tuberculosis and Mycobacterium intracellulare. Antimicrob Ag Chemother 1986; 29: 386.

Fillastre JP, Leroy A, Moulin B, et al. Pharmacokinetics of quinolones in renal insufficiency. J Antimicrob Chemother 1990; 26 (Suppl B): 51–60.

Hudson SJ, Ingham HR, Snow MH. Treatment of Salmonella typhi carrier state with ciprofloxacin. Lancet 1985; II: 1047.

Kenny GE, Cartwright FD. Susceptibility of Mycoplasma pneumoniae to several new quinolones, tetracycline, and erythromycin. Antimicrob Ag Chemother 1991; 32: 587.

Lettieri JT, Rogge MC, Kaiser K, Echols RM, Meller AN. Pharmacokinetic profile of ciprofloxacin after single intravenous and oral doses. Antimicrob Ag Chemother 1992; 36: 993–6.

Lipman J, Scribante J, Gous AG, et al. Pharmacokinetic profiles of high-dose intravenous ciprofloxacin in severe sepsis. Antimicrob Ag Chemother 1998; 42: 2235–9.

Montay G, Gaillot J. Pharmacokinetics of fluoroquinolones in hepatic failure. J Antimicrob Chemother 1990; 26 (Suppl B): 61–7.

Murdoch DA, Banatvala NA, Bone A. Epidemic ciprofloxacin-resistant Salmonella typhi in Tajikistan. Lancet 1998; 351 (9099): 339.

Nau R, Prange HW, Martell J, Sharifis M, Kolenda H, Bircher J. Penetration of ciprofloxacin into the cerebrospinal fluid of patients with uninflamed meninges. J Antimicrob Chemother 1990; 25: 965–73.

Ng PP, Chan RK, Ling AE. Gonorrhoea treatment failure and ciprofloxacin resistance. Int J STD AIDS 1998; 9: 323–5.

Oppenheim BA, Hartley JW, Lee W, Burnie JP. Outbreak of coagulase negative staphylococcus highly resistant to ciprofloxacin in a leukaemia unit. BMJ 1989; 299: 294–7.

Radandt JM, Marchbanks CR, Dudley MN. Interactions of fluoroquinolones with other drugs: Mechanisms, variability, clinical significance, and management. Clin Infect Dis 1992; 14: 272–84.

Schaad UB, Stoupis C, Wedgwood J, et al. Clinical, radiologic and magnetic resonance monitoring for sceletal toxicity in pediatric patients with cystic fibrosis receiving a three-month course of ciprofloxacin. Pediatr Infect Dis J 1991; 10: 723–9.

Schamberg DR, Dillon WI, Terpenning MS, et al. Increasing resistance of enterococci to ciprofloxacin. Antimicrob Ag Chemother 1992; 36: 2533–5.

Sweeny G, Fern AI, Lindsay G, Doig MW. Penetration of ciprofloxacin into the aqueous humour of the uninflamed human eye after oral administration. J Antimicrob Chemother 1990; 26: 99–105.

Terziivanov D, Atanasova I, Dimitrova V. Population pharmacokinetics of ciprofloxacin in patients with liver impairments. Int J Clin Pharmacol Ther 1998; 36: 376–82.

Trucksis M, Hooper DC, Wolfson JS. Emerging resistance to fluoroquinolones in staphylococci: an alert. Ann Intern Med 1991; 114: 424–6.

Levofloxacin/Ofloxacin

Handelsname: von **Levofloxacin:** Tavanic, von **Ofloxacin:** Tarivid.

Eigenschaften: Chinolincarbonsäure-Derivat mit einem Oxazin-Ring (verantwortlich für die bessere Pharmakokinetik). Gelb-opaleszierende Kristalle oder kristallines Pulver, bitterer Geschmack, leicht löslich in Eisessig, schwer löslich in Wasser, Äthylalkohol und Azeton. Ofloxacin liegt als Razemat vor; die antibakterielle Wirkung beruht auf dem Gehalt an der linksdrehenden Form (Levofloxacin). Die rechtsdrehende Form ist antibakteriell inaktiv, hat aber Nebenwirkungen.

Wirkungsspektrum: Breites Spektrum, das die meisten aeroben grampositiven und gramnegativen Bakterien umfaßt. Die In-vitro-Aktivität von **Ofloxacin** ist bei gramnegativen Stäbchen etwa 4fach schwächer als die von Ciprofloxacin. Bei grampositiven Bakterien ist die Wirksamkeit teilweise schwächer als bei gramnegativen Bakterien. Mykoplasmen (außer Ureaplasma) und Chlamydien sind nur schwach empfindlich (Tab. 23). Ofloxacin ist z. T. unwirksam auf Pseudomonas aeruginosa, Acinetobacter calcoaceticus, Serratia, Campylobacter jejuni, Burkholderia cepacia und Stenotrophomonas maltophilia sowie Enterokokken (E. faecium). Methicillin-resistente Staphylococcus-aureus-Stämme sind unempfindlich. Resistent sind unter den Anaerobiern bestimmte Clostridien-Arten (z. B. Clostridium difficile) und Bacteroides-Arten (z. B. B. thetaiotaomicron und B. vulgatus). Ofloxacin hat z. T. eine relativ gute Aktivität gegen Mykobakterien (M. tuberculosis, M. fortuitum, M. kansasii).
Levofloxacin wirkt in vitro doppelt so stark wie Ofloxacin (das Razemat).

Resistenz: Ein Teil der Pneumokokken- und Enterokokken-Stämme ist gegen Ofloxacin resistent. Durch die zweifach stärkere Aktivität und die 2,5–5fach höhere Dosierung werden Pneumokokken durch Levofloxacin meist erfaßt. Die Häufigkeit einer Resistenz ist jetzt bei Pseudomonas aeruginosa beträchtlich angestiegen. Eine sekundäre Resistenzentwicklung ist bei Pseudomonas aeruginosa, Pneumokokken und Staphylokokken in vitro und während einer Behandlung möglich. Dabei besteht eine teilweise Kreuzresistenz mit anderen Gyrase-Hemmern (s. Tab. 23).

Pharmakokinetik
Ofloxacin:
Gute Resorption nach oraler Gabe.
Nach 0,2 g und 0,4 g oral finden sich mittlere *Serumspitzenspiegel* von 2,2 bzw. 3,5 mg/l (nach 1,1 bzw. 1,9 h), die nach 12 h auf 0,4 bzw. 1,0 mg/l abgefallen sind. Nach i. v. Infusion von 0,1 g und 0,2 g (in 30 min) betragen die mittleren Serumspiegel 2,9 bzw. 5,2 mg/l (bei Infusionsende) und 0,15 bzw. 0,3 mg/l (nach 12 h).

Gyrase-Hemmer

Halbwertszeit 7 h (Tab. 24, S. 124). *Plasmaeiweißbindung* 25%. *Liquorgängigkeit* schlecht, bei bakterieller Meningitis besser. Gute *Gewebediffusion* (z. B. in Lungen-, Knochen-, Knorpel- und Prostatagewebe). Hohe Konzentrationen auch in Speichel und Samenflüssigkeit.
Ausscheidung unverändert durch die Nieren nach oraler Gabe zu 74%, nach i. v. Gabe zu 77% (in 24 h) und zu 86% (in 72 h). Im Urin sind zwei Metaboliten nachweisbar: Desmethyl-Ofloxacin (1,6% der verabreichten Dosis) und Ofloxacin-N-oxid (0,9%), in Galle und Stuhl als weiterer Metabolit das Glukuronid-Derivat (4%).

Levofloxacin:
Die Pharmakokinetik ist mit der von Ofloxacin prinzipiell identisch. Nach oraler Gabe von 0,25 g und 0,5 g liegen die *Serumspitzenspiegel* nach 1–2 h zwischen 2,5 und 3 mg/l bzw. 5 und 6 mg/l (fast vollständige Resorption). Wenn 0,5 g alle 12 h oral gegeben werden, sind die Serumspitzenspiegel um 42% höher als bei Gabe alle 24 h (im Mittel 9,3 mg/l). Nach i. v. Infusion von 0,25 g und 0,5 g (in 60 min) betragen die mittleren Serumspiegel 3 bzw. 6 mg/l (bei Infusionsende).
Halbwertszeit 7–8 h. *Plasmaeiweißbindung* 25%. Levofloxacin wird in geringem Maße zu Desmethyl- und N-oxid-Metaboliten umgewandelt.
Urin-Recovery 75% in 48 h (in aktiver Form). Nicht dialysabel.

Nebenwirkungen:
Levofloxacin und Ofloxacin: Im allgemeinen gut verträglich. Unter den verschiedenen Nebenwirkungen sind am häufigsten gastrointestinale Beschwerden (Übelkeit, Erbrechen, Bauchschmerzen, Durchfall). Nicht selten sind leichte zentralnervöse Störungen (Kopfschmerzen, Schwindel, Alpträume, Schlafstörungen). Selten kommt es zu schwereren Symptomen (Gangunsicherheit, Zittern, Parästhesien, Doppeltsehen, Halluzinationen) und psychotischen Reaktionen (Gegenmittel: Benzodiazepine). Dabei kann das Reaktionsvermögen im Straßenverkehr oder bei der Maschinenbedienung beeinträchtigt sein. Es können schwere allergische Erscheinungen (Exanthem, Photosensibilisierung, petechiale Hautblutungen, selten Schock und Vaskulitis) auftreten; sie sind ein Grund, das Mittel sofort abzusetzen. Selten wurde über Gelenkschmerzen, insbesondere bei hoher Dosierung, und Tendinitis berichtet. In Einzelfällen wurden Blutbildveränderungen (Leukozytopenie, Thrombozytopenie, Anämie) und vorübergehender Anstieg der Leberenzyme und des Bilirubins festgestellt.

Interaktionen:
Levofloxacin und Ofloxacin: Bei gleichzeitiger Gabe von mineralischen Antazida ist mit verminderter Resorption von Levo- und Ofloxacin zu rechnen. Bei gleichzeitiger Gabe von Ofloxacin und oralen Antikoagulanzien kann deren Wirkung verstärkt werden, bei gleichzeitiger Gabe von Glibenclamid eine stärkere Hypoglykämie auftreten. Bei gleichzeitiger Gabe eines nichtsteroidalen Antiphlogistikums (z. B. Fenbufen) kann es zu Krämpfen und ZNS-Stimulation kommen. Keine Wechselwirkung mit Coffein, geringe mit Theophyllin.

Indikationen:
Levofloxacin: Organinfektionen durch nachgewiesene oder vermutete empfindliche Erreger (auch Pneumonie). Da Levofloxacin als gereinigtes Ofloxacin höher dosiert werden kann, erhofft man sich eine Wirkung auch auf weniger empfindliche Keime (z. B. Pneumokokken). Bei schwerer Pneumokokken-Pneumonie ist Levofloxacin

nicht die optimale Therapie. Weitere Indikationen können sein: akuter Schub einer chronischen Bronchitis, komplizierte Harnwegsinfektion sowie eine Haut- oder Weichteilinfektion. Spezielle Indikationen sind Gonorrhoe, Chlamydien- und Mykoplasmen-Infektionen, außerdem Legionellose und Salmonellose. Bei Mykobakterien-Infektionen, z. B. multiresistenter Tuberkulose, muß Levofloxacin zusammen mit anderen noch wirksamen Mitteln gegeben werden.

Falsche Indikationen: Meningitis, Endokarditis, Sepsis (als Monotherapie), auch Streptokokken-Angina, Erysipel, Scharlach. Im allgemeinen keine Dauertherapie durchführen (aus Gründen der Verträglichkeit und wegen möglicher Resistenzentwicklung). Keine unkritische, breit gestreute Anwendung als Universalmittel.

Kontraindikationen: Epilepsie, Gravidität, Stillzeit, Kinder und Jugendliche in der Wachstumsphase (wegen Gefahr einer Arthropathie).

Anwendung und Dosierung:
Ofloxacin: 0,2 g (maximal 0,4 g) oral alle 12 h für 7–10 Tage (falls erforderlich bis zu 4 Wochen). Bei **eingeschränkter Nierenfunktion** wird die normale Einzeldosis alle 24 h verabreicht (Kreatinin-Clearance 10–30 ml/min); Patienten mit einer Kreatinin-Clearance von <10 ml/min erhalten die Hälfte der normalen Einzeldosis alle 24 h. Parenteral gibt man 0,2(–0,4) g alle 12 h als i. v. Infusion in 30–60 min. Bei Hämo- und Peritonealdialyse werden nur kleine Mengen von Ofloxacin entfernt.

Levofloxacin: Bei komplizierter Harnwegsinfektion und akuter Pyelonephritis werden 1mal tgl. 0,25 g oral empfohlen (nicht länger als 14 Tage). Bei den anderen Indikationen gibt man 1–2mal tgl. 0,25 g oder 0,5 g (bei Pneumonie stets 0,5 g) oral oder durch i. v. Infusion (über 1 h). Levofloxacin hat somit eine breite Dosierungsspanne (der Standarddosis von 0,4 g Ofloxacin äquivalent ist 0,2 g Levofloxacin). Bei **eingeschränkter Nierenfunktion** ist eine reduzierte Dosierung erforderlich:
bei einer Kreatinin-Clearance
von 29–49 ml/min 250 mg alle 24 h,
von 10–19 ml/min 250 mg alle 48 h.

Handelsformen:
Ofloxacin: Tabletten à 0,1 g, 0,2 g, 0,4 g, Ampullen à 0,1 g, 0,2 g, 0,4 g (zur i. v. Infusion), Augensalbe, Augentropfen.
Levofloxacin: Tabletten à 0,25 g und 0,5 g, Ampullen à 0,5 g (zur i. v. Infusion).

Beurteilung: Die linksdrehende Form (Levofloxacin) wirkt stärker als das Razemat, wird besser vertragen und kann höher dosiert werden, wodurch das Wirkungsspektrum erheblich verbreitert wird. Das Razemat Ofloxacin sollte in Zukunft nicht mehr verwandt werden.

Literatur
Baciewicz AM, Ashar BH, Locke TW. Interaction of ofloxacin and warfarin. Ann Intern Med 1993; 119: 1223.
Barry AL, Fuchs PC, Allen SD, Brown SD, Jorgensen JH, Tenover FC. In vitro susceptibility of Streptococcus pneumoniae to the d- and l-isomers of ofloxacin: interpretative criteria and quality control limits. J Antimicrob Chemother 1996; 37: 365–9.

Davis R, Bryson HM. Levofloxacin: a review of its antibacterial activity, pharmacokinetics and therapeutic efficacy. Drugs 1994; 47: 677–700.
Fish DN, Chow AT. Levofloxacin clinical pharmacokinetics. Clin Pharmacokinet 1997; 32: 101–19
Fu KP, Lafredo SC, Foleno BD, et al. In vitro and in vivo antimicrobial activities of levofloxacin (l-ofloxacin), an optically active ofloxacin. Antimicrob Ag Chemother 1992; 36: 860–6.
Guay DRP, Opsahl JA, McMahon FG, et al. Safety and pharmacokinetics of multiple doses of intravenous ofloxacin in healthy volunteers. Antimicrob Ag Chemother 1992; 36: 308–12.

Klugman KP, Capper T, Bryskier A. In vitro susceptibility of penicillin-resistant Streptococcus pneumoniae to levofloxacin, selection of resistant mutants, and time-kill synergy studies of levofloxacin combined with vancomycin, teicoplanin, fusidic acid, and rifampin. Antimicrob Agents Chemother 1996; 40: 2802–4.
Lounis N, Truffot-Pernot C, Grosset J. In vitro and in vivo activities of levofloxacin against Mycobacterium tuberculosis. Antimicrob Ag Chemother 1995; 39: 1341.
Stahl JP, Croize J, Akbaral JP. Diffusion of ofloxacin into cerebrospinal fluid of patients with bacterial meningitis. Infection 1986; 14 (Suppl 4): 256–8.

Fleroxacin

Handelsname: Quinodis.

Eigenschaften: Dreifach fluoriertes Chinolin-Karbonsäure-Derivat (Abb. 23).

Wirkungsspektrum: Ähnlich dem von Ofloxacin und Ciprofloxacin. Fleroxacin wirkt in vitro etwa gleich stark wie Ofloxacin, aber 2–8fach schwächer als Ciprofloxacin (Tab. 23). Gegen Mycobacterium tuberculosis, M. kansasii und M. fortuitum wirkt es besser als andere Gyrase-Hemmer. Resistent ist ein kleiner Teil der Pseudomonas-aeruginosa-, Serratia-marcescens-, Proteus-rettgeri- und Enterobacter-Stämme. Unempfindlich sind alle Streptokokken-Arten (einschließlich Pneumokokken und Enterokokken) sowie Anaerobier (einschließlich Bacteroides-Arten), außerdem Treponema pallidum, Gardnerella vaginalis, Nocardia asteroides, Listerien und Mycobacterium avium-intracellulare.

Resistenz: Fast vollständige Kreuzresistenz mit den herkömmlichen Gyrase-Hemmern (Fluorochinolonen). Sekundäre Resistenzentwicklung in vitro möglich (vor allem bei Pseudomonas, Serratia, Klebsiella, Staphylokokken und Enterokokken).

Pharmakokinetik: Bei oraler Gabe relativ *gute Resorption.*
Nach 0,4 g oral mittlerer *Serumspitzenspiegel* 4,2 mg/l (nach 1,5 h), nach i. v. Infusion (20 min) von 0,1 g 2,8 mg/l (Infusionsende), die nach 24 h auf 0,6 bzw. 0,1 mg/l abgefallen sind (Tab. 24).
Halbwertszeit 9,5 h.
Plasmaeiweißbindung 23%.
Gute *Gewebediffusion.*
Ausscheidung durch die Nieren in 4 Tagen unverändert zu 57% (nach oraler Gabe), zu 73% (nach i. v. Gabe), außerdem als Metaboliten (N-Oxid und N-Demethyl-Derivat).

Nebenwirkungen: Am häufigsten sind Magen-Darm-Störungen (Übelkeit, Erbrechen, Durchfall) sowie Kopfschmerzen und Schwindel, seltener Schlaflosigkeit oder Hautausschlag. Relativ häufig Photosensibilisierung. Selten sind Sehnenentzündung und Ruptur der Achillessehne.

Interaktionen: Die gleichzeitige Gabe von mineralischen Antazida beeinträchtigt die Resorption von Fleroxacin. Fleroxacin führt zu keinen klinisch signifikanten Veränderungen der Plasmakonzentrationen von Theophyllin, Coffein und Warfarin.

Indikationen: Harnwegs-, Darm- und Weichteilinfektionen durch empfindliche Erreger (mit den auch bei Ofloxacin und Ciprofloxacin gemachten Einschränkungen).

Kontraindikationen: Gravidität, Stillzeit, Kindesalter, Epilepsie. Vorsicht bei bestimmten Vorerkrankungen des ZNS. Keine Anwendung bei Streptokokken- und Pneumokokken-Infektionen (wegen Unwirksamkeit).

Dosierung: Einmal tgl. 0,4 g oral oder i. v. (als Kurzinfusion in 30–60 min) für 7–10 Tage. Bei Niereninsuffizienz reduzierte Dosierung.

Handelsformen: Tabletten à 0,2 g und 0,4 g, Ampullen à 0,4 g.

Beurteilung: Gut geeignet für Harnwegsinfektionen durch sonst resistente Bakterien.

Literatur

Balfour JA, Todd PA, Peters DH. Fleroxacin. A review of its pharmacology and therapeutic efficacy in various infections. Drugs 1995; 49: 794.

Blouin R, Hemelin B, Smith D, Foster T, John W, Welker H. Fleroxacin pharmacokinetics in liver cirrhosis. Antimicrob Ag Chemother 1992; 36: 632–8.

Cullmann W, Geddes AM, Weidekamm E. Fleroxacin: a review of its chemistry, microbiology, toxicology, pharmacokinetics, clinical efficacy and safety. Int J Antimicrob Agents 1993; 2: 203–30.

Steffen R, Jori R, DuPont HL, et al. Efficacy and toxicity of fleroxacin in the treatment of traveler's diarrhea. Am J Med 1993; 94 (Suppl 3A): 182.

Stuck AE, Frey FJ, Heizmann P, et al. Pharmacokinetics and metabolism of intravenous and oral fleroxacin in subjects with normal and impaired renal function and in patients on continuous ambulatory peritoneal dialysis. Antimicrob Ag Chemother 1989; 33: 373–81.

Weidekamm E. Pharmacokinetics of fleroxacin in renal impairment. Am J Med 1993; 94 (Suppl 3A): 70–4.

Norfloxacin

Handelsname: Barazan u. a.

Eigenschaften: Fluorochinolon mit einer Piperazinyl-Gruppe. Muttersubstanz der neuen Gyrase-Hemmer.

Wirkungsspektrum: Norfloxacin wirkt gegen die meisten Erreger einer Harnwegsinfektion (vor allem gramnegative Stäbchen einschließlich Pseudomonas aeruginosa). Gegen Staphylokokken und Enterokokken ist die Aktivität schwächer (Tab. 23). A- und B-Streptokokken (Streptococcus pyogenes bzw. agalactiae) sind

Gyrase-Hemmer

unempfindlich. Resistent sind außerdem Anaerobier (z. B. Bacteroides fragilis), Mykoplasmen und Chlamydien.

Resistenz: Resistente Stämme von Pseudomonas-, Acinetobacter-, Serratia-, Providencia- und Klebsiella-Arten sowie von Proteus rettgeri und Enterokokken kommen vor. Partielle Kreuzresistenz mit den neuen Gyrase-Hemmern aus der Gruppe der Fluorochinolone. Sekundäre Resistenzentwicklung möglich.

Pharmakokinetik: Norfloxacin wird nach oraler Gabe zu 35–40% resorbiert.
Nach 0,4 g oral beträgt der mittlere *Serumspiegel* 1,5 mg/l (nach 1 h).
Halbwertszeit 4 h (Tab. 24).
Plasmaeiweißbindung 14%.
Ausscheidung durch die Nieren zu 30–40% (unverändert), zu etwa 20% als Metaboliten. Maximale Harnkonzentrationen nach 0,4 g oral etwa 600 mg/l (nach 6–12 h >60 mg/l).

Nebenwirkungen: Häufigkeit insgesamt 5%. Am häufigsten sind gastrointestinale Beschwerden (etwa 3%). Zentralnervöse Störungen (Kopfschmerzen, Schwindel, Benommenheit, Stimmungsveränderungen, Verwirrtheitszustände, Halluzinationen, Parästhesien, Sehstörungen) kommen in <1% vor. Hierdurch kann das Reaktionsvermögen im Straßenverkehr oder bei Maschinenbedienung beeinträchtigt sein. Allergische Reaktionen (Urtikaria, Exantheme) sowie Gelenkschmerzen, Achillessehnenentzündung und Tendovaginitis sind selten, ebenfalls ein Anstieg von Leberenzymen und Bilirubin im Serum sowie Blutbildveränderungen (Leukozytopenie, Eosinophilie). In Einzelfällen wurden eine Polyneuropathie und ein Guillain-Barré-Syndrom festgestellt.

Interaktionen: Mineralische Antazida vermindern die Resorption von Norfloxacin. Theophyllin und Coffein sind bei gleichzeitiger Gabe von Norfloxacin im Blut länger in erhöhter Konzentration nachweisbar. Die gleichzeitige Gabe von Norfloxacin und Ciclosporin erhöht die Ciclosporin-Plasmaspiegel. Die gleichzeitige Gabe von Norfloxacin und Fenbufen verstärkt die Neigung zu Krampfanfällen. Durch gleichzeitige Gabe von oralen Antikoagulanzien kann deren Wirkung verstärkt werden.

Indikationen: Infektionen der oberen und unteren Harnwege (Pyelonephritis, Zystitis, Urethritis), auch Prostatitis. Bakterielle Enteritis.

Kontraindikationen: Schwangerschaft, Laktationsperiode, Epilepsie, Kinder und Adoleszenten in der Wachstumsperiode (wegen der bei jungen Versuchstieren beobachteten Gelenkveränderungen).

Dosierung: 0,4 g oral alle 12 h (für 7 Tage). Bei Frauen mit unkomplizierter Zystitis ist eine einmalige Behandlung mit 0,8 g ausreichend; bei älteren Frauen ist eine 3tägige Behandlung sicherer. Bei eingeschränkter Nierenfunktion (Kreatinin-Clearance <30 ml/min) gibt man 0,4 g alle 24 h.

Handelsformen: Tabletten à 0,4 g, Augentropfen.

Beurteilung: Zuverlässig wirksames Therapeutikum für Harnwegsinfektionen.

Literatur

Adhami ZN, Wise R, Weston D, Crump B. The pharmacokinetics and tissue penetration of norfloxacin. J Antimicrob Chemother 1984; 13: 87.

Davis RL, Kelly HW, Quenzer RW, Standefer J, Steinberg B, Gallegos J. Effect of norfloxacin on theophylline metabolism. Antimicrob Ag Chemother 1989; 33: 212–4.

Davoren P, Mainstone K. Norfloxacin-induced hepatitis. Med J Aust 1993; 159: 423.

Fillastre JP, Hannedouche T, Leroy A, Humbert G. Pharmacokinetics of norfloxacin in renal failure. J Antimicrob Chemother 1984; 14: 439.

Hestin D, Hanesse B, Frimat L, et al. Norfloxacin-induced nephrotic syndrome. Lancet 1995; 345: 732.

Ramsay B, Woodrow D, Cream JJ. An acantholytic bullous eruption after norfloxacin. Brit J Dermatol 1993; 129: 500.

Wiström J, Jertborn M, Ekwall E, et al. Empiric treatment of acute diarrheal disease with norfloxacin. A randomized, placebo-controlled study. Ann Intern Med 1992; 117: 202–8.

Grepafloxacin

Handelsname: Vaxar.

Eigenschaften: Dimethyl-Ciprofloxacin (Razemat). Strukturformel s. Abb. 24, S. 134. Es ist für orale Anwendung als Hydrochlorid-Sesquihydrat im Handel.

Wirkungsspektrum (s. Tab. 25): Grepafloxacin gehört zu den Gyrase-Hemmern mit guter Pneumokokken-Wirksamkeit. Im Vergleich zu Ciprofloxacin ist die Aktivität gegen grampositive Bakterien erheblich verbessert (auch gegen Penicillin-G-resistente Pneumokokken, andere Streptokokken und Staphylokokken), allerdings sind Enterokokken (besonders E. faecium) und Methicillin-resistente Staphylokokken sowie Anaerobier meist resistent. Grepafloxacin wirkt stärker als Ciprofloxacin und Ofloxacin gegen Chlamydia trachomatis und Chlamydia pneumoniae, Mycoplasma pneumoniae und Legionella pneumophila, ist jedoch gegen Ureaplasma urealyticum z. T. unwirksam.

Gegen Enterobakterien wirkt Grepafloxacin in vitro entweder gleich stark oder schwächer als Ciprofloxacin. Gegen Pseudomonas aeruginosa, Serratia marcescens und Acinetobacter-Arten ist Grepafloxacin erheblich schwächer wirksam oder unwirksam. Anaerobier sind generell resistent gegen Grepafloxacin.

Resistenz: Sekundäre Resistenzentwicklung möglich. Unvollständige Kreuzresistenz mit anderen Gyrase-Hemmern (auch solchen mit ebenfalls guter Pneumokokken-Wirksamkeit).

Pharmakokinetik (s. Tab. 26, S. 137):
Nach oraler Einzelgabe von 0,4 g und 0,6 g sind die mittleren *Serumspitzenspiegel* 0,9 bzw. 1,4 mg/ml.
Plasmaeiweißbindung 50%. Gute Penetration in Lungengewebe und Alveolar-Makrophagen. Hohe Gallekonzentrationen. Nicht liquorgängig. Starke Metabolisierung in der Leber (zu 5 verschiedenen Metaboliten).
Urin-Recovery 8% (unverändert). In den Fäzes finden sich 27% der verabreichten Dosis unverändert wieder.

Gyrase-Hemmer

Nebenwirkungen: Am häufigsten sind Übelkeit und unangenehmer Geschmack. Gelegentlich treten Kopfschmerzen, Schwindelgefühl, Schlaflosigkeit, Müdigkeit, Durchfall und Erbrechen sowie Asthenie, Hautausschlag und Photosensibilitätsreaktionen, selten Tendinitis und allergische Reaktionen auf. Da in bis zu 6% Schwindel entsteht, sollen betroffene Patienten weder selbst Auto fahren noch Maschinen bedienen.

Interaktionen: Bei gleichzeitiger Gabe von mineralischen Antazida, Sucralfat und Eisensalzen ist die Resorption von Grepafloxacin vermindert. Da Grepafloxacin hauptsächlich durch Cytochrom-P450-Enzyme metabolisiert wird, kann es

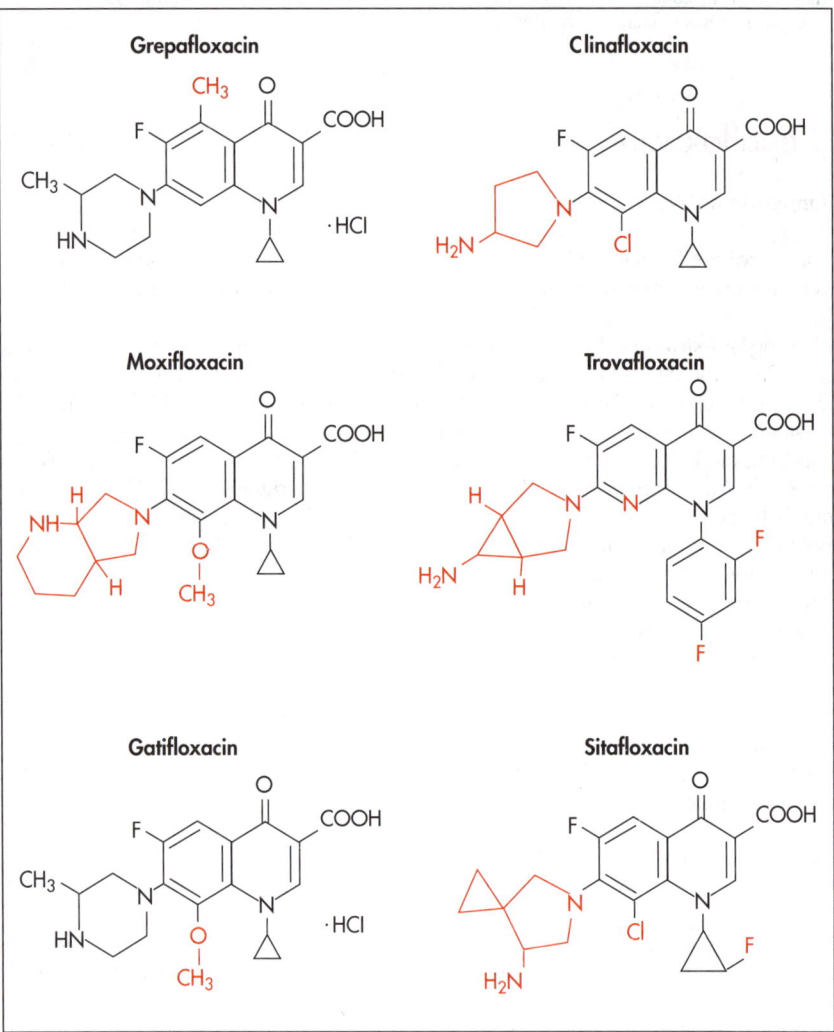

Abb. 24. Strukturformeln von neuen Gyrase-Hemmern.

Grepafloxacin

durch Grepafloxacin zu einer verminderten Metabolisierung von anderen Wirkstoffen kommen, die ebenfalls über dieses System verstoffwechselt werden (z.B. Theophyllin und Coffein). Grepafloxacin hat jedoch keinen Einfluß auf die Pharmakokinetik oder die pharmakodynamischen Wirkungen von Warfarin. Da Grepafloxacin am Herzen QT-Verlängerungen auslösen kann, darf es nicht mit anderen Medikamenten kombiniert werden, die ebenfalls das QT-Intervall verlängern (z.B. Klasse-IA- und Klasse-III-Antiarrhythmika, auch Terfenadin, Astemizol und Cisaprid).

Indikationen: Leichtere Pneumonie und andere bakterielle Atemwegsinfektionen (akuter Schub einer chronischen Bronchitis, Sinusitis, Otitis media), außerdem Chlamydien-Urethritis und Chlamydien-Zervizitis sowie Einmaltherapie der unkomplizierten Gonorrhoe (einmalig 400 mg oral). Wie bei anderen Gyrase-Hemmern keine unkritische Anwendung als Universalmittel (wegen der Gefahr der Resistenzentwicklung).

Kontraindikationen: Epilepsie, Gravidität, Stillzeit, Kinder und Jugendliche in der Wachstumsphase (wegen Gefahr einer Arthropathie), mäßige oder schwere Leberfunktionsstörung. Da Grepafloxacin QT-Intervallverlängerungen auslösen kann, ist es kontraindiziert bei Patienten mit angeborenen oder dokumentierten erworbenen QT-Intervallverlängerungen, Störungen des Elektrolythaushaltes, insbesondere Hypokaliämie, klinisch relevanter Bradykardie, klinisch relevanter Herzinsuffizienz mit reduzierter linksventrikulärer Auswurffraktion und mit symptomatischen Herzrhythmusstörungen in der Vorgeschichte.

Anwendung und Dosierung: Bei Pneumonie oral 1mal tgl. 0,6 g für 7–10 Tage. Bei akutem Schub einer chronischen Bronchitis sowie bei Urethritis und Zervizitis durch Chlamydien genügen 1mal tgl. 0,4 g für 1 Woche. Bei eingeschränkter Nierenfunktionsstörung ist keine Dosisreduzierung erforderlich.

Handelsformen: Tabletten à 0,4 g und 0,6 g.

Beurteilung: Gyrase-Hemmer für Atemwegsinfektionen mit Vorteilen bei Chlamydien, Mycoplasma pneumoniae und Legionellen. QT-Verlängerung im EKG möglich (daher keine Kombination mit Antiarrhythmika!).

Literatur

Barry AL, Fuchs PC. Antibacterial activities of grepafloxacin, ciprofloxacin, ofloxacin and fleroxacin. J Chemother 1997; 9: 9–16.

Child J, Andrews JM, Wise R. Pharmacokinetics and tissue penetration of the new fluoroquinolone grepafloxacin. Antimicrob Agents Chemother 1995; 39: 513–5.

Cook PJ, Andrews JM, Wise R, et al. Concentrations of OPC-17116, a new fluoroquinolone antibacterial, in serum and lung compartments. J Antimicrob Chemother 1995; 35: 317–26.

Hook EW, McCormack WM, Martin D, et al. Comparison of single-dose oral grepafloxacin with cefixime for the treatment of uncomplicated gonorrhea in men. Antimicrob Agents Chemother 1997; 41: 1843–5.

Kenny GE, Cartwright FD. Susceptibilities of Mycoplasma hominis, Mycoplasma pneumoniae, and Ureaplasma urealyticum to a new quinolone, OPC 17116. Antimicrob Agents Chemother 1993; 37: 1726–7.

Kozawa O, Uematsu T, Matsuno H, et al. Comparative study of pharmacokinetics of two new fluoroquinolones, blaofloxacin and grepafloxacin, in elderly subjects. Antimicrob Agents Chemother 1996; 40: 2824–8.

Mrcoczkowski TF, Martin DH, Bean KA, et al. OPC-17116 in the treatment of gonococcal and chlamydial cervicitis. J Eur Acad Dermatol Venereol 1995; (Suppl. 1): 77.

Roblin PM, Montalban G, Hammerschlag MR. In vitro activities of OPC-17116, a new quinolone, ofloxacin, and sparfloxacin against Chlamydia pneumoniae. Antimicrob Agents Chemother 1994; 38: 1402–3.

Tanimura H, Uchiyama K, Kashiwagi H. Gallbladder tissue concentrations, biliary excretion and pharmacokinetics of OPC-17116. Drugs 1995; 49 (Suppl. 2): 341–3.

Wagstaff AJ, Balfour JA. Grepafloxacin. Drugs 1997; 53: 817–24.

Wakebe H, Imada T, Yoneda H. Evaluation of OPC-17116 against important pathogens that cause respiratory tract infections. Antimicrob Agents Chemother 1994; 38: 2340–5.

Trovafloxacin

Handelsname: Trovan (USA).

Eigenschaften: Dreifach fluoriertes Naphthyridin-Derivat mit einer Difluorophenyl-Gruppe in N-1-Position (verantwortlich für die Aktivität gegen einige Ciprofloxacin-resistente Keimarten). Für orale Anwendung war Trovafloxacin als Mesylat (Methansulfonat) im Handel, für i.v. Anwendung als Alatrofloxacin-Mesylat (Prodrug von Trovafloxacin, hydrolysiert im Serum schnell zu Trovafloxacin). Trovafloxacin ist bei neutralem pH schlecht wasserlöslich (im Gegensatz zu Alatrofloxacin). Alatrofloxacin selbst hat keine wesentliche antibakterielle Wirkung. Strukturformel von Trovafloxacin: s. Abb. 24, S. 134.

Wirkungsspektrum (s. Tab. 25): Trovafloxacin hat eine starke Aktivität gegen Streptococcus pneumoniae (auch Penicillin-G-resistente Stämme), Streptococcus pyogenes sowie Staphylococcus aureus und epidermidis (z.T. auch Methicillin-resistente Stämme). Allerdings sind Ciprofloxacin-resistente Staphylokokken und ein Teil der Enterokokken-Stämme (besonders E. faecium) gegen Trovafloxacin resistent. Trovafloxacin wirkt erheblich stärker als Ciprofloxacin und Ofloxacin gegen Chlamydia trachomatis und C. pneumoniae, Mycoplasma pneumoniae und Legionella pneumophila. Im Gegensatz zu Ciprofloxacin und Ofloxacin besitzt es auch eine gute Anaerobierwirksamkeit (gegen Bacteroides fragilis, andere Bacteroides-Arten und Clostridium-Arten). Es ist unwirksam gegen Mykobakterien.

Gegen Enterobakterien wirkt Trovafloxacin in vitro entweder gleich stark oder schwächer als Ciprofloxacin. Empfindlich sind Helicobacter pylori und z.T. auch Stenotrophomonas maltophilia. Gegen Pseudomonas aeruginosa, Serratia marcescens und Acinetobacter-Arten ist Trovafloxacin erheblich schwächer wirksam oder unwirksam.

Resistenz: Unvollständige Kreuzresistenz mit anderen Gyrase-Hemmern (auch solchen mit ebenfalls guter Pneumokokken-Wirksamkeit).

Pharmakokinetik (s. Tab. 26): Nach oraler Gabe von 0,1 g und 0,2 g sind die mittleren *Serumspitzenspiegel* 1,0 bzw. 2,1 mg/l, nach i.v. Infusion von 0,2 g und 0,3 g (60 min) 2,7 bzw. 3,6 mg/l.

Trovafloxacin

Tab. 25. Minimale Hemmkonzentrationen (MHK$_{90\%}$) von neuen Gyrase-Hemmern (nach der Literatur).

Keimart	MHK$_{90\%}$ (mg/l) von					
	Clina-floxacin	Trova-floxacin	Moxi-floxacin	Grepa-floxacin	Spar-floxacin	Gati-floxacin
Streptococcus pneumoniae	0,25	0,25	0,25	0,25	0,25	0,25
Streptococcus pyogenes	0,25	0,25	0,25	0,25	0,5	0,25
Enterococcus faecalis (Vancomycin-sensibel)	0,5	1,0	0,5	4,0	1,0	2,0
Enterococcus faecalis (Vancomycin-resistent)	2,0	8,0	16,0	16,0	16,0	8,0
Enterococcus faecium (Vancomycin-sensibel)	0,5	4,0	4,0	8,0	0,12	4,0
Enterococcus faecium (Vancomycin-resistent)	8,0	8,0	>16,0	>16,0	>16,0	8,0
Staphylococcus aureus (Methicillin-sensibel)	0,06	0,06	0,12	0,12	0,25	0,5
Staphylococcus aureus (Methicillin-resistent)	0,12 (1,0)*	0,25 (16,0)*	4,0 (8,0)*	16,0 (>16,0)*	16,0 (>16,0)*	8,0 (>16,0)*
Staphylococcus epidermidis (Methicillin-sensibel)	0,06	0,12	0,12	0,25	0,5	0,25
Staphylococcus epidermidis (Methicillin-resistent)	0,06	4,0	4,0	8,0	4,0	0,25
Haemophilus influenzae	0,03	0,06	0,06	0,06	0,06	0,06
E. coli	0,03	0,06	0,03	0,06	0,03	0,06
Klebsiella pneumoniae	0,25	0,12	0,5	0,25	0,25	0,25
Enterobacter aerogenes	0,12	0,12	0,12	0,5	0,06	0,12
Proteus mirabilis	0,03	0,25	0,25	0,5	0,5	0,25
Proteus vulgaris	0,06	0,5	0,5	0,5	0,5	0,25
Pseudomonas aeruginosa	1,0	8,0	8,0	8,0	8,0	8,0
Serratia marcescens	0,25	4,0	2,0	4,0	1,0	4,0
Acinetobacter calcoaceticus	0,03	8,0	16,0	16,0	0,12	0,5
Bacteroides fragilis	0,25	0,5	0,25	8,0	4,0	2,0
Legionella pneumophila	0,015	0,06	0,015	0,015	0,03	0,015
Chlamydia pneumoniae	0,25	0,5	0,06	0,5	0,12	0,25
Chlamydia trachomatis	0,06	0,03	0,06	0,06	0,06	0,06
Mycoplasma pneumoniae	0,03	0,25	0,12	0,25	0,25	0,06
Mycobacterium tuberculosis	0,25	32,0	0,25	>8,0	0,25	0,25

* Ciprofloxacin-resistente Stämme

Gyrase-Hemmer

Halbwertszeit 10 h.
Plasmaeiweißbindung 76%.
Gute Penetration in Lungengewebe und Alveolar-Makrophagen. Die Liquorkonzentrationen betragen 25% der Serumspiegel (bei nichtentzündeten Meningen).
Urin-Recovery: 6% in 24 h unverändert und 13% als Acylglukuronidkonjugat, in geringer Menge als N-Azetylglukuronid, Diazid- und Hydroxykarboxylsäure-Metaboliten. Urin-Recovery nach i.v. Gabe 10% (unverändert). Nicht dialysierbar. Ausscheidung überwiegend mit der Galle (nach oraler Gabe mit den Fäzes zu 43% unverändert).

Nebenwirkungen: Häufigste Nebenwirkung sind zentralnervöse Störungen (Benommenheit, Schwindel, Leichtigkeitsgefühl im Kopf), die in einem Teil der Fälle zum Therapieabbruch führen. Relativ häufig sind Kopfschmerzen und Übelkeit, seltener Erbrechen und Durchfall. Bei Langzeittherapie häufig Transaminasenanstieg. Auch Hepatitis, tödliches Leberversagen und Pankreatitis sind möglich.

Interaktionen: Bei gleichzeitiger Gabe von mineralischen Antazida, Sucralfat, Eisenphosphat sowie Morphin war die Resorption von Trovafloxacin vermindert. Keine signifikante Beeinflussung der Theophyllin-, Warfarin- und Digoxinspiegel im Blut durch Trovafloxacin.

Tab. 26. Pharmakokinetische Daten von Gyrase-Hemmern mit erweitertem Spektrum (nach der Literatur).

Mittel	Dosis	Maximale Serumspiegel (mg/l)	Zeit (h)	Halbwertszeit (h)	Urin-Recovery (%)	Serumeiweißbindung (%)
Clinafloxacin	0,1 g oral 0,2 g oral 0,2 g i.v. (60 min)	0,9 1,8 1,9	1,5 1,5 Infusionsende	6	50–60	60
Trovafloxacin	0,1 g oral 0,2 g oral 0,3 g oral 0,2 g i.v. (30 min) 0,4 g i.v. (30 min)	1,5 2,3 4,4 3,2 4,6	1,0 1,0 1,0 Infusionsende Infusionsende	10	5	70
Moxifloxacin	0,2 g oral 0,4 g oral 0,2 g i.v. (30 min)	1,2 2,5 2,0	2,0 1,2 Infusionsende	12	20	30
Grepafloxacin	0,4 g oral 0,6 g oral	0,9 1,4	2,0 2,1	12	8	50
Sparfloxacin	0,2 g oral 0,4 g oral	0,7 1,4	4,0 5,0	20	10	45
Gatifloxacin	0,2 g oral 0,4 g oral	1,7 3,3	1,0 1,0	7–8	85	20

Trovafloxacin

Indikationen: Trovafloxacin war für ein breites Spektrum von Erkrankungen zugelassen. Trotz breiter klinischer Prüfungen wurde es in Europa 10 Monate nach der Zulassung wegen insgesamt seltener, aber schwerer Hepatotoxizität z. T. mit Todesfolge zurückgezogen. Die Nebenwirkungen erwiesen sich als nicht vorhersehbar. Teilweise bestand eine starke Eosinophilie. In den USA darf das i. v. Präparat in der Klinik noch für schwere Infektionen weiter verwandt werden.

Kontraindikationen: Epilepsie, Gravidität (Fetotoxizität und Teratogenität im Tierversuch), Stillzeit, Kinder und Jugendliche in der Wachstumsphase (wegen Gefahr einer Arthropathie), eingeschränkte Leberfunktion.

Anwendung und Dosierung: Bei i.v. Infusion (in 60 min) 1mal tgl. 0,2 g (für 1–2 Wochen). Das Konzentrat zur Herstellung einer Infusionslösung muß mit geeigneten Lösungsmitteln (nicht mit physiologischer 0,9%iger NaCl-Lösung) ausreichend verdünnt werden (auf 1–2 mg/ml). Keine rasche i.v. Injektion (Gefahr von tonischen Krampfanfällen)! Bei schweren Erkrankungen kann als Initialdosis 0,3 g i.v. infundiert werden. Bei Niereninsuffizienz ist keine Dosisreduzierung erforderlich.

Handelsformen: Ampullen à 0,2 g und 0,3 g (zur i.v. Infusion).

Beurteilung: In vitro hoch aktiver Gyrase-Hemmer mit besonderer chemischer Struktur (Naphthyridin-Derivat mit Difluorophenyl-Seitenkette), der ähnlich wie Temafloxacin wegen unerwarteter Nebenwirkungen (Hepatotoxizität mit allergischer Komponente) zurückgezogen werden mußte.

Literatur

Cormican MG, Jones RN. In-vitro activity of trovafloxacin (CP99-219) tested by two methods against 150 vancomycin-resistant enterococcal isolates. J Antimicrob Chemother 1996; 37: 847–9.

Cutler NR, Vincent J, Jhee SS, et al. Penetration of trovafloxacin into cerebrospinal fluid in humans following intravenous infusion of alatrofloxacin. Antimicrob Agents Chemother 1997; 41: 1298–300.

Dalvie DK, Khosia N, Vincent J. Excretion and metabolism of trovafloxacin in humans. Drug Metab Dispos 1997; 25: 423–7.

Edelstein PH, Edelstein MAC, Ren J, et al. Activity of trovafloxacin (CP-99,219) against Legionella isolates: in vitro activity, intracellular accumulation and killing in macrophages, and pharmacokinetics and treatment of guinea pigs with L. pneumophila pneumonia. Antimicrob Agents Chemother 1996; 40: 314–9.

Freeman C, Robinson A, Cooper B, et al. In vitro antimicrobial susceptibility of glycopeptide-resistant enterococci. Diagn Microbiol Infect Dis 1995; 21: 47–50.

Girard AE, Girard D, Gootz TD, et al. In vivo efficacy of trovafloxacin (CP-99,219), a new quinolone with extended activities against Gram-positive pathogens, Streptococcus pneumoniae, and Bacteroides fragilis. Antimicrob Agents Chemother 1995; 39: 2210–6.

Jones RB, Van der Pol B, Johnson RB. Susceptibility of Chlamydia trachomatis to trovafloxacin. J Antimicrob Chemother 1997; 39 (Suppl. B): 63–5.

Kenny GE, Cartwright FD. Susceptibilities of Mycoplasma pneumoniae, Mycoplasma hominis, and Ureaplasma urealyticum to a new quinolone, trovafloxacin (CP-99,219). Antimicrob Ag Chemother 1996; 40: 1048–9.

Klugman K, Wasas A. In-vitro activity of the fluoroquinolone trovafloxacin against penicillin-susceptible and -resistant Streptococcus pneumoniae. J Antimicrob Chemother 1995; 36: 873–4.

Pankuch GA, Jacobs MR, Appelbaum PC. Activity of trovafloxacin, compared with DU-6859a, ciprofloxacin, ofloxacin, levofloxacin, lomefloxacin, tosufloxacin, sparfloxacin, and grepafloxacin against penicillin-resistant and susceptible pneumococci. J Antimicrob Chemother 1995; 35: 230–2.

Teng R, Harris SC, Nix DE, et al. Pharmacokinetics and safety of trovafloxacin (CP-99,219), a new quinolone antibiotic, following administration of single oral doses to healthy male volunteers. J Antimicrob Chemother 1995; 36: 385–94.

Teng R, Dogolo LC, Willavize SA, et al. Oral bioavailability of trovafloxacin with and without food in healthy volunteers. J Antimicrob Chemother 1997; 39 (Suppl. B): 87–92.

Teng R, Dogolo LC, Willavize SA, et al. Effect of Maalox and omeprazole on the bioavailability of trovafloxacin. J Antimicrob Chemother 1997; 39 (Suppl. B): 93–7.

Thomson KS, Chartrand SA, Sanders CS, et al. Trovafloxacin, a new fluoroquinolone with potent activity against Streptococcus pneumoniae. Antimicrob Agent Chemother 1997; 41: 478–80.

Vincent J, Venitz J, Teng R, et al. Pharmacokinetics and safety of trovafloxacin in healthy male volunteers following administration of single intravenous doses of the prodrug, alatrofloxacin. J Antimicrob Chemother 1997; 39 (Suppl. B): 75–80.

Vincent J, Teng R, Dogolo LC, et al. Effect of trovafloxacin, a new fluoroquinolone antibiotic, on the steady-state pharmacokinetics of theophylline in healthy volunteers. J Antimicrob Chemother 1997; 39 (Suppl. B): 81–6.

Visalli MA, Bajaksouzian S, et al. Comparative activity of trovafloxacin, alone and in combination with other agents, against gram-negative nonfermentative rods. Antimicrob Ag Chemother 1997; 41: 1475–81.

Wexler HM, Molitoris E, Molitoris D, et al. In vitro activities of trovafloxacin against 557 strains of anaerobic bacteria. Antimicrob Agents Chemother 1996; 40: 2232–5.

Clinafloxacin

Handelsname: Rapzid.

Eigenschaften: Clinafloxacin ist ein einfach fluoriertes und chloriertes Chinolon mit einer Pyrrolidinyl-Seitenkette in Position 7. Strukturformel: s. Abb. 24, S. 134.

Wirkungsspektrum (s. Tab. 25, S. 137): Clinafloxacin ist der z. Z. aktivste Gyrase-Hemmer bei Problemkeimen. Im Vergleich zu Ciprofloxacin ist die Aktivität gegen grampositive Bakterien erheblich verbessert. Es wirkt auch gegen Penicillin-G-resistente Pneumokokken, Ampicillin-resistente Enterokokken (einschließlich Vancomycin-resistente E.-faecalis-Stämme), Methicillin-resistente Staphylococcus-aureus- und Staphylococcus-epidermidis-Stämme sowie gegen Anaerobier (Bacteroides fragilis, andere Bacteroides-Arten, Clostridium perfringens und Clostridium difficile). Clinafloxacin ist stärker wirksam als Ciprofloxacin und Levofloxacin gegen Chlamydia trachomatis und Chlamydia pneumoniae, Mycoplasma pneumoniae und Legionella pneumophila. Auch andere Mycoplasma-Arten einschließlich Ureaplasma urealyticum sind empfindlich.

Gegen Enterobakterien wirkt Clinafloxacin meist doppelt so stark wie Ciprofloxacin, gegen Pseudomonas aeruginosa etwa gleich stark oder stärker. Clinafloxacin ist außerdem wirksam gegen Stenotrophomonas maltophilia und Brucella melitensis

Clinafloxacin

sowie gegen Gonokokken, Meningokokken und Moraxella catarrhalis. Mycobacterium tuberculosis und M. fortuitum sind empfindlich, nicht aber andere Mykobakterien-Arten.

Resistenz: Sekundäre Resistenzentwicklung möglich. Unvollständige Kreuzresistenz mit anderen Gyrase-Hemmern (auch solchen mit starker Pneumokokken-Wirksamkeit).

Pharmakokinetik (s. Tab. 26, S. 138): Clinafloxacin wird fast vollständig resorbiert. Nach oraler Gabe von 0,1 und 0,2 g sind die mittleren *Serumspitzenspiegel* 0,9 bzw. 1,8 mg/l, nach i.v. Infusion von 0,2 g (in 60 min) 1,9 mg/l.
Halbwertszeit 6 h.
Plasmaeiweißbindung 60%.
Gute Penetration in Lungengewebe und Alveolar-Makrophagen.
Urin-Recovery nach i.v. Gabe 70% (unverändert). Ein Teil wird unverändert mit der Galle und den Fäzes ausgeschieden. Der Grad der Metabolisierung ist nicht genau bekannt.

Nebenwirkungen: Die häufigsten Nebenwirkungen sind Schwindel, Kopfschmerzen, Hautausschlag, Übelkeit, Erbrechen und Durchfall. Phototoxische Reaktionen sind nach oraler Gabe doppelt so häufig wie nach i.v. Gabe (daher ist die orale Anwendung zunächst nicht vorgesehen). Häufig kommt es nach i.v. oder oraler Gabe von Clinafloxacin zu Blutzuckererniedrigungen um 40–50%. Die niedrigsten Blutzuckerwerte werden am Ende der i.v. Infusion gemessen. Im übrigen entsprechen die Nebenwirkungen weitgehend denen von Ciprofloxacin und Levofloxacin (s. S. 124 und S. 128). Weitere Erfahrungen sind abzuwarten.

Interaktionen: Clinafloxacin kann die Serumspiegel von gleichzeitig verabreichtem Theophyllin und Coffein erhöhen und dadurch Nebenwirkungen hervorrufen. Bei gleichzeitiger Gabe von Phenytoin werden die Phenytoinserumspiegel um 20% erhöht, die Clinafloxacinspiegel um 50% erniedrigt. Bei gleichzeitiger Gabe von Warfarin können die Warfarinspiegel um 30% höher sein. Wegen möglicher Interaktionen keine gleichzeitige Gabe von Antiarrhythmika der Klasse IA und III, von Makroliden, Astemizol, Terfenadin und anderen Medikamenten, die eine QT-Zeitverlängerung im EKG hervorrufen können (Gefahr von ventrikulären Arrhythmien).

Indikationen: Parenterale Gabe bei febriler Neutropenie, sekundärer (nosokomialer) Pneumonie, komplizierten intraabdominellen Infektionen. Gezielte Therapie von Infektionen durch hochresistente Erreger (besonders in der Intensivmedizin).

Kontraindikationen: Epilepsie, Gravidität, Stillzeit, Kinder und Jugendliche in der Wachstumsphase (wegen Gefahr einer Arthropathie). Sonnenlichtexposition (auch durch Glas hindurch) und UV-Bestrahlung sind strikt zu vermeiden. Ggf. Lichtschutzcreme anwenden.

Applikation und Dosierung: Bei i.v. Infusion (in 60 min) 2mal tgl. 0,2 g (für 1–2, maximal 4 Wochen). Bei Niereninsuffizienz ist eine Dosisreduzierung erforderlich (bei einer Kreatinin-Clearance von 40–10 ml/min gibt man 0,1 g i.v. alle 12 h, von <10 ml/min 0,1 g i.v. alle 24 h).

Gyrase-Hemmer

Handelsform: Ampullen à 0,2 g.

Beurteilung: Stark wirksamer Gyrase-Hemmer mit erweitertem Spektrum und Aktivität auch gegen Pseudomonas aeruginosa, Methicillin-resistente Staphylokokken und Anaerobier. Wegen erheblicher Phototoxizität vorerst nur in der Klinik einsetzbar. Auf Hypoglykämien ist zu achten.

Literatur

Barrett MS, Jones RN, Erwin ME. CI-960 (PD12/391 or AM-1091), sparfloxacin, WIN 57273, and isepamicin activity against clinical isolates of Mycobacterium avium-intracellulare complex, M. chelonae, and M. fortuitum. Diagn Microbiol Infect Dis 1992; 15: 169.

Bron NJ, Dorr MB, et al. The tolerance and pharmacokinetics of clinafloxacin (CI-960) in healthy subjects. J Antimicrob Chemother 1996; 38: 1023–9.

Burney S, Landman D, Quale JM. Activity of clinafloxacin against multidrug-resistant Enterococcus faecium. Antimicrob Ag Chemother 1994; 38: 1668.

Carlyn CJ, Doyle LJ, Knapp CC, et al. Activities of three investigational fluoroquinolones (BAY y 3118, DU-6859a, and clinafloxacin) against Neisseria gonorrhoeae isolates with diminished susceptibilities to ciprofloxacin and ofloxacin. Antimicrob Ag Chemother 1995; 39: 1606.

Cohen MA, Yoder SL, Huband MD, et al. In vitro and in vivo activities of clinafloxacin, CI-990 (PD 131112), and PD 138312 versus enterococci. Antimicrob Ag Chemother 1995; 39: 2123.

Cohen MA, Huband MD, et al. In-vitro activity of clinafloxacin, trovafloxacin, and ciprofloxacin. J Antimicrob Chemother 1997; 40: 205–11.

Felmingham D, Robbins MJ, Ghosh G, et al. Comparative in vitro activity of PD 131628, the microbiologically active constituent of the prodrug CI-990 (PD 131112). Drugs 1993; 45 (Suppl. 3): 188–9.

Ford AS, Baltch AI, Smith RP. In-vitro susceptibilities of Pseudomonas aeruginosa and Pseudomonas spp. to the new fluoroquinolones clinafloxacin and PD 131628 and nine other antimicrobial agents. J Antimicrob Chemother 1993; 31: 523.

Harrington GD, Zarins LT, Ramsey MA, et al. Susceptibility of ciprofloxacin-resistant staphylococci and enterococci to clinafloxacin. Diagn Microbiol Infect Dis 1995; 21: 27.

Matuschka PR, Vissing RS. Clinafloxacin-theophylline drug interaction. Ann Pharmacother 1995; 29: 378.

Pankuch GA, Jacobs MR, Appelbaum PC. Susceptibility of 123 Xanthomonas maltophilia strains to clinafloxacin, PD 131628, PD 138312, PD 140248, ciprofloxacin, and ofloxacin. Antimicrob Ag Chemother 1994; 38: 369.

Shaprio MA, Dever JA, et al. Comparative therapeutic efficacy of clinafloxacin in leucopenic mice. J Antimicrob Chemother 1997; 39: 273–6.

Tack KJ, McGuire NM, Eiseman IA. Initial clinical experience with clinafloxacin in the treatment of serious infections. Drugs 1995; 49 (Suppl 2): 488.

Wexler HM, Molitoris E, Reeves D. In-vitro activity of clinafloxacin (CI-960) and PD 131628-2 against anaerobic bacteria. J Antimicrob Chemother 1994; 34: 579–84.

Moxifloxacin

Handelsname: Avalox.

Eigenschaften: 8-Methoxyfluorochinolon mit einer Cyclopropylgruppe in Position 1 (wie bei Ciprofloxacin), einer Methoxygruppe in Position 8 (wie bei Gatifloxacin) und einer modifizierten Pyrrolidin-Seitenkette. Die wäßrige Lösung ist sauer (pH 4,0) und lichtempfindlich. Strukturformel: s. Abb. 24, S. 134.

Moxifloxacin

Wirkungsspektrum (s. Tab. 25, S. 137): Moxifloxacin gehört zu den neuen Gyrase-Hemmern mit guter Pneumokokken-Wirksamkeit und erweitertem Spektrum. Es besitzt eine starke Aktivität gegen fast alle Erreger von bakteriellen Atemwegsinfektionen (Streptococcus pneumoniae, Streptococcus pyogenes, Haemophilus influenzae, Moraxella catarrhalis, Staphylokokken, Chlamydia trachomatis und Chlamydia pneumoniae, Mycoplasma pneumoniae sowie Legionellen). Resistent sind unter den grampositiven Bakterien ein Teil der Methicillin-resistenten Staphylokokken (bei Ciprofloxacin-Resistenz) sowie ein Teil der Enterokokken-Stämme (besonders E. faecium bei Vancomycin-Resistenz) und der Corynebacterium-jeikeium-Stämme. Im Gegensatz zu Ciprofloxacin und Levofloxacin hat Moxifloxacin eine gute Anaerobierwirksamkeit (gegen Bacteroides fragilis, einige andere Bacteroides-Arten und Clostridium perfringens). Gegen Enterobakterien ist Moxifloxacin im Vergleich zu Ciprofloxacin in vitro z.T. schwächer wirksam. Teilweise resistent sind Pseudomonas aeruginosa sowie einige Serratia- und Acinetobacter-Arten.

Resistenz: Sekundäre Resistenzentwicklung möglich. Unvollständige Kreuzresistenz mit anderen Gyrase-Hemmern (auch solchen mit ebenfalls guter Pneumokokken-Wirksamkeit).

Pharmakokinetik: Nach oraler Gabe von 0,2 und 0,4 g betragen die mittleren *Serumspitzenspiegel* 1,1 bzw. 2,5 mg/l, nach i.v. Infusion von 0,2 g und 0,4 g (in 30 min) 2 bzw. 4,6 mg/l.
Halbwertszeit 13 h.
Plasmaeiweißbindung 40%.
Urin-Recovery nach oraler Gabe 20% (unverändert). Ein Teil wird als Metaboliten ausgeschieden.

Nebenwirkungen: Im allgemeinen gut verträglich. Am häufigsten sind gastrointestinale Störungen (dosisabhängig). Bauchschmerzen, Übelkeit, Erbrechen, Durchfall, Geschmacksstörungen, Benommenheit, selten Schwindel, Tremor, Verwirrtheit, Depression, Amblyopie, QT-Zeitverlängerung im EKG. Abnorme Leberfunktionstests (Transaminasenanstieg) kommen gelegentlich vor. Im übrigen entsprechen die Nebenwirkungen weitgehend den bei Ciprofloxacin und Levofloxacin beschriebenen Störungen (s. S. 124 u. S. 128). Weitere Erfahrungen sind abzuwarten.

Interaktionen: Bei gleichzeitiger Gabe von mineralischen Antazida ist die Resorption von Moxifloxacin vermindert. Keine Interaktion mit Ranitidin und Theophyllin. Vorsichtshalber keine gleichzeitige Gabe von Medikamenten, die QT-Zeitverlängerung im EKG hervorrufen können (s. S. 135). Moxifloxacin kann die Digoxin-Plasmaspiegel um 33% erhöhen

Indikationen: Leichtere Pneumonie und andere bakterielle Atemwegsinfektionen (akuter Schub einer chronischen Bronchitis und Sinusitis), komplizierte Harnwegsinfektionen und Chlamydien-Urethritis. Einmaltherapie der unkomplizierten Gonorrhoe (einmal 200 mg oral). Auch bei schweren Haut- oder Weichteilinfektionen anwendbar. Gezielte Therapie von Infektionen durch sonst resistente Bakterien. Wie bei anderen Gyrase-Hemmern keine unkritische Anwendung als Universalmittel (wegen der Gefahr der Resistenzentwicklung).

Gyrase-Hemmer

Kontraindikationen: Epilepsie, Gravidität, Stillzeit, Kinder und Jugendliche in der Wachstumsphase (wegen Gefahr einer Arthropathie). Stark eingeschränkte Leberfunktion. QT-Zeitverlängerung im EKG. Keine Kombination mit einem anderen Gyrase-Hemmer!

Applikation und Dosierung: Oral 1mal tgl. 0,4 g für 1–2 Wochen. Bei Niereninsuffizienz keine Dosisreduzierung.

Handelsform: Tabletten à 0,4 g.

Beurteilung: Gyrase-Hemmer mit erweitertem Spektrum (auch Anaerobier-wirksam). Gut geeignet für untere Atemwegsinfektionen. Keine Kombination mit Medikamenten, welche die QT-Zeit verlängern.

Literatur

Baohong JI, Lounis N, Maslo C, et al. In vitro and in vivo activities of moxifloxacin and clinafloxacin against Mycobacterium tuberculosis. Antimicrob Ag Chemother 1998; 42: 2066–9.

Bébéar CM, Renaudin H, Boudjadja A, Bébéar C. In vitro activity of BAY 12-8039, a new fluoroquinolone, against mycoplasmas. Antimicrob Ag Chemother 1998; 42: 703–4.

Brueggemann AB, Kugler KC, Doern GV. In vitro activity of BAY 12-8039, a novel 8-methoxyquinolone, compared to activities of six fluoroquinolones against Streptococcus pneumoniae, Haemophilus influenzae, and Moraxella catarrhalis. Antimicrob Ag Chemother 1997; 41: 1594–7.

Dalhoff A, Petersen U, Endermann R. In vitro activity of BAY 12-8039, a new 8-methoxy-quinolone. Chemotherapy 1996; 42: 410–25.

Fass RJ. In vitro activity of BAY 12-8039, a new 8-methoxyquinolone. Antimicrob Ag Chemother 1997; 41: 1818–24.

Stass H, Dalhoff A, Kubitza D. BAY 12-8039: study on the food effect after oral administration of 200 mg SD to healthy volunteers. Clin Microbiol Inf 1997; 3: 86.

Stass H, Kubitza D, Schühly U, Wingender W. Pharmacokinetics, safety and tolerability of 800 mg BAY 12-8039 administered as a single dose. Clin Microbiol Inf 1997; 3: 87.

Stass H, Schühly U, Wingender W. Pharmacokinetics, safety and tolerability of 600 mg BAY 12-8039 administered once daily over 10 days. Clin Microbiol Inf 1997; 3: 87.

Woodcock JM, Andrews JM, Boswell FJ, et al. In vitro activity of BAY 12-8039, a new fluoroquinolone. Antimicrob Ag Chemother 1997; 41: 101–6

Gatifloxacin

Handelsname: N. N. (Bristol-Myers Squibb, Grünenthal).

Eigenschaften: Gatifloxacin ist ein 6-Fluoro-8-Methoxychinolon mit einer Methylpiperazin-Gruppe in Position 8. Als Razemat verwendet. Strukturformel: s. Abb. 24, S. 134.

Wirkungsspektrum: Gatifloxacin gehört zur Gruppe der Gyrase-Hemmer mit starker Pneumokokken-Wirksamkeit. Im Vergleich zu Ciprofloxacin ist die Aktivität gegen grampositive Bakterien stärker. Es wirkt auch gegen Penicillin-G-resistente Pneumokokken und Methicillin-resistente Staphylococcus-epidermidis-Stämme, aber nur z. T. gegen Enterokokken, Methicillin-resistente Staphylococcus-aureus-Stämme,

Gatifloxacin

Bacteroides fragilis und andere Anaerobier-Arten. Gatifloxacin ist stärker wirksam als Ciprofloxacin und Levofloxacin gegen Chlamydia trachomatis und Chlamydia pneumoniae, Mycoplasma pneumoniae und Legionella pneumophila. Gegen Enterobakterien ist die Aktivität schwächer als die von Ciprofloxacin. Gegen Haemophilus influenzae und Moraxella catarrhalis wirkt es gleich stark wie Ciprofloxacin. Die meisten Pseudomonas-aeruginosa- und Serratia-marcescens-Stämme sind resistent (s. Tab. 25, S. 137).

Resistenz: Sekundäre Resistenzentwicklung möglich. Unvollständige Kreuzresistenz mit anderen Gyrase-Hemmern.

Pharmakokinetik (s. Tab. 26, S. 138): Gatifloxacin wird aus dem Magen-Darm-Kanal fast vollständig resorbiert.
Nach oraler Gabe von 0,2 g und 0,4 g sind die mittleren *Serumspitzenspiegel* 1,7 bzw. 3,3 mg/l.
Halbwertszeit 7–8 h.
Plasmaeiweißbindung 20%.
Urin-Recovery 85% (unverändert). Etwa 6% werden unverändert mit den Fäzes ausgeschieden. Der Grad der Metabolisierung ist nicht genau bekannt.

Nebenwirkungen: Vorwiegend gastrointestinale Störungen. Die Erfahrungen sind noch gering.

Interaktionen: Bisher nicht genau bekannt (wahrscheinlich wie bei den meisten anderen Gyrase-Hemmern).

Mögliche Indikation: Leichtere Pneumonie (primäre Pneumonie ohne schweres Grundleiden).

Kontraindikationen: Epilepsie, Gravidität, Stillzeit, Kinder und Jugendliche in der Wachstumsphase (wegen Gefahr einer Arthropathie).

Applikation und Dosierung: Oral 1mal tgl. 0,4 g oder 2mal tgl. 0,2 g (für 1 bis 2 Wochen). Bei Niereninsuffizienz ist eine Dosisreduzierung erforderlich.

Beurteilung: Breit wirksamer Gyrase-Hemmer mit verbesserter Aktivität gegen Chlamydia pneumoniae, Mycoplasma pneumoniae und Legionellen.

Literatur

Hosaka M, Kinoshita S, et al. Antibacterial properties of AM-1155, a new 8-methoxy quinolone. J Antimicrob Chemother 1995; 36: 293–301.

Ishida K, Kaku M, et al. In-vitro and in-vivo activity of a new quinolone AM-1155 against Mycoplasma pneumoniae. J Antimicrob Chemother 1994; 34: 875–83.

Nakashima M, Uematsu T, et al. Single- and multiple-dose pharmacokinetics of AM-1155, a new 6-fluoro-8-methoxy quinolone, in humans. Antimicrob Ag Chemother 1995; 39: 2635–40.

Wakabayashi E, Mitsuhashi S. In vitro antibacterial activity of AM-1155, a novel 6-fluoro-8-methoxy quinolone. Antimicrob Ag Chemother 1994; 38: 594–601.

Wise R, Brenwald NP, Andrews JM. The activity of the methylpiperazinyl fluoroquinolone CG 5501: a comparison with other fluoroquinolones. J Antimicrob Chemother 1997; 39: 447–52.

Sitafloxacin

Sitafloxacin (DU-6859a) der Firma Daiichi (Japan) ist ein Gyrase-Hemmer mit erweitertem Spektrum und ähnlicher Struktur wie Clinafloxacin. Es ist gegen grampositive Keime stärker wirksam als Ciprofloxacin und wirkt auch gegen Penicillin-resistente Pneumokokken, Methicillin-resistente Staphylokokken und z. T. auch gegen Vancomycin-resistente Enterokokken. Gegen gramnegative Stäbchen ist die Aktivität meist doppelt so stark, gegen Pseudomonas aeruginosa etwa gleich stark. Empfindlich sind auch Stenotrophomonas maltophilia, Burkholderia cepacia und Acinetobacter-Arten. Sitafloxacin ist hochaktiv gegen die meisten Anaerobier, gegen Mycoplasma pneumoniae, Chlamydia trachomatis und Chlamydia pneumoniae sowie Legionellen.

Nach oraler Gabe wird Sitafloxacin gut und dosisproportional resorbiert und hat eine Halbwertszeit von 4–5 Stunden. Mit dem Urin werden 70% unverändert ausgeschieden, mit den Fäzes 3%. Die klinischen Prüfungen sind noch nicht abgeschlossen.

Literatur

Akasaka T, Kurosaka S, Uchida Y, et al. Antibacterial activities and inhibitory effects of sitafloxacin (DU-6859a) and its optical isomers against type II topoisomerases. Antimicrob Ag Chemother 1998; 42: 1284–7.

Forstall GJ, Knapp CC, Washington JA. Bactericidal activities of DU-6859a and clinafloxacin (CI-960) against staphylococci. Antimicrob Ag Chemother 1994; 38: 1868.

Goldstein EJ, Citron DM, Gerardo SH, et al. Comparative in vitro activities of DU-6859a, levofloxacin, ofloxacin, sparfloxacin, and ciprofloxacin against 387 aerobic and anaerobic bite wound isolates. Antimicrob Ag Chemother 1997; 41: 1193–5.

Jones RN, Johnson DM, Biedenbach DJ, Marshall SA. Activity of two novel fluoroquinolones (DU-6859a and DV-7751a) tested against glycopeptide-resistant enterococcal isolates. Diagn Microbiol Infect Dis 1995; 23: 123–7.

Nakashima M, Uematsu T, Kosuge K. Pharmacokinetics and tolerance of DU-6859a, a new fluoroquinolone, after single and multiple oral doses in healthy volunteers (published erratum appeared in Antimicrob Ag Chemother 1995; 39: 1015). Antimicrob Ag Chemother 1995; 39: 170–4.

Spangler SK, Jacobs MR, Appelbaum PC. Bactericidal activity of DU-6859a compared to activities of three quinolones, three beta-lactams, clindamycin, and metronidazole against anaerobes as determined by time-kill methodology. Antimicrob Ag Chemother 1997; 41: 847–9.

Visalli MA, Jacobs MR, Appelbaum PC. MIC and time-kill study of activities of DU-6859a, ciprofloxacin, levofloxacin, sparfloxacin, cefotaxime, imipenem, and vancomycin against nine penicillin-susceptible and -resistant pneumococci. Antimicrob Ag Chemother 1996; 40: 362–6.

Wexler HM, Molitoris E, Reeves D, et al. In vitro activity of DU-6859a against anaerobic bacteria. Antimicrob Ag Chemother 1994; 38: 2504–9.

Sparfloxacin

Handelsname: Zagam.

Eigenschaften: Aminofluorochinolon (Rhône-Poulenc Rorer) mit 2 Fluor-Atomen, das Ciprofloxacin in der Struktur ähnelt (Formel: s. Abb. 23, S. 134).

Sparfloxacin

Wirkungsspektrum: Ähnlich dem von Ciprofloxacin, aber stärkere Aktivität gegen Staphylokokken (Methicillin-empfindlich), Pneumokokken (auch Penicillin-G-resistente Stämme), Haemophilus influenzae und Moraxella catarrhalis, schwächere Aktivität gegen Pseudomonas aeruginosa und Serratia marcescens (Tab. 25, S. 137). Stark wirksam gegen Legionellen, Chlamydia trachomatis, Chlamydia pneumoniae und Mykoplasmen (auch M. pneumoniae) sowie gegen Mycobacterium tuberculosis. Resistent sind Listerien, Clostridium difficile, Bacteroides-Arten und ein Teil der Pseudomonas-, Providencia-, Serratia-, Proteus-vulgaris- und Enterokokken-Stämme sowie Methicillin-resistente Staphylokokken. Sekundäre Resistenzentwicklung möglich. Unvollständige Kreuzresistenz mit den anderen Gyrase-Hemmern.

Pharmakokinetik: Mittlere *Serumspitzenspiegel* nach oraler Gabe von 0,2 g und 0,4 g 0,7 mg/l bzw. 1,4 mg/ml (unabhängig von der Nahrungsaufnahme).
Halbwertszeit 20 h (Tab. 26, S. 138).
Plasmaeiweißbindung 45%.
Urin-Recovery 10% (unverändert). Etwa 60% der verabreichten Dosis werden mit den Fäzes ausgeschieden.

Nebenwirkungen: Am häufigsten sind Hautreaktionen (Erytheme, phototoxische Reaktionen, Photosensibilisierung) und gastrointestinale Störungen (Übelkeit, Erbrechen, Durchfälle), seltener ZNS-Störungen (Schwindel, Schlaflosigkeit, Parästhesien, Halluzinationen u.a.), Transaminasen-Vermehrung im Serum, Leukozytopenie, Thrombozytopenie, Eosinophilie. Möglich sind auch kardiovaskuläre Störungen, z.B. Sinusbradykardie, Arrhythmie und QT-Verlängerung im EKG, Tendinitis (z.T. mit Sehnenruptur), Angioödem und anaphylaktischer Schock. Durch ZNS-Störungen kann die Sicherheit im Straßenverkehr und bei Maschinenbedienung beeinträchtigt sein.

Interaktionen: Die gleichzeitige Gabe von Aluminium- oder Magnesiumhydroxyd sowie von Zink- und Eisensalzen vermindert die Resorption von Sparfloxacin. Keine Veränderung des Theophyllin-Metabolismus durch Sparfloxacin. Da Sparfloxacin die QT-Zeit im EKG verändern kann, darf gleichzeitig kein Terfenadin oder Astemizol gegeben werden. Das gilt auch für andere Medikamente, die eine QT-Verlängerung hervorrufen können (Erythromycin, Cisaprid, Pentamidin, Probucol, Antiarrhythmika der Klasse Ia und III, z.B. Amiodaron, außerdem Bepridil, trizyklische Antidepressiva, einige Neuroleptika und Phenothiazine).

Indikationen: Wegen der Gefahr schwerer Nebenwirkungen wurden die Indikationen für Sparfloxacin stark eingeschränkt. Eine Anwendung kann bei einer Pneumonie durch gegen Penicillin G resistente Pneumokokken in Frage kommen. Eine Sonderindikation sind Infektionen durch multiresistente Mykobakterien.

Kontraindikationen: Schwangerschaft (im Tierversuch teratogen), Stillperiode, Kinder und Jugendliche (bis zum Ende des Längenwachstums), Epilepsie und schwere zerebrale Arteriosklerose. Keine Anwendung bei Patienten mit bekannter QT-Verlängerung im EKG und keine Anwendung bei Patienten, die bereits QT-verlängernde Medikamente erhalten. Kontraindiziert bei Photosensibilisierung in der Anamnese.

Gyrase-Hemmer

Dosierung: Initial einmal tgl. 0,4 g oral, ab 2. Tag einmal tgl. 0,2 g (in der Regel 1–2 Wochen). Während der Therapie sind Sonnenlichtexposition und Besuche von Solarien strikt zu vermeiden (bis zu 5 Tagen nach Therapieende).

Handelsform: Tabletten à 0,2 g.

Beurteilung: Reserve-Antibiotikum für Infektionen durch Pneumokokken und Tuberkelbakterien.

Literatur

Dupont H, Timsit JF, Souweine B et al. Torsades de pointe probably related to sparfloxacin. Eur J Clin Microbiol Infect Dis 1996; 15: 350–1.

Fillastre JP, Montay G, Bruno R et al. Pharmacokinetics of sparfloxacin in patients with renal impairment. Antimicrob Ag Chemother 1994; 38: 733.

Jaillon P, Morganroth J, Brumpt I, et al. Overview of electrocardiographic and cardiovascular safety data for sparfloxacin. J Antimicrob Chemother 1996; 37(Suppl A): 161.

Kaku M, Ishida K, Irifune K, et al. In vitro and in vivo activities of sparfloxacin against Mycoplasma pneumoniae. Antimicrob Ag Chemother 1994; 38: 738.

Montay G. Pharmacokinetics of sparfloxacin in healthy volunteers and patients: a review. J Antimicrob Chemother 1996; 37 (Suppl. A): 27.

Roblin PM, Montalban G, Hammerschlag MR. In vitro activities of OPC-17116, a new quinolone; ofloxacin; and sparfloxacin against Chlamydia pneumoniae. Antimicrob Ag Chemother 1994; 38: 1402.

Tokura Y, Iwamoto Y, Mizutani K, et al. Sparfloxacin phototoxicity: potential photoaugmentation by ultraviolet A and B sources. Arch Dermatol Res 1996; 288: 45–50.

Sonstige Gyrase-Hemmer

Die Gyrase-Hemmer Enoxacin (Enoxor), Pefloxacin (Peflacin) und Lomefloxacin (Maxaquin, Uniquin) wirken vorwiegend auf gramnegative Enterobakterien und nur schwach auf grampositive Bakterien. Sie werden nur noch selten bei unkomplizierten Harnwegsinfektionen verwendet und haben häufig ZNS-Nebenwirkungen. Auch Photosensibilisierung und Phototoxizität kommen häufig vor. Sie sind nur noch von historischem Interesse und sollten durch bessere Mittel ersetzt werden.

Literatur

Amitrano L, Gigliotti T, Guardascione MA, Ascione A. Acute cholestatic liver injury induced by enoxacin. J Hepatol 1993; 18: 139.

Chevalier X, Albengres E, Voisin MC, et al. A case of destructive polyarthropathy in a 17-year-old youth following pefloxacin treatment. Drug Saf 1992; 7: 310.

Correia O, Delgado L, Barros MA. Bullous photodermatosis after lomefloxacin. Arch Dermatol 1994; 130: 808.

Domagala JM. Structure-activity and structure-side-effect relationships for the quinolone antibacterials. J Antimicrob Chemother 1994; 33: 685-706.

Kimura M, Kawada A. Photosensitivity induced by lomefloxacin with cross-photosensitivity to ciprofloxacin and fleroxacin. Contact-Dermatitis 1998; 38: 180.

Le Loet X, Fessard C, Noblet C, et al. Severe polyarthropathy in an adolescent treated with pefloxacin. J Rheumatol 1991; 18: 1941.

Poh-Fitzpatrick MB. Lomefloxacin photosensitivity. Arch Dermatol 1994; 130: 261.

Shimada J. Adverse effects of fluoroquinolones. Antibiotics & Chemotherapy 1995; 11: 149–61.

Simpson JK, Brodie MJ. Convulsions related to enoxacin. Lancet 1985; II: 161.

Sudoh T, Fujimura A, Shiga T, et al. Renal clearance of lomefloxacin is decreased by furosemide. Eur J Clin Pharmacol 1994; 46: 267.

Wijnands WJ, Vree TB, van Herwaarden CLA. Enoxacin decreases the clearance of theophylline in man. Br J Clin Pharmacol 1985; 20: 583–8.

Neue Gyrase-Hemmer

In der Entwicklung befinden sich weitere Gyrase-Hemmer mit starker antibakterieller Aktivität:

1. **Gemifloxacin** (SB-265 805 = LB 20 304) ist ein in Korea (von LG Chemical Ltd.) entdecktes Fluoronaphthyridon mit einer Aminomethyl-Pyrrolidin-Seitenkette, die zusätzlich eine 8-Methoxygruppe hat. Es wird jetzt von SmithKline Beecham weiterentwickelt.
Gemifloxacin wirkt in vitro ähnlich wie Clinafloxacin gegen grampositive Bakterien stärker als Ciprofloxacin und gegen gramnegative Bakterien etwa gleich stark. Pseudomonas-aeruginosa-Stämme sind teilweise resistent. Es ist wirksam gegen Penicillin-G-resistente Pneumokokken, Methicillin-resistente Staphylokokken (MRSA, MRSE) und β-Lactamase-bildende Haemophilus-influenzae- und Moraxella-catarrhalis-Stämme. Die Aktivität gegen Legionellen, Chlamydia pneumoniae, Chlamydia trachomatis und Mykoplasmen (einschließlich M. hominis und Ureaplasma) ist besser als die von Levofloxacin und Ciprofloxacin. Gemifloxacin kann oral appliziert werden und hat eine lange Halbwertszeit. Wegen des Spektrums erscheint es geeignet zur Therapie von bakteriellen Atemwegsinfektionen.

2. **A 170 568** (Abbott) ist eine Pyridon-Derivat mit starker antibakterieller Aktivität gegen MRSA (Methicillin-resistente Staphylococcus aureus), VRE (Vancomycin-resistente Enterococcus faecalis und E. faecium) und PRP (Penicillin-resistente Pneumokokken). Es wirkt stärker als Ciprofloxacin gegen Enterobakterien und Anaerobier. Die Prüfungen sind noch nicht abgeschlossen.

Literatur

Cormican MG, Jones RN. Antimicrobial activity and spectrum of LB10304, a novel fluoronaphthyridone. Antimicrob Ag Chemother 1997; 41: 24–11.

Hohl AF, Frei R, Pünter V, von Graevenitz A, Knapp C, Washington JA, Johnson D, Jones RN. International multi-center investigation of LB20304, a new fluoronaphthyridone. Clin Microbiol Infect 1998; 4: 280–3.

Hong CY, Kim YK, Chang JH. Novel fluoroquinolone antibacterial agents containing oxime-substituted (aminomethyl) pyrrolidines. J Med Chem 1997; 40: 3584–93.

Kim S, Kim HJ, Kwak JH, et al. Safety evaluation of LB20304, a new quinolone antibiotic. Journal of Applied Pharmacology 1995; 3: 322–6.

Kim MY, Oh JI, Paek KS, et al. In vitro activities of LB20304, a new fluoroquinolone. Arch Pharm Res 1996; 19: 52–9.

Marco F, Barrett MS, Jones RN. Antimicrobial activity of LB20304, a fluoronaphthyridone, tested against anaerobic bacteria. J Antimicrob Chemother 1997; 40: 605–7.

Oh JI, Ahn MH, Paek KS, et al. In vitro and in vivo evaluations of LB20304, a new fluoronaphthyridone. Antimicrob Ag Chemother 1996; 40: 1564–8.

Aminoglykoside

Chemische Struktur: Gemeinsamer Bestandteil der Aminoglykoside ist Streptamin oder ein ähnlicher zyklischer Aminoalkohol, der mit zwei Aminozuckern glykosidisch verbunden ist. Aminoglykoside werden auch als Aminocyclitole bezeichnet. Als Beispiel eines typischen Aminoglykosids ist die Strukturformel von Tobramycin in Abb. 25 dargestellt. Zu den Aminoglykosiden gehören u.a. Streptomycin, Kanamycin, Neomycin, Paromomycin, Spectinomycin, Gentamicin, Tobramycin, Netilmicin, Amikacin, Isepamicin. Die einzelnen Verbindungen unterscheiden sich durch die Zahl und Art der Aminozucker. Die von Streptomyces-Arten gebildeten Aminoglykoside haben die Endsilbe »mycin«, die von Micromonospora-Arten gebildeten Aminoglykoside die Endsilbe »micin«.

Resistenz: Die Aminoglykoside hemmen vor allem die ribosomale Proteinsynthese in der Bakterienzelle. Es gibt jedoch mehrere Wirkungsmechanismen. Der wichtigste Resistenzmechanismus beruht auf der Wirksamkeit von bakteriellen Enzymen, welche die Aminoglykosidwirkung aufheben. So haben bestimmte Bakterien Azetylasen, andere Bakterien Phosphorylasen oder Adenylasen, welche die Resistenz erklären. Von den Aminoglykosiden ist Amikacin gegen enzymatische Inaktivierung am widerstandsfähigsten und kann nur an einer Stelle des Moleküls enzymatisch verändert werden. Daher kann Amikacin Bakterien hemmen, welche gegen Gentamicin und Tobramycin resistent sind.

Wirkungsspektrum: Aminoglykoside wirken besonders gut gegen Enterobakterien, die neueren auch gegen Pseudomonas. Gegen Streptokokken, Haemophilus und Anaerobier (Bacteroides-Arten, Clostridien) wirken alle Aminoglykoside schlecht. Die älteren Aminoglykoside, wie Streptomycin, Neomycin und Kanamycin, haben

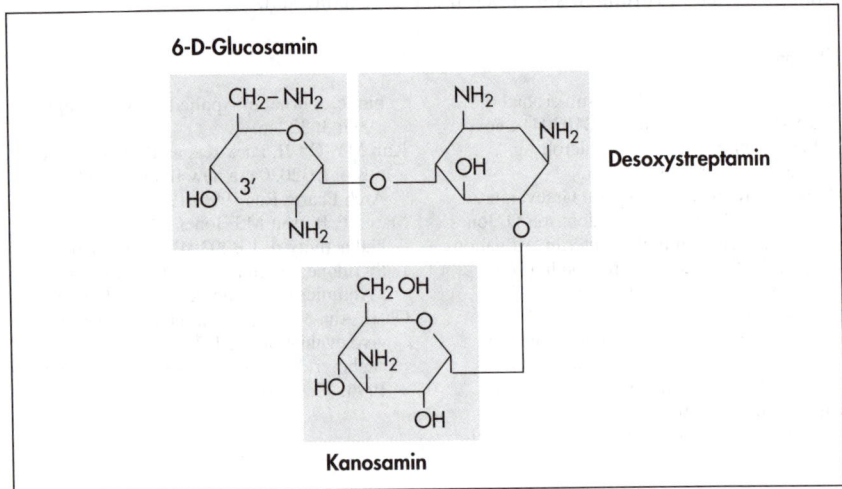

Abb. 25. Strukturformel von Tobramycin, einem typischen Aminoglykosid.

eine erheblich schwächere antibakterielle Aktivität als die neueren Aminoglykoside, wie Gentamicin, Tobramycin und Amikacin. Aminoglykoside wirken im Gegensatz zu β-Lactam-Antibiotika nicht nur in der Proliferationsphase der Bakterien, sondern auch in der Ruhephase. In Kombination mit bestimmten β-Lactam-Antibiotika können Aminoglykoside bei einigen Bakterienarten (Pseudomonas, Enterobakterien, Enterokokken) stark synergistisch wirken.

Pharmakokinetik: Aminoglykoside haben eine ähnliche Pharmakokinetik; sie werden bei oraler Gabe kaum resorbiert und haben eine Halbwertszeit von zwei Stunden. Es gibt aber erhebliche Unterschiede hinsichtlich der antibakteriellen Aktivität und der Verträglichkeit. Alle Aminoglykoside sind gut wasserlöslich, nicht lipidlöslich und sehr stabil (sogar autoklavierbar). Die Applikationsregeln für Aminoglykoside haben sich in den letzten Jahren geändert. Während früher ein 8–12stündiges Dosierungsintervall für notwendig gehalten wurde, wird heute empfohlen, besonders bei der Kombinationstherapie mit β-Lactam-Antibiotika die Aminoglykosid-Tagesdosis nur 1mal alle 24 Stunden zu geben. Dabei sind die nephro- und ototoxischen Nebenwirkungen geringer, und der lange postantibiotische Effekt der Aminoglykoside (Antibiotika-Nachwirkung in den Bakterien) gewährleistet die gleiche Wirkung wie bei mehrfach täglicher Gabe. Sie kann, da die bakterizide Wirksamkeit bei Aminoglykosiden konzentrationsabhängig ist, sogar besser sein.

Verwendung: Das erste klinisch angewandte Aminoglykosid Streptomycin spielt heute nur noch bei der Therapie der Tuberkulose eine Rolle. Die anderen älteren Aminoglykoside werden wegen ihrer Toxizität nicht mehr systemisch, sondern ausschließlich zur Lokalbehandlung verwendet. Die neueren Aminoglykoside sind bei schweren Infektionen (vor allem bei Abwehrschwäche) weiterhin wichtig, jedoch hat ihre Bedeutung durch die Entwicklung anderer Antibiotika abgenommen. Die Anwendung wird durch häufige Blutspiegelkontrollen erheblich verteuert.

Gentamicin

Handelsnamen: Refobacin u. a.

Eigenschaften: Gentamicin ist ein Aminoglykosidkomplex aus verschiedenen aktiven Einzelfraktionen (vorwiegend C_1, C_{1a} und C_2), wasserlöslich, schlecht lipidlöslich, stabil.

Wirkungsweise: Rasche bakterizide Wirksamkeit sowohl im Proliferations- als auch im Ruhestadium der Bakterien. Gentamicin verstärkt in vitro die Bakterizidie von Penicillinen und Cephalosporinen bereits in niedrigen Konzentrationen.

Wirkungsspektrum: Gute Wirksamkeit auf Pseudomonas aeruginosa, Methicillin-(Oxacillin-)empfindliche Staphylokokken, auf Enterobacter aerogenes, Klebsiella pneumoniae, E. coli, Proteus vulgaris und seltene Enterobakterien, Serratia, Yersinien, Pasteurellen, Brucellen, Campylobacter fetus. Mäßige Wirksamkeit auf Gonokokken, Listerien, Haemophilus influenzae, Proteus mirabilis, Salmonellen. Relativ unempfindlich sind A-Streptokokken, Pneumokokken, Enterokokken, Meningokokken, Clostridien, Nocardia asteroides sowie Burkholderia cepacia,

Aminoglykoside

Stenotrophomonas maltophilia und Burkholderia pseudomallei. Bacteroides-Arten sind stets resistent. Starke synergistische Wirkung mit Azlo- und Piperacillin auf Pseudomonas, mit Ampicillin auf Listerien, mit Penicillin G auf Streptococcus viridans, mit Cephalosporinen auf Klebsiellen.

Resistenz: Während früher primär resistente Bakterien selten waren, sind heute in manchen Krankenhäusern Methicillin-resistente Staphylokokken, Serratia und Pseudomonas aeruginosa in zunehmender Häufigkeit resistent, nicht selten auch Klebsiella, Enterobacter und Proteus. Enterokokken sind z. T. hochgradig Gentamicin-resistent (high level resistance); dann ist auch die Kombination mit einem Penicillin sinnlos. Resistenzentwicklung unter der Therapie selten. Weitgehende Kreuzresistenz mit Tobramycin, Netilmicin und Amikacin. Gentamicin-resistente Enterobakterien-Stämme sind manchmal noch gegen Amikacin, selten gegen Netilmicin sensibel.

Pharmakokinetik:
Resorption nach oraler und lokaler Gabe minimal (bei Enteritis bis zu 2%), nach i. m. Gabe rasch. Maximale Blutspiegel nach 1 h.
Serumkonzentrationen (Abb. 26): Nach 40 mg i.m. maximal 2,8 mg/l (nach 6 h 0,5 mg/l), nach 80 mg i.m. maximal 5,1 mg/l (nach 6 h 0,6 mg/l) ähnlich wie bei i. v. Infusion in 30–60 min. Nach i. v. Infusion von 4,5 mg/kg in 30 min (einmalige Gabe in 24 h) betragen die mittleren Serumspiegel nach 1, 8 und 24 h 10,9 bzw. 1,8 bzw. 0,16 mg/l.
Halbwertszeit 1½–2 h, bei Neugeborenen in der 1. Lebenswoche 5 h, bei Frühgeborenen 8–11 h.
Keine *Plasmaeiweißbindung*.
Liquorgängigkeit sehr gering. Gentamicin diffundiert in Bronchialsekret und geht z. T. in den fetalen Kreislauf über. In Pleura-, Perikard, Peritoneal- und Synovial-

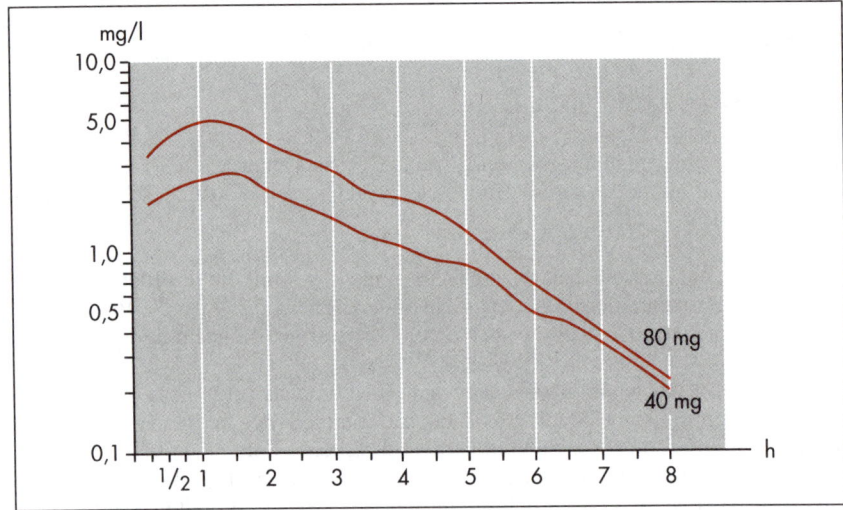

Abb. 26. Mittlere Serumspiegelkurve bei Erwachsenen nach i. m. Injektion von 80 mg und 40 mg Gentamicin.

Gentamicin

flüssigkeit findet man 30–50% der Serumspiegel, in der Muttermilch nur sehr niedrige Konzentrationen. Schlechte Penetration in das Auge und die Knochen.
Ausscheidung: Durch die Nieren in 24 h zu etwa 85–95% in aktiver Form (vorwiegend durch glomeruläre Filtration). Gentamicin wird (wie andere Aminoglykoside) in niedrigen Konzentrationen bis zu 1 Monat nach Therapieende mit dem Harn ausgeschieden (Nierenspeicherung). Ein kleiner Teil wird mit der Galle ausgeschieden (Gallespiegel niedriger als Serumspiegel).

Nebenwirkungen:
1. Vestibularisschädigung (Schwindel, Ohrenklingen, Spontan- oder Provokationsnystagmus, Menière-Syndrom) und Akustikusschädigung, besonders bei eingeschränkter Nierenfunktion (Überschreiten der Serumkonzentration von 12 mg/l) oder bei hoher Dosierung (Tagesdosen über 0,45 g) und längerer Behandlung. Die kalorische Erregbarkeitsprüfung ergibt Unter- oder Unerregbarkeit, die Audiometrie zuerst nur Hörverlust der hohen Frequenzen (Sprachgehör noch nicht eingeschränkt).
2. Nephrotoxizität (erkennbar an Zylindrurie, Proteinurie, Enzymurie, Oligurie, Kreatinin- und Harnstofferhöhung im Blut) häufiger bei hoher Dosierung und schon bestehender Nierenerkrankung. Durch Ablagerung in der Nierenrinde sind bei höherer Dosierung akute Tubulusnekrosen möglich. Nach neueren Erkenntnissen ist die Gefahr einer Nephro- und Ototoxizität bei wiederholten Gaben kleinerer Einzeldosen größer als bei einmaliger Gabe der Tagesdosis alle 24 h. Sie hängt nicht von der Höhe der Spitzenspiegel ab, sondern vor allem von der Tagesdosis und der Behandlungsdauer.
3. Allergische Reaktionen (Exantheme, Urtikaria, Larynxödem) selten. Kreuzallergie mit anderen Aminoglykosiden (z. B. Neomycin) möglich.
4. Selten sind Parästhesien, Tetanie und Muskelschwäche (infolge Hypokalziämie, Hypomagnesiämie und Hypokaliämie).
5. Bei rascher i.v. Injektion einer hohen Dosis von Gentamicin ist eine neuromuskuläre Blockade mit Atemstillstand möglich, besonders bei gleichzeitiger Anwendung von Anästhetika und Muskelrelaxanzien sowie bei Transfusion größerer Mengen Zitratblut. Als Antidot dient Kalziumglukonat; evtl. ist eine mechanische Beatmung erforderlich.
6. Ein Teil der Präparate für parenterale Anwendung enthält Natriumdisulfit, andere Konservierungsmittel oder Stabilisatoren, die Allergien auslösen können.

Interaktionen:
Durch potentiell oto- oder nephrotoxische Medikamente (z. B. Amphotericin B, Ciclosporin, Cisplatin, Foscarnet, Schleifendiuretika) kann die Oto- und/oder Nephrotoxizität verstärkt werden. Methoxyfluran kann die Nephrotoxizität verstärken. Curare-artige Muskelrelaxanzien können die neuromuskuläre Blockade verstärken.

Indikationen:
Ungezielte und gezielte Therapie schwerer Infektionen durch gramnegative Stäbchen (Sepsis, Endokarditis, Peritonitis usw.) immer in Kombination mit einem zweiten wirksamen Antibiotikum, z. B. einem Acylaminopenicillin oder Cephalosporin, auch bei schweren Pseudomonas-Infektionen. Eine Monotherapie wird vor allem bei Harnwegsinfektionen durch sonst resistente Keime durchgeführt. Gentamicin dient auch zur Lokalbehandlung von bakteriellen Augeninfektionen, infizierten Wunden und kleinflächigen Verbrennungswunden sowie bei Spezialindikationen (z. B. Knochenzement bei infizierten Endoprothesen, s. S. 155).

Aminoglykoside

Falsche Indikationen: Parenterale Gabe bei Infektionen, die auf weniger toxische Antibiotika ansprechen. Monotherapie bei lebensbedrohlichen Infektionen.

Kontraindikationen: Für parenterale Anwendung: Gravidität, terminale Niereninsuffizienz, Vorschädigung des Vestibular- oder Cochlearorgans. Keine Kombination mit potentiell nephrotoxischen Antibiotika (z. b. anderen Aminoglykosid-Antibiotika oder Amphotericin B), mit Cisplatin und mit rasch wirkenden Diuretika, z. B. Furosemid oder Ethacrynsäure i.v., welche die Ototoxizität potenzieren können. Vorsicht bei Patienten mit Myasthenia gravis und Parkinsonismus, da Aminoglykoside hier wegen Curare-ähnlicher Wirkungen die Symptome verstärken können. Als Antidot wirkt Kalziumglukonat.

Applikation und Dosierung: Langsame i. v. Injektion (bei Einzeldosen bis 80 mg) oder i.v. Kurzinfusion (bei höheren Dosen), notfalls auch i.m. Injektion. Tagesdosis 3–4 mg/kg. Therapiedauer: 7–10 Tage, notfalls länger. Es gibt heute gute Argumente für die einmalige Applikation der üblichen Tagesdosis in einer 30–60minütigen Infusion alle 24 h (s. S. 151). Bei lebensbedrohlichen Infektionen können für 2 oder 3 Tage Tagesdosen bis zu 5 mg/kg gegeben werden. Bei Adipositas dosiert man nach dem Sollgewicht +40% des Übergewichts. Zur Dosierung bei Früh- und Neugeborenen: s. Tab. 91 (S. 681). Bei höher dosierter und längerer Therapie, auch bei schon bestehender Einschränkung der Nierenfunktion, sind die Nieren- und Vestibularisfunktion sowie das Hörvermögen zu überwachen.

Serumspiegelbestimmungen sind zur Therapiekontrolle wichtig 1 h nach i. m. oder i. v. Injektion oder 0,5 h nach Beendigung der i. v. Kurzinfusion (Spitzenspiegel) und unmittelbar vor der nächsten Gabe (Talspiegel). Der Spitzenspiegel (bei 8stdl. Gabe im allgemeinen 4–10 mg/l) hilft, eine Unterdosierung zu vermeiden, der Talspiegel (er soll nach 8 h nicht über 2 mg/l liegen) eine Überdosierung zu erkennen. Wenn die Tagesdosis einmal täglich verabreicht wird, soll der Serumspiegel 8 h danach zwischen 1,5 und 6 mg/l und der Talspiegel nach 24 h unter 1 mg/l liegen. Weitere Kontrollen sind bei Erreichen der gewünschten Gentamicin-Serumspiegel und bei normalem Serum-Kreatinin nicht notwendig.

Wegen Inaktivierung und Interaktionen soll Gentamicin nicht mit anderen Medikamenten (z. B. Azlocillin, Cephalosporinen, Heparin, Vitaminen) gemischt werden.

Bei **Niereninsuffizienz** muß die Einzeldosis von 1 mg/kg (bei sonst 8stdl. Gabe) je nach dem Grad der Nierenfunktionseinschränkung in größeren Abständen gegeben werden (Tab. 27). Serumspiegelbestimmungen sind ratsam, um Talspiegel (unmittelbar vor der nächsten Gabe) von 2 mg/l nicht zu überschreiten. Bei eingeschränkter Nierenfunktion muß auch die lokale Gabe von Gentamicin (z. B. durch Inhalation oder endotracheale Instillation) bei gleichzeitiger und systemischer Anwendung berücksichtigt werden. Gentamicin ist dialysierbar und kann bei wöchentlich zweimaliger Hämodialyse am Ende jeder Dialyse in der Dosierung von 1 mg/kg gegeben werden.

Bei **intraperitonealer Gabe** besteht die Gefahr einer neuromuskulären Blockade mit Atemstillstand.

Die **intralumbale Instillation** muß langsam erfolgen und wird nur ausnahmsweise durchgeführt. *Dosierung:* Erwachsene 5 mg, Kleinkinder und Säuglinge 0,5–1 mg Gentamicin zur intrathekalen Anwendung (frei von Hilfsstoffen).

Gentamicin

Tab. 27. Gentamicin-Dosierung bei Niereninsuffizienz.

Kreatinin-Clearance (ml/min)	Serum-Kreatinin (μmol/l)	Serum-Harnstoff-N (mmol/l)	Dosierungs-intervall (h)	Einzeldosis
>70	<125	<3	8	1 mg/kg
35–70	125–170	3–5	12	
24–34	171–250	5–6,5	18	
16–23	251–330	6,5–8	24	
10–15	331–470	8–12,5	36	
5–9	471–640	12,5–17	48	

Bei Patienten, die eine mechanische Dauerbeatmung benötigen, kann bei bronchopulmonalen Infektionen eine Gentamicin-Lösung **intratracheal** eingebracht werden (bei Erwachsenen 2–3mal tgl. 40 mg, bei Kindern 2–3mal tgl. 15 mg in je 2 ml physiologischer NaCl-Lösung).
Subkonjunktivale Injektion ist bei Pseudomonas-Infektionen des Auges möglich (10–20 mg).
Zur **Lokalbehandlung von Knochen- und Weichteilinfektionen** stehen Gentamicin-PMMA-Kugeln zur Verfügung, die aus dem gewebefreundlichen Kunststoff Polymethylmethacrylat und dem Kontrastmittel Zirconiumdioxid bestehen (Septopal). Die in einem Knochen- oder Weichteildefekt implantierten Kugeln enthalten je 7,5 mg Gentamicinsulfat, das allmählich freigesetzt wird. Die Kugeln sind auf Draht zu einer Kette aufgereiht, die man in die Knochenhöhle einlegt. Die letzte Kugel ragt aus der durch Naht verschlossenen Wunde heraus. Eine Redondrainage ohne Sog dient als Überlaufdrain. In den ersten 2 Wochen kann die Kette ohne Narkose entfernt werden. Die Kugeln können in bestimmten Fällen ständig im Knochen bleiben. Anwendung bei chronischer Osteomyelitis, posttraumatischer Osteomyelitis und infizierten Osteosynthesen. Die lose oder als Kette erhältlichen Kugeln können auch in Abszeßhöhlen und infizierte Weichteilverletzungen eingelegt werden. Für die Kiefer- und Handchirurgie gibt es Miniketten. Toxische Nebenwirkungen sind nicht zu erwarten, da im Serum nur sehr geringe Gentamicin-Konzentrationen nachweisbar sind. Da die Kugeln auf Chrom- und Nickel-haltigem Draht aufgezogen sind, können hierdurch lokale Überempfindlichkeitsreaktionen ausgelöst werden.
Es gibt auch Gentamicin-haltigen Knochenzement für Endoprothesen (Refobacin-Palacos R). Die Basis ist ein Methacrylat-Kunststoff, der im Wundgebiet abhärtet. Er dient zur Fixation von Prothesen der Hüfte, des Knies oder anderer Gelenke. Gentamicin wird an der Implantationsstelle freigesetzt und reduziert das Risiko einer Infektion der Prothese.

Bei **Vergiftungen** (Überdosierung) wird Gentamicin durch Hämodialyse doppelt so schnell entfernt wie durch Peritonealdialyse. Durch eine 6–8stündige Hämodialyse werden etwa 50% des Gentamicins aus dem Körper entfernt.

Handelsformen: Ampullen à 160, 120, 80, 40 und 10 mg, Ampullen zur intrathekalen Instillation à 5 mg und 1 mg (Refobacin-L), Hautsalbe, Hautcreme, Augen-

Aminoglykoside

tropfen und -salbe. Gentamicin-PMMA-Kugeln, -Ketten und -Miniketten (Septopal) sowie Gentamicin-haltiger Knochenzement (Refobacin-Palacos R).

Beurteilung: Die Vorteile des Gentamicins bestehen in der raschen bakteriziden Wirksamkeit gegen die meisten gramnegativen Stäbchen (einschließlich Pseudomonas aeruginosa). Eine Anwendung in Kombination kommt bei Sepsis, Endokarditis und Gramnegativen-Pneumonie sowie bei Pseudomonas-Infektionen in Frage. Ein Nachteil ist die geringe therapeutische Breite. Gentamicin spielt eine große Rolle bei der Lokaltherapie bakterieller Infektionen.

Literatur

Bailey TC, et al. A meta-analysis of extended-interval dosing versus multiple daily dosing of aminoglycosides. Clin Infect Dis 1997; 24: 786–95.

Bertino JS, et al. Incidence of and significant risk factors for aminoglycoside-associated nephrotoxicity in patients dosed by using individualized pharmacokinetic monitoring. J Infect Dis 1993; 167: 173.

Charlton CK, Needelman H, Thomas RW, et al. Gentamicin dosage recommendations for neonates based on half-life predictions from birthweight. Am J Perinatol 1986; 3: 28.

Cohen P, Collart L, Prober CG, et al. Gentamicin pharmacokinetics in neonates undergoing extracorporal membrane oxygenation. Pediatr Infect Dis J 1990; 9: 562.

Garvin K, Fitzgerald RH Jr, Salvati E. Reconstruction of the infected total hip and knee arthroplasty with gentamicin-impregnated palacos bone cement. Am Acad Orthop Surg 1993, 42: 293.

Kumana C. Parenteral aminoglycoside therapy. Selection, administration, and monitoring. Drugs 1994; 47: 902-13.

Matzke GR, Halstenson CE, Keane WF. Hemodialysis elimination rates and clearance of gentamicin and tobramycin. Antimicrob Ag Chemother 1984; 25: 128.

Munckhof WI, Grayson MI, Turnidge ID. A meta-analysis of studies on the safety and efficacy of aminoglycosides given either once daily or as divided doses. J Antimicrob Chemother 1996; 37: 645–63.

Pancorbo S, Comty C. Pharmacokinetics of gentamicin in patients undergoing continuous ambulatory peritoneal dialysis. Antimicrob Ag Chemother 1981; 19: 605.

Prins JM, et al. Validation and nephrotoxicity of a simplified once-daily aminoglycoside dosing schedule and guidelines for monitoring therapy. Antimicrob Agents Chemother 1996; 40: 2494–9.

Törholm C, Lidgren L, Lindberg L, Kahlmeter G. Total hip joint arthroplasty with gentamicin-impregnated cement. Clin Orthop 1983; 181: 99-106.

Tobramycin

Handelsnamen: Gernebcin u. a.

Eigenschaften: Aminoglykosid-Antibiotikum (Strukturformel: s. Abb. 25, S. 150), als Sulfat gut wasserlöslich.

Wirkungsspektrum: Gleiches Wirkungsspektrum wie Gentamicin, jedoch stärkere Aktivität gegen Pseudomonas aeruginosa. Auf Serratia marcescens wirkt Tobramycin schwächer, auf andere Keimarten etwa gleich stark wie Gentamicin. Die Kombination mit Penicillinen (z. B. Piperacillin) oder Cephalosporinen (z. B. Ceftazidim) hat eine potenzierende Wirkung (Synergismus).

Tobramycin

Resistenz: Weitgehende Kreuzresistenz mit Gentamicin und anderen Aminoglykosiden. Tobramycin-resistente Pseudomonas-Stämme sind oft noch Amikacin-empfindlich.

Pharmakokinetik: *Blutspiegelmaxima* nach 80 mg i.m. bei 3,7 mg/l (nach 6 h 0,56 mg/l), nach 40 mg i.m. 2,4 mg/l (nach 6 h 0,26 mg/l, Abb. 27). Ähnlich sind die Serumspiegel nach i. v. Infusion von 80 mg und 40 mg in 30–60 min.
Halbwertszeit 1½–2 h.
Keine Eiweißbindung.
Ausscheidung durch die Nieren in 24 h zu 93% in aktiver Form.

Nebenwirkungen: In der Nephro- und Ototoxizität bestehen keine klinisch relevanten Unterschiede zwischen Tobramycin und Gentamicin. Überschreiten der Normaldosis kann Schwerhörigkeit oder Taubheit hervorrufen. Selten sind Krämpfe, Kopfschmerzen, Verwirrung, Lethargie. Im Blut Abnahme von Kalzium, Magnesium und Kalium möglich. Bei Transfusion einer größeren Menge Zitratblut kann Apnoe auftreten. Durch den Sulfitgehalt können Überempfindlichkeitsreaktionen ausgelöst werden (Brechreiz, Asthmaanfall, Bewußtseinsstörungen, Schock).

Interaktionen: Wie bei Gentamicin (s. S. 153).

Indikationen: Nachgewiesene oder klinisch vermutete Pseudomonas-Infektionen (möglichst in Kombination mit einem Pseudomonas-wirksamen Penicillin, Cephalosporin, Carbapenem oder Gyrase-Hemmer). Durch die synergistische Wirkung der Kombination kann Dosis eingespart werden (kein Überschreiten der Normaldosierung erforderlich, wichtig wegen der Oto- und Nephrotoxizität von Tobramycin).

Kontraindikationen: Wie bei Gentamicin. Keine Kombination mit Gentamicin oder anderen Aminoglykosid-Antibiotika, mit Cisplatin oder rasch wirkenden Diuretika.

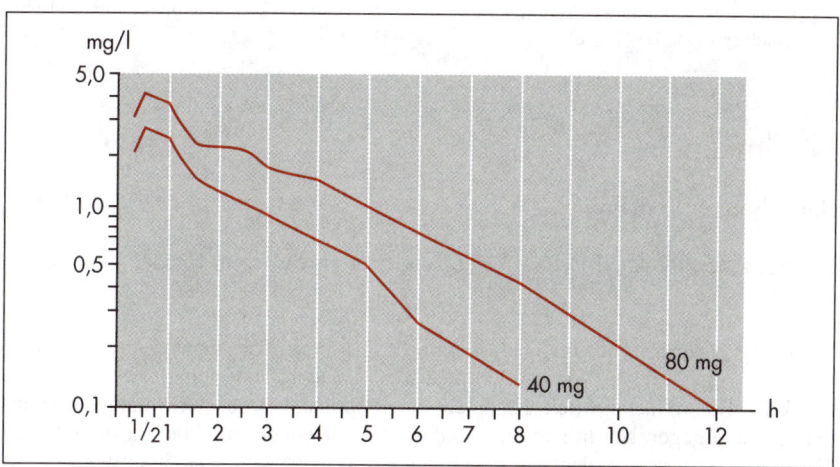

Abb. 27. Mittlere Serumspiegelkurve nach 80 mg und 40 mg Tobramycin i. m.

Aminoglykoside

Applikation und Dosierung: Als i. m. Injektion (alle 6–12 h) oder i.v. Kurzinfusion tgl. 3–4 (–5) mg/kg je nach Schwere der Infektion, im allgemeinen nicht länger als 10 Tage. Bei Höherdosierung sind **Blutspiegelkontrollen** (Talspiegel, s. S. 154) und **Überwachung des Hörvermögens** (Audiometrie) unverzichtbar. Prinzipiell erscheint es auch bei Tobramycin sinnvoll, die Tagesdosis einmal pro Tag als i.v. Kurzinfusion über 30–60 min zu geben (s. S. 151). Dosisbeschränkung bei Niereninsuffizienz: analog Gentamicin, s. S. 154. Wünschenswerte Spitzen- und Talspiegel wie bei Gentamicin (s. S. 154). Früh- und Neugeborene erhalten tgl. 2–3 mg/kg. Tobramycin darf wie alle Aminoglykoside in der Lösung nicht mit anderen Medikamenten gemischt werden (Inaktivierung).

Handelsformen: Ampullen à 20 mg, 40 mg und 80 mg; Augentropfen, Augensalbe. Die Ampullen enthalten Sulfit und z. T. Phenol als Konservierungsmittel.

Beurteilung: Gentamicin-ähnliches Aminoglykosid mit etwas besserer Pseudomonas-Aktivität, das ein wichtiger Kombinationspartner bei Pseudomonas-Infektionen ist.

Literatur

Brown RB, Kruse JA, Counts GW, et al. Double-blind study of endotracheal tobramycin in the treatment of Gram-negative bacterial pneumonia. Antimicrob Ag Chemother 1990; 34: 269.

Fausti SA, Henry JA, Schaffer HI, et al. High-frequency audiometric monitoring for early detection of aminoglycoside ototoxicity. J Infect Dis 1992; 165: 1026-32.

Marks MI. Pharmacokinetics of tobramycin in neonates. J Pediatr 1984; 104: 160.

Mukhopadkyay S, Baer S, Blanshard J, et al. Assessment of potential ototoxicity following high-dose nebulized tobramycin in patients with cystic fibrosis. J Antimicrob Chemother 1993; 31: 429-36.

Mulherin D, Fahy J, Grant W, et al. Aminoglycoside induced ototoxicity in patients with cystic fibrosis. Ir J Med Sci 1991; 160: 173-5.

Nahata MC, Powell DA, Durrell DE, et al. Tobramycin pharmacokinetics in very low birth weight infants. Br J Clin Pharmacol 1986; 21: 325.

Ramsey BW, Dorkin HL, Eisenberg JD, et al. Efficacy of aerosolized tobramycin in patients with cystic fibrosis. N Engl J Med 1993; 328: 1740-6.

Rybak MJ, Boike SC, Levine DP, Erickson SR. Clinical use and toxicity of high-dose tobramycin in patients with pseudomonal endocarditis. J Antimicrob Chemother 1986; 17: 115.

Netilmicin

Handelsname: Certomycin.

Eigenschaften: N-Äthyl-Derivat des Sisomicins, als Sulfat im Handel, gut wasserlöslich.

Wirkungsspektrum: Weitgehend identisch mit dem von Gentamicin. Darüber hinaus ist ein Teil von Gentamicin-resistenten Enterobakterien (E. coli, Proteus mirabilis, Enterobacter-Arten, Klebsiella pneumoniae, Citrobacter freundii, Serratia marcescens) gegen Netilmicin empfindlich. Dieser Unterschied beruht darauf, daß Netilmicin nur von 4 der 9 vorkommenden Bakterienenzyme inaktiviert wird, Gentamicin dagegen von 6 Enzymen. Dagegen sind Gentamicin-resistente Pseudo-

Netilmicin

monas-Stämme meistens Netilmicin-resistent. Die Aktivität gegen Pseudomonas aeruginosa ist schwächer, gegen Serratia marcescens stärker als die von Gentamicin. Es besteht eine nicht vollständige Kreuzresistenz mit Gentamicin und eine partielle (einseitige) Kreuzresistenz mit Amikacin (Amikacin-resistente Stämme sind stets Netilmicin-resistent, nicht aber umgekehrt).

Pharmakokinetik und Nebenwirkungen: Wie bei Gentamicin. Im Tierversuch ist die Oto- und Nephrotoxizität im Vergleich zu Gentamicin geringer, jedoch wurden beim Menschen unter der Therapie ebenfalls Hör-, Gleichgewichts- und Nierenstörungen beobachtet.

Dosierung: Sollte entsprechend Gentamicin (s. S. 154) erfolgen. Wichtig sind Überwachung der Funktion von Nieren und VIII. Hirnnerv während der Therapie sowie Erreichen von Serumspitzenkonzentrationen von 4–10 mg/l und Vermeiden von Talspiegeln von >2 mg/l (bei 8stdl. Gabe). Bei einmaliger Gabe in 24 h sollen die Serumspiegel nach 8 h 1,5–6 mg/l betragen.
Reduzierte Dosierung bei Niereninsuffizienz: analog Gentamicin (s. S. 154).

Handelsformen: Ampullen mit 15 mg, 50 mg, 100 mg, 150 mg, 200 mg. Die Ampullen enthalten mehrere Konservierungsmittel mit einem gewissen Risiko von Nebenwirkungen.

Beurteilung: Netilmicin hat im Vergleich zu Gentamicin nur geringe Vorteile (in der antibakteriellen Aktivität und Verträglichkeit). Bei Gentamicin-Resistenz ist Netilmicin dem Amikacin deutlich unterlegen.

Literatur

Blaser J, König C, Simmen H-P, Thurnheer U. Antimicrobial practice. Monitoring serum concentrations for once-daily netilmicin dosing regimens. J Antimicrob Chemother 1994; 33: 341-8.

Blaser J, Simmen HP, Thrunheer U, et al. Nephrotoxicity, high frequency ototoxicity, efficacy and serum kinetics of once versus thrice daily dosing of netilmicin in patients with serious infections. J Antimicrob Chemother 1995; 36: 803–14.

Gatell JM, San Miguel JG, Araujo V, et al. Prospective randomized double-blind comparison of nephrotoxicity and auditory toxicity of tobramycin and netilmicin. Antimicrob Ag Chemother 1984, 26: 766.

Hjelte L, Malmborg AS, Strandvik B. Serum and sputum concentrations of netilmicin in combination with acylureidopenicillin and cephalosporins in clinical treatment of pulmonary exacerbations in cystic fibrosis. J Antimicrob Chemother 1989; 23: 885-90.

Tulkens PM. Pharmacokinetic and toxicological evaluation of a once-daily regimen versus conventional schedules of netilmicin and amikacin. J Antimicrob Chemother 1991; 27 (C): 49-61.

Van der Auwera P, Meunier F, Ibrahim S, et al. Pharmacodynamic parameters and toxicity of netilmicin (6 milligrams/kilogram/day) given once daily or in three divided doses to cancer patients with urinary tract infection. Antimicrob Ag Chemother 1991; 35: 640.

Vigano A, Principi N, Brivio L, et al. Comparison of 5 mg of netilmicin per kilogram of body weight once daily versus 2 mg per kilogram thrice daily for treatment of Gram-negative pyelonephritis in children. Antimicrob Ag Chemother 1992; 36: 1499-503.

Amikacin

Handelsnamen: Biklin u. a.

Eigenschaften: Halbsynthetisch gewonnenes Kanamycin-Derivat, als Sulfat im Handel, farblose bis leicht gelbliche Lösung, stabil bei Zimmertemperatur für mindestens 2 Jahre.

Wirkungsspektrum: Da Amikacin von den meisten Aminoglykosid-inaktivierenden Bakterienenzymen nicht angegriffen wird, hat es ein breiteres Spektrum als Gentamicin, Tobramycin und Netilmicin. Es hemmt die meisten Gentamicin-resistenten Stämme von E. coli, Klebsiella-, Enterobacter-Arten, Serratia, Proteus-Arten (einschließlich Proteus rettgeri), Providencia, Acinetobacter und Citrobacter freundii sowie Staphylococcus aureus. Viele Mykobakterien (z. B. M. tuberculosis, M. avium, M. fortuitum) und Nocardia asteroides sind ebenfalls sensibel. Synergistische Wirkung von Amikacin mit Azlocillin und Piperacillin bei Pseudomonas aeruginosa und anderen Enterobakterien. Bezogen auf das Gewicht, hat Amikacin eine geringere Aktivität als Gentamicin und muß daher wesentlich höher dosiert werden. Streptokokken (einschließlich Pneumokokken) und Haemophilus influenzae sind nur schwach empfindlich. Amikacin ist unwirksam auf Bacteroides und die meisten anderen Anaerobier, Burkholderia-cepacia- und Stenotrophomonas-maltophilia-Stämme.

Resistenz: Resistenzentwicklung während Behandlung nicht so selten wie früher angenommen. Teilweise Kreuzresistenz (ein- oder beidseitig) mit anderen Aminoglykosiden.

Pharmakokinetik: *Resorption* nach oraler Gabe gering, nach i.m. Injektion etwas langsamer als bei Gentamicin (Serumspiegelmaxima nach 1½ h).
Serumkonzentrationen: Nach 0,5 g (0,75 mg/kg) i.m. 21 mg/l (1 h) und 2,1 mg/l (10 h). Bei i.v. Kurzinfusion von 0,5 g (in ½ h) Serumkonzentration im Durchschnitt 38 mg/l (Infusionsende), 18 mg/l (1 h später) und 0,75 mg/l (10 h später). Bei i. v. Kurzinfusion von 1 g (einmalige Gabe in 24 h) beträgt der mittlere Serumspiegel 40 mg/l (½ h später) und 1,8 mg/l (nach 24 h). Keine Kumulation bei fortgesetzter Therapie und intakter Nierenfunktion.
Halbwertszeit 2,3 h (bei Neugeborenen in der 1. Lebenswoche 7 h).
Plasmaeiweißbindung 4–10%. *Liquorgängigkeit* gering (10–20% der Serumspiegel, bei Meningitis bis zu 50%). Plazentapassage möglich (Anreicherung im Fruchtwasser).
Ausscheidung: Durch die Nieren zu mehr als 90% in den ersten 8 h in aktiver Form (vorwiegend glomeruläre Filtration), zu 95–100% in 24 h.

Nebenwirkungen: Wie andere Aminoglykoside ist Amikacin potentiell nephro-, oto-, neurotoxisch.
1. Nephrotoxizität (Harnausscheidung von Eiweiß, Zellen, Zylindern, Azotämie, Oligurie) bei üblicher Dosierung und intakter Nierenfunktion sowie ausreichender Flüssigkeitszufuhr meist reversibel und relativ selten.
2. Ototoxizität (Innenohrschwerhörigkeit, Schwindel) vor allem bei Überschreiten der empfohlenen Dosierung (s. unten), längerer Behandlung (mehr als 10 Tage)

Amikacin

und Niereninsuffizienz (ohne Dosisreduzierung). Der Talspiegel im Serum von 10 mg/l sollte nicht überschritten werden. Bleibende Hörschäden sind selten. Bezogen auf die übliche therapeutische Dosis ist die Ototoxizität von Amikacin (tgl. 1 g) mit der von Gentamicin (tgl. 0,24–0,32 g) vergleichbar.
3. Neurotoxizität (neuromuskuläre Blockade und Atemlähmung) bei Kombination mit Anästhetika und Muskelrelaxanzien, auch bei gleichzeitiger Transfusion einer größeren Menge Zitratblut. Eine neuromuskuläre Blockade ist außerdem möglich nach rascher i.v. Gabe von Amikacin und bei lokaler Instillation (in die Bauch- oder Brusthöhle).
4. Seltene Nebenwirkungen sind Hautexantheme, Medikamentenfieber, Tremor, Übelkeit, Erbrechen, Eosinophilie u.a.

Indikationen: Schwere infektiöse Erkrankungen bei Versagen anderer Aminoglykoside und in Kliniken mit häufigem Vorkommen Gentamicin-resistenter gramnegativer Stäbchen. Gezielte Therapie schwerer Infektionen durch Gentamicin-resistente Bakterien (insbesondere Proteus rettgeri oder stuartii, Serratia marcescens, Pseudomonas aeruginosa). Initialbehandlung von Septikämien und schweren Organinfektionen besonders bei hochgradiger Abwehrschwäche (Malignomen, Leukämie), auch bei Peritonitis, Neugeborenensepsis oder Säuglingsmeningitis (stets in Kombination). Amikacin kann zur Behandlung von Infektionen durch sonst resistente Mykobakterien verwandt werden. Es wird auch zur Therapie von Infektionen durch M. avium-intracellulare bei AIDS eingesetzt.

Falsche Indikationen: Leichtere Erkrankungen sowie schwere Infektionen, bei denen auch Gentamicin oder Tobramycin wirksam wäre. Streptokokken-, Pneumokokken-, Enterokokken-Infektionen. Monotherapie schwerer Infektionen.

Kontraindikationen: Schwangerschaft. Vorsicht bei Niereninsuffizienz und unmittelbar vorausgegangener Behandlung mit einem Aminoglykosid und bei bereits bestehender Innenohrschwerhörigkeit. Keine Kombination mit anderen potentiell nephro- oder ototoxischen Medikamenten und mit anderen Aminoglykosiden, auch nicht mit schnell wirkenden Diuretika, wie Ethacrynsäure, Furosemid oder Mannit (wegen erhöhter Gefahr von Ototoxizität). Eine Unverträglichkeit anderer Aminoglykoside (Gentamicin usw.) schließt eine Anwendung von Amikacin aus. Über weitere Wechselwirkungen (wie bei allen anderen Aminoglykosiden): s. S. 153.

Applikation: In der Regel i.v. Infusion. Auch i.m. Injektion möglich. Keine rasche i.v. Injektion (wegen Gefahr von Kreislaufreaktionen und Atemlähmung). In Infusionslösungen (am besten 5%ige Glukose) nicht mit anderen Medikamenten mischen.

Dosierung: Tagesdosis 15 mg/kg (nie mehr als 1,5 g), verteilt auf 2 oder 3 i.v. Infusionen (7,5 mg/kg alle 12 h oder 5 mg/kg alle 8 h). Wie bei allen Aminoglykosiden ist auch bei Amikacin die einmalige Applikation der Tagesdosis von 1 g als i.v. Infusion über 60 min alle 24 h sinnvoll (s. S. 151). Behandlungsdauer: 7–10 Tage. Falls längere Therapie notwendig, regelmäßige Kontrolle von Nierenfunktion, Hörvermögen (Audiogramm) und Vestibularisfunktion.
Bei eingeschränkter Nierenfunktion größeres Dosierungsintervall wählen (bei üblicher Einzeldosis von 7,5 mg/kg) nach der Regel: Serumkreatininwert des

Aminoglykoside

Patienten mit 9 multiplizieren, ergibt richtiges Dosierungsintervall in Stunden (z. B. Kreatininwert von 2 mg/dl mal 9 = 18, d. h., es sind alle 18 h 7,5 mg/kg zu verabreichen).
Durch käufliche Testbestecke lassen sich bei stärkerer Niereninsuffizienz die Serumspiegel während der Therapie kontrollieren. Die Talspiegel vor der nächsten Applikation sollen bei 8stdl. Gabe nicht über 10 mg/l liegen. Wenn die Tagesdosis einmal täglich verabreicht wird, soll der Serumspiegel vor der nächsten Gabe 2 mg/l nicht übersteigen. Eine Kontrolle der Spitzenspiegel ist nicht notwendig. Am Ende einer Hämo- oder Peritonealdialyse gibt man einmalig die Hälfte der gewöhnlichen Einzeldosis (7,5 mg/kg). – Bei Neugeborenen gibt man in der ersten Lebenswoche 7,5 mg/kg alle 12 h (dabei keine Kumulation).

Bei **Überdosierung** oder toxischen Reaktionen ist eine Entfernung von Amikacin durch Hämodialyse (bei Neugeborenen durch Austauschtransfusion) möglich.

Handelsformen: Ampullen mit 0,1 g, 0,25 g, 0,35 g und 0,5 g (enthalten z.T. Natriumdisulfit).

Beurteilung: Aminoglykosid der Reserve, das bei schweren Allgemeininfektionen – vor allem bei Patienten mit Abwehrschwäche – in Kombination mit einem β-Lactam-Antibiotikum lebensrettend sein kann. Wirkt z. T. noch bei Gentamicin-Resistenz.

Literatur

Blaser J, Rüttimann S, Bhend H, Lüthy R. Increase of amikacin half-life during therapy in patients with renal insufficiency. Antimicrob Ag Chemother 1983; 23: 888.

Chiu J, Nussbaum J, Bozzette S, et al. California collaborative treatment group. Treatment of disseminated mycobacterium avium complex infection in AIDS with amikacin, ethambutol, rifampin, and ciprofloxacin. Ann Intern Med 1990; 113: 358–61.

Cookson B, Tripps J, Leung T, et al. Evaluation of amikacin dosage regimens in the low and very low-birth-weight newborn. Infection 1980; 8: 239.

Giamarellou H, Yiallouros K, Petrikkos G. Comparative kinetics and efficacy of amikacin administered once or twice daily in the treatment of systemic Gram-negative infections. J Antimicrob Chemother 1991; 27 (Suppl C): 73.

Gangadharam PRJ, Candler ER, Ramakrishna PV. In vitro anti-mycobacterial activity of some new aminoglycoside antibiotics. J Antimicrob Chemother 1977; 3: 285-6.

Maller R, Ahrne H, Holmen C, et al. Once- versus twice-daily amikacin regimen. Efficacy and safety in systemic gram-negative infections. J Antimicrob Chemother 1993; 31: 939–48.

Marik PE, Kipman J, Obilski S, et al. A prospective randomized study comparing once versus twice daily amikacin dosing in critically ill adult and pediatric patients. J Antimicrob Chemother 1991; 28: 753-64.

Isepamicin

Handelsname: Isepacin (Österreich). In Deutschland und in der Schweiz nicht im Handel.

Eigenschaften: In Japan entdecktes und in den USA von Schering-Plough weiterentwickeltes, parenteral applizierbares Aminoglykosid (Gentamicin-B-Derivat), das im Spektrum dem Amikacin ähnelt, aber gegen einen Teil der Amikacin-resistenten

Bakterienstämme (z. B. von Serratia marcescens) noch wirksam ist. Es wirkt nicht gegen Haemophilus, Enterokokken und Methicillin-resistente Staphylokokken. Neuere Daten über die In-vitro-Aktivität fehlen.

Pharmakokinetik: Nach i. v. Infusion von 15 mg/kg (in 30 min) finden sich mittlere *Serumspiegel* von 85 mg/l.
Halbwertszeit 2,5 h.
Urin-Recovery 95% (unverändert).

Nebenwirkungen: Entsprechend Amikacin (s. S. 160). Da das Handelspräparat von Isepamicin als Antioxidans Natriumdisulfit enthält, kann es besonders bei Asthmatikern zu Überempfindlichkeitsreaktionen kommen (Brechreiz, Durchfall, Atemnot, Bewußtseinsstörungen, Schock), die lebensbedrohlich sein können.

Interaktionen: Wie bei Amikacin.

Indikation: Infektionen durch Amikacin-resistente Bakterien.

Kontraindikationen: Wie bei Amikacin (s. S. 161).

Applikation und Dosierung: Als i.v. Infusion über 30 min 1mal tgl. 15 mg/kg (maximale Tagesdosis 1,5 g). Therapiedauer nicht länger als 2 Wochen. Bei Niereninsuffizienz reduzierte Dosierung (bei einer Kreatinin-Clearance von 20–39 und 10–19 ml/min 8 mg/kg alle 48 h bzw. 72 h).

Beurteilung: Keine größeren Vorteile gegenüber Amikacin.

Literatur

Blum D. An overview of the safety of isepamicin in adults. J Chemother 1995; 7 (Suppl 2): 87–93.

Halstenson CE, Wong MO, Herman CS, et al. Effect of concomitant administration of piperacillin on the disposition of isepamicin und gentamicin in patients with end-stage renal disease. Antimicrob Ag Chemother 1992; 36: 1832.

Jones RN. Isepamicin: microbiological characteristics including antimicrobial potency of spectrum of activity. J Chemother 1995; 7 (Suppl 2): 7–16.

Lin C-C, Radwanski E. Pharmacokinetics of intravenously administered isepamicin in men. Antimicrob Ag Chemother 1995; 39: 2774–8.

Tod M, Padoin C. Population pharmacokinetic study of isepamicin with intensive care unit patients. Antimicrob Ag Chemother 1996; 40: 983–7.

Spectinomycin

Handelsname: Stanilo.

Eigenschaften: Mit den Aminoglykosiden nahe verwandt. Als Hydrochlorid wirksamer und lokal besser verträglich als das früher verwendete Sulfat.

Aminoglykoside

Wirkungsspektrum: Breitspektrum-Antibiotikum mit relativ geringer Aktivität. Von klinischem Interesse ist lediglich die Wirkung auf Gonokokken (minimale Hemmkonzentrationen 7,5–20 mg/l). Empfindlich ist auch Ureaplasma urealyticum, nicht dagegen Chlamydia trachomatis (Erreger der nicht-gonorrhoischen Urethritis).

Resistenzentwicklung: Bei Gonokokken möglich. Primär resistente Gonokokken-Stämme kommen in zunehmender Häufigkeit vor.

Pharmakokinetik: Nach 2 g i.m. *Serumkonzentrationen* von 100 mg/l (1 h) und 15 mg/l (8 h), nach 4 g i.m. 160 mg/l (2 h) und 31 mg/l (8 h).
Halbwertszeit 2½ h.
Keine oder sehr geringe *Serumeiweißbindung*. Hohe *Harnkonzentrationen*.
Urin-Recovery >80%.

Nebenwirkungen (bei einmaliger Gabe in <1%): Kopfschmerzen, Schwindel, Übelkeit, Erbrechen, Temperaturanstieg, Schmerzen an der Injektionsstelle.

Indikation: Einmaltherapie der unkomplizierten Gonorrhoe (besonders bei Penicillin-Allergie und Penicillin-Versagen). Unwirksam bei gonorrhoischer Pharyngitis.

Dosierung: Bei unkomplizierter Gonorrhoe des Mannes und der Frau einmalig 2 g (in 3,5 ml Aqua dest.) tief i.m. Eine Lues wird durch Spectinomycin nicht beeinflußt (und daher auch nicht maskiert).

Handelsform: Ampullen à 2 g (mit Zusatz von Benzylalkohol).

Beurteilung: Veraltetes Antibiotikum für die Einmalbehandlung der Gonorrhoe (nicht selten Therapieversager).

Literatur

Ashford WA, Potts OW, Adams HJU, et al. Spectinomycin-resistant penicillinase producing Neisseria gonorrhoeae. Lancet 1981; 2: 1035.

Centers for Disease Control. Spectinomycin-resistant penicillinase producing Neisseria gonorrhoeae. Morbid Mortal Wkly Rep 1983; 32: 51.

Ison CA, Littleton K, Shannon KP, et al. Spectinomycin resistant gonococci. BMJ 1983; 287: 1827.

Rousseau D, Nadeau D, Lafontaine G. Emergence of spectinomycin-resistant strains of penicillinase-producing Neisseria gonorrhoeae in Quebec. Can Med Assoc 1989; 141: 423-4.

Tetracycline

Vorbemerkungen: Tetracycline sind nahe verwandte Breitspektrum-Antibiotika mit einem Naphthacen-Ringsystem. Tetracyclin, Oxytetracyclin, Minocyclin und Doxycyclin unterscheiden sich zwar in der Zusammensetzung der Seitenketten (Abb. 28), haben jedoch ein identisches Wirkungsspektrum. Die Standardsubstanz ist heute Doxycyclin. Die älteren Derivate, wie Tetracyclin und Oxytetracyclin, haben wegen ihrer schlechten Resorption heute nur noch historische Bedeutung. Tetracycline sind immer noch in vielen Präparaten zur topischen Behandlung enthalten, sollten aber aus Resistenzgründen nur noch bei bestimmten Indikationen (z. B. Akne, Rosacea, Haemophilus-Konjunktivitis) verwendet werden.

In der Entwicklung sind die **Glycylcycline**, die sich von Minocyclin oder von Demethyl-Desoxy-Tetracyclin ableiten. Sie besitzen eine starke Aktivität gegen Staphylokokken (auch Methicillin-resistente Stämme) und wirken außerdem gegen Minocyclin- und Tetracyclin-resistente Bakterienstämme. Von besonderem Interesse ist die Aktivität gegen Penicillin-G-resistente Pneumokokken und Vancomycin-resistente Enterococcus faecalis. Das zu den Glycylcyclinen gehörende Minocyclin-Derivat **GAR-936** (Wyeth-Ayerst) zeichnet sich durch eine starke Bakterizidie gegen Pneumokokken, Haemophilus und Gonokokken aus. Es gibt keine vollständige Kreuzresistenz zwischen Glycylcyclinen und den übrigen Tetracyclinen (beruhend auf genetischen Unterschieden bei der Resistenzentstehung).

Die bakteriostatische Wirkung der Tetracycline beruht auf einer Hemmung der Proteinsynthese in der Bakterienzelle; es wird die Umazylierung neu ins Ribosom eintretender Aminosäuren auf die wachsende Peptidkette verhindert. Die Wirkung erstreckt sich auf extra- und intrazellulär gelagerte Keime. Die Wirkung der Tetracycline ist stark medienabhängig. So gibt es erhebliche Wirkungsverluste in bestimmten Körperflüssigkeiten (z. B. Galle).

Doxycyclin

Handelsnamen: Vibramycin u.v.a.

Wirkungsspektrum: Gute bis **mittlere** Empfindlichkeit haben Streptokokken, Pneumokokken, Gonokokken, Meningokokken, Listerien, Aktinomyzeten, Pasteurella multocida, Yersinien, Haemophilus, Brucellen, Burkholderia mallei und pseudomallei, Vibrio cholerae und Vibrio parahaemolyticus, Campylobacter jejuni, Treponema pallidum, Leptospiren, Borrelien, Francisella tularensis und Keuchhustenbakterien. Weiterhin gute Wirkung auf Mykoplasmen, Chlamydien (Chlamydiapneumoniae-Pneumonie, Ornithose, Trachom, Lymphogranuloma inguinale), Ehrlichia-Arten, Rickettsien (Q-Fieber, Fleckfieber). Doxycyclin wirkt auch auf Plasmodium falciparum.

Unterschiedliche Empfindlichkeit haben Enterokokken, Staphylokokken, E. coli, Klebsiella, Enterobacter, Acinetobacter, Salmonellen, Shigellen, Bacteroides-Arten, Clostridien, Korynebakterien, Nocardien, Bacillus anthracis.
Unwirksam auf Pseudomonas aeruginosa, Proteus-Arten, Serratia marcescens u. a.

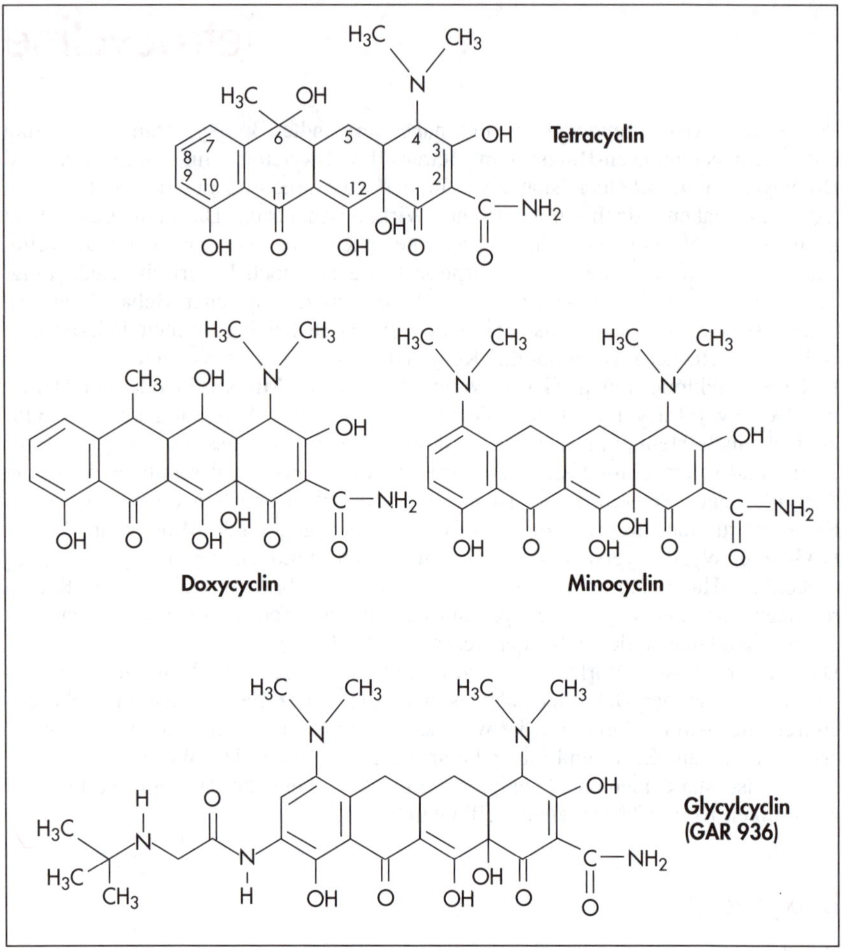

Tetracycline

Abb. 28. Chemische Struktur von Doxycyclin, Minocyclin und dem Glycylcyclin GAR 936.

Resistenz: Die Tendenz zu einer Resistenzentwicklung unter der Therapie ist gering. Der Anteil resistenter Staphylokokken-Stämme ist örtlich verschieden (10–30%). Auch unter hämolysierenden Streptokokken, Pneumokokken und Gonokokken sowie Clostridien und Haemophilus influenzae kommen resistente Stämme vor (bei A-Streptokokken z. B. in 10–35%, Pneumokokken 10–30%, Haemophilus influenzae 3%). Nur 40–60% der Bacteroides-fragilis-Stämme sind Doxycyclinempfindlich. Penicillin-G-resistente Gonokokken-Stämme sind meist auch resistent gegen Doxycyclin. Keine Kreuzresistenz mit anderen Antibiotika (außer Tetracyclinen).

Pharmakokinetik:
Resorption nach oraler Gabe zu etwa 75%.

Doxycyclin

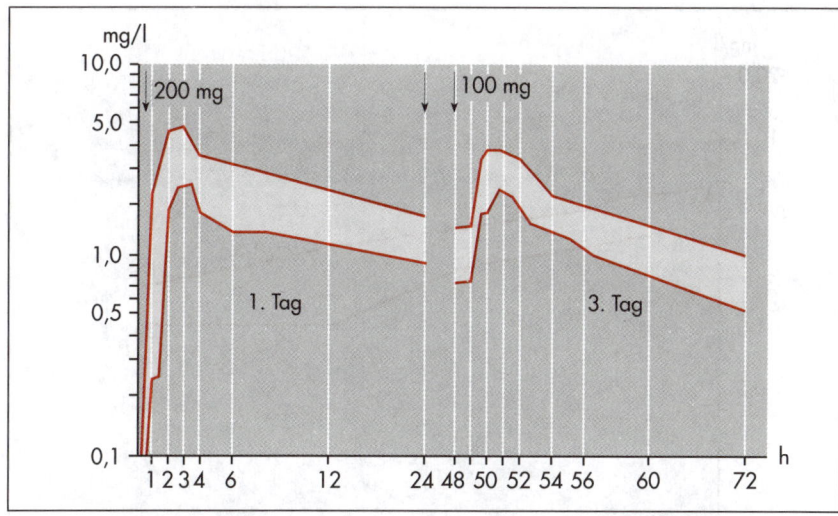

Abb. 29. Bereich der bei 8 Erwachsenen gemessenen Serumspiegel nach oraler Einzelgabe von 200 mg Doxycyclin (links) und nach wiederholter oraler Gabe von 100 mg Doxycyclin (alle 24 h) am 3. Tag (rechts).

Nach 1mal tgl. 0,1 g Doxycyclin **oral** werden maximale *Serumspiegel* von 3 mg/l gemessen (Abb. 29). Bei wiederholter Gabe findet eine geringe, nicht toxisch wirkende Kumulation statt, so daß nach der Initialdosis von 0,2 g eine Erhaltungsdosis von 0,1 g ausreichend sein kann.
Mittlere Serumspiegel nach 1maliger **i.v. Injektion** von 200 mg Doxycyclin: s. Abb. 30. Bei 1stündiger i.v. Infusion von 0,2 g Doxycyclin werden im Serum 3,6 mg/l, von 0,1 g 2,5 mg/l erreicht.
Halbwertszeit 15 h. Die Halbwertszeit von Doxycyclin wird bei gleichzeitiger Gabe von Phenytoin oder eines Barbiturates auf 7 h verkürzt (infolge Enzyminduktion in der Leber).
Eiweißbindung im Serum 96%.
Gute *Gewebediffusion* in Leber, Niere, Milz, Knochen, Lunge, Genitalorgane. Hohe Gallenkonzentrationen. Im Nabelschnurblut 50–75% der mütterlichen Serumkonzentrationen, im Fruchtwasser 20%, in der Muttermilch 50–100%.
Liquorgängigkeit: Gering (1–6–10% der Serumwerte).
Urin-Recovery 70% und 40% (nach i.v. bzw. oraler Gabe).
Bei *Niereninsuffizienz* findet bei wiederholter Applikation in üblicher Dosierung keine stärkere Kumulation statt.

Nebenwirkungen:
Magen-Darm-Störungen mit Erbrechen und Durchfällen durch Doxycyclin sind selten. Eine pseudomembranöse Enterokolitis ist während einer Doxycyclinbehandlung sehr selten und beruht auf einer Selektion von Clostridium difficile mit Toxinbildung im Darm.
Eine **Leberschädigung** ist bei erheblicher Überdosierung möglich (meist nach parenteraler Gabe im letzten Schwangerschaftsdrittel). Aus diesem Grund soll die

Tetracycline

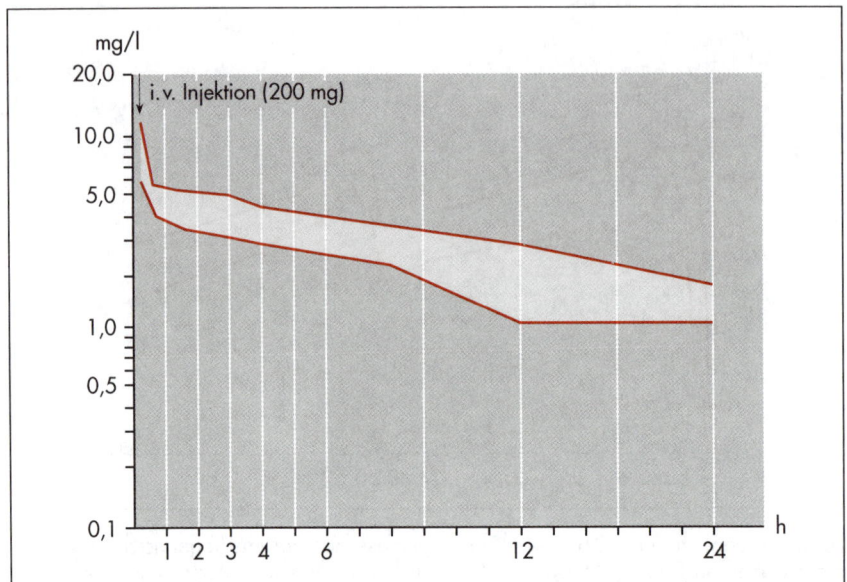

Abb. 30. Bereich der bei 8 Erwachsenen gemessenen Serumspiegel nach i.v. Injektion von 200 mg Doxycyclin.

Dosis von 0,2 (–0,3) g Doxycyclin pro Tag nicht überschritten werden. Möglichst keine Kombination mit anderen potentiell lebertoxischen Medikamenten (z.B. Chlorpromazin-, Phenylhydantoin-, Phenylbutazon-Derivate).
Photodermatose (Photosensibilisierung) mit Hauterythem und Ödemen an belichteten Körperstellen. Langsame Rückbildung (nach 2–4 Wochen), evtl. Restpigmentierung und Nagelablösungen. Daher keine Sonnenbäder unter Doxycyclin-Therapie.
Allergien (Exantheme, anaphylaktischer Schock) sind nur vereinzelt beobachtet worden. Dabei besteht eine Kreuzallergie zwischen allen Tetracyclinen.
Bei Kleinkindern kann eine **Gelbfärbung der Zähne** (irreversibel), evtl. mit Schmelzdefekten und erhöhter Kariesanfälligkeit, auftreten.
Unter Doxycyclin-Behandlung kann sehr selten eine reversible **intrakranielle Drucksteigerung** auftreten, die sich bei Säuglingen durch eine Vorwölbung der großen Fontanelle äußert, bei älteren Kindern und Erwachsenen durch Papillenödem mit Sehstörungen und schweren Kopfschmerzen.
Herzrhythmusstörungen können bei digitalisierten Patienten durch den Magnesiumgehalt des Injektionspräparates von Doxycyclin hervorgerufen werden. Sie sind durch Einhaltung der vorgeschriebenen Injektionsdauer (2 min) vermeidbar. Bei Myasthenia gravis ist die i.v. Gabe von Doxycyclin wegen des Magnesiumgehaltes kontraindiziert.
Lokale Reizerscheinungen sind bei i.v. Gabe möglich. Nach Einnahme von Doxycyclin-Kapseln (nicht Tabletten) wurden vereinzelt Schleimhautulzerationen im Ösophagus beobachtet.

Interaktionen: Da Tetracycline (auch Doxycyclin) die Plasma-Prothrombinaktivität vermindern können, kann bei einer Antikoagulanzientherapie eine Reduktion der

Doxycyclin

Antikoagulanziendosierung erforderlich sein. Bei gleichzeitiger Gabe von Sulfonylharnstoff-Derivaten (orale Antidiabetika) kann die Blutzuckersenkung verstärkt werden. Bei gleichzeitiger Gabe von Doxycyclin und Ciclosporin A kann die toxische Wirkung von Ciclosporin A verstärkt werden. Außerdem gibt es Interaktionen mit Methoxyfluran (verstärkte Nephrotoxizität), mineralischen Antazida (verminderte Doxycyclin-Resorption), Amethopterin (verstärkte Amethopterin-Toxizität) und Digoxin (erhöhte Digoxin-Plasmaspiegel).

Indikationen: Doxycyclin ist nach wie vor ein Mittel der Wahl für bestimmte intrazelluläre Infektionen, z.B. durch Chlamydien (Chlamydia-pneumoniae-Pneumonie, Ornithose), sowie die nichtgonorrhoische Urethritis (durch Chlamydia trachomatis oder Ureaplasma urealyticum). Weitere Indikationen sind Pelveoperitonitis und Salpingitis (Adnexitis) sowie Lymphogranuloma inguinale, Mykoplasmen-Pneumonie, Infektionskrankheiten, wie Brucellose, Yersinien-Infektionen, Ehrlichiose, Tularämie, Pest, Leptospirose, Bartonellen-Infektionen (bazilläre Angiomatose), Donovanosis, Borrelien-Infektionen, Aktinomykose, Trachom, Cholera, Rickettsiosen (Fleckfieber u.a.), Q-Fieber, Melioidose (durch Burkholderia pseudomallei), Akne und Rosacea, Morbus Whipple, außerdem leichtere Atemwegsinfektionen (vor allem durch Haemophilus), akuter Schub einer chronischen Bronchitis, Sinusitis sowie Chloroquin-resistente Malaria.

Falsche Indikationen: Klinisch typische oder nachgewiesene Infektionen durch Staphylokokken, Streptokokken oder Pneumokokken (häufig resistent).

Kontraindikationen: Gravidität, Kinder bis zu 7 Jahren (wegen möglicher Gelbfärbung der Zähne). Eine Anwendung bei kleinen Kindern kommt nur bei vitaler Indikation in Frage (z.B. bei Ornithose). Myasthenia gravis (gilt nur für i.v. Präparate, die zusätzlich Magnesium enthalten).

Vorsicht bei schweren Lebererkrankungen (besonders bei akuter Hepatitis). Starke Sonnenlichteinwirkung und UV-Licht sind zu vermeiden.

Applikation: In der Regel als Filmtabletten oder Kapseln nach dem Essen, bei Kindern auch als Suspension. Es genügt 1 Gabe pro Tag. Nur bei Schwerkranken oder Patienten, die das Antibiotikum oral nicht einnehmen können, kommt die i.v. Applikation von Doxycyclin in 1–2 Einzeldosen in Betracht.

Dosierung: Oral: Am 1. Tag 200 mg (4 mg/kg), dann Reduktion auf 100 mg (2 mg/kg). In schweren Fällen auch Dauerbehandlung mit tgl. 200 mg (4 mg/kg).
Intravenös: 1mal tgl. 200 mg (Initialdosis) und 100(–200) mg (Erhaltungsdosis) als langsame i.v. Injektion, bei Kindern 1mal tgl. 4 bzw. 2 mg/kg.

Handelsformen: Kapseln und Tabletten à 0,1 g und 0,2 g. Zur i.v. Injektion: Ampullen à 0,1 g.

Beurteilung: Standardsubstanz zur Therapie von Atemwegsinfektionen und vielen intrazellulären Infektionen (z.B. durch Chlamydien, Rickettsien und Borrelien). Langzeittherapie möglich.

Tetracycline

Literatur

Cunha BA, Sibley CM, Ristuccia AM. Review. Doxycyline. Therapeutic Drug Monitoring 1982; 11: 5-135.

Houin G, Brunner F, Nebout Th, et al. The effects of chronic renal insufficiency on the pharmacokinetics of doxycycline in man. British Journal of Clinical Pharmacology 1983; 16: 245-52.

Saivin S, Houin G. Clinical pharmacokinetics of doxycline and minocincline. Clinical Pharmacokinetics 1988; 15: 355-66.

Minocyclin

Handelsnamen: Klinomycin, Minoclir u. a.

Wirkungsspektrum: Wie bei Doxycyclin (s. S. 165). Minocyclin wirkt außerdem auf Mycobacterium leprae, M. marinum und M. fortuitum und hat offenbar auch eine Wirkung auf Toxoplasmen. Die Resistenzsituation entspricht weitgehend der von Doxycyclin (s. S. 165).

Pharmakokinetik:
Nach oraler Gabe fast vollständige Resorption.
Maximale *Serumspiegel:* nach 0,2 g oral 3 mg/l. Nach 1std. i. v. Infusion von 0,2 g sinkt der Serumspiegel von 3,5 mg/l (bei Infusionsende) auf 1 mg/l (nach 12 h) und 0,6 mg/l (nach 24 h) ab.
Halbwertszeit 15 h.
Plasmaeiweißbindung 75%.
Gute *Gewebediffusion.* Starke Lipophilie. Die Liquorkonzentrationen betragen 20–40% der Serumwerte.
Urin-Recovery nach oraler Gabe 5,5%, nach i. v . Gabe 5,9%. Ausscheidung mit der Galle zu 35%. Es werden >40% im Organismus metabolisiert. Bei Niereninsuffizienz erfolgt keine Kumulation.

Nebenwirkungen: Wie bei Doxycyclin (s. S. 167), jedoch keine Herzrhythmusstörungen bei i. v. Gabe. Relativ häufig tritt zu Behandlungsbeginn zentraler Schwindel auf, der manchmal mit Benommenheit und Übelkeit verbunden ist und die Verkehrstüchtigkeit beeinträchtigen kann. Bei Langzeittherapie sind Verfärbungen der Knorpel, auch andere schwere Nebenwirkungen möglich (regelmäßige Kontrollen notwendig).

Interaktionen: Wie bei Doxycyclin (s. S. 168).

Indikationen: Lues (bei Penicillin-Allergie), evtl. auch Lepra (s. S. 608) und andere Mykobakterien-Infektionen (z. B. Schwimmbad-Granulome durch M. marinum). In niedriger Dosierung gut wirksam bei Acne vulgaris (s. S. 559). Wirksam auch bei Nocardiose (z. B. von AIDS-Patienten).

Kontraindikationen: Gravidität und Kinder bis zu 7 Jahren (wegen möglicher Gelbfärbung der Zähne). Vorsicht bei Lebererkrankungen (besonders bei akuter Hepatitis).

Minocyclin

Applikation und Dosierung: Erwachsene initial 200 mg, Kinder (ab 8 Jahren) 4 mg/kg, danach alle 12 h 100 mg, Kinder 2 mg/kg. Bei Akne gibt man 2mal tgl. 50 mg oral.

Handelsformen: Kapseln und Tabletten à 0,05 g und 0,1 g.

Beurteilung: Lipophiles Tetracyclin für Sonderindikationen mit mehr Nebenwirkungen als Doxycyclin.

Literatur

Brown BA, Wallace RJ Jr, Onyi G. Activities of the glycylcyclines N,N-dimethylglycyl-amido-minocycline and N,N-dimethylglycylamido-6-demethyl-6-deoxytetracycline against Nocardia spp. and tetracycline-resistant isolates of rapidly growing mycobacteria. Antimicrob Ag Chemother 1996; 40: 874–8.

Eady EA, Jones CE, Gardner KJ. Tetracycline-resistant propionibacteria from acne patients are cross-resistant to doxycycline, but sensitive to minocycline. Br J Dermatol 1993; 128: 556–60.

Eliopoulos G, Wennersten C, Cole G, Moellering R. In vitro activities of two glycylcyclines against gram-positive bacteria. Antimicrob Ag Chemother 1994; 38: 534–41.

Fanning WL, Gump DW, Sofferman RA. Side effects of minocycline: a double-blind study. Antimicrob Ag Chemother 1977; 11: 712.

Freeman CD, Nightingale CH, Quintiliani R. Minocycline: old and new therapeutic uses. Int J Antimicrob Ag 1994; 4: 325–35.

Goldstein FW, Kitzis MD, Acar JF. N,N-Dimethylglycyl-amido derivative of minocycline and 6-demethyl-6-desoxytetracycline, two new glycylcyclines highly effective against tetracycline-resistant gram-positive cocci. Antimicrob Ag Chemother 1994; 38: 2218–20.

Hamilton-Miller JM, Shah S. Activity of glycylcyclines CL 329998 and CL 331002 against minocycline-resistant and other strains of methicillin-resistant Staphylococcus aureus. J Antimicrob Chemother 1996; 37: 1171–5.

Johnson DM, Jones RN. Two investigational glycylcyclines, DMG-DMDOT and DMG-MINO. Antimicrobial activity studies against gram-positive species. Diagn Microbiol Infect Dis 1996; 24: 53–7.

Kenny GE, Cartwright FD. Susceptibilities of Mycoplasma hominis, Mycoplasma pneumoniae, and Ureaplasma urealyticum to new glycylcyclines in comparison with those to older tetracyclines. Antimicrob Ag Chemother 1994; 38: 2628.

Mercier RC, Penzak SR, Rybak MJ. In vitro activities of an investigational quinolone, glycylcycline, glycopeptide, streptogramin, and oxazolidinone tested alone and in combinations against vancomycin-resistant Enterococcus faecium. Antimicrob Ag Chemother 1997; 41: 2573–5.

Okada N, Moriya K, Nishida K, et al. Skin pigmentation associated with minocycline therapy. British Journal of Dermatology 1989; 121: 247–57.

Petersen PJ, et al. In vitro and in vivo antibacterial activities of a novel glycylcycline, the 9-t-butylglycylamido derivative of minocycline (GAR-936). Antimicrob Ag Chemother, 1999; 43: 738-44.

Poliak SC, D'Giovanna JJ, Gross EG, et al. Minocycline-associated tooth discoloration in young adults. J Amer Med Ass 1985; 254: 2930–2.

Romanowski B, Talbot H, Stadnyk M, et al. Minocycline compared with doxycycline in the treatment of nongonococcal urethritis and mucopurulent cervicitis. Annals of Internal Medicine 1993; 119: 16–22.

Tally FT, Ellestad GA, Testa RT. Glycylcyclines: a new generation of tetracyclines. J Antimicrob Chemother 1995; 35: 449.

Testa RT, Petersen PJ, Jacobus NV, et al. In vitro and in vivo antibacterial activities of the glycylcyclines, a new class of semisynthetic tetracyclines. Antimicrob Agents Chemother 1993; 37: 2270–7.

Weiss W, Jacobus N, Petersen P, Testa R. Susceptibility of enterococci, methicillin-resistant Staphylococcus aureus and Streptococcus pneumoniae to the glycylcyclines. J Antimicrob Chemother 1995; 36: 225–30.

Whittington WI, Roberts MC, Hale J, et al. Susceptibilities of Neisseria gonorrhoeae to the glycylcyclines. Antimicrob Ag Chemother 1995; 39: 1864.

Wilkinson SP, Stewart WK, Spiers EM, Pears J. Protracted systemic illness and interstitial nephritis due to minocycline. Postgraduate Med J 1989; 65: 53–6.

Wise R, Andrews JM. In vitro activity of two glycylcyclines. Antimicrob Ag Chemother 1994; 38: 1096–102.

Chloramphenicol

Eigenschaften: Phenylalanin-Derivat (Abb. 31). Keine Verwandtschaft mit anderen Antibiotika (außer Thiamphenicol). Chloramphenicol ist stark bitter, sehr stabil, schlecht wasserlöslich, aber gut fettlöslich. Durch Veresterung der Alkoholgruppe mit bestimmten höheren Fettsäuren entstehen Ester, wie Palmitat (im Granulat enthalten) und Succinat (in der Injektionsform). Die Ester wirken selbst nicht antibakteriell, jedoch wird aus ihnen nach hydrolytischer Spaltung durch körpereigene Esterasen und Lipasen das wirksame Chloramphenicol freigesetzt. Chloramphenicol-Succinat ist im Gegensatz zum freien Chloramphenicol gut wasserlöslich und daher für parenterale Anwendung geeignet. Das wasserlösliche Azidamphenicol wird nur in Augentropfen verwendet.

Wirkungsweise: Bakteriostatisch. Hemmung der Proteinsynthese der Bakterien (Blockade der Übertragung von löslicher Ribonukleinsäure auf die Ribosomen).

Wirkungsspektrum: Das Wirkungsspektrum umfaßt viele grampositive und gramnegative Bakterien sowie die meisten sporenlosen Anaerobier (Bacteroides-, Fusobakterien- und Peptostreptokokken-Arten). Chloramphenicol wirkt besonders gegen Salmonellen, Rickettsien (bei Fleckfieber), Chlamydien, Mykoplasmen (auch Mycoplasma hominis) und Leptospiren. Unempfindlich sind Mykobakterien, Nocardien und Pseudomonas aeruginosa. Die in vitro bestimmten minimalen Hemmkonzentrationen werden bei empfindlichen Keimen in vivo gerade eben erreicht.

Resistenz: Salmonellen- und Shigellen-Stämme sind zunehmend gegen Chloramphenicol resistent. Der Anteil resistenter Bakterienstämme bei gramnegativen Darmbakterien variiert von Ort zu Ort und von Klinik zu Klinik. Man muß damit rechnen, daß etwa 20% der E.-coli-Stämme gegen Chloramphenicol resistent sind, etwa die Hälfte der Klebsiella- und Enterobacter-Stämme und 30% der Proteus-Stämme. Bei Serratia marcescens sind 20–40% der Stämme unempfindlich. Chloramphenicol-resistente Stämme von Haemophilus influenzae können gleichzeitig gegen Ampicillin unempfindlich sein. Auch Chloramphenicol-resistente Pneumokokken und Enterokokken kommen in zunehmender Häufigkeit vor.

Pharmakokinetik:
Resorption nach oraler Gabe rasch und fast vollständig (90%). Maximale Blutspiegel nach 2–4 h. Das antibakteriell inaktive Chloramphenicol-Palmitat (im Granulat)

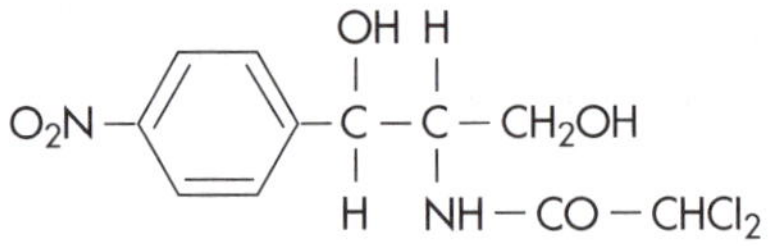

Abb. 31. Strukturformel von Chloramphenicol.

Chloramphenicol

wird vor der Resorption im Magen-Darm-Trakt durch Esterasen und Lipasen gespalten, wodurch das aktive Chloramphenicol freigesetzt wird.

Serumkonzentrationen nach wiederholter oraler Einzelgabe von 0,5 g: 4–6 mg/l, nach wiederholter Einzelgabe von 1 g: 10–16 mg/l.

Nach i. v. Injektion von 0,5 g erhält man Werte von 5–9 mg/l (nach 1–2 h), 4–6 mg/l (nach 3–4 h), 3–4 mg/l (nach 5–7 h) und 3 mg/l (nach 8–10 h).

Halbwertszeit 3 h. Bei gleichzeitiger Gabe von Phenobarbital ist die Halbwertszeit infolge Enzyminduktion in der Leber verkürzt. Bindung an *Serumproteine* etwa 50%.

Der größte Teil des Chloramphenicols kommt im Blut in aktiver Form vor. Im Organismus findet eine teilweise Inaktivierung durch Bindung an Glukuronsäure statt, ferner durch Hydrolyse und durch Reduktion der Nitroverbindung zum Amin. *Gute Gewebepenetration* in alle Organe (auch in Zellen). Im Liquor sind etwa 50% der Serumkonzentration enthalten, ebenfalls in der Pleura-, Peritoneal- und Synovialflüssigkeit. Bei Meningitis können die Liquorspiegel bis auf die Höhe der Serumkonzentrationen ansteigen. Auch im Kammerwasser und Glaskörper des Auges werden therapeutisch wirksame Konzentrationen erreicht. Im Nabelschnurblut und in der Amnionflüssigkeit finden sich 30–80% der mütterlichen Serumwerte, in der Muttermilch bis zu 50%.

Ausscheidung: Vorwiegend durch die Nieren (bis zu 90%), und zwar durch glomeruläre Filtration des freien Chloramphenicols zu etwa 5–12% und durch tubuläre Sekretion des inaktiven Glukuronids zu etwa 80%. Bei schwerer Leberschädigung ist die Halbwertszeit des freien Chloramphenicols infolge der herabgesetzten Bindung an Glukuronsäure bis zu 6 Stunden verlängert. Ausscheidung mit der Galle gering.

Nebenwirkungen: **Aplastische Blutschäden** manifestieren sich als oft irreversible Panzytopenie oder aplastische Anämie, Neutropenie, Thrombozytopenie (isoliert oder kombiniert). Meist treten sie erst nach 2–8 Wochen langer Latenzzeit auf und gehen in >50% tödlich aus. Häufigkeit 1:10000 bis 1:40000. Die Häufigkeit nimmt mit einer Steigerung der verabreichten Gesamtdosis zu, jedoch kommen Blutbildungsstörungen auch bei relativ kurzer Behandlungsdauer vor.

Es gibt auch eine reversible Depression der Erythrozytopoese (hyporegeneratorische Anämie), begleitet von einem Absinken der Retikulozyten und des Hämoglobins, einer Vakuolisierung der Proerythroblasten und Granulozytenvorstufen sowie einer Neutropenie. Sie tritt regelmäßig bei Serumkonzentrationen über 25 mg/l auf.

Gastrointestinale Symptome leichterer Art, wie Aufstoßen und dünne Stühle, sind nicht selten, aber meist ungefährlich.

Gray-Syndrom: Neugeborene und Frühgeborene, die mit höheren Dosen (über 25 mg/kg) behandelt werden, können mit Erbrechen, Meteorismus, Hypothermie, Atemstörungen, grauer Hautverfärbung und unbeherrschbarem Kreislaufkollaps reagieren. Diese Erscheinungen führen oft in wenigen Stunden zum Tode und gehen auf eine Kumulation des toxisch wirkenden Chloramphenicols zurück, das die unreife Leber nicht ausreichend an Glukuronsäure koppeln und mit dem Harn ausscheiden kann (Halbwertszeit 6–7fach verlängert). Ein Gray-Syndrom kann auch bei älteren Kindern und Erwachsenen mit erhöhten Chloramphenicol-Blutspiegeln auftreten (infolge Überdosierung oder eingeschränkter Leberfunktion).

Chloramphenicol

Neuritis nervi optici und **periphere Neuritis:** Früher beobachtete Nebenwirkungen bei Kindern mit Mukoviszidose.

Interaktionen: Durch Kombination von Chloramphenicol mit potentiell hämatotoxischen Medikamenten werden häufiger Blutschäden hervorgerufen. Bei Kombination mit einem Sulfonylharnstoff-, Cumarin- oder Phenytoinpräparat kann die Wirkung dieser Substanzen verstärkt werden. Durch gleichzeitige Gabe von Chloramphenicol und Methotrexat kann die Toxizität von Methotrexat erhöht, durch gleichzeitige Gabe von Chloramphenicol und Paracetamol die Halbwertszeit des Chloramphenicols verlängert werden. Chloramphenicol kann die Wirkung von oralen Kontrazeptiva beeinträchtigen.

Indikationen: Chloramphenicol ist wegen seiner Toxizität heute bei keiner Infektion mehr Mittel der 1. Wahl. Eine Anwendung kommt evtl. bei Unverträglichkeit anderer Mittel in Frage, z. B. bei Typhus, Paratyphus, Salmonellen-Meningitis sowie lebensbedrohlichen intraokulären Infektionen durch Chloramphenicol-empfindliche Erreger, für die risikoärmere Antibiotika (z. B. Gyrase-Hemmer) unwirksam oder kontraindiziert sind. Eine Anwendung kann in bestimmten Fällen noch bei Hirnabszeß, Melioidose und Rickettsiose erwogen werden. Chloramphenicol ist nach wie vor gut geeignet zur Lokalbehandlung von Augeninfektionen.

Kontraindikationen: Aplastische Blutkrankheiten. Schwere Leberinsuffizienz mit Ikterus. Schwangerschaft und Stillperiode.

Applikation: In der Regel oral, bei Kindern als Suspension. Bei Bewußtlosen und bei Schwerkranken i. v. (als 10–20%ige Chloramphenicol-Succinatlösung). Topische Anwendung von freiem Chloramphenicol bei Augen- und Ohreninfektionen möglich.

Dosierung: **Erwachsene** tgl. 1,5–2–3 g in 3–4 Einzelgaben. Gleiche Dosierung bei oraler und parenteraler Applikation, da Chloramphenicol nahezu vollständig resorbiert wird. **Kinder** und **Säuglinge** tgl. 50 (–80) mg/kg, meist als Suspension oder parenteral. **Neugeborene** in der 1.–2. Lebenswoche 25 mg/kg/Tag, in der 3.–4. Lebenswoche 50 mg/kg/Tag. Häufigere Bestimmungen der Serumspiegel, die zwischen 5 und 20 mg/l liegen sollen, sind ratsam bei Patienten, die gleichzeitig mit einem Barbiturat, mit Diphenylhydantoin oder Paracetamol behandelt werden. In der Regel muß die Gesamtdosis auf 25–30 g bei Erwachsenen und 700 mg/kg bei Kindern begrenzt werden. De facto kann also eine Chloramphenicol-Therapie nicht länger als 14 Tage durchgeführt werden. Für die topische Anwendung gilt keine Begrenzung der Therapiedauer.

Handelsformen: Für **orale Applikation** Kapseln mit 0,25 g und 0,5 g.
Parenterale Gabe als Chloramphenicol-Succinat in 10–20%iger Lösung (langsame i. v. Injektion, keine i. v. Infusion).
Gegen eine **lokale Anwendung** als Augensalbe (1%) und Augentropfen sowie als Ohrentropfen (5%) bestehen keine Bedenken.

Beurteilung: Schwach wirksames Antibiotikum von historischer Bedeutung. Eine systemische Anwendung kommt wegen der meist irreversiblen Panmyelophthise heute nur noch bei wenigen seltenen Indikationen in der Klinik in Betracht. Die Verabreichung von Chloramphenicol ohne ausreichende Indikation sowie eine Überschreitung der Gesamtdosis von 25–30 g bei Erwachsenen sind als Kunstfehler anzusehen.

Literatur

Adams GR, Pearson HA. Chloramphenicol-responsive chronic neutropenia. N Engl J Med 1983; 309: 1039.

Catry MA, Vaz Pato MV. Haemophilus influenzae type B resistant to ampicillin and chloramphenicol. BMJ 1983; 287: 1471.

Friedland IR, Klugman KP. Failure of chloramphenicol therapy in penicillin-resistant pneumococcal meningitis. Lancet 1992; 339: 405-8.

Garvey RJP, McMullin GP. Meningitis due to beta-lactamase-producing type B Haemophilus influenzae resistant to chloramphenicol. BMJ 1983; 287: 1183.

Holt DE, Hurley R, Harvey D. A reappraisal of chloramphenicol metabolism: detection and quantification of metabolites in the sera of children. J Antimicrob Chemother 1995; 35: 115-27.

Kabani A, Joffe A, Jadavji T. Haemophilus influenzae type B resistant to ampicillin and chloramphenicol. Pediatr Infect Dis J 1991; 9: 681.

Krasinski K, Kusmiesz H, Nelson JD. Pharmacologic interactions among chloramphenicol, phenytoin and phenobarbital. Pediatr Infect Dis 1982; 1: 232.

Ling J, Chau P. Plasmids mediating resistance to chloramphenicol, trimethoprim and ampicillin in Salmonella typhi strains isolated in Southeast Asian region. J Infect Dis 1984; 149: 652.

MacMahon P, Sills J, Hall E, Fitzgerald T. Haemophilus influenzae type B resistant to both chloramphenicol and ampicillin in Britain. BMJ 1982; 284: 1229.

Mulhall A, De Louvois J, Hurley R. Chloramphenicol toxicity in neonates: its incidence and prevention. BMJ 1983; 287: 1424.

Plaut ME, Best WR. Aplastic anemia after parenteral chloramphenicol: Warning renewed. N Engl J Med 1982; 306: 1486.

Sills JA, McMahon P, Hall E, Fitzgerald T. Haemophilus influenzae type B resistant to chloramphenicol and ampicillin. BMJ 1983; 286: 722.

Suarez CR, Ow EP. Chloramphenicol toxicity associated with severe cardiac dysfunction. Pediatr Cardiol 1992; 13: 48-51.

Uchiyama N, Greene GR, Kitts DB, Thrupp LD. Meningitis due to Haemophilus influenzae type B resistant to ampicillin and chloramphenicol. J Pediatr 1980; 97: 421.

Makrolide

Makrolide sind kompliziert aufgebaute Antibiotika mit einem Lakton-Ring und glykosidischen Bindungen an Zucker und/oder Aminozucker. Die einzelnen Makrolide unterscheiden sich in der Größe des Zyklus, dem Grundgerüst sowie der Natur der Zucker. Der zugrundeliegende Lakton-Ring kann 14, 15 oder 16 Glieder enthalten. Ring-substituierte Derivate mit gleichem oder ähnlichem Wirkungsmechanismus werden auch als Azalide bezeichnet. Ketolide sind eine andere neue Klasse von Makroliden, bei denen die Cladinose durch eine Ketogruppe ersetzt ist. In der Gruppe der Makrolide sind semisynthetische Derivate entwickelt worden (Clarithromycin u.a.). In Deutschland nicht zugelassene Makrolide sind Midekamycin, Miocamycin, Oleandomycin, Rokitamycin, Rosaramycin, Fluri- und Fludrithromycin sowie Dirithromycin, die keine wesentlichen Vorteile haben.

Makrolide werden in starkem Maße in den Geweben gespeichert und reichern sich auch in Körperzellen an (z.B. in Granulozyten und Makrophagen). Das erklärt die schlechte Korrelation zwischen den gemessenen Blutspiegeln und ihrer klinischen Wirksamkeit. Daher haben die Behandlungsergebnisse besondere Bedeutung.

Erythromycin

Handelsnamen: Erythrocin, Paediathrocin u.v.a.

Eigenschaften: Beim Erythromycin ist der makrozyklische Lakton-Ring mit den Zuckern Desosamin und Cladinose verknüpft (Abb. 32). Erythromycin ist eine schwache Base, die mit organischen Säuren leicht Salze und Ester bildet. Therapeutisch verwendet werden die Erythromycin-Base, der Ester Erythromycin-Äthylsuccinat und die Salze Erythromycin-Estolat, Erythromycin-Stearat, Erythromycin-Stinoprat, Erythromycin-Glukoheptonat sowie Erythromycin-Laktobionat.
Aus den Erythromycin-Salzen und dem Ester entsteht im Blut die Erythromycin-Base. Diese löst sich nur gering in Wasser, aber leicht in Äthylalkohol und anderen organischen Lösungsmitteln. Die Erythromycin-Base wird durch Säure inaktiviert, weshalb sie oral in Form von magensaftresistenten Tabletten verwendet werden muß. Auch Erythromycin-Stearat und Erythromycin-Äthylsuccinat sind säurelabil und werden mit einem Pufferzusatz oder als Filmtabletten gegeben. Erythromycin-Estolat (Propionyl-Erythromycin-Ester-Laurylsulfat) ist gegenüber saurem Magensaft resistenter. Aus dem Erythromycin-Stinoprat (Acetylcysteinsalz des Erythromycin-Propionats), das ebenfalls säurestabiler ist, werden im Organismus die freie Erythromycin-Base, Erythromycin-Propionat und Acetylcystein freigesetzt. Zur intravenösen Anwendung stehen die wasserlöslichen Salze Erythromycin-Glukoheptonat und Erythromycin-Laktobionat zur Verfügung, zur intramuskulären Applikation das gut wasserlösliche Äthylsuccinat.

Wirkungsspektrum (Tab. 28):
Sehr empfindlich sind Streptococcus pneumoniae (Pneumokokken), Streptococcus pyogenes (hämolysierende Streptokokken der Gruppe A) und andere Streptokokken,

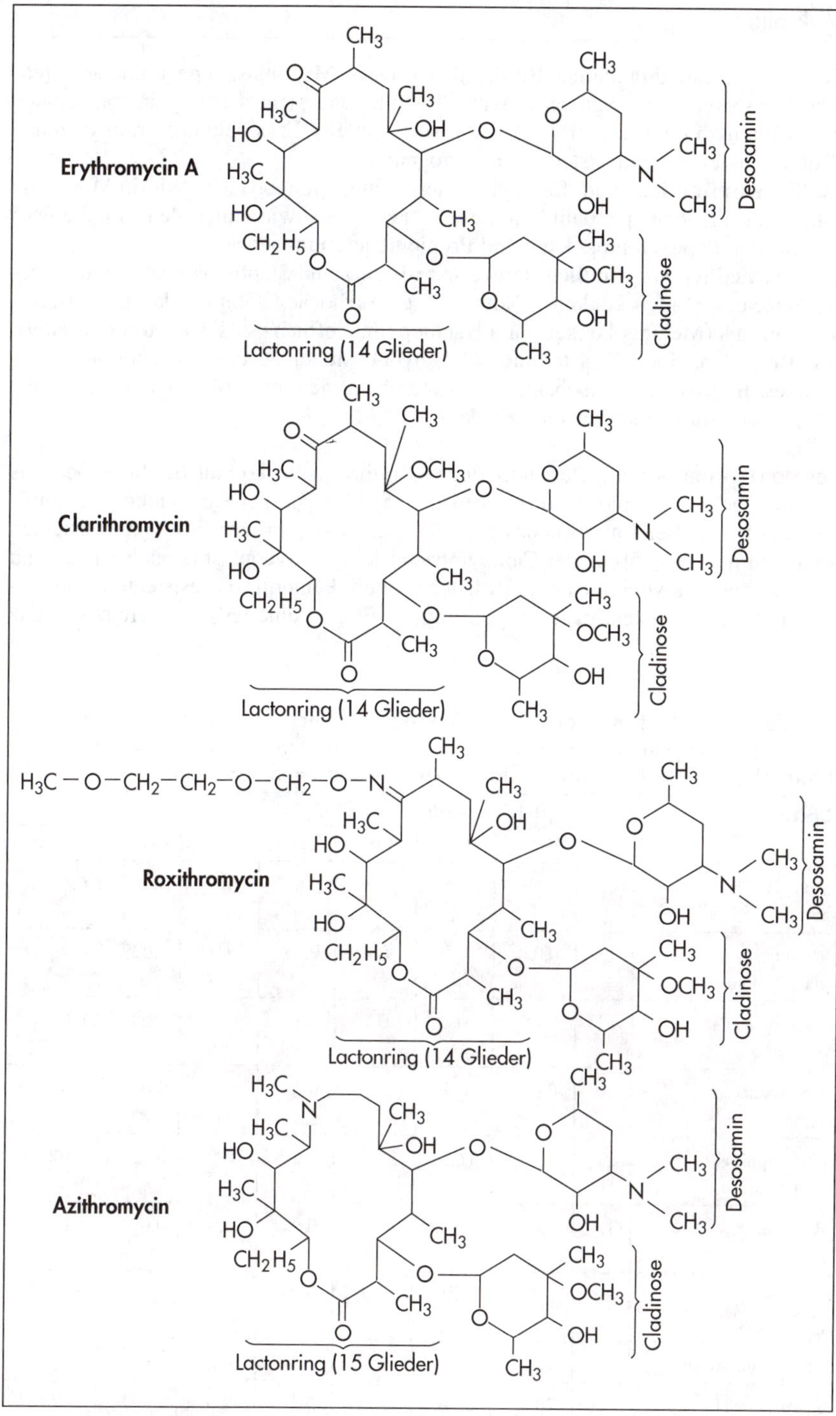

Abb. 32. Strukturformeln von gebräuchlichen Makroliden.

Makrolide

Corynebacterium diphtheriae, Bordetella pertussis, Mycoplasma pneumoniae, Ureaplasma urealyticum, Legionella-Arten, Bacillus anthracis, Chlamydia trachomatis und Chlamydia pneumoniae, Actinomyces israeli, Erysipelothrix rhusiopathiae (Rotlaufbakterien) und Listeria monocytogenes.
Mäßig empfindlich sind Campylobacter jejuni, Helicobacter pylori, Moraxella catarrhalis, Treponema pallidum und Rickettsien sowie unter den Anaerobiern Clostridien, Peptostreptokokken und Propionibacterium acnes.
Unterschiedlich empfindlich (teilweise resistent) sind Staphylokokken, Enterococcus faecalis (Enterokokken), Neisseria gonorrhoeae (Gonokokken), Neisseria meningitidis (Meningokokken) und Haemophilus influenzae. **Fast immer resistent** sind Brucellen, Nocardia asteroides, Chlamydia psittaci, Mycoplasma hominis, Bacteroides fragilis und Fusobakterien. Enterobakterien und Mykobakterien sowie Corynebacterium jeikeium sind resistent.

Resistenz: Eine primäre Resistenz gegen Erythromycin kommt bei Streptococcus pneumoniae und Streptococcus pyogenes in 5–12% vor, bei Staphylokokken häufiger (20–50%). Bei Enterococcus faecalis beträgt der Prozentsatz von resistenten Stämmen heute 20–50%. Bei Campylobacter jejuni, Mycoplasma pneumoniae und Ureaplasma urealyticum ist eine Resistenz selten. Penicillin-G-resistente Gonokokken sind meist resistent gegen Erythromycin. Es gibt eine teilweise Kreuzresistenz

Tab. 28. In-vitro-Aktivität von Makroliden (eigene Daten). Ery = Erythromycin, Diri = Dirithromycin, Roxi = Roxithromycin, Azi = Azithromycin, Clari = Clarithromycin, C(M) = 14-Hydroxy-Clarithromycin, Spira = Spiramycin.

Spezies	n	$MHK_{90\%}$ (mg/l)						
		Ery	Diri	Roxi	Azi	Clari	C(M)	Spira
Staphylococcus aureus	21	0,4	0,8	0,4	0,8	0,2	0,4	6,2
Streptococcus pneumoniae*	13	0,05	0,1	0,05	0,05	0,025	0,025	0,1
Streptococcus pyogenes	10	0,05	0,1	0,1	0,1	0,025	0,05	0,4
Streptococcus agalactiae	10	0,05	0,2	0,1	0,1	0,05	0,05	0,4
Haemophilus influenzae	27	6,2	12,5	25	1,6	12,5	6,2	>100
Bordetella pertussis	13	0,012	0,025	0,025	0,012	0,006	0,006	0,02
Moraxella catarrhalis	40	0,1	0,1	0,2	0,025	0,05	0,05	1,6
Legionella-Arten	16	1,0	1,0	0,5	0,2	0,2		1,0
Campylobacter jejuni	20	2,0	1,0	4,0	0,2	8,0		12,5

* Penicillin-empfindlich

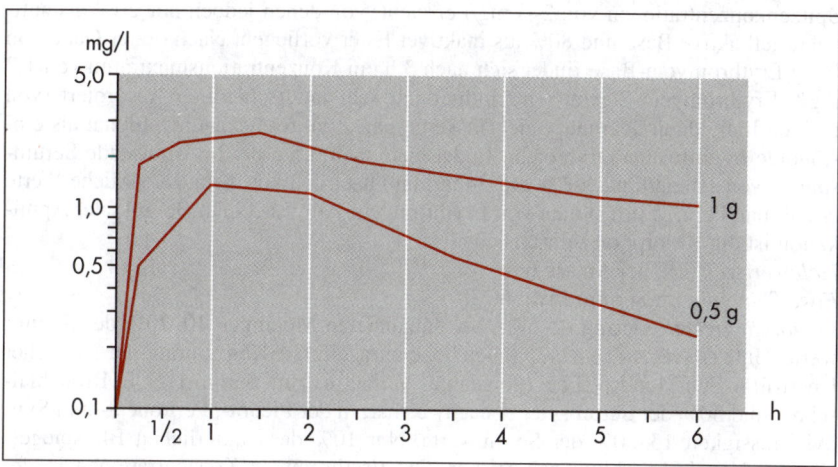

Abb. 33. Mittlere Serumspiegelkurve nach oraler Gabe von 0,5 g und 1 g Erythromycin-Äthylsuccinat 1 h nach Standardfrühstück bei 10 gesunden Erwachsenen (eigene Daten).

zwischen Erythromycin und den anderen Makroliden sowie zwischen Erythromycin und Clindamycin. Erythromycin-resistente Staphylokokken und Streptokokken sind immer auch resistent gegen Clarithromycin, Roxithromycin und Azithromycin. Resistenzentwicklung bei Staphylokokken nach kurzer Zeit möglich.

Pharmakokinetik:
Die *Resorption* der einzelnen oralen Formen wird kontrovers beurteilt. Oral appliziertes Erythromycin wird überwiegend im Duodenum resorbiert. Die orale Bioverfügbarkeit ist variabel und u. a. abhängig von der Erythromycin-Verbindung, der Säurestabilität der Substanz, dem Füllungszustand des Magen-Darm-Trakts und der galenischen Zubereitung. Die Erythromycin-Base ist sehr säureempfindlich, wird aber als magensaftresistente Tablette nach Passage durch den Magen aus dem Dünndarm relativ gut resorbiert. Diese Resorption unterliegt allerdings erheblichen interindividuellen Schwankungen. Erythromycin-Stearat ist ebenfalls sehr säureempfindlich, wird z.T. inaktiviert und im Darm zur Base gespalten. Erythromycin-Äthylsuccinat wird als undissoziierter Ester resorbiert. Im Blut wird der Ester teilweise hydrolysiert. Hierbei entsteht die freie aktive Erythromycin-Base. Erythromycin-Estolat ist säurestabil. Es dissoziiert im oberen Dünndarm und setzt den inaktiven Propionatester frei, der nach Resorption im Blut teilweise zu freier Erythromycin-Base hydrolysiert wird. Ähnliches gilt für Erythromycin-Stinoprat (s.o.). Einzelne orale Dosen der Erythromycin-Verbindungen führen innerhalb von 2–3 h zu Spitzenkonzentrationen im Serum. Die Spitzenkonzentrationen sind bei wiederholter Gabe höher als nach einer Einzeldosis.
Serumkonzentrationen: Nach einmaliger Gabe von 0,5 g Erythromycin-Äthylsuccinat per os liegt der Serumspiegel bei 1,8 mg/l, nach Gabe von 1 g bei 2,4 mg/l (Abb. 33). Bei einmaliger oraler Gabe von 0,5 g Erythromycin-Estolat werden im Serum

Makrolide

Spitzenkonzentrationen von 2–3 mg/l erreicht, von denen jedoch nur 20% als antibakteriell aktive Base und 80% als inaktiver Ester vorliegen. Nach oraler Gabe von 0,5 g Erythromycin-Base findet sich nach 3 h ein Konzentrationsmaximum von 1,7 mg/l. Erythromycin-Stearat wird individuell sehr unterschiedlich resorbiert (von einigen Individuen überhaupt nicht). Wenn man Erythromycin-Laktobionat als einstündige i.v. Infusion verabreicht, findet man nach 0,5 g bei Infusionsende Serumspiegel von 10 mg/l, nach 2 h von 3 mg/l und nach 5 h von 1 mg/l. Ähnliche Werte erhält man bei i. v. Infusionen von Erythromycin-Äthylsuccinat. Bei rektaler Applikation ist die Resorption sehr unsicher.
Halbwertszeit 2 h, bei Anurie 6 h.
Eiweißbindung im Serum: Etwa 60%.
Liquorgängigkeit: Gering (2–5%), bei entzündeten Meningen 10–20% der Serumwerte. Gute *Gewebepenetration* (auch hohe intrazelluläre Konzentrationen). Rascher Übertritt in den Mundspeichel (konstantes Verhältnis zum Serum 1:2). In Bronchialsekret sind 30% der Serumspiegel nachweisbar, in der Pleura-, Peritoneal- und Synovialflüssigkeit 15–30% der Serumwerte. Nur 10% des mütterlichen Blutspiegels sind im Nabelschnurblut nachweisbar. Die Erythromycin-Konzentrationen in der Muttermilch betragen etwa 50% der Serumwerte.
Ausscheidung (je nach Präparat verschieden): Mit der Galle 20–30%, mit dem Urin 2–5% nach oraler Gabe und 12–15% nach i. v. Gabe. Hohe Metabolisierungsrate (Demethylierung zum antibakteriell unwirksamen N-Methyl-Erythromycin).

Nebenwirkungen: Erythromycin hat eine Motilin-artige Wirkung. Bei oraler Gabe treten daher häufig gastrointestinale Störungen auf (Leibschmerzen, Übelkeit, dünne Stühle), vor allem bei höherer Dosierung. Bei anhaltenden Durchfällen und Koliken ist die Therapie mit Erythromycin abzubrechen und eine pseudomembranöse Kolitis durch Clostridium difficile auszuschließen. Selten sind Hautexantheme (allergisch). Erythromycin-Estolat (-Laurylsulfat) kann vor allem bei Erwachsenen bei 2–3 Wochen dauernder Therapie infolge Sensibilisierung zu einer intrahepatischen Cholestase mit oder ohne Ikterus, z. T. mit kolikartigen Leibschmerzen, besonders bei schon vorher bestehender Leberschädigung, bei Wiederholungskuren und bei Allergikern führen. Die Leibschmerzen können so heftig sein, daß eine Gallenkolik, Pankreatitis oder Ulkusperforation vorgetäuscht wird. Nach Weglassen des Estolats bilden sich alle Symptome rasch zurück. Bei den anderen Erythromycin-Derivaten sind ebenfalls Störungen der Leberfunktion und Transaminasenerhöhung möglich, aber seltener. Reversible Hörstörungen wurden vereinzelt bei älteren Patienten mit Nieren- oder Leberinsuffizienz und bei höherer Dosierung (>4 g) beobachtet. Die i. v. Präparate führen häufig zu Phlebitis (s. u.). Erythromycin kann bei Personen, die ein verlängertes QT-Intervall im EKG haben, gefährliche ventrikuläre Arrhythmien (Torsade de pointes) und ventrikuläre Tachykardien hervorrufen. Diese kardialen Nebenwirkungen sollten besonders bei gleichzeitiger Gabe von potentiell arrhythmogenen Substanzen beachtet werden.

Wechselwirkungen: Bei gleichzeitiger Gabe von Erythromycin und Theophyllin sind die Theophyllinspiegel erhöht, so daß Nebenwirkungen durch Theophyllin auftreten können. Bei gleichzeitiger Gabe von Erythromycin und Dihydroergotamin oder einem nichthydrierten Mutterkornalkaloid kann es zu einer verstärkten Vasokonstriktion kommen. Erythromycin kann die nephrotoxischen Wirkungen von Ciclosporin A (vor allem bei Niereninsuffizienz) verstärken. Die Elimination von

Erythromycin

Methylprednisolon, Carbamazepin, Valproinsäure, Triazolam, Midazolam, Alfentamil, Felodipin und Antikoagulanzien vom Cumarintyp kann durch Erythromycin verzögert und dadurch die Wirkung verstärkt werden. Erythromycin kann die Digoxin-Spiegel im Blut erhöhen. Die gleichzeitige Gabe von Terfenadin, Astemizol oder Cisaprid kann zu QT-Zeitverlängerung und z. T. schwerwiegenden Herzrhythmusstörungen (Torsade de pointes) führen. Die gleichzeitige Gabe von Lovastatin kann Rhabdomyolyse (verstärkte Auflösung quergestreifter Muskelfasern) hervorrufen, die gleichzeitige Gabe von Pentamidin i.v. schwere Herzreizleitungsstörungen.

Indikationen: Früher (vor Einführung der neuen Makrolide) indiziert bei bakteriellen Infektionen des Respirationstraktes, besonders Mykoplasmen-Pneumonie, Chlamydia-pneumoniae-Pneumonie, Chlamydia-trachomatis-Pneumonie und -Konjunktivitis, Hautinfektionen durch empfindliche Keime, Erythrasma, Rosacea, Acne vulgaris sowie Campylobacter-Enteritis. Wegen der schlechten Resorption sollte orales Erythromycin heute durch die besser wirksamen Makrolide Azithromycin, Clarithromycin und Roxithromycin ersetzt werden. Erythromycin i.v. ist immer noch Mittel der Wahl bei Legionellose. Bei Penicillin-Allergie wurde Erythromycin früher oft verwendet bei Scharlach, Erysipel, Diphtherie. Wirksam bei Trachom, Lymphogranuloma inguinale und nichtgonorrhoischer Urethritis durch Chlamydien sowie zur Keuchhusten-Prophylaxe (bei Exposition).

Falsche Indikationen: Septische Allgemeininfektionen und Osteomyelitis, bei denen Penicilline, Cephalosporine oder Aminoglykoside rascher und sicherer wirken. Ornithose (Psittakose).

Kontraindikationen: Bei Lebererkrankungen sollten Erythromycin-Verbindungen mit Vorsicht, Erythromycin-Estolat überhaupt nicht gegeben werden. Nicht gleichzeitig mit Terfenadin oder Astemizol geben! Vorsicht bei Gebrauch von Antiarrhythmika!

Applikation: Es gibt unterschiedliche Meinungen über die optimale Erythromycin-Verbindung für die orale Anwendung. Nach unserer Auffassung sollten das Erythromycin-Äthylsuccinat und die Erythromycin-Base bevorzugt werden (das Stearat wird unzuverlässig resorbiert, und das Estolat kann die Leberfunktion stärker beeinträchtigen). Die parenterale Gabe von Erythromycin-Glukoheptonat oder Erythromycin-Laktobionat kommt bei schweren Infektionen und bei Unmöglichkeit einer oralen Anwendung in Frage (als i. v. Kurzinfusion oder Dauertropfinfusion, nicht als i. v. Injektion). Bei i. v. Injektion treten häufig Venenschmerzen, Erbrechen, Übelkeit und Kreislaufreaktionen auf. Auflösung der Substanz in Aqua bidest. und Verdünnung mit 5%iger Traubenzuckerlösung genau nach Vorschrift (zu starke Lösungen führen zu Thrombophlebitis). Intramuskuläre Injektion oft schmerzhaft, nicht ratsam. Eine rektale Gabe (durch Suppositorien) ist wegen der schlechten Resorption abzulehnen. Erythromycin gibt es auch als Lösung, Salbe und Gel zur topischen Hautbehandlung bei Akne und als Augensalbe.

Makrolide

Dosierung:
Orale Gabe von Erythromycin: Erwachsene tgl. 1–2 g, Kinder 30–50 mg/kg in 2–4 Einzelgaben. Keine Dosisreduzierung bei Niereninsuffizienz.

Intravenöse Gabe von Erythromycin-Glukoheptonat oder -Laktobionat als Kurzinfusion (250–500 mg in 30 min) oder Dauertropfinfusion (1–2 g in 500–1000 ml Flüssigkeit): bei Erwachsenen tgl. 1–2 g, bei Kindern 20–30 mg/kg.

Handelsformen:
Tabletten à 0,5 g Äthylsuccinat.
Suspension oder Tropfen mit 40 mg/ml und 80 mg/ml Äthylsuccinat.
Tabletten à 0,25; 0,5 g; 1,0 g Stearat.
Kapseln à 0,25 g als Erythromycin-Base.
Suspension mit 25 mg/ml, 40, 100 und 120 mg/ml als Estolat.
Ampullen à 0,5 g und 1 g als Laktobionat.
Außerdem Gel, Lösung, Salbe sowie Augensalbe zur topischen Anwendung.

Beurteilung:
Veraltete Standardsubstanz der Makrolid-Gruppe. Heute wegen ungünstiger Pharmakokinetik (unvollständige und unzuverlässige Resorption, starke Metabolisierung) durch Clarithromycin oder Roxithromycin, bei Atemwegsinfektionen auch durch Azithromycin zu ersetzen. Gefährliche Interaktionen (z. B. mit Terfenadin) möglich.

Literatur

Bachmann K, Schwartz JI, Forney R, Frogameni A, Jauregui LE. The effect of erythromycin on the disposition kinetics of warfarin. Pharmacology 1984; 28: 171-6.

De Bernardi M, Feletti F, Gazzanin G, et al. Human pharmacokinetics of erythromycin propionate-N-acetylcysteinate: comparative evalutation with erythromycin stearate and N-acetylcysteine. Int J Clin Pharmacol Ther Toxicol 1988; 26: 444-7.

Brummett RE, Fox KE. Vancomycin- and erythromycin-induced hearing loss in humans. Antimicrob Ag Chemother 1989; 33: 791.

Carranco E, Kareus J, Schenley C, Peak V, Al-Rajeh S. Carbamazepine toxicity induced by concurrent erythromycin therapy. Arch Neurol 1985; 42: 187-8.

Farrar HC, Walsh-Sukys MC, Pharmd KK, et al. Cardiac toxicity associated with intravenous erythromycin lactobionate: two case reports and a review of the literature. Pediatr Infect Dis J 1993; 12: 688-92.

Gitler B, Berger LS, Buffa SD. Torsades de pointes induced by erythromycin. Chest 1994; 105: 368-72.

Haydon RC, Thelin JW, Davis WE. Erythromycin ototoxicity: analysis and conclusions based on 22 case reports. Otolaryngol Head Neck Surg 1984; 92: 678.

Honig P, Wortham D, Zamani K, et al. Effect of erythromycin, clarithromycin and azithromycin on the pharmacokinetics of terfenadine. Clin Pharmacol Ther 1993; 53: 161.

Hsueh PR, Chen HM, Huang AH, Wu JJ. Decreased activity of erythromycin against Streptococcus pyogenes in Taiwan. Antimicrob Ag Chemother 1995; 39: 2239-42.

Inman WHW, Rawson NSB. Erythromycin estolate and jaundice. BMJ 1983; 28: 1954.

Krowchuk D, Seashore JH. Complete biliary obstruction due to erythromycin estolate administration in an infant. Pediatrics 1979; 64: 956.

Laforce CF, Chai H, Miller MF. Effect of erythromycin on theophylline clearance of asthmatic children. J Pediatrics 1981; 99: 153-6.

Lin JC, Quasny HA. QT prolongation and development of torsades de pointes with the concomitant administration of oral erythromycin base and quinidine. Pharmacotherapy 1997; 17: 626-30.

Martell R, Heinrichs D, Stiller CR, et al. The effects of erythromycin in patients treated with cyclosporine. Ann Intern Med 1986; 104: 660.

McCormack WM, George H, Donner A, et al. Hepatotoxicity of erythromycin estolate during pregnancy. Antimicorb Ag Chemother 1977; 12: 630-5.

McCormack WM. Susceptibility of mycoplasmas to antimicrobial agents: clinical implications. Clin Infect Dis 1993; 17 (Suppl 1): S200-1.

Miller MF, Martin JR, Johnson P, Ulrich JT, Rdzok EJ, Billing P. Erythromycin uptake and accumulation by human polymorphonuclear leukocytes and efficacy of erythromycin in killing ingested Legionella pneumophila. J Infect Dis 1984; 149: 714-8.

Otterson MF, Sarna SK. Gastrointestinal motor effects of erythromycin. Am J Physiol 1990; 259: G355-63.

Peeters TL, Matthijs G, Depoortere I, et al. Erythromycin is a motilin receptor agonist. Am J Physiol 1989; 257: G469-74.

Periti P, Mazzei T, Mini E, et al. Pharmacokinetic drug interactions of macrolides. Clin Pharmacokinet 1992; 23: 106-31.

Putzi R, Blaser J, Lüthy R, et al. Side effects due to the intravenous infusion of erythromycin lactobionate. Infection 1983; 11: 161.

Richelmio P, Baldi C, Manzo L, et al. Erythromycin estolate impairs the mitochondrial and microsomal calcium homeostasis: correlation with hepatotoxicity. Arch Toxicol 1984; (Suppl 7): 298.

Sacristan JA, Soto J, de Cos MA. Erythromycin-induced hearing loss (letter). Lancet 1990; 336: 1080.

Sato RI, Gray DR, Brown SE. Warfarin interaction with erythromycin. Arch Intern Med 1984; 144: 2413-4.

Schoenenberger RA, Haefel WE, Weiss P, et al. Association of intravenous erythromycin and potentially fatal ventricular tachycardia with Q-T prolongation (torsades de pointes). BMJ 1990; 300: 1375-6.

Schreiner A, Digranes A. Absorption of erythromycin stearate and enteric coated erythromycin base after a single oral dose immediately before breakfast. Infection 1984; 12: 345-8.

Seppala H, Nissinen A, Jarvinen H, et al. Resistance to erythromycin in group A streptococci. N Engl J Med 1992; 326: 292-7.

Swanson DJ, Sung RJ, Fine MJ, et al. Erythromycin ototoxicity: Prospective assessment with serum concentrations and audiograms in a study of patients with pneumonia. Am J Med 1992, 92: 61-8.

Taylor DN, Blaser MJ, Echeverria P, Pitarangsi C, Bodhidatta L, Wang W-LLN. Erythromycin-resistant Campylobacter infections in Thailand. Antimicrob Ag Chemother 1987; 31: 438-42.

Tjandramaga TB, Van Hecken A, Mullie A, et al. Relative bioavailability of enteric coated pellets, stearate and ethylsuccinate formulations of erythromycin. Pharmacology 1984; 29: 305.

Weisblum B. Inducible erythromycin resistance in bacteria. Br Med Bull 1984; 40: 47.

Weisblum B. Insights into erythromycin action from studies of its activity as inducer of resistance. Antimicrob Ag Chemother 1995; 39: 797-805.

Wroblewski BA. Carbamazepine-erythromycin interaction. JAMA 1986; 255: 1165-7.

Yakatan GJ, Rasmussen CE, Feis PJ, Wallen S. Bioequivalence of erythromycin ethylsuccinate and enteric-coated erythromycin pellets following multiple oral doses. J Clin Pharmacol 1985; 25: 36-42.

Clarithromycin

Handelsnamen: Biaxin, Cyllind, Klacid, Mavid.

Eigenschaften: Clarithromycin ist ein Erythromycin-Derivat mit verbesserter Säurestabilität und Resorbierbarkeit, weshalb es niedriger dosiert werden kann. Es ist in Wasser schlecht, in Äthanol und Methanol gut löslich. Das in Deutschland nicht zugelassene i.v. Präparat von Clarithromycin ist als Lactobionat vollständig wasserlöslich. Strukturformel: s. S. 177.

Makrolide

Wirkungsspektrum: Ähnlich Erythromycin (s. S. 176). Im Vergleich zu Erythromycin ist Clarithromycin stärker wirksam gegen Legionella pneumophila, Chlamydia trachomatis, Chlamydia pneumoniae, Helicobacter pylori, Borrelia burgdorferi und Mycobacterium avium-intracellulare. Teilweise resistent sind Staphylokokken (wie gegen Erythromycin), Haemophilus influenzae und Moraxella catarrhalis, stets resistent sind Penicillin-G-resistente Pneumokokken und Enterokokken sowie Bacteroides fragilis. Eine Resistenz von Streptococcus pyogenes (A-Streptokokken) ist in Deutschland noch selten. Erythromycin-resistente Bakterien (z. B. Mycobacterium avium-intracellulare) können gegen Clarithromycin empfindlich sein. Dagegen sind Erythromycin-resistente Staphylokokken und Streptokokken gegen Clarithromycin stets resistent.

Pharmakokinetik:
Unvollständige Resorption (aber erheblich besser als die von Erythromycin). *Serumspitzenspiegel, Serumeiweißbindung, Halbwertszeit* und *Urin-Recovery:* s. Tab. 29. Nach i. v. Infusion von 0,5 g Clarithromycin (über 60 min) betragen die mittleren Serumspiegel 5,2 mg/l (bei Infusionsende) und die Urin-Recovery 37% (zu 18% unverändert). Relativ gute Penetration in die Lungen und andere Gewebe, auch in Körperzellen (vor allem Makrophagen und Granulozyten), wobei die Gewebekonzentrationen höher sind als die Plasmakonzentrationen. Relativ starke Metabolisierung zum antibakteriell wirksamen 14-Hydroxymetaboliten und zu anderen inaktiven Metaboliten. Ausscheidung vorwiegend mit den Fäzes, zum Teil mit dem Harn (unverändert und als Metabolit).

Nebenwirkungen: In etwa 5% gastrointestinale Störungen (Übelkeit, Erbrechen, Leibschmerzen, Durchfälle), selten Hautausschlag, Leberfunktionsstörungen mit Cholestase und Pankreatitis. Bei höherer Dosierung von Clarithromycin sind reversible Hörstörungen beschrieben. Die i.v. Infusion von Clarithromycin ruft häufig Irritationen an der Infusionsstelle (Schmerzen, Phlebitis) hervor.

Interaktionen: Bei gleichzeitiger Gabe von Theophyllin oder Carbamazepin oder oralen Antikoagulanzien vom Cumarintyp kann die Ausscheidung dieser Mittel durch Clarithromycin vermindert sein. Ergotamin-haltige Medikamente und nicht-

Tab. 29. Pharmakokinetische Parameter von neueren Makroliden und von Erythromycin nach oraler Gabe.

Mittel	Einzeldosis oral (g)	Resorptionsrate (%)	Mittlere Serumspitzenspiegel (mg/l)	Serumeiweißbindung (%)	Halbwertszeit (h)	Urin-Recovery (%)
Clarithromycin	0,25	50	1,0	72	4–5	20
Roxithromycin	0,15	60	6,0	96	10	7
Azithromycin	0,5	35	0,4	20	12	5
Erythromycin*	0,5	20	1,8	60	2	2–5

* Äthylsuccinat

Clarithromycin

hydrierte Mutterkorn-Alkaloide sollten nicht gleichzeitig gegeben werden (Gefahr von Durchblutungsstörungen durch verstärkte Vasokonstriktion, besonders an Fingern und Zehen). Clarithromycin kann die Digoxin-Blutspiegel erhöhen. Die gleichzeitige Gabe von Terfenadin oder Astemizol (kontraindiziert) kann durch QT-Zeitverlängerung lebensbedrohliche Herzrhythmusstörungen hervorrufen. Wechselwirkungen sind auch möglich zwischen Clarithromycin und Omeprazol bzw. Triazolam, Midazolam, Ciclosporin.

Indikationen: Akute bakerielle Atemwegsinfektionen, auch Otitis media und Sinusitis, besonders Mykoplasmen-Pneumonie, Chlamydia-pneumoniae-Pneumonie, Chlamydia-trachomatis-Pneumonie und -Konjunktivitis, Legionella-Pneumonie, Pertussis, unkomplizierte Hautinfektionen durch empfindliche Keime, Erythrasma, Rosacea, Acne vulgaris. Wirksam auch bei Campylobacter-Enteritis. Bei Penicillin-Allergie indiziert bei Scharlach, Erysipel, A-Streptokokken-Tonsillitis, Diphtherie. Wirksam bei Tachom, Lymphogranuloma inguinale und nichtgonorrhoischer Urethritis durch Chlamydien und Ureaplasma sowie zur Keuchhustenprophylaxe (bei Exposition). Clarithromycin ist indiziert bei Helicobacter-pylori-Infektionen (in Kombination mit 2 anderen Mitteln). Clarithromycin ist in hoher Dosierung und in Kombination mit anderen Mitteln bei Mycobacterium-avium-intracellulare-Infektionen von AIDS-Patienten wirksam.

Es sind auch vieldeutige Wirkungen von Clarithromycin z.B. als Anorektikum beschrieben worden. Bei aktiven multiplen Myelomen kann Clarithromycin zu einer dramatischen Besserung führen. Bei nicht-kleinzelligen inoperablen Lungenkarzinomen verlängerte Clarithromycin als adjuvante Therapie die durchschnittliche Überlebenszeit fast auf das Doppelte (von 277 Tagen auf 533 Tage). Es ist bekannt, daß sich MALT-Lymphome im Magen, die mit einer Helicobacter-pylori-Infektion in Zusammenhang stehen, durch eine Clarithromycin-Behandlung zurückbilden können.

Falsche Indikationen: Septische Allgemeininfektionen und Osteomyelitis, bei denen Penicilline, Cephalosporine oder Aminoglykoside rascher und sicherer wirken. Ornithose (Psittakose).

Kontraindikationen: Clarithromycin (im Tierversuch teratogen, auch Wachstumsverzögerung möglich) soll nicht an Schwangere verabreicht werden. Bei eingeschränkter Leberfunktion ist Clarithromycin nur mit Vorsicht anwendbar (regelmäßige Kontrollen erforderlich). Bei stärkerer Niereninsuffizienz ist die Dosis zu reduzieren (s.u.). Bei Erythromycin-, Roxithromycin- und Azithromycin-Allergie besteht eine Kreuzallergie mit Clarithromycin. Keine gleichzeitige Gabe von Terfenadin oder Astemizol. Vorsicht bei Gebrauch von Antiarrhythmika!

Dosierung: Bei oraler Gabe 2mal tgl. 0,25 (–0,5) g, Kinder 2mal tgl. 8 (–12) mg/kg. Bei Niereninsuffizienz (Kreatinin-Clearance <30 ml/min, Serumkreatinin >3,3 mg/dl) nur 1–2mal tgl. 0,25 g geben (nicht länger als 2 Wochen). Bei Mycobacterium-avium-intracellulare-Infektionen gibt man Erwachsenen tgl. 1–2 (–4) g oral.

Handelsformen: Tabletten à 0,25 g und 0,5 g, Suspension 25 mg/ml, Ampullen mit 0,5 g (in Österreich, England und in der Schweiz im Handel).

Antiinfektiva

Makrolide

Beurteilung: Clarithromycin ist wegen der besseren Resorption und niedrigeren Dosierung gegenüber Erythromycin zu bevorzugen. Vieldeutige Nebeneffekte.

Literatur

Bonnett E, Debat-Zoguereh D, Petit N. Clarithromycin: A potent agent against infections due to Mycobacterium marinum. Clin Infect Dis 1994; 18: 664-6.

Brown BA, Wallace RJ, Griffith DE, et al. Clarithromycin-induced hepatotoxicity. Clin Infect Dis 1995; 20: 1073-4.

Brown BA, Wallace RJ Jr, Onyi GO. Activities of four macrolides, including clarithromycin, against Mycobacterium fortuitum, Mycobacterium chelonae, and M. chelonae-like organisms. Antimicrob Agents Chemother 1992; 36: 180-4.

Cassell GH, Drnec J, Waites KB. Efficacy of clarithromycin against Mycoplasma pneumoniae. J Antimicrob Chemother 1991; 27 (Suppl A): 47-59.

Durie BGM, Villarete L, Farvard A, et al. Clarithromycin (Biaxin) as primary treatment for myeloma. Blood 1997; 10 (Suppl 1): 579.

Fernandes PB, Hardy DJ, McDaniel D, Hanson CW, Swanson RN. In vitro and in vivo activities of clarithromycin against Mycobacterium avium. Antimicrob Ag Chemother 1989; 33: 1531-4.

Kees F, Wellenhofer M, Grobecker H. Serum and cellular pharmacokinetics of clarithromycin 500 mg o.d. and 250 mg b.i.d. in volunteers. Infection 1995; 23: 108-72.

Mikasa K, Sawaki M. Kita E, et al. Significant survival benefit to patients with advanced non-small-cell lung cancer from treatment with clarithromycin. Chemotherapy 1997; 43: 288-96.

Peters DH, Clissold SP. Clarithromycin: a review of its antimicrobial activity, pharmacokinetic properties and therapeutic potential. Drugs 1992; 44: 117-64.

Rastogi N, Labrousse V. Extracellular and intracelullar activities of clarithromycin used alone and in association with ethambutol and rifampicin against Mycobacterium avium complex. Antimicrob Ag Chemother 1991; 35: 462-70.

Reid R Jr, Bradley JS, Hindler J. Pneumococcal meningitis during therapy of otitis media with clarithromycin. Pediatr Infect Dis J 1995; 14: 1104-5.

Ridgway GL, Mumtaz G, Fenelon L. The invitro activity of clarithromycin and other macrolides against the type strain of Chlamydia pneumoniae (TWAR). J Antimicrob Chemother 1991; 27 (Suppl A): 43-5.

Wallace RJ Jr, Brown BA, Griffith DE. Drug intolerance to high dose clarithromycin among elderly patients. Diagn Microbiol Infect Dis 1993; 16: 215-21.

Wolinsky E. Mycobacterium avium strains resistant to clarithromycin and azithromycin. Antimicrob Ag Chemother 1994; 38: 635.

Wood MJ. The tolerance and toxicity of clarithomycin. J Hosp Inf 1991; 19 (Suppl A): 39-46.

Roxithromycin

Handelsname: Rulid, Roxigrün.

Eigenschaften: Roxithromycin ist ein Erythromycin-Derivat mit verbesserter Säurestabilität und Resorbierbarkeit, weshalb es niedriger dosiert werden kann. Es ist in Wasser schlecht, in Äthanol und Methanol gut löslich. Strukturformel: s. S. 177.

Wirkungsspektrum: Ähnlich Erythromycin (s. S. 176). Roxithromycin wirkt in vitro gegen Haemophilus influenzae schwächer als Erythromycin. Roxithromycin hat

Roxithromycin

auch eine Aktivität gegen Toxoplasmen. Ansonsten bestehen im Vergleich zu Erythromycin keine größeren Unterschiede im Wirkungsspektrum und in der antibakteriellen Aktivität. Teilweise resistent sind Staphylokokken (wie gegen Erythromycin), Haemophilus influenzae und Moraxella catarrhalis, stets resistent sind Penicillin-G-resistente Pneumokokken und Enterokokken. Eine Resistenz von Streptococcus pyogenes (A-Streptokokken) ist in Deutschland noch selten.

Pharmakokinetik: Unvollständige Resorption (aber erheblich besser als die von Erythromycin). *Serumspitzenspiegel, Serumeiweißbindung, Halbwertszeit* und *Urin-Recovery:* s. Tab. 29, S. 184. Relativ gute Penetration in die Lungen und andere Gewebe, auch in Körperzellen (vor allem Makrophagen und Granulozyten), wobei die Gewebekonzentrationen höher sind als die Plasmakonzentrationen. Relativ starke Metabolisierung zu 3 antibakteriell unwirksamen Metaboliten. Ausscheidung vorwiegend mit den Fäzes, zum Teil mit dem Harn (unverändert und als Metabolit).

Nebenwirkungen: In etwa 5% gastrointestinale Störungen (Übelkeit, Erbrechen, Leibschmerzen, Durchfälle), selten Hautausschlag, Leberfunktionsstörungen mit Cholestase und Pankreatitis.

Interaktionen: Bei gleichzeitiger Gabe von Theophyllin oder oralen Antikoagulanzien vom Cumarintyp kann die Ausscheidung dieser Mittel durch Roxithromycin vermindert sein. Ergotamin-haltige Medikamente und nichthydrierte Mutterkorn-Alkaloide sollten nicht gleichzeitig gegeben werden (Gefahr von Durchblutungsstörungen durch verstärkte Vasokonstriktion, besonders an den Fingern und Zehen). Roxithromycin kann die Digoxin-Blutspiegel erhöhen. Die gleichzeitige Gabe von Terfenadin oder Astemizol (kontraindiziert) kann durch QT-Zeitverlängerung lebensbedrohende Herzrhythmusstörungen hervorrufen. Durch Roxithromycin kann die Wirkung von Midazolam verstärkt werden.

Indikationen: Akute bakterielle Atemwegsinfektionen, auch Otitis media und Sinusitis durch empfindliche Keime, besonders Mykoplasmen-Pneumonie, Chlamydia-pneumoniae-Pneumonie, Chlamydia-trachomatis-Pneumonie und -Konjunktivitis, Pertussis, unkomplizierte Hautinfektionen durch empfindliche Keime, Erythrasma, Rosacea, Acne vulgaris. Bei Penicillin-Allergie indiziert bei Scharlach, Erysipel, A-Streptokokken-Tonsillitis, Diphtherie. Wirksam bei Trachom, Lymphogranuloma inguinale und nichtgonorrhoischer Urethritis durch Chlamydien und Ureaplasma sowie Keuchhustenprophylaxe (bei Exposition). Es laufen Studien bei Arteriosklerose.

Falsche Indikationen: Septische Allgemeininfektionen und Osteomyelitis, bei denen Penicilline, Cephalosporine oder Aminoglykoside rascher und sicherer wirken. Ornithose (Psittakose). Gonorrhoe und Lues.

Kontraindikationen: Der Tierversuch ergab keine Hinweise auf embryotoxische oder teratogene Wirkungen, jedoch liegen beim Menschen keine Erfahrungen in der Schwangerschaft vor.
Bei fortgeschrittener Lebererkrankung ist eine Dosishalbierung ratsam (unter laufender Kontrolle der Leberwerte). Bei Erythromycin-, Clarithromycin- und Azithromycin-Allergie besteht eine Kreuzallergie mit Roxithromycin. Nie gleichzeitig mit Terfenadin oder Astemizol geben. Vorsicht bei Gebrauch von Antiarrhythmika!

Makrolide

Dosierung: Bei Erwachsenen 2mal tgl. 0,15 g oder 1mal tgl. 0,3 g, bei Kindern 2mal tgl. 2,5 mg/kg oder 1mal tgl. 5 mg/kg. Nach Herstellerangaben sollte Roxithromycin von Erwachsenen nicht länger als 4–6 Wochen genommen werden. Da bei Jungtieren bei höheren Plasmakonzentrationen Anomalien im Wachstumsknorpel gefunden worden sind, wird vom Hersteller empfohlen, bei Kindern die Dosis auf 5–8 mg/kg/Tag für maximal 10 Tage zu begrenzen.

Handelsformen: Tabletten à 0,15 g und 0,3 g, Tabletten und Sachets für Kinder à 0,05 g (zur Herstellung einer wäßrigen Suspension).

Beurteilung: Roxithromycin ist wegen der besseren Resorption und niedrigeren Dosierung gegenüber Erythromycin zu bevorzugen.

Literatur

Boeckh M, Lode H, Höffken G. Pharmacokinetics of roxithromycin and influence of H2-blockers and antacids on gastrointestinal absorption. Eur J Clin Microbiol Infect Dis 1992; 11: 465-8.

Delcourt A, Lambert M, Brenard R. Reversible liver injury possibly due to roxithromycin therapy. Acta Clin Belg 1990; 45: 206-7.

Esteban A, Molina MJ, Soto C. Acute cholestatic hepatitis due to roxitromycine. Rev Clin Esp 1993; 192: 352-3.

Halstenson CE, Opsahl JA, Schwenk MH, Kovarik JM, Puri SK, Ho I, Matzke GR. Disposition of roxithromycin in patients with normal and severely impaired renal function. Antimicrob Agents Chemother 1990; 34: 385-9.

Markham A, Foulds D. Roxithromycin: an update of its antimicrobial activity, pharmacokinetic properties and therapeutic use. Drugs 1994; 48 (2): 297-326.

Nilsen OG. Pharmakokinetics of macrolides. Comparison of plasma, tissue and free concentrations with special reference to roxithromycin. Infection 1995; 23 (Suppl 1): 5-9.

Nilsen OG, Aamo T, Zahlsen K, et al. Macrolide pharmacokinetics and dose scheduling of roxithromycin. Diagn Microbiol Infect Dis 1992; 15 (Suppl 4): 71-6.

Pechère JC. Clinical evaluation of roxithromycin 300 mg once daily as an alternative to 150 mg twice daily. Diagn Microbiol Infect Dis 1992; 15 (Suppl 4): 111-7.

Pedersen FM, Bathum L, Fenger C. Acute hepatitis and roxithromycin. Lancet 1993; 341: 251-2.

Periti P, Mazzei T. Pharmacokinetics of roxithromycin in renal and hepatic failure and drug interaction. J Antimicrob Chemother 1987; 20 (Suppl B): 107.

Pillans P, Maling T. Roxithromycin and hepatitis. Drug Invest 1993; 6: 296-9.

Rastogi N, Goh KS, Bryskier A. In vitro activity of roxithromycin against 16 species of atypical mycobacteria and effect of pH on its radiometric MICs. Antimicrob Ag Chemother 1993; 37: 1560-2.

Romand S, Bryskier A, Moutot M, et al. In-vitro and in-vivo activities of roxithromycin in combination with pyrimethamine or sulphadiazine against Toxoplasma gondii. J Antimicrob Chemother 1995; 35: 821.

Saint-Salvi B, Tremblay D, Surjus A, Lefebvre MA. A study of the interaction of roxithromycin with theophylline and carbamazepine. J Antimicrob Chemother 1987; 20 (Suppl B): 121-9.

Souweine B, Fialaip J. Aumaitre O, et al. Acute pancreatitis associated with roxithromycin therapy. DICP 1991; 25: 1137.

Azithromycin

Handelsname: Zithromax, Ultreon, im Ausland auch als Sumamed im Handel.

Eigenschaften: Azithromycin ist ein Azalid und unterscheidet sich von Erythromycin A durch ein methylsubstituiertes Stickstoffatom in Position 9a des Aglykon-(Azalid-)Ringes (s. Abb. 32, S. 177), wodurch die Säurestabilität erheblich verbessert wird. In Wasser ist es schlecht löslich, aber gut löslich in Äthanol und Methanol.

Wirkungsspektrum: Ähnlich dem von Erythromycin, jedoch erweitert auf E. coli, Salmonellen, Shigellen und Yersinia entercolitica. Im Vergleich zu Erythromycin ist die In-vitro-Aktivität von Azithromycin bei Haemophilus influenzae 4–8fach, bei Moraxella catarrhalis 4fach und bei Gonokokken 8fach stärker (s. Tab. 28, S. 178). Im Gegensatz dazu wirkt Azithromycin auf Staphylococcus aureus und S. epidermidis 4fach schwächer, auf Streptococcus pyogenes und Streptococcus pneumoniae (Pneumokokken) 7–16fach schwächer. Bei den übrigen Keimarten (auch Campylobacter jejuni, Helicobacter pylori, Legionellen, Chlamydia pneumoniae, Chlamydia psittaci und Chlamydia trachomatis) bestehen keine größeren Unterschiede zwischen Azithromycin und Erythromycin. Azithromycin wirkt auch gegen Mycobacterium avium, M. kansasii und M. xenopi sowie gegen Ureaplasma urealyticum und Borrelia burgdorferi. Resistent sind die meisten Stämme von Enterococcus faecalis sowie Methicillin-resistente Staphylococcus-aureus-Stämme. Im Mäuseversuch wird eine Toxoplasmose durch hohe Dosen Azithromycin geheilt.

Pharmakokinetik (Tab. 29, S. 184):
Nach oraler Gabe von 0,25 g und 0,5 g Azithromycin betragen die mittleren *Serumspitzenspiegel* nach 2 h 0,2 bzw. 0,4 mg/l. Der Vergleich zwischen i. v. und oraler Gabe ergibt eine *Resorptionsrat*e von 35%. Hohe Gewebespiegel (mehrfach höher als die gleichzeitigen Plasmaspiegel). Relativ starke Metabolisierung zu 10 antibakteriell unwirksamen Metaboliten.
Halbwertszeit im Blut 12 h, terminale Halbwertszeit 68 h.
Plasmaeiweißbindung 20%.
Ausscheidung vorwiegend mit den Fäzes. *Urin-Recovery* in den ersten 24 h 4–5% (nach oraler Gabe) und 10% (nach i. v. Gabe). Infolge der ungewöhnlich starken Speicherung in den Geweben und der langsamen Freisetzung wird Azithromycin im Urin noch bis zur 4. Woche nach Therapieende ausgeschieden.

Nebenwirkungen: Bei Kurzzeittherapie in etwa 5% leichte gastrointestinale Störungen (Durchfall, Erbrechen, Bauchschmerzen), selten Angioödeme, cholestatischer Ikterus, Hautausschlag, Photosensibilisierung, Schwindel und Somnolenz. Bei längerer Anwendung höherer Dosen (tgl. 0,6 g) sind reversible Hörstörungen beschrieben.
Bei Langzeitgaben wurden im Tierversuch in verschiedenen Geweben histopathologische Veränderungen gefunden, die als Phospholipidose bezeichnet wurden (intrazelluläre Aufnahme von Azithromycin in Gewebslysosomen mit Auftreten von zytoplasmatischen Vakuolen). Elektronenmikroskopisch sah man in den vergrößerten Vakuolen lamellenartig angeordnete Muster von Myelinkörpern. Die Ausprägung

Makrolide

war dosisabhängig und nach Absetzen von Azithromycin reversibel. Bei Prüfung der Reproduktionstoxizität fand man bei Ratten Störungen der fetalen Ossifikation (bei Dosen von 100 und 200 mg/kg/Tag).

Interaktionen: Wenn auch noch keine diesbezüglichen klinischen Erfahrungen vorliegen, besteht doch wie bei anderen Makroliden die Möglichkeit von erhöhten Digoxinspiegeln, peripheren Gefäßspasmen und Empfindungsstörungen (bei gleichzeitiger Gabe von Ergotamin oder Dihydroergotamin) und verstärkter Triazolam-Wirkung (wegen verzögerter Triazolam-Clearance). Möglicherweise sind auch die Blutspiegel von Carbamazepin, Phenytoin, Hexobarbital und Ciclosporin erhöht (Cytochrom-P450-abhängige Metabolisierung). Bei Azithromycin sind bisher noch keine Wechselwirkungen mit Cimetidin, Methylprednisolon, Theophyllin und Warfarin beobachtet worden (dennoch ist Vorsicht geboten). Vorsicht auch bei gleichzeitiger Gabe von Terfenadin oder Astemizol oder Antiarrhythmika (EKG-Kontrolle). Mineralische Antazida sollten nicht gleichzeitig gegeben werden.

Indikationen: Bakterielle Atemwegsinfektionen, besonders Haemophilus-Infektionen (z.B. bei eitriger Otitis media und eitriger Bronchitis), auch leichtere Pneumonie durch Mykoplasmen, Chlamydien, Legionellen, Haemophilus und Pneumokokken (außerhalb des Krankenhauses erworben), A-Streptokokken-Tonsillitis (bei Penicillin-Unverträglichkeit oder -Versagen), Hautinfektionen durch empfindliche Keime und nichtgonorrhoische Urethritis. Evtl. Toxoplasmose (bei AIDS in Kombination mit Pyrimethamin). Es laufen Studien bei Arteriosklerose.

Kontraindikationen: Schwere Lebererkrankungen. In der Schwangerschaft darf Azithromycin nur verabreicht werden, wenn es keine anderen adäquaten Therapiemöglichkeiten gibt.

Dosierung: Einmal tgl. 0,5 g (für 3 Tage) oder 1. Tag 1mal tgl. 0,5 g, 2.–5. Tag 1mal tgl. 0,25 g. Bei Kindern gibt man 1mal tgl. 10 mg/kg (für 3 Tage) oder 1. Tag 1mal 10 mg/kg, 2.–5. Tag 1mal tgl. 5 mg/kg. Die Behandlung über 3–5 Tage ergibt Wirkspiegel über 2 Wochen. Bei Mycobacterium-avium-intracellulare-Infektionen und Toxoplasmose-Enzephalitis sind längere Behandlungen über 4 Wochen durchgeführt worden. Zur Therapie unkomplizierter Genitalinfektionen durch Chlamydien ist auch die Einmalgabe von 1 g (4 Kapseln à 0,25 g) 1 h vor oder 2 h nach der Mahlzeit zugelassen.

Handelsformen: Tabletten und Kapseln à 0,25 g, Tabletten à 0,6 g, Suspension 40 mg/ml.

Beurteilung: Depot-Makrolid mit erweitertem Spektrum. Vorteile sind die bessere Haemophilus-Wirksamkeit und gute Verträglichkeit, die lange Halbwertszeit und die starke Gewebepenetration, weshalb meist eine Einnahmedauer von 3–5 Tagen mit Wirkspiegeln über 14 Tage genügt.

Literatur

Brown BA, Griffith DE, et al. Relationship of adverse events to serum drug levels in patients receiving high-dose azithromycin for mycobacterial lung disease. Clin Infect Dis 1997; 24: 958-64.

Derouin E, Almadany R, Chau F, et al. Synergistic activity of azithromycin and pyrimethamine or sulfadiazine in acute experimental toxoplasmosis. Antimicrob Ag Chemother 1992; 36: 997.

Edelstein PH, Edelstein MAC. In vitro activity of azithromycin against clinical isolates of legionella species. Antimicrob Ag Chemother 1991; 35: 407-13.

Farthing C, Rendel M, Currie B, et al. Azithromycin for cerebral toxoplasmosis. Lancet 1992; 339: 437-8.

Goldstein EJC, Nesbit CA, Citron DM. Comparative in vitro activities of azithromycin, Bay y 3118, levofloxacin, sparfloxacin, and 11 other oral antimicrobial agents against 194 aerobic and anaerobic bite wound isolates. Antimicrob Ag Chemother 1995; 39: 1097.

Hammerschlag MR, Golden NH, Oh MK, et al. Single dose azithromycin for the treatment of genital chlamydial infections in adolescents. J Pediatr 1993, 122: 961.

Havlir DV, Dube MP, Sattler FR, et al. Prophylaxis against disseminated Mycobacterium avium complex with weekly azithromycin, daily rifabutin or both. New Engl J Med 1996; 335: 392.

Hopkins S. Clinical toleration and safety of azithromycin. Am J Med 1991; 91 (Suppl 3A): 40-5.

Hopkins S. Clinical safety and tolerance of azithromycin in children. J Antimicrob Chemother 1993; 31 (Suppl E): 111-7.

Kuzman I, Soldo I, Schönwald S, et al. Azithromycin for treatment of community acquired pneumonia caused by Legionella pneumophila: a retrospective study. Scand J Infect Dis 1995; 27: 503.

Magid D, Douglas JM Jr, Schwartz JS. Doxycycline compared with azithromycin for treating women with genital Chlamydia trachomatis infections: an incremental cost-effective analysis. Ann Intern Med 1996; 124: 389.

Mazzei T, Surrenti C, Novelli A, Crispo A, Fallani S, Carlà V, Surrenti E, Petri P. Pharmacokinetics of azithromycin in patients with impaired hepatic function. J Antimicrob Chemother 1993; 31 (Suppl E): 57-63.

Paulsen P, Simon C. Influence of azithromycin on the intracellular killing of Staphylococcus aureus by human polymorphonuclear leukocytes. Chemotherapy 1992; 38: 185-90.

Peters DH, Friedel HA, McTavish D. Azithromycin: a review of its antimicrobial activtiy, pharmacokinetic properties and therapeutic efficacy. Drugs 1992; 44: 750-99.

Rumpianesi F, Morandotti G, Sperning R, et al. In vitro activity of azithromycin against Chlamydia trachomatis, Ureaplasma urealyticum and Mycoplasma hominis in comparison with erythromycin, roxithromycin and minocycline. J Chemother 1993; 5: 155-8.

Stamm WE, Hicks CB, Martin DH, et al. Azithromycin for empirical treatment of the nongonococcal urethritis syndrome in men. A randomized double-blind study. JAMA 1995; 274: 545.

Thylefors B. Azithromycin: a new opportunity for control of trachoma. WHO Drug Information 1996; 10: 132.

Wallace MR. Ototoxicity with azithromycin. Lancet 1994; 343: 241.

Young LS, Wiviott L, Wu M, et al. Azithromycin for treatment of Mycobacterium avium-intracellulare complex infection in patients with AIDS. Lancet 1991; 338: 1107-9.

Dirithromycin

Handelsnamen: Dimac (Österreich), Dynabac (USA).

Eigenschaften: Erythromycin-ähnliches Makrolid mit einem 14gliedrigen Lacton-Ring (Resorptionsester des Erythromycylamins). Strukturformel: s. Abb. 34. Nach oraler Aufnahme wird Dirithromycin im Darm vollständig in das antibakteriell aktive Erythromycylamin umgewandelt.

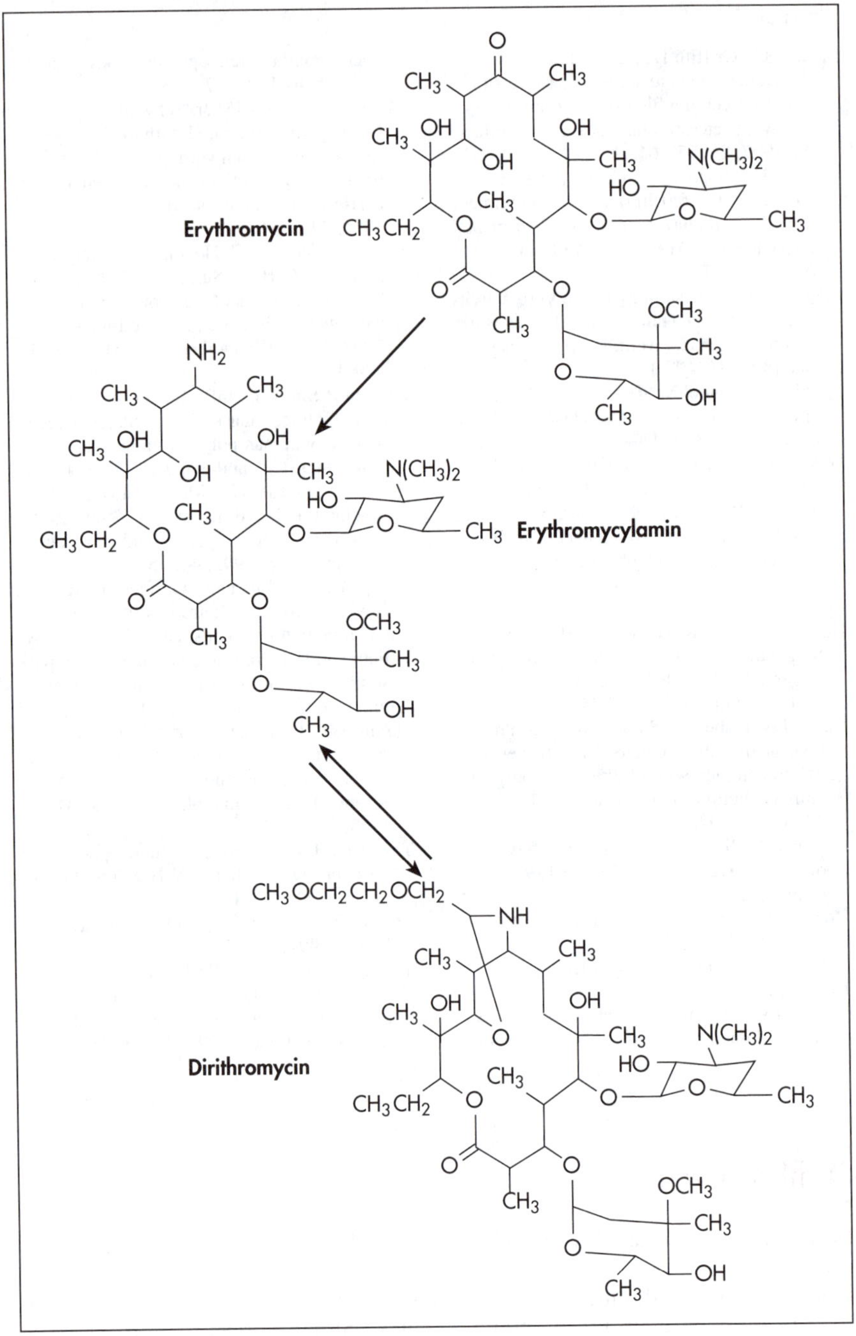

Makrolide

Abb. 34. Strukturformeln von Erythromycin, Erythromycylamin und Dirithromycin.

Dirithromycin

Wirkungsspektrum: Erythromycylamin (EMA): Ähnlich Erythromycin. Die antibakterielle Aktivität von Erythromycin und EMA unterscheidet sich bei den verschiedenen Keimarten wenig. Im Vergleich zu Erythromycin wirkt EMA bei den meisten grampositiven Keimen, bei Moraxella catarrhalis und Bordetella pertussis gleich stark oder um eine Stufe schwächer. Die meisten Haemophilus-influenzae-Stämme sind sowohl gegen Erythromycin als auch gegen EMA resistent (bezogen auf die Höhe der Blutspiegel). Gegen Chlamydia trachomatis und Chlamydia pneumoniae ist EMA deutlich schwächer wirksam als Erythromycin, ebenfalls gegen Ureaplasma und Legionellen. Resistent sind die meisten Anaerobier (Clostridien, Bacteroides).

Resistenz: Primär resistente Stämme kommen bei Staphylokokken, Pneumokokken und Enterokokken in unterschiedlicher Häufigkeit vor. Es besteht eine partielle Kreuzresistenz mit anderen Makroliden.

Pharmakokinetik: Etwa 10% der oral gegebenen Dosis werden resorbiert. Nach oraler Gabe von 0,4 g liegen die maximalen *Serumspiegel* bei 0,5 mg/l, jedoch sind die Gewebespiegel beträchtlich höher. Keine Beeinflussung durch die Nahrungsaufnahme.
Halbwertszeit 8 h.
Plasmaeiweißbindung 20%.
Ausscheidung zu etwa 80% biliär/fäkal, zu 1–2% mit dem Harn.

Nebenwirkungen: Ähnlich wie bei Erythromycin, hauptsächlich gastrointestinale Störungen (in etwa 5%). Andere Reaktionen, auch Allergien sind selten. Reversible Taubheit bei höherer Dosierung und cholestatische Hepatitis sind ebenfalls selten. Bei Personen mit verlängertem QT kann es zu ventrikulären Arrhythmien, auch »Torsade de pointes« kommen.

Interaktionen: Bei gleichzeitiger Gabe von Theophyllin wird die Ausscheidung von Theophyllin vermindert. Die Möglichkeit weiterer Interaktionen (wie bei Erythromycin, s. S. 180) ist nicht auszuschließen. Keine gleichzeitige Gabe von Terfenadin oder Astemizol (Gefahr von schweren ventrikulären Arrhythmien, Torsade de pointes)!

Mögliche Indikationen: Bakterielle Infektionen der Atemwege, evtl. auch der Haut und der Weichteile.

Dosierung: Einmal täglich 0,5 g oral (am besten nach der Mahlzeit). Keine Dosisreduzierung bei Niereninsuffizienz.

Beurteilung: Gegen Haemophilus influenzae ist Dirithromycin schwächer wirksam als Azithromycin. Eine Überlegenheit der Wirksamkeit von Dirithromycin gegenüber anderen Makroliden ist nicht erkennbar.

Literatur

Abdelghaffar H, Mtairag EM, Labro MT. Effects of dirithromycin and erythromycylamine on human neutrophil degranulation. Antimicrob Ag Chemother 1994; 38: 1548–54.

Bachmann K, Jauregui L, Sides G, Sullivan TJ. Steady-state pharmacokinetics of theophylline in COPD patients treated with dirithromycin. J Clin Pharmacol 1993; 33: 861–5.

Bachmann K, Sullivan TJ, Reese JH. A study of the interaction between dirithromycin and astemizole in healthy adults. Am J Ther 1997; 4: 73–9.

Bauernfeind A. In vitro activity of dirithromycin in comparison with other new and established macrolides. J Antimicrob Chemother 1993; 31 (Suppl C): 39–49.

Brogden RN, Peters DH. Dirithromycin. A review of its antimicrobial activity, pharmacokinetic properties and therapeutic efficacy. Drugs 1994; 48 (Suppl 4): 599–616.

Geerdes-Fenge HF, Goetschi B, Rau M. Comparative pharmacokinetics of dirithromycin and erythromycin in normal volunteers with special regard to accumulation in polymorphonuclear leukocytes and in saliva. Euro J Clin Pharmacol 1997; 53: 127–33.

Hand WL, Hand DL. Interaction of dirithromycin with human polymorphonuclear leukocytes. Antimicrob Ag Chemother 1993; 37: 2557–62.

LaBrecque D, Johlin F, Janda R, et al. Pharmacokinetics of dirithromycin in patients with impaired hepatic function. J Antimicrob Chemother 1993; 32: 741–50.

Liippo K, Tala E, Puolijoki H, et al. A comparative study of dirithromycin and erythromycin in bacterial pneumonia. J Infect 1994; 28: 131–9.

Lindstrom TD, Hanssen BR, Wrighton SA. Cytochrome P-450 complex formation by dirithromycin and other macrolides in rat and human livers. Antimicrob Ag Chemother 1993; 37: 265–9.

Mtairag EM, Abdelghaffar H, Labro MT. Investigation of dirithromycin and erythromycylamine uptake by human neutrophils in vitro. J Antimicrob Chemother 1994; 33: 523–36.

Roblin PM, Kutlin A, Sokolovskaya N. In-vitro activity of dirithromycin against Chlamydia pneumoniae. J Antimicrob Chemother 1997; 39: 647–9.

Rutman A, Dowling R, Wills P. Effect of dirithromycin on Haemophilus influenzae infection of the respiratory mucosa. Antimicrob Ag Chemother 1998; 42: 772–8.

Sides GD, Cerimele BJ, Black HR, et al. Pharmacokinetics of dirithromycin. J Antimicrob Chemother 1993, 31 (Suppl C): 65–75.

Visalli MA, Jacobs MR, Appelbaum PC. Susceptibility of penicillin-susceptible and -resistant pneumococci to dirithromycin compared with susceptibilities to erythromycin, azithromycin, clarithromycin, roxithromycin, and clindamycin. Antimicrob Ag Chemother 1997; 41: 1867–70.

Watkins VS, Smietana M, Conforti PM, et al. Comparison of dirithromycin and penicillin for treatment of streptococcal pharyngitis. Antimicrob Ag Chemother 1997; 41: 72–5

Watkins VS, Polk RE, Stotka JL. Drug interactions of macrolides: emphasis on dirithromycin. Ann Pharmacother 1997; 31: 349–56.

Spiramycin

Handelsnamen: Rovamycine, Selectomycin.

Eigenschaften: Spiramycin hat einen 17gliedrigen Lakton-Ring. In Wasser ist es schlecht, in organischen Lösungsmitteln gut löslich.

Wirkungsspektrum: Spiramycin wirkt wie andere Makrolide bakteriostatisch gegen grampositive Bakterien, wie Staphylococcus aureus, Staphylococcus epider-

Spiramycin

midis, Streptococcus pyogenes (hämolysierende Streptokokken der Gruppe A), Streptococcus pneumoniae (Pneumokokken) und Enterococcus faecalis (Enterokokken) sowie gegen Moraxella catarrhalis, teilweise auch gegen Neisseria gonorrhoeae (Gonokokken) und Neisseria meningitidis (Meningokokken). Im Vergleich zu Erythromycin wirkt Spiramycin gegen Staphylococcus aureus 16–32fach schwächer, gegen Streptococcus pyogenes 8–16fach schwächer und gegen Streptococcus pneumoniae 4–8fach schwächer (Tab. 28, S. 178). Resistent sind Haemophilus influenzae und alle anderen gramnegativen Stäbchen (einschließlich Enterobakterien). Spiramycin ist im Tierversuch gegen Toxoplasma gondii wirksam (bei sehr hoher Dosierung).

Resistenzhäufigkeit: 20–50% der Staphylokokken sind gegen Spiramycin resistent. Die Mehrzahl der Meningokokken-Stämme ist heute resistent.

Pharmakokinetik:
Spiramycin wird bei oraler Applikation unvollständig resorbiert.
Die höchsten *Serumspiegel* werden nach 2–3 h erreicht. Nach wiederholter oraler Gabe von 1 g Spiramycin alle 6 h werden Serumspiegel von 2–3 mg/l (nach 2 h) und von 1–2 mg/l (nach 6 h) gefunden.
Halbwertszeit 2–3 h. Im Speichel sind die Konzentrationen von Spiramycin 2–3fach höher als im Serum.
Im Harn werden 5–10% der oral gegebenen Dosis ausgeschieden. Das oral resorbierte Spiramycin wird zum größeren Teil im Organismus durch Metabolisierung inaktiviert.

Frühere Indikationen:
1. Streptokokken-Infektionen der Mundhöhle (odontogene Infektionen).
2. Bei Toxoplasmose der Augen und anderer Organe wird die therapeutische Wirksamkeit kontrovers beurteilt. Umstritten ist auch die Prophylaxe einer diaplazentaren Übertragung von Toxoplasmen (nach Serokonversion der Mutter während der Schwangerschaft).
3. Bei schwerer Cryptosporidieninfektion des Darmes kann ein Behandlungsversuch mit Spiramycin gerechtfertigt sein. Die Erfolgsaussichten sind gering.

Nebenwirkungen: Ähnlich Erythromycin (s. S. 180).

Wechselwirkungen: Wie bei Erythromycin (s. S. 180).

Dosierung: Bei bakteriellen Infektionen im Bereich der Mundhöhle wurden 4mal tgl. 0,25–0,5 g per os empfohlen, bei Kindern bis zu 6 Jahren 4mal tgl. 12,5 mg/kg.

Beurteilung: Schwach wirksames Makrolid mit ungünstiger Pharmakokinetik, das heute nicht mehr gebraucht wird.

Makrolide

Literatur

Chang HR, Pechere JCF. In vitro effects of four macrolides (roxithromycin, spiramycin, azithromycin [CP-62,693], and A-56268) on Toxoplasma gondii. Antimicrob Ag Chemother 1988; 32: 524-9.

Collier AC, Miller RA, Meyers JD. Cryptosporidiosis after marrow transplantation: person-to-person transmission and treatment with spiramycin. Ann Intern Med 1984; 101: 205.

Portnoy D, Whiteside ME, Buckley E III, MacLeod CL. Treatment of intestinal cryptosporidiosis with spiramycin. Ann Intern Med 1984; 101: 202.

Roche Y, Yoshimori RN. In-vitro activity of spiramycin and metronidazole alone or in combination against clinical isolates from odontogenic abscesses. J Antimicrob Chemother 1997; 40: 353-7.

Sarma PS. Oxidative haemolysis after spiramycin. Postgrad Med J 1997; 73: 686-7.

Stramba-Badiale M, Nador F, Porta N, Guffanti S, Frediani M, Colnaghi C, Grancini F, Motta G, Carnelli V, Schwartz PJ. QT interval prolongation and risk of life-threatening arrhythmias during toxoplasmosis prophylaxis with spiramycin in neonates. Am Heart J 1997; 133: 108-11.

Zuazo JA, Revuelta C, Perez-Alvarez JC. Acute cholestatic hepatitis induced by spiramycin. Gastroenterol Hepatol 1997; 20: 474-5.

Josamycin

Handelsname: Wilprafen.

Eigenschaften: Josamycin hat einen 16gliedrigen Lakton-Ring mit einem Amino- und einem Neutralzucker. Es liegt als Propionat vor (antibakteriell inaktiv), welches im Körper zur aktiven Base hydrolysiert wird. Es ist schlecht löslich in Wasser, jedoch gut löslich in Äthanol und anderen organischen Lösungsmitteln.

Wirkungsspektrum: Ähnlich Erythromycin (wirksam auch gegen Bordetella pertussis und Mycoplasma pneumoniae). Resistent sind Campylobacter sowie ein Teil der Clostridien- und Fusobakterien-Stämme. Die In-vitro-Aktivität von Josamycin gegen Staphylokokken, Pneumokokken, andere Streptokokken und Haemophilus ist im Vergleich zu Erythromycin um 1–2 geometrische Verdünnungsstufen schwächer. Ein Teil der Haemophilus-influenzae-Stämme ist resistent. Partielle Kreuzresistenz mit anderen Makroliden.

Pharmakokinetik: Ähnlich Erythromycin. Unvollständige *Resorption* nach oraler Gabe, *Serumspitzenspiegel* (nach 0,5 g oral) 0,6–0,7 mg/l.
Halbwertszeit 1,5 h.
Niedrige *Urin-Recovery* (<10%).
Starke *Metabolisierung* in der Leber.

Nebenwirkungen: Am häufigsten sind gastrointestinale Störungen, selten cholestatischer Ikterus und vorübergehende Hörstörungen.

Wechselwirkungen: Wie bei Erythromycin (s. S. 180). Die gleichzeitige Einnahme von Josamycin und eines Terfenadin- oder Astemizol-haltigen Antihistaminikums kann durch verzögerte Ausscheidung von Terfenadin bzw. Astemizol zu lebensbedrohenden Herzrhythmusstörungen führen.

Kontraindikation: Eingeschränkte Leberfunktion.

Dosierung: Tgl. 1–2 g für Erwachsene, 30–50 mg/kg für Kinder (in 3–4 Einzelgaben).

Handelsformen: Suspension (30 mg/ml und 60 mg/ml), Tabletten mit 0,5 g.

Beurteilung: Keine Vorteile im Vergleich zu Erythromycin. Unsichere Wirkung bei bakteriellen Atemwegsinfektionen, insbesondere bei Haemophilus-Infektionen.

Literatur

Maskell JP, Sefton AM, Cannell H, et al. Predominance of resistant oral streptococci in saliva and the effect of a single course of josamycin or erythromycin. J Antimicrob Chemother 1990; 26: 539-48.

Reese ER. In vitro susceptibility of common clinical anaerobic and aerobic isolates against josamycin. Antimicrob Ag Chemother 1976; 10 (Suppl 2): 253.

Strausbaugh LJ, Bolton WK, Dilworth JA, Guerrant RL, Sande MA. Comparative pharmacology of josamycin and erythromycin stearate. Antimicrob Ag Chemother 1976; 10: 450.

Ketolide

Ketolide sind eine neue Klasse von Makroliden, bei denen die Cladinose (ein Zucker) substituiert ist durch eine Ketogruppe in Position 3 des 14gliedrigen Lacton-Ringes.

Klinisch geprüft wird z. Z. das Ketolid **HMR 3647** (früher RU 66 647) der Firma Hoechst/Marion/Roussel, das charakterisiert ist durch eine Pyridinium- und Imidazol-Gruppe, welche durch eine Aryl-Kette mit dem C11-C12-Carbamat verbunden ist. Es ist wie andere Ketolide säurefest und hat ein ähnliches Spektrum wie Erythromycin A, wirkt aber darüber hinaus z. T. gegen Erythromycin-resistente grampositive Bakterienstämme. Von besonderem Interesse ist die starke Aktivität gegen Penicillin-G- und Erythromycin-resistente Pneumokokken, unabhängig davon, ob es sich um eine induzierbare oder um eine primäre (konstitutive) Erythromycin-Resistenz handelt. Erythromycin-resistente Streptococcus-pyogenes-(A-Streptokokken-)Stämme sind ebenfalls sensibel. Methicillin-resistente Staphylokokken (MRSA, MRSE) sind empfindlich, wenn die Erythromycin-Resistenz nicht konstitutiv, sondern induzierbar ist. Bei Erythromycin-empfindlichen Keimen ist die antibakterielle Aktivität beträchtlich stärker als die von Erythromycin. So wirkt HMR 3647 in vitro gegen Haemophilus influenzae, Moraxella catarrhalis und Bordetella pertussis 2–4fach stärker als Erythromycin, gegen Methicillin-empfindliche Staphylococcus-aureus-Stämme 4fach stärker und gegen Vancomycin- und Erythromycin-empfindliche Enterokokken (E. faecalis, E. faecium) 5–10fach stärker. Es ist ebenfalls stark wirksam gegen Chlamydien (C. pneumoniae, C. trachomatis), Mycoplasma pneumoniae und Legionella pneumophila. Resistent sind Methicillin-resistente Staphylokokken, Enterobakterien und gramnegative Anaerobier (Bacteroides u. a.). Die pharmakokinetischen Daten nach oraler Gabe sind günstig, die Verträglichkeit ist anscheinend gut. HMR 3647 scheint eine vielversprechende Weiterentwicklung der Makrolide zu sein.

Makrolide

Literatur

Araujo FG, Khan AA, et al. The ketolide antibiotics HMR 3647 and HMR 3004 are active against Toxoplasma gondii in vitro and in murine models of infection. Antimicrob Ag Chemother 1997; 41: 2137–40.

Barry AL, Fuchs PC, Brown SD. Antipneumococcal activities of a ketolide (HMR 3647), a streptogramin (quinupristin-dalfopristin), a macrolide (erythromycin), and a lincosamide (clindamycin). Antimicrob Ag Chemother 1998; 42: 945–6.

Bébéar CM, Renaudin H, Aydin MD, et al. In-vitro activity of ketolides against mycoplasmas. J Antimicrob Chemother 1997; 39: 669.

Bonnefoy A, Girard AM, Agouridas C, et al. Ketolides lack inducibility properties of MLSB resistance phenotype. J Antimicrob Chemother 1997; 40: 85–90.

Ednie LM, Jacobs MR, Appelbaum PC. Comparative antianaerobic activities of the ketolides HMR 3647 (RU 66647) and HMR 3004 (RU 64004). Antimicrob Ag Chemother 1997; 41: 2019–22.

Pankuch GA, Visalli MA, Jacobs MR, et al. Susceptibilities of penicillin- and erythromycin-susceptible and -resistant pneumococci to HMR 3647 (RU 66647), a new ketolide, compared with susceptibilities to 17 other agents. Antimicrob Ag Chemother 1998; 42: 624–30.

Lincosamide

Lincosamide sind Antibiotika, die sich von den Makroliden chemisch deutlich unterscheiden, aber hinsichtlich Wirkungsmechanismus, Wirkungsspektrum und Pharmakologie viele Gemeinsamkeiten haben. Der erste Vertreter dieser Gruppe war Lincomycin, von dem das semisynthetische Derivat Clindamycin abgeleitet wurde. Lincomycin besteht aus einer Aminosäure, die mit dem Zucker Pyranosid durch eine Amidfunktion verknüpft ist, und wirkt in vitro schwächer, wird schlechter resorbiert als Clindamycin und ist daher nur noch von historischer Bedeutung, befindet sich aber in Deutschland noch im Handel.

Clindamycin

Handelsnamen: Sobelin u. a.

Eigenschaften: Clindamycin ist ein halbsynthetisches Derivat des Lincomycins, von dem es sich durch die Substitution einer 7-Hydroxyl-Gruppe durch ein Chloratom unterscheidet (Chlordesoxy-Lincomycin). Clindamycin ist für orale Anwendung als Hydrochlorid (Kapseln) und Palmitat (Suspension) im Handel, für parenterale und topische Anwendung als Phosphat. Das Palmitat und das Phosphat sind antibakteriell unwirksam und werden erst im Organismus rasch zum wirksamen Clindamycin umgewandelt (durch Hydrolyse). Strukturformel s. Abb. 35.

Wirkungsweise: Clindamycin hemmt die Proteinsynthese empfindlicher Bakterien und wirkt bakteriostatisch oder bakterizid (abhängig von der Konzentration am Ort der Infektion und von der Empfindlichkeit der Erreger).

Wirkungsspektrum: Clindamycin ist besser wirksam als Lincomycin gegen Staphylokokken, Pneumokokken und Bacteroides fragilis. Clindamycin wirkt gut gegen A-Streptokokken (Streptococcus pyogenes), Streptococcus viridans, Streptococcus durans und Streptococcus bovis, außerdem gegen Diphtheriebakterien, Gardnerella vaginalis, Milzbrandbazillen (Bacillus anthracis) und Mycoplasma hominis.

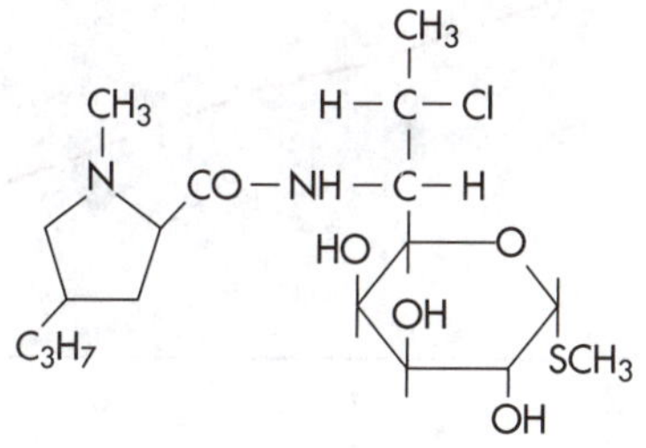

Abb. 35. Strukturformel von Clindamycin (Base).

Lincosamide

Unter den Anaerobiern sind meist empfindlich Bacteroides-, Fusobacterium-, Actinomyces-Arten, anaerobe Streptokokken (Peptostreptokokken) und anaerobe Staphylokokken, außerdem Propionibakterien (Propionibacterium acnes), Campylobacter fetus und die meisten Clostridium-perfringens-Stämme. Resistent sind andere Clostridien-Arten, Enterokokken, Listerien, Neisserien (Gonokokken, Meningokokken), aerobe gramnegative Stäbchen (meist auch Haemophilus) sowie Mycoplasma pneumoniae und Ureaplasma urealyticum. Clindamycin hat eine Wirkung gegen Toxoplasmen, die bei ZNS-Erkrankungen von AIDS-Patienten genutzt wird.

Resistenz: 15–20% aller Staphylokokkenstämme sind resistent gegen Clindamycin (auch die meisten Methicillin-resistenten Staphylokokkenstämme). Eine Resistenz von A-Streptokokken (Streptococcus pyogenes) und Pneumokokken (Streptococcus pneumoniae) kommt in zunehmender Häufigkeit vor. Penicillin-G-resistente Pneumokokken sind meist auch gegen Clindamycin unempfindlich. Ein Teil der Streptococcus-viridans-Stämme ist gegen Clindamycin resistent. 10–20% der Stämme von Bacteroides fragilis, außerdem Fusobacterium-Arten und Clostridien (außer Clostridium perfringens) sind resistent. Eine Resistenzentwicklung von Streptokokken und Staphylokokken sowie von Bacteroides fragilis während der Behandlung ist möglich (vor allem bei Erythromycin-Resistenz). Partielle Kreuzresistenz mit Makroliden (z. B. Erythromycin) und mit Lincomycin.

Pharmakokinetik:
Resorption nach *oraler Gabe* unabhängig von der Nahrungsaufnahme zu 75% (*Blutspiegelmaxima* nach 45–60 min, nach einer Mahlzeit später). Nach 0,15 g (Abb. 36) und 0,3 g oral werden Maxima von 2,8 mg/l bzw. 4,5 mg/l erreicht, die nach 8 h auf Werte von 0,2 mg/l bzw. 0,7 mg/l abgefallen sind. Nach i.v. Infusion von 0,3 g (in 30 min) betragen die mittleren Serumspiegel 15 mg/l, nach 8 h 4 mg/l. Keine Kumulation bei wiederholter Anwendung.

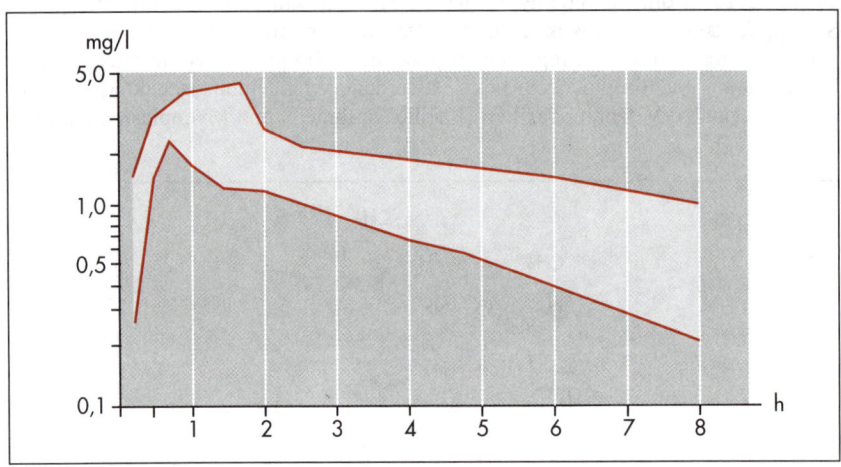

Abb. 36. Bereich der bei Erwachsenen gemessenen Clindamycin-Serumspiegel nach 1maliger oraler Applikation von 0,15 g Clindamycin (eigene Daten).

Clindamycin

Nach *i. m. Injektion* von 0,3 g betragen die *maximalen Serumspiegel* 6 mg/l (nach 3 h).
Nach *i. v. Kurzinfusion* von 0,6 g finden sich im Serum nach 1 h 10 mg/l, nach 8 h 1,5 mg/l.
Halbwertszeit 2½ h.
Plasmaeiweißbindung 84 %.
Gute *Gewebegängigkeit*, relativ gute *Penetration* in den Knochen. Übertritt in den fetalen Kreislauf, aber nicht in den *Liquor*. Starke Metabolisierung. Im Urin sind außer Clindamycin aktive Metaboliten (besonders N-Demethyl-Clindamycin und Clindamycin-Sulfoxid) nachweisbar.
Urin-Recovery 20–40% bei i.v. Gabe (gegenüber 15–35% bei oraler Gabe). Nicht dialysierbar.

Nebenwirkungen: In 5–20% treten weiche Stühle auf, manchmal verbunden mit Übelkeit, Erbrechen und Bauchschmerzen. Die pseudomembranöse Enterokolitis (s. S. 477) ist eine bei Erwachsenen nicht seltene gefährliche Komplikation einer Clindamycin-Therapie. Sie wird hervorgerufen durch toxinbildende Clostridien (Clostridium difficile), die sich im Darm anreichern können. Die Kolitis ist durch persistierende schwere Durchfälle und starke krampfartige Leibschmerzen mit Abgang von Blut und Schleim im Stuhl charakterisiert. Als Gegenmittel (auch bei einem Rezidiv) gibt man Vancomycin oral oder Metronidazol oral und beendet die Clindamycin-Behandlung sofort. Die Gefährlichkeit einer pseudomembranösen Enterokolitis erfordert eine Therapie schon bei klinischem Verdacht.
Allergische Reaktionen durch Clindamycin sind selten. Am häufigsten sind makulopapulöse juckende Exantheme 1–2 Wochen nach der Behandlung; auch Urtikaria, Erythema multiforme und anaphylaktische Reaktionen sind möglich.
Nach i. v. Gabe von Clindamycin können (selten) ein Ikterus oder pathologische Leberfunktionswerte auftreten. Bei intramuskulärer Injektion wurden Schmerzen oder Induration an der Injektionsstelle beobachtet, bei intravenöser Injektion Thrombophlebitis, bei rascher intravenöser Injektion einer größeren Dosis Blutdruckabfall. Das in der Akne-Lösung zusätzlich enthaltene Propylenglykol kann Unverträglichkeitserscheinungen hervorrufen. Der außerdem in der Lösung enthaltene Isopropylalkohol kann, wenn die Lösung versehentlich auf Schleimhäute gelangt, Reizerscheinungen auslösen.

Interaktionen: Clindamycin kann bei gleichzeitiger Gabe von Substanzen, die eine neuromuskuläre Blockade hervorrufen, deren Wirkung verstärken.

Indikationen: Nachgewiesene oder klinisch typische Anaerobier-Infektionen (Empyem, Lungenabszeß, Peritonitis, intraabdominelle Abszesse, Becken-, Tuben-, Ovarialabszeß, Endometritis). Staphylokokken-Infektionen bei Penicillin-Allergie oder Penicillin-Resistenz, auch nekrotisierende Fasziitis durch Streptokokken sowie Aktinomykose. Orale Nachbehandlung bei Staphylokokken-bedingter Osteomyelitis. Ggf. Kombination mit einem Gyrase-Hemmer oder β-Lactam-Antibiotikum (zur Schließung einer Anaerobier- und Staphylokokken-Lücke bei diesen Mitteln). Auch zur Therapie der ZNS- und Augen-Toxoplasmose besonders bei AIDS verwendet. Clindamycin kann bei Chloroquin-resistenter Malaria in Kombination mit Chinin gegeben werden, bei Pneumocystis-Pneumonie von AIDS-Patienten in Kombination mit Primaquin, bei Babesiose in Kombination mit oralem Chinin.

Lincosamide

Falsche Indikationen: Infektionen, bei denen Penicilline besser wirken.

Kontraindikationen: Schwangerschaft, Stillzeit. Im 1. Lebensmonat Clindamycin nicht parenteral geben, da die Lösung als Konservierungsmittel relativ viel Benzylalkohol enthält, wodurch schwere Atemstörungen und Angioödeme hervorgerufen werden können. Vorsicht bei Myasthenia gravis.

Applikation und Dosierung: Oral tgl. 0,6–1,2 (–1,8) g in 3–4 Einzelgaben, Kinder 10–20 mg/kg. Gleiche Dosierung bei parenteraler Gabe (i. m. Injektion, i. v. Kurz- oder Dauerinfusion, nicht als rasche i. v. Injektion). Bei eingeschränkter Leberfunktion ist die Halbwertszeit verlängert, und die Serum- und Gewebespiegel sind erhöht, so daß die Tagesdosis auf die Hälfte reduziert werden muß. Bei schwerer Niereninsuffizienz gibt man nur ¼–⅓ der Normaldosis.
Topische Hautbehandlung mit Clindamycin-Akne-Lösung (mehrwöchige Anwendung) möglich.

Handelsformen: Kapseln und Tabletten à 0,3 g, 0,15 g und 0,075 g, außerdem Suspension (15 mg/ml). Ampullen à 0,3 g, 0,6 g und 0,9 g. Gel und Lösung zur äußerlichen Anwendung (bei schwerer Akne), Vaginalcreme.

Beurteilung: Wichtiges Antibiotikum für schwere Anaerobier- und Staphylokokken-Infektionen, jedoch hat die Resistenzhäufigkeit zugenommen. Gefahr einer pseudomembranösen Enterokolitis.

Literatur

Al Ahdal O, Bevan DR. Clindamycin-induced neuromuscular blockade. Canadian Journal of Anaesthesia 1995; 42: 614–7.

Aucoin PA. Clindamycin-induced cardiac arrest. South Med J 1982; 75: 768.

Blais J, Tardif C, Chamberland S. Effect of clindamycin on intracellular replication, protein synthesis, and infectivity of Toxoplasma gondii. Antimicrob Ag Chemother 1993; 37: 2571–7.

Dorrell L, Fife A, Snow MH, Ong ELC. Toxicity of clindamycin in HIV-infected persons. Scand J Infect Dis 1992; 24: 689.

Eng RHK, Gorski S, Person A, Mangura C, Charuel H. Clindamycin elimination in patients with liver disease. J Antimicrob Chemother 1981; 8: 277-81.

Falagas ME, Gorbach SL. Clindamycin and metronidazole. Med Clin North Am 1995; 79: 845–67.

Gatti G, Flaherty J, Bubp J, White J, Borin M, Gamberdoglio J. Comparative study of bioavailabilies and pharmacokinetics of clindamycin in healthy volunteers and patients with AIDS. Antimicrob Ag Chemother 1993; 37: 1137-43.

Hill GB, Livengood III CH. Bacterial vaginosis-associated microflora and effects of topical clindamycin. Am J Obstet Gynecol 1994; 171: 198-204.

Lemmen S, Kropec A, Engels I, Busse A, Daschner FD. MIC and serum bactericidal activity of clindamycin against methicillin-resistant and -sensitive staphylococci. Infection 1993; 21: 407-9.

Tanz RR, Poncher JR, Corydon KE, et al. Clindamycin treatment of chronic pharyngeal carriage of group A streptococci. J Pediatr 1991; 119: 123-8.

Turgeon P, Turgeon V, Gordeau M, et al. Longitudinal study of susceptibilities of species of the Bacteroides fragilis group to five antimicrobial agents in three medical centers. Antimicrob Ag Chemother 1994; 38: 2276.

Fusidinsäure

Handelsname: Fucidine.

Eigenschaften: Die Fusidinsäure ist eine oberflächenaktive Substanz mit Steroidstruktur und lipophilen Eigenschaften (ein Cyclopentanperhydrophenantren). Keine Verwandtschaft mit anderen gebräuchlichen Antibiotika. Als Natriumsalz gut wasser- und lipidlöslich, stabil.

Wirkungsweise: Vorwiegend bakteriostatische Wirkung (in therapeutisch erreichbaren Konzentrationen) durch Hemmung der Proteinsynthese.

Wirkungsspektrum: Wirksam auf Staphylokokken, auch Penicillinase-bildende Stämme und einen Teil der Methicillin-resistenten Stämme (in sehr niedrigen Konzentrationen), ferner auf Diphtheriebakterien, Gonokokken, Meningokokken, Clostridien, z. T. auch Bacteroides fragilis, während die meisten Streptokokken-Stämme sowie Pneumokokken schwach empfindlich, gramnegative Bakterien resistent sind. Fusidinsäure wirkt auf Mycobacterium tuberculosis und M. leprae; die klinische Bedeutung ist unklar.

Resistenz: Rasche Resistenzentwicklung möglich; sie läßt sich durch gleichzeitige Gabe eines anderen Antibiotikums (z. B. Vancomycin) verzögern oder verhindern. Primär resistente Staphylokokken-Stämme sind insgesamt selten, jedoch hat unter den Methicillin-resistenten Stämmen die Resistenzhäufigkeit zugenommen. Keine Kreuzresistenz mit handelsüblichen Antibiotika.

Pharmakokinetik:
Nach oraler Gabe etwas verzögerte *Resorption* mit *Maxima* nach 2–4 h.
Serumkonzentrationen bei kontinuierlicher Therapie mit 3mal tgl. 0,5 g 20–30 mg/l. Nach i. v. Infusion von 0,5 g Fusidinsäure über 2 h findet man im Serum 20 mg/l. *Halbwertszeit* 4–6 h.
Plasmaeiweißbindung 90–97%.
Gute *Gewebediffusion*. Relativ gute Penetration in entzündetes und nichtentzündetes Knochengewebe. Konzentration in der Synovialflüssigkeit 70–80% der Serumspiegel, in Eiter fast 100%.
Geringe bis fehlende *Liquorgängigkeit* bei nichtentzündeten Meningen. Im Augenkammerwasser bei kontinuierlicher Gabe von 3mal tgl. 0,5 g therapeutisch ausreichende Spiegel (bis 1,2 mg/l). Bei wiederholten Gaben Kumulation durch enterohepatischen Zyklus.
Ausscheidung vorwiegend über die Galle in hohen Konzentrationen. Nur sehr geringe Ausscheidung mit dem Harn (etwa 1%). Der größte Teil wird in der Leber zu antibakteriell inaktiven Metaboliten umgewandelt. Fusidinsäure ist nicht oder kaum dialysierbar. Bei topischer Anwendung gute Penetration in oberfläche Hautschichten.

Nebenwirkungen: Bei oraler Gabe Magenschmerzen, manchmal mit Brechreiz oder Erbrechen, die bei Verabreichung mit einer Mahlzeit seltener auftreten. Selten

Fusidinsäure

Leberschädigung mit Ikterus (reversibel). Nach i. v. Infusion können Venenspasmen und Thrombophlebitis auftreten. Bei Anwendung auf der Haut Kontaktdermatitis möglich (selten).

Indikationen: Staphylokokken-Infektionen (Osteomyelitis, Sepsis, Staphylokokken-Pneumonie, Haut- und Wundinfektionen) bei Penicillin-Allergie und bei Versagen anderer Staphylokokken-Antibiotika immer in Kombination mit Vancomycin oder Rifampicin oder einem β-Lactam-Antibiotikum. Topische Anwendung bei oberflächlichen Staphylokokken-Infektionen der Haut sowie Erythrasma durch Corynebacterium minutissimum.

Applikation: Oral oder als 2–4stdg. i. v. Infusion in ausreichender Verdünnung. Keine i. m. Injektion (Nekrosen)! Lokalbehandlung mit Fucidine-Salbe, -Creme, -Gel, -Gaze, -Puder oder Augentropfen möglich.

Dosierung: Erwachsene oral oder i. v. tgl. 1,5 g, **Kinder** tgl. 20 mg/kg, in 3 Einzelgaben. Tabletten nicht gleichzeitig mit alkalisierenden Substanzen (Natriumbikarbonat, Antazida) geben. Therapiedauer 2–3 Wochen. In schweren Fällen kann die Dosis verdoppelt werden. Bei eingeschränkter Leberfunktion vorsichtige Anwendung (Bilirubin- und Transaminasenkontrolle). Nicht bei Neugeborenen mit Ikterus (Gefahr der Verdrängung von Bilirubin aus der Albuminbindung). Keine Dosisreduzierung bei Niereninsuffizienz.

Handelsformen: Tabletten à 0,25 g, Ampullen à 0,5 g, Salbe (2%ig), Creme, Gel, Gaze, Puder, Trockensubstanz zur topischen Anwendung (als Lösung), Augentropfen.

Beurteilung: Staphylokokken-Antibiotikum der Reserve zur kombinierten Anwendung bei schweren Staphylokokken-Infektionen (auch bei Penicillin-Allergie oder Methicillin-Resistenz).

Literatur

Adenis JP, Maes-Castellarin S, Denis F, Mounier M. Étude du passage intra-oculaire de l'acide fusidique chez l'homme. Ophthalmologie 1994; 8: 231-4.

Brodersen R. Fusidic acid binding to serum albumin and interaction with binding of bilirubin. Acta Paediatr Scand 1985; 74: 874.

Drugeon HB, Caillon J, Juvin ME. In-vitro antibacterial activity of fusidic acid alone and in combination with other antibiotics against methicillin-sensitive and -resistant Staphylococcus aureus. J Antimicrob Chemother 1991; 34: 899–907.

Munkholm P, Hey H, Rasmussen SN, Johansen PB. Antibiotic activity in serum following single and repeated oral administration of sodium fusidate in volunteers. Eur J Drug Metab Pharmacokinet 1994; 19: 337-41.

Peter JD, Jehl F, Pottecher T, et al. Pharmacokinetics of intravenous fusidic acid in patients with cholestasis. Antimicrob Ag Chemother 1993; 37: 501.

Vaillant L, Machet L, Taburet AM, Sorensen H, Lorette G. Levels of fusidic acid in skin blister fluid and serum after repeated administration of two dosages (250 and 500 mg). Br J Dermatol 1992; 126: 591-5.

Glykopeptid-Antibiotika

Es handelt sich um eine Gruppe großmolekularer Glykopeptide mit ausschließlicher Wirkung auf grampositive Erreger. Die Substanzen haben durch die starke Zunahme von Hospitalinfektionen durch Methicillin-resistente Staphylokokken sowie von Fremdkörperinfektionen durch Staphylococcus epidermidis größere Bedeutung erlangt. Die Pioniersubstanz ist Vancomycin.

Vancomycin

Handelsnamen: Vancomycin CP Lilly u.a.

Eigenschaften: Großmolekulares Glykopeptid. Die Herstellung erfordert aufwendige Reinigungsverfahren. Als Hydrochlorid gut wasserlöslich und stabil.

Wirkungsweise: Vancomycin hemmt den Aufbau der Bakterienzellwand und wirkt bakterizid.

Wirkungsspektrum: Staphylokokken (auch Methicillin-resistente Staphylococcus-aureus- und Staphylococcus-epidermidis-Stämme), Streptokokken (einschließlich Enterokokken und Penicillin-G-resistente Pneumokokken), Clostridium difficile, Diphtheriebakterien und grampositive Anaerobier (z. B. Propionibakterien) haben eine gute bis mittlere Empfindlichkeit, während gramnegative Keime völlig resistent sind.

Resistenz: Keine Resistenzentwicklung unter der Therapie. Vorkommen resistenter Staphylokokken (Koagulase-negativ) selten, von resistenten Enterokokken (besonders Enterococcus faecium) und Viridans-Streptokokken häufiger. In Japan und den USA sind 1997 zum ersten Mal bei Patienten Staphylococcus-aureus-Stämme gefunden worden, die eine intermediäre Resistenz (verminderte Sensibilität) gegen Vancomycin hatten. Sie werden als VISA bezeichnet (= Vancomycin Intermediate S. aureus). Weitgehende Kreuzresistenz mit Teicoplanin und anderen Glykopeptid-Antibiotika, aber keine Kreuzresistenz mit anderen Gruppen von Antibiotika. Bei Enterokokken ist von den drei Resistenz-Genen (Van A, Van B, Van C) Van A am häufigsten und bedingt gleichzeitige Resistenz gegen Vancomycin und Teicoplanin. Van-B-Stämme sind meist Vancomycin-resistent, aber Teicoplanin-sensibel, Van-C-Stämme schwach Vancomycin-empfindlich und Teicoplanin voll sensibel.

Pharmakokinetik:
Fast keine *Resorption* nach oraler Gabe.
Serumkonzentrationen nach i. v. Infusion von 1 g 30 mg/l und 1 mg/l (1 h bzw. 24 h nach Infusionsende).
Halbwertszeit 6 h. Bei mehrfachen Gaben Kumulation möglich.
Plasmaeiweißbindung 55%.
Bei *Ausscheidungsstörung* starker Anstieg auf toxische Serumkonzentrationen (bei wiederholter Gabe).

Glykopeptid-Antibiotika

Liquorgängigkeit gering, bei Meningitis Spiegel von 1–7 mg/l. In Pleura-, Perikard- und Gelenkflüssigkeit 50–100% der Serumwerte. Relativ gute Penetration in Lungen, Herz, Leber, Nieren, auch in Abszeßeiter, nicht jedoch in die Knochen.
Ausscheidung nach i. v. Gabe durch die Nieren zu 80–90%. Geringe Ausscheidung mit der Galle (Gallenkonzentrationen bis zu 50% der Serumwerte). Bei Hämo- und Peritonealdialyse werden nur kleine Mengen Vancomycin entfernt, bei Hämofiltration größere Mengen.

Nebenwirkungen: Gelegentlich Thrombophlebitis. Nicht selten Allergie mit Fieber, Urtikaria, Exanthem; auch anaphylaktischer Schock möglich. Ototoxizität bei höherer Dosierung und besonders bei Kumulation infolge Niereninsuffizienz, daher unbedingt Nierenfunktion vor Therapiebeginn kontrollieren! Selten ist eine reversible Neutropenie, evtl. auch Thrombozytopenie, die 1 Woche oder später nach Behandlungsbeginn und nach Überschreiten der Gesamtdosis von 25 g auftreten kann (Blutbild kontrollieren). Bei zu rascher Gabe kann vorübergehend durch Freisetzung von Mediatoren Hautrötung auftreten (»Red-neck-Syndrom«), was häufig als Allergie fehlgedeutet wird. Bei rascher i. v. Injektion sind Blutdruckabfall und Herzstillstand möglich. Nierenversagen oder interstitielle Nephritis sind sehr selten (meist bei gleichzeitiger Gabe von Aminoglykosiden oder bei bereits bestehender Nierenfunktionseinschränkung).

Interaktionen: Vorsicht bei Kombination mit einem anderen potentiell ototoxischen und nephrotoxischen Medikament (z. B. Cisplatin)! Heparin kann in höheren Konzentrationen Vancomycin in der Infusionslösung inaktivieren.

Indikationen: Schwere Staphylokokken-Infektionen, wie Sepsis, Endokarditis, Osteomyelitis, die wegen Penicillin-Allergie oder Methicillin-Resistenz nicht mit penicillinasefesten Penicillinen oder Cephalosporinen behandelt werden können, sowie Pneumokokken-Meningitis (bei Penicillin-G-Resistenz in Kombination mit Rifampicin und Ceftriaxon) und Staphylokokken-Infektionen implantierter Fremdkörper (Prothesen, Venenkatheter, Liquor-Shunt usw.). Bei therapieresistenter Staphylokokken- oder Enterokokken-Endokarditis kann eine Behandlung mit Vancomycin erfolgreich sein (bei Staphylokokken-Infektion in Kombination mit Rifampicin, bei Enterokokken-Endokarditis in Kombination mit Gentamicin). Bei Verdacht auf septische Endokarditis sowie bei Endokarditis mit Kunstklappe ist eine ungezielte Behandlung gerechtfertigt. Vancomycin kann auch zur Therapie von Fremdkörperinfektionen durch hochresistente Korynebakterien (Corynebacterium jeikeium), Propionibakterien oder Staphylokokken indiziert sein (z. B. bei Peritonitis während kontinuierlicher ambulanter Peritonealdialyse). Bei Infektionen durch multiresistente Rhodococcus equi von AIDS-Patienten und Nierentransplantierten ist Vancomycin in Kombination mit Rifampicin wirksam. Vancomycin kann bei Penicillin- und Cephalosporin-Allergie zur Endokarditisprophylaxe (s. S. 410) verwendet werden, auch zur perioperativen Prophylaxe bei der Implantation von Herzklappenprothesen und dgl. Die orale Gabe ist indiziert bei pseudomembranöser Enterokolitis (durch Clostridium difficile), evtl. auch zur selektiven Darmdekontamination bei onkologischen Patienten (immer in Kombination).

Falsche Indikationen: Parenterale Gabe bei Enterokolitis. Gabe der nicht resorbierbaren Kapseln zur systemischen Therapie oder zur intestinalen Dekontamination.

Vancomycin

Kontraindikationen: Akutes Nierenversagen sowie bereits bestehende Schwerhörigkeit.

Applikation: Da Vancomycin bei oraler Gabe kaum resorbiert wird, muß es durch i.v. Infusionen über mindestens 60 min zugeführt werden (Venenreizungen möglich). Eine i. v. Injektion ist nicht erlaubt (Wärmegefühl, Brechreiz, Parästhesien, erhöhte Gefahr einer Ototoxizität durch Konzentrationsspitzen). Die intramuskuläre Gabe ist sehr schmerzhaft und kann zu Nekrosen führen (kontraindiziert). Oral als Kapseln bei Enterokolitis. Bei Vermischen von Vancomycin mit Ticarcillin oder Hydrokortison oder Heparin kann es zu sichtbaren Niederschlägen in der Infusionslösung kommen. Generell darf Vancomycin nicht mit anderen Pharmaka gemischt werden.

Dosierung: Erwachsene tgl. 2 g in 2–4 i. v. Kurzinfusionen (0,5 g in mindestens 200 ml 5%iger Glukose-Lösung in mindestens 60 min). **Kinder** tgl. 20–40 mg/kg, in der 1. Lebenswoche höchstens 20 mg/kg, in der 2.–4. Lebenswoche höchstens 30 mg/kg (in 2 bzw. 3 Einzelgaben). Therapiedauer in der Regel nicht über 14 Tage, bei Endokarditis bis zu 6 Wochen. Wenn bei Enterokokken-Endokarditis Vancomycin mit Gentamicin kombiniert werden muß, sind wegen der erhöhten Gefahr einer Ototoxizität regelmäßige Blutspiegel- und Audiometriekontrollen erforderlich. Vancomycin gibt man dabei 0,5 g alle 8 h, Gentamicin 1 mg/kg alle 8 h. Bei Ausscheidungsstörungen von Anfang an Dosisreduzierung, audiometrische Untersuchungen und Blutspiegelkontrollen von Vancomycin (Spitzenspiegel nicht über 40 mg/l, Talspiegel vor der nächsten Gabe zwischen 5 und 10 mg/l bei 12stündlicher Gabe, zwischen 10 und 15 mg/l bei 6stündlicher Gabe). Bei i. v. Dauerinfusion soll die Konzentration von 15 mg/l nicht überschritten werden. Die empfohlene Tagesdosis hängt von der Kreatinin-Clearance ab (Tab. 30). Wenn nur der Serumkreatininwert bekannt ist, läßt sich bei **Männern** die Kreatinin-Clearance wie folgt berechnen:

$$\frac{\text{Gewicht (kg)} \times (140 - \text{Lebensjahre})}{72 \times \text{Serumkreatininwert (mg/dl)}}$$

Bei **Frauen** wird der errechnete Wert mit 0,85 multipliziert. Danach sollte aber die Kreatinin-Clearance in üblicher Weise bestimmt werden, um einen genaueren Wert zu erhalten. Bei anurischen Patienten, die regelmäßig mit Hämodialyse behandelt werden, ergibt die i. v. Gabe von 1 g Vancomycin alle 1–2 Wochen ausreichende Blutspiegel.

Bei **Peritonitis** durch grampositive Bakterien während kontinuierlicher ambulanter Peritonealdialyse (CAPD) gibt man entweder **1mal wöchentlich** Vancomycin intraperitoneal, und zwar 30 mg/kg in 2 l Dialysat über 6 h oder **kontinuierlich** intraperitoneal 25 mg/l Dialysat.

Tab. 30. Vancomycin-Dosierung bei Niereninsuffizienz von Erwachsenen.

Kreatinin-Clearance (ml/min)	100	90	80	70	60	50	40	30	20	10
Vancomycin-Tagesdosis (mg)	1545	1390	1235	1080	925	770	620	465	310	155

Glykopeptid-Antibiotika

Bei oraler Gabe genügen 4mal tgl. 0,125 g, bei Kindern 4mal tgl. 5 mg/kg (als Lösung oder Kapseln), um ausreichende Darmspiegel bei Clostridium-difficile-Infektionen zu erreichen. Wenn dabei ein Ileus besteht, werden 0,5 g Vancomycin alle 6 h durch eine nasogastrale Sonde oder als Vancomycin-Lösung (0,2–0,5 g/l) durch einen bei Koloskopie installierten Katheter zugeführt.

Handelsformen: Ampullen à 0,5 g und 1 g. Zur Therapie der Enterokolitis sind in Deutschland nur Kapseln à 0,25 g im Handel, in Österreich und der Schweiz auch Kapseln à 0,125 g.

Beurteilung: Gut wirksames Staphylokokken-Antibiotikum (besonders bei Methicillin-Resistenz). Verwendung zur oralen Therapie der pseudomembranösen Enterokolitis. Reserveantibiotikum gegen Enterokokken.

Literatur

Bailie GR, Yu R, Morton R, Waldek S. Vancomycin, red neck syndrome, and fits. Lancet 1995; II: 279.

Boyce JM, Opal SM, Chow JW, et al. Outbreak of multidrug-resistant Enterococcus faecium with transferable vanB class vancomycin resistance. J Clin Microbiol 1994; 32: 1148–53.

Centers for Disease Control (CDC): Staphylococcus aureus with reduced susceptibility to vancomycin – United States, 1997. MMWR 1997; 46: 765–6 and 813–5.

Centers for Disease Control (CDC): Reduced susceptibility of Staphylococcus aureus to vancomycin – Japan 1996. MMWR 1997; 46: 624–6.

Dean RP, Wagner DJ, Tolpin MD. Vancomycin/aminoglycoside nephrotoxicity. J Pediatr 1985; 106: 861.

Frieden TR, Munsiff SS, Low DE, et al. Emergence of vancomycin-resistant enterococci in New York City. Lancet 1993; 342: 76.

Goldstein FW, Coutrot A, Sieffer A, Acar JF. Percentages and distributions of teicoplanin- and vancomycin-resistant strains among coagulase-negative staphylococci. Antimicrob Ag Chemother 1990; 34: 899–900.

Hiramatsu K, Hanaki H, Ino T, Yabuta K. Methicillin resistant Staphylococcus aureus clinical strain with reduced vancomycin susceptibility. J Antimicrob Chemother 1997; 40: 135–6.

Hirsch BE, Amodio M, Einzig AL, Halevy R, Soeiro R. Instillation of vancomycin into a cerebrospinal fluid reservoir to clear infection: pharmacokinetic considerations. J Inf Dis 1991; 163: 197–200.

Lishner M, Scheinbaum R, Messner HA. Intrathecal vancomycin in the treatment of Ommaya reservoir infection by Staphylococcus epidermidis. Scand J Inf Dis 1991; 23: 101–4.

Matzke GR, McGory RW, Halstenson CE, Keane WF. Pharmacokinetics of vancomycin in patients with various degrees of renal function. Antimicrob Ag Chemother 1984; 25: 433.

Mayhew JF, Deutsch S. Cardiac arrest following administration of vancomycin. Can Anaesth Soc J 1985; 32: 65.

Montecalvo MA, Horowitz H, Gedris C, et al. Outbreak of vancomycin-, ampicillin-, and aminoglycoside-resistant Enterococcus faecium bacteremia in an adult oncology unit. Antimicrob Ag Chemother 1994; 38: 1363.

Pollard TA, Lampasona V, Akkerman S, et al. Vancomycin redistribution: dosing recommendations following high-flux hemodialysis. Kidney Internat 1994; 45: 232.

Quale JM, O'Halloran JJ, De Vincenzo N, et al. Removal of vancomycin by high-flux hemodialysis membranes. Antimicrob Ag Chemother 1992; 36: 1424–6.

Quintiliani R Jr, Evers S, Courvalin P. The vanB gene confers various levels of self-transferable resistance to vancomycin in enterococci. J Infect Dis 1993; 167: 1220–3.

Rybak MJ, Albrecht LM, Boike SC, Chandrasekar PH. Nephrotoxicity of vancomycin, alone and with an aminoglycoside. J Antimicrob Chemother 1990; 25: 679.

Santré C, Leroy O, Simon M, et al. Pharmacokinetics of vancomycin during hemodialfiltration. Intensive Care Med 1993; 19: 347.

Sieradzki K, Tomasz A. Inhibition of cell wall turnover and autolysis in a highly vancomycin-resistant mutant of Staphylococcus aureus. J Bacteriol 1997; 179: 2557–66.

Teicoplanin

Handelsname: Targocid.

Eigenschaften: Teicoplanin ist mit Vancomycin eng verwandt und stellt eine Mischung aus 6 hochmolekularen Glykopeptiden dar. Der Einbau von langen Fettsäureketten verleiht dem Teicoplanin eine besondere Lipophilie.

Wirkungsweise: Bakterizid (Hemmung der bakteriellen Zellwandsynthese).

Wirkungsspektrum: Identisch mit dem von Vancomycin. Stärkere In-vitro-Aktivität bei Streptokokken (auch Pneumokokken), nicht aber bei Staphylococcus aureus und Staphylococcus epidermidis. Teicoplanin wirkt auf sämtliche aerobe grampositive Bakterien (auch Methicillin-resistente Staphylokokken, Enterokokken, Corynebacterium jeikeium und Listerien), nicht aber auf gramnegative Bakterien. Die In-vitro-Aktivität gegen Clostridium difficile ist 10mal stärker als die von Vancomycin. Mit Rifampicin wirkt Teicoplanin synergistisch auf Staphylococcus epidermidis, mit Gentamicin synergistisch auf Enterokokken und Streptococcus viridans.

Resistenz: Bei Staphylokokken (auch Staphylococcus aureus) sind vereinzelt, bei Enterokokken (besonders E. faecium) häufiger resistente Stämme gefunden worden. Dabei besteht eine inkomplette Kreuzresistenz mit Vancomycin (s. S. 205). So können Staphylococcus-epidermidis- und Staphylococcus-haemolyticus-Stämme gegen Teicoplanin resistent, aber gegen Vancomycin sensibel sein.

Pharmakokinetik:
Nach i. v. Injektion von 0,2 und 0,4 g betragen die mittleren *Serumspiegel* 14 bzw. 32 mg/l (nach 1 h) und 2,1 bzw. 5,4 mg/l (nach 24 h).
Halbwertszeit 3,6 h (in den ersten 12 h) mit einer längeren Abklingphase. Bei wiederholten i. v. Gaben liegen die Serumspiegel fast doppelt so hoch wie nach Einzelgabe, und die Halbwertszeit ist 2–4fach verlängert.
Plasmaeiweißbindung 90%.
Gute *Gewebediffusion*. Die Konzentrationen in Hautblasenflüssigkeit sind 80% der gleichzeitigen Serumspiegel. Kein Übergang in den Liquor.
Ausscheidung unverändert durch die Nieren zu etwa 50% (in 4 Tagen). Teicoplanin ist nicht dialysierbar.

Nebenwirkungen: Teicoplanin wird im allgemeinen gut vertragen. In 4–5% treten meist leichte Nebenwirkungen auf. Relativ häufig sind allergieähnliche Erscheinungen (Juckreiz, Urtikaria, Exanthem) oder Schmerzen an der Injektionsstelle, selten Tremor. Selten sind Hörverlust, Tinnitus und Gleichgewichtsstörungen sowie Schwindel. Keine ausgeprägte Mediatorfreisetzung (wie bei Vancomycin).

Interaktionen: Die Kombination mit potentiell ototoxischen Medikamenten (z. B. Aminoglykosiden) kann die Ototoxizität verstärken.

Indikationen: Schwere Staphylokokken- oder Enterokokken-Infektionen (z. B. bei Fremdkörperinfektionen oder Endokarditis mit Erregernachweis), vor allem bei

Glykopeptid-Antibiotika

Unwirksamkeit oder Unverträglichkeit von Cephalosporinen (am besten in Kombination mit Rifampicin).

Kontraindikationen: Akutes Nierenversagen und bereits bestehende Schwerhörigkeit. Dosisreduzierung bei Niereninsuffizienz. Ausreichende Erfahrungen über die Anwendung in der Schwangerschaft liegen nicht vor.

Applikation und Dosierung: Langsame i. v. Injektion oder i. m. Injektion der Initialdosis von 2mal 400 mg (im Abstand von 12 h), dann Weiterbehandlung mit 1mal 400 mg alle 24 h. Bei Kindern gibt man initial 2mal 10 mg/kg (im Abstand von 12 h) und behandelt weiter mit 1mal 6–10 mg/kg alle 24 h. Neugeborene erhalten 8 mg/kg (1mal tgl.). Bei einer Kreatinin-Clearance von 40–60 ml/min Tagesdosis halbieren. Bei längerer Behandlung (>3 Wochen) sind regelmäßig die Nieren-, Leber- und Hörfunktion zu kontrollieren.

Handelsformen: Ampullen à 0,1 g, 0,2 g und 0,4 g.

Beurteilung: Weiterentwicklung des Vancomycins (teilweise stärkere Aktivität, größeres Dosierungsintervall, bessere Verträglichkeit).

Literatur

Brogden R, et al. Teicoplanin: A reappraisal of its antimicrobial activity, pharmacokinetic properties and therapeutic efficacy. Drugs 1994; 47: 823–54.

Durand-Gasselin B, Lortholary O, Tod M. Efficacy of teicoplanin in Staphylococcus aureus catheter-related tricuspid endocarditis during severe neutropenia. Ann Med Interne Paris 1997; 148: 502–3.

Fanos V, Kacet N, Mosconi G. A review of teicoplanin in the treatment of serious neonatal infections. Eur J Pediatr 1997; 156: 423–7.

Frank UK, Schmidt-Eisenlohr E, Mlangeni D. Penetration of teicoplanin into heart valves and subcutaneous and muscle tissues of patients undergoing open-heart surgery. Antimicrob Ag Chemother 1997; 41: 2559–61.

Klugman KP. Activity of teicoplanin and vancomycin against penicillin-resistant pneumococci. Eur J Clin Microbiol Infect Dis 1994; 13: 1.

de Lalla F, Nicolin R, Rinaldi E, et al. Prospective study of oral teicoplanin versus oral vancomycin for therapy of pseudomembranous colitis and Clostridium difficile-associated diarrhea. Antimicrob Ag Chemother 1992; 36: 2192.

Maher ER, Hollman A, Gruneberg RN. Teicoplanin-induced ototoxicity in Down's syndrome. Lancet 1986; 1: 613.

Mainardi JL, Shlaes DM, Goering RV, et al. Decreased teicoplanin susceptibility of methicillin-resistant strains of Staphylococcus aureus. J Infect Dis 1995; 171: 1646.

Manquat G, Croize J, Stahl JP, et al. Failure of teicoplanin treatment associated with an increase in MIC during therapy of Staphylococcus aureus septicaemia. J Antimicrob Chemother 1992; 29: 73.

Martin C, Bourget P, Alaya M. Teicoplanin in cardiac surgery: intraoperative pharmacokinetics and concentrations in cardiac and mediastinal tissues. Antimicrob Ag Chemother 1997; 41: 1150–5.

Miglioli PA, Merlo F, Fabbri A, Padrini R. Teicoplanin concentrations in serum, pericardium, pericardial fluid and thoracic wall fat in patients undergoing cardiopulmonary bypass surgery. J Antimicrob Chemother 1997; 39: 229–33.

Moore EP, Speller DCE. In-vitro teicoplanin-resistance in coagulase-negative staphylococci from patients with endocarditis and from a cardiac surgery unit. J Antimicrob Chemother 1988; 21: 417.

Reed MD, Yamashita TS, Myers CM. The pharmacokinetics of teicoplanin in infants and children. J Antimicrob Chemother 1997; 39: 789–96.

Shlaes DM, Shlaes JH, Vincent S, et al. Teicoplanin-resistant Staphylococcus aureus expresses a novel membrane protein and increases expression of penicillin-binding protein 2 complex. Antimicrob Ag Chemother 1993; 37: 2432.

Sieradzki K, Villari P, Tomasz A. Decreased susceptibilities to teicoplanin and vancomycin among coagulase-negative methicillin-resistant clinical isolates of staphylococci. Antimicrob Ag Chemother 1998; 42: 100–7.

Simon C, Simon M. Antibacterial activity of teicoplanin and vancomycin in combination with rifampicin, fusidic acid or fosfomycin against staphylococci on vein catheters. Scand J Infect Dis 1990; 72 (Suppl): 14–9.

Neue Glykopeptide

Unter den **Vancomycin-Analoga** hat die stärkste Aktivität das von der Fa. Lilly entwickelte Derivat **LY 333 328**, das aus dem natürlich vorkommenden Vancomycin-Derivat LY 264 826 halbsynthetisch gewonnen wird. Die Muttersubstanz LY 264 826 unterscheidet sich vom Vancomycin dadurch, daß der Vancosamin-Zucker durch 4 Epivancosamine ersetzt und ein zusätzliches Epivancosamin in das Molekül eingebaut wurde. Beim LY 333 328 führt die Einführung einer Alkylgruppe zur Verlängerung der Halbwertszeit und weitere Modifikationen der Struktur zu erheblicher Verstärkung der antibakteriellen Aktivität und Erweiterung des Spektrums auf Vancomycin-resistente Enterokokken, Staphylokokken und Pneumokokken. Im Vergleich zu Vancomycin ist LY 333 328 in vitro gegen Vancomycin-resistente Enterokokken (E. faecalis, E. faecium) 50–100fach stärker wirksam als Vancomycin gegen Vancomycin-sensible Enterokokken. Gegen Methicillin-resistente Staphylokokken wirkt es 10fach stärker als Vancomycin, gegen Penicillin-G-resistente Pneumokokken 100fach stärker. Die klinischen Prüfungen sind noch nicht abgeschlossen.

Die **Teicoplanin-Analoga MDL 63 246** und **MDL 63 042** von Lepetit sind Amid-Derivate des Teicoplanin-ähnlichen natürlichen Glykopeptids A 40 926. Es fehlt der Zucker an der Aminosäure 6, wodurch die Aktivität gegen Staphylokokken, Pneumokokken und Enterokokken erheblich verstärkt wird. Allerdings wirkt MDL 63 042 gegen Teicoplanin-resistente Enterococcus-faecium-(Van-A-)Stämme schwächer als gegen E.-faecium-(Van-B-)Stämme und E.-faecalis-Stämme.

Literatur

Allen NE, Hobbs JN, Nicas TI. Inhibition of peptidoglycan biosynthesis in vancomycin-susceptible and -resistant bacteria by a semisynthetic glycopeptide antibiotic. Antimicrob Ag Chemother 1996; 40: 2356–62.

Cooper RDG, Snyder NJ, Zweifel MJ. Reductive alkylation of glycopeptide antibiotics: synthesis and antibacterial activity. J Antibiotics 1996; 49: 575–81.

Fasola E, Spangler SK, Ednie LM, et al. Comparative activities of LY 333328, a new glycopeptide, against penicillin-susceptible and -resistant pneumococci. Antimicrob Ag Chemother 1996; 40: 2661–3.

Harland S, Tebbs SE, Elliott TS. Evaluation of the in-vitro activity of the glycopeptide antibiotic LY333328 in comparison with vancomycin and teicoplanin. J Antimicrob Chemother 1998; 41: 273–6.

Jones RN, Barrett MS, Erwin ME. In vitro activity and spectrum of LY333328, a novel glycopeptide derivative. Antimicrob Ag Chemother 1996; 41: 488–93.

Mercier R-C, Houlihan HH, Rybak MJ. Pharmacodynamic evaluation of a new glycopeptide, LY333328, and in vitro activity against Staphylococcus aureus and Enterococcus faecium. Antimicrob Ag Chemother 1997; 41: 1307–12.

Nicas TI, Muilen DL, Flokowitsch JE, et al. Semisynthetic glycopeptide antibiotics derived from LY 264826 active against vancomycin-resistant enterococci. Antimicrob Ag Chemother 1996; 40: 2194–9.

Rodriguez MJ, Snyder NJ, Zweifel MJ. Novel glycopeptide antibiotics: N-alkylated derivatives active against vancomycin-resistant enterococci. J Antibiotics 1998; 51: 560–9.

Schwalbe RS, McIntosh AC, Qaiyumi S, et al. In vitro activity of LY333328, an investigational glycopeptide antibiotic, against enterococci and staphylococci. Antimicrob Ag Chemother 1996; 40: 2416–9.

Daptomycin

Daptomycin ist ein Lipopeptid-Antibiotikum, das durch Fermentation von Streptomyces roseosporus gewonnen wird. Es wirkt in einem frühen Stadium der Zellwandsynthese stark bakterizid (in Gegenwart von Kalziumionen). Die Wirkung ist beschränkt auf grampositive Bakterien (einschließlich Methicillin-resistente Staphylokokken und Vancomycin-resistente Enterokokken). Problematisch ist die Toxizität von Daptomycin auf die Skelettmuskulatur (CK-Anstieg). Es könnte als Lokaltherapeutikum Bedeutung erlangen.

Streptogramine

Die Streptogramine sind eine Gruppe von zyklischen Peptid-Antibiotika, welche wie die Makrolide und Lincosamide die bakterielle Proteinsynthese hemmen. Sie werden auch als **MLS-Gruppe** (Makrolid-Lincosamid-Streptogramin-Gruppe) bezeichnet. Die Streptogramine der Gruppe A sind mehrfach ungesättigte Makrolaktone, die Streptogramine der Gruppe B zyklische Hexadepsipeptide. Beide Gruppen enthalten verschiedene **Pristinamycine.** Das natürlich vorkommende Pristinamycin wurde aus einer Streptomyces-Art isoliert und – da es wasserunlöslich war – als orales Staphylokokken-Antibiotikum (unter dem Namen Pyostacine) vor längerer Zeit in Frankreich in den Handel gebracht. Es besteht aus zwei Hauptkomponenten (Pristinamycin I_A und I_B), welche synergistisch wirken.

Die später entwickelten Derivate **Quinupristin** und **Dalfopristin** sind wasserlöslich und daher parenteral anwendbar. Sie sind in dem Kombinationspräparat Synercid enthalten und wirken gegen empfindliche Keime synergistisch (auch bei Erythromycin-Resistenz). Die Kombination zeichnet sich durch eine unterschiedlich schnelle Bakterizidie aus und verhindert in der Regel eine sekundäre Resistenzentwicklung der Bakterien. Sie besitzt eine starke Aktivität gegen Staphylokokken, Streptokokken und Pneumokokken.

Quinupristin/Dalfopristin

Handelsname: Synercid (Rhône-Poulenc Rorer).

Eigenschaften: Das parenteral anwendbare Präparat ist die Kombination von einem Streptogramin der Gruppe B mit einem Streptogramin der Gruppe A. Es besteht zu 30% aus Quinupristin (Derivat des Pristinamycins IA) und zu 70% aus Dalfopristin (Derivat des Pristinamycins IIA). Quinupristin (Q) und Dalfopristin (D) sind allein nur schwach antibakteriell wirksam, wirken aber gemeinsam stark synergistisch.

Wirkungsspektrum: Das Wirkungsspektrum umfaßt fast alle grampositiven Kokken einschließlich Methicillin-resistente Staphylokokken, Vancomycin-resistente Enterokokken (Enterococcus faecium) und Penicillin-G-resistente Pneumokokken. Die In-vitro-Aktivität gegen Enterococcus faecalis ist erheblich schwächer als die gegen Enterococcus faecium. Außerdem ist Q/D wirksam gegen Moraxella catarrhalis, Legionellen, Mycoplasma pneumoniae und Chlamydien sowie gegen Anaerobier, wie Prevotella, Fusobakterien, Peptostreptokokken und die meisten Clostridien, während Bacteroides fragilis resistent ist. Die Kombination von Q/D mit Vancomycin wirkt gegen Staphylokokken synergistisch.

Resistenz: Primär resistente Staphylokokken- und Pneumokokken-Stämme sind selten. Der größte Teil der Haemophilus-influenzae- und Enterococcus-faecalis-Stämme ist resistent. Es besteht keine Kreuzresistenz zwischen Streptograminen und Antibiotika anderer Klassen. Eine Resistenzentwicklung während der Therapie ist bei Enterococcus-faecium-Infektionen möglich. Die In-vitro-Resistenztestung ist schwierig.

Streptogramine

Pharmakokinetik:
Nach i. v. Infusion von 5 mg/kg, 10 mg/kg und 15 mg/kg (über 1 h) sind die mittleren Quinupristin-Serumspiegel bei Infusionsende 1,2 bzw. 2,3 bzw. 3,5 mg/l, die mittleren Dalfopristin-Serumspiegel 4,5 bzw. 6,3 bzw. 8,1 mg/l.
Halbwertszeit von Q 0,9–1 h, von D 0,5 h.
Plasmaeiweißbindung von Quinupristin 82%, von Dalfopristin 48% (nichtmetabolisierter Anteil bei Infusionsende).
Urin-Recovery von Q <5%, von D <2%. Überwiegend extrarenale Elimination. Nicht liquorgängig. Gute Penetration in Makrophagen und entzündete Herzklappen. Q und D werden in der Leber z.T. metabolisiert (Q zu konjugiertem Q-Glutathion und Q-Cystein, Dalfopristin zu Pristinamycin IIa). Bei stärkerer Leberfunktionsstörung sind die Serumspiegel erhöht und die Halbwertszeit verlängert (Dosisreduzierung erforderlich). Bei Niereninsuffizienz ist eine normale Dosierung möglich.

Nebenwirkungen: Venenwandreizungen sind sehr häufig und konzentrationsabhängig, jedoch bei zentralen Venenkathetern selten. Wegen dieser Nebenwirkung wird eine stärkere Verdünnung der Einzeldosis mit wenigstens 250 ml 5%iger Glukose-Lösung empfohlen. Andere Nebenwirkungen sind Juckreiz, Brennen, Erythem im Gesicht, im Nacken und am Oberkörper sowie Übelkeit und Erbrechen. Seltener sind reversible Arthralgien und Myalgien. Häufig steigen direktes Bilirubin, Transaminasen und die alkalische Phosphatase im Blut vorübergehend an.

Interaktionen: Da Q und D in der Leber durch das Isoenzym CYP 3A4 teilweise metabolisiert werden, sind viele Wechselwirkungen möglich (mit Kalziumantagonisten, Terfenadin, Astemizol, Cisaprid, Cyclophosphamid, antiretroviralen Virustatika, einigen Benzodiazepinen und Cholesterinsynthesehemmern).

Indikationen: Nachgewiesene Infektionen durch multiresistente Staphylokokken, Enterokokken und Pneumokokken (bei Sepsis, Endokarditis, Peritonitis usw.). Bei Staphylokokken- und E.-faecium-Infektionen ist u. U. eine Kombination mit Vancomycin bzw. Gentamicin sinnvoll.

Kontraindikationen: Gravidität. Schwere Leberinsuffizienz. Gleichzeitige Gabe von Medikamenten, welche die QT-Zeit im EKG verlängern.

Applikation und Dosierung: Als i.v. Infusion über 60 min 3mal tgl. 5 mg/kg oder 2mal tgl. 7,5 mg/kg (in ausreichender Verdünnung). Bei Kindern liegen noch keine Erfahrungen vor.

Beurteilung: Alternative bei schweren Infektionen durch Vancomycin-resistente E. faecium. Die klinischen Erfahrungen bei anderen Infektionen (MRSA) sind noch gering.

Literatur

Alcaide F, Carratala J, Linares J. In vitro activities of eight macrolide antibiotics and RP 59500 (Quinupristin-Dalfopristin) against viridans group streptococci isolated from blood of neutropenic cancer patients. Antimicrob Ag Chemother 1996; 40: 2117–20.

Barakett V, Lesage D, Delisle F. Killing kinetics of RP 59500 and pristinamycin against penicillin-resistant pneumococci. Pathol Biol 1997; 45: 438–40.

Bergeron M, Montay G. The pharmacokinetics of quinupristin/dalfopristin in laboratory animals and in humans. J Antimicrob Chemother 1997; 39 (SupplA): 129–38.

Bernard E, Bensoussan M, Bensoussan F, et al. Pharmacokinetics and suction blister fluid penetration of a semi-synthetic injectable streptogramin RP 59500 (RP 57669/RP 54476). Eur J Clin Microbiol Infect Dis 1994; 13: 768–71.

Bonilla HF, Perri MB, Kauffman CA. Comparative in vitro activity of quinupristin/dalfopristin against multidrug resistant Enterococcus faecium. Diagn Microbiol Infect Dis 1996; 25: 127–31.

Bryson HM, Spencer CM. Quinupristin-Dalfopristin. Drugs 1996; 52: 406–15.

Chow JW, Davidson A, Sanford III E. Superinfection with Enterococcus faecalis during quinupristin/dalfopristin therapy. Clin Infect Dis 1997; 24: 91–2.

Etienne SD, Montay G, Le Liboux A, Frydman A, Garaud JJ. A phase I, double-blind, placebo-controlled study of the tolerance and pharmacokinetic behaviour of RP 59500. J Antimicrob Chemother 1992; 30 (Suppl. A): 123–31.

Evans PA, Norden CW, Rhoads S., et al. In vitro susceptibilities of clinical isolates of vancomycin-resistant enterococci. Antimicrob Ag Chemother 1997; 41: 1406.

Garcia R, Raad I. In vitro study of the potential role of quinupristin/dalfopristin in the treatment of catheter-related staphylococcal infections. Eur J Clin Microbiol Infect Dis 1996; 15: 933–6.

Herrera-Insua I, Jacques-Palaz K, Murray BE. Intracellular activities of RP 59500 (quinupristin-dalfopristin) and sparfloxacin against Enterococcus faecium. Antimicrob Ag Chemother 1996; 40: 886–90.

Lynn WA, Clutterbuck E, Want S, et al. Treatment of CAPD peritonitis due to glycopeptide-resistant Enterococcus faecium with quinopristin/dalfopristin. Lancet 1994; 344: 1025–6.

Sahgal VS, Urban C, Mariano N, et al. Quinupristin/dalfopristin (RP 59500) therapy for vancomycin-resistant Enterococcus faecium aortic graft infection: case report. Microb Drug Res 1995; 1: 245–7.

Shonekan D, Handwerger S, Mildvan D. Comparative in-vitro activities of RP 59500 (quinupristin/dalfopristin), CL 329, 998, CL 331, 002, trovafloxacin, clinafloxacin, teicoplanin and vancomycin against Gram-positive bacteria. J Antimicrob Chemother 1997; 39: 405–9.

Torralba MD, Frey SE, Lagging LM. Treatment of methicillin-resistant Staphylococcus aureus infection with quinupristin/dalfopristin. Clin Infect Dis 1995; 21: 460–1.

Everninomicine

Die Everninomicine sind eine Gruppe von Oligosaccharid-Antibiotika, von denen das stärker wirksame und weniger toxische Derivat **SCH 27 899 (Ziracin)** von der Firma Schering-Plough (USA) weiterentwickelt wird. Es wirkt fast ausschließlich auf grampositive Bakterien. Von besonderem Interesse ist die starke Aktivität gegen Methicillin-resistente Staphylokokken (MRSA, MRSE), gegen Vancomycin-resistente Enterococcus faecium (VRE) und gegen Penicillin-G-resistente Pneumokokken. Ziracin wirkt außerdem gegen andere Staphylokokken und Streptokokken (einschließlich Enterococcus faecalis), gegen Moraxella catarrhalis und Legionella pneumophila. Nach parenteraler Gabe von 2 mg/kg sind die mittleren *Serumspitzenspiegel* 45 mg/l, die *Halbwertszeit* 8–9 h und die *Urin-Recovery* 5% (unverändert). Ziracin ist nicht dialysabel. Die klinischen Prüfungen sind noch nicht abgeschlossen.

Literatur

Jones RN, Barrett MS. Antimicrobial activity of everninomicin (SCH27899), an oligosaccharide antimicrobial with a potent Gram-positive spectrum. Clin Microbiol Infect 1995; 1: 35–43.

Nakashio S, Iwasawa H, Dun FY, et al. Everninomicin, a new oligosaccharide antibiotic: its antimicrobial activity, postantibiotic effect and synergistic bactericidal activity. Drugs Exptl Clin Res 1995; 37: 7–16.

Sanders WE Jr, Sanders CC. Microbiological characterization of everninomicin B and D. Antimicrob Agents Chemother 1974; 6: 232–8.

Urban C, Mariano N, Mosinka-Snipas K, et al. Comparative in-vitro activity of SCH27899, a novel everninomicin, and vancomycin. J Antimicrob Chemother 1996; 37: 361–4.

Weinstein MJ, Luedemann GM, Oden EM, et al. Everninomicin, a new antibiotic complex from Micromonospora carbonacea. Antimicrob Ag Chemother 1965; 24–32.

Oxazolidinone

Oxazolidinone sind eine neue Klasse von Antibiotika, welche die bakterielle Proteinsynthese hemmen und sowohl oral als auch parenteral anwendbar sind. Sie wirken fast ausschließlich gegen grampositive Bakterien sowie gegen Mykobakterien.

Von Pharmacia/Upjohn wurde das Derivat **Linezolid** (früher U 100 766) für klinische Prüfungen ausgewählt (Strukturformel s. Abb. 37). Von besonderem Interesse ist die Aktivität gegen Methicillin-resistente Staphylokokken (MRSA, MRSE), gegen Vancomycin-resistente Enterokokken (VRE) und gegen Penicillin-G-resistente Pneumokokken. Linezolid wirkt außerdem gegen Pasteurella multocida und die meisten Stämme von Mycobacterium avium-intracellulare (am besten in Kombination mit Ethambutol).

Linezolid kann oral und i.v. appliziert werden und hat eine *Halbwertszeit* von 7 h. *Urin-Recovery* nach i.v. Gabe 30% (unverändert), nach oraler Gabe 27%. Dialysabel. Keine Dosisreduktion bei Niereninsuffizienz.

Linezolid hemmt die menschliche Monoaminoxidase, wodurch es zu Blutdrucksteigerung, Hyperthermie und ZNS-Störungen kommen kann. Nebenwirkungen sind Durchfall, Kopfschmerzen, Schwindel und Blutdrucksteigerung. Interaktionen sind möglich mit Phenylpropanolamin, Pseudoephedrin und Tyramin. Die klinischen Prüfungen sind noch nicht abgeschlossen. Linezolid könnte für die Behandlung von Infektionen durch multiresistente Kokken Bedeutung erlangen.

Literatur

Bostic GD, Perri MB, Thal LA, et al. Comparative in vitro and bactericidal activity of oxazolidinone antibiotics against multidrug-resistant enterococci. Diagn Microbiol Infect Dis 1998; 30: 109–12.

Eliopoulos GM, Wennersten CB, Gold HS, Moellering RCJ. In vitro activities of new oxazolidinone antimicrobial agents against enterococci. Antimicrob Ag Chemother 1996; 40: 1745–7.

Jorgensen JH, McElmeel ML, Trippy CW. In vitro activities of the oxazolidinone antibiotics U-100592 and U-100766 against Staphylococcus aureus and coagulase-negative Staphylococcus species. Antimicrob Ag Chemother 1997; 41: 465–7.

Mason EO, Lamberth LB, Kaplan SL. In vitro activities of oxazolidinones U-100592 and U-100766 against penicillin-resistant and cephalosporin-resistant strains

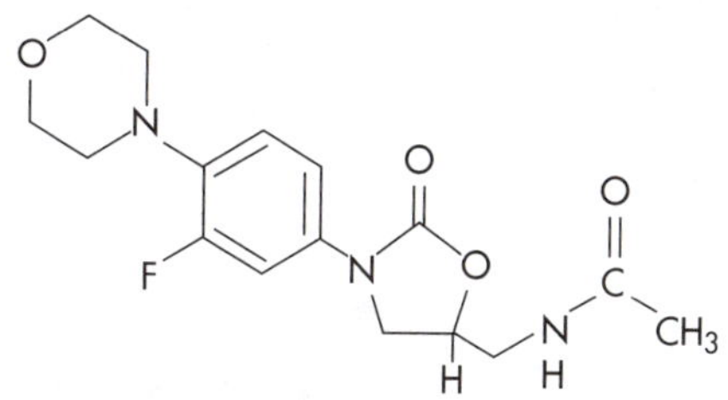

Abb. 37. Strukturformel von Linezolid.

Oxazolidinone

of Streptococcus pneumoniae. Antimicrob Ag Chemother 1996; 40: 1039–40.

Noskin GA, et al. Successful treatment of persistent vancomycin-resistant Enterococcus faecium bacteremia with linezolid and gentamicin. Clin Infect Dis 1999; 28: 689–90.

Rybak MJ, Cappelletty DM, Moldovan T, et al. Comparative in vitro activities and postantibiotic effects of the oxazolidinone compounds eperezolid (U-100592) and linezolid (U-100766) versus vancomycin against Staphylococcus aureus, coagulase-negative staphylococci, Enterococcus faecalis, and Enterococcus faecium. Antimicrob Ag Chemother 1998; 42: 721–4.

Spangler SK, Jacobs MR, Appelbaum PC. Activities of RPR 106972 (a new oral streptogramin), cefditoren (a new oral cephalosporin), two new oxazolidinones (U-100592 and U-100766), and other oral and parenteral agents against 203 penicillin-susceptible and -resistant pneumococci. Antimicrob Ag Chemother 1996; 40: 481–4.

Zurenko GE, Yagi BH, Schaadt RD, et al. In vitro activities of U-100592 and U-100766, novel oxazolidinone antibacterial agents. Antimicrob Ag Chemother 1996; 40: 839–45.

Fosfomycin

Fosfomycin i. v.

Handelsname: Fosfocin.

Eigenschaften: In den USA entwickeltes, aber dort nicht eingeführtes Breitspektrum-Antibiotikum (Strukturformel s. Abb. 38).

Epoxyd ohne chemische Verwandtschaft mit anderen Antibiotika. Gut löslich in Wasser, unlöslich in Äthanol. Fosfomycin hat einen hohen Natriumgehalt (pro g 14,5 mval Natrium).

Wirkungsweise: Bakterizid in der Wachstumsphase der Bakterien (Hemmung der Zellwandsynthese über einen anderen Wirkungsmechanismus als bei β-Lactam-Antibiotika).

Wirkungsspektrum: Wirksam auf Staphylokokken, Streptokokken, Gonokokken, Haemophilus influenzae, E. coli, Proteus mirabilis, Salmonellen, Shigellen, z. T. auf Pseudomonas aeruginosa und Serratia marcescens. Bei Morganella morganii, Acinetobacter, Klebsiella pneumoniae und Enterobacter-Arten sowie bei Staphylococcus epidermidis ist ein relativ hoher Prozentsatz von Bakterienstämmen resistent. Fosfomycin ist bei Anaerobiern meist wirksam (Peptostreptokokken, Fusobakterien, Veillonellen und Clostridien, jedoch nicht bei Bacteroides-Arten). Aktivität stark abhängig von Nährboden, Keimeinsaat und Testtechnik. Der Zusatz von Glukose-6-Phosphat zum Nährboden verbessert die In-vitro-Wirksamkeit. Fosfomycin gehört somit zu den Antibiotika mit schlechter Korrelation zwischen Testergebnissen in vitro und klinischer Wirksamkeit.

Resistenz: Sekundäre Resistenzentwicklung möglich (in vitro und in vivo). Ursache ist der gestörte aktive Transport von Fosfomycin in die Bakterienzellwand. Keine Kreuzresistenz mit anderen Antibiotika.

Pharmakokinetik:
Serumspiegel nach i. v. Infusion von 3 g 40 mg/l und von 5 g 70 mg/l (2 h nach Infusionsende).
Halbwertszeit 2 h.

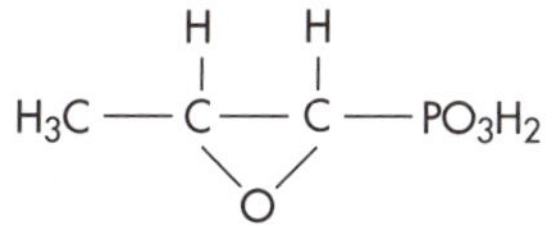

$$H_3C - \underset{\underset{O}{}}{\overset{H}{C}} - \overset{H}{C} - PO_3H_2$$

Abb. 38. Strukturformel von Fosfomycin.

Fosfomycin

Keine *Plasmaeiweißbindung*.
Gute *Gewebegängigkeit*. Übergang in den Liquor und fetalen Kreislauf.
Urin-Recovery 90%, hohe Harnkonzentrationen. Geringe oder fehlende Metabolisierung. Gut dialysabel.

Nebenwirkungen: Lokale Schmerzhaftigkeit bei i. m. Injektion, Venenreizung bei i. v. Gabe, in 8% Brechreiz und Magendruck, seltener Erbrechen, Durchfall, Dyspnoe, Kopfschmerzen und allergische Reaktionen sowie vorübergehende Erhöhung der alkalischen Phosphatase, der GOT und GPT (Transaminasen). Die starke Natriumbelastung bei höherer Dosierung muß beachtet werden.

Indikationen: Bakterielle Infektionen durch empfindliche Keime (z. B. bei Osteomyelitis und ZNS-Infektionen). Bei bedrohlichen Erkrankungen möglichst in Kombination mit einem Penicillin oder Cephalosporin.

Kontraindikation: Gravidität.

Dosierung: Bei **Erwachsenen** 2–3mal tgl. 3–5 g (je nach Empfindlichkeit der Erreger), bei **Kindern** 2–3mal tgl. 50–80 mg/kg. Bei Niereninsuffizienz reduzierte Dosierung (Tab. 31). Applikation als i. v. Kurzinfusion (in 30 min). Bei höherer Dosierung Serumelektrolyte kontrollieren (wegen der Gefahr einer Hypernatriämie), besonders bei Herzinsuffizienz, Ödemneigung und sekundärem Hyperaldosteronismus. Dabei kann sekundär auch die Kaliumausscheidung vermehrt sein (evtl. ist eine Kaliumsubstitution erforderlich).

Handelsformen: Ampullen à 2 g, 3 g, 5 g.

Beurteilung: Antibiotikum der Reserve (z. B. bei Staphylokokken-Osteomyelitis) mit relativ guter Verträglichkeit. Auf eine Resistenzentwicklung während der Therapie sowie auf eine Hypernatriämie ist zu achten.

Tab. 31. Dosierung von Fosfomycin bei Niereninsuffizienz.

Plasma-Kreatinin (mg/dl)	Dosis (g)	Dosierungsintervall (h)	% der Normdosis
0,8	3	8	100
2,0	3	12	66
3,5	1,5	8	50
6,0	1,5	12	33
15,0	1,5	24	16

Fosfomycin-Trometamol

Handelsname: Monuril.

Eigenschaften: Fosfomycin-Trometamol ist ein oral zu verabreichendes Salz des Fosfomycins, das zu etwa 40% resorbiert wird und eine *Halbwertszeit* von 3 h hat. *Urin-Recovery:* 30–40%. Das Wirkungsspektrum von Fosfomycin umfaßt die meisten Erreger von Harnwegsinfektionen (ohne Pseudomonas).

Einzige Indikation: Einmaltherapie unkomplizierter Harnwegsinfektionen von Frauen.

Dosierung: 1mal 1 Beutel mit 5,6 g Fosfomycin-Trometamol (entsprechend 3 g Fosfomycin). Nicht bei Schwangeren und bei Kindern sowie nicht bei eingeschränkter Nierenfunktion anwenden.

Nebenwirkungen: Durchfälle und Erbrechen. Die gleichzeitige Gabe von Metoclopramid verschlechtert die Resorption von Fosfomycin-Trometamol.

Literatur

Bergan T. Pharmacokinetic comparison between fosfomycin and other phosphonic acid derivatives. Chemotherapy 1990; 36 (Suppl 1): 10–8.

Gatermann S, Schulz E, Marre R. The microbiological efficacy of the combination of fosfomycin and vancomycin against clinically relevant staphylococci. Infection 1989; 17: 35.

Greenwood D. Fosfomycin trometamol and the single-dose treatment of cystitis. Journal of Medical Microbiology 1994; 41: 293–4.

Kuhnen E, Pfeifer G, Frenkel C. Penetration of fosfomycin into cerebrospinal fluid across non-inflamed and inflamed meninges. Infection 1987; 15: 422–4.

Reeves DS. Fosfomycin trometamol. J Antimicrob Chemother 1994; 34: 853–8.

Antimikrobielle Folatantagonisten

Im Jahre 1932 entdeckte G. Domagk, daß ein schon länger bekannter Farbstoff (Prontosil = Sulfachrysoidin) Mäuse gegen eine Staphylokokken-Infektion schützte. Die Schutzwirkung beruhte auf der Freisetzung von Sulfanilamid im tierischen Organismus. Durch Modifikation von synthetisiertem Sulfanilamid wurde eine Reihe besser wirksamer Derivate mit weniger Nebenwirkungen gefunden (z. B. Sulfadiazin, Sulfisoxazol und Sulfamethoxazol). Die Sulfonamide hemmen die bakterielle Folsäuresynthese auf andere Weise als die später entdeckten Diaminopyrimidine, z. B. Trimethoprim und Tetroxoprim, welche die bakterielle Dihydrofolat-Reduktase inhibieren. Im Jahre 1968 erkannten Bushby und Hitchings, daß Diaminopyrimidine die Sulfonamid-Aktivität gegen Bakterien erheblich verbessern können. So gibt es heute eine Reihe von Folatantagonisten, die zur Behandlung bakterieller Infektionen allein oder in Kombination anwendbar sind.

Sulfonamide

Sulfonamide sind wichtige Pioniersubstanzen. Wesentliche Prinzipien der antibakteriellen Chemotherapie sind an Sulfonamiden erarbeitet worden. Die geringe Aktivität sowie die schnelle Resistenzentwicklung waren die Gründe, die Sulfonamide in Monotherapie weitgehend zu verlassen. Sulfonamide sind jedoch weiterhin wichtig als Kombinationspartner mit einem Folatantagonisten, wie Trimethoprim oder Pyrimethamin, zur Therapie von bakteriellen Infektionen bzw. Protozoen-Infektionen. Aus der großen Zahl früherer Sulfonamide sind nur noch wenige Derivate erwähnenswert, die sich u. a. in ihrer Halbwertszeit unterscheiden.

Einteilung:
Kurzzeit-Sulfonamide: Sulfamethizol (USA), Sulfisoxazol (USA).
Mittelzeit-Sulfonamide: Sulfadiazin, Sulfamethoxazol (USA), Sulfadimidin (England), Sulfamerazin, Sulfametrol (Schweiz).
Langzeit-Sulfonamide: Sulfamethoxydiazin (nicht mehr im Handel).
Ultralangzeit-Sulfonamide: Sulfalen (Longum), Sulfadoxin (enthalten in Fansidar, Schweiz).
Topische Sulfonamide: Silber-Sulfadiazin, Sulfacetamid.

Eigenschaften: Sulfonamide sind Derivate des p-Amino-benzol-Sulfonamids (Sulfanilamids) und bestehen aus einem Benzolkern mit einer Amino-(NH_2-) und einer Sulfamid-(SO_2NH_2-)Gruppe. Strukturformel des Sulfanilamids: Abb. 39.

Wirkungsweise: Bakteriostatische Wirkung auf proliferierende Keime durch Hemmung der Folsäuresynthese (Blockierung des Fermentes, welches unter Verwendung von Paraaminobenzoesäure die Bildung von Folsäure bewirkt), teilweise auch durch Inaktivierung von anderen Fermenten, z. B. der Dehydrogenase oder Carboxylase (Hemmung der Bakterienatmung). Da alle Bakterien einen gewissen Vorrat an Folsäure haben, tritt die Sulfonamid-Wirkung stets verzögert ein.

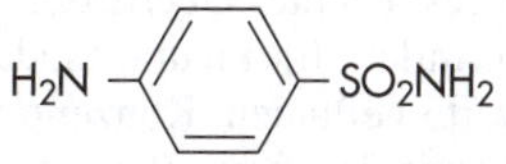

Sulfonamide

$$H_2N-\text{C}_6H_4-SO_2NH_2$$

Abb. 39. Strukturformel von Sulfanilamid.

Wirkungsspektrum: Gute Wirksamkeit auf Streptokokken (außer Enterokokken), Pneumokokken, Meningokokken, Aktinomyzeten, Nocardien, Chlamydien.
Mittlere, geringe oder unterschiedliche Wirksamkeit auf E. coli, Proteus, Klebsiella pneumoniae, Enterobacter aerogenes, Haemophilus influenzae, Pseudomonas aeruginosa, Brucellen, Enterokokken, Gonokokken, Staphylokokken, Shigellen u. a. Sulfonamide wirken auch auf bestimmte Protozoen (Pneumocystis, Toxoplasmen, Malariaplasmodien). Resistent sind Rickettsien, Spirochäten, Mykobakterien, Pilze u. a.

Resistenz: Resistenzentwicklung von Streptokokken, Pneumokokken, Gonokokken u. a. während längerer Behandlung (über 3 Wochen) möglich. Meningokokken sind heute zum großen Teil gegen Sulfonamide resistent (bis zu 75%), auch Shigellen, Proteus, E. coli u.a. Fast völlige Kreuzresistenz zwischen den einzelnen Sulfonamid-Präparaten, keine Kreuzresistenz mit Antibiotika. Die In-vitro-Testung, besonders mit dem Blättchentest, ist bei Sulfonamiden unzuverlässig (Inokulum-Effekt, Antagonisten im Nährboden).

Pharmakokinetik:
Gute *Resorption* der üblichen Sulfonamide nach oraler Gabe im Magen und Dünndarm (80–100%), maximale Blutspiegel nach 4–6 h.
Blutspiegel nach oraler Gabe bei den einzelnen Präparaten verschieden (zwischen 50 und 150 mg/l); entscheidend ist der Gehalt an freiem, nicht azetylierten und nicht an Eiweiß gebundenen Sulfonamid.
Halbwertszeit im Blut bei den Kurzzeit-Sulfonamiden weniger als 8 h, bei den Mittelzeit-Sulfonamiden 8–15 h, bei den Langzeit-Sulfonamiden zwischen 24 und 48 h, bei Sulfalen etwa 65 h, bei Sulfadoxin 5 Tage.
Plasmaeiweißbindung: Ein Teil der Sulfonamide ist im Blut reversibel an Eiweiß gebunden und hat keine antibakterielle Aktivität, ebenso der irreversibel azetylierte Sulfonamid-Anteil. Der Grad der Eiweißbindung ist je nach Blutspiegel verschieden und bei Kurzzeit-Sulfonamiden im allgemeinen geringer als bei den meisten Mittel- und Langzeit-Sulfonamiden (70–90% und darüber). Bei dem Ultralangzeit-Sulfonamid Sulfalen allerdings beträgt die Eiweißbindung nur 34%. Der Azetylierungsgrad der Sulfonamide im Blut differiert meist zwischen 5 und 20%.
Liquorgängigkeit: Relativ gut bei Sulfadiazin. Bei entzündeten Meningen und erhöhtem Eiweißgehalt des Liquors treten die Sulfonamide leichter in den Liquor über.
Gewebekonzentrationen: Höhere Sulfonamid-Konzentrationen finden sich in Magen, Niere, Haut, mittlere Konzentrationen in Leber, Lunge, Uterus, Muskulatur,

Antimikrobielle Folatantagonisten

niedrige Konzentrationen in Hirn, Knochen, Nebenniere und Darm. Gute Diffusion in das Kammerwasser des Auges, leichter Übertritt in den fetalen Kreislauf, geringe Konzentrationen in der Muttermilch. Im Pleuraexsudat, Aszites oder Perikarderguß werden 50–70% der Serumwerte gefunden. Konzentrationen in der Galle gering.

Ausscheidung: Hauptsächlich mit dem Urin (bei den meisten Präparaten zwischen 60 und 90%), der Rest mit den Fäzes. Im Urin als freies Sulfonamid, antibakteriell inaktiv als Azetylderivat und als Glukuronid. Vorwiegend glomeruläre Filtration, teilweise tubuläre Sekretion, Rückresorption von freiem Sulfonamid durch die Tubuli möglich. Bei den Kurzzeit-Sulfonamiden erfolgt eine rasche Ausscheidung und fast keine Rückresorption durch die Nieren, während bei den Langzeit-Sulfonamiden die Ausscheidung verzögert ist und eine stärkere Rückresorption stattfindet (z. B. bei Sulfamethoxydiazin zu 60–85%). Urinkonzentrationen bei Kurzzeit-Sulfonamiden (Tagesdosis 3 g) etwa 1–2 g/l, bei Langzeit-Sulfonamiden (Tagesdosis 0,5 g) etwa 0,1–0,5 g/l.

Nebenwirkungen:

1. **Allergische Reaktionen** (Häufigkeit 1–3%) können sich in Fieber, einer Konjunktivitis und einem Exanthem (makulös, nodulär oder urtikariell) äußern und treten meist zwischen dem 5. und 9. Behandlungstag auf. Sie verlaufen bei Mittel- und Langzeit-Sulfonamiden schwerer als bei den rasch ausgeschiedenen Kurzzeit-Sulfonamiden und kamen früher, als Sulfonamide oft zur Lokalbehandlung der Haut verwandt wurden, häufiger vor. Auch schwere Photosensibilisierung der Haut, bullöse Dermatitis, Stevens-Johnson-Syndrom, Erythema exsudativum multiforme, Erythema nodosum, Dermatitis exfoliativa oder Epidermolysis toxica (Lyell-Syndrom) können tödlich verlaufen. AIDS-Patienten haben durch Sulfonamide häufig Hautreaktionen.
2. **Nierenschädigung:** Eine Auskristallisation der schwer löslichen Sulfonamide, besonders ihrer Azetylderivate in den Nieren, kann zu kolikartigen Nierenschmerzen, Hämaturie, Albuminurie, Zylindrurie, Oligurie bis Anurie führen. Das Auftreten dieser Nebenwirkungen hängt von der Löslichkeit des Sulfonamidpräparates in dem normalerweise sauren Urin (pH 5,5–6,5), von der Azetylierungsrate im Harn, ferner von der Dosierung und der Flüssigkeitszufuhr ab. Bei den Langzeit-Sulfonamiden besteht wegen des niedrigen Azetylierungsgrades und der besseren Löslichkeit kaum noch die Gefahr einer Nierenschädigung durch Auskristallisation. Nur bei dem schlecht löslichen Sulfadiazin ist auch weiterhin eine Kristallurie möglich. Vorsicht ist jedoch weiterhin bei Exsikkose und Niereninsuffizienz geboten. Auch Früh- und Neugeborene sollen wegen der noch unreifen Nieren- und Leberfunktion keine Sulfonamide erhalten (außer zur Toxoplasmosebehandlung).
3. **Gastrointestinale Beschwerden** mit Übelkeit und Erbrechen sind bei den Langzeit-Sulfonamiden infolge der geringeren Dosierung selten.
4. Bei Früh- und Neugeborenen besteht die Gefahr einer **Hyperbilirubinämie** mit Kernikterus, da das Bilirubin während einer Sulfonamid-Behandlung nicht in genügendem Maße an Glukuronsäure gekoppelt und in dieser Form ausgeschieden wird. Daneben wird das Bilirubin durch Sulfonamide aus der Bindung an Albumin verdrängt und kann leichter durch die Gefäßwände diffundieren.
5. **Blutbildungsstörungen** durch toxische oder allergische Knochenmarkschädigungen (Agranulozytose, aplastische Anämie) sind selten; sie treten meist erst nach längerer Behandlung (ab 3. Woche) auf und sind auch nach Einnahme von Langzeit-Sulfonamiden möglich.

6. **Zyanose** als Folge von Sulf- oder Methämoglobinämie kommt heute praktisch nicht mehr vor.
7. **Cholestatische Hepatose** (selten).

Interaktionen: Sulfonamide können bei gleichzeitiger Gabe von Cumarin-Derivaten die Prothrombinzeit verlängern, bei gleichzeitiger Gabe eines Sulfonylharnstoffpräparates die blutzuckersenkende Wirkung verstärken und bei gleichzeitiger Gabe von Amethopterin (Methotrexat) durch Verdrängung aus der Serumeiweißbindung die Toxizität von Amethopterin erhöhen. Sulfonamide können die Wirkung von Thiazid-Diuretika, Phenytoin und Allopurinol sowie von Thiopental verstärken.

Verbliebene Indikationen: Toxoplasmose (in Kombination mit Pyrimethamin), Pneumocystis-Pneumonie (in Kombination mit Trimethoprim), topische Therapie des Trachoms, Nocardiose (am besten in Kombination mit Trimethoprim), Chloroquin-resistente Malaria (in Kombination mit Pyrimethamin u. a.), südamerikanische Blastomykose. Therapie bakterieller Infektionen nur in Kombination mit Trimethoprim. Andere Indikationen sind überholt. Die topische Anwendung von Sulfonamiden ist (abgesehen von Augenpräparaten) heute nicht mehr gerechtfertigt. Das gilt auch für Blaseninstillationen von Sulfonamiden. Für die lokale Behandlung von Verbrennungen wird manchmal Silber-Sulfadiazin (Flammazine Creme 1%) verwendet, das aber erhebliche Nebenwirkungen hat. Die antibakterielle Wirkung beruht hauptsächlich auf der Freisetzung von Silberionen.

Kontraindikationen: Sulfonamid-Überempfindlichkeit, schwere Niereninsuffizienz, akute Hepatitis, Leberzirrhose, 1. Schwangerschaftsdrittel (im Tierversuch sind Sul-

Tab. 32. Dosierung der Sulfonamide.

Mittel	Alter	Mittlere Tagesdosis	Dosierungsintervall
Kurzzeit-Sulfonamide (z. B. Sulfisoxazol)	Erwachsene	4,0–6,0 g	6–8 h
Mittelzeit-Sulfonamide (z. B. Sulfadiazin, Sulfamethoxazol)	Erwachsene	$2,0 \text{ g}^1$	12 h
	Kinder von 6–12 J. 1– 6 J. 0– 1 J.	$1,0 \text{ g}^1$ $0,5 \text{ g}^1$ $0,25 \text{ g}^1$	12 h
Langzeit-Sulfonamide (z. B. Sulfamethoxydiazin)	Erwachsene	$0,5 \text{ g}^1$	24 h
	Kinder von 6–12 J. 1– 6 J. 0– 1 J.	$0,37 \text{ g}^1$ $0,25 \text{ g}^1$ $0,06–0,12 \text{ g}^1$	24 h
Ultralangzeit-Sulfonamid (Sulfalen)	Erwachsene	2,0 g 1mal/Woche	7 Tage

[1] Initial doppelte Dosis

Antimikrobielle Folatantagonisten

fonamide teratogen) und die letzten 4 Wochen vor dem errechneten Entbindungstermin, außerdem Stillen im 1. Lebensmonat, Früh- und Neugeborene (außer bei Toxoplasmose), angeborener Glukose-6-Phosphat-Dehydrogenase-Mangel, bestimmte Hämoglobinanomalien.

Dosierung: Für Kurzzeit-, Mittelzeit- und Langzeit-Sulfonamide verschieden (Tab. 32). Obere Dosierungsgrenze, besonders bei den Langzeit-Sulfonamiden, beachten (Kumulationsgefahr). Für ausreichende Flüssigkeitszufuhr sorgen. Die Dosierungsintervalle hängen von der Ausscheidungsgeschwindigkeit ab: bei Kurzzeit-Sulfonamiden 4–6 h, bei Mittelzeit-Sulfonamiden 12 h, bei Langzeit-Sulfonamiden 24 h. Bei Sulfalen ergibt eine einmalige Dosis von 2 g ausreichende Spiegel für 1 Woche. Bei Niereninsuffizienz (Kreatinin-Clearance <30 ml/min) Dosishalbierung, aber keine Anwendung bei einer Kreatinin-Clearance unter 10 ml/min.

Handelsformen: Tabletten à 0,5 g, Tabletten à 2 g (Sulfalen). Augentropfen (Sulfacetamid).

Beurteilung: Wegen der schwachen Wirksamkeit und hohen Resistenzrate werden Sulfonamide zur Monotherapie nicht mehr verwendet und kommen nur noch zur Kombinationstherapie für bestimmte Indikationen in Frage (z. B. bei Toxoplasmose in Kombination mit Pyrimethamin).

Literatur

Hornstein OP, Ruprecht KW. Fansidar-induced Stevens-Johnson syndrome. N Engl J Med 1982; 307: 1529.

Lyell A. Sulphonamides and Stevens-Johnson syndrome. Lancet 1982; II: 1460.

Molina JM, Belenfont X, Doco-Lecompte T, et al. Sulfadiazine-induced crystalluria in AIDS patients with toxoplasma encephalitis. AIDS 1991; 5: 587.

Selby CD, Ladusans EJ, Smith PG. Fatal multisystemic toxicity associated with prophylaxis with pyrimethamine and sulfadoxine (Fansidar). BMJ 1985; 290: 113.

Simon DI, Brosius F, Rothstein DM. Sulfadiazine crystalluria revisited. The treatment of Toxoplasma encephalitis in patients with acquired immunodeficiency syndrome. Arch Intern Med 1990; 150: 2379.

Co-trimoxazol

Handelsnamen: Bactrim, Eusaprim u. v. a.

Eigenschaften: Kombination des Chemotherapeutikums Trimethoprim mit dem Sulfonamid Sulfamethoxazol. Trimethoprim ist eine schwache Base (schlecht wasserlöslich) und gehört wie das Malariamittel Pyrimethamin zu den Diaminopyrimidinen. Strukturformel s. Abb. 40.

Sulfamethoxazol ist ein Mittelzeit-Sulfonamid. An seiner Stelle können andere Sulfonamide (Sulfadiazin, Sulfamerazin, Sulfametrol) als Kombinationspartner verwendet werden (S. 231).

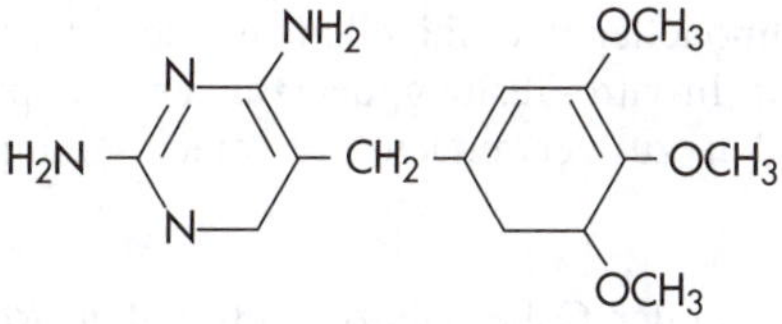

Co-trimoxazol

Abb. 40. Strukturformel von Trimethoprim.

Wirkungsweise: Doppelte Hemmung der bakteriellen Folsäuresynthese, wobei Sulfamethoxazol die Verwendung der p-Aminobenzoesäure inhibiert und Trimethoprim die Reduktion der Dihydrofolsäure zu Tetrahydrofolsäure verhindert. Während Sulfamethoxazol und Trimethoprim allein nur bakteriostatisch wirken, besitzt die Kombination teilweise einen bakteriziden Effekt und steigert die Aktivität um ein Vielfaches. Für die Wirkungssteigerung ist bei den meisten Erregern ein Konzentrationsverhältnis von 1 Teil Trimethoprim zu 20 Teilen Sulfamethoxazol optimal, das im Organismus am ehesten nach oraler Verabreichung der beiden Substanzen im Mischungsverhältnis 1:5 erreicht wird. Die synergistische (potenzierte) Wirkung erklärt sich durch den unterschiedlichen Angriffspunkt im Bakterienstoffwechsel. Der Synergismus ist am stärksten, wenn die Erreger gegen beide Substanzen empfindlich sind. Die Potenzierung der Trimethoprim-Wirkung durch das Sulfonamid (und umgekehrt) variiert in der Stärke je nach Bakterienart und auch innerhalb einer Art (von Stamm zu Stamm). Manchmal fehlt ein Synergismus (trotz Bakterienempfindlichkeit gegen beide Mittel). Beim Menschen entsteht im allgemeinen kein Folsäuremangel, da die benötigte Folsäure aus der Nahrung aufgenommen wird und die menschliche Folsäure-Reduktase durch Trimethoprim erst bei 50 000fach höheren Konzentrationen gehemmt wird.

Wirkungsspektrum: Trimethoprim allein ist wirksam auf die meisten aeroben Bakterien, jedoch unwirksam auf Clostridien, andere Anaerobier-Arten, Treponema pallidum, Leptospiren, Rickettsien, Chlamydia psittaci, Tuberkelbakterien und Pseudomonas aeruginosa sowie Mykoplasmen und Pilze. Durch die Kombination wird das Wirkungsspektrum des Sulfonamids verbreitert. Allerdings ist heute ein wachsender Anteil der Erreger von Atem- und Harnwegsinfektionen gegen Co-trimoxazol resistent, weshalb vor Therapiebeginn eine Empfindlichkeitsprüfung ratsam ist. Teilweise resistent sind u. a. Staphylococcus aureus, Enterokokken und Pneumokokken, unter den Enterobakterien Klebsiella- und Enterobacter-Arten. Bei Haemophilus influenzae kommen resistente Stämme selten vor. Co-trimoxazol wirkt gegen Burkholderia cepacia und Stenotrophomonas maltophilia, Nocardia asteroides, Isospora belli, Cyclospora cayetanensis und Mikrosporidien (Enterocytozoon bieneusi) sowie Mycobacterium marinum. Es ist in höherer Konzentration auch auf Pneumocystis carinii wirksam.

Resistenz: In vitro läßt sich eine sekundäre Resistenz durch Kulturpassagen in Trimethoprim-haltigen Medien hervorrufen. Während der Behandlung ist eine Resi-

Antimikrobielle Folatantagonisten

stenzentwicklung bei E.-coli- und Haemophilus-Infektionen beobachtet worden. In den letzten Jahren ist es durch die häufige Verwendung von Co-trimoxazol bei Enterobakterien sowie Salmonellen und Shigellen zu einem Anstieg der Resistenzhäufigkeit gekommen. Zur In-vitro-Testung der Bakterienempfindlichkeit sind antagonistenfreie Nährböden zu verwenden, die einen geringen Thymidin-Gehalt haben.

Pharmakokinetik: Nach oraler Gabe nahezu vollständige *Resorption* von **Trimethoprim**. *Blutspiegelmaxima* nach $1^1/_2$–$3^1/_2$ h (nach 0,1 g oral 0,9–1,2 mg/l, nach 0,16 g ungefähr 2 mg/l). Bei i. v. Infusion von 0,16 g Trimethoprim + 0,8 g Sulfamethoxazol (über 1 h) alle 8 h liegen die Serumspiegel von Trimethoprim bei 2 mg/l, von freiem Sulfamethoxazol bei 30 mg/l.
Plasmaeiweißbindung 45%.
Halbwertszeit 12 h.
Hohe *Gewebespiegel* (besonders in den Lungen und Nieren). Relativ gute Diffusion in Speichel, Bronchialsekret, Augenkammerwasser, Galle und Prostatasekret. *Liquorkonzentrationen* niedrig, jedoch antibakteriell wirksam.
Glomeruläre und tubuläre *Ausscheidung* durch die Nieren bis zu 60% (in 24 h), davon 8% in konjugierten unwirksamen Formen. Harnkonzentrationen etwa 100fach höher als Serumspiegel. Ein kleiner Teil wird mit der Galle ausgeschieden, ein Teil im Organismus metabolisiert. Bei Hämodialyse wird unverändertes Trimethoprim entfernt, nicht aber bei Peritonealdialyse.
Sulfamethoxazol ähnelt Trimethoprim in den pharmakokinetischen Eigenschaften, so daß in der Regel die günstige Wirkungsrelation der beiden Komponenten im Organismus erhalten bleibt.
Halbwertszeit 10 h.
Plasmaeiweißbindung 70% (keine Verdrängung durch Trimethoprim oder umgekehrt). Im Harn werden in 24 h 80–90% ausgeschieden, davon $^1/_3$ in unkonjugierter Form. Bei Hämodialyse wird nur unverändertes Sulfamethoxazol entfernt, während die Metaboliten in den Nieren abgelagert werden.

Nebenwirkungen: Häufigkeit insgesamt etwa 6–8%. Bei kurzfristiger Anwendung keine Hämatotoxizität, bei längerer Anwendung reversible Knochenmarkdepression (Granulo- oder Thrombozytopenie) möglich. Co-trimoxazol kann die Granulozytopenie nach Zytostatika-Gaben verlängern. Sehr selten sind eine Agranulozytose mit tödlichem Ausgang oder Anämien (aplastisch, hämolytisch oder megaloblastär). Bei älteren Menschen, die gleichzeitig Diuretika, besonders Thiazide erhalten, kann es zu Thrombozytopenie mit Purpura kommen. Hyperkaliämie (besonders bei AIDS oder eingeschränkter Nierenfunktion). Allergische Reaktionen durch Sulfamethoxazol kommen wie bei anderen Sulfonamiden vor, auch das gefährliche Stevens-Johnson-Syndrom und Lyell-Syndrom. Bei schon vorher bestehender Nierenfunktionseinschränkung oder Exsikkose wurde eine Verschlechterung der Nierenleistung infolge Kristallurie beobachtet, die nach Absetzen in der Regel reversibel war. Relativ häufig treten Magenbeschwerden (Übelkeit, Erbrechen) auf. Bei Infusionen sind Venenschmerzen oder Phlebitis möglich. Nach i. m. Injektion treten nicht selten Schmerzen und eine Infiltration an der Injektionsstelle auf. Bei i. v. Applikation zur Behandlung einer Pneumocystis-Pneumonie von AIDS-Patienten beobachtet man häufig Exantheme, Fieber, Neutropenie, Thrombozytopenie und erhöhte Leberenzymwerte, die eine Weiterbehandlung oft unmöglich machen.

Co-trimoxazol

Interaktionen: Bei gleichzeitiger Gabe von Antikoagulanzien vom Dicumaroltyp kann die Hypoprothrombinämie verstärkt, bei gleichzeitiger Gabe von Phenytoin der Phenytoin-Blutspiegel erhöht und bei gleichzeitiger Gabe von Ciclosporin A die Nierenfunktion verschlechtert sein. Hypoglykämien sind möglich bei gleichzeitiger Gabe von oralen Antidiabetika aus der Gruppe der Sulfonylharnstoffe. Die gleichzeitige Gabe von Pyrimethamin kann zu Blutbildveränderungen führen. Die Toxizität von Trimethoprim kann durch gleichzeitige Gabe von p-Aminosalizylsäure, Barbituraten oder Primidon verstärkt werden. Bei älteren Personen kann unter gleichzeitiger Gabe von Diuretika, besonders Thiaziden, eine Thrombozytopenie mit Purpura auftreten. Sulfamethoxazol kann Amethopterin (Methotrexat) aus der Serumeiweißbindung verdrängen und dessen Toxizität verstärken. Antazida können die Resorption des Sulfonamid-Anteils vermindern. Durch Co-trimoxazol kann die antileukämische Wirkung von Mercaptopurin eingeschränkt werden.

Indikationen: Akute und chronische Harnwegsinfektionen (einschließlich Pyelonephritis), chronische bakterielle Prostatitis und Prostataabszeß. Bei eitriger Bronchitis und Sinusitis wirkt Co-trimoxazol z.T. gegen Haemophilus, Moraxella und Pneumokokken. Bei Typhus und Paratyphus ist Co-trimoxazol wirksam. Auch bei Enteritiden (Ruhr, Cholera, Salmonellosen, Yersiniose, Isospora-belli-Infektionen) hat sich die Kombination bewährt, z. T. auch bei Brucellose und Nocardiose sowie bei Hautgranulomen durch Mycobacterium marinum. Bei der Wegener-Granulomatose hat Co-trimoxazol eine unerklärte günstige Wirkung. Therapie und Prophylaxe der nachgewiesenen oder klinisch typischen Pneumocystis-Pneumonie (zur Therapie 3–4fach höhere Dosierung erforderlich). Die Wirkung von Co-trimoxazol bei Toxoplasmose ist umstritten. Es wird auch zur selektiven Darmdekontamination verwendet (s. S. 15). Bei angeborener chronischer Granulomatose kann Co-trimoxazol die Häufigkeit von bakteriellen Infektionen verringern.

Falsche Indikationen: Viruspneumonie, Infektionen durch Pseudomonas aeruginosa, Staphylokokken oder Bacteroides-Arten, Ornithose/Psittakose, Lues, Tuberkulose, Angina, Wundinfektionen, Sepsis.

Kontraindikationen: Megaloblastäre Anämie durch Folsäuremangel, akute Hepatitis und schwere Lebererkrankungen, Blutdyskrasien, 1. Schwangerschaftsdrittel (Co-trimoxazol ist im Tierversuch teratogen) und die letzten 4 Wochen vor dem errechneten Geburtstermin. Früh- und Neugeborene. Glukose-6-Phosphat-Dehydrogenase-Mangel, bestimmte Hämoglobinanomalien und akute hepatische Porphyrie. Vorsicht bei Granulozytopenie und schwerer Niereninsuffizienz sowie bei einer Langzeittherapie (regelmäßige Blutbildkontrollen einschließlich Thrombozytenzählung notwendig).

Applikation und Dosierung: Oral als Tabletten, Sirup oder Suspension. Bei **Erwachsenen** 2mal tgl. 2 Tabletten à 0,48 g (maximal 2mal tgl. 3 Tabletten), zur Langzeitbehandlung 2mal tgl. 1 Tablette à 0,48 g (**Cave** Dosierungsfehler!). Zur Reaszensionsprophylaxe von häufig rezidivierenden Harnwegsinfektionen erhalten Frauen einmal tgl. (abends) je 0,48 g oral.
Auch Sirup für Erwachsene (1 Meßlöffel = 5 ml = 1 Erwachsenentablette) und Forte-Tabletten (= 2 Erwachsenentabletten) erhältlich.

Antimikrobielle Folatantagonisten

Bei **Kindern** gibt man täglich oral 48 mg/kg (vom Trimethoprim 8 mg /kg und vom Sulfamethoxazol 40 mg/kg), bei Säuglingen von 6–12 Monaten 2mal tgl. 1 Meßlöffel Sirup für Kinder, bei Säuglingen von 2–5 Monaten 2mal tgl. $^1/_2$ Meßlöffel Sirup für Kinder.

Zur **Einmaltherapie** der unkomplizierten Zystitis der Frau verabreicht man einmalig 4 Erwachsenentabletten oder 2 Forte-Tabletten (d. h. einmalig die übliche Tagesdosis von 1,92 g).

Anwendung auch als 1stdg. **i.v. Infusion** (2mal tgl. 2 Amp. in ausreichender Verdünnung) möglich. Kinder erhalten täglich parenteral 10 mg/kg Trimethoprim und 50 mg/kg Sulfamethoxazol (verteilt auf 3 i. v. Infusionen). Keine rasche i. v. Injektion. Die Ampullen enthalten je nach Herstellerfirma unterschiedliche Zusatzstoffe (z. B. Ethanol, Aminoethanol, Natriumdisulfit, Prophylenglykol und Benzylalkohol). Der hohe Gehalt an Zusatzstoffen erscheint – besonders bei hoher Dosierung – bedenklich. Die Vermischung der Ampullenlösung mit der Infusionslösung muß unmittelbar vor Gebrauch erfolgen. Bei längerer Therapie (>10 Tage) ist regelmäßig das Blutbild (einschließlich Thrombozyten) zu kontrollieren.

Bei **Niereninsuffizienz** (Kreatinin-Clearance 15–30 ml/min) gibt man die halbe Tagesdosis (1mal tgl. 2 Tbl.); bei stärkerer Niereninsuffizienz sollte man auf Cotrimoxazol verzichten.

Bei **Pneumocystis-carinii-Pneumonie** behandelt man schwere Erkrankungen i. v. (3mal tgl. 5 Ampullen à 480 mg in 500 ml 0,9%iger NaCl-Lösung) für 3 Wochen. Eine orale Therapie kommt nur bei leichteren Erkrankungen in Frage (4mal tgl. 2 Tabletten à 960 mg). Zur Prophylaxe gibt man entweder täglich 480 mg oder jeden 2. Tag 960 mg oral.

Handelsformen: Tabletten und Infusionsflaschen mit 80 mg Trimethoprim und 400 mg Sulfamethoxazol, Sirup oder Suspension für Erwachsene (1 Meßlöffel à 5 ml mit 80 mg Trimethoprim und 400 mg Sulfamethoxazol). Forte-Tabletten à 160 mg Trimethoprim und 800 mg Sulfamethoxazol (Bactrim forte, Eusaprim forte u. a.), Kindersirup oder Kindersuspension (1 Meßlöffel à 5 ml mit 40 mg Trimethoprim und 200 mg Sulfamethoxazol).

Beurteilung: Nach wie vor viel verwandtes Therapeutikum mit breitem Wirkungsspektrum, relativ schwacher Wirksamkeit und zunehmenden Resistenzproblemen. Mittel der Wahl bei unkomplizierten Harnwegsinfektionen und Pneumocystis-Pneumonie. Therapeutische Alternative bei chronischer Bronchitis und Enteritiden.

Literatur

Alappan R, Perazella MA, Buller GK. Hyperkalemia in hospitalized patients treated with trimethoprim-sulfamethoxazole. Ann Intern Med 1996; 124: 316.

Carmichael AJ, Tan CY. Fatal toxic epidermal necrolysis associated with cotrimoxazole (letter). Lancet 1989; 2: 808–9.

Carr A, Swanson C, Penny R, et al. Clinical and laboratory markers of hypersensitivity to trimethoprim-sulfamethoxazole in patients with Pneumocystis pneumonia and AIDS. J Infect Dis 1993; 167: 180–5.

Chin TWF, Vandenbroucke A, Fong IW. Pharmacokinetics of trimethoprim-sulfamethoxazole in critically ill and non-critically ill AIDS patients. Antimicrob Ag Chemother 1995; 39: 28.

Domingo P, Ferrer S, Cruz J, et al. Trimethoprim-sulfamethoxazole-induced renal tubular acidosis in a patient with AIDS. Clin Infect Dis 1995; 20: 1435.

Dudley MN, Levitz RE, Quintiliani R, et al. Pharmacokinetics of trimethoprim and sulfamethoxazole in serum and cerebrospinal fluid of adult patients with normal meninges. Antimicrob Ag Chemother 1984; 26: 811.

Ericsson CD, Nicholls VI, DuPont HL, et al. Optimal dosing of trimethoprim-sulfamethoxazole when used with loperamide to treat traveler's diarrhea. Antimicrob Ag Chemother 1992; 36: 2821.

Greenberg S, Reiser JW, Chou SY, et al. Trimethoprim-sulfamethoxazole induces reversible hyperkalemia. Ann Intern Med 1993; 119: 291–5.

Huovinen P, Sundstrom L, Swedberg G, et al. Trimethoprim and sulfonamide resistance. Antimicrob Ag Chemother 1995; 39: 279.

Johnson MP, Goodwin SD, Shands JW Jr. Trimethoprim-sulfamethoxazole anaphylactoid reactions in patients with AIDS: Case reports and literature review. Pharmacotherapy 1990; 10: 413–6.

Keisu M, Wiholm BE, Palmblad J. Trimethoprim-sulfamethoxazole-associated blood dyscrasias. Ten years experience of the Swedish spontaneous reporting system. J Intern Med 1990; 228: 353–6.

Kelly JW, Dooley DP, Lattuada CP, et al. A severe, unusual reaction to trimethoprim-sulfamethoxazole in patients infected with human immunodeficiency virus. Clin Infect Dis 1992; 14: 1034–9.

Maki DG, Fox BC, Kuntz J, et al. A prospective, randomized, double-blind study of trimethoprim-sulfamethoxazole for prophylaxis of infection in renal transplantation. Side effects of trimethoprim-sulfamethoxazole, interaction with cyclosporine. J Lab Clin Med 1991; 119: 11–24.

Pennypacker LC, Mintzer J, Pitner J. Hyperkalemia in elderly patients receiving standard doses of trimethoprim-sulfamethoxazole. Ann Intern Med 1994; 120: 437.

Ringdén O, Myrenfords P, Klintmalm G, et al. Nephrotoxicity by co-trimoxazole and cyclosporine in transplanted patients. Lancet 1984; I: 1016.

Stevens RC, Laizure SC, Williams CL, et al. Pharmacokinetics and adverse effects of 20 mg per kg per day trimethoprim and 100 mg per kg per day sulfamethoxazole in healthy adult subjects. Antimicrob Ag Chemother 1991; 35: 1884.

van der Ven AJ, Koopmans PP, Vree TB, et al. Adverse reaction to co-trimoxazole in HIV infection. Lancet 1991; 338: 431–3.

Woods WG, Daigle AE, Hutchinson RJ. Myelosuppression associated with co-trimoxazole as a prophylactic antibiotic in the maintenance phase of childhood acute lymphocytic leukemia. J Pediatr 1984; 105: 639.

Andere Diaminopyrimidin-Sulfonamid-Kombinationen

Kombinationen von Trimethoprim mit anderen Sulfonamiden (Tab. 33): **Sulfamerazin,** das im Organismus zu 8–25% azetyliert wird, hat bei Schnell-Azetylierern eine *Halbwertszeit* von 12 h, bei Langsam-Azetylierern von 25 h, es ist zu 50–80% an *Serumeiweiß* gebunden und wird zu 80% mit dem Harn ausgeschieden, davon 15% unverändert. **Sulfametrol** besitzt eine *Halbwertszeit* von 8 h, ist zu 80% an *Serumeiweiß* gebunden und wird zu 80% mit dem Harn ausgeschieden (15% in unveränderter Form). Demgegenüber ist beim **Sulfadiazin** bei gleicher *Halbwertszeit* die *Serumeiweißbindung* geringer (50%), und es werden im Harn 65% unverändert ausgeschieden. In vitro ist die Wasserlöslichkeit (abhängig von Temperatur und pH) bei Sulfamethoxazol, Sulfamerazin und Sulfametrol besser als bei Sulfadiazin.

Antimikrobielle Folatantagonisten

Tab. 33. Diaminopyrimidin-Sulfonamid-Kombinationen. Abkürzungen: Trim. = Trimethoprim, Tetrox. = Tetroxoprim, SA = Sulfonamid, Tbl. = Tabletten.

Handelsname	Kombination	Empfohlene Tagesdosis (g)				
		Trim.	Tetrox.	SA	Insgesamt	Tbl.
Bactrim, Eusaprim	Trim. + Sulfamethoxazol	0,32		1,6	1,92	2 × 1 (forte)
Berlocombin	Trim. + Sulfamerazin	0,32		0,48	0,8	2 × 2
Maderan (Schweiz)	Trim. + Sulfametrol	0,32		1,6	1,92	2 × 1
Triglobe	Trim. + Sulfadiazin	0,18		0,82	1,0	1 × 1
Sterinor	Tetrox. + Sulfadiazin		0,2	0,5	0,7	2 × 1

Tetroxoprim (enthalten in Sterinor) hat im Vergleich zu Trimethoprim eine kürzere *Halbwertszeit* (6 h), niedrigere *Serumeiweißbindung* (15%) und eine höhere *Nierenausscheidungsrate* von 50% (in aktiver Form); 30% der verabreichten Dosis werden mit den Fäzes ausgeschieden. Tetroxoprim wirkt in vitro auf gramnegative Stäbchen schwächer als Trimethoprim und in der Kombination (Co-tetroxazin) 2–3mal schwächer als Co-trimoxazol. Tetroxoprim/Sulfadiazin ist für Harn- und Atemwegsinfektionen zugelassen.

Dosierung: Von den Herstellerfirmen werden unterschiedliche Dosierungsempfehlungen (Tab. 33) gegeben. Bei Co-trimoxazol wird außerdem zur Langzeitbehandlung eine niedrigere Dosierung von 2mal tgl. 1 Tablette (tgl. 0,96 g) empfohlen. Es ist die Frage, ob die geringere Sulfonamid-Dosierung, z.T. auch Trimethoprim-Dosierung, bei einigen Kombinationspräparaten die Behandlungsergebnisse und Verträglichkeit beeinflußt. In der DDR war die Kombination von niedrig dosiertem Sulfamerazin mit Trimethoprim für viele Jahre Standardpräparat und ist heute noch im Handel.

Trimethoprim

Handelsnamen: Trimono, TMP u. a.

Eigenschaften: Trimethoprim allein wirkt in vitro schwächer als die Kombination mit einem Sulfonamid und ist nur zur Behandlung von unkomplizierten Harnwegsinfektionen bei Frauen zugelassen.

Pharmakokinetik: Nach 0,1 g oral werden *Serumspitzenspiegel* von 1 mg/l erreicht. Weitere Angaben: s. S. 228.

Trimethoprim

Nebenwirkungen: Seltener als bei Co-trimoxazol (s. S. 228). Es fehlen die typischen Sulfonamid-Nebenwirkungen (Hautreaktionen) und die Magenunverträglichkeit.

Interaktionen: Trimethoprim kann die Halbwertszeit von Phenytoin verlängern und dessen Wirkung verstärken. Bei gleichzeitiger Gabe von Paraaminosalizylsäure, einem Barbiturat oder Primidon kann die Toxizität von Trimethoprim verstärkt werden. Bei gleichzeitiger Gabe von oralen Antikoagulanzien kann deren Wirkung verstärkt werden.

Indikationen: Trimethoprim wird zur Behandlung von unkomplizierten Harnwegsinfektionen und zur Reaszensionsprophylaxe benutzt. Eine Anwendung kann bei der Pneumocystis-Pneumonie zusammen mit Dapson erwogen werden, wenn eine Sulfonamid-Allergie besteht.

Kontraindikationen: entsprechend Co-trimoxazol (S. 229).

Dosierung: Bei Erwachsenen 2mal tgl. 0,1 g für eine Woche, bei Kindern von 6–12 Jahren 2mal tgl. 0,05 g. Zur **Langzeittherapie** erhalten Erwachsene abends 0,1 g, Kinder von 6–12 Jahren 0,05 g. Bei eingeschränkter Nierenfunktion (Kreatinin-Clearance 15–30 ml/min) gibt man Erwachsenen 2mal tgl. 0,05 g.

Handelsformen: Tabletten à 0,05 g, 0,1 g, 0,15 g, 0,2 g, Suspension (1 Meßlöffel à 5 ml enthält 0,05 g oder 0,1 g).

Beurteilung: Bei unkomplizierten Harnwegsinfektionen Alternative zu Co-trimoxazol mit besserer Verträglichkeit.

Literatur

Choi MJ, Fernandes PC, Patnaik A, et al. Trimethoprim-induced hyperkalemia in a patient with AIDS. New Engl J Med 1993; 328: 703.

Gibson JR. Recurrent trimethoprim-associated fixed skin eruption. BMJ 1982; 284: 1529.

Govert JA, Patton S, Fine RL. Pancytopenia from using trimethoprim and methotrexate. Ann Intern Med 1992; 117: 877.

Hawkins T, Carter JM, Romeril KR, et al. Severe trimethoprim induced neutropenia and thrombocytopenia. N Z Med J 1993; 106: 251.

Huovinen PL, Pulkkinen L, Helin H-L, et al. Emergence of trimethoprim resistance in relation to drug consumption in a Finnish hospital from 1971 through 1984. Antimicrob Ag Chemother 1986; 29: 73.

Kraft CA, Platt DJ, Timburry MC. Trimethoprim resistance in urinary coliforms from patients in the community: plasmids and R transfer. J Antimicrob Chemother 1985; 15: 311.

Murray BE, Rensimer ER, DuPont HL. Emergence of high-level trimethoprim resistance in fecal Escherichia coli during oral administration of trimethoprim or trimethoprim-sulfamethoxazole. N Engl J Med 1982; 306: 130.

Nyberg G, Gäbel H, Althoff P, et al. Adverse effect of trimethoprim on kidney function in renal transplant patients. Lancet 1984; I: 394.

Smith GW, Cohen SB. Hyperkalaemia and non-oliguric renal failure associated with trimethoprim. Brit Med J 1994; 308: 454.

Velazquez H, Perazella MA, Wright FS, et al. Renal mechanism of trimethoprim-induced hyperkalemia. Ann Intern Med 1993; 119: 296.

Antimikrobielle Folatantagonisten

Pyrimethamin

Handelsname: Daraprim.

Eigenschaften: Pyrimethamin ist ein Folsäureantagonist aus der Gruppe der Diaminopyrimidine, der selektiv in den parasitären Stoffwechsel der Kernteilungsphase eingreift und so eine Vermehrung der Parasiten verhindert.

Wirkungsspektrum: Pyrimethamin wirkt gegen Toxoplasmen (Tachyzoiten, nicht Zysten) und gegen Malariaerreger (vorwiegend die erythrozytären Formen von Plasmodium falciparum) sowie gegen Pneumocystis carinii und Isospora belli. Wegen der verstärkten Wirkung kombiniert man Pyrimethamin bei Toxoplasmose meistens mit einem Sulfonamid oder mit Clindamycin, bei Malaria mit Sulfadoxin (enthalten im Kombinationspräparat Fansidar), bei der Prophylaxe der Pneumocystis-carinii-Pneumonie mit Sulfadoxin (als Alternative zu Co-trimoxazol bei Sulfonamidunverträglichkeit).

Resistenz: Eine Pyrimethamin-Resistenz von Plasmodium falciparum, Pl. vivax und Pl. malariae kommt in unterschiedlicher Häufigkeit vor und ist bei Plasmodiumfalciparum-Infektionen teilweise mit einer Chloroquin-Resistenz gekoppelt. Pyrimethamin wirkt bei Malaria tropica nicht gametozid, und es tötet nicht die Gewebeformen von Plasmodium vivax und P. ovale (keine Radikalheilung möglich). Eine Resistenzentwicklung von Toxoplasmen und Pneumocystis carinii ist während einer Prophylaxe oder Therapie mit Pyrimethamin bisher nicht festgestellt worden.

Pharmakokinetik: Gute Resorption nach oraler Gabe.
Maximale Serumspiegel 0,13–1,7 mg/l (nach 0,25 g).
Halbwertszeit 80–90 h.
Plasmaeiweißbindung 87%.
Gute *Diffusion* der lipophilen Substanz in die inneren Organe, auch ins Gehirn (mit Speicherung in Nieren, Lungen, Leber und Milz).
Liquorspiegel 10–25% der gleichzeitigen Serumspiegel.
Urin-Recovery 20–40%. Der größte Teil wird in der Leber metabolisiert. Keine Dosisreduzierung bei Niereninsuffizienz. Pyrimethamin ist nicht dialysabel.

Nebenwirkungen: Überempfindlichkeitsreaktionen sind Dermatitis, Hautpigmentationen und eosinophiles Lungeninfiltrat. Häufig sind Blutbildungsstörungen (Leukopenie, megaloblastäre Anämie, Thrombozytopenie) und gastrointestinale Störungen (Übelkeit, Erbrechen, Koliken, Durchfall). Selten sind ZNS-Störungen (Kopfschmerzen, Schwindel, Krämpfe, Schlaflosigkeit, Depression). Bei Neugeborenen kann es zu einer Erhöhung der Phenylalaninspiegel im Blut kommen.

Interaktionen: Die gleichzeitige Gabe von Co-trimoxazol (oder anderen Folatantagonisten) kann eine Megaloblastenanämie hervorrufen. Die gleichzeitige Gabe von Lorazepam kann lebertoxisch wirken, von Zytostatika die toxische Wirkung auf das Knochenmark verstärken. Methotrexat kann bei Kindern mit Leukämie und ZNS-Beteiligung Krampfanfälle auslösen. Durch Verdrängung aus der Plasmaeiweißbin-

Pyrimethamin

dung kann es bei gleichzeitiger Gabe von Warfarin zu einer Blutungsneigung kommen. Bei gleichzeitiger Gabe von Chinin kann der Chininspiegel erhöht sein.

Indikationen: Angeborene oder erworbene Toxoplasmose (s. S. 659), Therapie der Chloroquin-resistenten Malaria (s. S. 664), primäre oder sekundäre Prophylaxe der Pneumocystis-carinii-Pneumonie (s. S. 625), Therapie der chronischen Enteritis durch Isospora belli (bei Co-trimoxazol-Unverträglichkeit).

Kontraindikationen: Megaloblastäre Anämie durch Folsäuremangel. In der Schwangerschaft ist das Risiko einer Pyrimethamin-Therapie bei aktiver Toxoplasmose abzuwägen gegen die Gefahr eines Abortes und einer kindlichen Mißbildung durch die Infektion. Am Ende der Schwangerschaft ist Fansidar kontraindiziert, weil das darin enthaltene Sulfadoxin die Plazenta passieren und beim Neugeborenen einen Kernikterus hervorrufen kann.

Dosierung: Zur **Therapie und Prophylaxe der Toxoplasmose** gibt es verschiedene Empfehlungen (s. S. 658 u. 635). Wichtig ist die regelmäßige Kontrolle des Blutbildes, um irreversible Blutbildungsstörungen zu vermeiden. Immer sind gleichzeitige tgl. Gaben von 15 mg Folinsäure (nicht Folsäure) als Lederfolat-Tabletten notwendig. Auf eine Kombination mit einem Sulfonamid (Sulfadiazin) oder mit Clindamycin darf nicht verzichtet werden. Bei AIDS ist zur Rezidivprophylaxe einer Toxoplasmose eine lebenslange Erhaltungstherapie notwendig (Dosierung: s. S. 636).
Zur **Therapie der Chloroquin-resistenten Malaria tropica** (durch Pl. falciparum) wird die wiederholte Gabe von Chinin mit einer einmaligen oralen Gabe von 3 Tabletten Fansidar (Pyrimethamin + Sulfadoxin) am letzten Tag der Chiningabe kombiniert (s. S. 665). Kinder erhalten eine geringere Dosis von Fansidar.
Zur **primären Prophylaxe der Pneumocystis-Pneumonie** von AIDS-Patienten hat sich die 1mal wöchentliche orale Gabe von 50 mg Pyrimethamin, kombiniert mit der 1mal täglichen oralen Gabe von 50 mg Dapson zusammen mit tgl. 15 mg Folinsäure, als wirksam erwiesen. Über andere Möglichkeiten der Prophylaxe s. S. 459.
Bei **Isospora-belli-Infektionen** mit chronischer Enteritis kann bei Sulfonamid-allergischen Patienten, die kein Co-trimoxazol vertragen, oral tgl. 50–75 mg Pyrimethamin + tgl. 10 mg Folinsäure für 2–4 Wochen gegeben werden; zur Erhaltungstherapie genügen tgl. 25 mg Pyrimethamin + 5 mg Folinsäure.

Handelsform: Tabletten à 0,025 g.

Beurteilung: Wichtiges Therapeutikum bei aktiver Toxoplasmose und Chloroquin-resistenter Malaria (stets in Kombination mit einem zweiten Mittel).

Literatur

Chute JP, Decker CF, Cotelingam J. Severe megaloblastic anemia complicating pyrimethamine therapy. Ann Intern Med 1995; 122: 884.

Coker RJ, Nieman R, McBride M, et al. Co-trimoxazole versus dapsone-pyrimethamine for prevention of Pneumocystis carinii pneumonia. Lancet 1992; 340: 1099.

Girard PM, Landman R, Gaudebout C, et al. Dapsone-pyrimethamine compared with aerosolized pentamidine as primary prophylaxis against Pneumocystis carinii pneumonia and toxoplasmosis in HIV infection. The PRIO Study Group. New Engl J Med 1993; 328: 1514.

Leport C, Menlemans A, Robine D, et al. Levels of pyrimethamine in serum and penetration into brain tissue in humans. AIDS 1992; 6: 1040.

Leport C, Chene G, Morlat P, et al. Pyrimethamine for primary prophylaxis of toxoplasmic encephalitis in patients with human immunodeficiency virus infection: a double-blind, randomized trial. ANRS 005-ACTG 154 Group Members. Agence Nationale de Recherche sur le SIDA. AIDS Clinical Trial Group. J Infect Dis 1996; 173: 91.

Mallolas J, Zamora L, Gatell JM, et al. Primary prophylaxis for Pneumocystis carinii pneumonia: a randomized trial comparing cotrimoxazole, aerosolized pentamidine and dapsone plus pyrimethamine. AIDS 1993; 7: 59.

McLeod R, Mack D, Foss R, et al. Levels of pyrimethamine in sera and cerebrospinal and ventricular fluids from infants treated for congenital toxoplasmosis. Antimicrob Ag Chemother 1992; 36: 1040.

Opravil M, Hirschel B, Lazzarin A, et al. Once-weekly administration of dapsone/pyrimethamine vs aerosolized pentamidine as combined prophylaxis for Pneumocystis carinii pneumonia and toxoplasmic encephalitis in human immunodeficiency virus-infected patients. Clin Infect Dis 1995; 20: 531.

Podzamczer D, Miro JM, Bolao F, et al. Twice-weekly maintenance therapy with sulfadiazine-pyrimethamine to prevent recurrent toxoplasmic encephalitis in patients with AIDS. Spanish Toxoplasmosis Study Group. Ann Intern Med 1995; 123: 175.

Schoondermark-van de Ven E, Vree T, Melchers W, et al. In vitro effects of sulfadiazine and its metabolites alone and in combination with pyrimethamine on Toxoplasma gondii. Antimicrob Ag Chemother 1995; 39: 763.

Selby CD, Ladusans EJ, Smith PG. Fatal multisystemic toxicity associated with prophylaxis with pyrimethamine and sulfadoxine (Fansidar). Brit Med J 1985; 290: 113.

Atovaquon

Handelsnamen: Wellvone, Malarone, Mepron.

Eigenschaften: Hydroxynaphthochinon, schlecht wasserlöslich, stark lipophil, in Deutschland als Suspension im Handel. Wirksamkeit gegen Pneumocystis carinii stärker als gegen Malariaerreger und Toxoplasmen. Unterschiedliche Wirkungsmechanismen (u. a. Hemmung der Nukleinsäure- und ATP-Synthese). Kein Folsäureantagonist.

Pharmakokinetik: Nach Nüchterngabe der Suspension schlechte Resorption, bei Einnahme mit der Mahlzeit 2–3fach höhere *Plasmaspiegel* (nach 0,75 g maximal 15 mg/l). *Halbwertszeit* 70 h. Nicht liquorgängig.
Plasmaeiweißbindung 99,9%.
Urin-Recovery <0,6%. In den Fäzes werden >90% unverändert ausgeschieden.

Nebenwirkungen: Relativ gut verträglich. Die häufigsten Nebenwirkungen sind Fieber, Übelkeit, Erbrechen, Durchfall und Hautausschläge, die bei HIV-Patienten mit Pneumocystis-Pneumonie in 7–9% zum Therapieabbruch führten (bei Co-trimoxazol in 24–40%). Seltener sind Anämie, Neutropenie, Hyperglykämie und Anstieg der alkalischen Phosphatase und Amylase im Serum.

Interaktionen: Metoclopramid und Rifampicin senken die Plasmaspiegel von Atovaquon um bis zu 50%. Zidovudin (AZT) beeinflußt die Pharmakokinetik von Atovaquon nicht. Die Metabolisierungsgeschwindigkeit von Zidovudin wird durch Atovaquon vermindert. Die Atovaquon-Plasmaspiegel können leicht erniedrigt sein durch Kombination mit Paracetamol, Benzodiazepinen, Acyclovir, Opiaten, Cephalosporinen, Antidiarrhoika und Laxanzien.

Atovaquon

Indikationen: Leichtere und mäßig schwere Erkrankungen an Pneumocystis-carinii-Pneumonie bei Unverträglichkeit von Co-trimoxazol. – In der Schweiz ist Atovaquon in Kombination mit Proguanil zugelassen zur Behandlung der akuten unkomplizierten Plasmodium-falciparum-Malaria bei Erwachsenen und Kindern (über 10 kg Körpergewicht), vor allem in Regionen mit Vorkommen resistenter Stämme. Die Wirksamkeit bei zerebraler Malaria und anderen schweren Manifestationen (Hyperparasitämie, Lungenödem, Nierenversagen) ist nicht untersucht. – Bei Toxoplasmose kommt eine Anwendung in Kombination mit Pyrimethamin oder einem Sulfonamid in Frage, wenn Pyrimethamin bzw. ein Sulfonamid nicht vertragen wird, jedoch ist die klinische Wirksamkeit wenig erprobt.

Kontraindiktionen: Schwangerschaft, Stillperiode. Vorsicht bei gleichzeitiger Anwendung von Medikamenten mit starker Plasmaproteinbindung und geringer therapeutischer Breite.

Applikation und Dosierung: Bei Pneumocystis-Pneumonie oral 2mal tgl. 0,75 g zusammen mit einer Mahlzeit für 3 Wochen. Bei Malaria (in der Schweiz zugelassene Indikation) 1mal tgl. 4 Tabletten (Malarone mit 0,25 g Atovaquon + 0,1 g Proguanil) als Einzeldosis an 3 aufeinander folgenden Tagen.

Handelsformen: Suspension (5 ml enthalten 0,75 g), in der Schweiz Malarone-Tabletten à 0,25 g (zusammen mit 0,1 g Proguanil).

Beurteilung: Wichtige, besser verträgliche Alternative zur Therapie der Pneumocystis-Pneumonie bei Unverträglichkeit von Co-trimoxazol. Malariamittel der Reserve.

Literatur

de Alencar FE, Cerutti C Jr, Durlacher RR, et al. Atovaquone and proguanil for the treatment of malaria in Brazil. J Infect Dis 1997; 175: 1544–7.

Araujo FG, Huskinson J, Remington JS. Remarkable in vitro and in vivo activity of the hydroxynaphthoquinone (566C80), against tachyzoites and cysts of Toxoplasma gondii. Antimicrob Ag Chemother 1991; 35: 293.

Cirioni O, Giacometti A, Scalise G. In-vitro activity of atovaquone, sulphamethoxazole and dapsone alone and combined with inhibitors of dihydrofolate reductase and macrolides against Pneumocystis carinii. J Antimicrob Chemother 1997; 39: 45–51.

Hughes W, Leoung G, Kramer F, et al. Comparison of atovaquone (566C80) with trimethoprim-sulphamethoxazole to treat Pneumocystis carinii pneumonia in patients with AIDS. New Engl J Med 1993; 328: 1521–7.

Hughes W, Dorenbaum A, Yogev R, et al. Phase I safety and pharmacokinetics study of micronized atovaquone in human immunodeficiency virus-infected infants and children. Antimicrob Ag Chemother 1998; 42: 1315–8.

Hussein Z, Eaves J, Hutchinson DB, et al. Population pharmacokinetics of atovaquone in patients with acute malaria caused by Plasmodium falciparum. Clin Pharmacol Ther 1997; 61: 518–30.

Lell B, Luckner D, Ndjave M, et al. Randomised placebo-controlled study of atovaquone plus proguanil for malaria prophylaxis in children. Lancet 1998; 351: 709–13.

Kovacs J, and the NIAID clinical center intramural AIDS program. Efficacy of atovaquone in treatment of toxoplasmosis in patients with AIDS. Lancet 1992; 340: 637–8.

Rolan PE, Mercer AJ, Tate E, et al. Disposition of atovaquone in humans. Antimicrob Ag Chemother 1997; 41: 1319–21.

Spencer CM, Goa KL. Atovaquone. A review of its pharmacological properties and therapeutic efficacy in opportunistic infections. Drugs 1995; 50: 176.

Torres RA, Weinberg W, Stansell J, et al. Atovaquone for salvage treatment and suppression of toxoplasmic encephalitis in patients with AIDS. Clin Infect Dis 1997; 24: 422–9.

Nitrofurane

Nitrofurantoin

Handelsnamen: Furadantin u. v. a.

Eigenschaften: Nitrofurantoin ist ein toxisches Harnwegs-Chemotherapeutikum aus der Gruppe der Nitrofurane.

Wirkungsweise und Wirkungsspektrum: Nitrofurantoin wirkt vorwiegend bakteriostatisch, vermutlich durch Enzymhemmung im Kohlenhydratstoffwechsel der Bakterien. Nitrofurantoin ist schwach wirksam gegen die meisten üblichen Erreger von Harnwegsinfektionen. E. coli, Citrobacter und die meisten Stämme von Klebsiella und Enterobacter werden durch im Harn erreichbare Konzentrationen gehemmt. Providencia und Serratia sind oft resistent. Proteus, Pseudomonas aeruginosa und Acinetobacter sind fast immer unempfindlich. Nitrofurantoin ist wirksam gegen grampositive Kokken, wie Enterococcus faecalis, Staphylococcus aureus, Staphylococcus epidermidis und Staphylococcus saprophyticus.

Pharmakokinetik: Nitrofurantoin wird rasch und nahezu vollständig im Darm resorbiert und in alle Gewebe und Körperflüssigkeiten verteilt. Es werden jedoch weder im Serum noch im Gewebe therapeutisch wirksame Spiegel erreicht.
Die *Elimination* erfolgt hauptsächlich renal (zu 40%), ein kleiner Teil wird durch die Galle ausgeschieden und der Rest zu inaktiven Metaboliten abgebaut. Bei normaler Nierenfunktion liegen die *Urinspiegel* zwischen 50 und 250 mg/l. Bei eingeschränkter Nierenfunktion nehmen die Urinspiegel ab, und die Serumkonzentrationen steigen auf toxische Werte an. In den Fäzes werden nur 2% des aktiven Nitrofurantoins wiedergefunden.

Nebenwirkungen: Nitrofurantoin kann zu schweren, z. T. tödlichen Reaktionen führen. Die häufigsten Nebenwirkungen sind gastrointestinale Störungen und allergische Hautreaktionen, ferner Polyneuropathien sowie Lungenreaktionen. Übelkeit, Appetitlosigkeit und Erbrechen sind ebenfalls häufig. Diese Nebenwirkungen beruhen auf einer direkten toxischen ZNS-Wirkung von Nitrofurantoin und sind stark dosisabhängig.

Die **Nitrofurantoin-Polyneuropathie** ist eine gefürchtete Komplikation nach Nitrofurantoin-Therapie, die besonders bei Langzeittherapie auftreten kann. Prädisponierende Faktoren sind hierbei chronische Niereninsuffizienz und Diabetes mellitus. Nach Therapieabbruch bildet sich die Symptomatik nur teilweise zurück. Es sind Todesfälle beschrieben worden.
Gelegentlich kommt es im Verlauf einer Nitrofurantoin-Behandlung zu gefährlichen **Lungenreaktionen**. Die häufigere **akute** Form tritt einige Stunden nach der letzten Nitrofurantoin-Einnahme unter dem Bild eines allergischen Lungenödems auf mit plötzlicher Atemnot, Husten und Fieber sowie Lungeninfiltrationen (»Nitrofuran-

toin-Pneumonie«). Das Krankheitsbild ist nach Absetzen von Nitrofurantoin reversibel. **Chronische** Lungenreaktionen in Form von interstitieller Pneumonie und Lungenfibrose entstehen nach Langzeittherapie (>6 Monate) und sind nur partiell reversibel.
Allergische Reaktionen, besonders Hautreaktionen, wie Pruritus oder urtikarielle Hautveränderungen, auch Arzneimittelfieber oder angioneurotisches Ödem sind häufig, aber in der Regel harmlos. Einzelfälle von Stevens-Johnson- oder Lyell-Syndrom sowie von anaphylaktischem Schock nach Nitrofurantoin sind beschrieben.
Unter Nitrofurantoin kann es in seltenen Fällen zu **Leberreaktionen** verschiedenen Schweregrades kommen. Das Spektrum dieser Reaktionen reicht von einer reversiblen Cholestase bei Kurzzeittherapie bis zur chronisch aktiven oder granulomatösen Hepatitis mit z. T. letalem Ausgang bei Langzeittherapie. Bei Patienten mit Glukose-6-Phosphat-Dehydrogenase-Mangel können **hämolytische Krisen** auftreten. Vereinzelt sind eine Leukopenie, Thrombozytopenie, aplastische Anämie, **Agranulozytose** oder **megaloblastäre Anämie** beobachtet worden. In Einzelfällen sind **Autoimmunreaktionen** nach Nitrofurantoin (meistens im Zusammenhang mit chronischen Lungen- oder Leberreaktionen) aufgetreten. Leitsymptome dieses »Lupus-like syndrome« waren Fieber, Hautausschlag, Arthralgien und Eosinophilie. Im Serum waren mindestens drei der folgenden Parameter positiv: antinukleäre Antikörper, Antikörper gegen glatte Muskulatur oder Glomeruli, Coombs-Test. Auch transitorische Alopezie, Kristallurie, Parotitis, Pankreatitis, Asthmaanfälle oder Erythema nodosum sind möglich.
In hohen Dosen (10 mg/kg) kann Nitrofurantoin zu einer reversiblen **Hemmung der Spermatogenese** führen.
Nitrofurantoin wirkt als Mutagen in Bakterien- und menschlichen Fibroblastenkulturen durch Hemmung der DNS-Synthetase und ist stark positiv im Ames-Test (Salmonella/Microsome-Test). Eine karzinogene Wirkung von Nitrofurantoin wurde nicht beobachtet; allerdings wird Nitrofurantoin im Organismus zu einem Metaboliten mit potentiell karzinogenen Eigenschaften abgebaut (= Aminofurantoin). Im Tierexperiment wurde eine erhöhte Mißbildungsrate nachgewiesen.

Wechselwirkungen: Nitrofurantoin antagonisiert in vitro die Wirkung von Nalidixinsäure und anderen Gyrase-Hemmern. Weiterhin kann Nitrofurantoin zur Leberenzyminduktion führen, wodurch die Wirksamkeit von z. B. Diphenylhydantoin reduziert wird. Die gleichzeitige Gabe von Propanthelin-Bromid fördert die Resorption von Nitrofurantoin. Bestimmte Laborwerte (Glukose, Harnstoff, alkalische Phosphatase, Bilirubin oder Kreatinin) können durch Nitrofurantoin falsch erhöht sein. Es gibt auch eine Interaktion mit Magnesium-haltigen Antazida.

Indikationen: Bei Berücksichtigung der Vor- und Nachteile von Nitrofurantoin erscheint es dringend notwendig, die Indikationen von Nitrofurantoin stark zu reduzieren und dieses Präparat nur noch als Reserve-Chemotherapeutikum für therapieresistente Formen von Harnwegsinfektionen zu empfehlen. Problematisch ist auch die Suppressivtherapie chronisch-obstruktiver Harnwegsinfektionen bei Patienten mit angeborener oder erworbener Abflußbehinderung der Harnwege.

Kontraindikationen:
1. Niereninsuffizienz jeden Grades, weil die Kumulation von Nitrofurantoin die Gefahr einer Polyneuropathie erhöht.

Nitrofurane

2. Bei Schwangeren und stillenden Müttern ist Nitrofurantoin als schlecht verträgliche und potentiell mutagene Substanz kontraindiziert.
3. Frühgeborene und Neugeborene bis zum Ende des 3. Lebensmonats (wegen der Gefahr einer hämolytischen Anämie).
4. Bekannte Überempfindlichkeit gegenüber Nitrofurantoin und anderen Nitrofuranen.
5. Äußerste Vorsicht ist geboten bei Krankheitsbildern, die auch als Nebenwirkung von Nitrofurantoin auftreten können: chronische Lungenfibrose, Cholestase oder chronische Hepatitis, hämolytische Anämie, Polyneuropathie.

Applikation: Nitrofurantoin wurde oral als Tabletten, Kapseln oder Dragées gegeben, bevorzugt in makrokristalliner Form (bei Kindern auch als Suspension, Perlen oder Tropfen).

Dosierung: Folgende Dosierungen waren üblich: 300 mg pro Tag (Kinder 5 mg/kg), verteilt auf 3 Einzeldosen während 1–2 Wochen. Zur Suppressivtherapie chronisch-obstruktiver Harnwegsinfektionen wurden empfohlen: 100–150 mg pro Tag (Kinder 2–3 mg/kg), verteilt auf 2–3 Einzeldosen.

Vorsichtsmaßnahmen: Unter Nitrofurantoin-Therapie sind regelmäßige (wöchentliche) Kontrollen von Blutbild, Leber- und Nierenwerten notwendig. Bei Auftreten von lebensbedrohlichen Nebenwirkungen, wie Atemnot, Fieber, Exanthemen, Cholestase oder Polyneuropathiezeichen, muß Nitrofurantoin sofort abgesetzt werden. Die unkontrollierte Selbstmedikation ist ein häufiger Risikofaktor.

Beurteilung: Gefährliches Harnwegschemotherapeutikum, das aus dem Handel gezogen werden sollte. Seine Anwendung ist heute nicht mehr zu rechtfertigen.

Literatur

Back O, Lundgren R, Wiman LG. Nitrofurantoin-induced pulmonary fibrosis and lupus syndrome. Lancet 1974; I: 930.

Black M, Rabin L, Schatz N. Nitrofurantoin-induced chronic active hepatitis. Ann Intern Med 1980; 92: 62.

Christophe JL. Pancreatitis induced by nitrofurantoin. Gut 1994; 35: 712.

Coraggio MJ, Gross TP, Roscelli JD. Nitrofurantoin toxicity in children. Pediatr Infect Dis J 1989; 8: 163.

Enzenberger R, Stille W. Die Stellung des Nitrofurantoins heute. München: Zuckschwerdt, 1983.

Holmberg L, Boman G, Bottiger LE, et al. Adverse reactions to nitrofurantoin: analysis of 921 reports. Am J Med 1980; 69: 733.

Israel KS, Brashear RE, Sharma HM, Yum MN, Glover JL. Pulmonary fibrosis and nitrofurantoin. Amer Rev Resp Dis 1973; 108: 353.

Jick SS, Jick H, Walker AM, Hunter JR. Hospitalizations for pulmonary reactions following nitrofurantoin use. Chest 1989; 96: 512–5.

Meyboom RHB, Van Gent A, Zinkstok DJ. Nitrofurantoin-induced parotitis. BMJ 1982; 285: 1049.

Mollison LC, Angus P, Richards M, et al. Hepatitis due to nitrofurantoin. Med J Aust 1992; 156: 347.

Mulberg AE, Bell LM. Fatal cholestatic hepatitis and multisystem failure associated with nitrofurantoin. J Pediatr Gastroenterol Nutr 1993; 17: 307.

Nelis GF. Nitrofurantoin-induced pancreatitis: report of a case. Gastroenterology 1983; 84: 1032.

Pellinen TJ, Klaske J. Nitrofurantoin-induced parotitis. BMJ 1982; 285: 344.

Penn RG, Griffin JP. Adverse reactions to nitrofurantoin in the United Kingdom,

Sweden, and Holland. Brit Med J 1982; 284: 1440.

Robinson BWS. Nitrofurantoin-induced interstitial pulmonary fibrosis. Presentation and outcome. Med J Aust 1983; 1: 72.

Sharp JR, Ishak KG, Zimmerman HJ. Chronic active hepatitis and severe hepatic necrosis associated with nitrofurantoin. Ann Intern Med 1980; 92: 14.

Stefanini M. Chronic hemolytic anemia association with erythrocyte enolase deficiency exacerbated by ingestion of nitrofurantoin. Am J Clin Path 1972; 58: 408.

Toole JF, Parrish ML. Nitrofurantoin polyneuropathy. Neurology 1973; 23: 554.

Yiannikas C, Pollard JD, McLeod JG. Nitrofurantoin neuropathy. Aust NZJ Med 1981; 11: 400.

Nitrofurazon (Nitrofural)

Handelsname: Furacin.

Eigenschaften: Lokaltherapeutikum, das von intakter Haut nicht, von Wunden aber in geringen Mengen resorbiert werden kann. Bei lokaler Anwendung bakterizide Wirkung auf Staphylokokken, Streptokokken, E. coli, Enterobacter, Klebsiella und Proteus, nicht dagegen auf Pseudomonas aeruginosa und Candida albicans. Allergisierung (Kontaktekzem) möglich. Keine Dauertherapie wegen möglicher Onkogenität und anderer Nebenwirkungen (wie bei Nitrofurantoin)! In der Schwangerschaft kontraindiziert.

Anwendung und Indikationen: Als Sol bei Haut- und Wundinfektionen.

Nitroimidazole

Handelsnamen:
Metronidazol: Clont, Flagyl u. v. a.
Tinidazol: Simplotan.
Ornidazol: Tiberal (in Deutschland nicht mehr im Handel).
Nimorazol: Esclama.

Eigenschaften: Nitroimidazole sind eine Gruppe heterozyklischer Verbindungen mit einem 5er-Ring (Abb. 41) ähnlich den Nitrofuranen. Sie haben eine Wirkung auf den anaeroben Stoffwechsel, was ihre Aktivität gegen Protozoen und Anaerobier, auch die Steigerung der Strahlenempfindlichkeit bei Tumorpatienten erklärt. Alle Mittel dieser Gruppe können bei Versuchstieren karzinogen wirken und sind im Ames-Test mutagen; entsprechende Beobachtungen beim Menschen liegen aber nicht vor. Dennoch sollten Nitroimidazole nur streng indiziert eingesetzt werden.

Wirkungsweise: Hemmung der Nukleinsäuresynthese (bei anaeroben Bakterien). Stark bakterizide Wirkung.

Wirkungsspektrum: Die Protozoen Entamoeba histolytica, Trichomonas vaginalis, Giardia lamblia (Lamblien) werden von Metronidazol, Tinidazol, Ornidazol und Nimorazol bei niedrigen Konzentrationen gehemmt. Diese Mittel wirken außerdem gegen fast alle obligat anaeroben Bakterien (Clostridien und sporenlose Anaerobier) außer gegen Propionibakterien und Aktinomyzeten. Empfindlich sind auch Campylobacter fetus, Helicobacter pylori und Gardnerella vaginalis. Helicobacter-Stämme sind jedoch z. T. resistent. Metronidazol, Tinidazol und Ornidazol haben eine ähnliche antibakterielle Aktivität, während Nimorazol schwächer wirkt. Resistent sind aerobe und fakultativ anaerobe Bakterien.

Resistenz: Bei Trichomonas vaginalis und Entamoeba histolytica ist eine Resistenz bzw. ein Therapieversagen möglich. Primär resistente Bakterienstämme kommen unter empfindlichen Anaerobier-Arten (z. B. Bacteroides fragilis) selten vor. Ein Teil

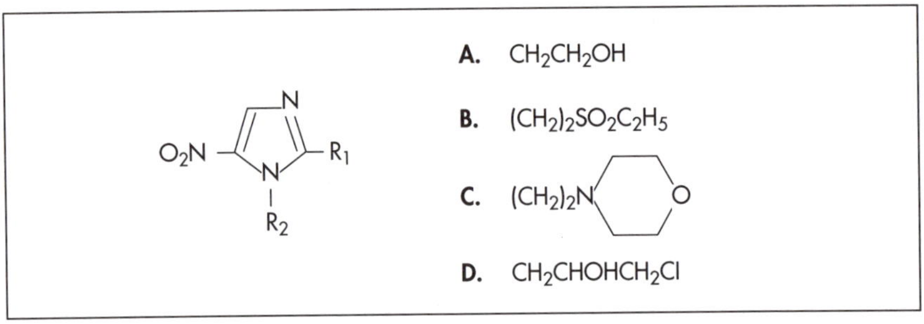

A. CH_2CH_2OH
B. $(CH_2)_2SO_2C_2H_5$
C. $(CH_2)_2N$ (Morpholin)
D. $CH_2CHOHCH_2Cl$

Abb. 41. Struktur von Metronidazol (R_1 = CH_3; R_2 = A); Tinidazol (R_1 = CH_3; R_2 = B); Nimorazol (R_1 = H, R_2 = C) und Ornidazol (R_1 = H, R_2 = D).

Nitroimidazole

der Helicobacter-pylori-Stämme ist heute resistent. Fast komplette Kreuzresistenz zwischen den 4 Nitroimidazolen. Keine Kreuzresistenz mit Antibiotika. Resistenzentwicklung während Behandlung selten.

Pharmakokinetik:
Gute *Resorption* nach **oraler** Gabe.
Bei Metronidazol *Serumspiegelmaxima* von 8 mg/l (nach 0,4 g), 12 mg/l (nach 0,5 g) und 40 mg/l (nach 2,0 g), bei Tinidazol von 40 mg/l und bei Ornidazol von 37 mg/l (jeweils nach 2 g). Nach 1 g Nimorazol oral sind im Serum maximal 16 mg/l nachweisbar. Die **rektale** Anwendung von 0,5 g Metronidazol ergibt Serumspitzenspiegel von 4–5 mg/l (nach 3–8 h). Nach **intravaginaler** Applikation von 0,2 g und 0,5 g Metronidazol finden sich Serumspiegel bis 0,4 bzw. 1 mg/l.
Nach 0,5 g Metronidazol i. v. (**Kurzinfusion** in 20 min) werden Serumspiegel von 13–15 mg/l erreicht (keine Kumulation bei wiederholter Gabe). Nach i. v. Infusion von 0,8 g und 1,6 g Tinidazol finden sich bei Infusionsende mittlere Serumspiegel von 15 bzw. 32 mg/l.
Halbwertszeit: 7 h (Metronidazol), 13 h (Tinidazol, Ornidazol), 10 h (Nimorazol).
Plasmaeiweißbindung: 15% (Metronidazol), 12% (Tinidazol, Ornidazol), 15% (Nimorazol). Sehr gute *Gewebepenetration* (besonders in Hirn, Leber, Uterus, Fett, Haut, auch Abszeßhöhlen). Hohe Konzentrationen in Liquor, Speichel, Peritonealflüssigkeit, Vaginalsekret, Muttermilch. Metronidazol wird in der Leber in starkem Maße umgewandelt. Das entstehende Hydroxymetronidazol hat eine starke antibakterielle Aktivität, während die anderen Metaboliten nur schwach wirken. Tinidazol wird in der Leber geringer metabolisiert als Metronidazol.
Ausscheidung überwiegend durch die Nieren (unverändert und als Metaboliten).
Urin-Recovery (insgesamt): 30% (Metronidazol), 15% (Tinidazol), 63% (Ornidazol), 55% (Nimorazol). Bei Metronidazol rotbraune Harnverfärbung. Metronidazol ist gut dialysierbar. Galleausscheidung von Metronidazol etwa 10%.

Nebenwirkungen:
Dosisabhängig. Nach Tinidazol und Ornidazol anscheinend nicht so häufig wie nach Metronidazol. In 3% gastrointestinale Störungen (Übelkeit, Erbrechen, Diarrhoe), selten Pankreatitis. Einige Patienten klagen über einen unangenehmen Metallgeschmack. Bei längerer Therapie und bei höherer Dosierung kommen eine periphere Neuropathie (mit Parästhesien) sowie zentralnervöse Störungen (Schwindel, Ataxie, Bewußtseinsstörungen, Krämpfe u. a.) vor, außerdem Glossitis, Stomatitis, Urtikaria, Exantheme, Juckreiz, Dysurie, Druckgefühl im Becken, reversible Neutropenie. Ausgeprägte Alkoholintoleranz (gilt nicht für Ornidazol). Bei i. v. Gabe Thrombophlebitis möglich. Bei Einnahme in verschiedenen Stadien der Schwangerschaft wurde keine Häufung von Mißbildungen, Frühgeburten oder postnatalen Störungen beobachtet. Wegen mutagener und karzinogener Wirkung im Tierversuch sollten Nitroimidazole nicht in der Schwangerschaft und möglichst nicht über längere Zeit gegeben werden.

Interaktionen:
Die Wirkung oraler Antikoagulanzien kann verstärkt werden. Bei gleichzeitiger Gabe von Phenytoin oder Phenobarbital kann die Ausscheidung von Metronidazol beschleunigt sein (durch Induktion mikrosomaler Leberenzyme). Cimetidin kann durch Abnahme der Leberenzymaktivität die Halbwertszeit von Metronidazol verlängern (durch verlangsamte Plasma-Clearance). Gleichzeitige Gabe eines Lithium-Präparates kann zu einer Lithiumvergiftung führen.

Nitroimidazole

Indikationen (für Metronidazol):
1. Anaerobier-Infektionen (oft Mischinfektion mit aeroben Bakterien), z.B. Thrombophlebitis, Aspirationspneumonie, Leber-, Hirn-, Lungen-, Beckenabszeß, andere intraabdominelle Abszesse, Peritonitis, Beckeninfektionen, Endometritis, Puerperalsepsis, fieberhafter Abort, Gangrän, fötide Nekrosen. Stets in Kombination mit Aerobier-wirksamen Breitspektrum-Antibiotika geben (Aminoglykosid, Cephalosporin). Tripeltherapie bei Helicobacter-pylori-Infektionen. Außerdem indiziert bei ulzerierender Stomatitis, schwerer Gingivitis und Periodontitis, Mundbodenphlegmone, Gasbrand (kombiniert mit Penicillin G).
2. Prophylaktisch vor großen gynäkologischen Operationen und Dickdarmoperationen (zusammen mit einem zweiten Mittel).
3. Trichomoniasis und Vaginitis durch Gardnerella vaginalis (infizierten Partner mitbehandeln). Auch Tinidazol ist geeignet.
4. Amöbenruhr (alle Formen, auch Leberabszeß).
5. Darminfektionen durch Giardia (Lamblien) und Balantidien. Auch Nimorazol ist geeignet. Wirksam auch bei Helicobacter-pylori-Infektion des Magens im Rahmen einer Kombinationstherapie.
6. Evtl. bei Antibiotika-induzierter pseudomembranöser Enterokolitis (durch Clostridium difficile), falls Vancomycin oral nicht gegeben werden kann.
7. Bei der Crohn-Krankheit kann eine Langzeitbehandlung mit Metronidazol die Symptome bessern, jedoch kommt es dabei in 10–20% zu einer peripheren Neuropathie (meist reversibel).

Kontraindikationen: ZNS-Erkrankungen, Blutdyskrasien, Schwangerschaft. Vorsicht bei schweren Lebererkrankungen (häufige Blutspiegelkontrollen erforderlich). Keine alkoholischen Getränke während der Behandlung. Bei Therapie der Mutter in der Stillperiode Muttermilch vorübergehend durch Kuhmilchpräparate ersetzen.

Applikation und Dosierung:
Bei **Amöbenruhr** (alle Formen) 3mal tgl. 0,75 g Metronidazol (Kinder 3mal tgl. etwa 10 mg/kg) für 5–10 Tage nach der Mahlzeit einnehmen. Bei Ornidazol sind 0,5 (–1) g alle 12 h ausreichend. Eine Nachbehandlung mit Diloxanid-Furoat (3mal täglich 0,5 g für 10 Tage) ist ratsam, um alle Amöben im Darmlumen abzutöten (s. S. 479); die Substanz ist jedoch in Deutschland nicht zugelassen.
Bei **Trichomoniasis** und **Giardiasis** für 6 Tage 3mal tgl. 0,25 g Metronidazol (Kinder 3mal tgl. etwa 3 mg/kg) oder Einmaltherapie der Trichomoniasis mit Metronidazol, Tinidazol oder Nimorazol: 4 Tabl. à 0,5 g in einer Dosis (am besten nach der Mahlzeit). Zur Eindosistherapie der Trichomoniasis mit Ornidazol sollen 3 Tabletten à 0,5 g (insgesamt 1,5 g) genügen. Oder orale Kurztherapie mit Metronidazol: am 1. Tag 2mal je 1 g (im Abstand von 6 h), am nächsten Morgen noch einmal 1 g (Gesamtdosis 3 g). Wiederholungskur frühestens nach 4–6 Wochen. Eine zusätzliche lokale Behandlung mit Vaginaltabletten (oder Vaginalzäpfchen oder Vaginalpaste) wird zwar empfohlen, ist aber nicht unbedingt erforderlich. Behandlung abbrechen, wenn Ataxie oder andere Unverträglichkeitserscheinungen auftreten.
Bei **bakterieller Vaginose** (Aminkolpitis) gibt man oral 2mal tgl. 0,5 g Metronidazol für 7 Tage. Auch die orale Einnahme von Tinidazol (Einzeldosis von jeweils 2 Filmtabletten à 1 g unzerkaut mit reichlich Flüssigkeit an 2 aufeinanderfolgenden Tagen) ist wirksam.

Nitroimidazole

Bei **Anaerobier-Infektionen** orale, i.v. oder rektale Gabe möglich. Keine rasche i.v. Injektion, sondern i.v. Kurzinfusion bei ausreichender Verdünnung (in 20–30 min). Dosierung bei Erwachsenen oral 3–4mal tgl. 0,5 g **Metronidazol**, Kinder 3mal tgl. 7 mg/kg (bei Neugeborenen halbe Dosierung). Bei i. v. Gabe gleiche Dosierung. Zur Prophylaxe bei Dickdarmoperationen oder gynäkologischen Operationen kann man 2 h präoperativ 0,5–1 g Metronidazol und nach der Operation 2–3mal tgl. 0,5 g für 3–5 Tage langsam infundieren. Suppositorien appliziert man 8stdl. je 1 g (für 3 Tage), dann 12stdl. je 1 g (nicht länger als 1 Woche). Bei eingeschränkter Nierenfunktion keine Dosisreduktion notwendig, bei stark eingeschränkter Leberfunktion Dosishalbierung. Bei **Tinidazol** wird zur Therapie von Anaerobier-Infektionen oral 1mal tgl. 1 g (oder 2mal tgl. 0,5 g) empfohlen, bei **Ornidazol** 2mal tgl. 0,5 g. Die Behandlung mit einem Nitroimidazol-Präparat soll im allgemeinen nicht länger als 10 Tage dauern.

Handelsformen: Tabletten und Kapseln à 0,25 g, 0,4 g und 0,5 g (Metronidazol), à 0,5 g (Ornidazol, Nimorazol), à 1 g (Tinidazol), außerdem Vaginaltabletten oder -kapseln (Metronidazol), Infusionsflaschen à 0,5 g (Metronidazol, Ornidazol).

Beurteilung: Zuverlässig wirkende Therapeutika bei Anaerobier-, Helicobacter-, Trichomonaden- und Amöben-Infektionen mit einem im Tierversuch nachgewiesenen Karzinomrisiko und Gefahr von schweren Nebenwirkungen.

Literatur

Alawattegama AB, Jones BM, Kinghorn GR, et al. Single dose versus seven-day metronidazole in Gardnerella vaginalis associated non-specific vaginitis. Lancet 1984; I: 1355.

Alvarez RS, Richardson DA, Bent AE, Ostergard DR. Central nervous system toxicity related to prolonged metronidazole therapy. Am J Obstet Gynecol 1983; 145: 640.

Barker EM, Aitchison JM, Cridland JS, Baker LW. Rectal administration of metronidazole in severely ill patients. BMJ 1983; 287: 311.

Blake P, Butt WE. Ototoxicity of metronidazole. N Z Med J 1984; 97: 241.

Brogan O, Garnett PA, Brown R. Bacteroides fragilis resistant to metronidazole, clindamycin and cefoxitin. J Antimicrob Chemother 1989; 23: 660–2.

Burtin P, Taddio A, Ariburnu O, et al. Safety of metronidazole in pregnancy. A meta-analysis. Am Obstet Gynecol 1995; 172: 525.

Cherry RD, Portnoy D, Daly DS, Kinnear DG, Goresky CA. Metronidazole: an alternative therapy for antibiotic associated colitis. Gastroenterol 1982; 82: 849–51.

Daneshmend TK, Roberts CJC. Impaired elimination of metronidazole in decompensated chronic liver disease. BMJ 1984; 288: 405.

Earl P, Sisson PR, Ingham HR. Twelve-hourly dosage schedule for oral and intravenous metronidazole. J Antimicrob Chemother 1989; 23: 619–21.

Eme MA, Acar JF, Goldstein FW. Bacteroides fragilis resistant to metronidazole. J Antimicrob Chemother 1983; 12: 523.

Fluovat BL, Imbert C, Dubois DM, Temperville BP, Roux AF, Chevalier GC, Humbert G. Pharmacokinetics of tinidazole in chronic renal failure and in patients on haemodialysis. Brit J Clin Pharmacol 1983; 15: 735–41.

Frytak S, Maertel CG. Childs DS. Neurotoxicity associated with high-dose metronidazole therapy. Ann Intern Med 1980; 88: 361–2.

Gupte S. Phenobarbital and metabolism of metronidazole. N Engl J Med 1983; 308: 529.

Halloran TJ. Convulsions associated with high cumulative doses of metronidazole. Drug Inter Clin Pharm 1982; 16: 409.

Hibberd AD, Nicoll RJ, Macbeth WA. Deafness is an adverse reaction to the prophylactic use of metronidazole. N Z Med J 1984; 97: 128.

Jager-Roman B, Doyle PB, Baird-Lambert J, Caejlo M, Buchanan N. Pharmacokinetics and tissue distribution of metronidazole in the newborn infant. J Pediatr 1982; 106: 651–4.

Lau AH, Lam NP, Piscitelli SC, et al. Clinical pharmacokinetics of metronidazole and

Nitroimidazole

other nitroimidazole anti-infectives. Clin Pharmacokinet 1992; 23: 328–64.

McWalter PW, Baird DR. Metronidazole-resistant anaerobes. Lancet 1983; 1: 1220.

Mattila J, Männistö PT, Mäntylä R, Nykänen S, Lamminsivu U. Comparative pharmacokinetics of metronidazole and tinidazole as influenced by administration route. Antimicrob Ag Chemother 1983; 23: 721–5.

Mead PB, Gibson M, Schentag JJ, Ziemniak JA. Possible alteration of metronidazole metabolism by phenobarbital. N Engl J Med 1982; 306: 1490.

Pehrson P, Bengtsson E. Treatment of non-invasive amoebiasis: a comparison between tinidazole and metronidazole. Ann Trop Med Parasitol 1984; 78: 505.

Plotnick BN, Cohen I, Tsang T, Cullinane T. Metronidazole-induced pancreatitis. Ann Intern Med 1985; 103: 891.

Robson RA, Bailey RR, Sharma JR. Tinidazole pharmacokinetics in severe renal failure. Clin Pharmacol 1984; 9: 88–94.

Sprott MS, Ingham HR, Hickman JE, Sisson PR. Metronidazole-resistant anaerobes. Lancet 1983; 1: 1220.

Waitkins SA, Thomas DJ. Isolation of Trichomonas vaginalis resistant to metronidazole. Lancet 1981; II: 590.

Lokalantibiotika

Einteilung: Es gibt 3 Hauptgruppen von Lokalantibiotika:
1. Die Polypeptide Bacitracin, Tyrothricin, Colistin, Polymyxin B.
2. Die topischen Aminoglykoside Neomycin, Kanamycin und Paromomycin.
3. Mupirocin (Pseudomoninsäure).

Die **therapeutische Wirkung** von topisch angewandten Antibiotika ist abhängig:
1. vom Wirkstoff (Löslichkeit, Wirkungsweise, Wirkungsspektrum, Aktivität, Diffusionseigenschaften),
2. von der Galenik (Freisetzung, Wirkungsdauer, Hilfsstoffe usw.),
3. von der Gefahr einer raschen sekundären Resistenzentwicklung.

Die **Verträglichkeit** ist bei Mitteln begrenzt, die von Wunden und lädierten Schleimhäuten resorbiert werden können und dann toxisch wirken (z. B. Bacitracin). Einige Mittel führen häufig zur Allergisierung (z. B. β-Lactam-Antibiotika und Neomycin). Lokalantibiotika sollten bei vorhandener lokaler bzw. systemischer Toxizität und Gefahr einer sekundären Resistenzentwicklung der Bakterien mit großer Zurückhaltung angewandt werden. Besonders die Anwendung von Antibiotika in der Mundhöhle ist wegen Unwirksamkeit und möglicher Selektion resistenter Keime bedenklich.

Zur Lokalbehandlung werden oft **Desinfektionsmittel** propagiert. Die Konzentrationen am Ort der Wirkung sind schwer abschätzbar. Resorption und Konzentrierung durch Eintrocknung sind gefährlich. Von den an der Haut anwendbaren Desinfektionsmitteln sind weit verbreitet: Alkohol (hautreizend), Chlorhexidin (kann Kontaktdermatitis hervorrufen), Hexachlorophen (Gefahr der Photosensibilisierung) und Povidon-Jod (schnelle Inaktivierung, Resorption von Jod).

Generell ist zu sagen, daß gefährliche Infektionen immer eine systemische Therapie benötigen und die Möglichkeiten einer Lokalbehandlung oft überschätzt werden.

Bacitracin

Eigenschaften: Ausschließlich lokal anwendbares, sehr toxisches Polypeptid-Antibiotikum mit bakterizider Wirkung auf grampositive Bakterien (auch Staphylokokken und Enterokokken), Neisserien, Haemophilus influenzae. Nicht wirksam auf die übrigen gramnegativen Bakterien und auf Pilze. Resistenzentwicklung sehr langsam, keine Kreuzresistenz mit anderen Antibiotika. Nach oraler Gabe keine Resorption. Parenterale Anwendung wegen erheblicher Nephrotoxizität nicht mehr erlaubt.

Topische Anwendung: In Kombination mit Neomycin in Form von Hautsalbe, Puder, Lösung, Wundgaze, Augensalbe, Nasensalbe. Instillationen von Bacitracin (in Kombination mit Neomycin) wegen Gefahr von Nebenwirkungen abzulehnen und durch systemische Anwendung besser wirksamer Antibiotika zu ersetzen. Die Anwendung in Lutschtabletten ist wegen ungenügender Wirksamkeit bedenklich.

Lokalantibiotika

Tyrothricin

Eigenschaften: Das bakterizid wirkende Lokalantibiotikum Tyrothricin (Gramicidin und Tyrocidin enthaltend) gehört zur Gruppe der Polypeptid-Antibiotika. Nur z. T. wasserlöslich, aber löslich in Alkohol und Propylenglykol. Wirksam auf grampositive Kokken und Stäbchen. Keine Kreuzresistenz mit anderen Antibiotika. Wegen starker Toxizität keine parenterale Anwendung und keine Instillation in Körperhöhlen möglich.

Anwendung: Nur äußerlich bei oberflächlichen Infektionen in Form von Gel oder Puder. Die alleinige topische Behandlung einer Streptokokken-Angina mit Tyrothricin als Lutschtabletten ist keine vollwertige Therapie und verhütet nicht Spätkomplikationen.

Polymyxine (Colistin, Polymyxin B)

Eigenschaften: Basische zyklische Polypeptide (keine Verwandtschaft mit anderen Antibiotika). Colistin, identisch mit Polymyxin E, und Polymyxin B sind chemisch nahe verwandt und können wegen ihrer Ähnlichkeit gemeinsam besprochen werden. Colistin gibt es zur oralen Verabreichung als Colistinsulfat, zur parenteralen Anwendung als Colistinmesilat. Polymyxin B befindet sich für orale und parenterale Anwendung als Sulfat im Handel. Wegen ihrer Toxizität, schlechten Verträglichkeit (s. u.) und ungünstigen Pharmakokinetik (schlechte Gewebediffusion) sollte heute auf eine systemische Anwendung bis auf seltene Ausnahmen (Mukoviszidose) verzichtet werden. Es steht jetzt eine Reihe von besser wirksamen und besser verträglichen Medikamenten zur Verfügung. Polymyxine sind jedoch wichtige Lokalantibiotika. Colistin wird in Deutschland nach Einheiten dosiert (1 E = 0,033 µg Colistin-Base, 1 mg Colistin-Base = etwa 30 000 E), Polymyxin B nach Gewicht (1 mg Polymyxin-B-Base = 10 000 E). Die Sulfate von Colistin und Polymyxin B sind gut wasserlöslich und relativ stabil.

Wirkungsweise: Bakterizide Wirkung auf ruhende und sich vermehrende Keime mit Angriffspunkt an der Zytoplasmamembran (als Kationendetergenzien). Die Polymyxine beeinflussen vorwiegend extrazellulär gelegene Keime, nicht oder nur in schwachem Maße intrazellulär gelegene Bakterien.

Wirkungsspektrum: Wirkung ausschließlich auf gramnegative Bakterien, wie Pseudomonas aeruginosa, E. coli, Enterobacter, Klebsiella. Bei diesen Keimarten kommen auch resistente Bakterienstämme vor. Stets empfindlich sind Salmonellen, Shigellen, Pasteurellen, Haemophilus influenzae, während Proteus, Gonokokken, Meningokokken und grampositive Bakterien resistent sind.

Resistenz: Nur langsame Resistenzentwicklung in vitro, unter der Therapie selten. Komplette Kreuzresistenz zwischen Colistin und Polymyxin B.

Pharmakokinetik: *Resorption* nach oraler Gabe sehr gering, daher hohe Konzentrationen im Darmlumen, jedoch kann bei starker Entzündung der Darmschleimhaut ein Teil der verabreichten Dosis resorbiert werden und toxisch wirken. Bei Haut- und Schleimhautinfektionen mit Geschwürsbildung ist ebenfalls eine Resorption möglich.

Nebenwirkungen: bei parenteraler Anwendung: Neuro- und Nephrotoxizität, allergische Reaktionen und neuromuskuläre Blockade. Die Inhalation eines Polymyxin-Aerosols kann zu Histaminfreisetzung und Bronchospasmen führen. Bei topischer Anwendung auf der Haut Kontaktdermatitis möglich.

Indikationen: Orale Gabe zur Darmdekontamination (bei Leukämikern). Polymyxin B ist in vielen Lokalpräparaten für die Dermatologie, HNO- und Augenheilkunde enthalten.

Kontraindikationen: Instillation in Körperhöhlen (außer Harnblase) und Lokalbehandlung von offenen Wunden und Verbrennungen (wegen Resorptionsmöglichkeit Gefahr von toxischen Nebenwirkungen).

Applikation: Orale Gabe zur Darmdekontamination. Anwendung in Salben- oder Puderform bei Verbrennungen, Wundinfektionen usw. sowie als Augen- und Ohrentropfen. Nicht ratsam sind Instillationen in die Pleurahöhle, in Gelenke usw. wegen Resorptionsmöglichkeit. Keine intrathekale Applikation wegen der Gefahr eines Cauda-equina-Syndroms.

Dosierung: Mittlere Tagesdosen bei **oraler Gabe** von **Colistinsulfat:** Erwachsene 8 Mill. E, Kinder von 1–12 Jahren 4 Mill. E, Säuglinge 0,25 Mill. E/kg; bei **oraler Gabe** von **Polymyxin-B-Sulfat:** Erwachsene und Kinder von 6–12 Jahren 300 bis 400 mg, Kinder von 2–5 Jahren 150–225 mg, Säuglinge 20 mg/kg.
Zur **Inhalationsbehandlung** werden Polymyxin-B-Lösungen von 1–10 mg in 2 ml benutzt (schleimhautreizend, Gefahr von Asthmaanfällen durch Histaminfreisetzung).

Handelsformen: Colistin-Tabl. à 0,5 Mill. E (= 16,7 mg Base). Polymyxin-B-Tabl. à 25 mg. Polymyxin B ist Bestandteil in Salbe, Creme, Spray, Wundkompressen, Augensalbe, Augentropfen, Ohrentropfen, Vaginalkapseln, Vaginaltabletten, Lösung für Blasenspülung.

Beurteilung: Anwendung nur noch zur Lokaltherapie bei Infektionen durch gramnegative Stäbchen (meist in Kombinationspräparaten).

Neomycin

Eigenschaften: Neomycin B mit Framycetin identisch. Nur noch zur Lokaltherapie brauchbares toxisches Aminoglykosid. Die Wirkung richtet sich vor allem gegen gramnegative Bakterien einschließlich Salmonellen und Shigellen, teilweise auch gegen Proteus und E. coli, außerdem gegen einen Teil der Staphylokokken-Stämme. Resistent sind Streptokokken und Enterokokken sowie Pseudomonaden. Stufenweise langsame Resistenzentwicklung möglich. Komplette Kreuzresistenz mit

Lokalantibiotika

Kanamycin und Paromomycin, teilweise auch mit Streptomycin und Gentamicin.
Keine oder geringfügige **Resorption** nach oraler Gabe.

Nebenwirkungen: Wegen erheblicher **Oto-** und **Nephrotoxizität** parenterale Anwendung kontraindiziert. Bei Resorption aus großen Wundflächen oder Darmgeschwüren Gefahr von Nebenwirkungen. Wenn bei Leberkoma Neomycin oral in hoher Dosierung über lange Zeit gegeben wird, können kleine Mengen aus dem Darm resorbiert werden, die bei gleichzeitiger Niereninsuffizienz kumulieren und zur Ertaubung führen können. **Allergische** Nebenwirkungen an der Haut sind bei lokaler Anwendung nicht selten (Kontaktdermatitis). In vitro und in vivo setzt Neomycin Histamin aus Mastzellen frei. Bei oraler Gabe kann es zum Überwuchern von Candida (Soor-Enteritis) kommen, daher prophylaktische Gabe von Nystatin ratsam. Nach oraler Gabe wurden schwere Enterokolitiden durch Neomycinresistente Staphylokokken beobachtet. Neomycin kann bei hochdosierter oraler Behandlung über längere Zeit durch Schleimhautschädigung ein **Malabsorptionssyndrom** mit Diarrhoe und Steatorrhoe hervorrufen, das nach Absetzen meist reversibel ist.

Topische Anwendung:
1. In Form von **Salbe, Puder, Spray, Lösung, Augensalbe** und **Vaginalzäpfchen** bei oberflächlichen Haut- und Schleimhautinfektionen. Bei topischer Anwendung wegen Resorptionsgefahr Gesamtdosis von 15 mg/kg/Tag nicht überschreiten, Therapiedauer 1–3 Tage, bei längerer Dauer Dosis reduzieren. Es besteht die Gefahr einer Kontaktdermatitis und Sensibilisierung.
2. **Instillation:** Heute nicht mehr empfohlen, seitdem hochwirksame Antibiotika zur systemischen Anwendung zur Verfügung stehen, welche gut in Körperhöhlen penetrieren. Bei intraperitonealer und intrapleuraler Instillation Gefahr der neuromuskulären Blockade (Atemstillstand), besonders bei gleichzeitiger Gabe von Muskelrelaxanzien. Gegenmittel: Prostigmin und Kalziumglukonat i. v.
3. **Orale Gabe** bei bakteriellen Darminfektionen nicht mehr gerechtfertigt (klinisch wenig wirksam, Gefahr von Nebenwirkungen). Auf keinen Fall bei Ileus und Niereninsuffizienz anwenden (Kumulation kleiner, vom Darm resorbierter Neomycin-Mengen möglich). Neomycin wird manchmal noch vor Darmoperationen, bei Leukämie und Leberkoma benutzt.

Dosierung: Erwachsene 2–4 g oral, Kinder 30–60 mg/kg, verteilt auf 4–6 Einzelgaben, eventuell in Kombination mit Nystatin (gegen Candida).

Beurteilung: Veraltetes toxisches Aminoglykosid, das wegen häufiger Unwirksamkeit, Resistenzentwicklung und Allergisierungsgefahr nicht mehr verwendet werden sollte.

Literatur

Breen LJ, Bryant RE, Levinson JD. Schenker S. Neomycin absorption in man. Ann Intern Med 1972; 76: 211.

Weinstein AJ, McHenry M, Gavan TL. Systemic absorption of neomycin irrigating solution. JAMA 1977; 238: 152.

Kanamycin

Aminoglykosid. Bei lokaler Anwendung **wirksam auf** Staphylokokken, E. coli, Enterobacter aerogenes, Klebsiella pneumoniae, teilweise auch Proteus und Serratia. Resistent sind Streptokokken (einschließlich Enterokokken), Pseudomonas, Bacteroides, Clostridien, Pilze. Primäre **Resistenz** bei E. coli und anderen gramnegativen Stäbchen häufig. Resistenzentwicklung unter der Therapie möglich. Komplette Kreuzresistenz mit Neomycin und Paromomycin, teilweise auch mit Streptomycin und Gentamicin.
Wegen der **Ototoxizität** heute nicht mehr systemisch angewandt. Nur noch als Augentropfen und -salbe im Handel.

Paromomycin

Handelsname: Humatin.

Eigenschaften: Nur lokal anwendbares Aminoglykosid-Antibiotikum, identisch mit Aminosidin und Catenulin, als Paromomycin-Base gut wasserlöslich.

Wirkung: Auf E. coli, Enterobacter aerogenes, Klebsiella pneumoniae, Salmonellen, Shigellen, Proteus, Staphylokokken. Gegen Entamoeba histolytica schwach wirksam. Resistent sind Clostridien, Pilze, Viren. Primär resistente Darmbakterien kommen vor. Kreuzresistenz mit Kanamycin und Neomycin, teilweise auch mit Streptomycin.

Resorption: Nach oraler Gabe sehr gering.

Nebenwirkungen: Wegen Oto- und Nephrotoxizität parenterale Anwendung kontraindiziert. Bei oraler Gabe können gastrointestinale Störungen auftreten. Auch ein Malabsorptionssyndrom und ein Überwuchern von Pilzen sind möglich. Vorsicht bei Patienten mit Geschwüren im Magen-Darm-Trakt (stärkere Resorption, Gefahr einer Nierenschädigung).

Anwendung: Bei bakterieller Enterokolitis heute nicht mehr gerechtfertigt. Erwachsene erhielten früher tgl. 1–2 g, Kinder tgl. 50 mg/kg, verteilt auf 3–4 Einzelgaben, Dauer 7 Tage.

Mupirocin

Handelsname: Turixin.

Eigenschaften: Von Pseudomonas fluorescens gebildetes Antibiotikum (Pseudomoninsäure) mit ausschließlicher Wirkung gegen Staphylokokken und Streptokokken. Vorwiegend bakteriostatische Wirkung (Hemmung der Proteinsynthese der Bak-

Lokalantibiotika

terien). Keine Verwandtschaft mit anderen Antibiotika. Bei längerer Anwendung Gefahr von sekundärer Resistenzentwicklung. Primär resistente Staphylokokken-Stämme kommen in wechselnder Häufigkeit vor.

Anwendung: Als Nasensalbe zur Elimination von Methicillin-resistenten Staphylokokken auf der Nasenschleimhaut. Mit einer Rekolonisierung in der Nase ist in 40% zu rechnen. Bei Erwachsenen und Kindern 2–3mal tgl. eine streichholzkopfgroße Menge in den vorderen Bereich der Nase einbringen. Dauer 5–7 Tage.

Als seltene Nebenwirkung können Brennen, Jucken oder Prickeln in der Nase auftreten, auch Niesen und vermehrte Sekretion. In Einzelfällen kommt es zu Überempfindlichkeitsreaktionen (Behandlung abbrechen). Nicht in der Schwangerschaft anwenden, auch nicht im 1. Lebensjahr (Aspirationsgefahr). Keine Salbe in die Augen bringen!

Literatur

Cookson BD. Mupirocin resistance in staphylococci. J Antimicrob Chemother 1990; 25: 497–503.

Doebbling BN, Breneman DL, Neu HC, et al. Elimination of Staphylococcus aureus nasal carriage in health care workers: Analysis of six clinical trials with calcium mupirocin ointment: The Mupirocin Collaborative Study Group. Clin Inf Dis 1993; 17: 466–74.

Fernandez C, Gaspar C, Torrelas A, et al. A double-blind, randomized, placebo-controlled clinical trial to evaluate the safety and efficacy of mupirocin calcium ointment for eliminating nasal carriage of Staphylococcus aureus among hospital personnel. J Antimicrob Chemother 1995; 35: 399.

Layton MC, Patterson JE. Mupirocin resistance among consecutive isolates of oxacillin-resistant and borderline oxacillin-resistant Staphylococcus aureus at a university hospital. Antimicrob Ag Chemother 1994; 38: 1664.

Wise R, Johnson J. Mupirocin resistance. Lancet 1991; 338: 578.

Antimykobakterielle Mittel

Einteilung: Medikamente zur Behandlung mykobakterieller Infektionen können nach drei Gesichtspunkten eingeteilt werden:
1. Substanzen vorwiegend für die Therapie von Infektionen durch Mycobacterium tuberculosis (Tuberkulostatika).
2. Therapeutika gegen Infektionen durch andere Mykobakterien (Tab. 47, S. 388).
3. Substanzen für die Behandlung der Lepra.

Man unterscheidet bei den Tuberkulostatika Substanzen der ersten Wahl mit höherer Effektivität und niedriger Toxizität und Reservesubstanzen mit geringerer Effektivität und/oder größerer Toxizität. Tuberkulostatika der ersten Wahl sind Isoniazid, Rifampicin, Streptomycin, Pyrazinamid und Ethambutol, von denen nur Ethambutol nicht bakterizid wirkt.

Isoniazid (INH)

Handelsnamen: Isozid, Tebesium.

Eigenschaften: Isonicotinsäurehydrazid, synthetisch hergestelltes Chemotherapeutikum, wasserlöslich. Bakterizide Wirkung auf extra- und intrazellulär gelagerte Keime.

Wirkungsweise: Hemmung der bakteriellen Nukleinsäure- und Mykolsäuresynthese. Bei niedrigen Konzentrationen bakteriostatische Wirkung auf Tuberkelbakterien, bei 4–5fach höheren Konzentrationen bakterizide Wirkung (in der Wachstumsphase der Bakterien).

Wirkungsspektrum: Ausschließlich auf Tuberkelbakterien wirksam, nicht auf andere Mykobakterien (außer einige Stämme von M. kansasii) und nicht auf andere Bakterien.

Resistenz: Primär resistente Tuberkelbakterien in Europa selten (1–4%), bei AIDS-Patienten häufiger (oft mehrfach resistent). Rasche Resistenzentwicklung unter Monotherapie, keine Kreuzresistenz mit anderen Tuberkulostatika.

Pharmakokinetik: *Resorption* nach oraler Gabe innerhalb von 1–2 h.
Serumkonzentrationen bei Langsaminaktivierern (nach 200 mg oral) 2–3 mg/l (nach 1–2 h) und 1,1 mg/l (nach 6 h); (nach 300 mg oral) 3–9 mg/l (nach 1–2 h), 1,4 mg/l (nach 6 h). Bei Schnellinaktivierern sind die Serumspiegel nach 1 und 2 h um 30–40% niedriger.
Halbwertszeit 3 h (bei Langsaminaktivierern) und 1 h (bei Schnellinaktivierern). Im Organismus teilweise Umbau des INH zu Azetyl-INH, Isonicotinsäure, Isonicotinursäure, Hydrazin- und Hydrazon-Derivaten, die – bis auf die Hydrazone – inaktiv sind. Rasche Inaktivierung durch Azetylierung (besonders häufig bei Japanern und Eskimos): sog. Schnellinaktivierer (niedrigere Blutspiegel, kürzere Halbwertszeit, seltener Neuritis als bei den Langsaminaktivierern). Etwa die Hälfte

Antimykobakterielle Mittel

der weißen und schwarzen Bevölkerung gehört zu den Langsaminaktivierern. Halbwertszeit bei Leberfunktionsstörungen verlängert. Vom Gesamt-INH sind im Organismus nur etwa 30–60% als aktives INH wirksam.
Eiweißbindung im Blut 20–30%.
Gute *Liquorgängigkeit,* bei Meningitis im Liquor 50–80% der Serumwerte. In Pleura-, Peritoneal- und Synovialflüssigkeit 50–100% der Serumwerte. Übergang in den fetalen Kreislauf zu etwa 50%. Gute Gewebediffusion. Eindringen auch in verkästes Gewebe und Makrophagen.
Ausscheidung vorwiegend durch die Nieren (glomeruläre Filtration) fast ausschließlich als Metaboliten, in geringer Menge mit den Fäzes. Harnkonzentrationen an aktivem INH 20–80 mg/l.

Nebenwirkungen (relativ selten bei Tagesdosen bis 300 mg):
1. Zentralnervöse Störungen und periphere Neuritiden (Schwindel, Kopfschmerzen, Benommenheit, Unruhe, psychische Störungen, Muskelzittern, Krämpfe, Parästhesien, Optikusneuritis), häufiger bei alten Menschen, Alkoholikern, Diabetikern und Langsaminaktivierern sowie bei höherer Dosierung. Gegen INH-Neuritis (auch prophylaktisch) Pyridoxin (Vitamin B_6). Bei gleichzeitiger Verabreichung von Barbituraten oder Diphenylhydantoin (verzögerter Abbau) treten oft Somnolenz oder Koordinationsstörungen auf. Nicht selten kommt es zu Alkoholintoleranz.
2. Gastrointestinale Störungen und vorübergehender Transaminasenanstieg, in 1% Hepatitis mit oder ohne Ikterus, selten mit tödlichem Ausgang (am ehesten bei Personen über 50 Jahre), bei Kombination mit Rifampicin häufiger als bei gleichzeitiger Gabe von Ethambutol. Bei Initialsymptomen einer Hepatitis Mittel sofort absetzen.
3. Allergische Exantheme, Fieber, Gelenkbeschwerden sowie Lupus-erythematodes-ähnliches Syndrom.
4. Blutbildungsstörungen (Neutropenie, selten Agranulozytose, Anämie, Thrombozytopenie).
5. Blutungsbereitschaft (durch Gefäßwandschädigung), Herz-Kreislauf-Störungen, Pellagrasymptome, Akne.

Interaktionen: Bei gleichzeitiger Gabe von Phenytoin kann die Phenytoin-Wirkung durch Isoniazid verstärkt sein (infolge verlangsamter Ausscheidung). Auch Primidon-, Carbamazepin- oder Theophyllinspiegel können während einer Isoniazid-Behandlung erhöht sein. Bei gleichzeitiger Gabe von Disulfiram ist die Wirkung dieses Medikamentes verstärkt. Alkohol ist zu meiden (wegen Alkoholintoleranz). Symptome einer Histaminintoxikation können nach Genuß von Käse, Rotwein, Thunfisch und tropischen Fischen auftreten (infolge Hemmung der Diamin- und Monoaminoxidase durch INH).

Indikationen: Wichtiges Medikament bei der Kombinationsbehandlung der Tuberkulose, Präventivbehandlung gefährdeter Personen bei festgestellter Tuberkulinkonversion oder Tuberkulinpositivität (besonders bei immunsuppressiver Therapie, längerer Kortikosteroidbehandlung, Leukämie, M. Hodgkin, AIDS), Chemoprophylaxe bei Exponierten (besonders im 1. Lebensjahr).

Falsch ist eine initiale Monotherapie mit INH bei klinisch manifester Tuberkulose.

Isoniazid (INH)

Kontraindikationen: Akute Lebererkrankungen, Psychosen, Epilepsie, periphere Neuropathien. Vorsicht bei Störungen der Hämatopoese und bei Niereninsuffizienz von Langsamazetylierern (lebertoxische Metaboliten können weiter umgewandelt werden und kumulieren). Vorsichtige Dosierung bei alten Menschen, Alkoholikern und Diabetikern sowie Patienten mit chronischen Lebererkrankungen.

Applikation: In der Regel orale Applikation; i. v. Gabe selten erforderlich.

Dosierung:
Bei **oraler Gabe**: 1mal tgl. 4–5 mg/kg bzw. 200–300 mg, Kinder 6 (–10) mg/kg. Dosisreduzierung auf tgl. 100–200 mg bei chronischen Lebererkrankungen und bei Niereninsuffizienz von Langsamazetylierern. Bei Niereninsuffizienz, älteren Menschen, Diabetikern und Alkoholikern zusätzlich Pyridoxin geben (tgl. 20 mg). Regelmäßige Kontrollen von Leberfunktion, Blutbild und neurologischem Status.
Bei **intravenöser Gabe** langsame Injektion der 2–5%igen Lösung. Einzeldosis nicht über 200 mg, am besten als Dauertropfinfusion.
Lokale Instillation: Intrapleural etwa 300 mg alle 2–4 Tage, intraartikulär 50 bis 100 mg, intravesikulär 50–100 mg. Menge des instillierten INH bei Berechnung der Gesamtdosis berücksichtigen.

Handelsformen: Tabletten à 0,05 g, 0,1 g, 0,2 g; Lösung (0,5 g); Ampullen mit 0,1 g und 0,25 g (Tebesium).

Beurteilung: Gut wirksames Standard-Tuberkulostatikum mit relativ guter Verträglichkeit. Wegen Tendenz zu rascher Resistenzentwicklung nur in Kombination mit anderen Tuberkulostatika anwenden.

Literatur

Alexander MR, Louie SG, Guernsey BG. Isoniazid-associated hepatitis. Clin Pharm 1982; 1: 148.

Bistritzer T, Barzilay Z, Jonas A. Isoniazid-rifampicin-induced fulminant liver disease in an infant. J Pediatr 1980; 97: 480.

Block SH. Carbamazepine-isoniazid interaction. Pediatrics 1982; 69: 494.

Centers for Disease Control and Prevention. Severe isoniazid-associated hepatitis – New York, 1991–1993. MMWR 1993; 42: 545–7.

Cheung WC, Lo CY, Lo WK, et al. Isoniazid induced encephalopathy in dialysis patients. Tubercle and Lung Dis 1993; 74: 136–9.

Claiborne RA, Dutt AK. Isoniazid-induced pure red cell aplasia. Am Rev Respir Dis 1985; 131: 947.

Cockerill FR III, Uhl JR, Temesgen Z, et al. Rapid identification of a point mutation of the Mycobacterium tuberculosis catalase-peroxidase (kat G) gene associated with isoniazid resistance. J Infect Dis 1995; 171: 240.

Ishii N, Nishihara Y. Pellagra encephalopathy among tuberculous patients: its relation to isoniazid therapy. J Neurol Neurosurg Psychiatry 1985; 48: 628.

Motion S, Humphries MJ, Gabriel SM. Severe "flu"-like symptoms due to isoniazid – a report of three cases. Tubercle 1989; 70: 57–60.

O'Brien RJ, Long MW, Cross FS, et al. Hepatotoxicity from isoniazid and rifampin among children treated for tuberculosis. Pediatrics 1983; 72: 491.

Pellock JM, Howell J, Kendig EL Jr, et al. Pyridoxine deficiency in children treated with isoniazid. Chest 1985; 87: 658.

Rabassa AA, Trey G, Shukla U, et al. Isoniazid-induced acute pancreatitis. Ann Intern Med 1994; 121: 433.

Snider DE, Tabas GJ. Isoniazid associated hepatitis deaths: a review of available information. Am Rev Resp Dis 1992; 145: 494–7.

Steele MA, Burk RF, DesPrez RM. Toxic hepatitis with isoniazid and rifampin. A meta-analysis. Chest 1991; 99: 456–71.

Valsalan VC, Cooper GL. Carbamazepine intoxication caused by interaction with isoniazid. BMJ 1982; 285: 261.

Wu JC, Lee SD, Yeh PF, et al. Isoniazid-rifampin-induced hepatitis in hepatitis B carriers. Gastroenterology 1990; 98: 502–4.

Antimykobakterielle Mittel

Rifampicin

Handelsnamen: Eremfat, Rifa, Rimactan u. a.

Eigenschaften: Zur Gruppe der Ansamycine gehörendes Antibiotikum, gut löslich in organischen Lösungsmitteln, bei saurem pH auch in Wasser löslich, gelb-rote Farbe, keine Verwandtschaft mit anderen Antibiotika-Gruppen. International oft auch Rifampin genannt.

Wirkungsweise: Hemmung der bakteriellen RNS-Polymerase. Ausgeprägte bakterizide Wirkung auf proliferierende Keime einschließlich Tuberkelbakterien.

Wirkungsspektrum: Starke Empfindlichkeit von Tuberkelbakterien und grampositiven Bakterien (Staphylokokken, Streptokokken, Enterokokken u. a.), Bacteroides, Gonokokken und Meningokokken, auch Haemophilus influenzae, Legionella pneumophila, Brucellen und Chlamydien. Mäßige Empfindlichkeit von bestimmten Mykobakterien (M. leprae, M. kansasii, M. avium-intracellulare, M. scrofulaceum u. a.) und relativ geringe Empfindlichkeit von gramnegativen Enterobakterien. Mykoplasmen sind resistent. Auch bei Lepra wirksam. Methicillin-resistente Staphylokokken sowie Penicillin-G-resistente Pneumokokken sind meist empfindlich gegen Rifampicin.

Resistenz: Primäre Resistenz von Tuberkelbakterien in Europa selten, bei AIDS-Patienten in den USA häufiger. Rasche Resistenzentwicklung vom Streptomycin-Typ (Einstufenresistenz) durch Monotherapie bei Infektionen durch Staphylokokken, Meningokokken, Gonokokken und andere Keime, auch Tuberkelbakterien. Meningokokken können gegen Rifampicin primär resistent sein. Keine Kreuzresistenz mit anderen Tuberkulostatika (außer Rifabutin).

Pharmakokinetik:
Resorption nach oraler Gabe gut.
Blutspiegelmaxima nach 2–4 h. *Serumkonzentrationen* nach 0,6 g oral 7–14 mg/l (2 h) und 2 mg/l (12 h). Nach 3stündiger i. v. Infusion von 0,3 g und 0,6 g liegen die Serumspiegel bei Infusionsende bei 4 bzw. 13 mg/l.
Halbwertszeit 3 h, bei kontinuierlicher Therapie kürzer (infolge verstärkter Metabolisierung), bei gestörter Leberfunktion auf 4–7 h verlängert, bei Niereninsuffizienz im Normbereich. Keine Kumulation.
Plasmaeiweißbindung 75–80%.
Rasche *Diffusion* des stark lipophilen Antibiotikums in die Lungen, Nieren, Nebennieren, Leber (Konzentrationen teilweise höher als im Blut, abhängig vom Zeitpunkt der Gabe). *Penetration* auch in Körperzellen (z. B. Makrophagen) sowie in Bronchialsekret, Pleura- und Peritonealflüssigkeit. *Liquorgängigkeit* gering (0–11%), bei Meningitis besser (10–50% der Serumspiegel). Orangefärbung von Speichel, Sputum, Tränenflüssigkeit, Schweiß, Stuhl und Harn.
Ausscheidung (nach 750 mg oral) zu etwa 40% mit der Galle und bis zu 30% mit dem Harn (davon 30–50% in unveränderter Form). Hauptmetabolit ist das antibakteriell wirksame Desazetyl-Rifampicin. Bei kleineren Dosen verringert sich die *Urin-Recovery*, und ein größerer Teil wird mit der Galle ausgeschieden. Das in

Rifampicin

hohen Konzentrationen mit der Galle ausgeschiedene Rifampicin wird teilweise aus dem Darm zurückresorbiert. Dialysierbar.

Nebenwirkungen: In etwa 5–20% läßt sich ein Transaminasenanstieg feststellen. Oft kommt es trotz Fortsetzung der Therapie wieder zur Normalisierung der Werte. Bei Zunahme der Transaminasen über 100 U/l, Bilirubinvermehrung oder entsprechender klinischer Symptomatik ist sofortiges Absetzen des Rifampicins geboten, da tödliche Leberdystrophien beobachtet worden sind. Nach längerer Pause wird die erneute Gabe von Rifampicin von den meisten Patienten vertragen. Wegen der hepatotoxischen Nebenwirkungen sind unter jeder Therapie mit Rifampicin regelmäßige Bilirubin- und Leberenzymkontrollen notwendig. Selten sind gastrointestinale Störungen, Zyklusstörungen, Hautsymptome (Pigmentierung, Gesichtsödem, Juckreiz) und vorübergehende Neutropenie oder Thrombozytopenie (regelmäßig Blutbild kontrollieren). Zentralnervöse Störungen äußern sich durch Schläfrigkeit, Ataxie, Sehstörungen, Muskelschwäche, Schmerzen in den Extremitäten und Taubheitsgefühl. Ein Grippe-ähnliches Syndrom (z. T. mit Thrombozytopenie) ist wahrscheinlich immunologisch bedingt und kommt besonders bei intermittierender Therapie (2mal wöchentlich 0,6 g Rifampicin) vor, außerdem bei unregelmäßiger Einnahme und bei Wiederbeginn einer unterbrochenen Behandlung. Rifampicin führt sehr selten – offenbar durch Überempfindlichkeit – zu Nierenversagen, das durch eine interstitielle Nephritis, durch akute Tubulusnekrosen oder schwere Rindennekrosen bedingt ist. Auslösend kann die Unterbrechung oder Wiederaufnahme einer Rifampicin-Behandlung sein. Verfärbung von weichen Kontaktlinsen möglich.

Interaktionen: Durch Wirkung von Rifampicin auf Cytochrom-P-450-abhängige Stoffwechselvorgänge in der Leber wird der Metabolismus vieler Pharmaka beeinflußt. Der Konzeptionsschutz durch Ovulationshemmer kann während einer Rifampicin-Therapie unsicher sein. Auch die Wirksamkeit von Antikoagulanzien ist manchmal vermindert; daher sind bei gleichzeitiger Dicumarol-Langzeitbehandlung häufige Gerinnungskontrollen erforderlich. Durch Enzyminduktion kann der Abbau von zahlreichen Medikamenten, z. B. oralen Antidiabetika, Digitalis-Präparaten, Chinidin und Kortikosteroiden, während einer Rifampicin-Behandlung beschleunigt sein; ebenso können bei Personen, die regelmäßig Methadon erhalten, Entzugserscheinungen auftreten, welche auf einem gesteigerten Abbau von Methadon in der Leber beruhen. Durch Rifampicin kann auch die Wirkung von Dapson, Ciclosporin und Mexiletin vermindert sein. Bei gleichzeitiger Gabe von hepatotoxischen Substanzen, z. B. Ketoconazol und Halothan, besteht ein erhöhtes Risiko für eine Leberschädigung. Antazida vermindern die Resorption von oral gegebenem Rifampicin.

Indikationen: Tuberkulose aller Stadien (auch Erstbehandlung in Kombination mit INH und Ethambutol oder Streptomycin), außerdem Infektionen durch empfindliche andere Mykobakterien, Lepra. Bei anderen Infektionen ist – trotz guter Aktivität bei grampositiven Kokken und Neisserien – die Gefahr einer raschen Resistenzentwicklung so groß, daß stets ein zweites wirksames Mittel gegeben werden sollte. Rifampicin wird häufig bei Fremdkörperinfektionen durch Staphylokokken (z. B. Herzklappenprothese oder Hydrozephalus-Shunt) und bei Infektionen durch Methicillin-resistente Staphylokokken (MRSA) in Kombination mit Vancomycin eingesetzt. Rifampicin ist ein vollwertiges Mittel bei Legionellose. Bei Brucellose sind Rifam-

Antimykobakterielle Mittel

picin-haltige Kombinationen gut wirksam (z. B. Rifampicin + Doxycyclin). Rifampicin kann evtl. auch bei Leukämie und bei AIDS zur Therapie bakterieller Infektionen im Rahmen einer Kombination eingesetzt werden. In Kombination mit Vancomycin ist es bei Meningitis durch Penicillin-resistente Pneumokokken wirksam. Bei empfindlichen Erregern Prophylaxe der Meningokokken- und Haemophilus-Meningitis, aber nicht zur Therapie verwenden (wegen Gefahr einer Resistenzentwicklung).

Kontraindikationen: Akute Hepatitis, schwere Lebererkrankungen, Verschlußikterus, Gravidität im 1. Trimenon (vor Behandlungsbeginn Schwangerschaft ausschließen). Strenge Indikationsstellung im 2. und 3. Trimenon der Schwangerschaft. Bei Anwendung in den letzten Schwangerschaftswochen kann es zu postnatalen Blutungen bei der Mutter und dem Neugeborenen kommen. Kontraindiziert ist auch die parenterale Gabe in den ersten 2 Lebensmonaten.

Vorsicht bei Kombination mit hepatotoxischen Tuberkulostatika (Prothionamid, Pyrazinamid), Vorschädigungen der Leber, Alkoholismus und früherer Unverträglichkeit von Rifampicin. Ovulationshemmer wirken unsicher.

Applikation und Dosierung: Bei Erwachsenen und Kindern bei oraler Gabe oder i.v. Infusion tgl. 10 mg/kg (bei Erwachsenen im allgemeinen 0,6 g, bei Kindern nicht mehr als 0,6 g tgl.) in 1–2 Gaben 1 h vor dem Essen. Bei Neugeborenen nur bei strenger Indikationsstellung (Blutungsgefahr!) oral anwenden und einschleichend dosieren (bis auf tgl. 10 mg/kg). Maximaldosis bei Erwachsenen 0,75 g (oral) und 0,6 g (i.v.). Keine Dosisreduzierung bei Niereninsuffizienz.
Bei Wiederaufnahme einer Behandlung nach Langzeittherapie ist zur Vermeidung von Nebenwirkungen eine einschleichende Dosierung ratsam (Initialdosis 75 mg/Tag, Steigerung um 75 mg/Tag bis zur gewünschten Dosis). Dabei soll vor allem die Nierenfunktion überwacht werden.
Zur Prophylaxe einer Haemophilus-Meningitis wird bei exponierten jüngeren Kindern die orale Gabe von 2mal tgl. 10 mg/kg für 4 Tage empfohlen. Zur Prophylaxe einer Meningokokken-Meningitis gibt man Erwachsenen 600 mg, Kindern von 1–12 Jahren 10 mg/kg alle 12 h für 2 Tage.

Handelsformen: Kapseln, Dragées und Tabletten à 0,15 g, 0,3 g, 0,45 g, 0,6 g; Sirup (20 mg/ml); Ampullen à 0,3 g und 0,6 g. Kombinationspräparate mit 0,3 g Rifampicin + 0,15 g INH oder 0,15 g Rifampicin + 0,1 g INH sowie 0,12 g Rifampicin + 0,05 g INH + 0,3 g Pyrazinamid.

Beurteilung: Rifampicin ist ein hochaktives Tuberkulostatikum der ersten Wahl, das immer in Kombination mit 1 oder 2 Tuberkulostatika zu geben ist. Die therapeutischen Qualitäten von Rifampicin können auch bei schweren oder schwer zugänglichen Infektionen (z. B. Fremdkörperinfektionen) sowie bei Legionellose und zur Prophylaxe der Meningokokken-Meningitis genutzt werden.

Literatur

Avramovic J, Fletcher JP. Prevention of prosthetic vascular graft infection by rifampicin impregnation of a protein-sealed Dacron graft in combination with parenteral cephalosporin. J Cardiovasc Surg 1992; 33: 70–4.

Bocherding SM, Baciewicz AM, Self TH. Update of rifampin drug interactions II. Arch Intern Med 1992; 152: 711–6.

Burger DM, Meenhorst PL, Koks CHW, et al. Pharmacokinetic interaction between rifampin and zidovudine. Antimicrob Ag Chemother 1993; 37: 1426.

Carter PE, Abadi FJR, Yakubu DE, et al. Molecular characterization of rifampin-resistant Neisseria meningitidis. Antimicrob Ag Chemother 1994; 38: 1256.

Cohn JR, Fye DL, Sills JM, Francos GC. Rifampicin-induced renal failure. Tubercle 1985; 66: 289.

Fahal IH, Williams PS, Clark RE, et al. Thrombotic thrombocytopenic purpura due to rifampicin. BMJ 1992; 304: 882.

Harland RW, Lindblom SS, Munnell MO. Anaphylaxis from rifampin. Am J Med 1992; 92: 581–2.

Kay L, Kamprann JP, Svendsen TL, et al. Influence of rifampin and isoniazid on the kinetics of phenytoin. Br J Clin Pharmacol 1985; 20: 323.

Kumar A, Misra PK, Mehotra R, et al. Hepatotoxicity of rifampin and isoniazid. Is it all drug-induced hepatitis? Am Rev Respir Dis 1991; 143: 1350–2.

Levine M, Collin K, Kassen BO. Acute hemolysis and renal failure following discontinuous use of rifampin. DICP 1991; 25: 743–4.

Lowy FD, Chang DS. Lash PR. Synergy of combination of vancomycin, gentamicin, and rifampin against methicillin-resistant, coagulase-negative staphylococci. Antimicrob Ag Chemother 1983; 23: 932.

Mariette X, Mitjavila MT, Moulinie JP, Bussel A, Brouet JC, Vainchenker W, Fermand JP. Rifampicin-induced pure red cell aplasia. Am J Med 1989; 87: 459–60.

Nicolle LE, Postl B, Kotelewetz E, et al. Emergence of rifampin-resistant Haemophilus influenzae. Antimicrob Ag Chemother 1982; 21: 498.

Outman WR, Levitz RE, Hill DA, et al. Intraocular penetration of rifampin in humans. Antimicrob Ag Chemother 1992; 36: 1575.

Strayhorn VA, Baciewicz AM, Self TH. Update on rifampin drug interactions, III. Arch Intern Med 1997; 157: 2453–8.

Tan TQ, Mason EO Jr, Ou C-N, et al. Use of intravenous rifampin in neonates with persistent staphylococcal bacteremia. Antimicrob Ag Chemother 1993; 37: 2401.

Venkatesan K. Pharmacokinetic drug interactions with rifampin. Clin Pharmacokinet 1992; 22: 47–65.

Widmer AF, Gaechter A, Ochsner PE, et al. Antimicrobial treatment of orthopedic implant-related infections with rifampin combinations. Clin Infect Dis 1992; 14: 1251–3.

Wilkins EG, Hnizdo E, Cope A. Addisonian crisis induced by treatment with rifampicin. Tubercle 1989; 70: 69–73.

Zargar SA, Thapa BR, Sahni A, et al. Rifampicin-induced upper gastrointestinal bleeding. Postgrad Med J 1990; 66: 310–1.

Rifabutin

Handelsnamen: Mycobutin u. a.

Eigenschaften: Rifabutin ist ein halbsynthetisches Ansamycin (Derivat des Rifamycin S), das ein teilweise anderes Wirkungsspektrum hat als Rifampicin. Es ist leicht wasserlöslich, wenig löslich in Äthanol und gut löslich in Chloroform und Methanol.

Wirkungsspektrum: Rifabutin wirkt gegen Mycobacterium avium-intracellulare in vitro und in vivo erheblich stärker als Rifampicin. Seine Aktivität auch gegen Rifampicin-resistente Stämme beruht auf dem zweiten Wirkungsmechanismus (der Hemmung der bakteriellen DNS-Synthese), während Rifampicin nur die DNS-abhängige RNS-Polymerase hemmt. So sind gegen Rifabutin nur 20% der M.-avium-intracellulare-Stämme resistent, gegen Rifampicin 94% der Stämme. Rifabutin wirkt gegen Rifampicin-empfindliche M.-tuberculosis-Stämme ebenfalls

Antimykobakterielle Mittel

stärker als Rifampicin, darüber hinaus (in etwa 50%) auch gegen Rifampicin-resistente Stämme. Rifabutin hat außerdem eine Wirksamkeit gegen die meisten Stämme von M. fortuitum, z. T. auch gegen M. kansasii, M. marinum, M. ulcerans und M. leprae. In der Kombination mit anderen Mitteln (Amikacin, Clofazimin, Ethambutol und Clarithromycin) wirkt Rifabutin gegen M. avium-intracellulare additiv oder synergistisch. Unvollständige Kreuzresistenz zwischen Rifabutin und Rifampicin.

Pharmakokinetik: Nach oraler Gabe von 0,3 g werden im Serum *Spitzenspiegel* von 0,5 mg/l erreicht.
Plasmaeiweißbindung 80%.
Die Gewebekonzentrationen liegen erheblich über den Plasmakonzentrationen (auch in den Lungen). Rifabutin penetriert in Makrophagen.
Terminale *Halbwertszeit* 40 h. Hauptmetabolit ist das aktive Desazetylrifabutin. Langsame Elimination (biphasisch).
Ausscheidung teils renal, teils biliär.

Nebenwirkungen: Ähnlich Rifampicin. Am häufigsten sind Übelkeit, Erbrechen, Anstieg der Leberenzyme und Gelbsucht, seltener Leukopenie, Thrombozytopenie und Anämie sowie Gelenk- und Muskelschmerzen. Als Überempfindlichkeitsreaktionen sind Eosinophilie, Bronchospasmen und Schock beschrieben. Zusätzlich wurde über leichte bis schwere Uveitis (reversibel) berichtet (zuerst erkennbar an Augenschmerzen und verschwommenem Sehen). Sie tritt häufiger bei Kombination mit Clarithromycin bei der M.-avium-intracellulare-Infektionsbehandlung auf. Auch Fluconazol und verwandte Substanzen scheinen das Risiko einer Uveitis zu erhöhen.

Interaktionen: Wie bei Rifampicin (s. S. 257). Fluconazol und Clarithromycin erhöhen die Plasmaspiegel von Rifabutin. Durch Rifabutin können die Plasmaspiegel von Azidothymidin (Zidovudin) erniedrigt werden. Rifabutin ist inkompatibel mit Ritonavir. Die Wirkung von hormonellen Kontrazeptiva kann aufgehoben werden.

Indikationen:
1. Prophylaxe einer M.-avium-intracellulare-(MAI-)Infektion bei AIDS-Patienten mit einer CD4-Zellzahl von <200 pro µl Blut (Erfolgsrate 50–60%).
2. Therapie einer MAI-Infektion bei AIDS-Patienten in Kombination mit Clofazimin, Isoniazid, Ethambutol und/oder Clarithromycin.
3. Behandlung einer multiresistenten Tuberkulose in Kombination mit anderen noch wirksamen Mitteln (nicht aber mit Rifampicin).

Kontraindikationen: Überempfindlichkeit gegen Rifabutin oder Rifampicin. Schwangerschaft, Stillzeit, Kindesalter. Schwere Lebererkrankungen (z. B. Leberzirrhose, akute Hepatitis, Verschlußikterus). Keine Kombination mit Rifampicin.

Dosierung:
1. zur Prophylaxe einer MAI-Infektion tgl. 0,3 g oral,
2. zur Therapie einer MAI-Infektion tgl. 0,45–0,6 g, bei Kombination mit Clarithromycin tgl. nur 0,3 g oral,
3. zur Therapie einer multiresistenten Tuberkulose stets in Kombination mit anderen noch wirksamen Mitteln 1mal tgl. 0,15 g Rifabutin, bei vorbehandelten Patienten Dosissteigerung auf tgl. 0,3–0,45 g möglich.

Bei Neigung zu Übelkeit und Erbrechen kann die Tagesdosis auf 2 Einzelgaben verteilt werden. Anwendungsdauer zur Therapie mindestens 6 Monate nach Erreichen negativer Kulturen, z. T. länger (je nach Rezidivgefahr). Regelmäßige Überwachung des Blutbildes, der Leberwerte und der Augen (besonders bei Kombination mit Clarithromycin) erforderlich. Wie bei Rifampicin rot-orange Färbung des Urins, evtl. auch von weichen Kontaktlinsen.
Keine Dosisreduktion bei leichter Verschlechterung der Leberwerte und bei leichter Niereninsuffizienz, aber Dosishalbierung bei mäßig eingeschränkter Leberfunktion und bei einer Kreatinin-Clearance von <30 ml/min.

Handelsform: Kapseln à 0,15 g.

Beurteilung: Wichtiges Mittel zur Prophylaxe und Therapie von Mycobacterium-avium-intracellulare-Infektionen, besonders bei AIDS-Patienten.

Literatur

Dautzenberg B, Truffot C, Mignon A. Rifabutin in combination with clofazimine, isoniazid and ethambutol in the treatment of AIDS patients with infections due to opportunistic mycobacteria. Tubercle 1991; 72: 168–75.

Frank MO, Graham MB, Wispelway B. Rifabutin and uveitis. N Engl J Med 1994; 330: 868.

Griffith DE, Brown BA, Girard WM, et al. Adverse events associated with high-dose rifabutin in macrolide-containing regimens for the treatment of Mycobacterium avium complex lung disease. Clin Infect Dis 1995; 21: 594.

Klemens SP, Grossi MA, Cynamon MH. Comparative in vivo activities of rifabutin and rifapentine against Mycobacterium avium complex. Antimicrobial Ag Chemother 1994; 38: 243–47.

Nightingale S, Cameron D, Gordin F, et al. Two controlled trials of rifabutin prophylaxis against Mycobacterium avium complex infection in AIDS. New Engl J Med 1993; 329: 828–33.

Siefal FP, Eilbott D, Burger H, et al. Dose-limiting toxicity of rifabutin in AIDS-related complex: syndrome of arthralgia/arthritis. AIDS 1990; 4: 433–41.

Skinner MH, Hsieh M, Torseth J. Pharmacokinetics of rifabutin. Antimicrob Ag Chemother 1989; 33: 1237–41.

Rifapentin

Handelsname: Priftin (USA).

Eigenschaften: Rifamycin SV-Derivat (Cyclopentyl-Rifampicin). Spektrum und antibakterielle Aktivität ähnlich wie bei Rifampicin (s. S. 256). Fast vollständige Kreuzresistenz zwischen Rifapentin und Rifampicin (bei Mycobacterium tuberculosis). Sekundäre Resistenzentwicklung auch bei Kombinationstherapie möglich.

Pharmakokinetik: Gute Resorption nach oraler Gabe.
Serumspitzenspiegel nach 0,6 g oral 15 mg/l (des aktiven Metaboliten Desazetyl-Rifapentin 6 mg/l).
Halbwertszeit 13 h (auch des Metaboliten). Rifapentin wird in der Leber zu ⅓ zu Desazetyl-Rifapentin metabolisiert. Starke Kumulation in Makrophagen.

Antimykobakterielle Mittel

Plasmaeiweißbindung 98% (des Metaboliten 93%).
Urin-Recovery 17%. Ausscheidung mit den Fäzes zu 70%.

Nebenwirkungen und Interaktionen: wie bei Rifampicin (s. S. 257).

Indikation: Kombinationstherapie der Tuberkulose. Verwendung bei der Initialtherapie in der Regel zusammen mit Isoniazid, Pyrazinamid, Ethambutol oder Streptomycin für 2–3 Monate, bei der Konsolidierungstherapie (2. Phase) zusammen mit Isoniazid (bei Resistenz mit einem anderen Mittel) für 4 Monate oder länger. Rezidivrate etwa 10% (in der Vergleichsgruppe mit Rifampicin etwa 5%). Der Grund für die höhere Rezidivrate könnte bei 2mal oder 1mal wöchentlicher Applikation von Rifapentin die schlechtere Compliance sein (daher sollte die Einnahme am besten überwacht werden).

Kontraindikationen: wie bei Rifampicin (s. S. 258). Vorsicht bei Kombination mit hepatotoxischen Tuberkulostatika (Prothionamid, Pyrazinamid), Vorschädigung der Leber, Alkoholismus und früherer Unverträglichkeit von Rifampicin oder Rifapentin. Bei HIV-Patienten keine Kombination mit Indinavir und anderen Protease-Hemmern (niedrigere Serumspiegel bei Kombination mit Rifapentin). Ovulationshemmer wirken unsicher.

Applikation und Dosierung: Bei Erwachsenen und Kindern ab 12 Jahren oral 0,6 g alle 3 Tage bei der Initialbehandlung, alle 7 Tage bei der Konsolidierungstherapie (jedoch bei HIV-Patienten weiterhin alle 3 Tage). Die gleichzeitige Gabe von Pyridoxin (Vitamin B_6) wird empfohlen bei Adoleszenten, bei Unterernährung und Disposition für Neuropathie (z. B. bei Alkoholikern und Diabetikern).

Handelsform: Tabletten à 0,15 g.

Beurteilung: Rifampicin-ähnliches Tuberkulostatikum mit längerer Halbwertszeit (besonders für Patienten mit schlechter Compliance).

Literatur

Dickinson JM, Mitchinson DA. In vitro properties of rifapentine (MDL 473) relevant to its use intermittent chemotherapy of tuberculosis. Tubercle 1987; 68: 113–8.

Klemens SP, Cynamon MH. Activity of rifapentine against Mycobacterium avium infection in beige mice. Journal of Antimicrob Chemother 1992; 29: 555–61.

Vernon A, et al. A trial of once weekly isoniazid (INH) & rifapentine (RPT) in the continuation phase of TB treatment. Am J Respir Crit Care Med 1998; 157 (Suppl): A467.

Ethambutol

Handelsnamen: EMB, Myambutol.

Eigenschaften: Rechtsdrehendes Äthylendiamin-Derivat, synthetisch gewonnen, gut wasserlöslich, stabil.

Wirkungsweise: Nur bakteriostatische Wirkung auf proliferierende Keime (nicht im Ruhestadium).

Wirkung: Auf Tuberkelbakterien, teilweise auch auf Mycobacterium kansasii, Mycobacterium avium-intracellulare und Mycobacterium marinum. Langsame Resistenzentwicklung unter der Therapie. Kreuzresistenz mit anderen Tuberkulostatika selten (außer bei multiresistenter Tuberkulose durch INH- und Rifampicin-resistente Bakterien). Primär resistente Tuberkelbakterien kommen in etwa 4% vor, bei AIDS-Patienten häufiger.

Pharmakokinetik:
Resorption nach oraler Gabe zu 70–80%, maximale Blutspiegel nach 2 Stunden.
Serumkonzentrationen (nach 15 mg/kg per os) 2–4 mg/l (2 h).
Halbwertszeit 4 h. Speicherung in den Erythrozyten, die 2–3mal soviel Ethambutol enthalten wie das Plasma.
Geringe *Plasmaeiweißbindung*.
Liquorkonzentration bei tuberkulöser Meningitis 1–2 mg/l.
Langsame *Ausscheidung* zu 50% unverändert und zu 8–15% als inaktive Metaboliten mit dem Harn, zu etwa 20% mit den Fäzes. Durch Hämodialyse wird Ethambutol wenig, durch Peritonealdialyse in stärkerem Maße entfernt.

Nebenwirkungen: Retrobulbäre Neuritis nervi optici (zuerst Störung des Grünsehens, dann Sehschwäche, Gesichtsfeldausfälle, Sehnervatrophie) häufiger bei höherer Dosierung. Beginnende Störung meist reversibel, langsame Rückbildung, selten irreversibel. Häufigkeit bei der Normaldosierung von tgl. 15 mg/kg oral 0–3–6%. Selten sind periphere Neuritis, zentralnervöse Störungen, allergische Exantheme, Gichtanfälle (Harnsäureanstieg) und vorübergehende Leberfunktionsstörungen.

Indikationen: Kombinationsbehandlung der Lungentuberkulose, auch bei therapieresistenten Erkrankungen, Infektionen durch empfindliche andere Mykobakterien.

Kontraindikationen: Optikusatrophie, früher überstandene Neuritis nervi optici. Reduzierte Dosierung bei Niereninsuffizienz und bei Hyperurikämie.

Applikation und Dosierung: Orale Gabe von 1mal tgl. 15 mg/kg, jedoch stets in Kombination mit 1 oder 2 anderen wirksamen Tuberkulostatika. Höherdosierung (tgl. 25 mg/kg) bei Notwendigkeit erneuter Behandlung für 2 Monate möglich, danach Tagesdosis auf 15 mg/kg reduzieren. Bei i. m. Injektion oder i. v. Infusion gleiche Dosierung wie bei oraler Gabe. Augenärztliche Untersuchung vor der ersten

Antimykobakterielle Mittel

Gabe und während der Behandlung alle 4 Wochen: Prüfung des Farbensinnes, des Gesichtsfeldes, der Sehschärfe und des Fundus (Fundusprüfung allein genügt nicht). Bei einer Kreatinin-Clearance von 10–15 ml/min gibt man 15 mg/kg alle 36 h, bei einer Kreatinin-Clearance von <10 ml/min alle 48 h.

Handelsformen: Tabletten à 0,5 g, 0,4 g, 0,25 g, 0,1 g. Kombinationspräparat mit 0,5 g Ethambutol und 0,1 g INH (Myambutol-INH-I) und mit 0,3 g Ethambutol und 0,1 g INH (Myambutol-INH-II). Ampullen à 1 g und 0,4 g.

Beurteilung: Gut wirksames Tuberkulostatikum der ersten Wahl.

Literatur

Gulliford M, Mackay AD, Prowse K. Cholestatic jaundice caused by ethambutol. BMJ 1986; 292: 866.

Helm U, Kaustova J, Kubin M, et al. Susceptibility of Mycobacterium kansasii to ethambutol and its combination with rifamycin, ciprofloxacin and isoniazid. Eur J Clin Microbiol Infect Dis 1992; 11: 51–4.

Kemper CA, Havlir D, Haghighat D, et al. The individual microbiologic effect of three antimycobacterial agents, clofazimine, ethambutol, and rifampin, on Mycobacterium avium complex bacteremia in patients with AIDS. J Infect Dis 1994; 170: 157.

Khanna BKI, Gupta VP, Singh MP. Ethambutol-induced hyperuricemia. Tubercle 1984; 65: 195.

Prasad R, Mukerji PK. Ethambutol-induced thrombocytopenia. Tubercle 1989; 70: 211–2.

Pyrazinamid

Handelsnamen: Pyrafat, Pyrazinamid.

Eigenschaften: Pyrazinkarbonsäureamid, bakterizides Tuberkulostatikum, mäßig wasserlöslich, stabil.

Wirkung: Bakterizide Wirkung auf humane, nicht jedoch auf bovine Tuberkelbakterien und andere Mykobakterien. Wirkung pH-abhängig (im sauren Bereich stärker, d. h. besonders gut in verkäsenden Nekrosen). Primäre Resistenz bei M. tuberculosis sehr selten (außer bei Mehrfachresistenz). Keine Kreuzresistenz mit anderen Tuberkulostatika.

Pharmakokinetik:
Resorption: Maximale Blutspiegel nach 1–2 h.
Serumkonzentrationen (nach einmaliger oraler Gabe von 1 g) etwa 20 mg/l (nach 2 h).
Halbwertszeit 10–12 h. Hohe Metabolisierungsrate. Gute *Gewebediffusion* und *Liquorgängigkeit.*
Ausscheidung durch die Nieren unverändert zu 5–10%, im übrigen als antibakteriell schwach wirksame Pyrazinoylsäure. Bei Hämo- und Peritonealdialyse gut dialysierbar.

Nebenwirkungen: Bei normaler Dosierung geringe Gefahr einer Leberschädigung. Außer einem Ikterus können gastrointestinale Beschwerden, Hyperurikämie mit Gichtanfällen, Thrombozytopenie oder sideroblastische Anämie auftreten. Photosensibilisierung möglich.

Interaktionen: Es sind verschiedene metabolische Interaktionen möglich. So kann die Wirksamkeit einer Gicht-Therapie mit Allopurinol durch gleichzeitige Gabe von Pyrazinamid vermindert sein. Bei gleichzeitiger Gabe eines oralen Antidiabetikums kann durch Pyrazinamid die Blutzuckersenkung verstärkt sein.

Indikation: Initialtherapie einer verkäsenden Tuberkulose (im Rahmen einer Viererkombination). Eine längere Behandlung als 2 Monate ist nicht sinnvoll.

Kontraindikationen: Schwere Leberschäden sowie Gicht. Dosisreduktion bei Niereninsuffizienz.

Applikation und Dosierung: Oral bei **Erwachsenen** 1mal tgl. 1,5–2 g, bei **Kindern** tgl. 30 mg/kg (in 1 oder 2 Einzelgaben). Während der Therapie Kontrolle der Serumtransaminasen im Abstand von 2–3 Wochen, sofortiges Absetzen bei beginnender Leberschädigung. Auch intermittierende Gaben sind möglich (2mal wöchentlich je 3 g).

Handelsformen: Tabletten à 0,1 g und 0,5 g.

Beurteilung: Wichtiges bakterizides Tuberkulostatikum für die initiale Kombinationstherapie.

Literatur

Corbella X, Vadillo M, Cabellos C, et al. Hypersensitivity hepatitis due to pyrazinamide. Scand J Infect Dis 1995; 27: 93.

Donald PR, Seifart H. Cerebrospinal fluid pyrazinamide concentrations in children with tuberculous meningitis. Pediatr Infect Dis J 1988; 7: 469–71.

Nalin R, Potar M, David HL. Pyrazinamide is not effective against intracellulary growing Mycobacterium tuberculosis. Antimicrob Ag Chemother 1987; 31: 287.

Pilheu JA, DeSalvo MC, Koch OR, et al. Effect of pyrazinamide on the liver of tuberculosis patients: electron microscopic study. Bull Int Union Tuberc 1984; 59: 115.

Streptomycin

Handelsnamen: Strepto-Fatol, Strepto-Hefa.

Eigenschaften: Aminoglykosid, gut wasserlöslich, stabil.

Wirkungsweise: Im Proliferationsstadium der Bakterien bakterizide Wirkung stärker als im Ruhestadium (bei vorhandener Stoffwechselaktivität). Unwirksam auf intrazellulär gelegene Tuberkelbakterien.

Wirkungsspektrum: Gute bis mittlere Empfindlichkeit von Tuberkelbakterien, Brucellen, Francisella tularensis, Yersinia pestis.
Unterschiedliche Empfindlichkeit (teils sensibel, teils resistent) von Mycobacterium xenopi und M. ulcerans, Staphylokokken, E. coli, Klebsiellen, Proteus-Arten, Pseudomonas aeruginosa, Actinomyces israeli u. a.
Resistent sind andere Mykobakterien-Arten, Clostridien, Bacteroides und Rickettsien.

Antimykobakterielle Mittel

Resistenz: Primär resistente Tuberkelbakterien kommen in wechselnder Frequenz (2–30%) vor, bei AIDS-Patienten in den USA häufiger. Bei multiresistenter Tuberkulose oft gleichzeitige Resistenz gegen INH und Rifampicin. Rasche Resistenzentwicklung innerhalb weniger Tage (Einstufenresistenz). Einseitige Kreuzresistenz bei Tuberkelbakterien zwischen Streptomycin einerseits und Kanamycin und Capreomycin andererseits. Streptomycin-resistente Tuberkelbakterien sind in der Regel gegen diese Mittel noch empfindlich, nicht aber umgekehrt.

Pharmakokinetik:
Resorption nach oraler Gabe minimal.
Serumkonzentrationen nach i. m. Gabe von 0,5 g: 14–30 mg/l (nach 1–2 h), 2–3 mg/l (nach 11–12 h); 1 g: 20–45 mg/l (nach 1–2 h), 4–6 mg/l (nach 11–12 h) (Abb. 42).
Halbwertszeit 2½ Stunden, verlängert bei Ausscheidungsstörungen und Neugeborenen.
Eiweißbindung im Serum 30%.
Liquorgängigkeit: Gering (2–4%, bei Meningitis 10–20% der Serumwerte).
Gewebediffusion: Ausreichende Konzentrationen in Lungengewebe, Muskulatur, Uterus, Darmschleimhaut, Nebennieren, Lymphknoten. Schlechte Diffusion in Knochen, Gehirn, Kammerwasser des Auges. In Pleura-, Peritoneal-, Perikard- und Synovialflüssigkeit bei wiederholter Gabe ansteigende Konzentrationen (30–50–100% der Plasmaspiegelmaxima). Keine Penetration in Körperzellen. Muttermilch hat den gleichen Gehalt wie Serum. Im Nabelschnurblut und in der Amnionflüssigkeit des Kindes finden sich 50% der mütterlichen Serumwerte.
Ausscheidung: Mit dem Urin 50–60% (vorwiegend glomeruläre Filtration), Ausscheidung mit der Galle und den Fäzes etwa 2% der verabreichten Menge. Streptomycin wird durch Hämo- und Peritonealdialyse entfernt.

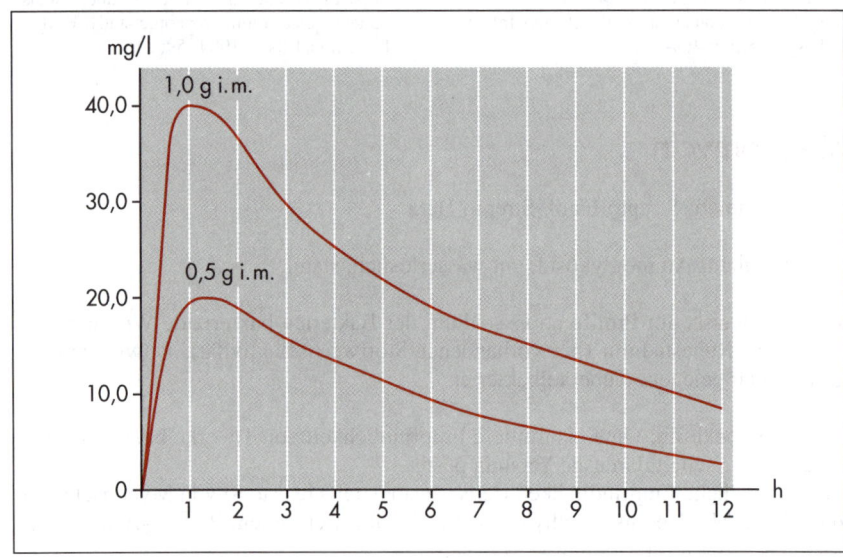

Abb. 42. Blutspiegel nach einmaliger i. m. Gabe von Streptomycin.

Streptomycin

Nebenwirkungen:
1. **Neurotoxizität:** Durch Streptomycinsulfat kann vor allem eine Vestibularisschädigung (in etwa 30%), durch Dihydrostreptomycin eine Kochlearisschädigung (in etwa 26%) hervorgerufen werden, die von der Dosierung und von der Behandlungsdauer abhängen. Sie sind bei Überschreiten der Tagesdosis von 1 g und der Gesamtdosis von 60 g häufiger. Dihydrostreptomycin wird wegen seiner stärkeren Ototoxizität heute nicht mehr verwendet. Streptomycinsulfat kann ebenfalls, allerdings wesentlich seltener (in ungefähr 6%), zu Schwerhörigkeit führen. Während einer Streptomycin-Therapie müssen daher regelmäßig (alle 2 Wochen) die Nierenfunktion, Vestibularisfunktion und Hörfähigkeit (Audiometrie) kontrolliert werden. Falls eine Audiometrie nicht möglich ist (z. B. bei jüngeren Kindern), sollte nach Möglichkeit eine Streptomycin-Blutspiegelbestimmung durchgeführt werden, um eine Kumulierung von Streptomycin durch eine Ausscheidungsstörung rechtzeitig zu erkennen. Vorsichtige Dosierung, regelmäßige oto- und neurologische Untersuchungen und rechtzeitiges Absetzen von Streptomycin bei den ersten Anzeichen einer Gleichgewichts- oder Hörstörung schützen den Patienten vor einem Dauerschaden. Wenn Streptomycin in der Schwangerschaft gegeben wird, kann es zu Schwerhörigkeit des Kindes kommen, weswegen das Mittel in der Gravidität nur bei vitaler Indikation angewandt werden sollte.
2. **Nephrotoxische Wirkungen** (akut bei Überdosierung auftretend) sind an einer Harnstoffsteigerung, Zylindrurie, Proteinurie und Mikrohämaturie zu erkennen.
3. **Allergische Reaktionen,** die relativ häufig sind, äußern sich als Eosinophilie, Exanthem, selten als anaphylaktischer Schock oder Dermatitis exfoliativa; beim Pflegepersonal tritt manchmal ein Kontaktekzem auf.
4. **Sofortreaktionen** (periorale Parästhesien, Schleiersehen, Schwindel, Benommenheit) sind harmlos und beruhen wahrscheinlich auf einer Freisetzung von Histamin aus Gewebsmastzellen.
5. Eine **neuromuskuläre Blockade** mit Atemstillstand kann durch intraperitoneale Injektion ausgelöst werden, aber auch im Rahmen einer Narkose bei Gabe von Muskelrelaxanzien oder bei Myasthenia gravis auftreten. Zur Therapie kommen künstliche Beatmung sowie i.v. Injektion von Prostigmin (alle 2 min 0,1 mg bis zur Gesamtdosis von 1 mg) und Kalziumglukonat in Frage.

Interaktionen: Die Nephro- und Ototoxizität kann durch gleichzeitige Gabe nephro- oder ototoxischer Mittel (z. B. Amphotericin B, Ciclosporin, Cisplatin, Schleifendiuretika) verstärkt werden. Durch Methoxyfluran kann bei gleichzeitiger Gabe von Streptomycin die nierenschädigende Wirkung verstärkt werden, durch Halothan und Curare-artige Muskelrelaxanzien die neuromuskuläre Blockade.

Indikationen: Kombinationsbehandlung der Tuberkulose. Traditionelles Mittel bei Pest und Tularämie.

Kontraindikationen: Anurie und schwere Niereninsuffizienz, Vorschädigung des Vestibular- oder Kochlearorgans, Gravidität. Vorsicht in höherem Lebensalter (Tagesdosis reduzieren)! Keine Kombination von Streptomycin mit anderen Aminoglykosiden (Capreomycin, Gentamicin u. a.), auch nicht mit rasch wirkenden Diuretika, wie Ethacrynsäure (ebenfalls ototoxisch) oder Furosemid.

Antimykobakterielle Mittel

Applikation: Bevorzugt als langsame i. v. Infusion 1mal täglich. Auch i. m. Injektion möglich. Keine intraperitoneale Instillation von Streptomycin (Gefahr von Atemstillstand!).

Dosierung: Erwachsene tgl. 0,5–1 g (15 mg/kg) i.v. oder i.m., **Kinder** (¼–12 J.) tgl. 20 mg/kg (nie mehr als 1 g). Bei älteren Menschen (über 50 Jahre) täglich nicht mehr als 0,5 g. Auch 2mal wöchentliche Gabe von je 1 g ist möglich. Behandlungsdauer: bei Tuberkulose 1–2 Monate (Gesamtdosis im allgemeinen nicht mehr als 30 g bei Erwachsenen, 15 g bei Kindern, 5 g im 1. Lebensjahr). Bei regelmäßiger Audiometrie und Vestibularisprüfung auch längere Behandlung möglich bis zur Feststellung einer beginnenden Innenohrschädigung, die meist noch reversibel ist. Bei nicht zu schwerer Niereninsuffizienz Dosierungsintervall verlängern auf
48 h (Kreatinin-Clearance 60 ml/min),
72 h (Kreatinin-Clearance 40 ml/min),
96 h (Kreatinin-Clearance 30 ml/min).
Eine **intralumbale** Gabe ist gefährlich und unnötig.

Handelsform: Ampullen à 1 g.

Beurteilung: Bakterizide Wirksamkeit auf Tuberkelbakterien. Rasche Resistenzentwicklung, Ototoxizität und Sensibilisierung möglich. Heute nur noch selten gebraucht.

Literatur

Donald PR, Sellars SL. Streptomycin ototoxicity in the unborn child. S Afr Med J 1981; 60: 316.

Enderlin G, Morales L, Jacobs RF, et al. Streptomycin and alternative agents for the treatment of tularemia: review of the literature. Clin Inf Dis 1994; 19: 42–7.

Honore N, Cole ST. Streptomycin resistance in mycobacteria. Antimicrob Ag Chemother 1994; 38: 238–42.

Sarkar SK, Purohit SD, Sharma TN, et al. Stevens-Johnson syndrome caused by streptomycin. Tubercle 1982; 63: 137.

Prothionamid

Handelsnamen: Ektebin, Peteha.

Eigenschaften: Derivat der Isonikotinsäure. Schlecht wasserlöslich. Das nahe verwandte Ethionamid ist in den USA, aber in Deutschland nicht mehr im Handel.

Wirkungsweise: In therapeutischen Konzentrationen bakteriostatisch, in höheren Konzentrationen bakterizid.

Wirkungsspektrum: Wirksam auf Tuberkelbakterien, M. leprae und einige andere Mykobakterien (z. B. M. kansasii).

Resistenz: Rasche Resistenzentwicklung. Keine Kreuzresistenz mit INH.

Prothionamid

Pharmakokinetik:
Serumspiegel nach 0,5 g oral 5,7 mg/l (1 h) und 0,9 mg/l (6 h).
Halbwertszeit 3 h.
Gute *Gewebediffusion* und gute *Liquorgängigkeit* (30–60%). Starke Penetration in Körperzellen. Fast vollständige Metabolisierung (>95%). Einer der zahlreichen Metaboliten ist Sulfoxyd, das zu Ethionamid zurückverwandelt oder zum inaktiven Nikotinamid abgebaut wird.
Ausscheidung hauptsächlich durch die Nieren, jedoch in aktiver Form <1%; durchschnittliche Harnkonzentrationen 10–20 mg/l (nach 0,5 g oral).

Nebenwirkungen: Gastrointestinale Störungen bei Prothionamid nicht so häufig wie bei Ethionamid, außerdem neurotoxische und psychische Störungen (Kopfschmerzen, Schwindel, Unruhe, Schlafstörungen, periphere Neuritis, Optikusneuritis, Depressionen, Krämpfe bei Epileptikern), Akne und Pellagrasymptome, Photosensibilisierung der Haut, Leberschädigung (besonders bei Diabetikern), Hypoglykämie bei Diabetikern, Hypothyreose, Eosinophilie, Neutropenie, Gynäkomastie, Menstruationsstörungen.

Interaktionen: Bei gleichzeitiger Gabe von INH wird die Neigung zu Psychosen, Pellagroiden und Photodermatose verstärkt. Verminderte Alkoholtoleranz.

Indikationen: Kombinationsbehandlung der Tuberkulose (besonders bei INH-Resistenz) sowie der Lepra.

Kontraindikationen: Gravidität, schwere Leberschäden, Magenleiden. Vorsicht bei Epilepsie und Psychosen. Kein Alkoholgenuß. Möglichst keine Kombination mit Isoniazid und Cycloserin (Potenzierung der Nebenwirkungen).

Dosierung: Bei oraler Gabe von Prothionamid (einschleichende Dosierung): Erwachsene täglich 0,5–0,75(–1) g, Kinder 8–10 mg/kg, verteilt auf 2–3 Einzelgaben. Gleichzeitige Gabe von Pyridoxin ist ratsam (zur Verminderung von neurologischen Nebenwirkungen). Bei jeder Therapie mit Prothionamid sind häufige Kontrollen der Serumtransaminasen auf eine beginnende Leberschädigung notwendig.

Handelsform: Tabletten à 0,25 g.

Beurteilung: Tuberkulostatikum der Reserve mit guter Gewebediffusion, jedoch häufigen Nebenwirkungen und Gefahr einer raschen Resistenzentwicklung. Daher nur bei Versagen oder Unverträglichkeit anderer Mittel in vorsichtiger Dosierung und in Kombination anwenden.

Literatur

Baohong JI, Jiakun C, Chenmin W, Guang X. Hepatotoxicity of combined therapy with rifampicin and daily prothionamide for leprosy. Lepr Rev 1984; 55: 283.

Cartel JL, Naudillon Y, Artus JC, Grosset JH. Hepatotoxicity of the daily combination of 5 mg/kg prothionamide plus 10 mg/kg rifampicin. Int J Lepr 1985; 53: 15.

Drucker D, Eggo MC, Salit IE, Burrow GN. Ethionamide-induced goitrous hypothyroidism. Ann Intern Med 1984; 100: 837.

Jenner PJ, Ellard GA, Gruer PJK, Aber VR. A comparison of the blood levels and urinary excretion of ethionamide and prothionamide in man. Antimicrob Ag Chemother 1984; 13: 267.

Terizidon

Handelsname: Terivalidin (Österreich).

Eigenschaften: Cycloserin-ähnliche Struktur (Pro-Drug von Cycloserin). Bakteriostatisch wirksam gegen Mycobacterium tuberculosis, M. bovis und M. avium. Keine Kreuzresistenz mit anderen Tuberkulostatika (außer Cycloserin).

Pharmakokinetik:
Nach oraler Gabe fast vollständige *Resorption*.
Halbwertszeit 21 h, bei Niereninsuffizienz verlängert.
Ausscheidung überwiegend renal. Hämodialysierbar.

Nebenwirkungen: Häufig treten zentralnervöse Störungen in Form von Kopfschmerzen, Schwindelgefühl, Erregbarkeit, Zittern, Schlaflosigkeit und Trunkenheitsgefühl auf. Selten sind epileptoide Krampfanfälle und an Psychosen erinnernde Zustände sowie gastrointestinale Störungen (Bauchschmerzen, Meteorismus und Durchfälle).

Interaktion: Bei gleichzeitiger INH-Gabe ist mit erhöhter Krampfbereitschaft zu rechnen.

Indikation: Anwendung bei Tuberkulose in Kombination mit anderen wirksamen Mitteln nur, wenn infolge Resistenz oder Unverträglichkeit nicht genügend Kombinationspartner zur Verfügung stehen.

Kontraindikationen: Überempfindlichkeit gegen Cycloserin. Vorsichtig dosieren bei Niereninsuffizienz, Zerebralsklerose, Alkoholismus, Epilepsie, psychischen Störungen. In der Schwangerschaft liegen keine ausreichenden Erfahrungen vor.

Dosierung: Erwachsene erhalten oral täglich 0,75–1 g in 3–4 Einzeldosen (am besten mit der Mahlzeit) unter laufender Überwachung des Patienten (hinsichtlich Nebenwirkungen).

Handelsform: Kapseln à 0,25 g.

Beurteilung: Relativ schwach wirksames Tuberkulostatikum der Reserve mit erheblicher Neurotoxizität.

Dapson

Handelsname: Dapson-Fatol.

Eigenschaften: Diaminodiphenylsulfon. Pioniersubstanz der Chemotherapie der Lepra. Wirkung auch auf andere Mykobakterien, Pneumocystis und Malariaerreger. Kristallines Pulver (unlöslich in Wasser). Sekundäre Resistenzentwicklung nach lan-

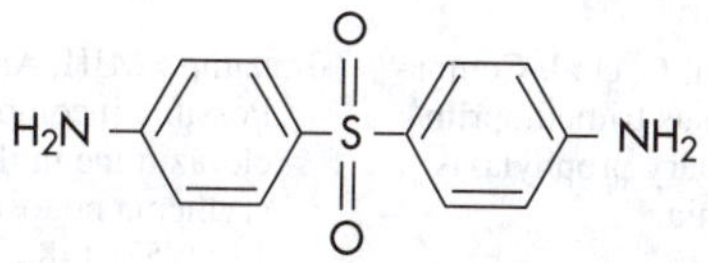

Dapson

Abb. 43. Strukturformel von Dapson.

ger alleiniger Anwendung bei niedriger Dosierung möglich. Daher heute möglichst nur noch in Kombination mit Rifampicin oder anderen Mitteln anwenden. Strukturformel s. Abb. 43.

Pharmakokinetik:
Gute *Resorption* nach oraler Gabe mit maximalen Serumkonzentrationen nach 4–8 h. Bei langer *Halbwertszeit* von 1–2 Tagen und langsamer Ausscheidung durch den Urin (als wasserlösliche Metaboliten) nahezu konstante *Blutspiegel* und hohe *Gewebekonzentrationen* (besonders in erkrankter Haut).

Nebenwirkungen: Häufig. Wegen der Gefahr einer Hämolyse (besonders bei G-6-PD-Mangel), Methämoglobinämie oder Blutdyskrasie sind regelmäßige Blutkontrollen erforderlich. Gelegentlich treten Magen-Darm-Störungen und allergische Reaktionen auf. Selten sind eine periphere Neuropathie und eine Nierenschädigung. Oft kommt es zu einem sog. Erythema nodosum leprosum, das meist Kortikosteroid-Gaben (bei Fortsetzung der Dapson-Behandlung) erfordert.

Interaktionen: Rifampicin erniedrigt die Dapson-Blutspiegel (infolge verminderter Plasma-Clearance). Pyrimethamin erhöht die Gefahr von Blutschäden. Weitere Interaktionen wie bei Sulfonamiden (s. S. 225).

Indikationen: Lepra. Die Kombination von Dapson mit Trimethoprim ist eine Alternative zur Prophylaxe und Therapie der Pneumocystis-Pneumonie bei Sulfonamid-Allergie. Das Kombinationspräparat Dapson + Pyrimethamin (Maloprim) wird in den Tropen zur Malariaprophylaxe verwandt. Unspezifisches Therapeutikum bei der Dermatitis herpetiformis.

Kontraindikationen und Anwendungsbeschränkungen: Wie bei Sulfonamiden (s. S. 225).

Dosierung: Bei Lepra gibt man tgl. 100 mg Dapson oral, kombiniert mit 600 mg Rifampicin. Dauer der Behandlung unterschiedlich (je nach Krankheitsbild, meist jahrelang, unter Umständen lebenslang).

Handelsform: Tabletten à 0,05 g.

Beurteilung: Sulfon für Lepra und Spezialindikationen.

Antimykobakterielle Mittel

Literatur

Blum RN, Miller LA, Gaggini C, et al. Comparative trial of dapsone versus trimethoprim/sulfamethoxazole for primary prophylaxis of Pneumocystis pneumonia. J AIDS 1992; 5: 341–7.

Cartel J-L, Millan J, Guelpa-Lauras CC, Grosset JH. Hepatitis in leprosy patients treated by a daily combination of dapsone, rifampin, and a thiomide. Int J Lepr 1983; 51: 461.

Foucauld J, Uphouse W, Berenberg J. Dapsone and aplastic anemia. Ann Intern Med 1985; 102: 139.

Girard PM, Landman R, Gaudebout C, et al. Dapsone-pyrimethamine compared with aerosolized pentamidine as primary prophylaxis against Pneumocystis carinii pneumonia and toxoplasmosis in children. New Engl J Med 1993; 328: 1514.

Hornsten P, Keisu M, Wiholm BE. The incidence of agranulocytosis during treatment of dermatitis herpetiformis with dapsone as reported in Sweden, 1972 through 1988. Arch Dermatol 1990; 126: 919.

Hughes WT, Kennedy W, Dugdale M, et al. Prevention of Pneumocystis carinii pneumonitis in AIDS patients with weekly dapsone. Lancet 1990; 336: 1066.

Imkamp FMJH, Anderson R, Gatner EMS. Possible incompatibility of dapsone with clofazimine in the treatment of patients with erythema nodosum leprosum. Lepr Rev 1982; 53: 148.

Kemper CA, Tucker RM, Lang OS, et al. Low-dose dapsone prophylaxis of Pneumocystis carinii pneumonia in AIDS-related complex. J AIDS 1990; 4: 1145–8.

Leoung GS, Mills J, Hopewell PC, et al. Dapsone-trimethoprim for Pneumocystis carinii pneumonia in the acquired immunodeficiency syndrome. Ann Intern Med 1986; 105: 45.

Levy L. Primary resistance to dapsone among untreated lepromatous patients in Bamako and Chingleput. Leprosy Rev 1983; 54: 177.

Pellil JHS. Dapsone-induced haemolytic anaemia. Brit J Dermatol 1980; 102: 365.

Waldinger TP, Siegle RJ, Webert W, Voorhees JJ. Dapsone-induced peripheral neuropathy: case report and review. Arch Dermatol 1984; 120: 356.

Yawalkar SJ, McDougall AC, Languillon J, Ghosh S, Opromolla DVA, et al. Once-monthly rifampicin plus daily dapsone in initial treatment of lepromatous leprosy. Lancet 1982; I: 1199.

Clofazimin

Handelsname: Lampren (in der Schweiz und in den USA).

Eigenschaften: Phenazin-Farbstoff mit schwacher Wirkung gegen Leprabakterien (Mycobacterium leprae), der nur in Kombination mit einem oder zwei anderen Lepramitteln gegeben werden soll. Während einer Langzeitbehandlung mit Dapson dient Clofazimin bei Lepra zur Verhinderung einer sekundären Resistenzentwicklung der Erreger. Clofazimin hat auch eine entzündungshemmende Wirkung bei Erythema nodosum leprosum. Es wirkt in vitro außerdem gegen M. avium-intracellulare. Keine Kreuzresistenz mit Dapson und Rifampicin.

Pharmakokinetik:
Unvollständige Resorption.
Serumspitzenspiegel nach 0,1 g und 0,3 g oral 0,7 bzw. 1,0 mg/l.
Halbwertszeit 70 Tage.
Die lipophile Substanz reichert sich in Fett, Knochenmark, Haut und RES an, auch in Makrophagen, penetriert aber nicht in das Gehirn.
Ausscheidung in geringer Menge mit dem Harn und Schweiß, in größerer Menge mit der Galle.

Clofazimin

Nebenwirkungen: Clofazimin ist in niedriger Dosis (tgl. 100 mg) im allgemeinen gut verträglich. Häufig sind rote bis braun-schwarze Verfärbungen der Haut und der leprösen Läsionen, besonders an lichtexponierten Stellen bei hellhäutigen Patienten, Verfärbung der Haare, der Augenbindehaut und der Tränen, Verfärbung von Schweiß, Sputum, Urin und Stuhl. Seltener sind trockene Haut, Ichthyosis, Photosensibilität, Akne-ähnliche Eruptionen, andere Hautausschläge. Nicht selten sind Nausea, Erbrechen, heftige Bauchschmerzen, Durchfall, Appetitlosigkeit, Gewichtsverlust, vor allem wenn hohe Dosen über längere Zeit (>3 Monate) verabreicht werden. Es können ein Milzinfarkt, ein Darmverschluß oder Magen-Darm-Blutungen auftreten. Auch Sehstörungen, zentralnervöse Störungen und Depressionen sind möglich.

Indikationen:
1. Initialbehandlung einer multibazillären Lepra in Dreierkombination über mindestens 2 Jahre (zur Verhinderung einer Bakterienresistenz).
2. Behandlung einer lepromatösen Lepra, auch Sulfon-resistenten Lepra (im Rahmen einer Kombinationstherapie).
3. Behandlung eines Erythema nodosum leprosum (nicht wirksam bei anderen Lepra-assoziierten Entzündungsreaktionen). Stets in Kombination mit 1 oder 2 Antilepramitteln anwenden (jahrelang).
4. Therapie von Infektionen durch empfindliche Mykobakterien (z. B. M. avium).

Kontraindikationen: Schwangerschaft, schwere Leber- oder Niereninsuffizienz.

Applikation und Dosierung:
1. Zur **Initialbehandlung einer multibazillären Lepra** gibt man tgl. 50 mg oral und zusätzlich einmal im Monat 0,3 g (während der ersten Monate der Langzeittherapie mit Dapson).
2. Bei **Dapsonresistenz der Lepra** sind tgl. 100 mg oral zu nehmen in Kombination mit 1 oder 2 Antilepramitteln für 3 Jahre, danach nur noch Clofazimin (tgl. 100 mg).
3. Bei **Erythema nodosum leprosum** ist die Antilepratherapie fortzusetzen und bei drohender Nervenschädigung oder Hautulzeration zusätzlich ein Kortikosteroid erforderlich. Wenn dieses über längere Zeit gegeben werden muß, kann die tägliche Gabe von 100(–200) mg Clofazimin nützlich sein, um die Kortikosteroiddosis zu reduzieren oder um auf das Kortikosteroid verzichten zu können. Sobald die Leprareaktion unter Kontrolle ist, reduziert man bis zur gerade noch wirksamen Suppressivdosis.
4. Bei disseminierten **Infektionen durch M. avium-intracellulare** (bei AIDS-Patienten) gibt man täglich 0,1–0,3 g oral (stets in Kombination mit einem zweiten wirksamen Mittel).

Die Kapseln sollen immer mit der Mahlzeit oder mit etwas Milch eingenommen werden. Bei Magen-Darm-Beschwerden soll man die Dosis reduzieren. Bei Langzeitbehandlung und bei vorangegangenen Leber- und Nierenerkrankungen sind die Leber- und Nierenfunktion in 4wöchigen Abständen zu kontrollieren.

Beurteilung: Lepratherapeutikum mit zahlreichen Nebenwirkungen.

Antimykobakterielle Mittel

Literatur

Cunningham CA, Friedberg DN, Carr RE. Clofazimine-induced generalized retinal degeneration. Retina 1990; 10: 131–4.

Farb H, West DP, Pedvis LA. Clofazimine in pregnancy complicated by leprosy. Obstet Gynaecol (USA) 1982; 59: 122.

Job CK, Yoder L, Jacobson RR, Hastings RC. Skin pigmentation from clofazimine therapy in leprosy patients: a reappraisal. J Am Acad Dermatol 1990; 23: 236–41.

Kaur I, Ram J, Kumar B, et al. Effects of clofazimine on eye in multibacillary leprosy. Indian J Lepr 1990; 62: 87–90.

Kemper CA, Havlir D, Hoghighat D, et al. The individual microbiologic effect of three antimycobacterial agents, clofazimine, ethambutol, and rifampin, on Mycobacterium avium complex bacteremia in patients with AIDS. J Infect Dis 1994; 170: 157.

Merret MN, King RW, Farrell KE, Zeimer H, Guli E. Orange/black discolouration of the bowel (at laparotomy) due to clofazimine. Aust N Z J Surg 1990; 60: 638–9.

Oommen T. Clofazimine-induced lymphoedema (letter). Lepr Rev 1990; 61: 289.

O'Sullivan S, Corcoran M, Byrne M, et al. Absorption and analysis of clofazimine and its derivatives. Biochem Soc Trans 1990; 18: 346–7.

Schaad-Lanyi Z, Dieterle W, Dubois J-P, Theobald W, Vischer W. Pharmacokinetics of clofazimine in healthy volunteers. In J Lepr 1987; 55, 1: 9–15.

Venkatesan K, Mathur A, Girdhar BK, Bharadwaj VP. The effect of clofazimine on the pharmacokinetics of rifampicin and dapsone in leprosy. J Antimicrob Chemother 1986; 18: 715–8.

Warndorff-Van Diepen T. Clofazimine resistant leprosy, a case report. Int J Lepr 1982; 50: 139.

Antivirale Mittel

Einteilung der Virustatika: Die systemisch anwendbaren Virustatika gehören je nach Wirkungsmechanismus verschiedenen Gruppen an (Tab. 34). Sie hemmen spezifisch bestimmte Schritte der Virusvermehrung in den Zellen, z. B. die Penetration und Entfernung der Eiweißhülle (Amantadin) oder die Replikation und Synthese von DNS-Strängen (Nukleosid-Analoga). Ihre Wirksamkeit richtet sich auch nach der Art einer Virusinfektion.

Tab. 34. Übersicht über die Gruppen von systemisch wirksamen Virustatika. RT = reverse Transkriptase, HSV = Herpes-simplex-Virus, CMV = Cytomegalie-Virus, RSV = Respiratory-Syncytial-Virus, HIV = humanes Immundefektsyndrom-Virus.

Gruppe	Generischer Name	Handelsname	Hauptindikation
Nukleosid-Analoga	Acyclovir Valacyclovir Famaciclovir Brivudin	Zovirax Valtrex Famvir Helpin	HSV-Infektion, Varicella- Zoster-Infektion
	Ganciclovir Cidofovir	Cymeven Vistide	CMV-Infektion
	Ribavirin	Virazole	RSV-Infektion u. a.
	Azidothymidin (AZT) Didanosin (DDI) Zalcitabin (DDC) Stavudin (D4T) Lamivudin (3TC) Abacavir Adefovir	Retrovir Videx Hivid Zerit Epivir Ziagen N. N.	HIV-Infektion
Protease-Inhibitoren	Saquinavir Indinavir Ritonavir Nelfinavir Amprenavir	Fortovase Crixivan Norvir Viracept Agenerase	HIV-Infektion
Nichtnukleosidische RT-Inhibitoren	Delavirdin Nevirapin Efavirenz	Rescriptor Viramune Sustiva	HIV-Infektion
Pyrophosphat-Analoga	Foscarnet	Foscavir	CMV-Infektion
Neuraminidase-Inhibitoren	Zanamivir Oseltamivir	Relenza Tamiflu	Influenza A, B
Zytokine	Interferon-alpha	Roferon-A Intron A	Hepatitis B, C (chronisch)
Penetrations-Inhibitoren	Amantadin	Grippin u. a.	Influenza A

Man unterscheidet:
a) **Lytische Infektionen**, bei denen virusinfizierte Zellen absterben.
b) **Persistierende Infektionen**, bei denen sich die Viren in der Zelle vermehren, die Zelle aber überlebt.
c) **Latente Infektionen**, bei denen die Virusvermehrung ruht.

Bei lytischen Virusinfektionen (z. B. Influenza) kommt es darauf an, die Penetration des Virus in die Zelle zu verhindern. Bei persistierenden Virusinfektionen (z. B. AIDS) kann ein Virustatikum zwar die Virusvermehrung hemmen, die in den Zellen vorhandenen Viren aber nicht abtöten. Bei latenten Virusinfektionen wirken Nukleosid-Analoga nicht, weil sich die Viren nicht vermehren.

Resistenz gegen Virustatika: Die Resistenzentwicklung spielt bei der Therapie chronischer Virusinfektionen eine größere Rolle als bei bakteriellen Infektionen. Eine Resistenz kann während der Therapie nach kürzerer oder längerer Behandlungsdauer entstehen. Die Entwicklung einer Resistenz beruht in der Regel auf Mutationen im viralen Genom. Der Selektionsdruck des Virustatikums führt dann zur Vermehrung der resistent gewordenen Subpopulation. Resistente Subpopulationen können auch schon vor Behandlungsbeginn vorhanden sein. Meist sind einzelne Nukleotid-Mutationen für die Resistenzentwicklung verantwortlich. Sie führt häufig zum Therapieversagen, das aber auch andere Gründe haben kann.

Faktoren, welche eine Resistenzentwicklung begünstigen, sind eine besonders starke Virusvermehrung, eine hohe intrinsische Mutationsrate (bei RNS-Viren häufiger als bei DNS-Viren) und der Grad des Selektionsdruckes durch das Medikament (vor allem bei längerer oder wiederholter Gabe). Erfahrungsgemäß kommt eine Virustatika-Resistenz bei immunsupprimierten Patienten häufiger vor als bei immunkompetenten Patienten. Resistenzphänomene sind bei der antiretroviralen Therapie das Hauptproblem.

Kombinationstherapie: Eine kombinierte Anwendung von Virustatika mit verschiedenem Angriffspunkt hat bei langdauernden Virusinfektionen den Zweck, die antivirale Wirkung zu verstärken, Dosis einzusparen (Verminderung der Toxizität) und eine Resistenzentwicklung der Viren zu verhindern. Durch eine Kombination kann die Wirksamkeit auch dadurch verbessert werden, daß die Kombinationspartner auf resistente Subpopulationen in einem Virusstamm unterschiedlich wirken. Auch besteht die Möglichkeit, daß Virustatika in einer Kombination auf bestimmte Körperzellen und Gewebe besser wirken.

Topische Anwendung: Durch die topische Anwendung von Virustatika auf der Kornea, Haut oder Schleimhaut können am Wirkungsort höhere Konzentrationen erreicht werden als bei systemischer Anwendung, vorausgesetzt, daß das Virustatikum natürliche Barrieren wie verhorntes Epithel oder Sekrete überwinden kann. Positive Erfahrungen gibt es z. B. bei der topischen Behandlung der Herpes-simplex-Keratitis und bei der inhalativen Applikation eines Neuraminidase-Inhibitors zum Schutz gegen Influenzaviren.

Acyclovir/Valacyclovir

Handelsnamen: Zovirax u. a., für Valacyclovir Valtrex und Zelitrex.

Eigenschaften: Nukleosid-Analogon (Guanin-Derivat mit einer azyklischen Seitenkette). Wirksam nur gegen Herpesviren (Herpes simplex und Varicella/Zoster). Die Aktivität gegen HSV ist in vitro und in vivo erheblich stärker als gegen VZV. Acyclovir ist nur schwach wirksam gegen Zytomegalie- und Epstein-Barr-Viren. Die ungenügende Wirksamkeit gegen Zytomegalie- und Epstein-Barr-Viren wird u. a. mit dem Fehlen einer viralen Thymidinkinase bei diesen Virusarten erklärt. Strukturformel s. Abb. 44.
Valacyclovir ist ein Resorptionsester (L-Valylester) von Acyclovir, der in der Darmwand und in der Leber rasch und fast vollständig zu L-Valin und Acyclovir gespalten wird.

Wirkungsweise: Acyclovir wird nach Aufnahme in die infizierte Zelle durch eine virale Thymidinkinase in Acycloguanosin-Monophosphat umgewandelt. Aus dem Monophosphat entsteht durch zelleigene Kinasen das Triphosphat. Dieses Triphosphat ist die eigentliche Wirksubstanz. Die virale DNS-Polymerase, welche die Synthese der viralen DNS katalysiert, lagert das Medikament an, als wäre es ein normales Nukleosid-Triphosphat (der natürliche DNS-Baustein), und hängt es an das Ende einer wachsenden DNS-Kette. Eine der Phosphat-Gruppen am Acyclovir geht eine Bindung mit der 3'-Hydroxyl-Gruppe (OH) am letzten Zucker-Ring der DNS-Kette

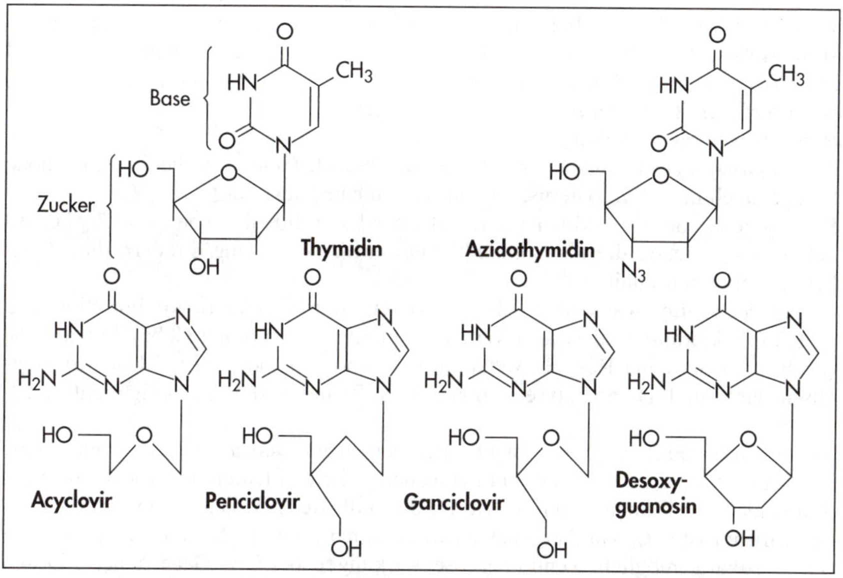

Abb. 44. Strukturformeln des natürlichen Nukleosids Thymidin und des Thymidin-Derivats Azidothymidin und der Guanin-Derivate Acyclovir, Penciclovir und Ganciclovir.

Antivirale Mittel

ein, während die beiden anderen Phosphat-Reste abgespalten werden. Im Gegensatz zu einem normalen Nukleosid besitzt Acyclovir keinen Zucker-Ring und keine 3'-Hydroxyl-Gruppe. Damit kann kein weiteres Nukleotid mehr an die Kette angefügt werden. So wirkt Acyclovir als »Chain-Terminator«. Außerdem bleibt die virale DNS-Polymerase, die normalerweise den Zusammenbau weiterer Ketten katalysieren würde, fest in dem Komplex mit der DNS und dem Medikament gebunden und wird auf diese Weise inaktiviert.

Acyclovir hat keine Wirkung bei latenten Infektionen (wenn die Herpesviren sich nicht vermehren) und reduziert nicht die Rezidivhäufigkeit.

Auf nichtinfizierte Körperzellen wirkt Acyclovir deshalb so wenig toxisch, weil es in geringerer Menge in die Zellen aufgenommen und dort nur ein kleiner Teil in die aktive Form umgewandelt wird; außerdem ist die menschliche DNS-Polymerase gegen Acyclovir weniger empfindlich als die virale DNS-Polymerase.

Resistenz: Primär resistente Herpes-simplex- und Varicella-Zoster-Isolate sind selten. Bei AIDS-Patienten und Transplantatempfängern kommen resistente Stämme häufiger vor und werden auch bei Patienten während der Behandlung gefunden. Die Resistenz beruht entweder auf einem Fehlen der viralen Thymidinkinase oder auf Veränderungen der viralen Thymidinkinase oder der viralen DNS-Polymerase. Acyclovir-resistente Herpes-simplex-Viren sind meist gegen Foscarnet (s. S. 288) empfindlich.

Pharmakokinetik:
Acyclovir wird nach oraler Gabe nur zu 20% resorbiert.
Nach 0,2 g, 0,4 g und 0,8 g oral liegen die *Serumspitzenspiegel* bei 0,6, 1,2 bzw. 1,6 mg/l, nach 1stündiger i. v. Infusion von 5 mg/kg und 10 mg/kg bei 10 mg/l bzw. 20 mg/l (Infusionsende). Durch die orale Gabe von Valacyclovir wird die Bioverfügbarkeit 3fach verbessert.
Halbwertszeit 2,5 h (bei Anurie 5fach verlängert).
Plasmaeiweißbindung 9–33%.
Die *Liquorspiegel* betragen 50% der Serumspiegel. Gute Gewebediffusion (hohe Spiegel auch in Gehirn, Uterus, Vaginalschleimhaut, Sekreten).
Bei Neugeborenen (0–3 Monate), die mit einer 1stdg. Infusion von 10 mg/kg behandelt werden, liegen die *maximalen Serumspiegel* bei 14 mg/l, die *Halbwertszeit* beträgt im Durchschnitt 4 h.
Ausscheidung überwiegend durch die Nieren (durch glomeruläre Filtration und tubuläre Sekretion), und zwar unverändert zu 15% (nach oraler Gabe) und zu 75% (nach i. v. Gabe), der Rest als Metabolit (9-Carboxymethoxymethyl-Guanin). Acyclovir wird durch Hämodialyse zu 60%, durch Peritonealdialyse weniger entfernt.

Nebenwirkungen: Acyclovir ist im allgemeinen gut verträglich. Bei oraler Gabe kommt es in <3% zu Übelkeit und Erbrechen, selten zu Durchfall, Kopfschmerzen, Schwindel und Hautausschlag sowie Haarausfall. Bei i. v. Gabe sind Phlebitis (an der Infusionsstelle), vorübergehender Kreatininanstieg im Serum, Hautausschlag oder Urtikaria möglich. Zentralnervöse Wirkungen bei i. v. Gabe höherer Dosen kommen in etwa 1% vor (Schläfrigkeit, Tremor, Verwirrtheit, Halluzinationen, Krämpfe). Eine vorübergehende Nierenfunktionsstörung (mit Kreatininerhöhung und evtl. Hämaturie) beruht auf einer Auskristallisation von Acyclovir in den rena-

Acyclovir/Valacyclovir

len Tubuli, läßt sich aber durch langsame Infusion einer ausreichend verdünnten Lösung und reichliche Flüssigkeitszufuhr vermeiden. Auf keinen Fall darf Acyclovir rasch i. v. injiziert werden.
Die Hautcreme, welche zusätzlich Propylenglykol und Cetylstearylalkohol enthält, kann an den behandelten Hautstellen zu Brennen, Rötung, Eintrocknung und Abschuppung führen. Bei längerer Anwendung der Augensalbe können oberflächliche entzündliche Reaktionen des unteren Hornhautrandes und der angrenzenden Bindehaut auftreten.

Interaktionen: Bei gleichzeitiger Gabe von Azidothymidin kann Somnolenz auftreten, bei gleichzeitiger Gabe von Ciclosporin oder anderen nephrotoxischen Substanzen die Nephrotoxizität verstärkt werden. Probenecid verringert die renale Elimination von Acyclovir und verlängert dadurch die Halbwertszeit.

Indikationen:
Acyclovir i. v.:
1. Herpes-simplex-Enzephalitis (Therapiebeginn schon bei Verdacht).
2. Zoster, Varizellen und Herpes simplex bei allen HIV-infizierten Personen.
3. Herpes-simplex- und Varicella-Zoster-Infektionen bei immunsupprimierten Patienten (mit Leukämie, Lymphom, Organtransplantation).
4. Schwere erstmalige Erkrankung an Herpes genitalis bei nichtimmunsupprimierten Patienten.
5. Herpes-simplex-Virusinfektionen des Neugeborenen.
6. Prophylaxe von Varicella-Zoster-Infektionen bei angesteckten Patienten nach Organtransplantation (evtl. zusammen mit spezifischem Hyperimmunglobulin).

Acyclovir oral:
1. Primärer Herpes genitalis oder Rezidiv (besser mit Valacyclovir).
2. Prophylaxe von Herpes-simplex-Infektionen nach Organtransplantation.
3. Therapie persistierender Herpes-Erkrankungen bei AIDS.
4. Eczema herpeticatum.
5. Zoster bei nichtimmunsupprimierten Patienten (zur Verkürzung der Krankheitsdauer).

Acyclovir-Augensalbe:
1. Herpes-simplex-Keratitis.
2. Zoster der Hornhaut.

Acyclovir-Hautcreme:
Unterstützende Behandlung bei Herpes genitalis und Herpes labialis (unsichere Wirkung). Die alleinige Behandlung der Haut mit Acyclovir genügt bei onkologischen Patienten mit Zoster nicht.

Kontraindikationen: Ausreichende Erfahrungen in der Schwangerschaft liegen nicht vor (Anwendung nur bei vitaler Indikation). Die Hautcreme darf nicht am Auge, im Mund und in der Scheide angewandt werden.

Applikation und Dosierung:
Als i. v. **Infusion** (in 60 min) 10 mg/kg alle 8 h für 10 Tage (bei Herpes-Enzephalitis, bei Varicella-Zoster-Infektionen von immunsupprimierten Patienten sowie bei allen Neugeboreneninfektionen). Bei den übrigen Indikationen (s. o.) 5 mg/kg alle 8 h für 5 Tage.

Bei **eingeschränkter Nierenfunktion** Dosis reduzieren:
5 mg/kg alle 12 h (Kreatinin-Clearance 25–50 ml/min),
5 mg/kg alle 24 h (Kreatinin-Clearance 10–25 ml/min),
2,5 mg/kg alle 24 h (Kreatinin-Clearance <10 ml/min).

Als **Tabletten**: Bei Erwachsenen und Kindern ab 3. Lebensjahr 5mal tgl. 0,2 g (bei immunsupprimierten Patienten 0,4 g) für 5–10 Tage, bei Kindern in den ersten 2 Lebensjahren 5mal tgl. 0,1 g. Zur Prophylaxe bei häufig rezidivierendem Herpes genitalis können 2mal tgl. 0,4 g ausreichen.
Zur Vorbeugung von schweren Herpes-simplex-Infektionen bei stark immunsupprimierten Erwachsenen mit erhöhtem Risiko werden 4mal tgl. 0,4 g oral empfohlen (u. U. bis zu 12 Monate oder länger).
Bei Zoster von nichtimmunsupprimierten Patienten kann man 5mal tgl. 0,8 g oral für 7 Tage geben. Bei Valacyclovir genügt 3mal tgl. 1 g oral.
Bei einer *Kreatinin-Clearance von <10 ml/min* wird die normale orale Einzeldosis alle 12 h verabreicht.

Handelsformen: Tabletten à 0,2 g, 0,4 g, 0,8 g, Ampullen à 0,25 g, 0,5 g, Suspension (40 mg/ml), Augensalbe, Hautcreme. Valacyclovir: Tabletten à 0,5 g.

Beurteilung: Bei i.v. Gabe zuverlässig wirkendes, gut verträgliches Virustatikum für schwere Herpes-simplex- und Varicella-Zoster-Infektionen. Zur oralen Therapie sind bei Zoster Valacyclovir und Famciclovir besser geeignet.

Literatur

Andrews EB, Yankaskas BC, Cordero JF, et al. Acyclovir in pregnancy register: six years' experience. Obstetrics and Gynecology 1992; 79: 7–13.

Balfour HH, Benson C, Braun J, et al. Management of acyclovir-resistant herpes simplex and varicella-zoster infection. J AIDS 1994; 7: 254–60.

Beutner K, Friedman DJ, Forszpaniak C, et al. Improved therapy for herpes zoster in immunocompetent patients: valacyclovir HCl compared to acyclovir. Antimicrob Ag Chemother 1995; 7: 1546–53.

Beutner KR. Valacyclovir: A review of its antiviral activity, pharmacokinetic properties, and clinical efficacy. Antiviral Res 1995; 28: 281–90.

De Miranda P, Blum MR. Pharmacokinetics of acyclovir after intravenous and oral administration. J Antimicrob Chemother 1993; Suppl B12: 29.

Englund J, Fletcher CV, Balfour HH. Acyclovir therapy in neonates. J Pediatr 1991; 119: 129.

Goldberg LH, Kaufman R, Kurtz TO. Long-term suppression of recurrent genital herpes with acyclovir. Arch Dermatol 1993; 129: 582–7.

Jones T, Alderman C. Acyclovir clearance by CAVHD. Intensive Care Med 1991; 17: 125–6.

Laskin OL, et al. Acyclovir kinetics in end-stage renal disease. Clin Pharmacol Ther 1982; 31: 594.

McGill JI, White JE. Acyclovir and post-herpetic neuralgia and ocular involvement. BMJ 1994; 309: 1124.

Nusinoff-Lehrman S, Smiley L, Szczech G. Update on acyclovir drugs. In: Antiviral Chemotherapy. New Directions for Clinical Application and Research. Mills J, Corey L (eds). 1993. New York: PTR Prentice Hall, Englewood Cliffs, 97–104.

Russler SK, Tapper MA, Carrigan DR. Susceptibility of human herpesvirus 6 to acyclovir and ganciclovir. Lancet 1989; 2: 382.

Soul-Lawton J, Seaber E, On N, et al. Absolute bioavailability and metabolic disposition of valaciclovir, the L-valyl ester of acyclovir, following oral administration in humans. Antimicrob Ag Chemother 1995; 39: 2759.

Spruance SL, Tyring SK, DeGregorio B, et al. A large-scale, placebo-controlled, dose-ranging trial of peroral valaciclovir for episodic treatment of recurrent herpes genitalis: Valaciclovir HSV Study Group. Arch Intern Med 1996; 156: 1729–35.

Wagstaff AJ, Faulds D, Goa KL. Acyclovir. A reappraisal of its antiviral activity, pharmacokinetic properties and therapeutic efficacy. Drugs 1994; 47: 153–205.

Wallace MR, Bowler WA, Murray NB. Treatment of adult varicella with oral acyclovir. A randomized, placebo-controlled trial. Ann Intern Med 1992; 117: 358.

Weller S, Blum MR, Doucette M et al. Pharmacokinetics of the acyclovir prodrug, valacyclovir, after escalating single- and multiple-dose administration to normal volunteers. Clin Pharm Ther 1993; 54: 595–605.

Famciclovir

Handelsname: Famvir.

Eigenschaften: Famciclovir ist der Diazetylester von Penciclovir, das nach oraler Gabe in der Darmwand durch Desazetylierung und Oxidation entsteht. Famciclovir selbst (ein Prodrug) hat keine antivirale Aktivität. Penciclovir wird durch eine virale Thymidinkinase zum Monophosphat phosphoryliert und durch zelleigene Kinasen zum Triphosphat umgewandelt, das die DNS-Synthese von Herpes-simplex-Virus (HSV) Typ 1 und 2 sowie Varicella-Zoster-Virus (VZV) in infizierten Zellen hemmt. Dabei wirkt es als kompetitiver Inhibitor der viralen DNS-Polymerase. Penciclovir ist wie Acyclovir unwirksam auf Thymidinkinase-defiziente (Acyclovir-resistente) Stämme von HSV und VZV, kann aber auf Thymidinkinase-veränderte Stämme oder Polymerase-Mutanten wirken, gegen welche Acyclovir unwirksam ist, d. h., ein Teil der Acyclovir-resistenten Stämme von HSV ist Penciclovir-empfindlich (infolge teilweise verschiedener Resistenzmechanismen). Die Häufigkeit des Vorkommens Penciclovir-resistenter HSV-Stämme ist gering.

Pharmakokinetik: Famciclovir wird nach oraler Gabe vollständig zu Penciclovir umgewandelt. Die biologische Verfügbarkeit von Penciclovir ist 70% (also wesentlich besser als nach oraler Gabe von Acyclovir). Nach 0,25 und 0,5 g oral sind die mittleren *Serumspitzenspiegel* 1,9 bzw. 3,5 mg/l.
Plasma-Halbwertszeit 2 h, Halbwertszeit in infizierten Zellen 7–20 h.
Plasmaeiweißbindung <20%.
Urin-Recovery von Penciclovir: 70% (zum größten Teil unverändert). Etwa 30% werden mit den Fäzes ausgeschieden. Bei Niereninsuffizienz verzögerte Harnausscheidung (Dosisreduktion erforderlich).

Nebenwirkungen: Gelegentlich Kopfschmerzen und Übelkeit.

Interaktionen: Die gleichzeitige Gabe von Theophyllin erhöht die Blutspiegel von Penciclovir durch Abnahme der renalen Clearance (ohne klinische Bedeutung). Famciclovir führt zu um 20% höheren Serumspitzenspiegeln von gleichzeitig verabreichtem Digoxin.

Indikationen: Bei immunkompetenten Patienten Frühbehandlung des akuten Herpes zoster (Besserung der Symptome, Verkürzung der Schmerzdauer und der postherpetischen Neuralgie) und Frühbehandlung des Herpes genitalis. Ebenso gut wirksam wie orales Acyclovir, das höher dosiert werden muß.

Antivirale Mittel

Kontraindikationen: Disseminierter Herpes zoster (i. v. Gabe von Acyclovir erforderlich), Herpes zoster mit Augenbeteiligung, Herpes zoster mit Enzephalitis oder mit zusätzlichen Störungen motorischer Nerven. Gravidität und Kindesalter (mangels Erfahrungen).

Applikation und Dosierung: Bei Herpes zoster 3mal tgl. 0,25 g für 1 Woche. Bei Niereninsuffizienz Dosierungsintervall verlängern: bei einer Kreatinin-Clearance von 40–60 ml/min gibt man 0,25 g alle 12 h, bei einer Kreatinin-Clearance von 20–39 ml/min alle 24 h. Bei primärem Herpes genitalis oral tgl. 0,75 g, bei Rezidiv tgl. 0,25 g.

Handelsformen: Tabletten à 0,125 g und 0,25 g.

Beurteilung: Wegen besserer Bioverfügbarkeit Vorteile bei Herpes zoster gegenüber oralem Acyclovir (niedrigere Dosierung möglich).

Literatur

Candaele M, Candaele D. Famciclovir: Confirmed efficacy of 250 mg t.i.d. for the treatment of herpes zoster (HZ) infection. Antiviral Res 1994; 23 (Suppl): 98.

Cirelli R, Herne K, McCrary M, et al. Famciclovir: Review of clinical efficacy and safety. Antiviral Res 1996; 29: 141–51.

Daniels S, Schentag JJ. Drug interaction studies and safety of famciclovir in healthy volunteers: a review. Antiviral Chemistry and Chemotherapy 1993; 4 (Suppl I): 57–64.

Hong JJ, Elgart ML. Gastrointestinal complications of dermatomal herpes zoster successfully treated with famciclovir and lactulose. J Am Acad Dermatol 1998; 38: 279–80.

Pue MA, Benet LZ. Pharmacokinetics of famciclovir in man. Antiviral Chemistry and Chemotherapy 1993; 4 (Suppl I): 47–55.

Sacks SL, Aoki FY, Diaz-Mitoma F, et al. Patient-initiated, twice-daily oral famciclovir for early recurrent genital herpes: A randomized, double-blind multicenter trial. Canadian Famciclovir Study Group. JAMA 1996; 276 (1): 44–9.

Safrin S, Phan L. In vitro activity of penciclovir against clinical isolates of acyclovir-resistant and foscarnet-resistant herpes simplex virus. Antimicrob Ag Chemother 1993; 37: 2241–3.

Schacker T, Hu HL, Koelle DM, et al. Famciclovir for the suppression of symptomatic and asymptomatic herpes simplex virus reactivation in HIV-infected persons. A double-blind, placebo-controlled trial. Ann Intern Med 1998; 128: 21–8.

Tyring S, Barbarash RA, Nahlik JE, et al. Famciclovir for the treatment of acute herpes zoster. Effects on acute disease and postherpetic neuralgia: A randomized, double-blind, placebo-controlled trial. Ann Intern Med 1995; 123: 89–96.

Brivudin

Handelsname: Helpin.

Eigenschaften: Brivudin (5-Bromvinyl-2'-Desoxyuridin) ist ein systemisch anwendbares Virustatikum (Nukleosid-Analogon) mit guter Verträglichkeit, das oral gut resorbiert wird. Es wirkt in vitro gegen Varicella-Zoster-Virus (VZV) und gegen Herpes-simplex-Virus (HSV) vom Typ 1 erheblich stärker als Acyclovir, während es gegen HSV vom Typ 2 unwirksam ist (infolge Fehlens einer viralen Thymidinkinase). Epstein-Barr-Viren (EBV) hemmt Brivudin in vitro erst bei 10fach höheren Konzentrationen als VZV. Die Hemmung der Virusvermehrung beruht auf dem Ein-

Brivudin

bau abgeänderter Nukleotidbasen infolge eines kompetitiven Antagonismus zu Thymidin und einer direkten Hemmung der viralen Thymidinkinase.

Wirkungsweise: Brivudin wird erst nach Penetration in eine VZV- oder HSV-1-infizierte Körperzelle aktiviert. Die Umwandlung des Brivudin zu Monophosphat bewirkt eine virale Thymidinkinase, die Umwandlung zum Diphosphat eine virale Thymidilatkinase. Die Umwandlung zum allein wirksamen Triphosphat erfolgt durch eine zelluläre Kinase des Menschen. Nach Aktivierung akzeptiert die virale DNS-Polymerase das Brivudin-Triphosphat als Substrat und baut es in die virale DNS ein, wodurch es zum Kettenabbruch kommt.

Resistenz: Acyclovir-resistente HSV- und VZV-Stämme (selten) sind auch Brivudin-resistent, aber Foscarnet-empfindlich, wenn die Resistenz auf dem Fehlen der viralen Thymidinkinase beruht.

Pharmakokinetik: Brivudin wird nach oraler Gabe fast vollständig resorbiert und in der Leber in starkem Maße zum inaktiven Hauptmetaboliten Bromvinyluracil (BVU) abgebaut (First-pass-Effekt).
Deshalb beträgt die biologische Verfügbarkeit von Brivudin nur 30%. Man vermutet, daß aus dem antiviral inaktiven BVU Brivudin z. T. resynthetisiert wird. Nach einmaliger oraler Gabe von 125 mg Brivudin betragen die maximalen *Serumspiegel* 1,2 mg/l (nach 1 h).
Halbwertszeit 12 h.
Plasmaeiweißbindung 96–99%.
Ausscheidung zu 65% durch die Nieren (unverändert und als Metaboliten), zu 20% durch den Darm. Brivudin wird durch Hämodialyse und durch Peritonealdialyse teilweise entfernt.

Nebenwirkungen: Gelegentlich treten Übelkeit, Erbrechen, Durchfall, Bauchschmerzen, Kopfschmerzen, Schwindel und Müdigkeit auf. Vereinzelt sind Überempfindlichkeitsreaktionen der Haut beschrieben worden. Gelegentlich kommt es zu Proteinurie, Glukosurie, Erhöhung des Serumkreatinins, Anstieg der Transaminasen und alkalischen Phosphatase im Serum sowie zu reversiblen Blutbildveränderungen.

Interaktionen: Bei gleichzeitiger Gabe von Fluorouracil und Tegafur erhöht sich die Gefahr von Nebenwirkungen dieser Substanzen (infolge Verlängerung der Halbwertszeit und erhöhter Blutspiegel). Wegen der starken Plasmaeiweißbindung von Brivudin besteht die Gefahr der Verdrängung aus der Eiweißbindung bei gleichzeitiger Gabe anderer Medikamente mit ebenfalls starker Eiweißbindung.

Indikationen:
1. Zoster und Varizellen bei immunsupprimierten Patienten (besonders wegen der Gefahr der Disseminierung und des Fortschreitens). Bei nichtimmunsupprimierten Patienten ist nur bei Frühbehandlung eine Verkürzung der Krankheit zu erwarten.
2. Schwere mukokutane Erkrankungen durch Herpes-simplex-Virus Typ 1 (nicht jedoch Typ 2) bei immunsupprimierten Patienten. Allerdings ist eine sichere Unterscheidung zwischen HSV-1- und HSV-2-Erkrankungen nach dem klinischen Bild nicht möglich.

Antivirale Mittel

Kontraindikationen: Schwangerschaft. Stillzeit. Gleichzeitige Gabe von Fluorouracil, Tegafur und anderen Antimetaboliten. Anwendungsbeschränkung bei Nierenfunktionsstörungen (es liegen dabei noch keine ausreichenden Erfahrungen vor).

Dosierung:
Bei Erwachsenen oral 4mal tgl. 0,125 g für 5–7 Tage,
bei Kindern 3mal tgl. 5 mg/kg.
Tabletten unzerkaut mit reichlich Flüssigkeit einnehmen.
Keine Langzeittherapie!

Handelsform: Tabletten à 0,125 g.

Beurteilung: Bei Zoster und Varizellen von immunsupprimierten Patienten Alternative zu Acyclovir i. v., wodurch ein Fortschreiten verhindert und die Krankheit verkürzt werden kann.

Literatur

Baba M, Shigeta S, De Clercq E. Serum and urine concentrations of oral bromovinyl desoxyuridine by a bioassay system based on varicella-zoster-virus from inhibition. J Med Virol 1987; 22: 17–23.

Benoit Y, Laureys G, Delbeke M-J, et al. Oral BVDU treatment of varicella and zoster in children with cancer. Eur J Pediatr 1985; 143: 198–202.

Chen MS, Amico LA, Speelman DJ. Kinetics of the interaction of monophosphates of the antiviral nucleosides 2'-fluoro-1-β-D-arabinofuranosylpyrimidine an (E)-5-(2-bromvinyl)-2'-deoxyuridine with thymidilate kinases from vero cells and herpes simplex virus types 1 and 2. Antimicrob Ag Chemother 1984; 26: 778–80.

Heidl M, Scholz H, Dörffel W, et al. Antiviral therapy of varicella-zoster virus infection in immunocompromised children – a prospective randomized study of aciclovir versus brivudin. Infection 1991; 19: 401–5.

Wildiers J, De Clercq E. Oral (E)-5-(bromovinyl)-2'-desoxyuridine treatment of severe herpes zoster in cancer patients. Eur J Cancer Clin Oncol 1984; 20: 471–6.

Wutzler P, De Clercq E, Wutke K, et al. Oral brivudin vs intravenous aciclovir in the treatment of herpes zoster in immunocompromised patients: A randomized double-blind trial. J Med Virol 1995; 46: 252–7.

Ganciclovir

Handelsname: Cymeven.

Eigenschaften: Ganciclovir ist ein azyklisches Nukleosid-Analogon von 2'-Desoxyguanosin (s. Abb. 44, S. 277). Chemisch handelt es sich um Dihydroxy-Propoxymethyl-Guanin (DHPG). Ganciclovir hemmt in der phosphorylierten Form die Nukleinsäure-(DNS-)Synthese von Zytomegalie-Viren (CMV) in der infizierten Zelle. Die antivirale Aktivität von Ganciclovir gegen CMV ist im Vergleich zum nahe verwandten Acyclovir 8–20fach stärker, aber gegen Herpes-simplex- und Varicella-Zoster-Virus schwächer. Außerdem hat Ganciclovir eine Wirkung gegen Epstein-Barr-Virus. Die Ampulle enthält Ganciclovir-Natrium als lyophilisiertes Pulver.

Wirkungsweise: Ganciclovir wird erst antiviral wirksam, wenn es in virusinfizierten Körperzellen durch körpereigene zelluläre Kinasen phosphoryliert (d. h. in das Triphosphat umgewandelt) worden ist. Das gebildete Ganciclovir-Triphosphat, wel-

Ganciclovir

ches einem echten Nukleosid ähnelt, wird von der viralen DNS-Polymerase, welche die DNS-Synthese katalysiert, gebunden und nach Abspaltung von zwei Phosphat-Gruppen als Monophosphat an eine wachsende DNS-Kette angehängt. Da Ganciclovir aber keine 3'-Hydroxyl-Gruppe hat wie ein normales Nukleotid, fehlt ihm die Ankopplungsstelle für das nächste Nukleotid. Dadurch kann die DNS-Kette nicht weiter wachsen. Eine andere Wirkung des Ganciclovirs besteht darin, daß es sich als gefälschtes Nukleotid dauerhaft mit der viralen Polymerase verbindet, welche nun zur DNS-Synthese nicht mehr zur Verfügung steht. Die bessere CMV-Wirksamkeit von Ganciclovir wird auch damit erklärt, daß das phosphorylierte Ganciclovir in den virusinfizierten Zellen langsamer abgebaut wird und damit länger wirksam bleibt als Acyclovir. Ganciclovir und Foscarnet können bei Zytomegalie synergistisch wirken.

Resistenz: Primär resistente CMV-Stämme sind selten. Ganciclovir-resistente CMV wurden während der Behandlung bei persistierender Virämie gefunden. Ganciclovir-resistente CMV können gegen Foscarnet und Cidofovir empfindlich sein. Es ist aber auch eine Kreuzresistenz zwischen Ganciclovir und diesen Mitteln möglich.

Pharmakokinetik: *Resorption* bei oraler Gabe gering (zu 6–9% bei Nüchterngabe), etwas besser mit einer fettreichen Mahlzeit. Nach 3mal tgl. 1 g oral werden im Serum mittlere Spitzenspiegel von 1,1 mg/l gemessen. Nach einstündiger i. v. Infusion von 5 mg/kg betragen die mittleren *Serumspiegel* 10 mg/l (bei Infusionsende), 5 mg/l (1 h danach) und 1,5 mg/l (7 h danach).
Halbwertszeit 3–4 h (bei eingeschränkter Nierenfunktion bis zu 28 h verlängert).
Plasmaeiweißbindung 1–2%.
Liquorspiegel 20–70% der Serumspiegel. Die Konzentrationen im Augenkammerwasser liegen bei 1 mg/l.
Nach i. v. Gabe *Ausscheidung* zu >90% durch die Nieren (unverändert), nach oraler Gabe zu 5%. Bei Hämodialyse werden etwa 50% Ganciclovir entfernt.

Nebenwirkungen: Reversible Neutropenie (bei 50% der Patienten), Thrombozytopenie (24%), Anämie (4%), Exantheme (7%), Fieber (6%), Übelkeit, Erbrechen und Durchfälle (4%), Krämpfe und Denkstörungen (je 3%), Kopfschmerzen und Psychosen (je 2%). Auch nach oraler Gabe kommen Neutropenien vor (in etwa 15%). Durchfälle sind häufiger. Bei i. v. Gabe können an der Infusionsstelle Phlebitis und Schmerzen auftreten. Im Serum können die Transaminasen, die alkalische Phosphatase und das Kreatinin vorübergehend ansteigen. Selten kommt es zu Amylase- und Lipaseerhöhung im Serum und Pankreatitis. Im Tierversuch ist Ganciclovir karzinogen, teratogen und hemmt die Spermatogenese (bei höheren Dosen kommt es zu Hodenatrophie). Bei weiblichen Tieren wird die Fertilität unterdrückt.

Wechselwirkungen: Bei Kombination mit zytotoxischen und nephrotoxischen Medikamenten kann die Hämatotoxizität von Ganciclovir verstärkt werden. Azidothymidin soll wegen ähnlicher Nebenwirkungen nicht gleichzeitig mit Ganciclovir gegeben werden. Ganciclovir erhöht die Plasmaspiegel von gleichzeitig verabreichtem Didanosin. Probenecid verlangsamt die renale Clearance von Ganciclovir. Hochdosierte β-Lactam-Antibiotika (z.B. Meropenem) können bei gleichzeitiger Gabe von Ganciclovir Krämpfe auslösen.

Antivirale Mittel

Indikationen: Zytomegalie-Retinitis, besonders bei immunsupprimierten Patienten (bei AIDS, Zytostatikatherapie, Zustand nach Transplantation), außerdem Prävention einer Zytomegalie bei Transplantationspatienten mit erhöhtem CMV-Risiko. Die ätiologische Diagnose soll vor Behandlungsbeginn gesichert sein.

Ein großer Teil der Patienten bekommt 2–14 Wochen nach Therapieende ein Rezidiv, weshalb bis zum Rückgang der Abwehrschwäche eine Erhaltungstherapie notwendig ist. Die meisten Patienten sprechen bei einem Rezidiv auf die erneute Behandlung mit Ganciclovir an. Nach neueren Untersuchungen scheint die Kombinationstherapie mit Ganciclovir und Foscarnet bei CMV-Retinitis länger wirksam zu sein und besser vertragen zu werden. Bei stark immunsupprimierten Patienten mit schwerer Kolitis oder Pneumonie kann Ganciclovir zusammen mit intravenösem CMV-Immunglobulin gegeben werden. Bei anderen CMV-Erkrankungen (auch angeborener Zytomegalie) ist die Wirkung von Ganciclovir unsicher.

Das nur schwach wirksame orale Ganciclovir sollte nur zur Nachbehandlung verwendet werden (evtl. anstelle der i. v. Erhaltungstherapie, wenn die Retinitis nach der i. v. Einleitungsbehandlung zum Stillstand gekommen ist) sowie zur Prophylaxe der CMV-Retinitis bei AIDS-Patienten.

Kontraindikationen: Überempfindlichkeit gegen Ganciclovir oder Acyclovir. Stärkere Neutropenie (<500 Neutrophile/μl) und Thrombozytopenie (<25000/μl). Gravidität. Wegen möglicher Teratogenität sind bei weiblichen und männlichen Patienten konzeptionsverhütende Maßnahmen während der Behandlung und bis zu 90 Tagen nach Therapieende ratsam. Bei Kindern liegen noch keine größeren Erfahrungen vor.

Applikation und Dosierung: Initial alle 12 h einstündige **i. v. Infusion** von 5 mg/kg für 14–21 Tage. Die Stammlösung in der Ampulle muß mit geeigneter Infusionslösung nach Vorschrift verdünnt werden. Dabei sind beim medizinischen Personal Vorsichtsmaßnahmen wie bei Umgang mit Zytostatikalösungen erforderlich (Tragen von Schutzbrillen, Handschuhen usw.). Die tägliche ambulante i.v. Dauerinfusion erfordert oft das Anlegen eines Infusionssystems (Port). Für ausreichende Flüssigkeitszufuhr während der Behandlung ist zu sorgen. Regelmäßige Blutbildkontrollen und Überwachung der Nierenfunktion sind obligat. Beim Absinken der Neutrophilen unter 500/μl und bei stärkerer Abnahme der Thrombozyten soll die Behandlung unterbrochen werden. Die Neutropenie kann durch Gabe von GM-CSF oder G-CSF (Granulozyten-stimulierende Faktoren) gebessert oder abgeschwächt werden.

Zur **Erhaltungstherapie** gibt man entweder einmal tgl. 5 mg/kg an 7 Tagen in der Woche oder einmal tgl. 6 mg/kg an 5 Tagen in der Woche als 1stündige i. v. Infusion (Rezidivprophylaxe für die Dauer der Immunsuppression).

Bei **eingeschränkter Nierenfunktion** reduzierte Dosierung:
2,5 mg/kg alle 12 h (Kreatinin-Clearance 50–25 ml/min),
2,5 mg/kg alle 24 h (Kreatinin-Clearance 25–10 ml/min),
1,25 mg/kg alle 24 h (Kreatinin-Clearance <10 ml/min).

Zur **Prävention** einer CMV-Erkrankung bei Transplantatempfängern sind verschiedene Anfangs- und Erhaltungsdosierungen bei unterschiedlicher Anwendungsdauer geprüft worden. Eine endgültige Beurteilung ist noch nicht möglich. Die meist empfohlene Initialdosis für Patienten mit normaler Nierenfunktion ist 5 mg/kg alle 24 h

Ganciclovir

(an 7 Tagen in der Woche) oder 6 mg/kg alle 24 h (an 5 Tagen in der Woche). Dauer abhängig von Dauer und Grad der Immunsuppression (teilweise bis zu 120 Tage nach Transplantation).

Oral gibt man tgl. 3 g, verteilt auf 3–4 Einzelgaben (zusammen mit der Mahlzeit). Die Kapseln dürfen nicht zerkaut werden.
Bei **eingeschränkter Nierenfunktion** ist die orale Dosis zu reduzieren:
auf 3mal tgl. 500 mg (Kreatinin-Clearance 50–69 ml/min),
auf 2mal tgl. 500 mg (Kreatinin-Clearance 25–49 ml/min),
auf 3mal wöchentlich 500 mg (nach der Hämodialyse).

Die intraokuläre Implantation eines Ganciclovir-haltigen Medikamententrägers ist möglich, aber problematisch.

Handelsformen: Ampullen à 0,5 g, Kapseln à 0,25 g.

Beurteilung: Unentbehrliches CMV-Therapeutikum. Wegen Toxizität nur bei strenger Indikationsstellung mit großer Vorsicht anwendbar.

Literatur

Akula SK, Ma PE, Reyman GA, et al. Treatment of cytomegalovirus retinitis with intravitreal injection of liposome encapsulated ganciclovir in a patient with AIDS. Brit J Ophthalmol 1994; 78: 677.

Anderson RD, Griffy KG, Jung P, et al. Ganciclovir absolute bioavailability and steady state pharmacokinetics after oral administration of two 3000 mg per day dosing regimens in human immunodeficiency virus and cytomegalovirus-seropositive patients. Clin Ther 1995; 17: 425.

Arevalo JF, Gonzalez C, Capparelli EV, et al. Intravitreous and plasma concentrations of ganciclovir and foscarnet after intravenous therapy in patients with AIDS and cytomegalovirus retinitis. J Infect Dis 1995; 172: 51.

Bastien O, Boulieu R, Bleyzac N, et al. Clinical use of ganciclovir during renal failure and continuous haemodialysis. Intensive Care Med 1994; 20: 47.

Boivin G, Chou S, Quirk MR, et al. Detection of ganciclovir resistance mutations and quantitation of cytomegalovirus (CMV) DNA in leukocytes of patients with fatal disseminated CMV disease. J Infect Dis 1996; 173: 523.

Butler KM, de Smet MD, Husson RN, et al. Treatment of aggressive cytomegalovirus retinitis with ganciclovir in combination with foscarnet in a child infected with HIV. J Pediatrics 1992; 120: 483.

Crumpacker CS. Ganciclovir. N Engl J Med 1996; 335: 721–9.

Drew WJ, Ives D, Lalezari JP, Crumpacker C, et al. Oral ganciclovir as maintenance treatment for cytomegalovirus retinitis in patients with AIDS. N Eng J Med 1995; 333: 615-20.

Hansen BA, Greenberg KS, Richter JA. Ganciclovir-induced psychosis. New Engl J Med 1996; 335: 1397.

Hardy D, Spector S, Polsky B, et al. Combination of ganciclovir and granulocyte-macrophage colony stimulating factor in the treatment of cytomegalovirus retinitis in AIDS patients. The ACTG 073 team. Eur J Clin Microbiol Infect Dis 1994; 13: 34.

Jacqz-Aigrain E, Macher MA, Sauvageon-Marthe H. Pharmacokinetics of ganciclovir in renal transplant children. Pediatr Nephrol 1992; 6: 194.

Kupperman BD, Quiceno JI, Flores-Aguilar M, et al. Intravitreal ganciclovir concentration after intravenous administration in AIDS patients with cytomegalovirus retinitis. Journal of Infectious Diseases 1993; 168: 1506–9.

Martin DF, Parks DJ, Mellow SD, et al. Treatment of cytomegalovirus retinitis with an intraocular sustained-release ganciclovir implant. A randomised controlled clinical trial. Arch Ophthalmol 1994; 112: 1531.

Merigan TC, Renlund DG, Keay S, et al. A controlled trial of ganciclovir to prevent cytomegalovirus disease after heart transplantation. N Engl J Med 1992; 326: 1182–6.

Morley MG, Duker JS, Ashton P, et al. Replacing ganciclovir implants. Ophthalmology 1995; 102: 388.

Nigro G, Scholz H, Bartmann U, et al. Ganciclovir therapy for symptomatic congenital cytomegalovirus infection in infants; a two-regimen experience. J Pediatr 1994; 124: 318.

Salzberger B, Stoehr A, Heise W, et al. Foscarnet and ganciclovir combination therapy for CMV disease in HIV-infected patients. Infection 1994; 22: 197.

Sanborn GE, Anand R, Torti RE, et al. Sustained-release ganciclovir therapy for treatment of cytomegalovirus retinitis. Use of an intravitreal device. Arch Ophthalmol 1992; 110: 188.

Saran BR, Maguire AM. Retinal toxicity of high dose intravitreal ganciclovir. Retina 1994; 14: 248.

Sarasini A, Baldanti F, Furjone M, et al. Double resistance to ganciclovir and foscarnet of four human cytomegalovirus strains recovered from AIDS patients. J Med Virol 1995; 47: 237.

Spaide RF. Ganciclovir intraocular device and patients survival. Arch Ophthalmol 1994; 112: 19.

Spector SA, McKinley GF, Lalezari JP, Samo T, et al. Oral ganciclovir for the prevention of cytomegalovirus disease in persons with AIDS. N Eng J Med 1995; 334: 1491–7.

Studies of Ocular Complications of AIDS Research Group in collaboration with the AIDS Clinical Trials Group. Combination foscarnet and ganciclovir therapy vs monotherapy for the treatment of relapsed cytomegalovirus retinitis in patients with AIDS. Arch Ophthalmol 1996; 114: 23.

The Oral Ganciclovir European and Australian Cooperative Study Group: Intravenous versus oral ganciclovir: European/Australian comparative study of efficacy and safety in the prevention of cytomegalovirus retinitis recurrence in patients with AIDS. AIDS 1995; 9: 417–77.

Trang JM, Kidd L, Gruber W, et al. Linear single-dose pharmacokinetics of ganciclovir in newborns with congenital cytomegalovirus infections. NIAID Collaborative Antiviral Study Group. Clin Pharmacol Ther 1999; 53: 15.

Vallejo JG, Englund JA, Garcia-Prats JA, Demmier GJ. Ganciclovir treatment of steroid-associated cytomegalovirus disease in a congenitally infected neonate. Pediatr Infect Dis 1994; 13: 239.

Weinberg DV, Murphy R, Naughton K, et al. Combined daily therapy with intravenous ganciclovir and foscarnet for patients with recurrent cytomegalovirus retinitis. Amer J Ophthalmol 1994; 117: 776

Wolf DG, Lee DJ, Spector SA. Detection of human cytomegalovirus mutations associated with ganciclovir resistance in cerebrospinal fluid of AIDS patients with central nervous system disease. Antimicrob Ag Chemother 1995; 39: 2552.

Foscarnet

Handelsname: Foscavir.

Eigenschaften: Foscarnet (Phosphonoformat) ist ein Analogon von Pyrophosphat (Strukturformel: Abb. 45). Die Infusionsflaschen enthalten eine wasserklare isotone Lösung (24 mg/ml) mit einem pH von 7,4. Mit 1 g Foscarnet (Trinatriumsalz) werden 0,6 g NaCl zugeführt.

Wirkungsweise und -spektrum: Foscarnet hemmt direkt (ohne vorhergehende Phosphorylierung) die DNS-Polymerase von Cytomegalie-Virus (CMV) und anderen Herpesviren (Herpes-simplex-Virus Typ 1 und 2, humanem Herpes-Virus Typ 6, Varicella-Zoster-Virus und Epstein-Barr-Virus). Foscarnet ist zur Behandlung von Infektionen durch Ganciclovir-resistente CMV und Acyclovir-resistente Herpes- und

Varicella-Zoster-Viren geeignet. Es gibt aber auch Virusisolate, die gleichzeitig gegen Foscarnet resistent sind. Unter der Behandlung kann eine Verminderung der CMV-Empfindlichkeit gegen Foscarnet stattfinden (selten). CMV-Viren können während einer Foscarnet-Behandlung gegen Ganciclovir wieder empfindlich werden.

Pharmakokinetik:
Geringe *Resorption* nach oraler Gabe.
Nach 1stdg. i. v. Infusion von 60 mg/kg alle 8 h liegen die *Serumspiegel* bei 500 mmol/l (Peak) und 100 mmol/l (Talspiegel).
Halbwertszeit 3 h.
Plasmaeiweißbindung 15%.
Relativ gut liquorgängig (bei HIV-Patienten).
Zu 80–90% renal ausgeschieden (unverändert). Dialysabel.

Nebenwirkungen: Foscarnet ist stärker nephrotoxisch, aber weniger hämatotoxisch als Ganciclovir und kann daher gleichzeitig mit Azidothymidin (AZT) gegeben werden (im Gegensatz zu Ganciclovir). In etwa 30% werden meist reversible Nierenfunktionsstörungen beobachtet: Anstieg des Serumkreatinins, Abnahme der Kreatinin-Clearance, metabolische Azidose, Polyurie, akutes Nierenversagen (in 2%) und Urämie (in 1%). Nierenfunktionsstörungen können auch noch 1–4 Wochen nach Beendigung der Foscarnet-Behandlung auftreten. Elektrolytstörungen kommen in ca. 15% vor (Hypokalziämie, Hypomagnesiämie und Hypokaliämie, seltener Hypophosphatämie oder Hyperphosphatämie). Foscarnet cheliert mit Metallionen (Ca, Mg, Fe, Zn). Die Verminderung des ionisierten Kalziums im Blut kann zu Parästhesien und tetanischen Krämpfen führen und steht in Beziehung zur Infusionsgeschwindigkeit. Krämpfe können sich auch als Grand mal äußern. Andere Nebenwirkungen sind Hämoglobinabfall, Thrombophlebitis (bei Infusion in periphere Venen), Übelkeit, Erbrechen, Kopfschmerzen, Tremor, unwillkürliche Muskelkontraktionen, Schüttelfrost und schmerzhafte Ulzerationen am Penis bzw. in der Vulva (lassen sich durch sorgfältiges Waschen nach der Miktion verhindern). Leukopenie (in 9%) und Granulozytopenie (in 17%) sind möglich, aber bei AIDS-Patienten oft schon vor der Behandlung mit Foscarnet vorhanden. Sehr selten sind eine Kardiomyopathie mit Herzrhythmusstörungen und ein nephrogener Diabetes insipidus.

Interaktionen: Foscarnet ist chemisch unverträglich in Mischung mit folgenden i. v. Präparaten: ≥30%ige Glukose-Lösung, Ringer-Azetat-Lösung, Amphotericin B, Acyclovir, Ganciclovir, Pentamidin-Isethionat, Co-trimoxazol und Vancomycin. Überhaupt soll Foscarnet in der Infusionslösung nicht mit anderen Medikamenten

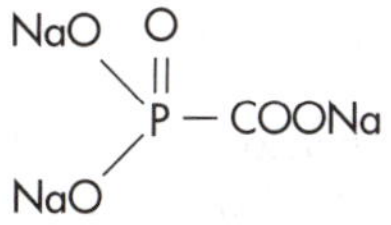

Abb. 45. Strukturformel von Foscarnet.

Antivirale Mittel

gemischt werden. Die Infusionslösung darf auf keinen Fall Kalzium, Magnesium oder andere zweiwertige Kationen enthalten. Die gleichzeitige Gabe von anderen nephrotoxischen Medikamenten (z. B. Cisplatin, Ciclosporin, Aminoglykosiden) verstärkt die Nephrotoxizität, die gleichzeitige Gabe von Pentamidin i. v. das Risiko einer symptomatischen Hypokalziämie. Bei Kombination mit AZT kann eine Anämie verstärkt werden. Bei gleichzeitiger Gabe von Co-trimoxazol ist eine stärkere Abnahme der Hämoglobin- und Thrombozytenkonzentration möglich.

Indikationen: CMV-Retinitis bei AIDS-Patienten (auch bei Ganciclovir-Resistenz). Eine Kombination mit AZT ist möglich. Außerdem indiziert bei mukokutanen Infektionen durch Acyclovir-resistente Herpesviren (HSV) von AIDS-Patienten.

Kontraindikationen: Schwere Niereninsuffizienz, Gravidität und Laktationsperiode. Keine Anwendung bei Patienten unter 18 Jahren. Männer sollten während und bis zu 6 Monate nach der Behandlung kein Kind zeugen. Foscarnet darf wegen Nephrotoxizität nicht während einer Therapie mit Pentamidin i. v. oder Amphotericin B i. v. oder einem Aminoglykosid gegeben werden.

Applikation und Dosierung: Foscarnet wird langsam i. v. infundiert (entweder unverdünnt über einen zentralen Venenkatheter oder notfalls nach ausreichender Verdünnung durch eine periphere Vene). Die Verdünnung der Infusionslösung erfolgt mit 5%iger Glukose- oder physiologischer NaCl-Lösung bis zur Konzentration von 12 mg/ml. Die Dosierung richtet sich nach dem Körpergewicht des Patienten.
Die **Induktionstherapie** bei CMV-Infektion besteht aus 1–2stündigen i. v. Infusionen von je 60 mg/kg alle 8 h oder einer i. v. Dauerinfusion von 200 mg/kg über 24 h (zur Vermeidung einer zu hohen Infusionsgeschwindigkeit immer Infusionspumpe benutzen). Behandlungsdauer: 2–3 Wochen. Die renale Toxizität kann durch ausreichende Hydrierung des Patienten reduziert werden. Bei i. v. Dauerinfusion von Foscarnet gibt man zusätzlich 2,5 l physiologische NaCl-Lösung über 24 h, bei alle 8 h wiederholten i. v. Infusionen jeweils 0,5 l physiologische NaCl-Lösung oder 5%ige Glukose-Lösung. Alle 2 Tage sind Kreatinin- und Kalzium-Gehalt im Serum zu kontrollieren. Auch die Kreatinin-Clearance ist wiederholt zu bestimmen.
Zur **Erhaltungstherapie** bei CMV-Infektion erhält der Patient 1mal täglich eine i. v. Infusion von 90 mg/kg über 2 h. Dabei sind Kreatinin und Kalzium im Serum mindestens 1mal wöchentlich zu kontrollieren.
Bei **Niereninsuffizienz** ist die Tagesdosis bei der Induktionstherapie und bei der Erhaltungstherapie genau nach Kreatinin-Clearance und Körpergewicht zu reduzieren (siehe Herstellerangaben).
Bei **Herpesinfektion von AIDS-Patienten** (häufig Acyclovir-Resistenz) gibt man 3mal tgl. eine 1stdg. Infusion von 40 mg/kg alle 8–12 h für 2–3 Wochen.

Handelsformen: Infusionsflaschen à 250 ml (6 g) und 500 ml (12 g), Hautcreme (2%). Foscarnet darf nicht unter 8°C gelagert werden.

Beurteilung: Alternative zu Ganciclovir bei AIDS-Patienten mit Zytomegalievirus-Retinitis (verhindert während der Therapie das Fortschreiten der Retinitis und eine Erblindung). Keine viruzide Wirkung (Rezidivgefahr nach Aufhören der Behandlung).

Literatur

Apperley JF, Marcus RE, Goldman JM, Wardle DG, Gravett PJ, Chanas A. Foscarnet for cytomegalovirus pneumonitis. Lancet 1985; 1: 1151.

Aweeka F, Gambertoglio JG, Kramer F, et al. Foscarnet and ganciclovir pharmacokinetics during concomitant or alternating maintenance therapy for AIDS-related cytomegalovirus retinitis. Clinical Pharmacology and Therapeutics 1995; 57: 403–12.

Butler KM, et al. Treatment of aggressive cytomegalovirus retinitis with ganciclovir in combination with foscarnet in a child infected with human immunodeficiency virus. J Pediatr 1992; 120: 483.

Cacoub P, Ceray G. Acute renal failure induced by foscarnet: 4 cases. Clin Nephrol 1988; 29: 315–8.

Chatis PA, Miller CH, Schrager LE. Successful treatment with foscarnet of an acyclovir resistant mucocutaneous infection with herpes simplex in a patient with AIDS. N Engl J Med 1989; 320: 297–300.

Deray G. Foscarnet nephrotoxicity. Mechanisms, incidence and prevention. Am J Nephrol 1989; 9: 316–21.

Erlich KS, Jacobson M, Koehler J. Foscarnet therapy for severe acyclovir resistant herpes simplex type 2 in patients with AIDS. Ann Intern Med 1989; 111: 710-3.

Hengge UR, Brockmeyer NM, Malessa R, et al. Foscarnet penetrates the blood-brain barrier: rationale for therapy of cytomegalovirus encephalitis. Antimicrob Ag Chemother 1993; 37: 1010–4.

Jacobson MA, Causey D, Polsky B, et al. A dose ranging study of daily maintenance intravenous foscarnet therapy for cytomegalovirus retinitis in AIDS. J Inf Dis 1993; 168: 444–8.

Leport C, Paget S, Pepin JM, et al. CMV retinitis resistant to foscarnet. A case with clinicovirologic correlation (abstract No. 175). Antiviral Res 1993; 20 (Suppl I): 137.

Sullivan V, Coen DM. Isolation of foscarnet-resistant human cytomegalovirus patterns of resistance and sensitivity to other antiviral drugs. J Infect Dis 1991; 164: 781–4.

Studies of Ocular Complications of AIDS Research Group. Morbidity and toxic effects associated with ganciclovir or foscarnet therapy in a randomised cytomegalovirus retinitis trial. Arch Intern Med 1995; 155: 65–73.

Wagstaff AJ, Bryson HM. Foscarnet. A reappraisal of its antiviral activity, pharmacokinetic properties and therapeutic use in immunocompromised patients with viral infections. Drugs 1994; 48: 199–226.

Cidofovir

Handelsname: Vistide.

Eigenschaften: Cidofovir, ein Desoxycytidin-Nukleosid, wirkt als Nukleosid-Analogon und wird durch zelleigene Enzyme von infizierten und nichtinfizierten menschlichen Zellen zum Cidofovir-Monophosphat und weiter zum aktiven Cidofovir-Diphosphat umgewandelt. Dieses hemmt die virale DNS-Polymerase und DNS-Synthese. Außerdem wird es als alternatives Substrat (in Konkurrenz mit Desoxycytidin-Triphosphat) in die wachsende DNS-Kette eingebaut, was zum Kettenabbruch führt. Cidofovir wirkt in vitro gegen Zytomegalie-Virus (CMV) 5fach stärker als Ganciclovir und besitzt eine antivirale Aktivität auch gegen Acyclovir-resistente Herpessimplex- und Varicella-Zoster-Viren sowie gegen Epstein-Barr-Viren und humanes Herpes-Virus Typ 6. Eine synergistische Wirkung von Azidothymidin und Cidofovir gegen CMV ist möglich. Ganciclovir wirkt in niedrigen Konzentrationen mit Cidofovir gegen CMV synergistisch, in höheren Konzentrationen antagonistisch.

Resistenz: Eine sekundäre Resistenzentwicklung ist in vitro möglich. Ganciclovir- und Foscarnet-resistente CMV-Stämme sind meist auch gegen Cidofovir resistent; es gibt dabei aber auch CMV-Stämme, die gegen Cidofovir noch empfindlich sind.

Antivirale Mittel

Pharmakokinetik:
Das nephrotoxisch wirkende Cidofovir muß aus Verträglichkeitsgründen immer mit Probenecid kombiniert werden, wodurch die tubuläre Sekretion von Cidofovir vermindert wird. Nach einstündiger i.v. Infusion von 5 mg Cidofovir/kg KG werden mittlere *Serumspiegel* von 20 µg/ml erreicht.
Die intrazelluläre *Halbwertszeit* von Cidofovir-Diphosphat ist biphasisch (24 und 65 h). Außer dem Diphosphat entsteht im Körper aus Cidofovir ein weiterer Metabolit (ein Monophosphoryl-Cholinderivat).
Die *Plasmaeiweißbindung* ist <6%. Cidofovir ist nicht liquorgängig.
Urin-Recovery: 90–100% in 24 h (unverändert), bei gleichzeitiger Gabe von Probenecid 70–85%.

Nebenwirkungen:
Die Nephrotoxizität von Cidofovir (Häufigkeit: >40%) äußert sich zuerst durch Proteinurie und später durch Kreatininanstieg im Serum, Glukosurie und metabolische Azidose mit Verminderung des Bikarbonats im Blut (wie beim Fanconi-Syndrom).
Dabei bestehen oft auch Fieber, Asthenie, Übelkeit, Erbrechen, Durchfall und eine reversible Granulozytopenie (<500/mm^3). Eine okuläre Hypotonie (Erniedrigung des Augeninnendruckes) kommt in 12% vor (häufiger bei gleichzeitigem Diabetes mellitus). Im Tierversuch ist Cidofovir karzinogen, mutagen und vermindert die Fertilität.

Interaktionen:
Bisher nicht bekannt. Auf mögliche Interaktionen von Probenecid mit anderen Medikamenten ist zu achten. Da Probenecid die metabolische Clearance von gleichzeitig verabreichtem Azidothymidin (Zidovudin) reduziert, wird empfohlen, die Azidothymidingabe am Tage der Cidofovir-Verabreichung wegzulassen oder die Dosis von Azidothymidin um 50% zu reduzieren.

Indikation:
CMV-Retinitis bei AIDS (zur Verhinderung einer Progression des Augenleidens und zur Erhaltung der Sehkraft).

Kontraindikationen:
Gravidität, Stillzeit, Unverträglichkeit von Probenecid, Niereninsuffizienz. Keine Anwendung bei Neugeborenen und Kindern. Keine gleichzeitige Gabe anderer nephrotoxischer Medikamente. Vorsicht bei Diabetes mellitus (Augeninnendruck kontrollieren).

Anwendung und Dosierung:
Einleitungstherapie: 1mal wöchentlich 5 mg/kg KG als i.v. Infusion (über 60 min) für 2 Wochen immer gleichzeitig mit Probenecid (s. u.).
Erhaltungstherapie: 5 mg/kg KG 1mal alle 2 Wochen als i.v. Infusion (über 60 min) im Anschluß an die Einleitungstherapie immer gleichzeitig mit Probenecid.
Probenecid wird oral mit jeder Cidofovir-Dosis gegeben, und zwar 2 g 3 h vor der Infusion von Cidofovir und dann je 1 g 2 und 8 h nach der Infusion von Cidofovir (am besten nach einer Mahlzeit, evtl. zusammen mit einem Antiemetikum). Als Nebenwirkungen von Probenecid können Fieber, Hautausschlag, Übelkeit und Erbrechen auftreten.
Hydrierung: Während 1–2 h vor der Cidofovir-Infusion infundiert man 1 Liter 0,9%ige physiologische NaCl-Lösung (ohne Medikament) und – wenn möglich – einen zusätzlichen Liter 0,9%ige NaCl-Lösung (ohne Medikament) über 1–3 h (beginnend während der Cidofovir-Infusion oder sofort danach).

Kontrollen: Vor und nach jeder Cidofovir-Gabe ist die Nierenfunktion zu prüfen (durch Harnuntersuchung und Kreatinin-Bestimmung im Serum). Bei Patienten, deren Nierenfunktion sich während der Therapie verschlechtert, ist die Cidofovir-Dosierung zu reduzieren (von 5 mg/kg auf 3 mg/kg bei einem Kreatininanstieg um 0,3–0,4 mg/dl vom Ausgangswert). Bei einem Kreatininanstieg um >0,5 mg/dl ist die Therapie mit Cidofovir zu unterbrechen.

Ein **Konzeptionsschutz** ist bei Frauen und Männern während der Therapie mit Cidofovir und darüber hinaus bei Frauen bis zu 1 Monat nach Therapieende notwendig, bei Männern bis zu 3 Monate nach Therapieende (wegen Mutagenität bzw. Embryotoxizität).

Während der Therapie kann die Sicherheit im Straßenverkehr und bei Maschinenbedienung eingeschränkt sein.

Dosierung von Cidofovir bei chronischer Niereninsuffizienz (falls unverzichtbar):

Kreatinin-Clearance	Einzeldosis von Cidofovir
41–55 ml/min	2,0 mg/kg
30–40 ml/min	1,5 mg/kg
20–29 ml/min	1,0 mg/kg
< 19 ml/min	0,5 mg/kg

Die Einzeldosis ist
bei der Einleitungstherapie 1mal wöchentlich,
bei der Erhaltungstherapie 1mal alle 2 Wochen zu infundieren.
Die Sicherheit der reduzierten Dosierung von Cidofovir bei chronischer Niereninsuffizienz ist nicht geprüft.

Handelsform: Ampullen mit 0,375 g (in 5 ml) zur Bereitung der Infusionslösung (genau nach Vorschrift). Angebrochene Ampullen müssen verworfen werden. Medizinisches Personal muß sich vor Hautkontakt mit Cidofovir (durch Handschuhe) und vor Inhalation (durch Mundschutz) schützen.

Beurteilung: Stark wirksames, aber nephrotoxisches Virustatikum gegen CMV-Retinitis bei AIDS. Exakte Dosierung von Cidofovir und gleichzeitige Gabe von Probenecid sind zwingend erforderlich (bei reichlicher i.v. Flüssigkeitszufuhr).

Literatur

Cundy KC, Petty BG, Flaherty J, et al. Clinical pharmacokinetics of cidofovir in human immunodeficiency virus-infected patients. Antimicrob Ag Chemother 1995; 39: 1247.

Hitchcock MJ, Jaffe HS, Martin JC, Stagg RJ. Cidofovir, a new agent with potent antiherpesvirus activity. Antiviral Chem Chemother 1996; 7: 115.

Lalezari JP. Cidofovir: a new therapy for cytomegalovirus retinitis. J Acquir Immune Defic Syndr Hum Retrovirol 1997; 14 (Suppl 1): 22–6.

Lalezari JP, Kuppermann BD. Clinical experience with cidofovir in the treatment of cytomegalovirus retinitis. J Acquir Immune Defic Syndr Hum Retrovirol 1997; 14 (Suppl 1): 27–31.

Lalezari J, Schacker T, Feinberg J, et al. A randomized, double-blind, placebo-controlled trial of cidofovir gel for the treatment of acyclovir-unresponsive mucocutaneous herpes simplex virus infection in patients with AIDS. J Infect Dis 1997; 176: 892–8.

Polis MA, Spooner KM, Baird BF, et al. Anticytomegaloviral activity and safety of cidofovir in patients with human immunodeficiency virus infection and cytomegalovirus viruria. Antimicrob Ag Chemother 1995; 39: 882.

Wachsman M, Petty BG, Cundy KC, et al. Pharmacokinetics, safety and bioavailability of HPMPC (cidofovir) in human immunodeficiency virus-infected subjects. Antiviral Res 1996; 29: 153.

Lobucavir

Lobucavir ist ein neues Nukleosid-Analogon (Guanin-Analogon, Bristol-Myers Squibb), das ein relativ breites Wirkungsspektrum hat. Es wirkt in vitro bei niedrigen Konzentrationen gegen Zytomegalieviren (auch Ganciclovir-resistente Stämme), Herpes-simplex-1- und -2-Viren (auch Acyclovir-resistente Stämme), Varicella-Zoster-Viren, Epstein-Barr-Viren sowie gegen Hepatitis-B-Viren und HIV (hier besonders stark in Kombination mit AZT). Eine Weiterentwicklung ist **Entecavir** (BMS-200475). Es ist ebenfalls ein Guanin-Analogon, das eine starke selektive Aktivität gegen humane Hepatitis-B-Viren hat. Entecavir ist besser verträglich als Lobucavir.

Literatur

Petty BG, Wachsman M, Jordan MC, et al. Sequential ascending multiple-dose safety and pharmacokinetic study of oral lobucavir (BMS-180194) in asymptomatic volunteers seropositive for HIV and CMV. Antiviral Res 1995; 26: A296.

Seifer M, et al. In vitro inhibition of hepadna polymerases by triphosphates of BMS-200475 and lobucavir. Antimicrob Ag Chemother 1998; 42: 3200–8.

Yamanaka G, et al. Metabolic studies on BMS-200475, a new antiviral compound active against hepatitis B virus. Antimicrob Ag Chemother 1999; 43: 190–3.

Fomivirsen

Handelsname: Vitravene (Ciba-Vision USA).

Eigenschaften: Phosphorthioat-Oligonukleotid mit starker Aktivität gegen Zytomegalievirus (CMV). Drei verschiedene Wirkungsmechanismen werden diskutiert:
1. Antisense-vermittelte Hemmung der Target-Gen-Expression.
2. Sequenz-abhängige Hemmung der Virusreplikation.
3. Sequenz-unabhängige Hemmung der Virusadsorption an die Wirtszellen.

Indikationen: CMV-Retinitis von AIDS-Patienten (bei CMV-Resistenz gegen Ganciclovir, Foscarnet und Cidofovir). Evtl. indiziert bei Unverträglichkeit von Ganciclovir, Foscarnet und Cidofovir oder bei Kontraindikation für diese Mittel. Keine Anwendung bei Patienten, die in den letzten 4 Wochen Cidofovir systemisch oder topisch erhalten haben. Keine Beeinflussung einer CMV-Infektion in anderen Organen.

Applikation: Intravitreale Injektion anfangs in 2wöchentlichen Abständen, zur Erhaltungstherapie in 4wöchentlichen Abständen. Exakte Dosierung erforderlich. Regelmäßige Kontrollen des intraokulären Druckes und auf Nebenwirkungen am Auge.
Nach intravitrealer Injektion längere Verweildauer im Auge und Elimination durch Metabolisierung.

Nebenwirkungen: Häufig vorübergehende Zunahme des intraokulären Druckes und Uveitis einschließlich Iritis und Vitritis. In 5–20% verschiedenartige Sehstörungen, Photophobie, Konjunktivalblutungen, Katarakt, Netzhautablösung, -ödem, -blutungen, -pigmentveränderungen.

Literatur

Anderson KP, Fox MC, Brown-Driver V, et al. Inhibition of human cytomegalovirus immediate-early gene expression by an antisense oligonucleotide complementary to immediate-early RNA. Antimicrob Ag Chemother 1996; 40: 2004–11.

Flores-Aguilar M, Besen G, Vuong C, et al. Evaluation of retinal toxicity and efficacy of anti-cytomegalovirus and anti-herpes simplex virus antiviral phosphorothioate oligonucleotides ISIS 2922 and ISIS 4015. J Infect Dis 1997; 175: 1308–16.

Mulamba GB, Hu A, Azad RF, Anderson KP, et al. Human cytomegalovirus mutant with sequence-dependent resistance to the phosphorothioate oligonucleotide fomivirsen (ISIS 2922). Antimicrob Ag Chemother 1998; 42: 971–3.

Perry CM, et al. Fomivirsen. Drugs 1999, 57: 375–80; discussion 381.

Ribavirin

Handelsnamen: Virazole, Rebetol.

Eigenschaften: Nukleosid-Analogon. Die Ampulle enthält das lyophilisierte Pulver, welches leicht wasserlöslich ist und nach Auflösung als Aerosol verwendet wird. Ribavirin hat ein relativ breites Wirkungsspektrum und hemmt in Gewebekulturen sowohl DNS- als auch RNS-Viren, hat aber keine Aktivität gegen HI-Viren. Von klinischem Interesse ist seine Aktivität gegen RS-(Respiratory-Syncytial-)Virus, Hepatitis-C-Virus und Arenaviren (Erreger des Lassafiebers).

Wirkungsweise: Ribavirin wird nach Aufnahme in die Körperzellen phosphoryliert und hemmt dann ein virales Enzym (Inosin-Monophosphat-Dehydrogenase), das zur Synthese des Guanosin-Triphosphates benötigt wird. Dadurch kommt es zur Verarmung des intrazellulären Nukleotid-Pools. Das phosphorylierte Ribavirin kann außerdem verhindern, daß bei der Virusvermehrung am Ende der Transkription ein modifiziertes Guanosin-Molekül an die neugebildete virale mRNS angehängt wird. Die Hemmung der Verkappung viraler mRNS beeinträchtigt die Bildung viraler Proteine und wirkt auf diese Weise virustatisch. Die Verkappung menschlicher mRNS dagegen wird nur wenig beeinflußt.

Pharmakokinetik: Bei Inhalation des Aerosols über tgl. 12–18 h wird Ribavirin von der Schleimhaut resorbiert. Nach 8stündiger Aerosolanwendung sind die *Spitzenspiegel im Serum* 0,5–2,2 mg/l, nach 20stündiger Anwendung 0,8–3,3 mg/l.
Halbwertszeit im Blut 9 h, in Erythrozyten 40 Tage.
Ausscheidung des resorbierten Anteils überwiegend durch die Nieren (unverändert und als Metabolit).

Nebenwirkungen: Die praktische Durchführung der Aerosolinhalationen ist bei schwerkranken Säuglingen schwierig. Während der Aerosolbehandlung sind Ver-

Antivirale Mittel

schlechterungen der Lungenfunktion, Bronchospasmen, Apnoe und Ventilatorabhängigkeit möglich, außerdem Blutdruckabfall und Herzstillstand sowie Digitalisunverträglichkeit. Bei mechanisch beatmeten Säuglingen kann es durch Niederschläge von Ribavirin im Beatmungsgerät zu starken intrapulmonalen Drucksteigerungen und Hypoxie kommen. Andere Nebenwirkungen sind Hautreaktionen, Konjunktivitis, Herzfunktionsstörungen bei Kindern mit einer Herzkrankheit und Anämie mit Retikulozytenanstieg im Blut (infolge Hämolyse). Bei systemischer Gabe wird Ribavirin relativ gut vertragen.

Ribavirin wirkt im Tierversuch teratogen, karzinogen und kann Mutationen hervorrufen. Auch Hodenatrophie ist tierexperimentell nachgewiesen worden.

Interaktionen: Ribavirin darf bei der Inhalation nicht mit anderen Medikamenten gemischt werden.

Indikationen: Nur schwerkranke Kinder in den ersten Lebensjahren mit Bronchiolitis oder Pneumonie durch RS-Viren sollen behandelt werden, vor allem bei Grundleiden, wie bronchopulmonaler Dysplasie und schwerem angeborenen Herzfehler. Daß eine RS-Virusinfektion vorliegt, ist durch einen Schnelltest mit Nasen- oder Rachenschleim des Kindes nachweisbar (im direkten Antigennachweis für RSV). Die Aerosolbehandlung darf nur im Krankenhaus bei sorgfältiger Überwachung der Lungenfunktion stattfinden.
Die i. v. Anwendung ist gerechtfertigt bei gesicherten Infektionen durch Arenaviren (Lassa, Junin, Machupo, lymphozytäre Choriomeningitis). Die i. v. Gabe beim Hantavirus-Lungensyndrom wird z. Z. geprüft. Eine neue Indikation ist Hepatitis C (in Kombination mit Interferon).

Kontraindikationen: Gravidität. RS-Virusinfektionen von Erwachsenen (besonders Frauen im gebärfähigen Alter). Schwangere Frauen (Ärztinnen, Schwestern) sollten den Kontakt mit Patienten meiden, die Ribavirin inhalieren.

Applikation und Dosierung: Vorschriftsmäßige Auflösung und Verdünnung des Ribavirins bis zur Endkonzentration von 20 mg/ml. Das **Aerosol** wird in den USA aus dem mitgelieferten SPAG-2-Vernebler in eine Sauerstoffhaube für Säuglinge geleitet und vom Kind tgl. 12–18 h lang für 3–7 Tage inhaliert. Anstelle einer Sauerstoffhaube kann auch eine Gesichtsmaske oder ein Sauerstoffzelt benutzt werden. Bei mechanisch beatmeten Kindern ist eine Aerosolanwendung nur unter bestimmten technischen Voraussetzungen und bei strenger Überwachung des Atemwegswiderstands möglich. Wichtig ist ein früher Therapiebeginn (möglichst in den 3 ersten Krankheitstagen). Ein Therapieerfolg ist meist am 3. Behandlungstag an einer Besserung der Atemstörung und einem Anstieg des pO_2 erkennbar. Eine Resistenzentwicklung von RS-Viren gegen Ribavirin während der Behandlung ist nicht zu befürchten.

Bei Lassafieber und anderen Arenavirusinfektionen ist eine **i. v. Applikation** von Ribavirin erforderlich; dabei gibt man 4mal tgl. 1 g für 4 Tage, anschließend 3mal tgl. 0,5 g für 6 Tage. Bei Hepatitis C **oral** tgl. 1,2 g.

Beurteilung: Bei RS-Virusinfektionen zu inhalierendes Nukleosid. Systemische Gabe bei Arena-Virusinfektion und Hepatitis C (s. S. 619).

Literatur

American Academy of Pediatrics. Committee on Infectious Diseases. Use of ribavirin in the treatment of respiratory syncytial virus infection. Pediatrics 1993; 92: 501–5.

Cosgrove M, Jenkins HR, Rowlandson PH, Gray OP. Idiosyncratic reaction to nebulised ribavirin in an artificially ventilated neonate. J Infect 1989; 19: 85.

Englund JA, Piedra PA, Jefferson LS, et al. High-dose, short-duration ribavirin aerosol therapy in children with suspected respiratory syncytial virus infection. J Pediatr 1990; 117: 313–20.

Hall CB, BcBride JT, Walsh EE, et al. Aerosolized ribavirin treatment of infants with respiratory syncytial viral infection. A randomized double-blind study. New Engl J Med 1983; 308: 1443.

Huggins JW, Hsiang CM, Cosgriff TM, et al. Prospective, double blind, concurrent, placebo controlled trial of intravenous ribavirin therapy of hemorrhagic fever with renal syndrome. Journal of Infectious Diseases 1991; 164: 1119–27.

McCormick JB, King IJ, Webb PA, et al. Lassa fever. Effective therapy with ribavirin. New Engl J Med 1986; 314: 20.

Meert KL, Sarnaik AP, Gelmini MJ, et al. Aerosolized ribavirin in mechanically ventilated children with respiratory syncytial virus lower respiratory tract disease: A prospective, double-blind, randomized trial. Crit Care Med 1994; 22: 566.

Paroni R, del Puppo M, Borghi C, Sirtori CR, Galli-Kienle M. Pharmacokinetics of ribavirin and urinary excretion of the major metabolite 1,2,4-triazole-3-carboxamide in normal volunteers. Int J Clin Pharmacol Ther Toxicol 1989; 27: 302.

Smith DW, Frankel LR, Mathers LH, et al. A controlled trial of aerosolized ribavirin in infants receiving mechanical ventilation for severe respiratory syncytial virus infection. N Engl J Med 1991; 325: 24–9.

Idoxuridin

Eigenschaften: Idoxuridin (5-Jod-2'-Desoxyuridin) war das erste klinisch angewandte Virustatikum gegen Herpes-simplex-Virus. Es ist ein halogeniertes Nukleosid-Analogon und hemmt die Virussynthese infolge eines kompetitiven Antagonismus zu Thymidin durch den Einbau abgeänderter Nukleotidbasen. Da es auch in nichtinfizierten Zellen eine ähnlich toxische Wirkung hat und im Körper schnell abgebaut wird, kommt es nur für die topische Therapie in Frage. Es ist in der Schwangerschaft generell kontraindiziert.

Anwendung: Eine Hautsalbe mit 0,2% Idoxuridin (Virunguent) ist zur Therapie von **Herpes-simplex-Infektionen** der Haut und des Übergangsepithels im Handel, aber wegen der schlechten Löslichkeit von Idoxuridin problematisch und bei der meist selbstheilenden Erkrankung unnötig.

Bei **Zoster** der Haut kann eine 5%ige Idoxuridin-Lösung in Dimethylsulfoxid 4mal tgl. auf die erkrankten Hautstellen gepinselt werden (Nebenwirkung: starkes Brennen). Nie länger als 4 Tage anwenden (sekundäre Resistenzentwicklung möglich).

Idoxuridin wird auch zur topischen Behandlung der oberflächlichen **Herpes-simplex-Keratitis** angewendet: Man bringt die Augensalbe alle 4 Std. (etwa 5mal tgl.) in den Konjunktivalsack. Bei zu häufiger Anwendung können Reizerscheinungen auftreten (Schmerzen, Jucken, Ödem, Lichtscheu, sogar kleine oberflächliche Ulzerationen). Da Acyclovir, Vidarabin und Trifluridin von der Hornhaut besser vertragen werden als Idoxuridin, kann dieses Mittel zur Keratitisbehandlung heute nicht mehr empfohlen werden.

Antivirale Mittel

Handelsformen: Augensalbe (0,1%), Hautsalbe (0,2%) und Lösung zur topischen Hautbehandlung bei Zoster (5%).

Beurteilung: Schlecht lösliches und schlecht verträgliches Nukleosid zur topischen Behandlung von Herpesvirusinfektionen.

Literatur

Collum LMT, Benedict-Smith A, Hillary IR. Randomized, double-blind trial of acyclovir and idoxuridine in dendritic corneal ulceration. Br J Ophthalmol 1980; 64: 766.

Coster DJ et al. A comparison of acyclovir and idoxuridine as treatment for ulcerative herpetic keratitis. Br J Ophthalmol 1980; 64: 763.

Trifluridin

Trifluridin (Trifluorothymidin) ist ein halogeniertes Nukleosid mit ähnlicher Struktur wie Idoxuridin und Thymidin. Es ist bei herpetischen Hornhautgeschwüren stärker und rascher wirksam als Idoxuridin und dabei zu bevorzugen. Trifluridin kommt wegen seiner Toxizität nur zur lokalen Therapie einer Herpes-simplex-Keratitis in Frage. Als Nebenwirkungen können leichte Konjunktivalreizung und Epithelschäden auftreten. Trifluridin ist als Augentropfen und Augensalbe im Handel. Vorsicht ist geboten bei gleichzeitiger lokaler Anwendung von Kortikosteroiden (Beeinträchtigung der Regenerationsfähigkeit möglich). Während der topischen Anwendung muß eine Konzeption sicher vermieden werden.

Literatur

Kaufman HE. The treatment of herpetic eye infections with trifluridine and other antivirals. In: Clinical Use of Antiviral Drugs. DeClercq E (ed). Norwell: Martinus Nijhoff 1988; 25–38.

Kessler HA, Hurwitz S, Farthing C, et al. Pilot study of topical trifluridine for the treatment of acyclovir resistant mucocutaneous herpes simplex disease in patients with AIDS (ACTG 172). J AIDS Hum Retrovirol 1996; 12: 147.

Nesburn AB, Lowe GH 3rd, Lepoff NJ, Maguen E. Effect of topical trifluridine on Thygeson's superficial punctate keratitis. Ophthalmology 1984; 91: 1188.

Shearer DR, Bourne WM. Severe ocular anterior segment ischemia after long-term trifluridine treatment for presumed herpetic keratitis. Am J Ophthal 1990; 109: 346.

Neuraminidase-Inhibitoren

Die Aktivität der viralen Neuraminidase ist eine wesentliche Voraussetzung für die Replikation des Influenza-Virus. Als Bestandteil der Virushülle beeinflußt die Neuraminidase durch Spaltung von Sialinsäure-Bindungen die Ausbreitung des Virus durch den Respirationstrakt. Ihre Hemmung ist wirksam bei der Frühbehandlung von Grippe-Erkrankungen.

Zanamivir (Relenza, Glaxo Wellcome) ist ein spezifisch gegen Influenza A und B wirksamer Inhibitor der viralen Neuraminidase (Sialidase). Er wirkt durch Unterbrechung der Influenza-Virusreplikation. Nach oraler Inhalation verteilen sich 90% auf den Oropharynx und die Lungen; 10–20% werden resorbiert und unverändert mit dem Urin ausgeschieden.
Zanamivir wurde zuerst in Schweden und Australien zur Frühtherapie der Influenza A und B zugelassen. Eine Behandlung ist möglich ab 12. Lebensjahr. Hochrisikopatienten sind während einer Grippeepidemie infizierte Personen über 65 Jahre, Personen mit kardiovaskulären Krankheiten, Lungenstoffwechsel-, Hormonkrankheiten sowie immunsupprimierte Patienten. Die Behandlung soll möglichst in den ersten 24 h nach Krankheitsbeginn einsetzen und besteht in der 2mal täglichen oralen Inhalation von je 10 mg Zanamivir durch ein mitgeliefertes Inhalationsbesteck, was zu einer Verkürzung der Krankheitsdauer führt. Behandlungsdauer 5 Tage. In der Schwangerschaft liegen keine Erfahrungen vor. Bei schwerem Asthma ist Vorsicht geboten.

Oseltamivir (Tamiflu) der Firma Hoffmann-La Roche ist identisch mit GS 4104 der Firma Gilead Sciences (USA). Die Substanz wird als Prodrug (Ethylester) nach oraler Gabe gut resorbiert. Durch enzymatische Umwandlung entsteht im Organismus rasch die aktive Substanz Ro 64-0802 (GS 4071). Diese ist ein kompetitiver Inhibitor der Influenza-A- und -B-Neuraminidase (ein Sialinsäure-Analogon) und wirkt gegen alle menschlichen Influenza-Virusstämme.
Die Plasmaspiegel von Ro 64-0802 steigen dosisproportional an und haben eine lange Halbwertszeit. Nach 12 h betragen die Plasmaspiegel etwa 35% der Spitzenspiegel. Ro 64-0802 diffundiert gut in die Lungen und andere Gewebe des Respirationstraktes. Es gibt keine Kumulation bei wiederholter oraler Anwendung, und in der Pharmakokinetik bestehen keine signifikanten Unterschiede zwischen jüngeren und älteren Erwachsenen. Bei frühzeitiger Anwendung wird die Dauer der Virusausscheidung verkürzt, und die klinischen Symptome bessern sich rascher als bei unbehandelten Personen. Die Verträglichkeit ist im allgemeinen gut. Gelegentlich treten Übelkeit und Erbrechen auf. Die Dosierung ist 2mal tgl. 0,075 g (für 5 Tage).

Antivirale Mittel

Literatur

Eisenberg EJ, Bidgood A, Cundy KC. Penetration of GS4071, a novel influenza neuraminidase inhibitor, into rat bronchoalveolar lining fluid following oral administration of the prodrug GS4071. Antimicrob Ag Chemother 1997; 41: 1949–52.

Fleming DM. Treating influenza with zanamivir. Lancet, 1999; 353: 668–9.

Hayden F, Osterhaus A, et al. Efficacy and safety of the neuraminidase inhibitor zanamivir in the treatment of influenza virus infections. New England Journal of Medicine 1997; 337: 874–80.

Li W, Escarpe PA, Eisenberg EJ, et al. Identification of GS 4104 as an orally bioavailable prodrug of the influenza virus neuraminidase inhibitor GS 4071. Antimicrob Ag Chemother 1998; 42: 647–53.

Waghorn SL, Goa KL. Zanamivir. Drugs 1998; 55: 721–5; discussion 725–7.

Amantadin

Handelsnamen: Grippin, Infectoflu.

Eigenschaften: Amantadin (1-Adamantanamin-Hydrochlorid) verhindert die Penetration von Viren in die Zelle und wirkt bei rechtzeitiger Gabe prophylaktisch gegen eine Influenza-A-Virusinfektion (nicht gegen Influenza-B-Virus). Der Wirkungsmechanismus ist noch nicht völlig geklärt. Anscheinend beruht die prophylaktische Wirkung darauf, daß die Influenza-A-Viren daran gehindert werden, beim Eindringen in die Zelle ihre Eiweißhülle abzustreifen. Ob Amantadin auch noch in den ersten 2 Tagen einer Erkrankung an Influenza wirkt, ist sehr fraglich. Primär resistente Virusstämme kommen vor. Sekundäre Resistenzentwicklung während der Anwendung ist möglich. Das Mittel wird sonst wegen seiner ZNS-Wirkung in erster Linie zur Therapie des Parkinson-Syndroms verwendet.

Pharmakokinetik: Amantadin wird nach oraler Gabe gut resorbiert. Die *Blutspiegelmaxima* werden nach 4 h erreicht.
Die *Halbwertszeit* ist 15 h.
Die *Urin-Recovery* beträgt 90% (unverändert).

Nebenwirkungen: Unruhe, Tremor, Ataxie, Konzentrationsschwäche, Mattigkeit, Depression, paranoid gefärbte Psychosen, Trockenheit im Mund, Sprach- oder Sehstörungen. Bei längerer Anwendung kann es zu Livedo reticularis, peripheren Ödemen, Herzinsuffizienz, Blutdruckabfall, Harnretention kommen.

Interaktionen: Durch gleichzeitige Gabe von Anticholinergika oder L-Dopa werden die anticholinergischen Nebenwirkungen verstärkt, durch gleichzeitige Gabe von Sympathikomimetika die zentralnervösen Wirkungen. Diuretika (Triamteren, Hydrochlorothiazid) können die ZNS-Toxizität von Amantadin verstärken. Amantadin vermindert die Alkoholtoleranz.

Indikation: Amantadin kommt allenfalls bei besonders gefährdeten Personen unter strenger Überwachung zur Prophylaxe der Influenza A während einer Epidemie in Frage.

Kontraindikationen: Gravidität, Stillperiode, Engwinkelglaukom, Prostatahypertrophie, Niereninsuffizienz. Vorsicht bei Patienten mit Epilepsie und Rechtsherzinsuffizienz sowie Nierenkrankheiten.

Dosierung: Man gibt Erwachsenen bis 65 J. und Kindern ab 11 Jahren tgl. 0,2 g, Erwachsenen ab 65 J. tgl. 0,1 g per os (in 1–2 Einzelgaben) für mindestens 10 Tage nach einer Ansteckung. Wenn bei Behandlungsbeginn aktiv geimpft worden ist, setzt man die Behandlung bis zum Eintritt des Impfschutzes nach 3 Wochen fort.

Beurteilung: Grippeprophylaxe mit Amantadin unsicher wirksam und schlecht verträglich. Gefährdete Personen sollten rechtzeitig geimpft werden.

Literatur

Degelau J, Somani S, Cooper SL, et al. Occurrence of adverse effects and high amantadine concentrations with influenza prophylaxis in the nursing home. J Amer Geriatr Soc 1990; 38: 428.

Hayden FG, Couch RB. Clinical and epidemiologic importance of influenza A viruses resistant to amantadine and rimantadine. Rev Med Virol 1992; 2: 89–96.

Houck P, Hemphill M, LaCroix S, et al. Amantadine resistant influenza A in nursing homes. Identification of a resistant virus prior to drug use. Arch Intern Med 1995; 155: 533.

Macchio GJ, Ito V, Sahgal V, et al. Amantadine-induced coma. Arch Phys Med Rehabil 1993; 74: 1119.

Mast EE, Harmon MW, Gravenstein S, et al. Emergence and possible transmission of amantadine-resistant viruses during nursing home outbreaks of influenza. Am J Epidemiol 1991; 134: 988–97.

Miller KS, Miller JM. Toxic effects of amantadine in patients with renal failure. Chest 1994; 105: 1630.

Pandit PB, Chitayat D, Jeffries AL, et al. Tibial hemimelia and tetralogy of Fallot associated with first trimester exposure to amantadine. Reprod Toxicol 1984; 8: 89.

Strange KC, Little DW, Blatnik B. Adverse reactions to amantadine prophylaxis of influenza in a retirement home. J Amer Geriatr Soc 1991; 39: 700.

Interferon-alpha

Handelsname: Roferon-A (Interferon-alpha$_{2a}$), Intron A (Interferon-alpha$_{2b}$).

Eigenschaften: Interferone sind natürlich vorkommende, von Körperzellen gebildete, artspezifische Zytokine mit komplexen Wirkungen auf die Immunität und Zellfunktion. Das von infizierten Körperzellen gebildete Interferon schützt die Nachbarzellen und auf humoralem Weg auch weiter entfernte Zellen vor der fortschreitenden Virusinfektion. Interferone haben ein breites antivirales Wirkungsspektrum. Interferon-alpha wirkt nicht direkt antiviral, sondern führt zur Ausbildung von Effektorproteinen in Virus-exponierten Zellen, wodurch die Abwehrleistung der Zellen gestärkt wird. Der erste Schritt ist die Interferonbindung an Rezeptoren an der Zelloberfläche. Nach ein paar Stunden werden über zwei Dutzend Zellproteine gebildet, von denen einige bestimmte Virusarten spezifisch hemmen (Hemmung der Viruspenetration, der Entfernung der Eiweißhülle, der Synthese oder Methylierung der Messenger-RNS sowie der Virusansammlung und Freisetzung). Von klinischem Nutzen ist die Anwendung von Interferon-alpha (gentechnisch hergestellt) bei chronischer Hepatitis B und C.

Antivirale Mittel

Pharmakokinetik: Parenteral zugeführtes Interferon ist nur wenige Stunden im Blut nachweisbar (*Halbwertszeit* 2–4 h), jedoch hält die antivirale Aktivität in den Geweben bis zu 24 h an. Die *Serumspitzenspiegel* von Interferon-alpha werden 8–10 h nach s. c. Injektion erreicht. Die *Penetration* in den Liquor ist gering.

Nebenwirkungen: Fieberreaktionen und Schüttelfrost sind häufig. Nicht selten kommen Übelkeit, Erbrechen, Durchfälle vor, auch Kopf- und Muskelschmerzen. Selten sind Magen-Darm-Blutungen, Wiederauftreten eines Magengeschwürs, Ödeme, Blutdruckabfall, Hyper- oder Hypothyreose, Thyreoiditis, hämolytische Anämie, systemischer Lupus erythematodes, rheumatoide Arthritis, vorübergehende Impotenz. Passagere Blutbildveränderungen (Neutropenie, Thrombozytopenie, Retikulozyten- und Hb-Abfall), auch Verlängerung der partiellen Thromboplastinzeit und Anstieg der Leberenzyme im Serum sind möglich und erfordern regelmäßige Kontrollen. Bei höheren Dosen von Interferon-alpha sind neurotoxische Reaktionen beobachtet worden (Persönlichkeitsveränderung, Verwirrtheit, paranoide Störungen).

Interaktionen: Neurotoxische, hämatotoxische und kardiotoxische Nebenwirkungen von zuvor oder gleichzeitig gegebenen Arzneimitteln können durch Interferon verstärkt werden. Interferon-alpha verringert die Theophyllin-Clearance.

Anwendungsmöglichkeiten: Bei chronisch-aggressiver **Hepatitis B** erwachsener Patienten können durch Interferon-alpha die HBV-DNS und das Hbe-Antigen rasch abnehmen; es kommt zur Bildung von Hbe-Antikörpern und zu einer anhaltenden Besserung der biochemischen und histologischen Veränderungen. Um einen Rückfall zu verhüten, ist es notwendig, die Therapie über 4–6 Monate mit 3mal wöchentlich 2,5–5 Mill. E/m^2 Körperoberfläche Interferon-alpha subkutan durchzuführen. Die Erfolgsrate ist 30–40%. Allerdings ist die Wirkung bei HIV-Infizierten mit chronischer Hepatitis B oder C nicht belegt.
Bei chronischer **Hepatitis C** wird Interferon-alpha in Kombination mit Ribavirin empfohlen. Bei chronisch-aggressiver Hepatitis C injiziert man 3mal wöchentlich 6 Mill. E subkutan für 3 Monate, danach 3mal wöchentlich 3 Mill. E subkutan für weitere 3 Monate.

Kontraindikationen: Gravidität, Herzkrankheiten (auch in der Anamnese), ZNS-Krankheiten (auch Epilepsie), schwere Leberfunktionsstörungen, Niereninsuffizienz, schwere Knochenmarkschäden, außerdem Überempfindlichkeit gegen humane Proteine. Kinder und Jugendliche bis 18 Jahre sowie Patienten, bei denen eine allogene Knochenmarktransplantation vorgesehen ist, sollen kein Interferon erhalten. Bei gleichzeitiger immunsuppressiver Therapie (z. B. bei Transplantatempfängern) muß die immunstimulierende Wirkung von Interferon-alpha bedacht werden.

Beurteilung: Teilweise wirksam bei chronischer Hepatitis B und C.

Literatur

Alberti A, Chemello L, Bonetti P, et al. Treatment with interferon(s) of community-acquired chronic hepatitis and cirrhosis type C. J Hepatology 1993; 17 (Suppl 3): S123–6.

Barbera C, Bortolotti F, Crivellaro C, et al. Recombinant Interferon-α_{2a} hastens the rate of HBeAg clearance in children with chronic hepatitis B. Hepatology 1994; 19: 287–90.

Bellobuono A, Mondazzi L, Tempini S, et al. Efficacy of different regimens of alpha interferon in chronic hepatitis C and relationship between response and HCV genotype. J Hepatol 1994; 21 (Suppl): 35.

Carreno V, Castillo I, Molina J, Porres JC, Bartolome J. Long-term follow-up of hepatitis B chronic carriers who responded to interferon therapy. J Hepatol 1992; 15: 102–6.

Chemello L, Cavalletto L, Bernardinello E, et al. The effect of interferon alfa and ribavirin combination therapy in naive patients with chronic hepatitis C. Journal of Hepatology 1995; 23 (Suppl 2): 8–12.

Janssen HLA, Berk L, Heijtink RA, et al. Interferon-α and zidovudine combination therapy for chronic hepatitis B: results of a randomized, placebo-controlled trial. Hepatology 1993; 17: 383.

Korenman J, Baker B, Waggoner J, Everhart JE, Di Bisceglie AM, Hoofnagle JH. Long-term remission of chronic hepatitis B after alpha-interferon therapy. Ann Intern Med 1991; 114: 629–34.

Perrillo RP. A randomized, controlled trial of interferon alpha-2b alone and after prednisone withdrawal for the treatment of chronic hepatitis B. N Engl J Med 1990; 323: 295.

Shindo M, Di Bisceglie AM, Hoofnagle JH. Long-term follow-up of patients with chronic hepatitis C treated with α-interferon. Hepatology 1992; 15: 1013.

Thomas HC, Lok ASF, Carreño V, et al. Comparative study of three doses of interferon-$α_{2a}$ in chronic active hepatitis B. J Viral Hepat 1994; 1: 139–48.

Viladomiu L, Genesca J, Esteban JI, et al. Interferon-α in acute posttransfusion hepatitis C: a randomized controlled trial. Hepatology 1992; 25: 767.

Wölfel T, Schirmacher P, Schlaak J, et al. Sustained elimination of hepatitis B virus from serum induced in a patient with chronic hepatitis B and advanced human immunodeficiency virus infection. Clin Invest Med 1994; 72: 1030–6.

Zidovudin

Synonym: Azidothymidin (AZT).

Handelsname: Retrovir.

Eigenschaften: Azidothymidin (AZT) ist ein Analogon des Nukleosids Thymidin (Abb. 44, S. 277), bei dem die 3'-Hydroxy-Gruppe durch eine Azido-(N_3H-)Gruppe ersetzt ist. Es wirkt bei HIV-Infektionen als Virustatikum, indem es bei der Virusvermehrung das sog. Rückschreiben der viralen RNS in DNS während der reversen Transkription verhindert und damit das Kettenwachstum beendet.

Wirkungsmechanismus: Nach Resorption wird Azidothymidin von den Körperzellen aufgenommen und dort von körpereigenen zellulären Kinasen durch dreifache Phosphorylierung aktiviert. Das Azidothymidin-Triphosphat lagert sich an die reverse Transkriptase an, für die es eine 100fach stärkere Affinität hat wie für die körpereigenen zellulären DNS-Polymerasen. Bei der Transkription der viralen RNS in die virale DNS, die Thymidin-abhängig ist, wird Azidothymidin von der reversen Transkriptase als Thymidin anerkannt und in das DNS-Molekül eingebaut. Hierdurch wird die Replikation der Virus-DNS abgebrochen. In Zellkulturen kann AZT in Kombination mit Zalcitabin, Didanosin, Lamivudin, Saquinavir, Indinavir, Rito-

Antivirale Mittel

navir, Nevirapin, Delavirdin und Interferon-alpha additiv oder synergistisch wirken. Ein Antagonismus ist möglich zwischen Azidothymidin und Stavudin.

Resistenz: Primäre Resistenz ist selten. Eine sekundäre Resistenz entwickelt sich bei den meisten AIDS-Patienten nach 6monatiger oder längerer Behandlung mit AZT. Die Resistenzzunahme erfolgt langsam und stufenweise und erreicht ihren höchsten Grad im Endstadium der Infektion. Grad und Häufigkeit der Resistenz sind nicht nur vom Stadium, sondern auch vom CD4-Gehalt des Blutes und von der Therapiedauer abhängig. Bei symptomatischen Patienten haben nach 1jähriger Therapiedauer etwa 90% der Patienten eine verminderte Virusempfindlichkeit gegen AZT. Bei einigen Patienten geht nach Aufhören der Therapie die Resistenz der Erreger allmählich wieder zurück. AZT-resistente HIV-Stämme können gleichzeitig gegen Didanosin, Zalcitabin, Lamivudin und Stavudin resistent sein (inkomplette Kreuzresistenz).

Pharmakokinetik: Azidothymidin wird bei oraler Gabe gut resorbiert (Bioverfügbarkeit etwa 65%). Bei Aufnahme mit der Nahrung ist die Resorption verzögert. Nach wiederholter oraler Verabreichung von 0,25 g (alle 4 h) werden mittlere *Serumspitzenspiegel* von 0,6–1,2 mg/l gefunden.
Halbwertszeit im Serum 1 h; intrazelluläre Halbwertszeit viel länger.
Plasmaeiweißbindung 35%.
Die *Liquorspiegel* betragen 25–50% der Serumspiegel. Gute Penetration in Hirngewebe. AZT passiert die Plazenta (Plasmaspiegel von Mutter und Kind bei der Geburt etwa gleich).
Ausscheidung überwiegend durch die Nieren (durch glomeruläre Filtration und tubuläre Sekretion), und zwar nach oraler Gabe zu 14% unverändert, zu 75% als Glukuronid. Bei Niereninsuffizienz kumuliert der nicht antiviral wirksame Hauptmetabolit (das Glukuronid GZDV) stärker als Azidothymidin. Bei Hämo- und Peritonealdialyse wird nur wenig AZT entfernt.
Bei Neugeborenen beträgt die Halbwertszeit in den ersten Lebenstagen 13 h, in der 2. Lebenswoche 3 h, in der 3.–4. Lebenswoche 2 h.

Nebenwirkungen: Eine dosisabhängige Knochenmarkdepression findet regelmäßig statt. Eine ausgeprägte makrozytäre Anämie tritt nach etwa sechswöchiger Behandlung, eine Neutropenie nach vierwöchiger Behandlung auf. Die Blutbildveränderungen sind bei AIDS-Patienten häufiger als bei ARC-Patienten. Bei starker Anämie und Neutropenie muß die Azidothymidin-Dosis vermindert werden. Relativ häufig sind Bluttransfusionen erforderlich. Dann kann auch die Gabe von GCSF (Granulozyten-stimulierender Faktor) oder Erythropoetin sinnvoll sein. Manchmal muß die Therapie auch einige Zeit unterbrochen werden. Während der Behandlung sind regelmäßige Blutbildkontrollen notwendig. Als weitere Nebenwirkungen kommen Übelkeit, Erbrechen, Bauchschmerzen, Haut-, Schleimhaut- und Nagelpigmentationen, Fieber, Myalgien, Parästhesien, epileptiforme Krämpfe und Gewichtsabnahme vor. Bei längerer Therapie mit AZT kann sich eine Myopathie oder Myositis entwickeln. Eine starke Hepatomegalie mit Leberverfettung und Laktatazidose kann tödlich ausgehen. Das Nebenwirkungsrisiko ist bei gestörter Leberfunktion generell erhöht.

Interaktionen: Die gleichzeitige Gabe von Paracetamol kann die Hämatotoxizität von Azidothymidin verstärken. Eine Verstärkung der Azidothymidin-Nebenwirkungen ist durch Medikamente möglich, welche in der Leber glukuronisiert oder durch andere Leberenzyme abgebaut werden. Dazu gehören u. a. Azetylsalizylsäure, Morphin, Indometacin, Ketoprofen, Oxazepam, Cimetidin und Clofibrat. Auch potentiell nephrotoxische oder knochenmarkschädigende Medikamente (z. B. Ganciclovir, Interferon-alpha, Flucytosin, Zytostatika) können das Risiko von Azidothymidin-Nebenwirkungen erhöhen. Evtl. besteht eine Alkoholintoleranz. Interaktionen mit anderen Medikamenten, die in der Leber stark metabolisiert werden, sind möglich. Methadon, Fluconazol und Valproinsäure können die Plasmaspiegel von Azidothymidin erhöhen, während Phenobarbital und Rifampicin die Plasmaspiegel erniedrigen (durch verstärkten Abbau). Verstärkte Neurotoxizität (Somnolenz usw.) ist bei gleichzeitiger Gabe von Azidothymidin und Acyclovir möglich.

Indikationen: Kombinationstherapie einer HIV-Infektion (AIDS oder AIDS-related complex = ARC), insbesondere
1. wenn die T4-Lymphozyten unter 250/µl absinken,
2. bei klinischem Fortschreiten der HIV-Infektion,
3. bei Erstmanifestation des Vollbildes von AIDS,
4. wenn eine starke Virämie besteht.

Eine i. v. Applikation kann bei fortgeschrittenen Erkrankungen und bei Stichverletzungen notwendig sein.

Die Auswahlkriterien für eine Therapie sind Gegenstand eingehender Diskussionen. Offenbar wurden früher Patienten in einem zu späten Krankheitsstadium behandelt. So ist es aussichtslos, bei moribunden AIDS-Patienten noch eine AZT-Therapie zu beginnen. Prinzipiell sinnvoll ist eine Anwendung in einer früheren Erkrankungsphase. Gegen eine frühe Behandlung wird eingewandt, daß der positive Effekt von AZT in einem zu frühen Krankheitsstadium nicht lange genug anhält. Durch Behandlung von symptomatischen Patienten in einem früheren Stadium bei einem Gehalt von <500 CD4-Lymphozyten pro µl Blut konnte der CD4-Abfall verlangsamt und das Fortschreiten der Krankheit verzögert werden; allerdings wurde die Überlebenszeit hierdurch nicht oder nur wenig verlängert. Durch Kombination von AZT mit einem anderen Nukleosid (Zalcitabin = DDC, Lamivudin = 3TC, Didanosin = DDI) ließen sich die Ergebnisse im Vergleich zu einer Monotherapie verbessern. Begründung sind die Resistenzproblematik und daraus resultierende ungenügende klinische Wirkung bei Monotherapie. Daher darf AZT grundsätzlich nur in Kombination mit anderen antiretroviralen Mitteln angewendet werden.

Kontraindikationen: Gravidität in den ersten 14 Wochen, Neugeborene mit stark erhöhten Transaminasespiegeln im Serum (>5fach über der Norm), Terminalstadium von AIDS, Neutropenie (<750/µl), Hämoglobingehalt unter 7,5 g/dl. Frauen dürfen während der Behandlung nicht schwanger werden, Männer sollen während und nach der Behandlung keine Kinder zeugen.

Applikation und Dosierung: **Oral** erhalten Erwachsene 2mal tgl. 0,25 g oder 3mal tgl. 0,2 g, Kinder über 3 Monate 180 mg/m^2 Körperoberfläche alle 6 h (maximal 200 mg/m^2 alle 6 h) als Lösung, Sirup oder Kapseln. Bei Hb-Werten zwischen 7,5 und 9 g/dl und bei Neutrophilenzahlen zwischen 750 und 1000 pro µl wird die Tagesdosis reduziert, bei weiterem Absinken der Werte die Therapie unterbrochen.

Antivirale Mittel

Im allgemeinen bessert sich dann das Blutbild nach 2 Wochen, und die Behandlung kann mit einer niedrigen Dosis fortgesetzt werden. Dabei kann Erythropoetin oder GCSF (Granulozyten-stimulierender Faktor) zusätzlich gegeben werden. Eine normale AZT-Dosierung ist oft erst 2–4 Wochen nach Besserung des Blutbildes wieder möglich. Eine AZT-Therapie ist grundsätzlich eine Langzeit-Therapie (Ausnahme: Postexpositionsprophylaxe nach Nadelstich). Bei schwerer Niereninsuffizienz wird die orale Tagesdosis auf 300 mg reduziert.

Bei **Infusion** von Azidothymidin gibt man Erwachsenen (70 kg) 1,9 mg/kg alle 4 h, Kindern 80–160 mg/m^2 Körperoberfläche alle 6 h. Sobald wie möglich geht man auf eine orale Applikation über.

Zur **Verhinderung einer maternofetalen HIV-Transmission** können nach der 14. Schwangerschaftswoche und bis zum Einsetzen der Wehen tgl. 500 mg AZT als Kapsel oder Lösung gegeben werden, während der Wehen und der Entbindung als Initialdosis eine 1stdg. i.v. Infusion von 2 mg/kg KG, anschließend eine kontinuierliche i.v. Infusion von 1 mg/kg pro Stunde, bis die Nabelschnur durchtrennt ist. Dann erhält das Neugeborene oral 2 mg/kg KG alle 6 h, beginnend innerhalb 12 h nach der Geburt (für 6 Wochen).

Handelsformen: Kapseln à 0,1 g, 0,25 g, 0,3 g, Lösung für orale Gabe (10 mg/ml), in der Schweiz auch Sirup für Kinder (10 mg/ml), außerdem Infusionsflasche mit 0,2 g.

Beurteilung: Azidothymidin ist ein Standardmedikament der antiretroviralen Chemotherapie. Es hat eine wichtige Position bei der antiretroviralen Kombinationsbehandlung (zusammen mit anderen Nukleosiden oder Proteasehemmern).

Literatur

Boucher FD, Modlin JF, Weller S, et al. Phase I evaluation of zidovudine administered to infants exposed at birth to the human immunodeficiency virus. J Pediat 1993; 122: 137–44.

Burger DM, Meenhorst PL, Koks CHW, et al. Drug interactions with zidovudine. AIDS 1993; 7: 445–60.

Connor EM, Sperling RS, Gelber R, et al. Reduction of maternal-infant transmission of human immunodeficiency virus type I with zidovudine treatment. New England Journal of Medicine 1994; 331: 1173–80.

Delta Coordinating Committee. Delta: a randomised double blind controlled trial comparing combinations of zidovudine plus didanosine or zalcitabine with zidovudine alone in HIV infected individuals. Lancet 1996; 348: 283.

Dickover RE, Garratty EM, Herman SA, et al. Identification of levels of maternal HIV-1 RNA associated with risk of perinatal transmission: Effect of maternal zidovudine treatment on viral load. JAMA 1996; 275: 599–605.

Erice A, Mayers DL, Strike DG, et al. Primary infection with zidovudine resistant HIV-type 1. N Engl J Med 1993; 328: 110–5.

Frenkel LM, Wagner LE, Demeter LM, et al. Effects of zidovudine use during pregnancy on resistance and vertical transmission of human immunodeficiency virus type 1. Clin Infect Dis 1995; 20: 1321–6.

Kamali F. Clinical pharmacology of zidovudine and other 2', 3'-dideoxynucleoside analogues. Clin Invest 1993; 71: 392–405.

Matheson PB, Abrams EJ, Thomas P, et al. Efficacy of antenatal zidovudine in reducing perinatal transmission of human immunodeficiency virus type 1: The New York City Perinatal HIV Transmission Collaborative Study Group. J Infect Dis 1995; 172: 353–8.

Moore KH, Raasch RH, Brouwer KL, et al. Pharmacokinetics and bioavailability of zidovudine and its glucuronidated metabolite in patients with human immunodeficiency virus infection and hepatic disease (AIDS Clinical Trials Group Protocol 062). Antimicrob Ag Chemother 1995; 39: 2732.

O'Sullivan MJ, Boyer PJ, Scott GB, et al. The pharmacokinetics and safety of zidovudine in the third trimester of pregnancy for women infected with the human immunodeficiency virus and their infants: phase I acquired immunodeficiency syndrome clinical trials group study (protocol 082). American Journal of Obstetrics and Gynecology 1993; 168: 1510–6.

de Santis M, Noia G, Caruso A, et al. Guidelines for the use of zidovudine in pregnant women with HIV infection. Drugs 1995; 50: 43.

Saravolatz LD, Winslow DL, Collins G, et al. Zidovudine alone or in combination with didanosine or zalcitabine in HIV-infected patients with the acquired immunodeficiency syndrome or fewer than 200 CD4 cells per cubic millimeter. New Engl J Med 1996; 335: 1091.

Simberkoff MS, Hartigan PM, Hamilton DJ, et al. Long-term follow-up of symptomatic HIV-infected patients originally randomized to early versus later zidovudine treatment; report of a Veterans Affairs Cooperative Study. VA Cooperative Study Group on AIDS Treatment. J AIDS Hum Retrovir 1996; 11: 142.

Singlas E, Pioger JC, Taburet AM, et al. Zidovudine disposition in patients with severe renal impairment: influence of haemodialysis. Clinical Pharmacology and Therapeutics 1989; 46: 190–7.

Sperling RS, Roboz J, Dische R, et al. Zidovudine pharmacokinetics during pregnancy. American Journal of Perinatology 1992; 9: 247–9.

Sperling RS, Stratton P, O'Sullivan MJ, et al. A survey of zidovudine use in pregnant women with human immunodeficiency virus infection. N Engl J Med 1992; 326: 857–61.

Staszewski S, Massar FE, Kober A, et al. Combination therapy with zidovudine presents selection of human immunodeficiency virus type 1 variants expressing high-level resistance to L-697,661, a Non-nucleoside Reverse Transcriptase Inhibitor. J Infect Dis 1995; 11: 1159–65.

Stellbrink HJ, Averdunk R, Stoehr A, et al. Zidovudine half-life in haemodialysis patients. AIDS 1993; 7: 141.

Taburet A-M, et al. Pharmacokinetics of zidovudine in patients with liver cirrhosis. Clin Pharmacol Ther 1990; 47: 731.

Volberding PA, Lagakos SW, Grimes JM, et al. A comparison of immediate with deferred zidovudine therapy for asymptomatic HIV infected adults with CD4 cell counts of 500 or more per cubic millimeter. AIDS Clinical Trials Group. New Engl J Med 1995; 333: 401.

Didanosin (DDI)

Synonym: Didesoxyinosin.

Handelsname: Videx.

Eigenschaften und Wirkungsweise: Didanosin ist ein Purin-Nukleosid-Analogon, das die Replikation von HIV in Zellkulturen hemmt. Durch verschiedene körpereigene Enzyme wird Didanosin intrazellulär in das aktive Didesoxyadenosin-Triphosphat (ddATP) umgewandelt. Die Inkorporation von ddATP in die virale Desoxyribonukleinsäure terminiert die DNS-Kettenverlängerung und damit die Virus-Replikation. Zusätzlich kann ddATP die Aktivität der reversen Transkriptase von HIV hemmen (durch Verdrängung des natürlichen Nukleosid-Triphosphats). Didanosin wirkt klinisch wie Azidothymidin, erhöht die Zahl der Helferzellen, vermindert die Virämie und verlangsamt das Fortschreiten der Krankheit. Es ist meist auch noch bei

Resistenz gegen Azidothymidin wirksam. Didanosin und Azidothymidin können in vitro gegen HIV synergistisch wirken.

Resistenz: Bei Patienten, die zuerst AZT erhalten haben, kann bei einer anschließenden Didanosin-Behandlung die Empfindlichkeit von HIV gegen Didanosin in vitro allmählich abnehmen, während die AZT-Empfindlichkeit z. T. wieder zunimmt.

Pharmakokinetik: Da Didanosin säureinstabil ist, müssen alle oralen Präparationen zusätzlich Puffersubstanzen enthalten, welche das pH im Magen erhöhen. Die Bioverfügbarkeit ist bei Nüchterngabe 30–40%, bei Aufnahme mit einer Mahlzeit schlechter.
Halbwertszeit 1,6 h (aber intrazellulär 8–24 h). Liquorkonzentrationen ungefähr 20–40% der Serumspiegel.
Serumeiweißbindung <5%.
Urin-Recovery etwa 20% (unverändert). Als Metaboliten werden im Harn Hypoxanthin, Xanthin und Harnsäure ausgeschieden. Die weitere Umwandlung des aktiven Metaboliten Didesoxyadenosin ist nicht bekannt.

Nebenwirkungen: Nebenwirkungen sind stark dosisabhängig und relativ selten bei niedriger Dosis; sie treten meist erst nach längerer Einnahme auf. Eine **Pankreatitis** kommt bei längerer Therapie in bis zu 9% vor und äußert sich zuerst in Bauchschmerzen, Übelkeit, Erbrechen, verminderter Glukosetoleranz und erhöhten Amylasewerten im Serum; sie kann tödlich enden. Auf eine beginnende Pankreatitis können ansteigende Triglyzeridspiegel und abnehmende Kalziumspiegel im Serum hinweisen. Eine **periphere Neuropathie** wird in 30–40% beobachtet; nach Therapieunterbrechung werden von den meisten Patienten niedrigere Dosen wieder vertragen. Die Neuropathie wird an distalem Taubheitsgefühl, Prickeln und Schmerzen in den Füßen oder Händen erkannt. Das Risiko einer Pankreatitis und Neuropathie ist bei gestörter Nieren- oder Leberfunktion sowie bei Alkoholabusus erhöht. Relativ häufig sind auch **Durchfälle** (18%), selten dagegen Hautausschläge, ZNS-Depression, Stomatitis, Myalgien, Arthritis, Alopezie, Diabetes mellitus, Depigmentierung der Retina (bisher nur bei Kindern beobachtet), Hyperurikämie, Erhöhung der Transaminasen, des Bilirubins und der alkalischen Phosphatase im Serum sowie Leukopenie, Anämie, Thrombozytopenie.

Interaktionen: Der Gehalt der Tabletten an Puffersubstanzen kann die Resorption eines gleichzeitig verabreichten Tetrazyklinpräparates oder Gyrase-Hemmers beeinträchtigen (daher erst 2 Stunden später verabreichen). Vorsicht bei gleichzeitiger Gabe von Medikamenten, die als Nebenwirkung ebenfalls eine Pankreatitis hervorrufen können (Pentamidin i.v., evtl. auch Furosemid, Cimetidin, Sulfonamide u.a.). Medikamente, die als Nebenwirkungen eine periphere Neuropathie haben können (z. B. Cisplatin, Dapson, Isoniazid, Metronidazol, Vincristin, Phenytoin), sind gleichzeitig nur mit großer Vorsicht anzuwenden. Durch Ganciclovir ist eine Verstärkung der myelosuppressiven Wirkung möglich. Die gleichzeitige Einnahme von Didanosin mit Alkohol kann das Reaktionsvermögen stark beeinflussen (Alkoholverbot).

Indikation: Kombinationstherapie der HIV-Infektion, auch bei AZT-Resistenz.

Didanosin (DDI)

Kontraindikationen: Phenylketonurie (die Tabletten enthalten auch Phenylalanin). Vorsicht oder keine Anwendung bei bereits bestehender Pankreaserkrankung, Alkoholismus, Neuropathie, Leber- oder Niereninsuffizienz, auch bei Gravidität und in der Laktationsperiode.

Applikation und Dosierung: Orale Nüchterngabe (mindestens 30 min vor oder >2 h nach einer Mahlzeit) in 12stündigem Intervall (es sind mindestens 2 Tabletten zu geben, damit die erforderliche Menge an Puffersubstanz ausreicht). Erwachsene (Gewicht >60 kg) erhalten 2mal tgl. 200 mg (als Tabletten), Erwachsene unter 60 kg Körpergewicht 2mal tgl. 125 mg (als Tabletten). Bei Kindern (>6 Monate) erfolgt die Dosierung nach der Körperoberfläche. Bei ersten Anzeichen für Pankreatitis Didanosin absetzen und prüfen, ob eine Pankreasschädigung vorliegt. Natriumgehalt der Tabletten und des Pulvers berücksichtigen. Regelmäßige Kontrollen der Serumamylase, Leberwerte, Harnsäure, des Blutbildes sowie bei Kindern des Augenfundus sind notwendig. Bei Niereninsuffizienz (Kreatinin-Clearance <60 ml/min) und bei gestörter Leberfunktion erhöhte Gefahr von Nebenwirkungen und Dosisreduzierung.

Handelsformen: Kautabletten à 25 mg, 50 mg, 100 mg, 150 mg, Pulver für Kinder.

Beurteilung: Wichtiges antiretrovirales Nukleosid zur Kombinationstherapie der HIV-Infektion. Hauptnebenwirkungen: Pankreatitis, Neuropathie.

Literatur

Balis FM, et al. Clinical pharmacology of 2', 3'-dideoxyinosine in human immunodeficiency virus-infected children. J Infect Dis 1992; 165: 99.

Buller KM. Dideoxyinosine in children with symptomatic human immunodeficiency virus infection. N Engl J Med 1991; 324: 137–44.

Burger DM, Kraayeveld CL, Meenhorst PL, et al. Study on didanosine concentrations in cerebrospinal fluid. Implications for the treatment and prevention of AIDS dementia complex. Pharm World Sci 1995; 17: 218.

Dimitrov DH, Hollinger FB, Baker CJ, et al. Study of human immunodeficiency virus resistance to 2',3'-dideoxyinosine and zidovudine in sequential isolates from pediatric patients on long-term therapy. J Infect Dis 1993; 167: 818–23.

Faulds D, Brogden RN. Didanosine: A review of its antiviral activity, pharmacokinetic properties and therapeutic potential in human immunodeficiency virus infection. Drugs 1992; 44: 94.

Gibb D, Barry M, Ormesher S, et al. Pharmacokinetics of zidovudine and dideoxyinosine alone and in combination in children with HIV Infection. Brit J Clin Pharmacol 1995; 39: 527.

Jablonowski H, Arasteh K, Staszewski S, et al. For the German ddJ trial Group. A dose comparison study of didanosine in patients with very advanced HIV infection. AIDS 1995; 9: 463–9.

Kahn JK, et al. A controlled trial comparing continued Zidovudine with Didanosine in HIV infection. New Eng J Med 1992; 327: 581–7.

Kozal MJ, Kroodsma K, Winters MA, et al. Didanosine resistance in HIV-infected patients switched from zidovudine to didanosine monotherapy. Annals of Internal Medicine 1994; 121: 263–8.

Martin JL, Wilson JE, Haynes RL, et al. Mechanism of resistance of human immunodeficiency virus type 1 to 2',3'-dideoxyinosine. Proc Natl Acad Sci USA 1993; 90: 6135–9.

Pons JC, Boubon MC, Taburet AM, et al. Fetoplacental passage of 2',3'-dideoxyinosine (letter). Lancet 1991; 337: 732.

Singlas E, Taburet AM, Lebas FB, et al. Didanosine pharmacokinetics in patients with normal and impaired renal function: influence of hemodialysis. Antimicrobial Agents and Chemotherapy 1992; 36: 1519–24.

Zalcitabin (DDC)

Synonym: Didesoxycytidin.

Handelsname: Hivid.

Eigenschaften und Wirkungsweise: Zalcitabin gehört wie Azidothymidin und Didanosin zur Gruppe der Nukleosid-Analoga und ist ein Analogon des natürlich vorkommenden 2'-Desoxycytidins, in welchem die 3'-Hydroxylgruppe durch Wasserstoff ersetzt ist. Nach Umwandlung durch körpereigene Enzyme zum Didesoxycytidin-Triphosphat (ddCTP) wird die reverse Transkriptase von HIV gehemmt und die virale DNS-Synthese durch Kettenabbruch beendet. Dagegen ist die menschliche DNS-Polymerase gegen die Wirkung des phosphorylierten Didesoxynukleosids (ddCTP) weniger empfindlich. Zalcitabin und Azidothymidin wirken in vitro und in vivo auf HIV synergistisch. Die meisten Azidothymidin-resistenten HIV-Stämme sind in vitro gegen Zalcitabin sensibel. Unter der Therapie kommt es häufig zu einer Empfindlichkeitsabnahme der Erreger gegen Zalcitabin. Zalcitabin-resistente Stämme sind oft gleichzeitig gegen Didanosin resistent, z. T. auch gegen Stavudin (S. 313) und Lamivudin (S. 312). Durch die Kombination von Azidothymidin mit Zalcitabin wird eine sekundäre Resistenzentwicklung gegen Azidothymidin nicht verzögert.

Pharmakokinetik: Zalcitabin wird nach oraler Nüchterngabe zu >80% resorbiert, bei Aufnahme mit einer Mahlzeit beträchtlich weniger.
Nach 0,03 mg/kg oral finden sich *Spitzenspiegel* im Serum von 0,02–0,04 mg/l.
Die *Halbwertszeit* im Blut ist 1–2 h, die intrazelluläre Halbwertszeit 3–4 h.
Plasmaeiweißbindung <4%.
Die Liquorspiegel betragen 10–35% der Serumspiegel.
Urin-Recovery 60% (unverändert). Der Hauptmetabolit ist Didesoxyuridin, welches zu 15% in Urin und Fäzes ausgeschieden wird.

Nebenwirkungen: In den ersten Wochen der Behandlung sind eine mäßige Dermatitis und Mukositis häufig, die auch ohne Therapieunterbrechung zurückgehen können. Im 2. und 3. Monat treten oft Zeichen einer schweren peripheren Neuropathie auf (Taubheitsgefühl, Kribbeln, Schmerzen an Füßen und Händen), die dosisabhängig sind, auch nach Therapieunterbrechung noch fortschreiten können und z. T. irreversibel sind. Eine Pankreatitis ist selten. Weitere seltene Nebenwirkungen sind orale Geschwüre, Geschwüre in der Speiseröhre, Anämie, Leukozytopenie, Neutropenie, Thrombozytopenie. Eine Lebertoxizität kann sich in einer Laktatazidose, in starker Lebervergrößerung (mit Leberverfettung) oder tödlichem Leberversagen äußern. Deshalb ist große Vorsicht bei schon bestehender Lebererkrankung, Hepatitis, erhöhten Leberwerten und Alkoholismus geboten. Sehr selten ist eine Kardiomyopathie, die zu Herzversagen führen kann.

Interaktionen: Bei gleichzeitiger Anwendung von potentiell neurotoxischen Medikamenten (z. B. Isoniazid, Metronidazol, Nitrofurantoin) ist Vorsicht geboten. Die gleichzeitige Gabe von Didanosin und von Medikamenten, die eine Pankreatitis hervorrufen können (s. S. 308), ist zu vermeiden. Wenn Pentamidin i. v. gegeben werden

Zalcitabin (DDC)

muß, ist die Therapie mit Zalcitabin zu unterbrechen. Die gleichzeitige Gabe von Amphotericin B, Foscarnet oder einem Aminoglykosid interferiert mit der renalen Clearance von Zalcitabin und erhöht die Gefahr von Nebenwirkungen. Probenecid und Cimetidin vermindern ebenfalls die Elimination von Zalcitabin (durch Hemmung der renalen tubulären Sekretion). Zalcitabin soll nicht mit Didanosin kombiniert werden (additive Toxizität). Mineralische Antazida und Metoclopramid verschlechtern die Resorption.

Indikation: Kombinationsbehandlung der HIV-Infektion, auch bei Azidothymidin-Intoleranz oder Azidothymidin-Versagen.

Kontraindikationen: Periphere Neuropathie, Pankreatitis, Gravidität, Kinder <13 Jahre. Vorsicht bei Kardiomyopathie und Herzinsuffizienz. Frauen sollten während der Therapie mit Zalcitabin wirksame Methoden der Empfängnisverhütung anwenden (Zalcitabin kann Chromosomenveränderungen hervorrufen und wirkt im Tierversuch teratogen).

Dosierung: Oral 3mal tgl. 0,75 mg. Gesamttagesdosis 2,25 mg. Dosisreduktion bei eingeschränkter Nierenfunktion. Bei einer Kombinationstherapie werden z. T. andere Dosierungen empfohlen. Regelmäßige Kontrollen von Blutbild, Pankreas- und Leberfunktion sind erforderlich.

Handelsformen: Tabletten à 0,375 mg und 0,75 mg.

Beurteilung: Antiretrovirales Nukleosid zur Kombinationsbehandlung der HIV-Infektion (z. B. bei Azidothymidin-Resistenz). Hauptnebenwirkungen: schwere periphere Neuropathie und Stomatitis.

Literatur

Abrams DI, Goldman AI, Launer C, et al. A comparative trial of didanosine or zalcitabine after treatment with zidovudine in patients with human immunodeficiency virus infection. New England Journal of Medicine 1994; 330: 657–62.

Eron JJ, Johnson VA, Merrill DP, et al. Synergistic inhibition of replication of human immunodeficiency virus type I, including that of a zidovudine-resistant isolate, by zidovudine and 2'3'-dideoxycytidine in vitro. Antimicrob Ag Chemother 1992; 36: 1559–62.

Fischl MA, Stanley K, Collier AC, et al. Combination and monotherapy with zidovudine and zalcitabine in patients, with advanced HIV disease. The NIAID AIDS Clinical Trials Group. Ann Int Med 1995; 122: 24.

Gustavson LE, Fukuda EK, Rubio JA. A pilot study of the bioavailability and pharmacokinetics of 2',3'-dideoxycytidine in patients with AIDS or AIDS-related complex. Journal of the Acquired Immunodeficiency Syndrome 1990; 3: 28–31.

Pizzo PA, Butler K, Balis K, et al. Dideoxycytidine alone and in an alternating schedule with zidovudine in children with symptomatic human immunodeficiency virus infection. J Pediat 1990; 117: 799–808.

Whittington R, Brogden RN. Zalcitabine: A review of its pharmacology and clinical potential in acquired immunodeficiency syndrome (AIDS). Drugs 1992; 44: 656.

Lamivudin (3TC)

Handelsname: Epivir.

Eigenschaften: 3TC ist ein Cytidin-Nukleosid-Analogon und wird intrazellulär in das aktive Triphosphat umgewandelt. Es hemmt die reverse Transkriptase von HIV und beendet durch Kettenabbruch die virale DNS-Synthese. Außerdem hemmt es die RNS- und DNS-abhängige DNS-Polymerase der reversen Transkriptase. Es hat in vitro eine ähnliche Aktivität gegen HIV wie Azidothymidin (AZT) und wirkt in Kombination mit AZT synergistisch. Die Kombination verzögert eine Resistenzentwicklung von HIV. Durch Lamivudin kann die Empfindlichkeit gegen AZT zurückgewonnen werden. Klinische Isolate können gleichzeitig gegen Lamivudin und Azidothymidin resistent sein. Lamivudin hemmt auch die Vermehrung von Hepatitis-B-Viren.

Pharmakokinetik: 3TC wird nach oraler Gabe zu etwa 80% *resorbiert*. Die Resorption wird durch gleichzeitige Nahrungsaufnahme verzögert.
3TC hat eine lange *Eliminationshalbwertszeit* (5–7 h), welche eine 1–2mal tägliche Anwendung erlaubt. Die intrazelluläre Halbwertszeit beträgt 10–15 h. Die *Penetration* in das Zentralnervensystem ist gut.
Etwa 60% der verabreichten Dosis werden unverändert im Harn *ausgeschieden*, etwa 5% als Trans-Sulfoxid.

Nebenwirkungen: 3TC wird relativ gut vertragen. Gelegentlich treten Hautausschläge, Übelkeit, Schlaflosigkeit, Kopfschmerzen, Fieber, Abgeschlagenheit, Diarrhoe, abdominelle Schmerzen auf. Selten sind Vaskulitiden, Neuropathien, Neutropenien, Haarausfall und Pankreatitis.

Interaktionen: Bei gleichzeitiger Gabe von AZT steigen die Spitzenkonzentrationen von AZT um 40% an, jedoch sind die Flächen unter der Blutspiegelkurve und die totale Clearance nicht verschieden. Die gleichzeitige Gabe von Co-trimoxazol erhöht die Blutspiegel von Lamivudin.

Indikation: Kombinationsbehandlung der HIV-Infektion.

Kontraindikationen: Schwangerschaft (in den ersten 14 Wochen). Schwere Anämie oder Neutropenie. Vorsicht bei Pankreatitis in der Vorgeschichte (häufige Kontrollen erforderlich).

Dosierung: 2mal tgl. 150 mg oral. Bei untergewichtigen Patienten (<50 kg) gibt man 2mal tgl. 2 mg/kg.
Reduzierte Dosierung bei **Niereninsuffizienz** bei einer
Kreatinin-Clearance von 30–50 ml/min 1mal tgl. 150 mg,
Kreatinin-Clearance von 15–29 ml/min 1mal tgl. 100 mg,
Kreatinin-Clearance von 5–14 ml/min 1mal tgl. 50 mg,
Kreatinin-Clearance von   <5 ml/min 1mal tgl. 25 mg.

Stavudin (D4T)

Handelsformen: Tabletten à 150 mg, Lösung zum Einnehmen (10 mg/ml). Fixe Kombination von Lamivudin (150 mg) und Azidothymidin (300 mg) als Combivir-Tabletten.

Beurteilung: Wichtiges, relativ gut verträgliches Nukleosid-Analogon mit günstigen Kombinationseigenschaften. Gut geeignet zur hochaktiven antiretroviralen Therapie (HAART).

Literatur

Bartlett JA, Benoit SL, Johnson VA, et al. Lamivudine plus zidovudine compared with zalcitabine plus zidovudine in patients with HIV infection: A randomized, double-blind, placebo-controlled trial. North American HIV Working Party. Ann Intern Med 1996; 125: 161–72.

Horton C, Yuen G, Mikolich D, et al. Pharmacokinetics of lamivudine administered alone and with zidovudine in asymptomatic patients with human immunodeficiency virus infection (abstract). Clinical Pharmacology and Therapeutics 1994; 55: 198.

Katlama C, Ingrand D, Loveday C, et al. Safety and efficacy of lamivudine-zidovudine combination therapy in antiretroviral-naive patients: A randomized controlled comparison with zidovudine monotherapy. Lamivudine European HIV Working Group. JAMA 1996; 276 (2): 118–25.

Lewis LL, Venzon D, Church J, et al. Lamivudine in children with human immunodeficiency virus infection: A phase I/II study. The National Cancer Institute Pediatric Branch-Human Immunodeficiency Virus Working Group. J Infect Dis 1996; 174 (1): 16–25.

Nijhuis M, Schuurman R, de Jong D, et al. Lamivudine-resistant human immunodeficiency virus type 1 variants (184V) require multiple amino acid changes to become co-resistant to zidovudine in vivo. J Infect Dis 1997; 176: 398–405.

Perry CM, Faulds D. Lamivudine. A review of its antiviral activity, pharmacokinetic properties and therapeutic efficacy in the management of HIV infection. Drugs 1997; 53: 657–80.

Staszewski S. Zidovudine and lamivudine: results of phase III studies. J AIDS Hum Retrovir 1995; 10: 57.

Staszewski S, Loveday C, Picazo J, et al. Safety and efficacy of lamivudine-zidovudine combination therapy in zidovudine-experienced patients. JAMA 1996; 276: 111.

Wainberg MA, Salomon H, Gu Z, et al. Development of HIV-I resistance to (–)-2'-deoxy-3'-thiacytidine in patients with AIDS or advanced AIDS-related complex. AIDS 1995; 9: 351–7.

Stavudin (D4T)

Handelsname: Zerit.

Eigenschaften: Pyrimidin-Nukleosid-Analogon mit Wirkung gegen HIV-1. Stavudin wird durch körpereigene zelluläre Kinasen in Stavudintriphosphat umgewandelt und hemmt die reverse Transkriptase von HIV, außerdem die virale DNS-Synthese durch Kettenabbruch infolge Fehlens der 3'-Hydroxyl-Gruppe, welche zur Kettenverlängerung benötigt wird. Körpereigene DNS-Polymerasen werden nur wenig gehemmt. Die Kombination von Stavudin mit Didanosin kann in vitro additiv wirken, die Kombination mit Azidothymidin teils additiv, teil antagonistisch.

Resistenz: Mit der Entwicklung einer Resistenz muß wie bei allen Nukleosid-Analoga gerechnet werden. Azidothymidin-(AZT-)resistente Stämme können in vitro Stavudin-empfindlich sein, aber auch eine verminderte Sensibilität gegen

Stavudin haben. Es gibt auch eine partielle Kreuzresistenz zwischen Stavudin und Didanosin (in vitro).

Pharmakokinetik: Gute Resorption nach oraler Gabe (zu 90%). Nach 1 mg/kg oral sind die mittleren *Serumspitzenspiegel* 1,4 mg/l.
Halbwertszeit im Blut 1 h, intrazellulär 3–4 h.
Plasmaeiweißbindung <1%.
Urin-Recovery 40% (unverändert). Bei Niereninsuffizienz verzögerte renale Elimination (Dosisreduzierung erforderlich).

Nebenwirkungen: Stavudin hat eine wesentlich geringere Knochenmarkstoxizität als AZT. Hauptnebenwirkung ist eine dosisabhängige sensorische periphere Neuropathie (bei der Dosierung von tgl. 0,5–1 mg/kg in <5%). Die neurologischen Symptome sind nach sofortigem Weglassen des Medikamentes reversibel, und oft ist danach eine Weiterbehandlung in reduzierter Dosierung möglich. Selten sind andere neurologische Symptome, Magen-Darm-Störungen und Hautreaktionen. Eine leichte bis mäßige Transaminasenerhöhung im Blut verschwindet in der Regel nach Therapieende.

Interaktionen: Die gleichzeitige Gabe von potentiell neurotoxischen Substanzen (s. S. 308) kann die neurologischen Symptome verstärken. Azidothymidin kann die intrazelluläre Phosphorylierung von Stavudin hemmen. Eine Kombination von Stavudin mit Zalcitabin ist wegen additiver Neurotoxizität bedenklich.

Indikation: Kombinationsbehandlung der HIV-Infektion, besonders bei Unverträglichkeit von AZT.

Kontraindikationen: Vorangegangene Neuropathie oder Pankreatitis. Gravidität.

Applikation und Dosierung: Erwachsene mit einem Gewicht von >60 kg erhalten oral 2mal tgl. 40 mg, Erwachsene mit <60 kg 2mal tgl. 30 mg. Bei einer Kreatinin-Clearance von 26–50 ml/min gibt man 20 mg bzw. 15 mg alle 12 h (bei einem Gewicht von >60 kg bzw. <60 kg), bei einer Kreatinin-Clearance von 10–25 ml/min 20 mg bzw. 15 mg alle 24 h.

Handelsformen: Kapseln à 15 mg, 20 mg, 30 mg, 40 mg, Pulver (0,2 g) zur Bereitung einer oralen Lösung.

Beurteilung: Antiretrovirales Nukleosid zur Kombinationstherapie, besonders bei Patienten, die AZT nicht vertragen. Relativ gute Verträglichkeit.

Literatur

Dudley MN, Graham K, Kaul S, et al. Pharmacokinetics of stavudine in patients with AIDS or AIDS-related complex. J Inf Dis 1992; 166: 480–5.

Murray HW, Squires KE, Weiss W, et al. Stavudine in patients with AIDS and AIDS-related complex: AIDS clinical trials group 089. J Inf Dis 1995; 171 (Suppl 2): 123–30.

Petersen EA, Ramirez-Ronda CH, Hardy WD, et al. Dose-related activity of stavudine in patients infected with human immunodeficiency virus. J Inf Dis 1995; 171 (Suppl 2): 131–9.

Skowron G. Biologic effects and safety of stavudine: overview of phase I and II clinical trials. J Inf Dis 1995; 171 (Suppl 2): 113–7.

Abacavir

Handelsname: Ziagen.

Eigenschaften: Abacavir (früher 1592 U 89 der Firma Glaxo Wellcome) ist ein carbozyklisches Nukleosid, das intrazellulär in ein Nukleosid-Analogon des Guanosin umgewandelt wird. Es wirkt durch Hemmung der reversen Transkriptase von HIV 1 und 2 etwa gleich stark wie Azidothymidin (AZT) und stärker als Didanosin, aber schwächer als Zalcitabin und Lamivudin. Die Kombination von Abacavir mit AZT, Nevirapin sowie Amprenavir hat in vitro eine synergistische Wirkung, die Kombination mit Didanosin, Zalcitabin, Stavudin und Lamivudin eine additive Wirkung.

Resistenz: Eine Resistenzentwicklung tritt in vitro und in vivo relativ langsam ein. Sie wird durch Kombination mit anderen antiretroviralen Mitteln verzögert. HIV-Isolate, die gegen mehrere Nukleosid-Analoga hochgradig resistent sind, sind auch gegen Abacavir unempfindlich. HIV-Isolate, die allein gegen AZT oder gegen Lamivudin resistent sind, sind meist gegen Abacavir empfindlich. In vitro ist eine Kreuzresistenz zwischen Abacavir und Didanosin, Zalcitabin oder Lamivudin häufiger als zwischen Abacavir und Stavudin oder Azidothymidin.

Pharmakokinetik: Abacavir wird nach oraler Gabe gut resorbiert und dringt rasch in Erythrozyten, T-Lymphozyten und Makrophagen ein. Intrazellulär wird es durch Adenosinphosphotransferase zu Abacavirmonophosphat umgewandelt und durch ein Cytosol-Enzym in Carbovirmonophosphat übergeführt, aus dem durch zelluläre Kinasen das aktive Carbovirtriphosphat entsteht.
Die maximalen Plasmakonzentrationen sind bei Nüchterngabe dosisproportional. Die *Halbwertszeit* beträgt 0,8–1,5 h.
Als gut wasserlösliche und lipophile Substanz *diffundiert* Abacavir gut in den Liquorraum. Die Liquorkonzentrationen sind etwa 18% der Plasmakonzentrationen (nach Gabe von 3mal tgl. 0,2 g oral) und doppelt so hoch wie die IC_{50} von klinischen HIV-Isolaten.
Die *Ausscheidung* erfolgt überwiegend renal.

Nebenwirkungen: Abacavir wird relativ gut vertragen. Am häufigsten sind Übelkeit, Erbrechen, Durchfall oder Kopfschmerzen. In 2–3% können in den ersten 4 Wochen der Behandlung z. T. schwere Überempfindlichkeitsreaktionen auftreten, die sich durch Fieber, Erbrechen und Hautausschlag äußern. Sie erfordern ein sofortiges Absetzen. In der Regel gehen danach die Symptome rasch zurück. Abacavir darf jedoch später nicht noch einmal gegeben werden, da hierdurch schwere, sogar tödliche Reaktionen auftreten können.

Interaktionen: Es wurden keine klinisch signifikanten Interaktionen zwischen Abacavir und Amprenavir bzw. Azidothymidin bzw. Lamivudin festgestellt. Da Abacavir in der Leber nicht durch Cytochrom-Isoenzyme P450 metabolisiert wird, sind auch keine Interaktionen mit Medikamenten zu erwarten, welche durch diese Enzyme umgewandelt werden.

Antivirale Mittel

Indikation: Kombinationstherapie der HIV-Infektion.

Kontraindikationen: Überempfindlichkeit gegen Abacavir. In der Schwangerschaft liegen keine Erfahrungen vor.

Applikation und Dosierung: Oral 2mal tgl. 0,3 g.

Beurteilung: Stark wirksames, liquorgängiges Nukleosid mit guter Verträglichkeit zur Kombinationstherapie von HIV-Infektionen (besonders bei Resistenz gegen andere Mittel).

Literatur

Daluge SM, Good SS, Falcetto MB, et al. 1592 U89. A novel carbocyclic nucleoside analog with potent, selective anti-human immunodeficiency virus activity. Antimicrob Ag Chemother 1997; 41: 1082–93.

Faletto MB, et al. Unique intracellular activation of potent anti-HIV agent 1592U89. Antimicrob Ag Chemother 1997; 41: 1099–107.

Foster RH, Faulds D. Abacavir. Drugs 1998; 55: 729–36.

Kline MW, et al. A phase I study of abacavir (1592U89) alone and in combination with other antiretroviral agents in infants and children with human immunodeficiency virus infection. Pediatrics 1999; 103: 47.

Tisdale M, Alnadat T, Cousens D. Combination of mutations in human immunodeficiency virus type 1 reverse transcriptase required for resistance to the carbocyclic nucleoside 1592U89. Antimicrob Ag Chemother 1997; 41: 1094–8.

Adefovir

Eigenschaften: Adefovir-Dipivoxil ist der Pivaloyloxymethylester des Nukleosid-Analogons Adefovir (entwickelt von Gilead, USA).
Adefovir wird im Körper zu einem stabilen Nukleotid-Analogon umgewandelt und intrazellulär zum aktiven Diphosphat-Derivat phosphoryliert. Dieses hemmt die reverse Transkriptase und DNS-Polymerasen von HIV 1 und 2 und wirkt in vitro synergistisch mit Azidothymidin, additiv mit Didanosin, Lamivudin, Ritonavir und Saquinavir. Eine sekundäre Resistenzentwicklung ist möglich. Adefovir inhibiert in vitro auch die Replikation von Hepatitis-B-Viren.

Pharmakokinetik: Adefovir-Dipivoxil wird nach oraler Nüchterngabe zu 30–40% resorbiert und im Organismus rasch und vollständig zu Adefovir umgewandelt. Dieses wird überwiegend *renal ausgeschieden* (unverändert). Die aktive Substanz (das Diphosphat-Derivat) hat eine lange intrazelluläre *Halbwertszeit* (18–36 h).

Nebenwirkungen: Adefovir scheint gut vertragen zu werden. Die häufigsten Nebenwirkungen sind Übelkeit, Durchfall und Anstieg der Serumtransaminasen. Die aus dem Resorptionsester freigesetzte Pivaloylsäure kann freies Carnitin im Blut verestern, so daß Carnitin in größerer Menge renal ausgeschieden wird. Da Carnitin zum Transport von Fettsäuren durch die Mitochondrienmembranen benötigt wird, sollen behandelte Patienten zum Ausgleich der Verluste oral tgl. 200 mg L-Carnitin erhalten.

Anwendung und Dosierung: Das noch nicht zugelassene Adefovir-Dipivoxil ist in den USA in klinischen Prüfungen bei AIDS-Patienten verabreicht worden und hat bei Monotherapie zu einem signifikanten Anstieg der CD4-Zellen und einer mäßigen Abnahme der Viruslast geführt. Eine abschließende Beurteilung ist noch nicht möglich.

Literatur

Barditch-Crovo P, Toole J, Hendrix CW, et al. Anti-human immunodeficiency virus (HIV) activity, safety, and pharmacokinetics of adefovir dipivoxil (9-[2-(bis-pivaloyloxy-methyl)-phosphonylmethoxyethyl]adenine) in HIV-infected patients. J Infect Dis 1997; 176: 406–13.

Cherrington JM, Allen SJW, McKee B, et al. Kinetic interaction of the diphosphates of 9-(2-phosphonylmethoxyethyl)adenine and other anti-HIV active purine congeners with HIV reverse transcriptase and human DNA polymerases alpha, beta and gamma. Antiviral Chem Chemother 1995; 6: 217.

Cundy KC. Clinical pharmacokinetics of the antiviral nucleotide analogues cidofovir and adefovir. Clin Pharmacokinet 1999; 36: 127–43.

Heijtink RA, De Wild GA, Kruining J, et al. Inhibitory effect of 9-(2-phosphonylmeth-oxyethyl)adenine (PMEA) on human and duck hepatitis B virus infection. Antiviral Res 1993; 21: 141.

Robbins BI, Greenhaw JJ, Connelly MC, et al. Metabolic pathways for activation of the antiviral agent 9-(2-phosphonylmethoxy-ethyl)adenine in human lymphoid cells. Antimicrob Ag Chemother 1995; 39: 2304.

Protease-Inhibitoren

Die Protease-Inhibitoren (Synonym: Proteinase-Inhibitoren) hemmen spezifisch die HIV-Protease, welche in einer Spätphase des Vermehrungszyklus für die Spaltung des gag-pol-Proteins (p24) in seine Komponenten verantwortlich ist. Durch die Hemmung der HIV-Protease kommt es zu einem Verlust des gag-Proteins (p24) und zur Bildung defekter HIV-Partikel (auch in chronisch infizierten Zellen). Hierdurch wird die Ansammlung und Freisetzung von Viruspartikeln verhindert. Die vorhandenen Protease-Inhibitoren haben als Inhibitoren der Aspartylprotease eine ähnliche chemische Struktur. Generell sollen Protease-Hemmer nur in Kombination gegeben werden. Bei der Kombination mit Nukleosid-Analoga sind synergistische Wirkungen zu erwarten.

Protease-Inhibitoren zeichnen sich durch eine starke antiretrovirale Wirkung (auch gegen AZT-resistente Isolate) aus. Eine Resistenzentwicklung ist möglich. Es besteht eine weitgehende Kreuzresistenz untereinander. Zu den Protease-Inhibitoren gehören Saquinavir, Ritonavir, Indinavir und Nelfinavir. Eine Reihe weiterer Protease-Inhibitoren (z. B. Amprenavir) wird z. Z. geprüft. Die Pharmakokinetik der Gruppe ist nicht unproblematisch. Protease-Hemmer spielen seit 1996 eine wichtige Rolle bei der antiretroviralen Therapie.

Saquinavir

Handelsname: Fortovase, Invirase.

Eigenschaften: Saquinavir war der erste zugelassene Protease-Inhibitor mit starker antiviraler Wirkung gegen HIV 1 und HIV 2 (auch gegen Azidothymidin-resistente Stämme). Es ist in der Hartgelatine-Kapsel (Invirase) als Saquinavir-Mesylat im Handel, in der Weichgelatine-Kapsel (Fortovase) als Base. Saquinavir wirkt in Kombination mit Azidothymidin, Zalcitabin, Stavudin oder Lamivudin additiv oder synergistisch.

Resistenz: Eine Resistenzentwicklung ist nach längerer Behandlung möglich. Es besteht eine teilweise Kreuzresistenz zwischen Saquinavir und anderen Proteaseinhibitoren (Nelfinavir bzw. Indinavir bzw. Ritonavir).

Pharmakokinetik: Nach oraler Gabe von Saquinavir in der Hartgelatine-Kapsel (Invirase) ist die Bioverfügbarkeit mit 4% sehr gering, von Saquinavir in der Weichgelatine-Kapsel (Fortovase) mehrfach besser. Die niedrigen Serumspiegel sind auch durch eine starke Metabolisierung zu inaktiven Derivaten in der Leber bedingt.
Halbwertszeit 2 h.
Plasmaeiweißbindung 98%. Wenig liquorgängig.
Urin-Recovery nach Gabe von Hart- und Weichgelatine-Kapseln 1% (unverändert).

Nebenwirkungen: Saquinavir ist im allgemeinen gut verträglich. Mit der hohen Dosierung ist jedoch eine erhebliche Substanzbelastung verbunden. Gelegentlich treten Durchfall, Übelkeit, Schwindel, Reizbarkeit, Depression oder häufiges Wasserlassen und in etwa 4% eine periphere Neuropathie auf. Bei hämophilen Patienten ist eine Zunahme von Blutungen bei der Behandlung mit Proteaseinhibitoren berichtet worden.

Interaktionen: Rifampicin und Rifabutin verringern die Plasmakonzentrationen von Saquinavir um 80% bzw. 40%. Eine Erhöhung der Saquinavir-Spiegel gibt es bei gleichzeitiger Gabe von Ketoconazol und von Ritonavir. Da Saquinavir die P450-Isoenzyme in der Leber hemmt, kann es bei gleichzeitiger Gabe von Terfenadin, Astemizol oder Cisaprid zu erhöhten Plasmaspiegeln dieser Medikamente, zu QT-Verlängerung im EKG und Herzarrhythmie kommen.

Indikation: Kombinationstherapie von HIV-Infektionen. Es liegen größere Erfahrungen über die Kombination mit Zidovudin (AZT) und mit anderen Nukleosid-Analoga vor. Saquinavir wird aus pharmakokinetischen Gründen oft mit Ritonavir kombiniert.

Kontraindikationen: Schwangerschaft, stark eingeschränkte Leberfunktion, gleichzeitige Gabe von Rifampicin und Rifabutin. Auch Terfenadin, Astemizol oder Cisaprid dürfen nicht gleichzeitig verabreicht werden.

Dosierung: Invirase 3mal tgl. 0,6 g, **Fortovase** 3mal tgl. 1,2 g oral (nach einer Mahlzeit). Bei Kombination mit Ritonavir (s. S. 321) genügen 2mal tgl. 0,4 g Saquinavir (Invirase).

Indinavir

Handelsform: Weichgelatine-Kapseln à 0,2 g.

Beurteilung: Relativ gut verträglicher Proteasehemmer zur antiretroviralen Kombinationstherapie. Die Kombination mit dem Protease-Inhibitor Ritonavir verbessert die Pharmakokinetik und Wirksamkeit.

Literatur

Collier AC, Coombs RW, Schoenfeld DA, et al. Treatment of human immunodeficiency virus infection with saquinavir, zidovudine, and zalcitabine: AIDS Clinical Trials Group. N Engl J Med 1996; 334: 1011–107.

Eberle J, Bechowsky B, Rose D, et al. Resistance of HIV type 1 to proteinase inhibitor Ro 31-8959. AIDS Res Human Retrovir 1995; 11: 671.

Farrar G, Mitchell AM, Hopper H, et al. Prediction of potential drug interactions of saquinavir (Ro 31-8959) from in vitro data. Brit J Clin Pharmacol 1994; 38: 162.

Jacobsen H, Yasargil K, Winslow DL, et al. Characterisation of human immunodeficiency virus type 1 mutants with decreased sensitivity to proteinase inhibitor Ro 31-8959. Virology 1995; 206: 527.

Noble S, Faulds D. Saquinavir: A review of its pharmacology and clinical potential in the management of HIV infection. Drugs 1996; 52: 93.

Roberts NA. Drug resistance patterns of saquinavir and other HIV proteinase inhibitors. AIDS 1995; 9 (Suppl 2): 27.

Schapiro JM, Wipters MA, Stewart F, et al. The effect of high dose saquinavir on viral load and CD4+ T-cell counts in HIV infected patients. Ann Intern Med 1996; 124: 1039.

Vella S, Galluzzo C, Giannini G, et al. Saquinavir/zidovudine combination in patients with advanced HIV infection and no prior antiretroviral therapy: CD4 lymphocyte/plasma RNA changes, and emergence of HIV strains with reduced phenotypic sensibitiy. Antiviral Res 1996; 29: 91.

Williams PEO, Sampson AP, Green CP, et al. Disposition and bioavailability of the HIV proteinase inhibitor Ro 31-8959, after single doses in healthy volunteers. Brit J Clin Pharmacol 1992; 34: 155.

Indinavir

Handelsname: Crixivan.

Eigenschaften: Hochaktiver Proteaseinhibitor von HIV 1. Die Kapseln enthalten Indinavir-Sulfat (250 mg und 500 mg Indinavir-Sulfat entsprechen 200 mg bzw. 400 mg Indinavir). Indinavir wirkt synergistisch mit Nukleosid-Analoga (Azidothymidin, Didanosin) und mit den meisten Non-Nukleosiden.

Resistenz: Sekundäre Resistenzentwicklung findet bei Monotherapie in 3–6 Monaten statt, bei Kombinationstherapie später. Indinavir-resistente HIV-Stämme sind meist auch resistent gegen Nelfinavir und Ritonavir, z. T. auch gegen Saquinavir (während Saquinar-resistente Stämme gegen Indinavir häufig noch empfindlich sind).

Pharmakokinetik: Bei oraler Nüchterngabe rasche Resorption zu etwa 60%, nach fettreicher Mahlzeit erheblich schlechter.
Halbwertszeit 2 h. Starke Metabolisierung durch Cytochrom-P450-Enzyme in der Leber zu 7 Metaboliten.
Plasmaeiweißbindung 50%.

Urin-Recovery 10% (unverändert). Bei leichter bis mäßiger Leberfunktionsstörung höhere Serumspiegel und verlängerte Halbwertszeit (3 h), daher Dosisreduzierung empfohlen (s.u.). Bei Niereninsuffizienz keine Dosisreduzierung erforderlich.

Nebenwirkungen: Die häufigste Nebenwirkung ist eine vorübergehende Erhöhung des indirekten Bilirubins im Blut (ohne klinische Relevanz). Durch Indinavir kann es zu schmerzhafter Kristallurie kommen, gelegentlich auch zur Bildung von Nierensteinen und zum Auftreten von Nierenkoliken. Gelegentlich kommen Übelkeit, Erbrechen, Durchfall, Bauchschmerzen, Schwindel, Parästhesien, Myalgien und Hautexantheme vor. Das Auftreten einer akuten hämolytischen Anämie erfordert ein sofortiges Absetzen.

Interaktionen: Didanosin reduziert die Resorption von Indinavir (daher in mindestens 1stdg. Abstand geben). Rifampicin beschleunigt den Abbau von Indinavir (kontraindiziert). Rifabutin führt zu Plasmaspiegelerhöhung von Indinavir (daher Rifabutin-Dosis halbieren). Ketoconazol hemmt den Abbau von Indinavir (daher nur 0,6 g Indinavir alle 8 h geben). Hemmung des Abbaues von Indinavir auch durch Ritonavir, Itraconazol, Methadon, Phenobarbital, Phenytoin, Carbamazepin und Dexamethason.

Indikation: Indiziert in Kombination mit antiretroviralen Nukleosid-Analoga bei fortgeschrittener oder fortschreitender Immunschwäche von HIV-Infizierten. Hierdurch ist eine starke und anhaltende Reduktion der Virämie bei vorbehandelten und nichtvorbehandelten Patienten möglich.

Kontraindikationen: Gravidität. Schwere Leberinsuffizienz. Keine gleichzeitige Gabe von Astemizol, Terfenadin, Cisaprid, Alprazolam, Triazolam und Midazolam.

Dosierung: 3mal tgl. 0,8 g oral. Die Einnahme soll unbedingt zwischen den Mahlzeiten erfolgen (1 h vor und 2 h nach einer Mahlzeit). Auf ausreichende Flüssigkeitszufuhr ist zu achten (tgl. mindestens 1,5 l, besser 2–3 l), besonders bei Patienten mit Nephrolithiasis oder Hyperurikämie in der Anamnese. Bei leichter und mäßiger Leberfunktionsstörung infolge Leberzirrhose Dosis auf 3mal tgl. 0,6 g reduzieren.

Handelsformen: Kapseln à 0,2 g, 0,4 g.

Beurteilung: Gut wirksamer und relativ gut verträglicher Proteasehemmer zur Kombinationstherapie der HIV-Infektion. Kreuzresistenz mit anderen Proteaseinhibitoren möglich. Die notwendige Einnahme zwischen den Mahlzeiten kann problematisch sein.

Literatur

Condra JH, Schleif WA, Blahy OM, et al. Dynamics of acquired HIV-1 clinical resistance to the protease inhibitor MK-639. J AIDS Hum Retrovir 1995; 10: 35.

Hammer SM, Squires KE, Hughes MD, et al. A controlled trial of two nucleoside analogues plus indinavir in persons with human immunodeficiency virus infection and CD4 cell counts of 200 per cubic millimeter or less. AIDS Clinical Trials Group 320 Study Team. N Engl J Med 1997; 337: 725–33.

Mellors JW, Mahon DK, Chodakewitz A, et al. Correlation between genotypic evidence of

HIV-1 resistance to the protease inhibitor MK-639 and loss of antiretroviral effects in treated patients. J AIDS Hum Retrovir 1995; 10: 35.

Stein DS, Fish DG, Bilello JA, et al. A 24 week open label phase I/II evaluation of the HIV protease inhibitor MK 639 (indinavir). AIDS 1996; 10: 485.

Tisdale M, Myers RE, Maschera B, et al. Cross-resistance analysis of human immunodeficiency virus type 1 variants individually selected for resistance to five different protease inhibitors. Antimicrob Ag Chemother 1995; 39: 1704.

Ritonavir

Handelsname: Norvir.

Eigenschaften: Ritonavir ist ein gegen HIV 1 und HIV 2 stark wirksamer Proteaseinhibitor. Löslich in Alkohol, unlöslich in Wasser. Bitterer metallischer Geschmack. Als Kapseln und als orale Lösung (mit Geschmackskorrigenzien) im Handel.

Resistenz: Sekundäre Resistenzentwicklung möglich. Ritonavir-resistente HIV-Stämme bleiben gegen Saquinavir empfindlich. Eine Kreuzresistenz mit Indinavir und Nelfinavir ist beschrieben. Azidothymidin-resistente HIV-Stämme sind meist gegen Ritonavir empfindlich.

Pharmakokinetik: Die Resorption von Ritonavir aus Kapseln ist besser als aus der Lösung und bei Einnahme mit einer Mahlzeit um 15% besser.
Mittlere Serumspitzenspiegel im Steady state nach 2mal tgl. 0,6 g 11 µg/ml.
Plasma-Halbwertszeit 3 h.
Plasmaeiweißbindung 99%. Starke Metabolisierung in der Leber (5 verschiedene Metaboliten).
Urin-Recovery 4% unverändert, 7% als Metaboliten.
Ausscheidung mit den Fäzes: 34% unverändert, 52% als Metaboliten.

Nebenwirkungen: Bei der Kombination von Ritonavir mit Azidothymidin treten häufig Schwächegefühl (Asthenie) auf, auch gastrointestinale Störungen (Übelkeit, Durchfall, Erbrechen, Anorexie, Bauchschmerzen, Geschmacksveränderungen) und neurologische Störungen (periorale und periphere Parästhesien, Schwindel und Schlaflosigkeit). Nicht selten kommt es zu einem Anstieg der Transaminasen, Triglyzeride und Glukose im Blut und zu Hämatokritabfall und Anämie. Selten sind Leberfunktionsstörungen und Hepatitis durch Ritonavir, ebenso allergische Reaktionen (Urtikaria, Bronchospasmen, Angioödem).

Interaktionen: Da Ritonavir in starkem Maße in der Leber durch Cytochrom-P450-Enzyme metabolisiert wird, kommt es durch gleichzeitige Gabe enzymstimulierender Medikamente, wie Rifampicin, Rifabutin, Phenobarbital, Carbamazepin und Phenytoin, zur Verminderung der Ritonavir-Plasmakonzentrationen. Ritonavir kann die Plasmaspiegel von Ethinylestradiol und Theophyllin erniedrigen, die Plasmaspiegel von Saquinavir, Indinavir, Desipramin und Clarithromycin erhöhen. Da bei einer Behandlung mit Ritonavir Ovulationshemmer unsicher wirken, werden zum Konzeptionsschutz alternative Methoden empfohlen. Wegen gefährlicher Interak-

Antivirale Mittel

tionen ist die gleichzeitige Gabe bestimmter Medikamente kontraindiziert, und zwar von
- Antiarrhythmika: Flecainid, Propafenon u.a.,
- Antihistaminika: Astemizol und Terfenadin,
- Antiemetika: Cisaprid,
- Ergotamin-Präparaten: Ergotamin, Dihydroergotamin,
- Analgetika: Piroxicam u.a.,
- Kalziumantagonisten: Bepridil,
- Sedativa und Hypnotika: Alprazolam, Diazepam, Flurazepam, Midazolam, Triazolam, Zolpidem u.a.

Die Liste ist nicht vollständig. Weitere Angaben finden sich in der Gebrauchsinformation von Ritonavir.

Indikation: Kombinationstherapie einer fortgeschrittenen HIV-Infektion (besonders bei vorbehandelten Patienten). Bei Kombination mit Azidothymidin und einem anderen Nukleosid-Analogon (z. B. Didanosin oder Lamivudin) kommt es zu einem besonders starken Abfall des Virusgehaltes im Blut.

Kontraindikationen: Gestörte Leberfunktion, gleichzeitige Gabe bestimmter Medikamente (s. o.), auch von Rifabutin und Ritonavir (Gefahr einer Uveitis), Kinder unter 12 Jahren. Bei Schwangerschaft liegen keine Erfahrungen vor. Vorsicht bei Hämophiliepatienten (evtl. Verstärkung der Blutungsneigung). Da Ritonavir-Lösung 43% Äthanol enthält, sollen Disulfiram und Medikamente mit Disulfiram-ähnlicher Wirkung (z. B. Metronidazol) vermieden werden.

Anwendung und Dosierung: Oral 2mal tgl. 0,6 g (mit der Mahlzeit). Eventuell einschleichende Dosierung (um die Verträglichkeit zu verbessern): zuerst 2mal tgl. 0,3 g, dann jeden Tag um 2mal tgl. 0,1 g steigern (bis zur Normaldosis). Da Ritonavir Benommenheit und Schwindel hervorrufen kann, ist die Sicherheit im Straßenverkehr und bei der Bedienung von Maschinen nicht gewährleistet.

Handelsformen: Orale Lösung mit schlechtem Geschmack (80 mg/ml), Kapseln à 0,1 g.

Beurteilung: Stark wirksamer Proteasehemmer mit Compliance-Problemen. Geeignet zur Kombinationstherapie fortgeschrittener HIV-Infektionen (auch in Kombination mit Saquinavir).

Literatur

Danner SA, Carr A, Leonard JM, et al. A short-term study of the safety, pharmacokinetics, and efficacy of ritonavir, an inhibitor of HIV-1 protease. N Engl J Med 1995; 333: 1528–33.

Danner SA, Carr A, Leonard JM, et al. Safety, pharmacokinetics and preliminary efficacy of ritonavir, an inhibitor of HIV-1 protease. N Engl J Med 1995; 333: 1534–9.

Markowitz M, Saag M, Powderly WG, et al. A preliminary study of ritonavir, an inhibitor of HIV-1 protease, to treat HIV-1 infection. N Engl J Med 1995; 333: 1534–9.

Reedijk M, Boucher CA, van Bommel T, et al. Safety, pharmacokinetics and antiviral activity of A77003, a C2 symmetry based human immunodeficiency virus protease inhibitor. Antimicrob Ag Chemother 1995; 39: 1559.

Nelfinavir

Handelsname: Viracept.

Eigenschaften: Proteaseinhibitor gegen HIV 1 und HIV 2. Wirksam auch gegen Azidothymidin- und Non-Nukleosid-resistente Stämme. Synergistische oder additive Wirkung mit Zidovudin (Azidothymidin), Lamivudin, Zalcitabin, Didanosin und Stavudin. Nur teilweise Kreuzresistenz mit den Proteasehemmern Saquinavir, Ritonavir und Indinavir. In den Tabletten und im Pulver als Nelfinavir-Mesylat enthalten.

Pharmakokinetik: Nach oraler Gabe langsame Resorption. Serumspiegel nach einer Mahlzeit höher als bei Nüchterngabe.
Starke Plasmaeiweißbindung.
Urin-Recovery 1–2%.
Ausscheidung hauptsächlich mit den Fäzes.

Nebenwirkungen: Sehr häufig sind dünne Stühle (2–6mal täglich), selten Müdigkeit, Konzentrationsschwäche und Übelkeit.

Interaktionen: Da Nelfinavir in der Leber durch Cytochrom-P450-Enzyme metabolisiert wird, sind Interaktionen mit vielen Medikamenten möglich (siehe Gebrauchsinformation). Nelfinavir darf nicht gleichzeitig mit Terfenadin, Astemizol, Cisaprid, Triazolam oder Midazolam verabreicht werden (Gefahr lebensbedrohender Herzrhythmusstörungen). Rifampicin vermindert die Nelfinavir-Blutspiegel. Orale Kontrazeptiva wirken unsicher.

Indikation: Die Kombinationstherapie einer HIV-Infektion, z. B. mit Nelfinavir + Azidothymidin + Lamivudin, führt zu einer starken Reduktion der Virämie und Zunahme der T-Helfer-Zellen. Die klinischen Erfahrungen sind noch relativ gering.

Kontraindikationen: Erfahrungen in der Schwangerschaft und bei Kindern unter 2 Jahren liegen nicht vor. Vorsicht bei eingeschränkter Leberfunktion. Bei Hämophilie A und B können verstärkte Blutungen auftreten. Patienten mit Phenylketonurie sind darauf hinzuweisen, daß das Oralpulver von Nelfinavir Aspartam enthält (20 mg/g Pulver entspricht 11,2 mg Phenylalanin pro g Pulver).

Dosierung: Oral 3mal tgl. 0,75 g mit der Mahlzeit (als Tabletten à 0,25 g oder als orales Pulver mit 50 mg/g). Bei Kindern von 2–13 Jahren können oral 3mal tgl. 7–10 mg/kg Körpergewicht gegeben werden.

Handelsformen: Pulver (50 mg/g), Tabletten à 0,25 g.

Beurteilung: Kombinationspartner bei fortgeschrittenen HIV-Infektionen, besonders bei Resistenz gegen andere antiretrovirale Mittel.

Antivirale Mittel

Literatur

Havlir D, McLaughlin MM, Richman DD. A pilot study to evaluate the development of resistance to nevirapine in asymptomatic human immunodeficiency virus-infected patients with CD4 cell counts of >500/mm³: AIDS Clinical Trials Group Protocol 208. J Infect Dis 1995; 172: 1379–83.

Luzuriaga K, Bryson Y, McSherry G, et al. Pharmacokinetics, safety, and activity of nevirapine in human immunodeficiency virus type 1-infected children. Infect Dis 1996; 174: 713–21.

Patick AK, Mo H, Markowitz M, et al. Antiviral and resistance studies of AG1343, an orally bioavailable inhibitor of human immunodeficiency virus protease. Antimicrob Ag Chemother 1996; 40: 292.

Perry CM, Benfield P. Nelfinavir. Drugs 1997; 54: 81–7.

Shetty BV, Kosa MB, Khalil DA. Preclinical pharmacokinetics and distribution to tissue of AG1343, an inhibitor of human immunodeficiency virus type 1 protease. Antimicrob Ag Chemother 1996; 40: 110.

Amprenavir

Amprenavir (Agenerase) ist ein neuer HIV-Proteaseinhibitor und wird von den Firmen Vertex (USA) und Kissei (Japan) gemeinsam entwickelt. Amprenavir, das z. Z. in Phase-III-Studien klinisch geprüft wird, wirkt in vitro synergistisch mit Saquinavir und mit Abacavir, additiv mit Indinavir und mit Ritonavir. Es scheint auch eine synergistische Wirkung mit Azidothymidin und Didanosin zu haben.

Amprenavir wird gut vertragen (auch in der Kombination mit Abacavir). Am häufigsten treten Durchfall, Hautausschlag und Kopfschmerzen auf. Die *Halbwertszeit* beträgt 9 h. Bei HIV-infizierten Patienten werden abhängig von der Dosierung die Viruslast deutlich gesenkt und die CD4-Zahlen im Blut signifikant erhöht.

Literatur

Adkins J, Faulds D. Amprenavir. Drugs 1998; 55: 837–42.

Kim EE, et al. Crystal structure of HIV-1 protease in complex with VX-478, a potent and orally bioavailable inhibitor of the enzyme. J Am Chem Soc 1995; 117: 1181–2.

Livingston DJ et al. Weak binding of VX-478 to human plasma proteins and implications for anti-human immunodeficiency virus therapy. J Infect Dis 1995; 172: 1238–45.

Murphy RL, et al. Treatment with amprenavir alone or amprenavir with zidovudine and lamivudine in adults with human immunodeficiency virus infection. J Infect Dis 1999; 179: 808–16.

St.-Clair MH, Millard J, Rooney J, et al. In vitro antiviral activity of 141W94 (VX-478) in combination with other antiretroviral agents. Antiviral Res 1996; 29 (1): 53–6.

Non-Nukleoside

Die nichtnukleosidischen Inhibitoren der reversen Transkriptase (NNRTI, sog. Non-Nukleoside) sind eine dritte Klasse von antiretroviralen Medikamenten. Sie haben eine unterschiedliche chemische Struktur und besitzen eine starke Aktivität gegen HIV 1, nicht aber gegen HIV 2. Sie benötigen keinen zellulären Metabolismus, um aktiviert zu werden, und binden die reverse Transkriptase. Die wichtigsten Verbindungen sind Nevirapin, Delavirdin und Efavirenz. Alle führen in vitro und in vivo rasch zum Auftreten von resistenten Virusmutanten. Sie dürfen stets nur in Kombination angewandt werden. Die Verträglichkeit ist im allgemeinen gut, jedoch gibt es Derivate, die häufig nach 1–3wöchiger Behandlung zu schweren Exanthemen führen (z.B. Delavirdin und Nevirapin).

Nevirapin

Handelsname: Viramune.

Eigenschaften: Nichtnukleosidischer Inhibitor der reversen Transkriptase (Non-Nukleosid). Als Dipyridodiazepinon wirksam gegen HIV 1 durch direkte Bindung an die reverse Transkriptase und Blockierung der RNS- und DNS-abhängigen Polymeraseaktivität. In Zellkulturen additive oder synergistische Aktivität bei Kombination mit Azidothymidin (AZT), Didanosin (DDI), Stavudin, Lamivudin und Saquinavir.

Resistenz: Rasche Resistenzentwicklung bei Monotherapie mit Nevirapin. Stets in Kombination anwenden, z. B. mit AZT und Lamivudin als Tripeltherapie, welche die Virusbeladung des Blutes stark senkt. Vollständige Kreuzresistenz mit anderen Non-Nukleosiden, teilweise Kreuzresistenz mit Nukleosid-Analoga. Eine Kreuzresistenz mit Proteaseinhibitoren ist unwahrscheinlich (wegen anderer Wirkungsweise).

Pharmakokinetik: Fast vollständige *Resorption* nach oraler Gabe (unabhängig von der Mahlzeit und gleichzeitiger Gabe von Antazida oder Didanosin).
Plasmaeiweißbindung 60%.
Gute Gewebegängigkeit (starke Lipophilie) und relativ hohe Liquorspiegel (ca. 45% der Serumspiegel). Starke Umwandlung in der Leber durch Cytochrom-P450-abhängige Enzyme zu mehreren Metaboliten, die zu >80% renal eliminiert werden (als Glukuronidkonjugat).
Mehr als 5% der verabreichten Dosis werden unverändert *im Harn ausgeschieden*, ein anderer Teil mit den Fäzes.

Nebenwirkungen: Am häufigsten sind Hautreaktionen (30–40%), Fieber, Übelkeit und Kopfschmerzen (in je 3–5%). Die makulopapulösen Hautexantheme sind meist generalisiert und z.T. juckend, z.T. lebensbedrohlich (auch als Stevens-Johnson-Syndrom und toxische epidermale Nekrolyse auftretend). Selten ist eine Hepatitis. Eine Erhöhung der Serumtransaminasen kommt in 2–4% vor, eine Neutropenie (<750/mm^3) in 11%.

Interaktionen: Als starker Induktor der Cytochrom-P450-abhängigen Enzyme kann Nevirapin zur Erniedrigung der Plasmaspiegel von Rifampicin oder Rifabutin oder Proteaseinhibitoren (Saquinavir, Indinavir) führen. Nevirapin kann die Plasmakonzentrationen von oralen Kontrazeptiva reduzieren (unsicherer Konzeptionsschutz). Medikamente, wie Cimetidin und Makrolide, welche bestimmte Leberenzyme hemmen, können im Steady state die Nevirapinspiegel im Plasma erhöhen. Die gleichzeitige Gabe von Ketoconazol führt zu einer Abnahme der Ketoconazol-Konzentrationen und zu einem Anstieg der Nevirapin-Konzentrationen.

Indikation: Kombinationstherapie der HIV-Infektion (besonders nach einer vorangegangenen Therapie).

Antivirale Mittel

Kontraindikationen: Sofortiger Therapieabbruch bei ersten Zeichen für Hautreaktionen. Nach Möglichkeit keine gleichzeitige Gabe von Rifampicin, Rifabutin oder einem Proteaseinhibitor. Keine Anwendung bei eingeschränkter Leber- und/oder Nierenfunktion.

Dosierung: Einschleichende Dosierung: für 2 Wochen 1mal tgl. 0,2 g oral (bei Auftreten einer Hautreaktion Therapie abbrechen). Ab 3. Woche 2mal tgl. 0,2 g oral. Regelmäßige Kontrolle der Leberfunktion erforderlich. Bei Patienten, bei denen es zu einer mäßigen oder starken Abweichung der Leberwerte – mit Ausnahme der γ-Glutamyltransferase (γGT) – kommt, ist die Nevirapin-Therapie solange zu unterbrechen, bis die Leberwerte wieder auf die Ausgangspunkte zurückkehren. Die Behandlung kann dann mit 0,2 g Nevirapin täglich wieder aufgenommen werden. Die Anhebung der Dosierung auf 2mal tgl. 0,2 g sollte mit besonderer Vorsicht und nur nach ausgedehnter Überwachungszeit erfolgen. Falls es erneut zu mäßigen oder starken Abweichungen der Leberwerte kommt, ist Nevirapin definitiv abzusetzen.

Handelsform: Tabletten à 0,2 g.

Beurteilung: Relativ gut wirksames Non-Nukleosid zur Kombinationstherapie der HIV-Infektion. In der Regel keine Kreuzresistenz mit Nukleosiden, die vorher noch nicht gegeben worden sind. Hauptnebenwirkung: schwere Hautreaktionen.

Literatur

Carr A, Vella S, de Jong MD, et al. A controlled trial of nevirapine plus zidovudine versus zidovudine alone in p24 antigenaemic HIV-infected patients. AIDS 1996; 10: 635–41.

Cheeseman SH, Hattox SE, McLaughlin MM, et al. Pharmacokinetics of nevirapine: initial single rising dose study in humans. Antimicrob Ag Chemother 1993; 37: 178–82.

D'Aquila RT, Hughes MD, Johnson VA, et al. Nevirapine, zidovudine, and didanosine compared with zidovudine and didanosine in patients with HIV-1 infection: A randomized, double-blind, placebo-controlled trial. National Institute of Allergy and Infectious Diseases AIDS Clinical Trials Group Protocol 241 Investigators. Ann Intern Med 1996; 124: 1019–30.

Havlir D, Cheeseman SH, McLaughlin M, et al. High-dose nevirapine: safety, pharmacokinetics, and antiviral effect in patients with human immunodeficiency virus infection. J Inf Dis 1995; 171: 537–45.

Luzuriaga K, Bryson Y, McSherry G, et al. Pharmacokinetics, safety, and activity of nevirapine in human immunodeficiency virus type 1-infected children. J Infect Dis 1996; 174: 713–21.

Luzuriaga K, Bryson Y, Krogstad P, et al. Combination treatment with zidovudine, didanosine, and nevirapine in infants with Human Immunodeficiency Virus Type 1 infection. N Engl J of Med 1997; 336: 1343–9.

Richman DD, Havlir D, Corbeil J, et al. Nevirapine resistance mutations of human immunodeficiency virus type I selected during therapy. J Virol 1994; 68: 1660–6.

Delavirdin

Handelsname: Rescriptor.

Eigenschaften: Nichtnukleosidischer Inhibitor der reversen Transkriptase von HIV 1. Als Mesylat im Handel. Nur gegen HIV 1 wirksam, nicht gegen HIV 2. Bei Monotherapie (kontraindiziert) rasche Resistenzentwicklung. Additive oder synergistische Wirkung von Delavirdin mit Nukleosid-Analoga (z. B. Didanosin) und Proteaseinhibitoren. Kreuzresistenz mit anderen Non-Nukleosiden häufig. Keine Kreuzresistenz mit Nukleosiden und Proteaseinhibitoren.

Pharmakokinetik: Bei oraler Nüchterngabe von tgl. 0,4 g findet man im Steady state mittlere *Serumspiegel* von 35 nM (aber um 20% höher nach Dispersion der Tablette in Wasser). Nach fettreicher Mahlzeit Bioverfügbarkeit um 25% vermindert.
Plasmahalbwertszeit 6 h. Starke Metabolisierung in der Leber durch Cytochrom-P450-Isoenzym und andere Isoenzyme (N-Desalkylierung und Pyridin-Hydroxylierung).
Plasmaproteinbindung 98%.
Urin-Recovery 5% (unverändert). Die Metaboliten werden zu je 50% mit dem Urin und den Fäzes ausgeschieden.

Nebenwirkungen: Häufig sind bei der Kombinationstherapie Hautreaktionen (z. B. Angioödem, Dermatitis, Erythema multiforme, Urtikaria, Stevens-Johnson-Syndrom), seltener Übelkeit, Erbrechen und Durchfall. In <2% kommen vor: kardiovaskuläre Störungen, respiratorische, metabolische und ZNS-Störungen sowie Blutbildveränderungen und nicht so selten Transaminasenvermehrung im Serum. Ausgedehnte Hautexantheme beginnen meist nach 1–3 Wochen und verschwinden wieder nach 3–14 Tagen. Eine Therapieunterbrechung ist stets erforderlich, wenn die Hautreaktionen begleitet sind von hohem Fieber, Blasenbildung, Schleimhautbeteiligung, starken Muskel- oder Gelenkschmerzen.

Interaktionen: Da Delavirdin mehrere Isoenzyme in der Leber hemmt, können durch folgende Medikamente z. T. schwere oder lebensbedrohende Nebenwirkungen auftreten:
HIV-Proteaseinhibitoren: Indinavir, Saquinavir;
Antihistaminika: Terfenadin, Astemizol;
Antiinfektiva: Clarithromycin, Rifabutin, Dapson;
Migränemittel: Ergotamin-Derivate;
Benzodiazepine: Alprazolam, Midazolam, Triazolam;
Kalziumantagonisten: Dihydropyridine, z. B. Nifedipin;
Magen-Darm-Motilität-beeinflussende Medikamente: Cisaprid;
andere: Chinidin, Warfarin u. a.

Durch enzymhemmende Wirkung bestimmter Medikamente können die Delavirdin-Plasmakonzentrationen ansteigen, z. B. durch Fluoxetin und Ketoconazol, durch enzymstimulierende Wirkung die Delavirdin-Plasmakonzentrationen abnehmen, z. B. durch Didanosin, Phenytoin, Phenobarbital, Carbamazepin, Rifampicin und

Antivirale Mittel

Rifabutin. Mineralische Antazida können die Resorption von Delavirdin beeinträchtigen.

Indikation: Kombinationstherapie der HIV-Infektion.

Kontraindikationen: Gravidität, Stillzeit, Kinder und Jugendliche unter 16 Jahren, schwere Leberinsuffizienz.

Applikation und Dosierung: Oral tgl. 1,2 g (verteilt auf 3 Einzelgaben) in Kombination mit einem anderen HIV-wirksamen Mittel.

Handelsform: Tabletten à 0,1 g.

Beurteilung: Relativ gut verträgliches Non-Nukleosid zur Kombinationstherapie einer HIV-1-Infektion, das im Organismus stark metabolisiert wird. Zahlreiche Interaktionen mit anderen Medikamenten möglich. Wichtigste Nebenwirkung: Exantheme.

Literatur

Dueweke TJ, Poppe SM, Romero DL, et al. U-90152S, a potent inhibitor of human deficiency virus type 1 replication. Antimicrob Ag Chemother 1993; 37: 1127.

Nottet H, Oteman M, Visser MR, et al. Anti-HIV-1, activities of novel non-nucleoside reverse transcriptase inhibitors. J Antimicrob Ag Chemother 1994; 33: 366.

Peterson PK, Gekker G, Hu S, Chao CC. Anti-human immunodeficiency virus type 1 activities of U-90152 in human brain cell cultures. Antimicrob Ag Chemother 1994; 38: 2465.

Romero DL, Busso M, Tan CK, et al. Non-nucleoside reverse transcriptase inhibitors that potently and specifically block human immunodeficiency virus type 1 replication. Proc Natl Acad Sci USA 1991; 88: 8806.

Efavirenz

Handelsname: Sustiva.

Eigenschaften: Gegen HIV 1 wirksames Nicht-Nukleosid (NNRTI), das mit Azidothymidin (AZT), Lamivudin und Stavudin synergistisch wirkt. Kreuzresistenz mit anderen Nicht-Nukleosiden (Nevirapin, Delavirdin) möglich. AZT-resistente Isolate können gegen Efavirenz empfindlich sein. Bei Monotherapie rasche sekundäre Resistenzentwicklung.

Pharmakokinetik: Unvollständige *Resorption* nach oraler Gabe (unabhängig von nicht zu fettreichen Mahlzeiten).
Halbwertszeit 40–55 h. Im Liquor sind 3fach höhere Konzentrationen an freiem (nicht eiweißgebundenem) Efavirenz als im Plasma nachweisbar.
Plasmaeiweißbindung 99%.
Urin-Recovery <1% (unverändert). Starke Metabolisierung in der Leber durch das Cytochrom-P450-System zu hydroxylierten Metaboliten mit nachfolgender Glukuronisierung (Ausscheidung hauptsächlich durch den Darm, zu 14–34% durch die Nieren). Nicht dialysabel.

Efavirenz

Nebenwirkungen: Häufig sind zentralnervöse Störungen verschiedenen Schweregrades (Schwindel, Konzentrationsstörungen, Benommenheit, psychotische Störungen) und Hautausschläge (besonders bei Kindern). Selten sind Pankreatitis, Hepatitis, gastrointestinale und allergische Reaktionen. Alkoholintoleranz. Nach vorangegangener Hepatitis B oder C treten häufig Transaminasenerhöhungen im Serum auf (regelmäßige Leberfunktionsprüfungen erforderlich).

Interaktionen: Durch Enzyminduktion in der Leber verminderter Abbau (mit erhöhten Serumspiegeln) von Antihistaminika (Astemizol u. a.), Benzodiazepinen (Midazolam u. a.), Cisaprid und Ergotaminderivaten, welche nicht gleichzeitig gegeben werden dürfen. Eine Dosisanpassung ist erforderlich bei gleichzeitiger Gabe des Proteaseinhibitors Indinavir, von dem statt 800 mg 1000 mg 3mal tgl. gegeben werden sollen. Eine Verminderung der Efavirenz-Konzentrationen im Plasma ist möglich bei gleichzeitiger Gabe von Rifampicin, Rifabutin und Clarithromycin.

Indikation: Kombinationstherapie einer fortgeschrittenen HIV-Infektion. Gut geeignet für Patienten mit schlechter Compliance (Gabe alle 24 h).

Kontraindikationen: Schwangerschaft (Efavirenz ist teratogen) und stärkere Leberfunktionsstörungen. Keine Dosisreduktion bei Niereninsuffizienz.

Applikation und Dosierung: Oral 1mal tgl. 600 mg (bei einem Gewicht von >40 kg), bei Kindern je nach Körpergewicht niedrigere Dosis.

Handelsformen: Kapseln à 0,2 g, 0,1 g und 0,05 g.

Beurteilung: Stärker wirksam als die anderen Nicht-Nukleoside. Wichtiges Therapeutikum nach Versagen einer initialen Kombinationsbehandlung. Häufig zentralnervöse Nebenwirkungen und Hautausschläge.

Literatur

Adkins JC, Noble S. Efavirenz. Drugs 1998; 56: 1055.

Young SD, Britcher SF, Tran OL, et al. L-743, 726 (DMP-266): a novel, highly potent non-nucleoside inhibitor of the human immunodeficiency virus Type 1 reverse transcriptase. Antimicrob Ag Chemother 1995; 39: 2602–5.

Antimykotika

Polyene

Amphotericin B

Handelsnamen: Ampho-Moronal, Amphotericin B, für Amphotericin-B-Lipid-Komplex: Abelcet (Schweiz), für liposomales Amphotericin B: AmBisome.

Eigenschaften: Amphoteres Heptaen, das wie Nystatin und Pimaricin zur Gruppe der Polyene gehört (Abb. 46). Zur i. v. Gabe verwendet man den Amphotericin-B-Natrium-Desoxycholat-Komplex mit Phosphatpuffer, weil kristallines Amphotericin B in Wasser unlöslich ist und durch Zusatz von Natriumdesoxycholat eine kolloidale Dispersion entsteht. Daneben gibt es liposomale und ähnliche galenische Formen (Amphotericin-B-Lipidkomplex, Amphotericin-B-Liposome). Liposome sind kleine Bläschen (Phospholipidschalen um einen wäßrigen Kern). In dem Präparat AmBisome ist das Amphotericin B in Liposomen inkorporiert, die aus Phospholipiden und Cholesterin gewonnen sind. Hierdurch wird die Toxizität vermindert, und es können höhere Dosen gegeben werden.

Wirkungsweise: Veränderung der Permeabilität der Zytoplasmamembran (Antagonisierung der Sterolsynthese).

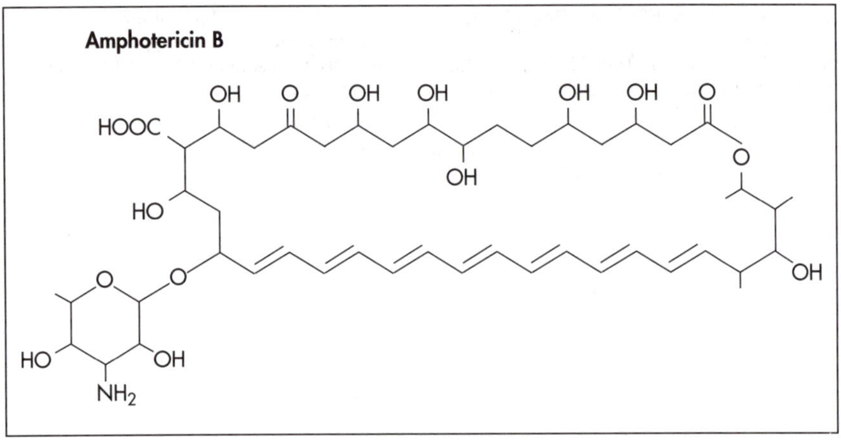

Abb. 46. Strukturformel von Amphotericin B.

Amphotericin B

Wirkungsspektrum: Wirksam bei Candida-Infektionen (Candida albicans und andere Candida-Arten), Histoplasmose, Sporotrichose, Cryptococcose, Blastomykose, Mucormykose, Aspergillose, Coccidioidomykose, unwirksam auf Dermatophyten (Microsporum, Trichophyton- und Epidermophyton-Arten), auch Fusarium-Arten, Pseudoallescheria boydii und die Erreger der Chromoblastomykose sowie Bakterien, Viren und die meisten Protozoen. Die Kombination mit Flucytosin oder mit Rifampicin (obwohl allein inaktiv) kann bei bestimmten Pilzarten in vitro synergistisch wirken.

Resistenz: Resistenzentwicklung unter der Therapie sehr selten. Primär resistente Candida-Stämme (z. B. C. albicans, C. tropicalis, C. glabrata) kommen selten vor. Es besteht eine Kreuzresistenz mit anderen Polyenen (Nystatin u. a.), jedoch nicht immer mit Pimaricin.

Pharmakokinetik:
Nach oraler Gabe keine Resorption.
Nach i. v. Infusion *Serumkonzentrationen* von etwa 2–3 mg/l (bei einer Dosierung von 0,7–1 mg/kg).
Halbwertszeit 20 h.
Plasmaeiweißbindung >90%.
In der Leber höhere, in den Lungen und Nieren niedrigere Konzentrationen. Bei einer Entzündung betragen die Konzentrationen in der Pleura-, Peritoneal- und Synovialflüssigkeit etwa ⅔ der Plasmakonzentrationen. Geringe Penetration in Augenkammerwasser und Fruchtwasser. Liquorgängigkeit gering, bei Meningitis besser (0,1–0,5 mg/l).
Ausscheidung durch die Nieren sehr langsam (5% in 24 h, 20–40% in 1 Woche), Harnkonzentrationen zwischen 1 und 5 mg/l. Trotz schwerer Niereninsuffizienz Serumspiegel nicht erhöht (daher Blutspiegelkontrollen nicht sinnvoll). Nicht dialysabel. Liposomale Präparationen haben eine andere Pharmakokinetik.

Nebenwirkungen:

1. **Nephrotoxizität:** Harnstoffanstieg zunächst reversibel, bei höherer Dosierung bleibende Nierenschädigung. Symptome: Hämaturie, Proteinurie, Hyposthenurie, Azotämie, Hyperkaliurie und Hypokaliämie sowie Hypomagnesiämie (bei tubulärer renaler Azidose).
2. **Allgemeinerscheinungen:** Fieber, Schüttelfrost, Erbrechen, Kreislaufkollaps (meist bei Therapiebeginn in den ersten 3 Stunden der Infusion).
3. **Thrombophlebitis** an der Infusionsstelle. Venenschmerzen an der Infusionsstelle sind häufig.
4. Selten: **Anämie**, Thrombozytopenie, Konvulsionen, Leberschädigung, reversible Paresen, Leukozytenstase bei gleichzeitiger Leukozytentransfusion (kann plötzliche Atemstörungen und Lungeninfiltrate hervorrufen), Herzarrhythmien bei zu schneller Infusion. Die Inhalation eines Amphotericin-Aerosols kann Bronchospasmen auslösen (durch den Gehalt an Desoxycholat).
5. Liposomales Amphotericin B wird zwar generell besser vertragen, kann aber während der Infusion starke **Rückenschmerzen** hervrorufen, die schnell vergehen, wenn die Infusion angehalten wird. Sie lassen sich durch langsamere Infusionsgeschwindigkeit vermeiden.

Antimykotika

Interaktionen: Die Wirkung von Herzglykosiden, Muskelrelaxanzien und Antiarrhythmika kann bei einer durch Amphotericin B ausgelösten Hypokaliämie verstärkt werden. Evtl. kommt es zu einer verstärkten Nephrotoxizität und Hyperkaliämie bei gleichzeitiger Gabe von Diuretika und anderen nephrotoxischen Substanzen (z. B. Aminoglykosiden). Durch Kortikosteroide oder ACTH ist die Verstärkung einer Hypokaliämie möglich. Zytostatika dürfen nur mit großer Vorsicht gleichzeitig gegeben werden (Gefahr von Bronchospasmen und Blutdruckabfall).

Indikationen: Lebensbedrohende Pilzerkrankungen, wie invasive Aspergillose und Mucormykose, Candida-Sepsis und -Meningitis, Cryptococcus-Meningitis, Candidiasis granulomatosa, Coccidioidomykose, Sporotrichose (extrakutane Formen). Bei Candida- und Cryptococcus-Infektionen, die als Meningitis, Endokarditis, Pneumonie oder mit Leber- und Milzbeteiligung verlaufen, möglichst mit Flucytosin, evtl. auch mit Fluconazol, kombinieren (bei Candida-Infektionen nach vorheriger Testung). Bei Aspergillose kommt auch eine Kombination mit Rifampicin in Frage. Notfalls Therapie auch ohne Erregernachweis beginnen (z. B. bei Leukämie mit Verdacht auf Pilzsepsis).
Liposomale Präparationen, die besser vertragen und daher höher dosiert werden können (extrem teuer!), sind indiziert bei Unverträglichkeit oder Versagen des Amphotericin-B-Desoxycholat-Komplexes. Bei gleicher Dosierung wirken die nichtliposomalen Präparationen ebenso gut wie die liposomalen. Bei lebensbedrohenden Histoplasmose-Erkrankungen aber hat sich liposomales Amphotericin B als überlegen erwiesen.

Falsche Indikationen: Parenterale Gabe bei oberflächlichen Pilzerkrankungen der Haut, leichtfertige Anwendung bei nicht nachgewiesenen Infektionen.

Kontraindikationen: Drohendes Nierenversagen (cave Nephrotoxizität) und schwere Leberfunktionsstörung. Therapie mit einem anderen potentiell nephrotoxischen Medikament.

Applikation:
Intravenöse Infusion streng nach Vorschrift: Zunächst Stammlösung herstellen durch Zugabe von 10 ml Aqua dest., weiter verdünnen mit 5%iger Glukose-Lösung bis zur Konzentration von 0,1 mg/ml, keine anderen Lösungen als Verdünnungsmittel verwenden, Infusionsdauer mindestens 2 h, besser 6 h. Die liposomalen Präparationen sind schwierig aufzulösen (Aufgabe des Krankenhausapothekers).
Lokale Anwendung als Salbe, Creme, Tabletten möglich.

Dosierung:
Parenterale Anwendung:
Zunächst Testdosis von 1 mg in 100 ml über 30 min infundieren (Monitorkontrolle über 5 h). Bei Verträglichkeit langsame Dosissteigerung: Initialdosis 0,1 mg/kg, dann tgl. Steigerung um 0,25 mg/kg bis zur Tagesdosis von 0,75–1 mg/kg. Bei Patienten mit rasch fortschreitender Mykose und normaler Nierenfunktion, welche die Testdosis gut vertragen haben, kann es berechtigt sein, gleich mit einer höheren Initialdosis (0,25 mg/kg/Tag) zu beginnen und die Dosis rascher zu steigern. Bei Kombination mit Flucytosin kann auch eine geringere Dosierung (0,4–0,6 mg/kg/Tag) ausreichend sein (vorher Erregerempfindlichkeit gegen Flucytosin testen). Dosie-

Amphotericin B

rungsintervall 24 h, nach Eintritt einer Besserung 48 h. Laufende Kontrolle (2–3mal wöchentlich) von Harnstoff, Kreatinin, Kalium und Magnesium im Serum, außerdem Blutbild, Harn und Leberfunktion. Der Ausgleich einer Hyponatriämie vermindert die Nephrotoxizität. Bei Fieberreaktionen kann kurz vor erneuter Gabe ein Kortikosteroid verabreicht werden oder man fügt der Infusionslösung Hydrocortison (anfangs 50 mg) oder Prednison zu. Zusatz kleiner Heparinmengen (1000 E) zur Infusionslösung verringert die Gefahr einer Thrombophlebitis. Bei Anzeichen für Nierenschädigung (Serum-Kreatinin >3 mg/dl) Therapie bis zur Normalisierung der Befunde unterbrechen. Bei neuem Therapiebeginn wieder einschleichende Dosierung. Bei Niereninsuffizienz oder Leberfunktionsstörung ist keine Dosisreduzierung erforderlich, da Amphotericin B im Gewebe abgebaut und nur langsam (in niedrigen Konzentrationen) mit dem Harn und der Galle ausgeschieden wird.
Liposomales Amphotericin B kann höher dosiert werden (tgl. 1–3 mg/kg) für 3–4 Wochen, evtl. länger.
Intralumbale Gabe bei Meningitis: Zunächst 10 mg Prednison, dann langsame Injektion von 0,5 mg Amphotericin B nach Verdünnung mit Liquor in der Spritze. Wiederholung nach 2 oder 3 Tagen notwendig. Am besten ist ansteigende Dosierung (1. Tag 0,1 mg, dann alle 2 Tage Steigerung um 0,1 mg auf 0,5 mg). Als Nebenwirkungen können Parästhesien, passagere Lähmungen, Arachnitis oder Radikulitis auftreten.
Intrapleurale und **intraperikardiale Instillation** möglich (2 mg), auch intraartikulär (5–20 mg alle 48 h), zur besseren Verträglichkeit evtl. gleichzeitig mit 25 mg Hydrocortison.
Instillation in die Harnblase (bei Candida-Zystitis): Heute nur noch selten notwendig: 50 mg in 1 l sterilem Wasser auflösen und durch einen 3-Wege-Katheter im Laufe eines Tages einlaufen lassen. Man kann auch 3 ml der Stammlösung (50 mg Amphotericin B gelöst in 10 ml Aqua dest.) mit 100 ml Aqua dest. verdünnen und in die Blase instillieren.
Eine **peritoneale Spülung** mit Amphotericin B (1 mg/l) ist bei Candida-Peritonitis möglich.
Als **Aerosol** benutzt man die Stammlösung (50 mg Amphotericin B gelöst in 10 ml Aqua dest.) und läßt bei Pilzbefall der Luftwege und Pilzpneumonie 2–4mal tgl. 2 ml inhalieren. Amphotericin B wird von der Schleimhaut nicht resorbiert. Zur Inhalation müssen spezielle Inhaliergeräte benutzt werden, die ein Eindringen in den Bronchialbaum ermöglichen.
Lokale Anwendung:
Ampho-Moronal gibt man bei Darmsoor 4mal tgl. 1 Tablette (im 1. Lebensjahr 4mal tgl. 1 ml Suspension), bei Mundsoor 4mal tgl. 1 Lutschtablette.

Handelsformen: Ampullen à 0,05 g, zur Lokalbehandlung Tabletten à 0,1 g, Lutschtabletten à 0,01 g und Suspension (100 mg/ml) sowie Creme und Salbe, auch in Kombination mit Triamcinolon (Ampho-Moronal V). Amphotericin-B-Lipid-Komplex gibt es in der Schweiz als Abelcet in Ampullen à 0,05 g und 0,1 g, liposomales Amphotericin B als AmBisome in Ampullen à 0,05 g.

Beurteilung: Parenterales Standard-Antimykotikum für lebensbedrohende Organerkrankungen und Pilzsepsis. Auf Nebenwirkungen ist besonders zu achten.

Antimykotika

Literatur

Baley JE, Meyers C, Kliegman RM, Jacobs MR, Blumer JL. Pharmacokinetics, outcome of treatment, and toxic effects of amphotericin B and 5-fluorocytosine in neonates. J Pediatr 1990; 116: 791–7.

Berliner S, Weinberger M, Ben-Bassat M, et al. Amphotericin B causes aggregation of neutrophils and enhances pulmonary leukostasis. Am Rev Resp Dis 1985; 132: 602.

Bow EJ, Schroeder M-L, Louie TJ. Pulmonary complications in patients receiving granulocyte transfusions and amphotericin B. Can Med Assoc J 1984; 130: 593.

Bowden RA, Cays M, Gooley T, et al. Phase I study of amphotericin B colloidal dispersion for the treatment of invasive fungal infections after marrow transplant. J Infect Dis 1996; 173: 1208–15.

Chavanet PY, Garry I, Charlier N, et al. Trial of glucose versus fat emulsion in preparation of amphotericin for use in HIV infected patients with candidiasis. BMJ 1992; 305: 921–5.

Coker RJ, Viviani M, Gazzard BG, et al. Treatment of cryptococcosis with liposomal amphotericin B (AmBisome) in 23 patients with AIDS. AIDS 1993; 7: 829.

Conly J, Rennie R, Johnson J, et al. Disseminated candidiasis due to amphotericin B-resistant Candida albicans. J Infect Dis 1992; 165: 761.

Craven PC, Gremillion DH. Risk factors of ventricular fibrillation during rapid amphotericin B infusion. Antimicrob Ag Chemother 1985; 28: 868.

De Gregorio MW, Lee WMF, Ries CA. Pulmonary reactions associated with amphotericin B and leukocyte transfusions. N Engl J Med 1981; 305: 585.

Dick JD, Rosengar BR, Merz WG, et al. Fatal disseminated candidiasis due to amphotericin B-resistant Candida guilliermondii. Ann Intern Med 1985; 102: 67.

Ellis ME, Al-Hokail AA, Clink HM, et al. Double-blind randomized study of the effect of infusion rates on toxicity of amphotericin B. Antimicrob Ag Chemother 1992; 36: 172–9.

Emminger W. Tolerance of high doses of amphotericin B by infusion of a liposomal formulation in children with cancer. Ann Hematol 1994; 68: 27–31.

Fisher JF, Taylor AT, Clark J, et al. Penetration of amphotericin B into the human eye. J Infect Dis 1983; 147: 164.

Hay RJ. Liposomal amphotericin B, AmBisome. Journal of Infection 1994; 28 (Suppl I): 35–43.

Janknegt R. Liposomal and lipid formulations of amphotericin B. Clin Pharmacokinet 1992; 23: 279–91.

Koren G, et al. Pharmacokinetics and adverse effects of amphotericin B in infants and children. J Pediatr 1988; 118: 559.

Lackner H, Schwinger W, Urban C, et al. Liposomal amphotericin-B (AmBisome) for treatment of disseminated fungal infections in two infants of very low birth weight. Pediatrics 1992; 89: 1259.

Levine SJ, Walsh TJ, Martinez A, et al. Cardiopulmonary toxicity after liposomal amphotericin B infusion. Ann Intern Med 1991; 114: 664–6.

de Marie S. Liposomal and lipid-based formulations of amphotericin B. Leukemia 1996; 10 (Suppl 2): 93–6.

Mills W, Chopra R, Linch DC. Liposomal amphotericin B in the treatment of fungal infections in neutropenic patients: a single-centre experience of 133 episodes in 116 patients. Brit J Haematol 1994; 86: 754–60.

Moreau P, Milpied N, Fayette N, Ramee JF, Harousseau JL. Reduced renal toxicity and improved clinical tolerance of amphotericin B mixed with Intralipid compared with conventional amphotericin B in neutropenic patients. J Antimicrob Chemother 1992; 30: 535–41.

Mustafa MM. Amphotericin B colloidal dispersion therapy for invasive mycosis: report of successful therapy in two pediatric patients. Pediatr Infect Dis 1994; 13: 326–8.

Nolte FS, Parkinson T, Falconer DJ, et al. Isolation and characterization of fluconazole and amphotericin B-resistant Candida albicans from blood of two patients with leukemia. Antimicrob Ag Chemother 1997; 41: 196–9.

Powderly WC, Kobayashi GS, Herzig GP, et al. Amphotericin B-resistant yeast infection in severely immunocompromised patients. Am J Med 1988; 84: 826.

Sanders SW, Buchi KN, Goddard MS, et al. Single-dose pharmacokinetics and tolerance of a cholesteryl sulfate complex of amphotericin B administered to healthy volunteers. Antimicrob Ag Chemother 1991; 35: 1029–34.

Sievers JM, Kubak BM, Wong-Beringer A. Safety and efficacy of intralipid emulsions of amphotericin B. J Antimicrob Chemother 1996; 38: 333–47.

Sorensen LJ, McNally EG, Sternberg TH. The development of strains of Candida albicans and Coccidioides immitis, which are resistant to amphotericin B. Antibiot Annual 1959; 920: 1958-9.

Stevens DA. Overview of amphotericin B colloidal dispersion (Amphocil). J Infect 1994; 28: 45–9.

Sullivan G, Carper H, Mandell G. Lipid complexing decreases amphotericin B inflammatory action of human neutrophils compared with that of a desoxycholate-suspended preparation of amphotericin B (Fungizone). Antimicrob Ag Chemother 1992; 36: 39–45.

Wright DG. Lethal pulmonary reactions associated with the combined use of amphotericin B and leukocyte transfusions. N Engl J Med 1981; 304: 1185.

Zoubek A, et al. Conventional versus liposomal amphotericin B in immunosuppressed children. Pediat Hematol Oncol 1992; 9: 187–90.

Nystatin

Handelsnamen: Moronal u. v. a.

Eigenschaften: Amphoteres Tetraen aus der Gruppe der Polyene, in Wasser fast unlöslich, löslich in Propylenglykol.

Wirkungsweise: Nystatin verändert wie das nahe verwandte Amphotericin B die Permeabilität der Zytoplasmamembran von Pilzen.

Wirkungsspektrum: Wirksam gegen Candida albicans und andere Candida-Arten, Blastomyces dermatitidis und brasiliensis, Coccidioides immitis, Cryptococcus neoformans, Histoplasma capsulatum, Geotrichum, Aspergillus. Unwirksam gegen Dermatophyten, Bakterien, Viren, Aktinomyzeten.

Resistenz: Resistenzentwicklung unter der Therapie selten. Primär resistente Candida-albicans-Stämme sind selten. Vollständige Kreuzresistenz mit Amphotericin B.

Pharmakokinetik: Keine oder nur sehr geringe *Resorption* nach oraler und lokaler Gabe. Parenterale Gabe wegen Toxizität nicht möglich.

Nebenwirkungen: Gering und sehr selten (bei hoher oraler Dosierung Brechreiz, Erbrechen, dünne Stühle). Hautpräparate können Parabene und andere Konservierungsmittel enthalten, die zu Überempfindlichkeit führen können.

Indikationen: Candidiasis (Soor) der Haut, Mund- oder Darmschleimhaut, Candida-Fluor oder -Balanitis, andere lokale Pilzerkrankungen (s. Wirkungsspektrum), Lokalbehandlung bei generalisierten Mykosen, Langzeittherapie bei disponierten Personen (besonders bei Tumor- und Leukämiepatienten) wegen der Gefahr einer Generalisierung.

Falsche Indikation: Sog. Darmsanierung von Candida bei immunkompetenten Personen (Candida gehört zur normalen Dickdarmflora).

Applikation: Als Suspension, Mundgel, Tropfen, Tabletten oder Dragées bei oraler Gabe, als Creme, Salbe oder Paste zur Anwendung an der Haut, als Ovula, Vaginaltabletten oder Genitalcreme bei Candida-Kolpitis. Für Spülungen kann aus steriler Reinsubstanz eine Suspension hergestellt werden (aufschütteln in der Ampulle mit 5 ml physiologischer NaCl-Lösung).

Dosierung: Bei oraler Gabe zur Behandlung eines intestinalen Soor-Befalls tgl. 1,5–3 Mill. E (Erwachsene und Kinder), 0,5–1 Mill. E (1. Lebensjahr), verteilt auf 3 Einzelgaben. Bei Candida-Vaginitis tgl. 1–2 Ovula für mindestens 2 Wochen, in der Gravidität (zur Prophylaxe des Neugeborenen-Soors) 3–6 Wochen vor dem Geburtstermin.

Handelsformen: Filmtabletten, Dragées, Suspension, Tropfen, Mundgel, Salbe, Creme, Paste, Ovula, Vaginaltabletten, Genitalcreme, sterile Reinsubstanz.

Beurteilung: Nur lokal anwendbares, nicht resorbierbares Antimykotikum bei Candidiasis der Haut und Schleimhäute mit geringer Gefahr von Nebenwirkungen.

Literatur

Dick JD, Merz WG, Saral R. Incidence of polyene-resistant yeasts recovered from clinical specimens. Antimicrob Ag Chemother 1980; 18: 158.

Dube MP, Heseltine PNR, Rinaldi MG, et al. Fungemia and colonization with nystatin-resistant Candida rugosa in a burn unit. Clin Infect Dis 1994; 18: 77.

Natamycin (Pimaricin)

Eigenschaften: Gehört als fungistatisch wirkendes Tetraen zur Gruppe der Polyene. Lichtempfindlich, wasserunlöslich, nicht resorbierbar. Bei Pilzinfektionen der Haut durch Candida-, Trichophyton- und Mikrosporum-Arten anwendbar. Auch gegen Trichomonaden wirksam.

Lokale Applikation: Als Creme, Paste, Lutschpastillen, Dragées, Augensalbe (Pima Biciron), als Lotio und Salbe in Kombination mit Neomycin und Hydrokortison (Pimafucort) bei durch Bakterien oder Pilze infizierten Hauterkrankungen.

Azole

Eine wichtige Gruppe von Antimykotika sind die sog. Azole – chemisch unterschiedliche Derivate mit Imidazol- oder Triazol-Struktur, aber gleicher Wirkungsweise (Hemmung der Ergosterolsynthese der Pilze). Die zuerst entwickelte Substanz ist Clotrimazol. Wirkungsspektrum und Nebenwirkungen sind verschieden. Alle Azole hemmen auch das Cytochrom-P-450-System und z. T. auch die Steroidsynthese des Menschen. Ein Teil der Derivate ist systemisch anwendbar. Aus praktischen Gründen ist eine Unterscheidung in systemische und topische Azole (Tab. 35) sinnvoll. Systemische Azole können auch lokal angewendet werden.

Tab. 35. Systemische und topische Azole.

Systemische Behandlung	Nur topische Behandlung
Miconazol Ketoconazol Fluconazol Itraconazol Voriconazol	Clotrimazol Econazol Isoconazol Oxiconazol u. a. Bifonazol

Azole zur systemischen Therapie

Miconazol

Handelsnamen: Daktar i. v., Daktar und Gyno-Daktar, Epi-Monistat u. a.

Eigenschaften: Miconazol ist ein wenig wasserlösliches Imidazol-Derivat. Es besitzt ein breites Wirkungsspektrum unter Einschluß von Epidermophyton- und Trichophyton-Arten, Candida- und Aspergillus-Arten sowie Malassezia furfur (Erreger der Tinea versicolor). Auch Histoplasma capsulatum, Coccidioides immitis, Pseudallescheria boydii und andere seltene Pilze sind empfindlich. Miconazol wirkt auch gegen Nocardien und Streptokokken, nicht aber gegen gramnegative Bakterien. Primär resistente Candida-tropicalis-Stämme sind selten. Strukturformel s. Abb. 47.

Pharmakokinetik:
Bei topischer Anwendung auf der Haut und Schleimhaut erfolgt keine Resorption. Bei oraler Gabe wird Miconazol wenig resorbiert und ist daher bei Tabletteneinnahme nur zur Behandlung von Mund- oder Darm-Soor geeignet. Das i. v. Präparat ergibt 10fach höhere Maximalkonzentrationen als bei oraler Gabe (nach 0,8 g i. v. 5–7 mg/l).
Halbwertszeit 2–4 h (in den ersten 12 h) und 24 h (danach).
Plasmaeiweißbindung 90%.
Urin-Recovery 10% (unverändert nur 1%). Starke Metabolisierung im Organismus. Niedrige Konzentrationen in Liquor und Augenkammerwasser. Bei Niereninsuffizienz Halbwertszeit nicht verlängert. Dialysierbarkeit gering.

Nebenwirkungen: Bei i.v. Anwendung nicht selten Thrombophlebitis. Auch Erbrechen, Diarrhoe, allergische Reaktionen, pektanginöse Beschwerden, Fieber und Hitzegefühl sind möglich. Bei rascher Injektion können Tachykardie und Arrhythmie auftreten. Durch das Detergens Cremophor (in der Ampulle) können eine Hyperlipämie und Blutbildveränderungen (Geldrollenbildung der Erythrozyten, Anämie und Thrombozytenaggregationshemmung), außerdem Juckreiz und ein allergischer Schock hervorgerufen werden (selten). Bei lokaler Behandlung der Vagina kann Brennen oder Jucken auftreten.

Interaktionen: Miconazol hemmt mehrere Leberenzyme, so daß gleichzeitig verabreichte Medikamente, wie Antidiabetika, Antiepileptika und Antikoagulanzien, stär-

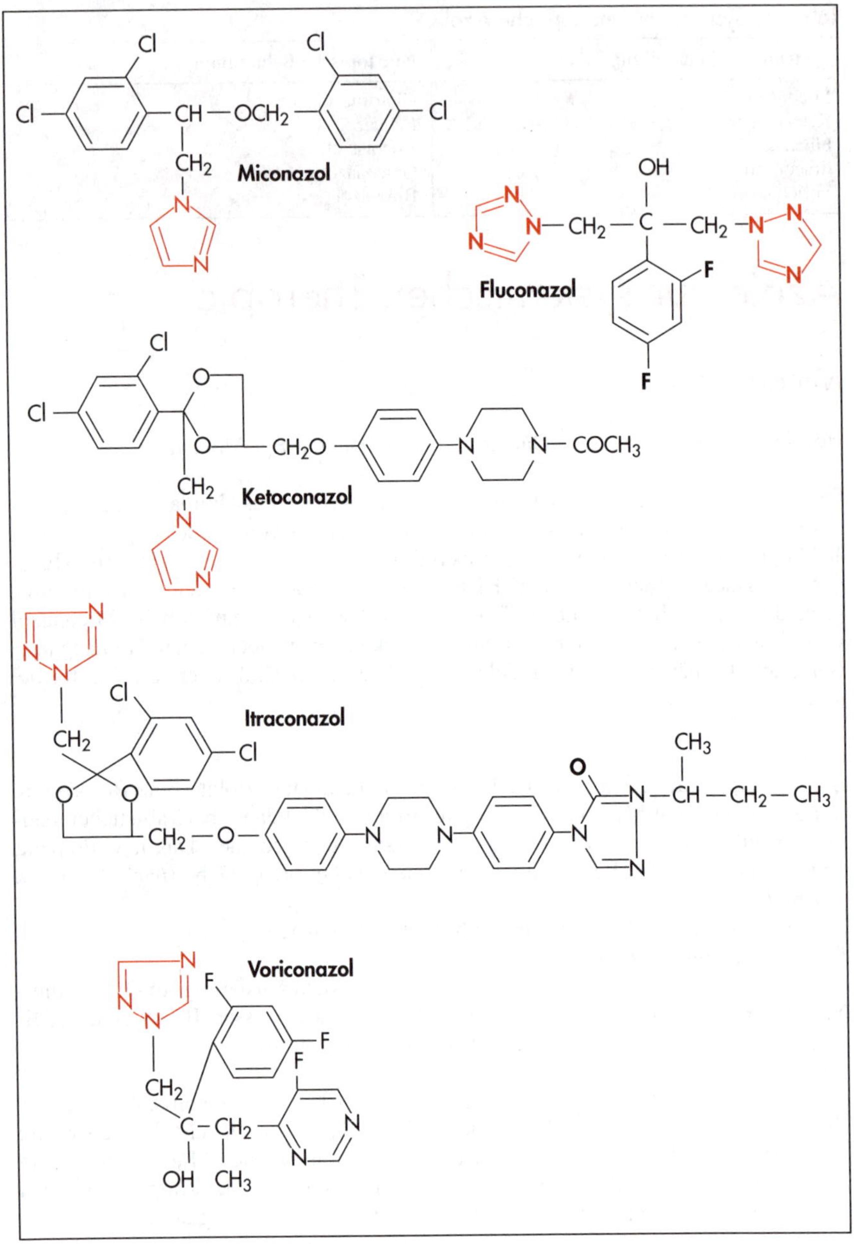

Antimykotika

Abb. 47. Strukturformeln von systemisch anwendbaren Azolen.

ker wirken können (evtl. Dosis reduzieren). Bei systemischer Gabe nicht mit Amphotericin B kombinieren (Antagonismus und Verstärkung von Nebenwirkungen möglich).

Miconazol

Indikationen: Lokalbehandlung von Infektionen durch Dermatophyten und Candida. Systemische Infektionen durch Pseudallescheria boydii.

Kontraindikationen: Für Miconazol i. v.: Schwangerschaft, Stillzeit, Überempfindlichkeit gegen Poly(oxyethylen)-35-Rizinusöl (z. B. Cremophor EL); für Lokalpräparate: Überempfindlichkeit gegen Hydroxybenzoesäureester (z. B. Parabene); für Daktar-Lösung zur Lokalbehandlung: nässende Ekzeme.

Applikation und Dosierung:
Zur **Lokalbehandlung von Hautinfektionen** stehen Puder und Creme zur Verfügung. Bei **Nagelinfektionen** ist eine lang dauernde Therapie mit Okklusivverbänden notwendig. Bei **Vaginal-Soor** ist – trotz schneller Besserung – eine Behandlung über 2 Wochen erforderlich, um Rezidive zu verhindern. Bei Mund-Soor verwendet man Miconazol-Mundgel (im 1. Lebensjahr 4mal ¼ Meßlöffel, ab 2. Lebensjahr 4mal ½ Meßlöffel) nach der Mahlzeit für 1–2 Wochen. Erwachsene können bei Mund-Soor mehrmals tgl. 1 Tablette im Mund zergehen lassen.
Bei **System- und Organmykosen** verabreicht man Erwachsenen einmal tgl. 0,6 g als i. v. Infusion (in 60 min), Kindern 15 mg/kg. Dosissteigerungen bis auf 1,8 g tgl., bei Kindern auf 20–30 mg/kg sind möglich (dann auf 2–3 Einzelgaben verteilen). Zur Vermeidung einer Venenreizung ist ausreichende Verdünnung wichtig, evtl. Infusion durch zentralen Venenkatheter. Therapiedauer mindestens 12 Tage. Keine Dosisreduzierung bei Niereninsuffizienz, aber vorsichtige Dosierung bei eingeschränkter Leberfunktion.
Nebenhöhleninstillationen: 2mal tgl. 20 ml unverdünnte Daktar-Lösung i. v. (200 mg).

Handelsformen: Puder, Creme, Mundgel, Lösung, Vaginalcreme, -Ovula, in der Schweiz Daktar i. v. (Lösung zur Infusion) in Ampullen à 0,2 g, Tabletten à 0,25 g, Mundgel.

Beurteilung: Breitspektrum-Antimykotikum vorwiegend zur lokalen Anwendung. Bei systemischer Anwendung Gefahr von schweren Nebenwirkungen. Heute durch Fluconazol und Itraconazol weitgehend ersetzbar.

Literatur

Dworzack DL, Clark RB, Borkowski WJ, et al. Pseudallescheria boydii brain abscess: association with near-drowning and efficacy of high-dose, prolonged miconazole therapy in patients with multiple abscesses. Medicine 1989; 68: 218–24.

Feinstein V, Bodey GP. Cardiorespiratory toxicity due to miconazole. Ann Intern Med 1980; 93: 432.

Holt RJ, Azmi A. Miconazole-resistant Candida. Lancet 1978; 1: 50.

Horton CM, Freeman CD, Nolan PE, et al. Cyclosporine interactions with miconazole and other azole-antimycotic: a case report and review of the literature. J Heart Lung Transplant 1982; 11: 1127.

O'Reilly RA, Goulart DA, Kunze KL, et al. Mechanisms of the stereoselective interaction between miconazole and racemic warfarin in human subjects. Clin Pharmacol Ther 1992; 51: 656.

Rolan PE, Somogyi AA, Drew MJR, et al. Phenytoin intoxication during treatment with parenteral miconazole. BMJ 1983; 287: 1760.

Walsh TJ, Peter J, McGough DA, et al. Activities of amphotericin B and antifungal azoles alone and in combination against Pseudallescheria boydii. Antimicrob Ag Chemother 1995; 39: 1361–4.

Antimykotika

Ketoconazol

Handelsnamen: Nizoral, Terzolin.

Eigenschaften: Imidazol-Derivat mit ähnlichem Wirkungsspektrum wie Miconazol (gegen Dermatophyten, Candida-Arten und andere pathogene Pilze). Unwirksam gegen Schimmelpilze und Cryptococcus. Bei Candia albicans ist sekundäre Resistenzentwicklung möglich. Schwer wasserlöslich (außer bei pH <3,0), stark lipophil. Strukturformel s. Abb. 47, S. 338.

Pharmakokinetik:
Resorption am besten nüchtern, vermindert bei Anazidität (da sich Ketoconazol nur in saurem Milieu lösen kann).
Nach 0,2 g oral maximaler *Serumspiegel* 1,5–3 mg/l (nach 1–2 h).
Halbwertszeit in den ersten 10 Stunden 2 h, danach 8 h.
Plasmaeiweißbindung 99%.
Urin-Recovery 2–4% (unverändert). Ausscheidung mit der Galle in den Darm zu 20–65%. Starke Metabolisierung. Liquorgängigkeit gering. Keine Resorption nach lokaler Anwendung.

Nebenwirkungen: Häufig sind Juckreiz, Übelkeit, Erbrechen und Bauchschmerzen sowie Urtikaria, seltener Kopfschmerzen, Schwindel, Somnolenz, Photophobie, Fieber mit Schüttelfrost, Diarrhoe. Vorübergehender Anstieg der Leberenzyme und cholestatischer Ikterus möglich, aber auch schwere tödlich endende **Leberschädigung** (Häufigkeit 1:10 000). Daher immer vor Behandlungsbeginn Leberfunktion prüfen und während der Behandlung häufig Leberwerte kontrollieren. Bei stärkerem Anstieg der Transaminasen Ketoconazol sofort absetzen. Höhere Dosen von Ketoconazol können die Kortisol- und die Testosteronbildung hemmen und so eine Oligospermie und eine Gynäkomastie erzeugen. Selten sind eine Anämie, Leukozytopenie und Thrombozytopenie. Bei lokaler Anwendung der Creme können Reizerscheinungen (Brennen, Jucken usw.) auftreten. Das darin enthaltene Sulfit kann schwere allergische Reaktionen und Asthmaanfälle auslösen.

Interaktionen: Antazida, Anticholinergika und H_2-Blocker beeinträchtigen die Resorption von Ketoconazol. Ketoconazol beeinflußt Cytochrom-P-450-abhängige Stoffwechselvorgänge in der Leber, wodurch die Wirkung von Antikoagulanzien, Phenytoin und oralen Antidiabetika verstärkt werden kann. Ketoconazol kann die Blutspiegel von Ciclosporin A und Theophyllin erhöhen. Die gleichzeitige Gabe von Rifampicin oder INH kann die Blutspiegel von Ketoconazol erniedrigen. Alkoholintoleranz möglich (Disulfiram-ähnliche Reaktionen).

Indikationen: Früher leichte bis mittelschwere Erkrankungen an Blastomykose, Histoplasmose und Coccidioidomykose (heute das besser verträgliche Itraconazol bevorzugen, bei lebensbedrohenden Erkrankungen Amphotericin B verwenden). Bei schwerer Trichophytie soll Ketoconazol nur bei Versagen der Lokalbehandlung angewandt werden. Bei Aspergillose unsichere oder fehlende Wirkung. Die Creme oder Waschlösung (Terzolin) wirkt zuverlässig bei der Lokalbehandlung einer schweren Tinea, Mikrosporie oder Pityriasis versicolor sowie der seborrhoischen

Ketoconazol

Dermatitis (s. S. 651). Bei oraler Candidiasis sollten die besser verträglichen Azole (Fluconazol, Itraconazol) bevorzugt werden. Die chronische mukokutane Candidiasis sowie schwere rezidivierende Vaginalmykosen behandelt man heute mit Fluconazol (besser verträglich).

Kontraindikationen (systemische Gabe): Überempfindlichkeit gegen Ketoconazol. Gravidität (im Tierversuch wirkt Ketoconazol teratogen und embryotoxisch). Daher sind während der Behandlung schwangerschaftsverhütende Maßnahmen erforderlich. Da Ketoconazol in die Muttermilch übertritt, ist Stillen nicht erlaubt. Keine Anwendung in den ersten 2 Lebensjahren. Vorsicht bei Patienten mit bereits bestehender Leberschädigung und bei Patienten, die in den letzten 4 Wochen Griseofulvin erhalten haben. Nicht systemisch bei unkomplizierten oberflächlichen Infektionen, die auf die topische Behandlung ansprechen! Kontraindiziert ist die gleichzeitige Einnahme von Terfenadin, Astemizol, Cisaprid, Midazolam (oral) und Triazolam.

Dosierung: Bei topisch nicht behandelbarer Epidermophytie 1mal tgl. 200 mg per os (stets mit der Mahlzeit), bei Kindern 3 mg/kg. Bei schweren Erkrankungen Dosissteigerung auf 1mal tgl. 400 mg (6 mg/kg) möglich. Therapiedauer: bei tiefen Hautmykosen und bei generalisierter Candidiasis 1–2 Monate, bei Coccidioidomykose und Histoplasmose 2–6 Monate. Die Creme (enthält zusätzlich Propylenglykol und Cetylalkohol) soll 1mal tgl. auf die infizierten Hautflächen aufgetragen werden. Behandlungsdauer bei Tinea je nach Lokalisation 2–4 Wochen, bei Tinea pedis bis zu 6 Wochen. Bei Pityriasis (mit Kopfschuppen) und seborrhoischer Dermatitis ist eine Behandlung mit Ketoconazol-Lösung (Terzolin) gut wirksam.

Handelsformen: Tabletten à 0,2 g, Creme, Lösung (zur Lokaltherapie).

Beurteilung: Wegen der Nebenwirkungen und starken metabolischen Interaktionen bei systemischer Gabe sollte Ketoconazol heute durch besser verträgliche Mittel, wie Fluconazol und Itraconazol, ersetzt werden.

Literatur

Baciewicz AM, Baciewicz FA. Ketoconazole and fluconazole drugs interactions. Arch Intern Med 1993; 153: 1970–6.

Grosso DS, Boyden TW, Pamenter RW, et al. Ketoconazole inhibition of testicular secretion of testosterone and displacement of steroid hormones from serum transport proteins. Antimicrob Ag Chemother 1983; 23: 207.

Heiberg JK, Svejgaard E. Toxic hepatitis during ketoconazole treatment. Brit Med J 1981; 283: 825.

Honig PK, Wortham DC, Zamani K, et al. Terfenadine-ketoconazole interaction: Pharmacokinetic and electrocardiographic consequences. JAMA 1993; 269: 1513.

Pershing LK, Corlett J, Jorgensen C. In vivo pharmacokinetics and pharmacodynamics of topical ketoconazole and miconazole in human stratum corneum. Antimicrob Ag Chemother 1994; 38: 90.

Pont A, Williams PL, Azhar S, et al. Ketoconazole blocks testosterone synthesis. Arch Intern Med 1983; 142: 2137.

Pont A, Goldman ES, Sugar AM, et al. Ketoconazole-induced increase in estradiol-testosterone ratio. Probable explanation for gynecomastia. Arch Intern Med 1985; 145: 1429.

Tucker WS, Snell BB, Island DP, Gregg CR. Reversible adrenal insufficiency induced by ketoconazole. J Am Med Assoc 1985; 253: 2413.

White MC, Kendall-Taylor P. Adrenal hypofunction in patients taking ketoconazole. Lancet 1985; 1: 44.

Itraconazol

Handelsnamen: Sempera, Siros.

Eigenschaften: Orales systemisch wirksames Azol-Derivat (Triazol, s. Abb. 47, S. 338), das im Vergleich zu den anderen Azolen (auch Ketoconazol) erheblich stärker gegen Aspergillus (einschließlich Aspergillus fumigatus) wirkt. Als Breitspektrum-Antimykotikum ist es auch gegen Dermatophyten, Candida-Arten, Cryptococcus, Blastomyces, Coccidioides, Sporothrix, Cladosporium und Phialophora wirksam. Die Kombination mit Flucytosin kann in vitro bei Cryptococcus neoformans und Aspergillus fumigatus synergistisch wirken. Bei AIDS-Patienten haben resistente Candida-Stämme erheblich zugenommen. Es gibt eine partielle Kreuzresistenz zwischen Itraconazol und Fluconazol.

Pharmakokinetik:
Resorption während und nach einer Mahlzeit besser als nüchtern.
Bei wiederholter Dosierung von täglich 0,1 oder 0,2 g sind nach 1 Woche gleichbleibende *Serumspiegel* von 0,6 mg/l nachweisbar.
Halbwertszeit 24 h.
Plasmaeiweißbindung 99%. Hohe Gewebespiegel (auch im Gehirn). Keine Penetration in den Liquor und das Augenkammerwasser. Starke Metabolisierung in der Leber (im Harn kein unverändertes Itraconazol nachweisbar). Niereninsuffizienz, Hämodialyse und Peritonealdialyse beeinflussen die Serumspiegel nicht.

Nebenwirkungen: Selten sind Übelkeit, Erbrechen, Leibschmerzen, Hautausschläge, Kopfschmerzen, Schwindel und Herzschmerzen. Bei längerer Behandlung mit hohen Dosen (tgl. 0,6 g) können schwere Hypokaliämie, Bluthochdruck und reversible Nebennierenrinden-Insuffizienz auftreten.

Interaktionen: Bei gleichzeitiger Gabe von Terfenadin sind ernste kardiovaskuläre Störungen (ventrikuläre Tachykardie, evtl. Tod) beschrieben. Keine gleichzeitige Gabe von Cisaprid, Midazolam (oral) und Triazolam! Durch enzyminduzierende Arzneimittel (z. B. Phenytoin und Rifampicin) kann Itraconazol beschleunigt abgebaut werden. Arzneimittel, die durch Enzyme der Cytochrom-3A-Familie metabolisiert werden, können infolge Hemmung durch Itraconazol länger wirken, z. B. Ciclosporin A, Warfarin, Digoxin (evtl. Dosisreduktion erforderlich). Magensaft-reduzierende Medikamente (z. B. Antazida und H_2-Blocker) vermindern die Resorption von Itraconazol und sollten frühestens 2 h nach der Gabe von Itraconazol genommen werden.

Indikationen: Pityriasis versicolor, Dermatomykosen, Pilz-Keratitis (z. B. durch Candida oder Fusarium). Schwere Pilzinfektionen bei AIDS (durch Candida, Histoplasma, Cryptococcus und Aspergillus), auch Sporotrichose, Blastomykose.

Kontraindikationen: Schwangerschaft (wegen Teratogenität in Tierversuchen), Laktationsperiode, schwere Leberfunktionsstörungen. Bei gleichzeitiger Gabe von Ciclosporin A müssen die Serumspiegel von Ciclosporin A kontrolliert werden. Keine gleichzeitige Gabe von Terfenadin, Astemizol, Cisaprid, Midazolam oder Triazolam.

Fluconazol

Dosierung: 1mal täglich 0,2 g für 1 Woche (Pityriasis) oder 3 Wochen (Pilz-Keratitis) und 1mal täglich 0,1 g für 2–4 Wochen (Dermatomykosen). Bei leichterer Aspergillose 1mal tgl. 0,2 g, bei invasivem oder disseminiertem Verlauf 2mal tgl. 0,2 g (für 2–5 Monate). Bei Patienten, die länger als 1 Monat mit Itraconazol behandelt werden, regelmäßig Leberenzymwerte kontrollieren. Keine Dosisbeschränkung bei Niereninsuffizienz.

Handelsformen: Kapseln à 0,1 g, Lösung (10 mg/ml) zur oralen Anwendung.

Beurteilung: Orales Breitspektrum-Antimykotikum mit systemischer Wirkung, besonders bei Aspergillose und Histoplasmose.

Literatur

Crane JK, Shih H. Syncope and cardiac arrhythmia due to an interaction between itraconazole and terfenadine. Am J Med 1993; 95: 445–6.

Denning DW, et al. Itraconazole therapy for cryptococcal meningitis and cryptococcosis. Arch Intern Med 1989; 149: 2301.

Jennings TS, Hardin TC. Treatment of aspergillosis with itraconazole. Ann Pharmacother 1993; 27: 1206–11.

Van't Wout JW, Novakova I, Verhagen CAH, et al. The efficacy of itraconazole against systemic fungal infections in neutropenic patients: A randomised comparative study with amphotericin B. J Infect 1991; 22: 45–52.

Van't Wout JW, Raven EJ, van der Meer JW. Treatment of invasive aspergillosis with itraconazole in a patient with chronic granulomatous disease. J Infect 1990; 20: 147–50.

Fluconazol

Handelsnamen: Diflucan, Fungata.

Eigenschaften: Systemisch wirksames Azol-Derivat (Triazol) mit guter Aktivität gegen Candida-Arten und Cryptococcus neoformans. Gut wasserlöslich. Strukturformel: Abb. 47, S. 338.

Wirkungsspektrum: In vitro wirksam gegen Candida-Arten (jedoch nicht gegen Candida krusei) und Cryptococcus neoformans. Resistent sind Aspergillus-Arten, Mucor-Arten und Dermatophyten. Primäre Resistenz von Candida albicans, C. tropicalis, C. glabrata und Cryptococcus neoformans ist selten. Sekundäre Resistenzentwicklung von Candida (in 5–10%) und bei Cryptococcus bei längerer Anwendung möglich (besonders bei AIDS). Es gibt eine partielle Kreuzresistenz zwischen Fluconazol und Itraconazol.

Pharmakokinetik:
Relativ gute Resorption nach oraler Gabe.
Mittlerer maximaler *Serumspiegel* nach 2,5–3,0 mg/kg oral 1,3 mg/l, nach i. v. Infusion von 0,05 oder 0,1 g (in 30 min) 0,9 mg/l bzw. 2,1 mg/l (15 min nach Infusionsende).
Halbwertszeit 25 h.
Plasmaeiweißbindung 12%.
Gute *Gewebegängigkeit* (auch in die Haut). Relativ hohe Konzentrationen in Urin,

Antimykotika

Speichel, Sputum, Augenkammerwasser und Liquor (Liquorkonzentrationen fast so hoch wie im Serum).
Urin-Recovery: 60–75% (unverändert) nach oraler Gabe und 80% nach i. v. Gabe. Teilweise dialysierbar.

Nebenwirkungen: Im allgemeinen gut verträglich. Gastrointestinale Störungen (Übelkeit, Bauchschmerzen, Durchfall) sind häufiger als Hautausschläge und ZNS-Störungen (Kopfschmerzen, Schwindel, Krämpfe, Somnolenz) sowie periphere Nervenstörungen. Selten sind Leberfunktionsstörungen, die bei AIDS- und Tumorpatienten zum Leberversagen führen können.

Interaktionen: Wirkungsverstärkung von Cumarin-Derivaten, Theophyllin, Phenytoin und oralen Antidiabetika vom Sulfonylharnstoff-Typ. Bei gleichzeitiger Gabe von Rifampicin können die Fluconazol-Spiegel erniedrigt sein.

Indikationen: Systemische Infektionen durch Candida albicans, Meningitis oder Organinfektionen durch Cryptococcus neoformans, schwere mukokutane Candida-Infektionen (Stomatitis, Ösophagitis), besonders bei AIDS und anderen Immundefekten. Geeignet zur Candida-Prophylaxe bei immunsupprimierten Patienten. Eine Prophylaxe und Langzeitsuppression von Cryptococcus-Infektionen bei AIDS durch Fluconazol ist möglich.

Kontraindikationen: Schwangerschaft, Laktationsperiode, Kinder unter 1 Jahr, schwere Leberfunktionsstörung.

Anwendung und Dosierung: Bei systemischen Candida-Infektionen und Cryptococcus-Meningitis 0,2 g einmal täglich als i. v. Infusion (30 min) oder oral. Am ersten Behandlungstag kann einmalig 0,4 g gegeben werden. Auch höhere Dosen sind vertragen worden. Bei Kindern über 1 Jahr werden 3–6 mg/kg/Tag empfohlen. Bei Schleimhautinfektionen (auch der Harnwege) und zur Prophylaxe sind 0,05 g oral (einmal täglich) ausreichend. Regelmäßige Überwachung der Leberfunktion erforderlich. – Bei vaginaler Candida-Infektion ist eine systemische Einmaltherapie möglich mit 0,15 g oral als Tablette.
Reduzierte Dosierung bei **Niereninsuffizienz:** bei Kreatinin-Clearance von 21–40 ml/min normale Einzeldosis alle 48 h geben, bei Kreatinin-Clearance von 10–20 ml/min alle 72 h. Bei Dialysepatienten gibt man 1 Dosis nach jeder Dialyse.

Behandlungsdauer: Bei systemischen Infektionen und Meningitis bis zu 3 Monaten, bei schweren Schleimhautinfektionen bis zu 2 Wochen. Cryptococcus-Infektionen bei AIDS erfordern eine jahrelange Suppressionstherapie in hoher Dosierung (bis 400 mg täglich).

Handelsformen: Kapseln à 0,05 g, 0,1 g, 0,15 g und 0,2 g, Suspension für orale Anwendung (0,5% und 1%), Infusionsflaschen à 0,1 g, 0,2 g und 0,4 g.

Beurteilung: Wirksam bei systemischen Candida- und Cryptococcus-Infektionen. Intravenös und oral anwendbar. Relativ schwache Aktivität, aber gute Verträglichkeit.

Literatur

Baily GG, Perry FM, Denning DW, et al. Fluconazole-resistant candidosis in an HIV cohort. AIDS 1994; 8: 787.

Brammer KW, Coates PE. Pharmacokinetics of fluconazole in pediatric patients. Eur J Microbiol Infect Dis 1994; 13: 325–9.

Byers M, Chapman S, Feldman S, et al. Fluconazole pharmacokinetics in the cerebrospinal fluid of a child with Candida tropicalis meningitis. Pediatr Infect Dis J 1992; 11: 895.

Debruyne D, Ryckelynck JP. Clinical pharmacokinetics of fluconazole. Clin Pharmacokinet 1993; 24: 10–27.

Gagliani JN, Catanzaro A, Cloud GA, et al. Fluconazole therapy for coccidioidal meningitis. The NIAID Mycosis Study Group. Ann Intern Med 1993; 119: 28–35.

Hoppe JE, Klingebiel T, Niethammer D. Selection of Candida glabrata in pediatric bone marrow transplant recipients receiving fluconazole. Pediatr Hematol Oncol 1994; 11: 207.

Larsen RA, Leal MA, Chan LS. Fluconazole compared with amphotericin B plus flucytosine for cryptococcal meningitis in AIDS. A randomized trial. Ann Intern Med 1990; 113: 183–7.

Martin E, Maier F, Bhakdi S. Antagonistic effects of fluconazole and 5-fluorocytosine on candidacidal action of amphotericin B in human serum. Antimicrob Ag Chemother 1994; 38: 1331.

Pappas PG, Kauffman CA, Perfect J, et al. Alopecia associated with fluconazole therapy. Ann Intern Med 1995; 123: 354.

Paugam A, Dupouy-Camet J, Blanche P, et al. Increased fluconazole resistance of Cryptococcus neoformans isolated from a patient with AIDS and recurrent meningitis. Clin Infect Dis 1994; 19: 975.

Rex JH, Rinaldi MG, Pfaller MA. Resistance of Candida species to fluconazole. Antimicrob Ag Chemother 1995; 39: 1–8.

Saxén H, Hoppu K, Pohjavuori M. Pharmacokinetics of fluconazole in very low birth weight infants during the first two weeks of life. Clin Pharmacol Ther 1993; 54: 269–77.

Sobel JD, Brooker D, Stein GE, et al. Single dose fluconazole compared with conventional clotrimazole topical therapy of Candida vaginitis. Fluconazole Vaginitis Study Group. Amer J Obstet Gynecol 1995; 172: 1263.

Voss A, Meis JFGM, Hoogkamp-Korstanje JAA. Fluconazole in the management of fungal urinary tract infections. Infection 1994; 22: 247–51.

Wiest DB, Fowler SL, Garner SS, et al. Fluconazole in neonatal disseminated candidiasis. Arch Dis Child 1991; 66: 1002.

Voriconazol

Handelsname: N. N. (Pfizer).

Eigenschaften: Neues systemisch wirksames Triazolderivat (UK 109.496), das in niedrigen Konzentrationen die Sterolsynthese von Pilzen vollständig hemmt. Es wirkt gegen Candia albicans in vitro erheblich stärker als Fluconazol und ist auch gegen Fluconazol-resistente Candida-albicans-Stämme wirksam, außerdem gegen C. krusei, C. tropicalis, C. parapsilosis, C. glabrata sowie gegen Cryptococcus neoformans, Pseudallescheria boydii und Blastomyces dermatitidis. Die Aktivität von Voriconazol gegen Aspergillus-Arten (auch A. fumigatus) ist stärker als die von Amphotericin B und gleich stark wie die von Itraconazol. Amphotericin-B- und Itraconazol-resistente Aspergillus-fumigatus-Stämme können gegen Voriconazol empfindlich sein. Kombinationen von Voriconazol mit Flucytosin, Amphotericin B oder Itraconazol zeigen bei Aspergillus-Arten in vitro Indifferenz oder Antagonismus. Gegen Sporothrix schenkii wirkt Voriconazol schwächer als Itraconazol. Fusarium- und Mucor-Arten sind gegen Voriconazol meist resistent.

Antimykotika

Pharmakokinetik: Nach oraler Gabe fast vollständige Resorption.
Serumspiegel nach oraler Gabe von 0,2 g und nach i. v. Infusion von 3 mg/kg (in 60 min) ungefähr gleich (zwischen 3 und 4 mg/l).
Halbwertszeit 6 h.
Plasmaeiweißbindung 60%.
Liquorspiegel etwa 50% der Serumspiegel. Starke Metabolisierung in der Leber (ca. 95%).
Urin-Recovery 1% (unverändert).

Nebenwirkungen: Nicht selten Leberfunktionsstörungen (hepatische Cholestase) mit Vermehrung der Leberenzyme im Serum und vorübergehende Sehstörungen (abnormes Helligkeitssehen, verschwommenes Sehen), selten Hautausschläge.

Interaktionen: Gleichzeitige Gabe von Rifampicin senkt die Voriconazol-Spiegel unter die Nachweisbarkeitsgrenze. Gleichzeitige Gabe von Rifabutin reduziert die Voriconazol-Spiegel um 10%. Da Voriconazol das Cytochrom-P450-System der Leber in starkem Maße induziert, sind Interaktionen mit zahlreichen Medikamenten möglich, die stark metabolisiert werden.

Indikationen: Vor allem Aspergillus-Infektionen bei immunsupprimierten Patienten (auch bei Versagen von Amphotericin B), Cryptococcus-neoformans-Meningitis (Nachbehandlung) und Organinfektionen durch Fluconazol-resistente Candida-Stämme und -Arten (z. B. Candida krusei).

Kontraindikationen: Schwangerschaft, Laktationsperiode, schwere Leberfunktionsstörungen. Keine gleichzeitige Gabe von Rifampicin.

Dosierung: Oral 0,2 g 1–2mal tgl. für längere Zeit (mehrere Wochen).

Handelsformen: Tabletten à 0,2 g, Ampullen zur i.v. Infusion (10 mg/ml).

Beurteilung: Systemisch wirksames Breitspektrum-Antimykotikum besonders für Aspergillus-, Cryptococcus- und Candida-Infektionen. Die klinischen Erfahrungen sind noch gering.

Literatur

Barry AL, Brown SD. In vitro studies of two triazole antifungal agents (UK-109.496 and fluconazole) against Candida species. Antimicrob Ag Chemother 1996; 40: 1948–9.

George D, Miniter P, Andriole VT. Efficacy of UK-109.496, a new azole antifungal agent, in an experimental model of invasive aspergillosis. Antimicrob Ag Chemother 1996; 40: 86.

Marco F, et al. In vitro activities of voriconazole (UK-109,496) and four other antifungal agents against 394 clinical isolates of Candida ssp. Antimicrob Ag Chemother 1998; 42: 161–3.

Ruhnke M, Schmidt-Westhausen A, Trautmann M. In vitro activities of voriconazole (UK-109.496) against fluconazole-susceptible and -resistant Candida albicans isolates from oral cavities of patients with human immunodeficiency virus infection. Antimicrob Ag Chemother 1997; 41: 575–7.

Sanati H, Belanger P, et al. A new triazole, voriconazole (UK-109.496), blocks sterol biosynthesis in Candida albicans and Candida krusei. Antimicrob Ag Chemother 1997; 41: 2492–6.

Schwartz S, Milatovic D, Thiel E. Successful treatment of cerebral aspergillosis with a novel triazole (voriconazole) in a patient, with acute leukaemia. Brit J Haematol 1997; 97: 663–5.

Wildfeuer A, Seidl H-P, et al. In vitro activity of voriconazole against yeasts, moulds and dermatophytes in comparison with fluconazole, amphotericin B and griseofulvin. Arzneim-Forsch/Drug Res 1997; 47: 1257–63.

Neue Triazole

Systemisch anwendbare Triazole mit einem erweiterten Spektrum sind in Entwicklung, die auch bei Fluconazol- und Itraconazol-resistenten Pilzarten wirken können. Zu diesen neuen Triazolen gehört **D 0870** der Firma Zeneca, das gegen Fluconazol-resistente Candida-Arten, außerdem gegen Histoplasma capsulatum, Coccidioides immitis und Blastomyces dermatitidis wirksam ist. **SCH 56 592** (Schering Plough) hat ebenfalls ein breites Wirkungsspektrum, das auch Fusarien, Pseudallescheria boydii, Aspergillen und Fluconazol-resistente Hefe-Arten einschließt.

Azole für topische Anwendung

Es gibt eine Vielzahl von sehr ähnlichen Azolen zur topischen Therapie oberflächlicher Pilzinfektionen der Haut und der Vagina. Die zuerst eingeführten Derivate Clotrimazol und Miconazol sind weiterhin wertvolle Lokaltherapeutika. Die neueren Derivate unterscheiden sich teilweise im Wirkungsspektrum und in der Verträglichkeit. So mußte z. B. das topische Azol-Derivat Terconazol wegen unerwünschter systemischer Nebenwirkungen (Fieber, Kreislaufreaktionen) zurückgezogen werden.

Clotrimazol

Handelsnamen: Canesten u. v. a.

Eigenschaften: Pioniersubstanz der Imidazol-Derivate (Abb. 48), schwach basisch, wasserunlöslich, aber gut löslich in Lipoidlösungsmitteln.

Wirkungsspektrum: Fungistatische Wirkung auf Dermatophyten (Trichophyton- und Microsporon-Arten, Epidermophyton floccosum), Sproßpilze (Candida), Chromomyzeten (Hormodendrum- und Phialophora-Arten) sowie bestimmte Erreger von generalisierten Pilzinfektionen. Unwirksam auf die meisten Bakterien und alle Viren.

Resistenz: Primär resistente Stämme von Candida albicans und Trichophyton sind selten. Sekundäre Resistenzentwicklung bisher nicht beobachtet.

Nebenwirkungen: Selten sind Hautreizung (Rötung, Schwellung, Brennen, Jucken) oder Hautreaktionen auf Zusatzstoffe (z. B. Propylen- oder Polyäthylenglykol, Isopropanol oder Cetylstearylalkohol). Bei Gebrauch von Vaginalpräparaten kann eine kleine Menge (<10%) resorbiert werden, und es sind ebenfalls Reizsymptome möglich.

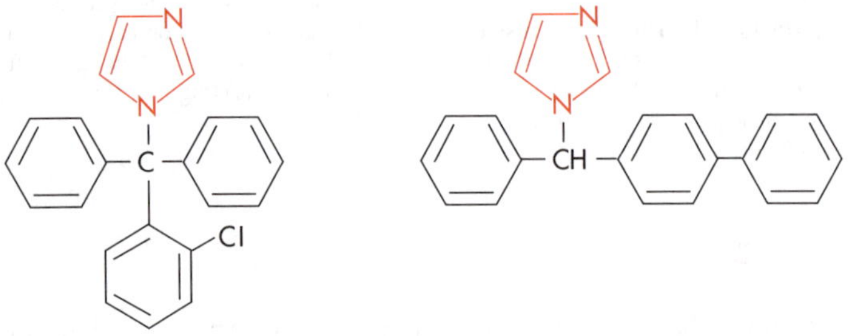

Antimykotika

Abb. 48. Strukturformeln von Clotrimazol und Bifonazol.

Indikationen: Geeignet zur Lokalbehandlung (mit 1%iger Lösung oder Creme oder mit Spray) von Dermatomykosen durch Candida-, Trichophyton-, Microsporon-Arten, Epidermophyton floccosum und Malassezia furfur (Pityriasis versicolor) sowie von Erythrasma. Lokale Anwendung bei Candida-Kolpitis in Form von Vaginaltabletten und Vaginalcreme möglich. Vorsicht bei vaginaler Anwendung im 1. Trimenon der Schwangerschaft (Verdacht auf erhöhtes Abortrisiko).

Dosierung und Behandlungsdauer: Hautcreme oder -salbe 2–3mal tgl. auf die erkrankte Stelle dünn auftragen und einreiben. Spray 2mal tgl. dünn aufsprühen. Vaginaltabletten à 0,1 g tgl. 1–2mal abends (für 7 Tage), à 0,2 g tgl. 1mal abends (für 3 Tage), à 0,5 g (nur 1 Dosis einmal) einführen. Bei Candida- und Trichophyton-Infektionen der Haut 4–6 Wochen behandeln, bei Erythrasma und Pityriasis versicolor etwa 3 Wochen, bei Onychomykose nicht unter 4 Monaten.

Handelsformen: Lösung, Creme, Salbe, Spray, Puder, Vaginaltabletten, Vaginalzäpfchen und Vaginalcreme. In den USA auch als Lutschtabletten im Handel.

Beurteilung: Gut wirksames Lokal-Antimykotikum mit breitem Spektrum und guter lokaler Verträglichkeit.

Literatur

Boag FC, Houang ET, Westrom R, et al. Comparison of vaginal flora after treatment with a clotrimazole 500 mg vaginal pessary or a fluconazole 150 mg capsule for vaginal candidosis. Genitourin Med 1991; 67: 232.

Powderly WG, Finkelstein DM, Feinberg J, et al. A randomized trial comparing fluconazole with clotrimazole troches for the prevention of fungal infections in patients with advanced human immunodeficiency virus infection. N Engl J Med 1995; 332: 700.

Bifonazol

Handelsname: Mycospor u. a.

Eigenschaften: Topisches Breitspektrum-Antimykotikum (Azol, Abb. 48) mit Wirkung gegen Dermatophyten, Candida-, Aspergillus-Arten, Malassezia furfur (Pityriasis versicolor) und gegen Corynebacterium minutissimum (Erythrasma). Ein Vorteil ist die besonders lange Persistenz des Wirkstoffes auf der Haut, die eine einmal tägliche Anwendung ermöglicht.

Anwendung: Als Creme (enthält Cetylstearylalkohol), Puder, Lösung oder Spray zur Lokalbehandlung von Pilzinfektionen der Haut.

Dauer der Behandlung: 2–4 Wochen. Als seltene **Nebenwirkung** können Hautrötung, -brennen und Juckreiz auftreten.

Handelsformen: Creme, Gel, Lösung, Puder, Spray.

Beurteilung: Stark wirksames Antimykotikum mit breitem Spektrum und guter Verträglichkeit.

Literatur

Segal R, David M, Ingber A, et al. Treatment with bifonazole shampoo for seborrhea and seborrheic dermatitis: a randomized, double-blind study. Acta Dermato-Venereologica 1992; 72: 454.

Econazol

Handelsnamen: Epi-Pevaryl, Gyno-Pevaryl.

Eigenschaften: Imidazol-Derivat, dem Miconazol chemisch nahe verwandt (1 Chlor-Atom fehlt).
Econazol ist in vitro auf Pilze etwas stärker wirksam als Miconazol. Gut geeignet zur Lokalbehandlung von Hautmykosen und Vaginalsoor.

Applikation: Lokal als Puder, Creme, Lotio, Lösung, Ovula, Spray. Als Nebenwirkung können Rötung, Brennen oder Jucken auftreten.

Isoconazol

Handelsname: Travogen.

Eigenschaften: Lokales Azol mit Wirkung gegen Candida, Dermatophyten und Schimmelpilze. Anwendung bei oberflächlichen Mykosen der Haut (auch bei

Antimykotika

Erythrasma und Pityriasis versicolor) als 1%ige Creme oder Spray. Überempfindlichkeit gegen Cetylstearylalkohol (in der Creme) oder Propylenglykol (im Spray) möglich. Kontakt mit den Augen vermeiden.
Keine großflächige oder langfristige Anwendung.
Als **Nebenwirkung** können Reizerscheinungen der Haut und Schleimhaut auftreten.

Oxiconazol

Handelsnamen: Myfungar, Oceral.

Eigenschaften: Azol zur lokalen Anwendung mit breitem Wirkungsspektrum gegen Trichophyton-, Epidermophyton- und Mikrosporum-Arten, Candida-Arten, Malassezia furfur (Erreger der Pityriasis versicolor) und Schimmelpilze. Oxiconazol wirkt auch auf grampositive Bakterien (Staphylokokken und Streptokokken). Von der Haut wird Oxiconazol kaum resorbiert. Als Nebenwirkung kann an der behandelten Haut Brennen und Juckreiz, bei längerer Anwendung Austrocknung auftreten.

Anwendung: Die Creme, der Puder oder die Lösung (zum Auftragen oder Aufsprühen) soll für mindestens 3 Wochen auf die erkrankten Hautstellen gebracht werden. Um Rückfälle zu verhüten, wird empfohlen, die örtliche Behandlung nach vollständiger Abheilung der Hauterscheinungen noch 1–2 Wochen fortzusetzen.
Es gibt auch Vaginaltabletten zur Therapie einer Candida-Vaginitis (nicht während der Menstruation verwenden). Beim Sexualpartner können während der Behandlung Reizungen am Penis oder in der Harnröhre auftreten.

Fenticonazol

Handelsnamen: Fenizolan, Lomexin.

Eigenschaften: Imidazol-Derivat zur topischen Anwendung. Wirksam gegen Dermatophyten, Candida-Arten und Schimmelpilze, auch gegen Staphylokokken und Streptokokken, aber nicht gegen Aspergillus-Arten. Gegen Candida in vitro schwächer wirksam als Clotrimazol. Resorption von der Haut <0,5%, nach intravaginaler Applikation 1–3%. Als Nebenwirkungen bei topischer Anwendung kommen gelegentlich Brennen und Juckreiz sowie Überempfindlichkeitsreaktionen vor (Creme, Spray und Lösung enthalten Propylenglykol).

Indikationen: Topische Anwendung auf der Haut (als Creme, Pumpspray, Lösung) bei Dermatomykosen (Tinea capitis, corporis usw.), Haut-Candidiasis, Balanitis und Balanoposthitis durch Candida, Pityriasis versicolor, Erythrasma (1mal tgl. auf die erkrankten Hautstellen auftragen). Kontakt mit den Augen vermeiden. Vaginalovula (gegen vulvovaginale Candidiasis) nur 1mal anwenden (während und bis 2 Tage nach der Behandlung sollte kein ungeschützter Geschlechtsverkehr stattfinden). In der Schwangerschaft kontraindiziert.

Flucytosin

Handelsname: Ancotil.

Eigenschaften: Flucytosin (5-Fluorocytosin) gehört zu den fluorierten Pyrimidinen und wirkt bei empfindlichen Pilzen als Antimetabolit des Cytosins. Die fungistatische Wirkung beruht auf der Umwandlung in das Zytostatikum 5-Fluorouracil in der Pilzzelle. Beim Menschen findet keine stärkere Metabolisierung von Flucytosin statt. Im Urin wird Fluorouracil nur in geringer Menge ausgeschieden. Strukturformel: Abb. 49.

Wirkungsspektrum: Gute bis sehr gute Wirksamkeit auf Candida albicans und die meisten anderen Candida-Arten, auf Cryptococcus neoformans, Geotrichum candidum, einen Teil der Aspergillus-Arten (besonders Aspergillus fumigatus) und die Erreger der Chromoblastomykose (Phialophora, Cladosporium). Synergistische Wirkung mit Amphotericin B auf Candida, Cryptococcus und Aspergillus. Resistent sind Histoplasma capsulatum, Blastomyces dermatitidis, Coccidioides immitis, Sporotrichon, Epidermophyton, Mucor u. a. Unwirksam auf Bakterien.

Resistenz: Primär resistente Candida-, Cryptococcus- und Aspergillus-Stämme kommen vor (bei Candida in 10–50%, bei Cryptococcus neoformans in 2–20%). Empfindlichkeitsprüfung vor Therapiebeginn ratsam. Nicht selten sekundäre Resistenzentwicklung unter der Behandlung (Rezidivgefahr), besonders bei Infektionen durch Candida-Arten und Cryptococcus neoformans. Keine Kreuzresistenz mit anderen Antimykotika.

Pharmakokinetik: Bei i. v. Gabe von 1,5–2 g maximale *Serumkonzentrationen* von 30–50 mg/l.
Halbwertszeit 3–4 h.
Geringe *Plasmaeiweißbindung*.
Gute *Penetration* in Liquor, Augenkammerwasser und Peritonealexsudat.
Urin-Recovery 90% (in unveränderter Form). Bei Niereninsuffizienz erhebliche Kumulation.

Nebenwirkungen: Im allgemeinen relativ gute Verträglichkeit trotz hoher Dosierung. In ungefähr 10%, bei AIDS-Patienten in 30–50% reversible Blutschäden (Leukozytopenie, Thrombozytopenie und/oder Anämie) sowie vorübergehender

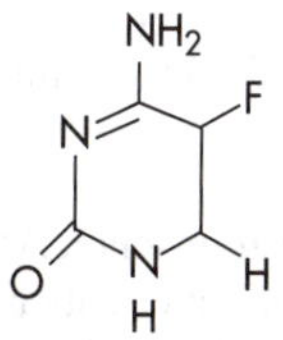

Abb. 49. Strukturformel von Flucytosin.

Antimykotika

Anstieg der Leberenzyme im Serum, selten gastrointestinale Störungen, Halluzinationen, Schwindel, Kopfschmerzen, Müdigkeit. Es sind Todesfälle durch Agranulozytose und Lebernekrosen beschrieben.

Interaktionen: Durch gleichzeitige Gabe des Zytostatikums Cytosin-Arabinosid wird die antimykotische Wirkung von Flucytosin aufgehoben. Die gleichzeitige Gabe nephrotoxischer Substanzen kann die Halbwertszeit von Flucytosin verlängern, die gleichzeitige Gabe von Zytostatika die Leukopenie und Thrombozytopenie verstärken.

Indikationen: Generalisierte Infektionen und schwere Organmykosen durch Cryptococcus neoformans, Candida albicans, Torulopsis glabrata u. a., auch Chromoblastomykose. Pilzinfektionen bei myeloischer Insuffizienz (Leukämie usw.) müssen manchmal auch ohne vorherige Testung behandelt werden. Die Kombinationsbehandlung mit Amphotericin B verhindert bei Kryptokokkose und Candidiasis die sekundäre Resistenzentwicklung, ermöglicht eine niedrigere Dosierung von Amphotericin B und führt zu den relativ besten klinischen Resultaten. Sie ist auch bei schwerer Aspergillose sinnvoll, wenn die Erreger gegen Flucytosin sensibel sind. Eine Monotherapie mit Flucytosin ist nur bei Chromoblastomykose berechtigt.

Kontraindikationen: Gravidität. Vorsicht bei Niereninsuffizienz (erhöhte Gefahr einer Hämatotoxizität), bei Leberschädigung sowie bei schon vorher bestehender Knochenmarkdepression (durch Tumorleiden).

Applikation und Dosierung: Durch i. v. Infusion erhalten Erwachsene und Kinder tgl. 0,15 g/kg Körpergewicht in 4 Einzelgaben. Die Einlaufzeit beträgt für 250 ml 20–40 min. Der Infusionslösung dürfen keine anderen Medikamente beigemischt werden. Behandlungsdauer 3–4 Wochen, bei Chromoblastomykose 2–4 Monate. Regelmäßige Blutbildkontrollen und Überwachung der Leber- und Nierenfunktion sind erforderlich.
Bei eingeschränkter Nierenfunktion Dosisreduzierung: Einzeldosis von 50 mg/kg alle 12 h (Kreatinin-Clearance 40–20 ml/min) und alle 24 h (Kreatinin-Clearance 20–10 ml/min). Bei stärkerer Einschränkung der Nierenfunktion richtet sich das Dosierungsintervall nach wiederholten Serumspiegelbestimmungen (gewünschter Bereich 25–40 mg/l). Die Konzentrationen sollen 100 mg/l nicht überschreiten. Flucytosin ist gut dialysabel. Bei Candida-Peritonitis (die sich manchmal bei wiederholten Peritonealdialysen entwickelt) kann eine Peritonealspülung mit Flucytosin (50 mg/l) durchgeführt werden.
Bei Kombination mit Amphotericin B gibt man 150 mg Flucytosin/kg/24 h am 1. Tag mit 0,05 mg Amphotericin B/kg/24 h, am 2. Tag mit 0,10 mg/kg/24 h und ab 3. Tag mit 0,3 mg/kg/24 h.

Handelsformen: Infusionsflasche (2,5 g in 250 ml); in den USA nur Kapseln à 0,25 g und 0,5 g erhältlich.

Beurteilung: Antimykotikum zur systemischen Anwendung bei generalisierten Pilzinfektionen mit relativ guter Verträglichkeit, aber Gefahr von sekundärer Resistenzentwicklung. Daher nur in Kombination mit Amphotericin B anwenden.

Literatur

Francis P, Walsh TJ. Evolving role of flucytosine in immunocompromised patients: new insights into safety, pharmacokinetics, and antifungal therapy. Clin Infect Dis 1992; 15: 1003–18.

Smego RA, Perfect JR, Durack DT. Combined therapy with amphotericin B and flucytosine for Candida meningitis. Rev Infect Dis 1984; 6: 791.

Terbinafin

Handelsname: Lamisil.

Eigenschaften: Orales systemisch wirkendes Antimykotikum aus der Gruppe der Allylamine. Gute klinische Wirksamkeit bei Dermatomykosen, die durch Dermatophyten verursacht sind (Trichophyton, M. canis, E. floccosum). Bei Candidiasis der Haut und Pityriasis versicolor unwirksam. Schnelle und vollständige *Resorption* mit starker Anreicherung in der Kutis, in Nägeln und im Fettgewebe. *Halbwertszeit* 22 h. Starke Metabolisierung, aber kaum metabolische Interaktionen.

Nebenwirkungen: Im allgemeinen gut verträglich. Selten sind Allergien, intestinale Beschwerden, Leberfunktionsstörungen, Neutropenie, Panzytopenie, Kopfschmerzen, Geschmacksstörungen. Die Sicherheit bei Schwangeren ist noch nicht erwiesen.

Indikationen: Terbinafin eignet sich besonders für die systemische Therapie schwerer therapieresistenter Infektionen der Füße und des Kopfes durch Dermatophyten und ist auch wirksam bei Tinea corporis und Tinea cruris. Es ist eine Alternative zum schlecht verträglichen Griseofulvin, das auch eine höhere Rezidivrate hat.

Kontraindikationen: Schwangerschaft, Kinder unter 2 Jahren.

Dosierung: Bei Erwachsenen 1mal täglich 250 mg oral. Therapiedauer 4–6 Wochen. Bei vorbestehender Leberfunktionsstörung oder eingeschränkter Nierenfunktion (Kreatinin-Clearance <50 ml/min) Dosishalbierung. In der Schweiz auch für Kinder über 4 Jahre zugelassen (Dosierung: bei Gewicht 20–40 kg 1mal tgl. 125 mg, >40 kg 1mal tgl. 250 mg). Es gibt auch eine Creme zur Lokaltherapie von Pilzinfektionen der Haut.

Handelsformen: Tabletten à 0,25 g, Creme.

Beurteilung: Gut wirksames und im Vergleich zu Griseofulvin besser verträgliches Antimykotikum zur systemischen Therapie von schweren Dermatophytien.

Literatur

Beutler M, Hartmann K, Kuhn M, et al. Taste disorders and terbinafine. Brit Med J 1993; 307: 26.

Bräutigam M, Nolting S, Schopf RE, et al. Randomised double blind comparison of terbinafine and itraconazole for treatment of toenail infection. Seventh Lamisil German Onychomycosis Study Group. Brit Med J 1995; 311: 919.

Carstens J, Wendelboe P, Sogaard H, et al. Toxic epidermal necrolysis and erythema multiforme following therapy with terbinafine. Acta Derm-Venerol 1994; 74: 391.

Elewski BE, Bergstresser PR, Hanifin J, et al. Long-term outcome of patients with interdigital tinea pedis treated with terbinafine or clotrimazole. J Am Acad Dermatol 1995; 32: 290.

Faergemann J, Zehender H, Denouel J. Levels of terbinafine in plasma, stratum corneum, dermis-epidermis (without stratum corneum), sebum, hair and nails during and after 250 mg terbinafine orally once per day for four weeks. Acta Derm Venereol Stockh 1993; 73: 305.

Faergemann J, Anderson C. Hersle K, et al. Double-blind, parallel-group comparison of terbinafine and griseofulvin in the treatment of toenail onychomycosis. J Amer Acad Dermatol 1995; 32: 750.

Hay RJ, McGregor JM, Wuite J, et al. A comparison of 2 weeks of terbinafine 250 mg/day with 4 weeks of itraconazole 100 mg/day in plantar-type tinea pedis. Brit J Dermatol 1995; 132: 604.

Hofmann H, Bräutigam M, Weidinger G, et al. Treatment of toenail onychomycosis. A randomized, double-blind study with terbinafine and griseofulvin. LAGOS II Study Group. Arch Dermatol 1995; 131: 919.

Humbert H, Cabiac MD, Denouel J, et al. Pharmacokinetics of terbinafine and of its five main metabolites in plasma and urine, following a single oral dose in healthy subjects. Biopharm Drug Dispo 1995; 16: 685.

Juhlin L. Loss of taste and terbinafine. Lancet 1992; 339: 1483.

De Keyser P, De Backer M, Massart DL, et al. Two-week oral treatment of tinea pedis, comparing terbinafine (250 mg/day) with itraconazole (100 mg/day): a double-blind, multicentre study. Brit J Dermatol 1994; 130 (Suppl 43): 22.

Kovacs MJ, Alshammari S, Guenther L, et al. Neutropenia and pancytopenia associated with oral terbinafine. J Amer Acad Dermatol 1984; 31: 806.

Lowe G, Green C, Jennings P. Hepatitis associated with terbinafine treatment. Brit Med J 1993; 306: 248.

Nejjam F, Zagula M, Cabiac MD, et al. Pilot study of terbinafine in children suffering from tinea capitis: evaluation of efficacy, safety and pharmacokinetics. Brit J Dermatol 1995; 132: 98.

Nolting S, Bräutigam M, Weidinger G. Terbinafine in onychomycosis with involvement by non-dermatophytic fungi. Br Dermatol 1994; 130 (Suppl 43): 16.

Rzany B, Mockenhaupt M, Gehring W, et al. Stevens-Johnson syndrome after terbinafine therapy. J Amer Acad Dermatol 1994; 30: 509.

Tosti A, Piraccini BM, Stinchi C, et al. Treatment of dermatophyte nail infections: an open randomized study comparing intermittent terbinafine therapy with continuous terbinafine treatment with intermittent itraconazole therapy. J Amer Acad Dermatol 1996; 34: 595.

Wach F, Stolz W, Hein R, et al. Severe erythema anulare centrifugum-like psoriatic drug eruption induced by terbinafine. Arch Dermatol 1995; 131: 960.

van 't Wout JW, Hermann WA, de Vries RA, et al. Terbinafine-associated hepatic injury. J Hepatol 1994; 21: 115.

Naftifin

Handelsname: Exoderil.

Lokal-Antimykotikum aus der Allylamin-Gruppe. Keine Verwandtschaft mit anderen Antimykotika (außer Terbinafin). Gut wirksam bei Dermatomykosen durch Dermatophyten, Hefen, Schimmelpilze. Creme, Gel und Lösung enthalten Naftifin in 1%iger Konzentration. Naftifin ist gut verträglich. In seltenen Fällen können vorübergehende lokale Reizungen, Brennen und Trockenheit der Haut auftreten. Diese Erscheinungen können auch durch Cetyl- und Stearylalkohol in der Creme und Propylenglykol in der Lösung bedingt sein. Keine Anwendung am Auge. Naftifin sollte 1–2mal tgl. dünn aufgetragen werden. Bei Onychomykosen verwendet man die Lösung.

Griseofulvin

Handelsnamen: Fulcin S, Gricin, Likuden M u. a.

Eigenschaften: Benzofuran-Derivat (Abb. 50), schlecht wasserlöslich, im sauren pH-Bereich gut haltbar.

Wirkungsweise: Fungistatische Wirkung (Beeinflussung des Guaninstoffwechsels der Pilze), keine antibakterielle Aktivität.

Wirkungsspektrum: Wirksam auf alle Trichophyton-Arten, auf Microsporum audouinii, M. canis, M. gypseum, M. distortum, Epidermophyton floccosum und Tinea-Arten außer Tinea (Pityriasis) versicolor. Unwirksam bei allen anderen Pilzarten.

Resistenz: Resistenzentwicklung unter der Therapie selten. Kreuzresistenz mit anderen Antibiotika nicht bekannt.

Pharmakokinetik:
Resorption nach oraler Gabe von der Partikelgröße abhängig (optimal bei einem Durchmesser zwischen 0,8 und 2,7 μ), nach fettreicher Mahlzeit besser als bei Nüchterngabe.
Maximale Blutspiegel 4–5 h nach oraler Gabe.
Serumkonzentrationen: Maximale Serumspiegel nach 0,5 g Griseofulvin 0,5–2,0 mg/l (4 h).
Halbwertszeit etwa 20 h. Teilweise Metabolisierung zu unwirksamem Demethyl-Griseofulvin.
Selektive Einlagerung in das neugebildete Keratin der Haarwurzel, Nagelmatrix und Epidermis, aber erst allmähliches Vordringen des Griseofulvins aus den unteren Schichten an die Oberfläche der Haut, so daß nur bei ausreichend langer Therapiedauer ein Fortschreiten der Pilzerkrankung verhindert werden kann.
Ausscheidung zu einem beträchtlichen Teil mit den Fäzes, zu etwa 1% mit dem Harn.

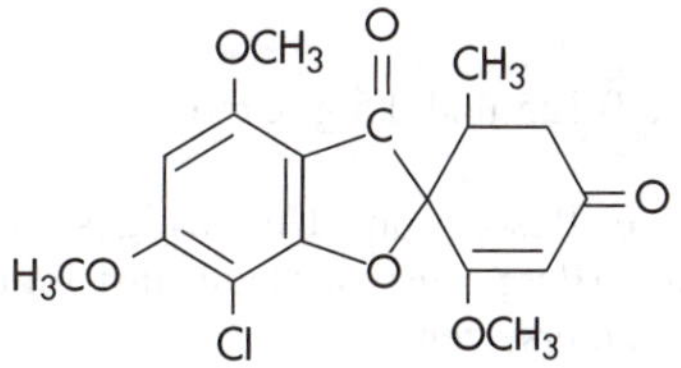

Abb. 50. Strukturformel von Griseofulvin.

Antimykotika

Nebenwirkungen: Relativ selten, aber schwer zu beeinflussen:
1. Zentralnervöse Störungen, wie Kopfschmerzen, Schwindelgefühl, Müdigkeit, psychische Störungen, Sehstörungen, Parästhesien.
2. Gastrointestinale Beschwerden.
3. Allergische Exantheme oder Photosensibilisierung.
4. Reversible Neutropenie, Monozytose.
5. Passagere Albuminurie.
6. Störung der Spermatogenese.
7. Lupus-erythematodes-Syndrom.

Im Tierversuch stark onkogen und teratogen.

Interaktionen: Die gleichzeitige Gabe von Barbituraten kann (infolge Enzyminduktion in der Leber) die Griseofulvin-Wirkung verhindern, die gleichzeitige Gabe von Cumarin-Derivaten die Antikoagulanzien-Wirkung beeinträchtigen. Während einer Griseofulvin-Behandlung kann die Wirkung oraler Kontrazeptiva unsicher sein (infolge verstärkter Metabolisierung). Alkoholintoleranz.

Frühere Indikationen: Infektion durch Fadenpilze, Trichophytie, Onychomykose, Favus, Epidermophytie durch empfindliche Pilzarten. Heute wegen fehlender Therapiesicherheit Anwendung nicht mehr gerechtfertigt.

Falsche Indikationen: Candida-Infektionen (Soor usw.), Tinea versicolor und leichtere Dermatophytien, die auf eine Lokalbehandlung mit Tolnaftat oder Miconazol ansprechen.

Kontraindikationen: Gravidität (Teratogenität), schwere Lebererkrankungen, Porphyrie, Kollagenosen (z. B. systemischer Lupus erythematodes).

Dosierung: Tagesdosis bei Erwachsenen: 0,5 g (in 1 oder 4 Einzelgaben). Therapiedauer 1–3–6 Monate, abhängig von Lokalisation und Ausdehnung der Pilzinfektion: bei Tinea capitis ungefähr 4–6 Wochen, Tinea corporis 2–4 Wochen, Tinea pedis 4–8 Wochen, Fingernägel 4 Monate, Fußnägel 6 Monate. Behandlungserfolg durch mykologische Untersuchungen kontrollieren. Stets ist eine zusätzliche lokale Therapie mit Antimykotika und Keratolytika notwendig, evtl. auch eine Nagelextraktion und Entfernung pilzhaltiger Haare. Wegen der Möglichkeit einer Photosensibilisierung der Haut keine intensive Lichteinwirkung während der Behandlung. Die Reaktionsfähigkeit im Straßenverkehr und bei Maschinenbedienung kann beeinträchtigt sein. Männer sollten unter der Behandlung und 6 Monate danach kein Kind zeugen, Frauen während der Behandlung und im Folgemonat nicht schwanger werden.

Handelsformen: Tabletten à 0,125 und 0,5 g, Creme.

Beurteilung: Unzuverlässige Resorption. Ungünstiges Nutzen-Risiko-Verhältnis (Onkogenität, Teratogenität, Allergie usw.). Heute fast immer durch stärker wirksame Azole oder Terbinafin zu ersetzen.

Literatur

Amita DB, Danon YL, Garty BZ. Kawasaki-like syndrome associated with griseofulvin treatment. Clin Exp Dermatol 1993; 18: 389.

Bonilla-Felix M, Verani R, Vanasse LG, et al. Nephrotic syndrome related to systemic lupus erythematosus after griseofulvin therapy. Pediatr Nephrol 1995; 9: 478.

Cote J. Interaction of griseofulvin and oral contraceptives. J Am Acad Dermatol 1990; 22: 124–5.

Davidson BK. Myositis associated with griseofulvin therapy. Am Family Physician 1995; 52: 1277.

Deo A, Mehta HG, Biniyala R, et al. Proximal myopathy associated with griseofulvin therapy. J Assoc Phys India 1994; 42: 85.

Fett DL, Vukov LF. An unusual case of severe griseofulvin-alcohol interaction. Ann Emerg Med 1994; 24: 95.

Lecky BR. Griseofulvin-induced neuropathy. Lancet 1990; i: 230.

Metneki J, Czeizel A. Griseofulvin teratology. Lancet 1987; i: 1042.

Mion G, Verdon R, Le Gulluche Y, et al. Fatal toxic epidermal necrolysis after griseofulvin. Lancet 1990; ii: 1331.

Miyagawa S, Okuchi T, Shiomi Y, et al. Sub-acute cutaneous lupus erythematosus lesions precipitated by griseofulvin. J Amer Acad Dermatol 1990; 21: 343.

Ciclopirox

Synonym: Ciclopiroxolamin.

Handelsname: Batrafen.

Lokal-Antimykotikum, Pyridon-Derivat ohne Verwandtschaft mit anderen Antimykotika (kein Azol), Verwendung als Aminoäthanolsalz, wirkt sowohl gegen Dermatophyten als auch gegen pathogene Hefepilze und Schimmelpilze. Starkes Penetrationsvermögen in die tieferen Hornhautschichten, auch in Nägel.
Perkutane *Resorption* etwa 1%. Bei Anwendung auf der Vaginalschleimhaut stärkere Resorption (daher in der Schwangerschaft aus Sicherheitsgründen nicht anwenden). Im allgemeinen gut verträglich, selten Juckreiz und Brennen auf der Haut. Ein Kontakt mit den Augen ist zu vermeiden. Die Creme und Vaginalcreme enthalten Cetylalkohol (auf Überempfindlichkeit achten).
Günstige Therapieergebnisse bei oberflächlichen Pilzinfektionen der Haut, bei Nagelmykosen und bei Vaginalsoor. Im Handel als Lösung, Creme, Puder, Vaginalcreme (2–3mal tgl. dünn auftragen). Es gibt auch eine spezielle Lösung zum Auftragen auf Nägel (Nagel Batrafen).
Anwendungsdauer bei Dermatomykosen 2 Wochen, bei Vaginalsoor 6 Tage. Nur bei Nagelmykosen ist eine Langzeittherapie gerechtfertigt.

Beurteilung: Breitspektrum-Antimykotikum zur ungezielten lokalen Therapie von Dermatomykosen (auch Nagelmykosen).

Literatur

Coppi G, Silingardi S, Girardello R, et al. Pharmacokinetics of ciclopirox olamine after vaginal application to rabbits and patients. J Chemother 1993; 5: 302.

Tolnaftat

Handelsnamen: Tonoftal u. a.

Eigenschaften: Lange verwandtes geruch- und farbloses topisches Antimykotikum (Thiocarbamat), fungizid wirksam auf Trichophyton-, Mikrosporon-Arten, Epidermophyten, aber nicht auf Candida-Arten.

Indikationen: Dermatomykosen durch Fadenpilze, Pityriasis versicolor, Erythrasma sowie Onychomykose. Bei Hyperkeratose alternierende Behandlung mit 10%iger Salizylsäuresalbe. Als Creme, Lösung, Spray und Puder im Handel. Nicht am Auge anwenden.

Amorolfin

Handelsname: Loceryl.

Eigenschaften: Topisches Antimykotikum, Morpholin-Derivat. Keine Verwandtschaft mit anderen Antimykotika. Sehr stabil.

Wirkung: Fungizid (Hemmung der Sterolsynthese der Pilze). Breites Wirkungsspektrum (vor allem Dermatophyten, Candida). Keine Wirkung auf übliche Schimmelpilze. Starke Aktivität. Nahezu keine Resorption aus den topischen Präparationen.

Anwendung: Nagellack 1–2mal wöchentlich auf die befallenen Nägel auftragen (vorher erkrankte Nägel abfeilen). Behandlungsdauer: etwa 6 Monate (bis gesunder Nagel nachgewachsen ist). Die Creme wird bei Dermatophytien der Haut angewandt. Nicht auf stark erodierte Hautflächen auftragen und nicht unter Okklusion verwenden. Als Nebenwirkung sind geringfügige lokale Reizerscheinungen beschrieben.

Beurteilung: Alternative bei der problematischen Therapie von Nagelmykosen.

Literatur

Haria M, Bryson HM. Amorolfine. A review of its pharmacological properties and therapeutic potential in the treatment of onychomycosis and other superficial fungal infections. Drugs 1995; 49: 103.

Echinocandine

Eigenschaften: Die Echinocandine und Pneumocandine sind Lipopeptide, welche die Zellwand-(Glucan-)Synthese von Pilzen hemmen. Aus der Gruppe der Echinocandine und Pneumocandine sind aufgrund ihrer starken Aktivität 2 systemisch wirksame Derivate zur klinischen Prüfung ausgewählt worden. Das von Versicor (USA) weiterentwickelte Echinocandin **LY 303 366** ist ein synthetisches Analogon des natürlicherweise vorkommenden Echinocandin B. Das von Merck in den USA entwickelte Pneumocandin **MK-0991** (Caspofungin) ist ein Derivat von Pneumocandin Bo, gewonnen durch Fermentationen von Zalerion arboricola.

Das **Wirkungsspektrum** von LY 303 366 und MK-0991 umfaßt alle Aspergillus- und Candida-Arten (mit Ausnahme von C. parapsilosis) und Histoplasma capsulatum. Das Pneumocandin MK-0991 hat außerdem eine besonders starke Aktivität gegen Pneumocystis carinii, die von therapeutischem Interesse sein kann. Die genannten Echinocandine und Pneumocandine sind unwirksam auf Cryptococcus neoformans und Blastomyces dermatitidis sowie andere Schimmelpilze (Mucor, Fusarium) und Trichosporon.

Anwendung: LY 303 366 ist oral applizierbar, während MK-0991 wegen seiner besseren Wasserlöslichkeit parenteral verabreicht werden kann. Die *Halbwertszeit* von LY 303 366 beträgt 30 h, von MK-0991 10 h.

MK-0991 ist eine vielversprechende Substanz für die bisher ungenügende Therapie schwerer Aspergillus-Infektionen.

Literatur

Bartizal K, Gill C, Abruzzo G, et al. In vitro preclinical evaluation studies with the echinocandine antifungal MK-0991 (L-743,872). Antimicrob Ag Chemother 1997; 41: 2326–32.

Denning DW. Echinocandins and pneumocandins – a new antifungal class with a novel mode of action. J Antimicrob Chemother 1997; 40: 611–4.

Ernst ME, Klepser ME, Wolfe EJ, Pfaller MA. Antifungal dynamics of LY 303366, an investigational echinocandine B analog, against Candida spp. Diagn Microbiol Infect Dis 1996; 26: 125–31.

Hajdu R, Thompson R, Sundelof JG, et al. Preliminary animal pharmacokinetics of the parenteral antifungal agent MK-0991 (L-743,872). Antimicrob Ag Chemother 1997; 41: 2339–44.

Karkhanis YD, Schmatz DM. Novel enzyme-linked immunoassay to determine nanogram levels of pneumocandins in human plasma. J Clin Microbiol 1998; 36: 1414–8.

Krishnarao T, Galgiani JN. Comparison of the in vitro activities of the echinocandin LY 303366, the pneumocandin MK-0991, and fluconazole against Candida species and Cryptococcus neoformans. Antimicrob Ag Chemother 1997; 41: 1957–60.

Nelson PW, Lozano-Chiu M, Rex JH. In vitro growth-inhibitory activity of pneumocandins L-733,560 and L-743,872 against putatively amphotericin B- and fluconazole-resistant Candida isolates: influence of assay conditions. J Med Vet Mycol 1997; 35: 285–7.

Pfaller MA, Messer SA, Coffman S. In vitro susceptibilities of clinical yeast isolates to a new echinocandin derivative, LY 303366, and other antifungal agents. Antimicrob Ag Chemother 1997; 41: 763–6.

Zhanel GG, Karlowsky JA, Harding GAJ, et al. In vitro activity of a new semisynthetic echinocandin, LY-303336, against systemic isolates of Candida species, Cryptococcus neoformans, Blastomyces dermatitidis, and Aspergillus species. Antimicrob Ag Chemother 1997; 41: 863–5.

Nikkomycin Z

Nikkomycin Z (Shaman USA) ist ein Chitinsynthesehemmer von Pilzen (ein modifiziertes Nukleosiddipeptid). Es hemmt die Chitinsynthetase, welche zum Aufbau der Zellwand von Pilzen benötigt wird. Pilze, wie Histoplasma capsulatum, Coccidioides immitis und Blastomyces dermatitidis, haben einen besonders hohen Chitingehalt und sind daher gegen Nikkomycin Z besonders empfindlich. Die Aktivität gegen Hefe-Arten ist schwächer. Aspergillen sind resistent. – Nach einmaliger oraler Gabe von 1 g an gesunde Freiwillige wurden mittlere Serumspitzenspiegel von 4,5 mg/l erreicht; die Halbwertszeit betrug 2,3 h.

Literatur

Clemons KV, Stevens DA. Efficacy of nikkomycin Z against experimental pulmonary blastomycosis. Antimicrob Ag Chemother 1997; 41: 2026–8.

Sordarin

Das Sordarin-Derivat GM 237 354 (GlaxoWellcome) ist ein Tetrahydrofuran-Abkömmling und gehört zu einer neuen Klasse von Antimykotika, welche selektiv die Proteinsynthese (den Elongationsfaktor) von bestimmten Pilzen hemmen. GM 237 354 wirkt in vitro in sehr niedrigen Konzentrationen sowohl gegen Azol-empfindliche als auch gegen Azol-resistente Candida-albicans-Stämme, gegen C. pseudotropicalis und C. tropicalis, nicht jedoch gegen C. krusei und Aspergillen. Bei infizierten Versuchstieren hat GM 237 354 außerdem eine starke Aktivität gegen Pneumocystis carinii. Nach den Ergebnissen von Tierversuchen (nach i.v. und oraler Gabe) scheint GM 237 354 eine günstige Pharmakokinetik zu haben.

Literatur

Justice MC, Hsu MJ, Tse B, et al. Elongation factor 2 as a novel target for selective inhibition of fungal protein synthesis. J Biol Chem 1998; 273: 3148–51.

Therapie wichtiger Infektionen

Wahl des Antibiotikums 363
Infektionen durch fakultativ pathogene Bakterien 371
Sepsis 390
Infektionen des Herzens und der Gefäße 404
ZNS-Infektionen 422
Infektionen des Respirationstraktes 436
Infektionen des Gastrointestinaltraktes 466
Infektionen des Urogenitaltraktes 490
Chirurgische Infektionen 503
Infektionen der Knochen und Muskeln 512
Gynäkologische Infektionen 518
Augeninfektionen 531
Hals-Nasen-Ohren-Infektionen 544
Hautinfektionen 552
Geschlechtskrankheiten 562
Rheumatisches Fieber 569
Katzenkratzkrankheit 571
Tetanus 573
Gasbrand 575
Milzbrand 577
Listerien-Infektionen 578
Salmonellen-Infektionen 580
Brucellosen 583
Tularämie 585
Zecken-Borreliose 586
Leptospirosen 589
Rickettsiosen 590
Ehrlichiose 592
Pest 594
Aktinomykose 596
Tuberkulose 598
Lepra 608
Herpes-simplex-Virus-(HSV-)Infektionen 611
Varizellen und Zoster 614
Zytomegalie (CMV) 617
Hepatitis B und C 619
AIDS 621
Therapie von Pilzinfektionen ... 649
Toxoplasmose 657
Leishmaniose 661
Malaria 663
Babesiose 669

Wahl des Antibiotikums

Vorbemerkungen

Die Wahl des Antibiotikums richtet sich nach verschiedenen Gesichtspunkten. Entscheidend sind:
1. Die klinische Situation des Patienten (z. B. Vollbild einer akuten Pyelonephritis).
2. Die nachgewiesenen oder hierfür typischen Erreger und ihre Empfindlichkeit (Tab. 36 u. 37).
3. Die Grundkrankheit des Patienten (auch Vorkrankheiten, eingeschränkte Nierenfunktion, Alter, Allergie-Anamnese).
4. Die Eigenschaften des Antibiotikums (Wirkungsweise, Pharmakokinetik, Darreichungsform, Verträglichkeit).
5. Klinische Erfahrungen und daraus resultierende Empfehlungen von Fachgesellschaften.
6. Krankenhausepidemiologie im allgemeinen und unter Berücksichtigung der örtlichen Verhältnisse.
7. Ökonomische Aspekte, wie Medikamentenpreise, notwendige Behandlungsdauer, Applikationsweise, Auswirkungen auf den Krankenhausmüll, Kosten durch Nebenwirkungen.

Diese Faktoren bestimmen Wahl, Dosierung und Erfolgsaussichten des Antibiotikums. Die Behandlung bestimmt und verantwortet der behandelnde Arzt (nicht der Mikrobiologe). Das Antibiogramm gibt Hinweise darauf, welche Antibiotika nicht gegeben werden dürfen; es stellt jedoch keinen Befehl zur Gabe eines bestimmten Antibiotikums dar.

Zu den aktuellen ökonomischen Aspekten ist zu sagen, daß eine kurzdauernde Behandlung mit einem wirksameren, aber relativ teuren Antibiotikum kostengünstiger sein kann (verglichen mit einer sog. aszendierenden Behandlung nach Versagen der ersten Behandlungsstufe). Ähnliches gilt auch für die Sequentialtherapie (s. S. 14), bei welcher die kurzdauernde Behandlung mit einem i.v. Präparat von einer 5–7tägigen Behandlung mit einem oralen Antibiotikum abgelöst wird (im Vergleich zu einer 7–10tägigen i.v. Therapie). Die Einmaltherapie einer unkomplizierten Gonorrhoe mit einem stets wirksamen Antibiotikum, z.B. Ceftriaxon, ist sparsamer als eine Penicillinbehandlung, die häufig versagt und dann die Weiterbehandlung mit einem anderen Antibiotikum erfordert. Einsparungsmöglichkeiten sollen genutzt werden, wenn sie nicht zum Nachteil des Patienten sind. Auf keinen Fall darf ein höheres Risiko für ein Therapieversagen in Kauf genommen werden. Stets sollte unabhängig von den Kosten das optimale Antibiotikum gewählt werden.

Tab. 36. Antibiotika-Therapie bei häufig vorkommenden Infektionen.

Name und Synonyma	Vorkommen	Erkrankungen	Antibiotika
Staphylococcus aureus (Methicillin-empfindlich)	Haut, oberer Respirationstrakt	Furunkel, Wundeiterungen, Mastitis, eitrige Parotitis, abszedierende Pneumonie, Fremdkörperinfektionen, Osteomyelitis	**Cefazolin, Clindamycin**, bei Sensibilität Penicillin G, evtl. in Kombination mit Rifampicin oder Fusidinsäure
(Methicillin-resistent = MRSA)			**Vancomycin**, Teicoplanin, Quinu-/Dalfopristin, z. T. auch Rifampicin und Fusidinsäure
Staphylococcus epidermidis	Haut, Nasenschleimhaut	Endokarditis, Fremdkörperinfektionen	Wie bei Infektionen durch Staphylococcus aureus (s. o.)
Streptococcus pyogenes (A-Streptokokken)	Rachen	Erysipel, Scharlach, Angina, rheumatisches Fieber, Puerperalfieber, Phlegmone, Sepsis	**Penicillin G oder V**, bei Allergie Clarithromycin, Cefazolin, ein Oral-Cephalosporin
Streptococcus pneumoniae (Pneumokokken)	Oberer Respirationstrakt	Lobärpneumonie, Bronchitis, Nebenhöhleninfektionen, Ulcus corneae, Meningitis, Pleuraempyem, Sepsis, Otitis media	Wie bei Infektionen durch Streptococcus pyogenes (s. o.), bei Meningitis und Penicillin-G-Resistenz Ceftriaxon + Vancomycin
Streptokokken der Gruppe B (B-Streptokokken, Str. agalactiae)	Genitaltrakt, Intestinaltrakt, Erreger von Tierinfektionen	Neonatale Sepsis und Meningitis, gynäkologische Infektionen, Pyelonephritis	**Penicillin G** (evtl. + Gentamicin), Cefuroxim, Cefotaxim
Enterococcus faecalis, Enterococcus faecium	Intestinaltrakt, Urethra	Harnwegsinfektionen, vom Darm ausgehende Mischinfektionen, Sepsis, Endokarditis	**Amoxicillin**, Mezlocillin, Vancomycin, bei E. faecium auch Quinu-/Dalfopristin, bei E. faecalis evtl. Clinafloxacin
Andere aerobe Streptokokken (vergrünende und nichthämolysierende Streptokokken)	Oberer Respirationstrakt, Intestinaltrakt	Subakute bakterielle Endokarditis, Organabszesse (Str. milleri), Sepsis bei Neutropenie	**Penicillin G**, Cefazolin, Clindamycin, Vancomycin
Anaerobe Streptokokken (Peptostreptokokken)	Intestinaltrakt, Mundhöhle, Vagina	Vom Darm oder Genitale ausgehende Mischinfektionen, Zahninfektionen, Hirn-, Lungenabszeß	**Penicillin G** oder Clindamycin (bei Mischinfektion mit Staphylokokken)
Neisseria meningitidis (Meningokokken)	Respirationstrakt	Meningitis, Sepsis, Bronchitis	**Penicillin G, Ceftriaxon,** Cefotaxim
Neisseria gonorrhoeae (Gonokokken)	Genitaltrakt, Mundhöhle	Zervizitis, Endometritis, Salpingitis, Urethritis, Proktitis	**Ceftriaxon, Gyrase-Hemmer,** Cefotaxim

Tab. 36. (Fortsetzung)

Name und Synonyma	Vorkommen	Erkrankungen	Antibiotika
Escherichia coli	Intestinaltrakt, evtl. auch Mund, Vagina, aber auch bei Haustieren	Harnwegsinfektionen, Urosepsis, Säuglingsmeningitis, Cholangitis, Diarrhoe	**Amoxicillin, Ciprofloxacin, Piperacillin, Co-trimoxazol,** Cephalosporine, Gentamicin
Klebsiella pneumoniae	Intestinaltrakt, auch Respirationstrakt	Wie durch E. coli (aber keine Diarrhoe), auch als Klebsiellen-Pneumonie	**Ceftriaxon, Imipenem, Ciprofloxacin,** Co-trimoxazol
Enterobacter cloacae	Intestinaltrakt, Umwelt	Nosokomiale Infektionen (z. B. Pneumonie)	**Meropenem, Ciprofloxacin,** Amikacin
Proteus mirabilis	Intestinaltrakt	Unkomplizierte Harnwegsinfektionen	**Amoxicillin,** Co-trimoxazol, Ciprofloxacin
Proteus vulgaris, M. morganii, Pr. rettgeri	Intestinaltrakt	Harnwegsinfektionen, seltener Urosepsis, Verbrennungen, Wundinfektionen, chronische Otitis	**Mezlocillin, Cefoxitin, Ceftriaxon,** Amikacin, Gentamicin, Co-trimoxazol, Ciprofloxacin
Providencia	Intestinaltrakt, Umwelt	Endokarditis, eitrige Thrombophlebitis, Harnwegsinfektion	**Cefotaxim, Piperacillin, Meropenem, Gentamicin,** Ciprofloxacin
Pseudomonas aeruginosa	Normalerweise nicht auf Haut oder Schleimhaut, häufig in Abwasser und Schmutz, z.T. auch Intestinaltrakt	Wundinfektionen, besonders Verbrennungen, chronische Otitis, Harnwegsinfektionen, Sepsis, Ecthyma gangraenosum	**Tobramycin, Gentamicin, Amikacin, Azlocillin, Piperacillin, Ceftazidim,** Cefepim, Ciprofloxacin, Meropenem
Serratia marcescens	Intestinaltrakt, Umwelt (Wasser)	Harnwegs-, Wundinfektion, Sepsis, Pneumonie	**Meropenem, Piperacillin, Ciprofloxacin,** Amikacin
Haemophilus influenzae	Respirationstrakt	Chronische Bronchitis, Bronchopneumonie, HNO-Infektionen, Konjunktivitis, Meningitis, Sepsis	**Amoxicillin, Cefuroxim,** Ceftriaxon, Cefotaxim, Ciprofloxacin, Cefixim, Cefpodoxim, Doxycyclin
Prevotella melaninogenica	Oberer Respirationstrakt, selten auch Darm	Zahneiterungen, Lungenabszeß, Pleuraempyem, Hirnabszeß	**Penicillin G, Metronidazol** u.v.a.
Bacteroides fragilis	Intestinaltrakt, Mundhöhle	Vom Darm ausgehende Mischinfektionen, Appendizitis, Pylephlebitis, septische Thrombophlebitis, Genitalinfektionen, Abszesse mit fötidem Eiter	**Metronidazol, Cefoxitin, Clindamycin, Imipenem,** Piperacillin/Tazobactam, evtl. auch Moxifloxacin

Wahl des Antibiotikums

Tab. 37. Klinische Wirksamkeit wichtiger Antibiotika bei selteneren Erregern.

Keimart	Penicillin G	Ampicillin	Cefazolin	Cefuroxim	Ceftriaxon	Imipenem	Gentamicin	Doxycyclin	Chloramphenicol	Erythromycin	Clindamycin	Ciprofloxacin	Co-trimoxazol
Acinetobacter-Arten	∅	∅	∅	∅	±	●	+	±	∅	∅	∅	●	∅
Actinomyces israeli	●	+	+	+	+	+	∅	+	±	+	+	±	+
Aeromonas hydrophila	∅	∅	∅	+	+	+	+	+	+	∅	∅	●	+
Bacillus anthracis	●	+	+	±	±	+	+	+	+	+	+	●	+
Bordetella pertussis	∅	∅	∅	∅	∅	?	∅	●	+	●	∅	+	+
Borrelia burgdorferi	●	+	+	+	●	+	?	+	+	+	∅	∅	∅
Borrelia recurrentis	+	+	+	+	+	+	?	●	+	+	∅	∅	+
Brucellen	∅	∅	∅	∅	∅	∅	+	●	+	∅	∅	+	∅
Burkholderia cepacia	∅	∅	∅	∅	∅	∅	∅	∅	+	∅	∅	+	+
Burkholderia pseudomallei	∅	∅	∅	∅	?	+	∅	+	+	∅	∅	+	+
Campylobacter jejuni	∅	+	∅	∅	±	+	+	+	+	●	∅	+	∅
Citrobacter freundii	∅	∅	∅	∅	±	+	●	+	+	∅	∅	●	●
Corynebacterium diphtheriae	●	+	+	+	+	+	+	+	+	+	+	+	∅
Erysipelothrix rhusiopathiae	●	+	+	+	+	+	∅	+	+	+	+	+	+
Francisella tularensis	∅	∅	∅	∅	?	+	●	●	+	∅	∅	+	∅
Fusobakterien	●	+	+	+	+	+	∅	+	+	∅	●	+	+
Haemophilus ducreyi	∅	+	+	+	+	?	?	+	+	+	∅	●	●
Legionellen	∅	∅	∅	∅	±	+	∅	+	∅	●	∅	+	∅
Leptospiren	●	+	+	+	+	+	?	●	+	?	?	∅	∅
Listerien	+	●	∅	∅	∅	+	±	+	±	+	+	+	+
Moraxella catarrhalis	∅	∅	+	+	●	●	+	●	±	±	∅	+	+
Nocardia asteroides	∅	∅	∅	∅	+	+	∅	+	∅	∅	∅	+	±
Pasteurella multocida	●	+	+	+	+	+	+	●	+	+	∅	+	+
Rickettsien	∅	∅	∅	∅	∅	∅	∅	●	+	+	∅	+	∅
Salmonellen	∅	+	∅	∅	●	+	∅	∅	+	∅	∅	●	●
Serratia	∅	∅	∅	∅	+	●	●	∅	∅	∅	∅	●	+
Stenotrophomonas maltophilia	∅	∅	∅	∅	∅	∅	∅	+	+	∅	∅	±	+

● = am besten wirksam; + = wirksam; ± = fraglich wirksam; ∅ = nicht wirksam;
? = nicht eruierbar.

Strategien der Antibiotika-Therapie

Man unterscheidet die gezielte Therapie (mit Kenntnis des Erregers) von der ungezielten Therapie (ohne Kenntnis des Erregers). Bei der ungezielten Therapie ist es von Bedeutung, ob es sich um eine akute oder chronische Infektion und um eine lebensbedrohende oder nichtlebensbedrohende Infektion handelt.

Die **gezielte Behandlung** ist die Idealform der Antibiotika-Therapie. Dabei wird zuerst der Erreger isoliert, danach das Antibiogramm erstellt. Traditionell bevorzugt man Schmalspektrum-Antibiotika, z. B. Penicillin G bei Pneumokokken-Infektionen. Die gezielte Therapie hat den Nachteil, daß man mindestens 48 Stunden warten muß, bis das Ergebnis der Kultur und das Antibiogramm vorliegen. Mischinfektionen oder Laborfehler können zu Fehlinterpretationen führen. Manchmal werden Kontaminationen oder Keime der Schleimhautflora für Erreger gehalten. Eine gezielte Antibiotika-Therapie ist bei akuten Infektionen eher die Ausnahme. Sie ist aber wichtig bei subakuten und chronischen Infektionen durch resistente Erreger (z. B. Pseudomonas oder Staphylokokken), besonders bei obstruktiven Harnwegsinfektionen, bei Osteomyelitis und chronischen Wund- und Gewebsinfektionen.

Im klinischen Alltag wird meist eine **kalkulierte Therapie** durchgeführt (auch empirische Therapie genannt). Man wählt ein Antibiotikum, das zum erwarteten Erregerspektrum paßt und die notwendigen pharmakologischen Eigenschaften hat. Entscheidend ist die richtige Einschätzung der klinischen Situation sowie die genaue Kenntnis der hierbei vorkommenden Erreger. Optimal ist das Präparat mit der günstigsten Relation zwischen Erfolgschancen und der Gefahr von Nebenwirkungen.

Bei lebensbedrohenden Infektionen ist eine **Interventionstherapie** notwendig. Mit Breitspektrum-Antibiotika wie Imipenem, Ceftriaxon, Cefotaxim oder Ciprofloxacin oder mit bestimmten Antibiotika-Kombinationen erfaßt man fast das ganze Erregerspektrum einer Krankheit (Omnispektrumtherapie). Bei schweren Infektionen, wie Sepsis, Pneumonie, Meningitis und Peritonitis, verbleiben oft nur wenige Stunden, um einen tödlichen Ausgang zu verhindern. Durch septischen Schock, Nekrosen, Verbrauchskoagulopathie oder Abszedierung kann es zu irreversiblen Organschäden kommen. Nach Eintritt der Besserung kann evtl. ein Kombinationspartner entfallen, die Dosierung reduziert werden und eine orale Nachbehandlung angeschlossen werden (Deeskalationstherapie). Zur Rezidivprophylaxe muß die Therapie für bestimmte Zeit weitergeführt werden. Um einen tödlichen Ausgang zu verhindern, ist zur Optimierung der Therapie ein sofortiger Beginn (Soforttherapie) entscheidend. Nach Entnahme von leicht zu gewinnenden Untersuchungsmaterialien zur bakteriologischen Untersuchung (Urin, Sputum, Wundabstriche usw.) muß innerhalb von 15–30 min die parenterale Therapie einsetzen. Nach Abnahme einer Blutkultur erfolgt sofort die i. v. Gabe eines geeigneten Breitspektrum-Antibiotikums. Die Entscheidung über die Wahl des Mittels darf nicht durch Warten auf Laborwerte, Röntgenbilder und andere diagnostische Befunde verzögert werden. Die Unterlassung einer sofortigen Interventionstherapie ist ein schwerer Fehler. Das Risiko einer evtl. unnötig begonnenen Interventionstherapie ist gering, während das Risiko durch eine zu spät einsetzende Therapie erheblich ist.

Wahl des Antibiotikums

Eine **aufsteigende Therapie** wird auch als Eskalationstherapie bezeichnet. Die Eskalationstherapie beginnt mit einem Antibiotikum, welches die typischen Haupterreger erfaßt. Bei Nichtansprechen erfolgt Umsetzen auf ein anderes Antibiotikum oder eine Antibiotika-Kombination, welche auch gegen andere in Frage kommende Erreger wirkt. Ein Beispiel ist die Behandlung einer bakteriellen eitrigen Sinusitis zunächst mit einem oralen Cephalosporin, bei Nichtansprechen mit dem auch gegen Anaerobier wirksamen Imipenem.

Das Konzept einer eskalierenden Therapie ist bei Pharmakologen sehr beliebt, da es in der allgemeinen Pharmakotherapie ein wichtiges Prinzip darstellt. Bei schweren lebensbedrohenden Infektionen ist eine eskalierende Therapie jedoch falsch, z. T. sogar lebensgefährlich. Die Risiken einer zu breiten Therapie wurden in der Vergangenheit offenbar überschätzt. Eine aufsteigende Therapie ist indiziert z. B. bei odontogenen Infektionen, Bronchitis, leichter Adnexitis und leichten Wundinfektionen. Bei ungenügender Behandlung kann sich ein chronischer Prozeß entwickeln.

Eine Maximalform der aufsteigenden Interventionstherapie ist das Therapieschema bei Leukämie-Patienten mit Fieber und Neutropenie (s. Abb. 54, Seite 696). Nach der Initialtherapie mit Imipenem oder Ceftazidim wird der Erfolg innerhalb von 3 Tagen abgewartet. Bei Nichtansprechen erfolgt eine Supplementierung z. B. mit Vancomycin unter Weiterführung der initialen Behandlung. Wenn auch das nicht wirkt, muß wegen des Verdachts auf eine Pilzinfektion zusätzlich Amphotericin B gegeben werden. Bei Vorliegen von Lungeninfektionen oder bei Nachweis von Erregern muß die Therapie entsprechend modifiziert werden.

Bei der **Interventionstherapie mit Deeskalation** gibt es zwei Therapiephasen.

Für die initiale **parenterale** Interventionstherapie eignen sich besonders:
Cephalosporine mit erweitertem Spektrum (Ceftriaxon, Cefotaxim, Ceftazidim, Cefepim), Imipenem und parenterale Gyrase-Hemmer. In besonderen klinischen Situationen können auch Piperacillin oder Intermediär-Cephalosporine (Cefuroxim, Cefotiam) verwendet werden.

Für eine **orale** Weiterbehandlung eignen sich besonders:
Cefixim, Cefpodoxim, Cefuroxim-Axetil sowie Ciprofloxacin und Levofloxacin. Bei bekanntem Erreger oder in besonderen klinischen Situationen kommen auch andere Antibiotika zur oralen Weiterbehandlung in Frage, z. B. Clindamycin, Loracarbef, Amoxicillin/Clavulansäure.

Therapiedauer: Früher gab man Antibiotika grundsätzlich 10–14 Tage in voller Dosierung, da die älteren Mittel oft nur schwach und verzögert wirkten und Penicillin niedrig dosiert wurde. Heute weiß man, daß viele Infektionen bereits auf eine einzige hoch dosierte Gabe ansprechen. Eine **Einmaltherapie** hat sich vor allem bewährt bei unkomplizierter Gonorrhoe, unteren Harnwegsinfektionen von Frauen, Shigellose und Reise-Diarrhoe. Es hat sich gezeigt, daß der Erfolg einer mehrtägigen Antibiotika-Therapie meist schon mit der ersten Dosis eintritt. Dem entsprechen auch Studien über die Keimeliminationskinetik unter der Antibiotika-Therapie. Besonders mit den neueren β-Lactam-Antibiotika und Gyrase-Hemmern werden Enterobakterien und andere hochsensible Erreger rasch abgetötet. Die weitere Behandlung dient der Rezidivprophylaxe.

Indikationen, die eine längere Therapiedauer benötigen, sind Osteomyelitis, bakterielle Endokarditis, Lungenabszeß, Prostatitis, Harnwegsinfektionen bei Männern, Fremdkörperinfektionen, Infektionen durch Staphylokokken, Mykobakterien, Chlamydien und Borrelien. Es gibt auch Patienten, bei denen die Dauersuppression einer nicht heilbaren Erkrankung notwendig wird, z.B. chronisches Erysipel, Cryptococcus-Infektionen bei AIDS, Fremdkörperinfektionen.

Oft erhalten Patienten, deren Infektion weitgehend abgeklungen ist, eine unnötig lange parenterale Therapie. Bei den meisten Infektionen kann man bald auf eine orale Therapie übergehen (Sequentialtherapie). Nur bestimmte Infektionen (z. B. Meningoenzephalitis) benötigen eine längere parenterale Therapie.

Praxis der Antibiotika-Therapie

Die Antibiotika-Therapie wird in der Klinik bei schweren Erkrankungen bevorzugt parenteral durchgeführt. In der Praxis des niedergelassenen Arztes ist bei weniger schweren Erkrankungen eine orale Behandlung ausreichend.

In der Klinik müssen oft lebensbedrohende Infektionen meist mit i.v. Infusionen behandelt werden. Die wichtigsten sind Sepsis, sekundäre Pneumonien, schwere Wundinfektionen, Meningitis, Peritonitis, Gallenwegsinfektionen. Hinzu kommt das große Gebiet der perioperativen Prophylaxe.

Parenterale Standard-Antibiotika für die Klinik sind:
Penicillin G
Piperacillin (± Tazobactam)
Cefazolin
Cefuroxim/Cefotiam
Ceftriaxon/Cefotaxim
Imipenem
Gentamicin/Tobramycin
Ciprofloxacin, Levofloxacin i.v.
Vancomycin

Parenterale Reserve-Antibiotika für die Klinik sind:
1. Mezlocillin (Enterobakterien)
2. Ampicillin (Enterokokken, Listerien)
3. Cefoxitin (Anaerobier)
4. Aztreonam (Cephalosporin-Allergie, Enterobakterien, Pseudomonas)
5. Ceftazidim, Cefepim (Pseudomonas)
6. Meropenem (Enterobakterien, Pseudomonas)
7. Rifampicin (Staphylokokken, Mykobakterien)
8. Clindamycin (Staphylokokken, Anaerobier)
9. Erythromycin i.v. (Legionellen)
10. Metronidazol (Anaerobier, Amöben)
11. Quinu-/Dalfopristin (Vancomycin-resistente Enterokokken)
12. Fosfomycin (β-Lactam-Allergie, Staphylokokken)
13. Amikacin (resistente Hospitalkeime)
14. Doxycyclin i.v. (intrazelluläre Erreger)

Wahl des Antibiotikums

In der Klinik gibt es aber nicht nur schwere, sondern auch leichtere Infektionen, die mit oralen Standard-Antibiotika behandelt werden können. In der Arzneimittelliste einer Klinik sollten alle Standard- und Reserve-Antibiotika enthalten sein.

In der Praxis des niedergelassenen Arztes hat man ein anderes Krankheitsprofil sowie ein anderes Erregerspektrum als in der Klinik. Die in der Praxis vorkommenden Harnwegsinfektionen, Atemwegsinfektionen, leichten Wundinfektionen und Enteritiden können mit oralen Antibiotika optimal behandelt werden. Je nach Krankheit kann es notwendig sein, sofort ein Mittel mit einem breiteren Wirkungsspektrum einzusetzen. Parenterale Antibiotika sind in der Praxis schwieriger anwendbar (am günstigsten Einmalgabe von Ceftriaxon oder einem Gyrase-Hemmer mit langer Halbwertszeit mit nachfolgender oraler Therapie).

Orale Standard-Antibiotika für die Praxis sind:

Antibiotika:	Alternativen:
Penicillin V	Propicillin
Amoxicillin	Bacampicillin
Loracarbef	Cefaclor, Cefadroxil
Cefixim	Cefpodoxim, Cefuroxim-Axetil, Cefetamet
Ciprofloxacin	Levofloxacin
Clarithromycin	Roxithromycin, Azithromycin
Co-trimoxazol	Trimethoprim mit anderem Sulfonamid
Doxycyclin	Minocyclin

Orale Reserve-Antibiotika sind Flucloxacillin, Amoxicillin/Clavulansäure, Clindamycin und Metronidazol sowie Grepafloxacin und Norfloxacin. Ihre Anwendung kommt aber nur in besonderen Situationen in Betracht.

In der **WHO-Liste** der wichtigen Medikamente (s. S. 704) sind viele europäische Standardpräparate nicht enthalten.

Infektionen durch fakultativ pathogene Bakterien

Die meisten Antibiotika werden zur Therapie von Infektionen durch fakultativ pathogene Bakterien verwendet.

Organinfektionen können durch verschiedene fakultativ pathogene Bakterien verursacht werden. Nicht selten handelt es sich um Mischinfektionen. Bestimmte Organinfektionen (z.B. Pyelonephritis) haben ein typisches Erregerspektrum; so sind die Haupterreger der akuten Pyelonephritis E. coli (vor Proteus mirabilis und Enterokokken); Staphylokokken verursachen fast nie eine Pyelonephritis.

Endogene Infektionen durch die körpereigene Bakterienflora sind häufiger als exogene Infektionen durch Erreger aus der unbelebten Umwelt. Infektionsketten (Übertragungen von Mensch zu Mensch) sind daher relativ selten, jedoch können sich die Haut- und Schleimhautflora von Personen, die eng zusammenleben, angleichen. Bei behandelten Patienten spielt der Selektionsdruck von bestimmten Antibiotika eine Rolle. So können während einer Ampicillin-Behandlung in der Mundhöhle Klebsiellen (die Ampicillin-resistent sind) auftreten. Die einzelnen Erregerarten können unterschiedlich pathogen sein. Gefürchtet sind besonders Hospital-Staphylokokken und A-Streptokokken. Die Antibiotika-Empfindlichkeit differiert vor allem bei Staphylokokken, Enterokokken, Enterobakterien und Pseudomonas. Bei diesen Keimen ist das Antibiogramm für eine optimale Therapie wichtig.

Infektionen durch Enterobakterien

E. coli, Klebsiellen, Enterobacter und **Proteus-Bakterien** kommen normalerweise im menschlichen Darm vor. Bei einer Ansiedlung in anderen Organen können sie zu schweren Krankheitserscheinungen führen (Pyelonephritis, Cholezystitis oder Cholangitis, Wundinfektionen, Sepsis, Meningitis). Es handelt sich dabei meist nicht um eine Fremdinfektion, sondern um die Autoinfektion eines funktionell beeinträchtigten Organs (Fehlbildung, Steinleiden, Abwehrschwäche). Eine Fremdinfektion kann durch medizinisch-technische Geräte, wie Inhalatoren, Luftbefeuchter oder Narkosegeräte, stattfinden. Eine erfolgreiche Antibiotika-Therapie setzt die Kenntnis der vorkommenden Erregerarten und ihrer Resistenzhäufigkeit voraus.

Tab. 38 zeigt die Unterschiede in der In-vitro-Wirksamkeit parenteraler β-Lactam-Antibiotika bei häufiger vorkommenden gramnegativen Stäbchen.
Bei den meisten Enterobakterien wirken die Mittel der Cefotaxim-Gruppe und die Carbapeneme Imipenem und Meropenem am stärksten. Dagegen haben die Penicilline mit erweitertem Spektrum sowie die Basis- und Intermediär-Cephalosporine eine erheblich geringere Aktivität.

E.-coli-Infektionen: Die meisten Stämme von E. coli sind nur fakultativ pathogen; es gibt aber auch obligat pathogene Stämme, die Enteritiden hervorrufen. Gefürchtet

Infektionen durch fakultativ pathogene Bakterien

Tab. 38. Unterschiede in der In-vitro-Aktivität parenteraler β-Lactam-Antibiotika bei gramnegativen Stäbchen. MHK = minimale Hemmkonzentration bei ≤50 und bei ≤90% der untersuchten Bakterienstämme.

Mittel	E. coli MHK		Klebsiella pneumoniae MHK		Enterobacter aerogenes MHK		Proteus vulgaris MHK	
	50%	90%	50%	90%	50%	90%	50%	90%
Ampicillin	3,1	200	100	>200	>200	>200	25	50
Mezlocillin	1,6	50	6,2	>200	3,1	12,5	0,8	3,1
Azlocillin	6,2	200	100	>200	25	>200	3,1	50
Piperacillin	1,6	50	6,2	200	1,6	6,2	0,4	0,8
Cefuroxim	3,1	3,1	3,1	6,2	12,5	50	200	>200
Cefoxitin	3,1	3,1	3,1	6,2	50	200	6,2	12,5
Cefotiam	0,1	0,4	0,2	0,4	0,4	1,6	25	50
Cefotaxim	0,05	0,1	0,05	0,1	0,2	0,8	<0,05	0,05
Ceftriaxon	0,02	0,1	<0,05	0,1	0,2	0,8	<0,05	0,05
Ceftizoxim	0,02	0,1	0,02	0,05	0,2	0,8	0,05	0,1
Cefotetan	0,1	0,1	0,8	0,8	0,2	0,5	6,2	12,5
Cefoperazon	0,1	1,6	0,2	6,2	0,2	0,8	<0,8	1,6
Ceftazidim	0,1	0,2	0,1	0,4	0,2	0,4	<0,05	0,1
Imipenem	0,1	0,2	0,4	1,6	0,4	0,8	1,6	6,2
Meropenem	0,02	0,03	0,02	0,1	0,05	0,1	0,02	0,1

Mittel	Citrobacter freundii MHK		Serratia marcescens MHK		Pseudomonas aeruginosa MHK	
	50%	90%	50%	90%	50%	90%
Ampicillin	6,2	>200	>200	>200	>200	>200
Mezlocillin	3,1	100	3,1	12,5	50	200
Azlocillin	6,2	>200	>200	>200	12,5	100
Piperacillin	1,6	50	1,6	12,5	6,2	12,5
Cefuroxim	12,5	100	50	100	>200	>200
Cefoxitin	50	200	12,5	25	>200	>200
Cefotiam	50	>200	100	>200	>200	>200
Cefotaxim	0,4	25	0,2	12,5	25	100
Ceftriaxon	0,4	25	0,2	25	25	100
Ceftizoxim	0,4	100	0,4	25	50	200
Cefotetan	0,2	0,4	0,2	0,4	>200	>200
Cefoperazon	0,8	12,5	0,4	12,5	6,2	12,5
Ceftazidim	0,4	25	0,2	12,5	1,6	6,2
Imipenem	0,4	0,4	1,6	3,2	0,8	1,6
Meropenem	0,1	0,1	0,05	0,1	0,4	2,0

sind die seit Anfang der achtziger Jahre neu aufgetretenen Verotoxin-bildenden Stämme (EHEC), die aus dem Tierreich stammen (Rinder!) und die zu hochgefährlichen Infektionen (hämolytisch-urämisches Syndrom = HUS) führen können (s. S. 474). Ca. 30–40% aller E.-coli-Stämme bilden β-Lactamasen und sind gegen Ampicillin resistent. Mezlocillin und Piperacillin wirken teilweise etwas besser durch eine sehr gute Penetration in die Bakterienzelle. Die β-Lactamasen von E. coli lassen sich durch

β-Lactamase-Hemmer (Tazobactam, Sulbactam oder Clavulansäure) hemmen, ohne daß dadurch die Aktivität der Penicilline verbessert wird. Dagegen besitzen Ceftriaxon, Cefotaxim, Aztreonam, Imipenem und Meropenem, welche gegen die β-Lactamasen von E. coli stabil sind, eine wesentlich stärkere Aktivität. Diese Mittel sind daher bei schweren Infektionen durch E. coli zu bevorzugen.
Gyrase-Hemmer ermöglichen bei E.-coli-Infektionen eine hochwirksame orale Therapie. Resistente Stämme sind selten. Für leichtere Infektionen durch E. coli kommen nach wie vor Amoxicillin (allein oder in Kombination mit Clavulansäure) sowie Co-trimoxazol in Frage. Nach über 25jährigem häufigen Gebrauch ist aber die Frequenz von Co-trimoxazol-resistenten Stämmen von E. coli angestiegen.

Infektionen durch Keime der Klebsiella-Enterobacter-Gruppe: Klebsiella pneumoniae, Enterobacter aerogenes und Enterobacter cloacae zeigen eine beträchtliche Resistenz gegen zahlreiche Antibiotika. Durch meist vorhandene β-Lactamasen besteht häufig eine Resistenz gegen Ampicillin und Amoxicillin. Auf **Klebsiellen** wirken meistens Mezlocillin und Piperacillin, die mit einem β-Lactamase-Hemmer kombiniert werden sollten. Klebsiellen sind immer sensibel gegen Ceftriaxon, Cefotaxim und Imipenem. Gyrase-Hemmer sind gut wirksam. Vereinzelt kommen resistente Stämme vor. **Enterobacter aerogenes** wird durch Ceftriaxon, Cefotaxim, Aztreonam, Meropenem und Imipenem fast immer gehemmt. **Enterobacter cloacae** dagegen ist resistent gegen Acylaminopenicilline, meist auch gegen Cephalosporine, nicht aber gegen Imipenem und Meropenem. Aminoglykoside versagen häufig bei Monotherapie und kommen nur für eine Kombinationstherapie in Frage. Levofloxacin und Ciprofloxacin sind bis auf seltene Ausnahmen wirksam. Enterobacter cloacae ist in den letzten Jahren zu einem wichtigen Hospitalkeim geworden. Gehäuftes Auftreten kann Zeichen einer Selektion bei Anwendung von Cephalosporinen sein. Die Pathogenität von E. cloacae ist aber relativ gering.

Proteus-Bakterien: Proteus mirabilis (Indol-negativ) verursacht häufig Harnwegsinfektionen und ist fast immer Ampicillin- und Cefazolin-empfindlich. Eine Vielzahl anderer Antibiotika ist ebenfalls wirksam. Die Therapie bereitet im allgemeinen keine Schwierigkeiten.
Indol-positive Proteus-Stämme (insbesondere Proteus vulgaris) sind typische sekundäre Infektionserreger bei Nekrosen (Dekubitalulzera, Ulcus cruris, nekrotisierende Tumoren). Dabei versagen Ampicilline und Cefazolin, während Cefoxitin, Cefotaxim, Ceftriaxon sowie Imipenem fast immer wirksam sind. Die β-Lactamasen von Proteus vulgaris werden durch β-Lactamase-Hemmer gehemmt. Gyrase-Hemmer wirken gegen alle Proteus-Stämme. Oft ist auch eine orale Behandlung mit Cefixim oder Ceftibuten möglich.

Serratia-Infektionen

Vorkommen: Serratia marcescens gehört zu den opportunistischen Keimen, welche nur bei Vorliegen prädisponierender Faktoren (Abwehrschwäche) klinische Bedeutung erlangen. Einige Stämme von Serratia marcescens bilden ein rotes Pigment und lassen sich dann leicht identifizieren. Serratia marcescens kommt z. T. in der Darmflora gesunder Menschen vor. Bei länger liegenden Blasenkathetern

Infektionen durch fakultativ pathogene Bakterien

können Serratia-Keime schwer zu behandelnde Harnwegsentzündungen erzeugen. Bakteriämien durch Serratia marcescens entstehen nicht selten durch Infektionen von Venenkathetern (s. Serratia-Sepsis, S. 401). Nekrotisierende Pneumonien durch Serratia marcescens kommen bei Patienten mit schweren Grundkrankheiten (chronischen Lungen- und Nierenkrankheiten) und unter der Therapie mit Kortikosteroiden und Immunsuppressiva vor.

Resistenzrate und Antibiotika-Therapie: Serratia marcescens ist gegen viele Antibiotika resistent. Meistens wirksam sind Ceftriaxon, Cefotaxim, Aztreonam, Imipenem, Meropenem und Amikacin sowie Gyrase-Hemmer. Ein Teil der Stämme wird von Piperacillin und Mezlocillin gehemmt. Der Prozentsatz Gentamicin-resistenter Serratia-Stämme hat in letzter Zeit zugenommen. Oft ist zur Sanierung eine Kombinationsbehandlung erforderlich.

Pseudomonas-Infektionen

Vorkommen (Tab. 36, S. 365): Pseudomonas aeruginosa verursacht Wund- und Harnwegsinfektionen, selten Pneumonie, Sepsis, Hauterkrankungen, Augen- und Fremdkörperinfektionen. Diese Keime sind wegen häufiger Therapieresistenz, der Fähigkeit zur Toxin- und Schleimbildung sowie der leichten Übertragbarkeit gefürchtete Infektionserreger, deren Bekämpfung in vielen Krankenhäusern ein Problem darstellt (Pseudomonas-Hospitalismus). Bei myeloischer Insuffizienz sowie bei Mukoviszidose ist Pseudomonas aeruginosa ein gefährlicher Erreger von infektiösen Komplikationen. Vor allem in chirurgischen Kliniken und Intensivstationen können sich die ubiquitär vorkommenden und gegen Desinfektionsmittel relativ widerstandsfähigen Pseudomonas-Bakterien leicht ausbreiten. Dabei spielt die Tracheabesiedlung beatmeter Patienten eine wichtige Rolle. Erregerreservoire sind u. a. Ausgüsse, Waschbecken, Abfalleimer, Urinflaschen und Katheter. Ein kleiner Prozentsatz der Patienten scheidet Pseudomonas aeruginosa mit dem Stuhl aus. Auch Krankenhauskost (z.B. Salat) kann Pseudomonas-Keime enthalten. Die Keime müssen daher durch hygienische Maßnahmen (strenge Asepsis und Antisepsis, Isolierung usw.) unter Kontrolle gebracht werden. Eine systemische Antibiotikaprophylaxe von Pseudomonas-Infektionen ist meist erfolglos.

Resistenzrate und Antibiotika-Therapie: Heute ist bei allen in Frage kommenden Mitteln mit dem Vorkommen resistenter Stämme zu rechnen. Bei chronischen Infektionen kommt es relativ häufig zu Resistenzentwicklung unter der Therapie. Bei nachgewiesenen Infektionen ist eine gezielte Antibiotika-Therapie ratsam, die sich nach der Lokalisation der Erkrankung und der Erregerempfindlichkeit richten muß (s. a. Tab. 39). Bei schweren Infektionen wird traditionell ein β-Lactam-Antibiotikum mit einem Aminoglykosid kombiniert. Es stellt sich allerdings die Frage, ob nicht die Kombination mit einem Gyrase-Hemmer klinisch wirksamer ist (z. B. Ceftazidim + Ciprofloxacin).

Gentamicin wird in seiner Aktivität von Tobramycin übertroffen. Amikacin, in geringerem Umfang Netilmicin, wirken z.T. auch auf Gentamicin-resistente Pseudomonas-Stämme. Eine Resistenz von Pseudomonas aeruginosa gegen Azlo- und gegen Piperacillin kommt in 5–10% der Stämme vor. Bei Patienten mit Mukoviszidose sind höhere Resistenzraten bekannt.

Tab. 39. Mittlere minimale Hemmkonzentrationen von Antibiotika und Resistenzhäufigkeit bei Pseudomonas aeruginosa (nach der Literatur).

Mittel	MHK (mg/l)	Resistenzhäufigkeit (%)
Azlocillin	4	5–10
Piperacillin	4	5–10
Ticarcillin	8	10–20
Ceftazidim	2	2– 5 (–10)
Cefepim	2	2– 5 (–10)
Cefsulodin	4	2– 5 (–10)
Cefoperazon	4	2– 5 (–10)
Cefotaxim	16	20–30
Ceftriaxon	16	20–30
Imipenem	0,8	2– 5
Meropenem	0,4	1– 2
Aztreonam	4	2– 5 (–10)
Tobramycin	1	5–10
Gentamicin	4	10–30
Amikacin	4	5–10
Netilmicin	8	5–10
Ciprofloxacin	0,5	10–20
Levofloxacin	2	20–30
Clinafloxacin	1	5–10

Cephalosporine mit besserer Pseudomonas-Wirksamkeit haben die therapeutischen Möglichkeiten erweitert. Ceftazidim, Cefepim und Cefsulodin haben von allen Cephalosporinen die stärkste Pseudomonas-Aktivität. Auch Aztreonam, Meropenem und Imipenem sind gut wirksam. Resistente Stämme sind selten (Ausnahme: Mukoviszidose-Patienten).

Von den Gyrase-Hemmern haben Ciprofloxacin und Clinafloxacin die stärkste Pseudomonas-Aktivität. Clinafloxacin kann z. T. eine Ciprofloxacin-Resistenz durchbrechen. Resistente Stämme sind jedoch bei chronischen Infektionen häufiger.

Polymyxine (Colistin und Polymyxin B) haben eine schlechte Gewebediffusion, sind toxisch und wirken unzuverlässig; sie sollen daher nur zur Lokaltherapie angewendet werden. Zur Lokalbehandlung kommen außerdem Povidon-Jod und Silbersulfadiazin in Frage, evtl. auch Gentamicin.

Andere Pseudomonaden (Burkholderia, früher Pseudomonas cepacia, Stenotrophomonas, früher Xanthomonas maltophilia, Ps. putida, Ps. fluorescens) führen gelegentlich zu Wundinfektionen, Septikämien und Harnwegsinfektionen. Der Nachweis von anderen Pseudomonas-Arten in Blutkulturen kann ein Hinweis auf eine Infusionsbakteriämie sein (s. S. 396). Einige Arten haben eine starke Antibiotika-Resistenz (besonders B. cepacia). Alle Arten gehören nicht zur normalen Körperflora und stammen aus der unbelebten Umwelt. Sie können unter einer Therapie mit β-Lactam-Antibiotika selektiert werden. Zur Antibiotika-Wirksamkeit s. Tab. 40. Gegen Stenotrophomonas wirken meist Co-trimoxazol, Ciprofloxacin und Doxycyclin.

Infektionen durch fakultativ pathogene Bakterien

Tab. 40. Antibiotika-Empfindlichkeit von Pseudomonas-Arten.

Pseudomonas-Arten	Azlocillin, Piperacillin	Ceftazidim, Cefepim	Meropenem	Gentamicin, Tobramycin	Ciprofloxacin, Clinafloxacin	Trimethoprim/Sulfamethoxazol
Ps. aeruginosa	●	●	●	●	●	∅
B. cepacia	∅	(+)	(+)	∅	(+)	●
Ps. fluorescens	∅	●	●	(+)	+	?
Ps. putida	∅	●	●	●	+	?
Ps. alcaligenes	(+)	●	●	●	?	(+)
Ps. stutzeri	●	●	●	●	?	●
Stenotrophomonas maltophilia	(+)	∅	∅	∅	(+)	●

Symbole: ● = ≥ 90% sensibel, + = meist sensibel, (+) = variabel sensibel, ∅ = > 50% resistent.

Haemophilus-influenzae-Infektionen

Vorkommen und Bedeutung: Bei Erwachsenen (vor allem älteren Personen) ist Haemophilus influenzae ein häufiger Erreger der akuten Exazerbation einer chronischen Bronchitis. Bei jüngeren Kindern kommt Haemophilus influenzae als Erreger von akuter Otitis media und Sinusitis, auch von Epiglottitis vor. Im Kindesalter gefährlich sind septische Erkrankungen durch Haemophilus influenzae (manchmal mit Waterhouse-Friderichsen-Syndrom), die Haemophilus-Meningitis und -Osteomyelitis. Bekapselte Haemophilus-Keime sind durch die aktive Impfung bei Kindern seltener geworden. Bei jüngeren Kindern und älteren Menschen können Haemophilus-Keime außerdem eine Bronchopneumonie oder Lobärpneumonie hervorrufen. Selten sind eine Haemophilus-Endokarditis und -Perikarditis sowie eine Haemophilus-Arthritis. Eitrige oder katarrhalische Konjunktivitiden können durch Haemophilus influenzae bedingt sein.

Resistenzrate: Wie Tab. 41 zeigt, ist nur ein kleiner Teil der Haemophilus-Stämme gegen Tetracycline, Co-trimoxazol und Chloramphenicol resistent. In Spanien sind jedoch multiresistente Stämme häufig. Die Häufigkeit einer Ampicillin-Resistenz nimmt überall zu. Sie ist in Deutschland zwar noch relativ gering (5–10%), in den USA aber bereits auf >30% angestiegen. Eine Ampicillin-Resistenz kann in vitro bei üblicher Technik übersehen werden. Gegen Erythromycin, Clarithromycin und Roxithromycin sind die meisten Haemophilus-Stämme nur schwach empfindlich, gegen Josamycin unempfindlich. Am stärksten unter den Makroliden wirkt Azithromycin. Von den Cephalosporinen sind Cefazolin, Cefoxitin, Cefalexin und Cefadroxil immer unwirksam, während Cefotaxim, Ceftriaxon, Cefuroxim, Cefotiam, Cefixim, Cefpodoxim, Ceftibuten und Cefetamet sowie Loracarbef auch auf Ampicillin-resistente Haemophilus-Stämme gut wirken. Imipenem, Meropenem und die Gyrase-Hemmer Levofloxacin und Ciprofloxacin sind stets wirksam.

Wahl des Antibiotikums: Die stärkste Aktivität gegen Haemophilus influenzae haben die Cephalosporine der Cefotaxim-Gruppe sowie Cefixim und die Gyrase-Hemmer Levofloxacin und Ciprofloxacin, welche bei schweren Haemophilus-Infektionen zu bevorzugen sind. Auch Imipenem und Meropenem, die zur ungezielten

Tab. 41. Mittlere minimale Hemmkonzentration (MHK) von Antibiotika bei empfindlichen Haemophilus-influenzae-Stämmen und Häufigkeit einer Resistenz.

Mittel	MHK (mg/l)	Resistenzhäufigkeit (%)
Ampicillin, Amoxicillin	0,1	(1–) 5–10 (–30)
Chloramphenicol	1,6	<1 (–50)
Tetracyclin	6,2	5–10 (–50)
Doxycyclin	1,6	5–10 (–50)
Erythromycin	3,1	5–30
Clarithromycin	3,1	5–30
Roxithromycin	12,5	50
Azithromycin	1,6	<1
Josamycin	12,5	100
Cefalexin	25	100
Cefaclor	3,1	5–10
Loracarbef	1,6	5
Cefuroxim	0,8	0
Cefpodoxim	0,1	<1
Cefixim	0,05	<1
Cefotaxim, Ceftriaxon	0,02	0
Imipenem	1,0	0
Meropenem	0,1	0
Co-trimoxazol	0,1	1–2
Ciprofloxacin	0,01	0
Levofloxacin	0,02	0

Therapie und bei Mischinfektionen eingesetzt werden können, haben eine gute Haemophilus-Wirksamkeit. Für Kinder, die keine Gyrase-Hemmer bekommen sollen, eignen sich zur oralen Anwendung besonders Cefixim, Cefpodoxim und Cefuroxim-Axetil. Leichtere Haemophilus-Infektionen, bei denen ein Therapieversagen infolge Bakterienresistenz in Kauf genommen werden kann (z. B. eitrige Bronchitis), lassen sich auch weiterhin mit Doxycyclin, Amoxicillin oder Co-trimoxazol behandeln. Erythromycin sollte wegen seiner schwachen Haemophilus-Wirksamkeit heute nicht mehr zur ungezielten Behandlung verwendet werden. Azithromycin ist das aktivste Makrolid gegen Haemophilus.

Staphylokokken-Infektionen

Staphylococcus aureus gehört zu den wichtigsten fakultativ pathogenen Bakterien und ist typischer Erreger von Furunkeln, Wundinfektionen, Osteomyelitis, Sepsis, Nahrungsmittelvergiftungen und Toxic-shock-Syndrom. Infektionen kommen bei resistenzgeschwächten Personen im Krankenhausmilieu häufiger als bei ambulanten Patienten vor (infektiöser Hospitalismus). Vor allem sind Säuglinge und ältere Menschen betroffen. Die Häufigkeit von Staphylococcus aureus bei Sepsis beträgt 20–40% und bei Wundinfektionen 30–90%. Staphylokokkenpneumonien sind heute relativ selten geworden; sie können aber besonders gefährlich sein.

Resistenzrate: Während die sog. »Praxis-Staphylokokken« nur zu 30–50% gegen Penicillin G und Amoxicillin unempfindlich sind, liegt die Resistenzhäufigkeit

Infektionen durch fakultativ pathogene Bakterien

bei den im Krankenhaus angezüchteten Staphylokokken meist zwischen 60 und 80% (Tab. 42). Als Testsubstanz wird die klinisch seit langem verlassene Pioniersubstanz Methicillin verwendet. Methicillin-(Oxacillin-)resistente Staphylokokken-Stämme (MRSA) haben in den letzten Jahren zugenommen. Methicillin- und Oxacillin-Resistenz sind immer miteinander gekoppelt. Dabei kodiert das mecA-Gen der Staphylokokken für das Penicillin-bindende Protein PBP$_{2a}$, dessen geringere Affinität zu β-Lactam-Antibiotika als Ursache der Methicillin-Resistenz gilt. Methicillin-Resistenz bedeutet klinische Unwirksamkeit aller β-Lactam-Antibiotika, selbst wenn In-vitro-Tests noch eine Aktivität anzeigen. Es gibt außerdem sog. Penicillintolerante Staphylokokken-Stämme, die durch β-Lactam-Antibiotika bakteriostatisch gehemmt, aber auch bei höheren Konzentrationen nicht abgetötet werden. Tolerante Stämme können in vitro sensibel erscheinen. Die Therapie-Ergebnisse sind jedoch meist unbefriedigend. Bei Methicillin-resistenten und Penicillin-toleranten Stämmen ist daher stets auf β-Lactam-Antibiotika zu verzichten.

Der Anteil von Staphylococcus-aureus-Stämmen, die gegen Penicillinase-feste Penicilline und gegen Cephalosporine resistent sind **(MRSA),** war in Deutschland bis 1990 gering (Tab. 42). Seitdem kam es zu einem erheblichen Anstieg. Ein häufiges Vorkommen von MRSA in einzelnen Kliniken deutet auf eine besondere epidemiologische Situation hin (Ausbreitung eines bestimmten Sero- oder Lysotyps der Sta-

Tab. 42. Häufigkeit der Resistenz von Staphylococcus aureus gegen verschiedene Antibiotika.

Antibiotika	Häufigkeit der Resistenz von Staphylococcus aureus (in %)
Penicillin G[1]	70–80
Penicillinase-feste Penicilline[2]	2–15
Cefazolin Cefotaxim Imipenem	2–15
Erythromycin, Clarithromycin	5–15(–30)
Clindamycin	5–15
Chloramphenicol	(7–)10–20(–50)
Tetracyclin, Doxycyclin	35–45
Neomycin	10–20(–30)
Gentamicin	10–20(–30)
Vancomycin, Teicoplanin	<1
Rifampicin	<1
Fusidinsäure	1–2
Levofloxacin, Ciprofloxacin	10–15
Clinafloxacin	<1
Co-trimoxazol	2–12

[1] Auch Penicillin V, Ampicillin, Amoxicillin, Azlo-, Mezlo-, Piperacillin u. a.
[2] Methicillin, Oxacillin, Dicloxacillin, Flucloxacillin, Nafcillin

Tab. 43. Wirksamkeit von Cephalosporinen gegen Staphylococcus aureus (keine MRSA). GM = geometrisches Mittel der minimalen Hemmkonzentrationen (mg/l). $MHK_{50\%}$ und $MHK_{90\%}$ = minimale Hemmkonzentrationen (mg/l) bei ≤50 bzw. ≤90% der untersuchten Stämme (eigene Daten).

Mittel	GM	$MHK_{50\%}$	$MHK_{90\%}$
Cefazolin	0,2	0,1	0,4
Cefamandol	0,2	0,2	0,8
Cefotiam	1,4	0,4	0,8
Cefoxitin	1,6	1,6	3,1
Cefotaxim	2,0	1,6	3,1
Cefepim	2,0	1,6	3,1
Ceftizoxim	4,0	1,6	3,1
Ceftriaxon	4,1	3,1	6,2
Cefoperazon	4,0	3,1	6,2
Ceftazidim	6,8	4,0	8,0

phylokokken). MRSA können in vitro gegen andere β-Lactam-Antibiotika sensibel erscheinen. Die In-vitro-Testung ist besonders mit dem Blättchentest bei Staphylokokken ungenau. Methicillin-resistente Stämme sind oft auch gegen andere Antibiotika resistent (multiresistente MRSA).
Methicillin-resistente Staphylokokken sind meist sensibel gegen Fusidinsäure, Rifampicin, Vancomycin und Teicoplanin; auch eine Therapie mit Streptograminen (s. S. 213) und Fosfomycin kommt in Frage. Die neuen Gyrase-Hemmer (s. S. 133–148) haben eine bessere Aktivität gegen Staphylokokken als die übrigen Gyrase-Hemmer, die häufig unwirksam sind. Clinafloxacin ist als einziger Gyrase-Hemmer gegen Methicillin-resistente Staphylokokken fast immer wirksam.

Eine verminderte Sensibilität von Staphylococcus aureus gegen Vancomycin (bei sog. VISA-Stämmen) ist bisher sehr selten.

Bei Erythromycin und Clarithromycin schwankt die Resistenzrate zwischen 5 und 30%, bei Clindamycin zwischen 1 und 12%. Relativ selten treten Staphylokokken auf, die gegen Fusidinsäure und Rifampicin resistent sind. Dagegen findet man eine Unempfindlichkeit gegen Chloramphenicol in 7–50%, gegen Tetracyclin in 35–67% und gegen Gentamicin und Neomycin in 10–30%.

Staphylococcus epidermidis kommt normalerweise auf der Haut und auf Schleimhäuten vor. Die Pathogenität ist meist gering. Bei jedem Nachweis muß überlegt werden, ob eine Erkrankung vorliegt oder ob es sich um eine Kontamination handelt. Viele der in Blutkulturen nachgewiesenen Koagulase-negativen Staphylokokken sind Kontaminationen von der Haut oder von venösen Zugängen. Infektionen von Venenkathetern, implantierten Fremdkörpern, auch Harnwegsinfektionen und Endokarditiden sind häufig. Die antibiotische Empfindlichkeit kann stark variieren. Die Elimination der Staphylokokken von infizierten Fremdkörpern ist trotz Empfindlichkeit der Bakterien wegen Schleimbildung und Adhäsion der Bakterien erschwert. Am ehesten wirkt die Kombination von Vancomycin + Rifampicin. Viele Stämme sind mehrfach resistent (MRSE). Eine Methicillin-Resistenz ist stets

Infektionen durch fakultativ pathogene Bakterien

mit einer Resistenz gegen Cephalosporine und Carbapeneme (Imipenem, Meropenem) gekoppelt. Von großer Bedeutung ist die Bekämpfung mehrfach resistenter Staphylokokken (auch der MRSE) durch umfassende hygienische Maßnahmen.

Staphylococcus saprophyticus, der bei Harnwegsinfektionen vorkommt, ist häufig multiresistent. Andere Staphylokokken-Arten sind selten und haben keine größere klinische Bedeutung.

Wahl des Antibiotikums: Aufgrund der früher niedrigen Resistenzrate galten lange Zeit bei allen Staphylokokken-Infektionen die Penicillinase-festen Penicilline als Mittel der Wahl. Nachteile sind jedoch die relativ ungünstige Pharmakokinetik, die Hepatotoxizität, die vieldeutigen Testresultate und die hohe Frequenz klinischer Versager sowie das Vorkommen einer Penicillin-Toleranz. Parenterales Cefazolin hat bei gleicher Aktivität günstigere pharmakokinetische Parameter als Flucloxacillin i. v. Man sollte daher u. E. heute parenterales Flucloxacillin durch Cefazolin ersetzen. Schwere Staphylokokken-Infektionen sollten initial nicht allein mit einem β-Lactam-Antibiotikum behandelt werden. Günstiger sind Kombinationen, wie ein Cephalosporin + Clindamycin, Vancomycin + Rifampicin oder Teicoplanin + Rifampicin. Wegen der Gefahr einer Abszedierung oder eines Rezidivs darf die Therapie nicht zu früh abgebrochen werden (bei ernsten Erkrankungen nicht vor der 4.–6. Woche). Bei einer Penicillin-Allergie kann meist noch ein Cephalosporin eingesetzt werden (Kreuzallergie ausschließen). Makrolide (Erythromycin u. a.) führen häufig zu sekundärer Resistenzentwicklung der Staphylokokken. Antibiotika der Reserve sind die gut verträgliche Fusidinsäure, die bei Hautinfektionen und Knochenprozessen in Kombination anwendbar ist, und Fosfomycin. Wenig geeignet sind Breitspektrum-Antibiotika, wie Doxycyclin, Amoxicillin und Mezlocillin, auch Co-trimoxazol (häufig unwirksam).

Streptokokken- und Pneumokokken-Infektionen

Streptococcus-pyogenes-Infektionen: Streptococcus pyogenes (Synonym: A-Streptokokken) ist der typische Erreger von Angina, Erysipel und Impetigo. Toxin-bildende A-Streptokokken führen zu Scharlach. Selten sind Wundinfektionen, nekrotisierende Fasziitis und Puerperalsepsis, z. T. mit foudroyantem Verlauf. Als Komplikation einer Streptococcus-pyogenes-Infektion kann eine Glomerulonephritis oder ein rheumatisches Fieber auftreten. Ein Auftreten von A-Streptokokken in der Klinik ist immer ein Alarmzeichen. Es gibt auch chronische Verläufe eines Erysipels, die trotz In-vitro-Sensibilität kaum heilbar sind und eine Dauersuppression erfordern. Jede Erkrankung durch Streptococcus pyogenes sollte mit Antibiotika behandelt werden. Angina, Erysipel, Impetigo und leichte Wundinfektionen sprechen auf orales Penicillin V an. Eine Streptokokken-Sepsis oder schwere Wundinfektionen sind mit hohen Dosen von Penicillin G i. v. zu behandeln. Penicillin G wirkt auf Streptococcus pyogenes stärker als alle anderen Penicilline. Dennoch wird vielfach Amoxicillin verwendet. Mit einer Resistenz von Streptococcus pyogenes gegen Penicillin G ist in Deutschland nicht zu rechnen. Bei Penicillin-Allergie kommen als Alternative Makrolide (Erythromycin u. a.) und Cephalosporine in Betracht. Allerdings hat die Frequenz Erythromycin-resistenter A-Streptokokken in den letzten Jahren zugenommen (regional verschieden). Co-trimoxazol erreicht bei Streptokokken-

Streptokokken- und Pneumokokken-Infektionen

Infektionen keine vollständige Keimelimination. Gyrase-Hemmer wirken gegen A-Streptokokken nicht zuverlässig genug.

Vergrünende Streptokokken sind eine inhomogene Gruppe von Streptokokken (Teil der normalen Mundflora). Vergrünende Streptokokken (»Streptococcus viridans«) sind typische Erreger der Endocarditis lenta. Bei Leukämiepatienten haben vergrünende Streptokokken in letzter Zeit häufiger zu schwerer Sepsis mit Schock geführt. Vergrünende Streptokokken spielen auch eine Rolle bei der Entstehung von Karies und Periodontitis. Sie sind meist sensibel gegen Penicillin G und V. Gelegentlich finden sich bei Endocarditis lenta Streptokokken-Stämme mit verminderter Sensibilität (MHK 1 mg/l statt 0,01 mg/l). Es gibt aber auch Streptococcus-viridans-Arten, die teilweise oder völlig Penicillin-G-resistent oder die Penicillin-G-tolerant sind (s. u.). Streptococcus milleri, eine relativ seltene Art von vergrünenden Streptokokken, hat eine stärkere Pathogenität und kann als Monoinfektion eine Sepsis und Abszesse (Leber, Gehirn usw.) hervorrufen. Streptococcus milleri ist gewöhnlich gegen Penicillin empfindlich.

Pneumokokken (Streptococcus pneumoniae) haben eine Sonderstellung unter den Streptokokken. Der entscheidende Pathogenitätsfaktor ist die Kapsel, welche Pneumokokken vor der Phagozytose durch Alveolarmakrophagen schützt. Pneumokokken verursachen in den Alveolen eine starke Leukozytose mit entzündlichem Ödem; durch intralveoläre Ausbreitung kommt es zu einem segmentalen Befall. Pneumokokken können schnell zu Mikrozirkulationsstörungen führen, die irreversible Schädigungen hervorrufen.

Pneumokokken waren früher ausnahmslos hochsensibel gegen Penicillin G. Multiresistente Pneumokokken-Stämme traten 1977 zum erstenmal epidemisch in Südafrika auf. Sie waren gegen Penicillin G, Cephalosporine, Lincomycin, Clindamycin, Erythromycin, Chloramphenicol und Tetracycline resistent. Penicillin-resistente Pneumokokken wurden inzwischen in allen Teilen der Welt in unterschiedlicher Häufigkeit gefunden (besonders unter den Serotypen 6 B, 14, 19 F und 23). Am häufigsten sind Penicillin-G-resistente Pneumokokken-Stämme in Spanien und Ungarn. In Deutschland sind 8–12% aller Pneumokokken in ihrer Sensibilität gegen Penicillin G gemindert. Neben völliger Resistenz (MHK $\geq$ 2 mg/l) gibt es eine partielle Resistenz (0,1–1,0 mg/l). Völlige und teilweise Resistenz führt bei der Pneumokokken-Meningitis zu Therapieversagen, weil hier auch bei hoher Dosierung von Penicillin die Liquorkonzentrationen zur Abtötung der Pneumokokken nicht ausreichen. Bei einem Teil dieser Patienten versagen auch Ceftriaxon und Cefotaxim. Die Keime sind aber stets empfindlich gegen Vancomycin und Rifampicin. Die Penicillin-G-Resistenz der Pneumokokken beruht im wesentlichen auf einer verminderten Affinität der Keime zu den Penicillin-Bindeproteinen (nicht auf einer Penicillinase-bildung). Sie entsteht durch Mutation und ist chromosomal bedingt. Gen-Übertragungen von Stamm zu Stamm sind möglich, anscheinend auch von Viridans-Streptokokken auf Pneumokokken. Imipenem und Meropenem sind in vitro noch wirksam. Gegen Tetracycline sind Pneumokokken zu 15–70% resistent (regional verschieden). Erythromycin- und Clarithromycin-resistente Pneumokokken-Stämme kommen in 5–50% vor. Auch die Resistenz gegen Clindamycin variiert örtlich stark. Herkömmliche Gyrase-Hemmer haben eine relativ schwache Aktivität gegen Pneumokokken. Primär resistente Stämme sind häufig und können unter einer Therapie oder Prophylaxe mit Gyrase-Hemmern zu Sepsis führen. Dagegen haben die neuen Gyrase-

Infektionen durch fakultativ pathogene Bakterien

Hemmer (s. S. 133–146) eine stärkere Pneumokokken-Wirksamkeit, und eine Resistenz ist selten.

B-Streptokokken (Streptococcus agalactiae) spielen eine große Rolle als Erreger einer Sepsis oder Meningitis von Neugeborenen. Die Infektion erfolgt pränatal (bei vorzeitigem Blasensprung) oder perinatal (in den Geburtswegen der Mutter) und führt zu einer Frühform bzw. Spätform der Sepsis, die mit Penicillin G zu behandeln ist. B-Streptokokken kommen bei gesunden Frauen im äußeren Genitale vor und können in jedem Alter Harnwegsinfektionen hervorrufen. B-Streptokokken wurden häufig auch bei Erwachsenen mit Abwehrschwäche als Erreger von Septikämien und anderen Krankheiten festgestellt. Sie können auch ein Erysipel hervorrufen. Die relativ geringe Aktivität der Penicilline und ein ausgeprägter Synergismus mit Aminoglykosiden sind die Begründung für eine kombinierte Behandlung mit Penicillin G und Gentamicin. Alternativen sind Cephalosporine und Makrolide.

Enterokokken (Enterococcus faecalis, Enterococcus faecium) kommen als Krankheitserreger bei Intensivpatienten immer häufiger vor. Sie werden durch mittlere Dosen von Penicillin G nicht gehemmt (Tab. 44) und bei breiter Kombinationstherapie oft selektiert.
Enterococcus faecalis ist meistens gegen Ampicillin, Mezlocillin, Piperacillin, Imipenem und Meropenem empfindlich, nicht gegen Cephalosporine.
Enterococcus faecium kommt seltener vor und ist häufig Ampicillin-resistent. Als weltweites Problem gilt die zunehmende Resistenz von multiresistenten Enterokokken gegen Vancomycin (VRE) und Teicoplanin (s. S. 205 u. 209). Dann wirkt bei E.-faecium-Erkrankungen meist noch die Streptogramin-Kombination von Quinupristin und Dalfopristin (s. S. 213), bei E.-faecalis-Erkrankungen Clinafloxacin (s. S. 140). Weitere Alternativen bei Vancomycin-Resistenz sind Linezolid, Ziracin und das neue Glykopeptid Ly 333 328 (s. Tab. 45). Dagegen sind die herkömmlichen Gyrase-Hemmer gegen Enterokokken oft unwirksam.

Tab. 44. Vergleich der In-vitro-Wirksamkeit von Antibiotika gegen Enterococcus faecalis und Enterococcus faecium. $MHK_{50\%}$ = minimale Hemmkonzentration bei ≤50% der untersuchten Stämme.

Mittel	$MHK_{50\%}$ (mg/l) Enterococcus faecalis	$MHK_{50\%}$ (mg/l) Enterococcus faecium
Ampicillin	1	8
Penicillin G	2	16
Piperacillin	2	16
Imipenem	2	16
Meropenem	8	>16
Vancomycin	2	1
Teicoplanin	0,5	0,5
Ciprofloxacin	1	4
Clinafloxacin	0,1	0,5
Quinupristin + Dalfopristin	4	2
Erythromycin	>256	>256
Doxycyclin	>16	>16
Chloramphenicol	8	4

Tab. 45. Alternativen bei Vancomycin-Resistenz von Enterokokken.

Mittel	Klasse	Wirksam gegen
Clinafloxacin	Gyrase-Hemmer	E. faecalis
Quinu-/Dalfopristin	Streptogramine	E. faecium
Linezolid	Oxazolidinone	E. faecalis, E. faecium
Ziracin	Everninomicine	E. faecalis, E. faecium
Ly 333 328	Glykopeptide	E. faecalis, E. faecium

Bei den Ampicillin-empfindlichen Enterokokken ist die bakterizide Wirkung von Ampicillin schwach. Eine Konzentrationserhöhung verschlechtert sogar die Bakterizidie (Eagle-Effekt). Aminoglykoside allein sind nahezu unwirksam gegen Enterokokken. Bei Kombination eines Penicillins mit einem Aminoglykosid werden jedoch ein starker Synergismus und eine rasche Bakterizidie erreicht. Schwere Enterokokken-Infektionen, insbesondere die Enterokokken-Endokarditis, müssen daher stets kombiniert, z. B. mit Ampicillin + Gentamicin, behandelt werden. Nur bei hochgradiger Gentamicin-Resistenz ist auf Gentamicin zu verzichten und eine andere Kombination zu wählen. Bei Ampicillin-Allergie ist bei Enterococcus-faecalis-Infektionen noch eine Therapie mit Imipenem oder Clinafloxacin möglich, bei Endokarditis (und nachgewiesener Empfindlichkeit der Erreger) mit Vancomycin i. v. Gegen Tetracycline sind Enterokokken meistens resistent.

Anaerobier-Infektionen

Häufigkeit: Man unterscheidet die sporenbildenden Clostridien (z. B. Gasbranderreger) von den sporenlosen Anaerobiern.
Die häufigsten Erreger sind Bacteroides-Arten, gefolgt von Peptostreptococcus-Arten (anaerobe Streptokokken). Seltener sind Infektionen durch Fusobakterien, Veillonellen, Propionibakterien und Aktinomyzeten. Die Erregerhäufigkeit bei bestimmten Krankheiten hängt u. a. von der Nachbarschaft des befallenen Organs zu den Schleimhäuten des Mundes, des Darmes oder der Vagina ab, wo Anaerobier normalerweise in großer Zahl vorhanden sind (z. B. im Kolon im Verhältnis 300–1000 Anaerobier auf ein aerobes Bakterium). So ist Bacteroides fragilis, ein regelmäßiger Darmbewohner, häufig ein Erreger bei infektiösen Prozessen im Bereich der Bauchhöhle und der Genitalorgane. Bei Lungenerkrankungen durch Anaerobier dagegen dominieren Penicillin-sensible Bacteroides-Arten der Prevotella-(Bacteroides-)melaninogenica-Gruppe. Bei Infektionen durch gramnegative obligat anaerobe Stäbchen liegen in mehr als 50% Mischinfektionen mit fakultativ anaeroben Bakterien (z. B. E. coli, Klebsiella pneumoniae, Haemophilus-Arten und Enterokokken) und in etwa 35% Mehrfachinfektionen durch 2–7 verschiedene Anaerobier (auch Clostri-

Infektionen durch fakultativ pathogene Bakterien

dien) vor. Diese Angaben sind im Hinblick auf die Schwierigkeiten bei der Anzüchtung und Differenzierung der Anaerobier von Bedeutung. Bei typischem Krankheitsbild muß der Arzt – unabhängig von verspätet eingehenden, meist unvollständigen bakteriologischen Befunden – eine breit wirkende Antibiotika-Therapie durchführen, welche aerobe und anaerobe Keime erfaßt.

Krankheiten: Anaerobier sind die wesentliche Komponente von abszedierenden Mischinfektionen im oberen und unteren Respirationstrakt, im Gastrointestinal- und weiblichen Genitaltrakt sowie bei arteriosklerotischer Gangrän. Sie spielen eine Rolle bei Septikämie und Organabszessen (Hirn, Leber usw.). Typisch ist der fötide, stinkende Eiter. Voraussetzung für die Ansiedlung von Anaerobiern ist eine Erniedrigung des Oxidations-Reduktionspotentials besonders an Körperstellen, die eine geringere aktive kapilläre Perfusion haben. Krankheitsdisponierend sind Schädigungen des Gewebes, welche den kapillären Blutdurchfluß unterbrechen, wie Traumen, chirurgische Eingriffe, Arteriosklerose, maligne Tumoren und chemische Nekrosen. Die dabei eintretende Reduktion des Oxidations-Reduktions-Potentials, oft begünstigt durch eine Mischinfektion mit O_2-verbrauchenden fakultativen Anaerobiern (z. B. E. coli), erlaubt die Vermehrung von Anaerobier-Arten, die sich in ihrer Sauerstoffempfindlichkeit graduell unterscheiden (z. B. sind bestimmte Clostridien-Arten viel empfindlicher gegenüber Sauerstoff als Campylobacter-Arten).

Eine Anaerobier-Infektion kann (besonders bei Entzündungen im Bereich des Beckens) eine **Thrombophlebitis** hervorrufen. Infizierte Emboli können kleinere oder größere Infarkte in Leber, Lungen, Hirn und anderen Organen und eine Abszedierung durch Anaerobier erzeugen. Bei schweren Septikämien durch gramnegative Anaerobier kommt es oft zu einer disseminierten intravaskulären Gerinnung (Verbrauchskoagulopathie).

Unterer Respirationstrakt: Singuläre oder multiple Lungenabszesse, diffuse Lungeninfiltrate oder eine nekrotisierende Pneumonie (mit Hohlraumbildung = »Lungengangrän«) entstehen entweder durch Aspiration von oropharyngealem Sekret oder durch Embolie bei entzündlichen Erkrankungen im Bauchraum oder Becken. Häufige anaerobe Erreger sind Prevotella melaninogenica, Fusobakterien, Peptostreptokokken und Veillonellen (oft zusammen mit Staphylokokken). Als häufige Komplikation kann ein Pleuraempyem auftreten.

Gastrointestinaltrakt: Ulzerationen im Magen-Darm-Trakt durch Entzündungen oder einen malignen Tumor stellen die Eintrittspforte für anaerobe und aerobe Keime dar, welche zu umschriebener oder diffuser Peritonitis und intraabdominellen Abszessen, auch Leberabszessen, evtl. mit Septikämie führen. Anaerobe Erreger sind häufig Bacteroides fragilis und Clostridium perfringens.

Genitaltrakt: Septikämien durch Anaerobier entstehen nicht selten bei septischem Abort und Chorioamnionitis. Eine Salpingitis durch Anaerobier kommt auch außerhalb der Schwangerschaft vor, z. B. als Komplikation nach gynäkologischen Eingriffen. Die am häufigsten isolierten anaeroben Erreger sind Peptostreptokokken, Bacteroides-Arten und Clostridien. Mischinfektionen sind die Regel. Oft verbirgt sich hinter einer durch Anaerobier infizierten Pyometra und Metritis ein Uteruskarzinom. Eine dramatisch verlaufende Anaerobierinfektion des männlichen Genitales ist die Fournier-Gangrän (anaerobe Skrotalphlegmone, s. S. 502).

Anaerobier-Infektionen

Zentralnervensystem: Hirnabszesse durch Anaerobier können von einer Sinusitis oder Mastoiditis ausgehen (und führen dann meist zu einem Epiduralabszeß und zu Meningitis), oder sie entstehen metastatisch durch infizierte Emboli bei einer Lungenerkrankung oder Endokarditis. Bei angeborenen Herzfehlern mit Rechts-links-Shunt sind durch Emboli entstandene Hirnabszesse relativ häufig.

Weitere wichtige Anaerobierinfektionen sind die arteriosklerotische Gangrän, Wundinfektionen, Perinealabszesse, odontogene Infektionen, Noma, Mundbodenphlegmone, Tonsillenabszeß und Appendizitis.
Anaerobierinfektionen sind auch **Gasbrand** s. S. 575, **Tetanus** s. S. 573, **Botulismus** s. S. 478, **pseudomembranöse Enterokolitis** s. S. 477.

Anaerobiernachweis und Antibiotika-Empfindlichkeitsprüfung: Der Anaerobiernachweis gelingt nur bei optimalem Transport des Untersuchungsmaterials (ohne Sauerstoffzutritt) und adäquaten Züchtungsbedingungen. Wegen des langsamen Wachstums und der Schwierigkeiten bei der Bestimmung der angezüchteten Keimarten vergeht oft viel Zeit, bis endgültige Resultate vorliegen. Der Nachweis nur einer anaeroben Keimart oder die ausschließliche Anzüchtung von aeroben Bakterien darf bei typischem Krankheitsbild nicht zu der falschen Schlußfolgerung führen, daß eine Monoinfektion vorliegt. Wichtig ist die sorgfältige mikroskopische Untersuchung des Direktausstriches, da der mikroskopische Bakteriennachweis auf Mischinfektionen und bei negativer Kultur auf eine Anaerobier-Infektion hinweisen kann.

Die Antibiotika-Empfindlichkeitsprüfung ist mit den sonst üblichen Testmethoden bei den langsam wachsenden Anaerobiern besonders ungenau.

Wahl des Antibiotikums (Tab. 46): Da Anaerobier-Infektionen fast nie Monoinfektionen sind, muß immer das typische Erregerspektrum von aeroben und anaeroben Keimen erfaßt werden. Bei Infektionen der Mundhöhle liegt im allgemeinen eine **Mischinfektion** durch Peptostreptokokken, aerobe Streptokokken und Penicillin-sensible gramnegative Anaerobier (besonders Prevotella melaninogenica) vor. Hier

Tab. 46. Klinische Wirksamkeit von Antibiotika bei Anaerobiern. Die meisten Aminoglykoside und herkömmlichen Gyrase-Hemmer sind unwirksam.

Anaerobier	Wirksamkeit von					
	Penicillin G, Ampicillin	Clindamycin	Metronidazol	Cefoxitin, Cefotetan	Imipenem, Meropenem	Piperacillin/ Tazobactam
Bacteroides-fragilis-Gruppe	Ø	+	●	+	●	●
Prevotella	●	●	●	●	●	●
Fusobakterien	●	●	●	●	●	●
Clostridien-Arten	●	(+)	●	+	●	●
Anaerobe Kokken	●	●	●	+	●	●
Actinomyces-Arten	●	●	Ø	●	●	●

● = fast immer wirksam, + = meistens wirksam, (+) = unterschiedlich wirksam, Ø = fast immer unwirksam.

Infektionen durch fakultativ pathogene Bakterien

wirkt Penicillin in hoher Dosierung am besten. Penicillin ist außerdem gegen die bei Mischinfektionen vorkommenden Clostridien und Aktinomyzeten wirksam. Wenn Staphylokokken als Erreger einer Mischinfektion möglich sind, sollte Clindamycin bevorzugt werden (z. B. bei Kieferosteomyelitis). Bei Infektionen des Bauchraumes und des weiblichen Genitaltraktes sowie bei arteriosklerotischer Gangrän sind Mischinfektionen durch Bacteroides fragilis, gramnegative Stäbchen und Streptokokken häufig. Hierbei sind Kombinationen, wie Cefotaxim + Metronidazol oder Clindamycin + Mezlocillin, günstig. Imipenem und Meropenem zeichnen sich dadurch aus, daß sie ein sehr breites Wirkungsspektrum, eine starke Aktivität gegen Staphylokokken und gramnegative Stäbchen sowie eine gute Wirksamkeit gegen Anaerobier besitzen. Sie kommen daher zur Monotherapie von Anaerobier-Infektionen in Betracht (z. B. bei Aspirationspneumonie). Auch Methoxycephalosporine (Cefoxitin, Cefotetan) sind gegen Bacteroides fragilis und die übliche Begleitflora wirksam. Herkömmliche Gyrase-Hemmer haben keine zuverlässige Wirkung bei Anaerobier-Infektionen. Allerdings besitzen die neuen Gyrase-Hemmer Clinafloxacin und Moxifloxacin gegen alle Bacteroides-Arten eine gute Aktivität.

Bei Anaerobier-Infektionen des Respirationstraktes sind meist Penicillin-sensible **Bacteroides-Arten** beteiligt. Penicillin G ist bei Infektionen durch Prevotella melaninogenica gut wirksam und wirkt außerdem auf fast alle anderen Anaerobier (einschließlich Peptostreptokokken und Clostridien). Bei Anaerobier-Infektionen in der unteren Körperhälfte sowie bei Septikämien ist Bacteroides fragilis der häufigste Erreger und Penicillin G wenig wirksam. Dann kommen Metronidazol oder Clindamycin in Kombination mit anderen Mitteln in Frage. Eine inkomplette Stabilität gegen die β-Lactamasen von Bacteroides fragilis haben Mezlocillin, Piperacillin und Cefotaxim; bei diesen Mitteln ist eine Kombination mit einem β-Lactamase-Hemmer (z. B. Sulbactam) sinnvoll. Tetracycline und Erythromycin versagen meist bei Infektionen durch Bacteroides fragilis. Die Resistenzhäufigkeit von Bacteroides fragilis liegt bei Metronidazol unter 1%, bei Clindamycin unter 20%, bei Tetracyclinen über 60%, bei Penicillin G über 90%.

Unter den anderen anaeroben gramnegativen Stäbchen sind **Fusobakterien** am stärksten empfindlich gegen Penicillin G, meist auch gut empfindlich gegen andere β-Lactam-Antibiotika, Metronidazol, Tetracycline und Clindamycin, obwohl einzelne Stämme gegen diese Mittel resistent sein können. Erythromycin ist gegen Fusobakterien nur schwach wirksam.

Anaerobe grampositive Kokken (z. B. Peptostreptococcus) sind fast immer empfindlich gegen Clindamycin, Penicillin G und Cefazolin, z. T. aber resistent gegen Tetracycline (30–40%) und Erythromycin (10–20%). Metronidazol ist dabei gut wirksam.

Unter den **anaeroben grampositiven Stäbchen** ist Actinomyces israeli am stärksten empfindlich gegen Penicillin G, weniger gegen die anderen Mittel und meistens resistent gegen Metronidazol (s. S. 242). Bei Clostridium perfringens ist die Rangfolge der Wirksamkeit: Penicillin G, Clindamycin, Metronidazol, Vancomycin, Erythromycin. Gegen Tetracycline sind 20–30% der Stämme resistent. Andere Clostridien-Arten (z. B. Clostridium ramosum) sind z. T. resistent gegen Penicillin G, Tetracycline, Erythromycin und Clindamycin, während Metronidazol und Vancomycin stets wirksam sind. Gegen Clostridium difficile (s. S. 201) ist Vancomycin sehr gut wirksam, aber auch Metronidazol ist aktiv. Cephalosporine, Penicilline und Gyrase-Hemmer (mit Ausnahme von Clinafloxacin) haben keine Wirkung gegen Clostridium difficile. Propionibakterien werden durch nahezu alle Antibiotika gehemmt (β-Lactam-Antibiotika, Clindamycin, Vancomycin, Rifampicin u. a.).

Mykobakterien-Infektionen

Die **klinische Bedeutung** der Infektionen durch »nichttuberkulöse« (früher »atypische«) Mykobakterien hat durch AIDS und andere Krankheiten, die zu einer Immunsuppression führen, zugenommen. Auch Vorerkrankungen der Lungen (Staublunge, Bronchiektasen, Mukoviszidose usw.) sowie Kortikosteroide disponieren für eine Mykobakterien-Infektion. Von den zahlreichen Mykobakterien-Arten sind als Krankheitserreger am häufigsten die langsam wachsenden M. avium-intracellulare und M. kansasii, während die schnell wachsenden Mykobakterien (M. fortuitum, M. abscessus, M. chelonae u. a.) seltener vorkommen.
M. avium-intracellulare und M. kansasii können nicht nur chronische Lungeninfektionen, sondern auch disseminierte Erkrankungen hervorrufen (vor allem bei AIDS-Patienten). Chronische Lungenentzündungen werden nicht selten auch durch M. fortuitum, M. malmoense, M. abscessus, M. chelonae und M. genavense verursacht.
Lokalisierte extrapulmonale Erkrankungen gibt es durch M. marinum (Schwimmbadgranulome) und M. ulcerans (chronische Hautulzerationen) sowie durch M. kansasii und einige schnell wachsende Mykobakterien (Lymphadenitis, Haut- und Weichteilinfektionen).
Die ubiquitär vorkommenden Mykobakterien werden meist durch Wasser oder Bodenkontakt übertragen. Eine Übertragung von Mensch zu Mensch scheint nicht stattzufinden.

Die **Diagnose** einer chronischen Lungeninfektion wird zunächst klinisch und radiologisch gestellt. Auf dem Röntgenbild sieht man besonders bei M.-avium- und M.-kansasii-Infektionen Veränderungen wie bei einer Lungentuberkulose (u.U. auch Kavernen). In Sputum, Bronchialsekret oder bronchoskopisch entnommenem Biopsiematerial lassen sich wiederholt mikroskopisch und kulturell Mykobakterien nachweisen, die früher oft für Tuberkelbakterien gehalten oder als »atypische« Mykobakterien nicht beachtet worden sind. Sie haben häufig ein ungewöhnliches Resistenzmuster, das aber zu der gefundenen Mykobakterien-Art paßt. Histologisch findet sich wie bei Tuberkulose eine chronische granulomatöse Entzündung (z. T. auch mit Verkäsung). Tuberkulintestungen der Haut fallen meist positiv aus (infolge Kreuzreaktionen). Bei disseminierten Erkrankungen können die Keime aus der Blutkultur oder aus Organproben gezüchtet werden. Bei lokalisierten Erkrankungen ist oft eine Untersuchung von Eiter möglich.

Die **Therapie** ist schwierig, da die Erregerempfindlichkeit auch innerhalb einer Art stark variieren kann und die In-vitro-Ergebnisse nicht immer den klinischen Behandlungsresultaten entsprechen. Daher sind die in Tab. 47 enthaltenen Angaben über die In-vitro-Wirksamkeit der in Frage kommenden Mittel mit Vorsicht zu verwerten und sollen nur Hinweise auf eine mögliche Initialtherapie geben. In der Regel ist wie bei

Infektionen durch fakultativ pathogene Bakterien

der Tuberkulose eine Kombinationstherapie notwendig (vor allem zur Verhinderung einer Resistenzentwicklung). Oft muß die Therapie begonnen werden, bevor die Ergebnisse der Resistenzprüfung vorliegen. Das Ansprechen auf eine initiale Behandlung kann schwer zu beurteilen sein. Ein Therapieversagen ist vor allem an einem Ausbleiben der Sputumkonversion und bei disseminierten Erkrankungen an weiterhin positiven Blutkulturen zu erkennen.

Nach bisher vorliegenden Erkenntnissen gelten folgende **Therapieempfehlungen:**
1. Mycobacterium-avium-intracellulare-Infektionen werden am besten mit der Kombination von Rifabutin (oder Rifampicin) + Clarithromycin + Ethambutol behandelt (1 Jahr oder länger).
   Auch Clofazimin, Ciprofloxacin oder Amikacin sind meist wirksam und können in die Kombination eingeschlossen werden. Bei AIDS-Patienten muß bei disseminierten Erkrankungen die Therapie lange Zeit (manchmal lebenslang) fortgesetzt werden, da sie nur suppressiv (nicht kurativ) wirkt und Rückfälle häufig sind. Die Verträglichkeit muß regelmäßig überwacht werden. Bei der Kombination von Rifabutin oder Rifampicin und Clarithromycin ist besonders auf mögliche Interaktionen (s. S. 260 u. S. 185) zu achten.

2. Mycobacterium-kansasii-Infektionen sind erfolgreich mit Isoniazid + Rifampicin + Ethambutol behandelt worden. Auch Clarithromycin, Azithromycin und Levofloxacin sind in vitro wirksam und können für die Kombinationstherapie verwandt werden.

3. Bei Mycobacterium-fortuitum-Infektionen ist zu unterscheiden zwischen dem Subtyp Biovar peregrinum (Clarithromycin wirksam) und den beiden anderen Subtypen Biovar fortuitum und Biovar 3 (Clarithromycin unwirksam). Biovar peregrinum kann Haut- und Weichteilinfektionen verursachen. Dabei wirken Cla-

Tab. 47. In-vitro-Wirksamkeit von antimykobakteriellen Mitteln.
● = immer wirksam; + = meist wirksam; (+) = teilweise wirksam; Ø = meist unwirksam. INH = Isoniazid; Rifa = Rifampicin; Etham = Ethambutol; PZA = Pyrazinamid; SM = Streptomycin; Proth = Prothionamid; AM = Amikacin; Clof = Clofazimin; CIP = Ciprofloxacin; CLM = Clarithromycin.

Mykobakterien-Art	Wirksamkeit von									
	INH	Rifa	Etham	PZA	SM	Proth	AM	Clof	CIP	CLM
M. tuberculosis	●	●	●	●	●	●	+	+	+	(+)
M. avium-intracellulare	Ø	(+)	(+)	Ø	Ø	Ø	(+)	(+)	+	+
M. kansasii	(+)	+	(+)	Ø	Ø	(+)	Ø	Ø	Ø	(+)
M. fortuitum	Ø	Ø	(+)	Ø	Ø	(+)	(+)	Ø	+	(+)
M. abscessus	Ø	Ø	Ø	Ø	Ø	Ø	+	Ø	Ø	(+)
M. chelonae	Ø	Ø	Ø	Ø	Ø	(+)	(+)	?	Ø	+
M. malmoense	?	+	+	Ø	Ø	?	?	?	Ø	+
M. scrofulaceum	Ø	(+)	Ø	Ø	Ø	Ø	?	Ø	Ø	(+)
M. marinum	Ø	+	(+)	Ø	Ø	Ø	+	Ø	Ø	(+)
M. ulcerans	Ø	Ø	(+)	Ø	(+)	Ø	?	Ø	Ø	Ø
M. leprae	Ø	●	Ø	Ø	Ø	(+)	(+)	●	Ø	(+)

rithromycin, Cefoxitin und Amikacin (in einer Zweierkombination), beim Biovar 3 (Haut- und Weichteilinfektionen) am besten Cefoxitin und Amikacin, nicht jedoch Clarithro- und Azithromycin. Biovar fortuitum, der auch disseminierte Erkrankungen, Lungenerkrankungen, Endokarditis und Keratitis erzeugen kann, spricht auf eine Zweierkombination von Ciprofloxacin, Cefoxitin, Amikacin oder Imipenem an.

4. **Mycobacterium-scrofulaceum-Infektionen** äußern sich als Lymphadenitis colli bei Kindern, als disseminierte Erkrankung oder Lungenerkrankung bei erwachsenen AIDS-Patienten. In vitro wirken Rifampicin und Clarithromycin, manchmal auch Ethambutol, die zur Kombinationsbehandlung benutzt werden.

5. **Lungeninfektionen durch Mycobacterium abscessus** sprechen bei Kombination auf Cefoxitin, Amikacin und Clarithromycin an.

6. **Lungeninfektionen durch Mycobacterium malmoensis** können kombiniert mit Rifampicin, Ethambutol und Clarithromycin behandelt werden. Über die Therapie von Infektionen durch M. chelonae, M. genavense, M. xenopi und M. haemophilum liegen noch zu wenig Daten vor.

7. Bei **Hautinfektionen durch Mycobacterium marinum** ist nach den Labordaten eine Behandlung mit Rifampicin, Clarithromycin oder Minocyclin sinnvoll.

8. Bei **Mycobacterium-ulcerans-Infektionen** (s. auch S. 558) ist eine medikamentöse Therapie problematisch. In einem Teil der Fälle wirkt Streptomycin i.m., evtl. auch Ethambutol. In vitro ist Minocyclin wirksam.

→ **Lepra** s. S. 608.

Sepsis

Die **Sepsis** ist eine bakterielle Allgemeininfektion, bei welcher von einem Sepsisausgangsherd ständig oder intermittierend Bakterien in die Blutbahn gelangen und zu meist schweren Krankheitserscheinungen (mit Fieber oder Hypothermie, Hyperventilation, beschleunigter Herzfrequenz usw.), evtl. auch zu Metastasenbildung in inneren Organen führen. Es gibt dabei ein breites Spektrum von wenig symptomatischen Erkrankungen bis hin zu schwersten Krankheitsformen. Die Sepsis-Definitionen haben sich im Laufe der Jahre mehrfach geändert. Die Definitionen von Intensivmedizinern sind nicht immer identisch mit dem traditionellen Sepsisbegriff.

Unter **Sepsis-Syndrom** versteht man eine Sepsis mit stark veränderter Organperfusion, die mit Hypoxämie, Laktatazidose und/oder Bewußtseinsveränderungen einhergeht. Das Sepsis-Syndrom beruht vor allem auf der Wirkung von Mediatoren und Zytokinen (oder Substanzen, durch welche Zytokine getriggert werden). Beim septischen Schock besteht neben dem Sepsis-Syndrom eine stärkere Hypotension trotz adäquater Flüssigkeitszufuhr. Eine Sepsis, die nicht rechtzeitig erkannt und behandelt wird, kann zum erweiterten Sepsis-Syndrom (Systemic Inflammatory Response Syndrome = SIRS), zum septischen Schock, irreversiblen Schock, multiplen Organversagen und Tod führen.

Eine **Einteilung** der septischen Erkrankungen ist nach der Erregerart oder nach der Eintrittspforte und dem Sepsisausgangsherd möglich (tonsillogene Sepsis, Urosepsis, cholangitische Sepsis, septischer Abort, Nabelsepsis usw.). Bei der kryptogenen Sepsis ist der Ausgangsherd nicht nachweisbar. Sonderformen sind u. a. die Fremdkörpersepsis und die bakterielle Endokarditis.

Bei einer **transitorischen Bakteriämie,** die bei lokalisierten Infektionen, nach Tonsillektomien oder Zahnextraktionen kurzfristig vorkommt, fehlen ernste Krankheitssymptome, und es entstehen keine Entzündungsherde in anderen Organen.

Die **klinische Diagnose** einer Sepsis (intermittierendes Fieber, Schüttelfrost, Milzvergrößerung, Nachweis des Sepsisausgangsherdes und septischer Metastasen) ist manchmal schwierig, da bei Abwehrschwäche (Leukämie, Marasmus, Früh- und Neugeborenen), bei Intensivpatienten oder bei Anbehandlung mit Antibiotika eindeutige Symptome fehlen können. In jedem Fall sollte der Verdacht auf eine septische Erkrankung durch bakteriologische Untersuchungen bestätigt werden, da nur hierdurch eine gezielte Therapie ermöglicht wird.

Wichtige Untersuchungen:
1. **Blutkulturen** sind die wichtigsten diagnostischen Maßnahmen vor Therapiebeginn. Bei subakuten Formen sind wiederholte Blutkulturen sinnvoll. Blutentnahme am besten während des Schüttelfrostes, jedoch nicht nur bei Fieberanstieg, da bei Neugeborenen und älteren Menschen auch afebrile Verläufe vorkommen. Möglichst 2 handelsübliche Bouillonkulturflaschen werden direkt am Krankenbett unter sterilen Kautelen mit und ohne Belüftung (für aerobe und anaerobe Keime) beimpft und zum Untersuchungslabor weitergeleitet. Ein Blut-

Sepsis

versand im Röhrchen ist nicht ratsam, da empfindliche Keime beim Transport absterben können. Blut sollte durch Venenpunktion gewonnen werden (nach sorgfältiger Hautdesinfektion). Blutentnahmen aus liegenden Venenkathetern sind nur bei Verdacht auf Katheterinfektion sinnvoll. Längere Bebrütung der Blutkulturen unter aeroben und anaeroben Bedingungen mit optimaler Technik. Blutkulturen können auch bei transitorischer Bakteriämie (einmaliger Nachweis ohne Sepsissymptome) positiv sein. Bakterielle Verunreinigungen der Blutkulturflaschen vermeidet man durch aseptische Blutgewinnung und -verarbeitung. Am besten legt man gleichzeitig 2 Blutkulturpaare an (mit Blut aus getrennten Venenpunktionen), die das gleiche Ergebnis haben sollen. Eine Kontrolle des Behandlungserfolges durch Blutkulturen während der Therapie kann zur Erkennung eines Rezidivs, einer Resistenzzunahme des Erregers, einer Mischinfektion oder eines Infektionswechsels wichtig sein.

2. **Antigennachweis** (meist Latex-Agglutinationstest, s. auch S. 423) im Serum und Urin, evtl. auch Liquor, können bei klinischem Verdacht auf eine Sepsis durch Meningokokken, Pneumokokken und B-Streptokokken sowie Haemophilus influenzae (Typ b) und Cryptococcus neoformans positiv ausfallen (falsch-positive und falsch-negative Resultate sind möglich). Diese Tests können auch noch einige Tage nach Behandlungsbeginn auf den Sepsiserreger hinweisen.
3. **Bakteriologische Untersuchungen** von Eiter, Liquor, Sputum, Urin oder Punktaten aus dem Sepsisausgangsherd oder von septischen Metastasen. Bei größerer Entfernung zum bakteriologischen Labor kann eitriger Liquor oder ein Punktat aus einer primär sterilen Region wie Blut in 2 Bouillonkulturflaschen geimpft und in der Klinik vorbebrütet werden (wenn der Transport erst am nächsten Tag erfolgen kann). Ein Teil der Untersuchungsprobe wird gleichzeitig in einem Transportmedium im Röhrchen eingesandt (wichtig zur Anfertigung von mikroskopischen Präparaten, zur Erkennung von Kontaminationen und Mischinfektionen sowie zur Ausimpfung auf Spezialnährböden).
4. Die **Empfindlichkeitsprüfung** der angezüchteten Erreger (z.B. mit dem E-Test) gibt Hinweise für die Wahl des Antibiotikums und die notwendige Höhe der Dosierung.
5. **Unspezifische Parameter,** wie Leukozytenzahl, BSG und C-reaktives Protein (CRP), sind bei der Diagnosestellung und zur Verlaufsbeurteilung wichtig.

Allgemeine Regeln für die Sepsisbehandlung:
1. Die **Wahl des Antibiotikums** richtet sich in erster Linie nach dem klinischen Bild und dem hierfür typischen Erregerspektrum. Die Initialtherapie erfolgt fast immer ungezielt (ohne Kenntnis des Erregers). Dabei müssen Grundkrankheiten berücksichtigt werden. Am geeignetsten sind β-Lactam-Antibiotika, da diese ohne größeres Risiko in hohen Dosen (Tab. 48) gegeben werden können. Bei Infektionen durch schwach empfindliche oder schwer erreichbare Keime sind **Antibiotika-Kombinationen** notwendig, welche die bakterizide Wirkung verstärken. Zur ungezielten Initialtherapie kommen Antibiotika in Frage, die ein möglichst lückenloses Erregerspektrum erfassen. »Omnispektrum«-Kombinationen, wie Piperacillin plus Cefotaxim, haben den Vorteil eines sich überlappenden Spektrums und einer sich ergänzenden Wirkung (»Doublecover-Effekt«). Sie können durch ein Aminoglykosid, durch Metronidazol oder Clindamycin ergänzt werden. Die routinemäßige Gabe eines Aminoglykosids ist problematisch, da die Patienten häufig eine Niereninsuffizienz entwickeln. Bei

Sepsis

Verdacht auf eine Staphylokokken-Ätiologie kann Vancomycin in die Kombination eingeschlossen werden. Mit Imipenem wird das Spektrum der wichtigsten Sepsis-Erreger erfaßt. Bei der Kombinationstherapie ist darauf zu achten, daß sich gleichartige Nebenwirkungen von Antibiotika addieren können.
2. Die Antibiotika-Behandlung muß **über längere Zeit in hoher Dosierung** durchgeführt werden (anfangs stets parenteral). Zur Nachbehandlung (Rezidivprophy-

Tab. 48. Tagesdosis bei Sepsis.

Antibiotikum	Erwachsene	Kinder	Bevorzugte Applikation, Dosierungsintervall
Penicillin G	20 Mill. E	0,5 Mill. E/kg	i. v. Kurzinfusion alle 8–12 h
Ampicillin	6–10(–20) g	200–300 mg/kg	i. v. Kurzinfusion oder langsame Injektion alle 8–12 h
Azlocillin Mezlocillin Piperacillin	6–15(–20) g	200–300 mg/kg	i. v. Kurzinfusion oder langsame Injektion alle 8–12 h
Cefazolin Cefotaxim Ceftazidim	6 g	150 mg/kg	i. v. Kurzinfusion oder langsame Injektion alle 8–12 h
Cefepim	4 g	100 mg/kg	i.v. Kurzinfusion alle 12 h
Ceftriaxon	2(–4) g	50–80 mg/kg	i.v. Kurzinfusion alle 24 h
Imipenem	1,5–2–3 g	50 mg/kg	i. v. Infusion alle 8 h
Meropenem	3–6 g	60–120 mg/kg	i. v. Kurzinfusion alle 8 h
Gentamicin Tobramycin	160–320 mg	3–5 mg/kg	i.v. Kurzinfusion alle 12–24 h
Amikacin	1 g	15 mg/kg	i. v. Infusion alle 12–24 h
Vancomycin	2 g	40 mg/kg	i. v. Infusion alle 12 h
Teicoplanin	0,4–0,8 g	10 mg/kg	i. v. Infusion alle 12 h
Clindamycin	1,2–1,8 g	20–30 mg/kg	i. v. Kurzinfusion alle 8 h
Ciprofloxacin	0,8 g	–	i. v. Kurzinfusion (30–60 min) alle 12 h
Levofloxacin	1 g	–	i. v. Kurzinfusion (60 min) alle 12–24 h
Metronidazol	1,5–2 g	20–30 mg/kg	i. v. Kurzinfusion alle 8 h

laxe) können oral applizierbare Antibiotika verwendet werden. Rezidive sind häufig durch Erregerwechsel, durch Persistenz sensibler Erreger in großen Eiteransammlungen oder durch infizierte Fremdkörper bedingt.
3. Eine sorgfältige Beobachtung des Patienten auf mögliche **Nebenwirkungen** ist bei hochdosierter Antibiotika-Therapie unerläßlich, da bei einem Sepsis-Syndrom und septischem Schock stets mit der Möglichkeit einer schweren Nierenfunktionsstörung und einer verzögerten Antibiotika-Ausscheidung zu rechnen ist.
4. **Zusätzliche Behandlungsmaßnahmen** sind Schockbekämpfung, Bluttransfusion, Azidosebehandlung, Flüssigkeitstherapie, Ausgleich von Elektrolytstörungen, ggf. chirurgische Maßnahmen, z. B. Drainage eines Empyems.
5. Als **Gründe für ein Therapieversagen** kommen unzureichende Dosierung, Infektionswechsel, Fremdkörperinfektion, Resistenzzunahme der Erreger, Rezidiv durch Persister, Fortbestehen des Sepsisausgangsherdes, ungünstige anatomische Verhältnisse (in Abszeßhöhlen oder dgl. eingeschlossene Erreger) und falsche Wahl des Antibiotikums in Frage.

Häufigkeit der Sepsiserreger: Die häufigsten Sepsiserreger sind Staphylokokken, Streptokokken und gramnegative Darmbakterien (E. coli, Klebsiella, Enterobacter, Proteus, Pseudomonas aeruginosa, Bacteroides). Meningokokken treten entweder sporadisch oder in Epidemien auf. Andere Erreger sind seltener: Haemophilus influenzae, Clostridien, Listerien, Enteritis-Salmonellen, Pasteurella multocida, Gonokokken, Aeromonas, Campylobacter, Serratia marcescens u. a. Saprophytäre Bakterien (Koagulase-negative Staphylokokken, Acinetobacter-Arten, Pseudomonas-Arten, Bacillus cereus) und Pilze können unter besonderen Umständen, z. B. bei zentralen Venenkathetern, nach Einpflanzung von Kunststoffprothesen (bei Herzoperationen) oder nach Shunt-Operationen, zu Sepsiserregern werden (Endoplastitis).

Ungezielte Therapie

Die ungezielte Behandlung schwerer septischer Infektionen ist eine möglichst **lückenlose Interventionstherapie**. Der frühzeitige Behandlungsbeginn ist entscheidend (s. S. 367). Bei noch unbekanntem Erreger richtet sie sich nach der klinischen Konstellation und dem typischen Erregerspektrum. Mögliche Eintrittspforten, septische Absiedlungen, resistenzmindernde Grundkrankheiten sowie das Auftreten eines septischen Schocks oder einer Niereninsuffizienz sind bei der Wahl der Antibiotika zu berücksichtigen. Zur Erweiterung des Wirkungsspektrums und zur Steigerung der klinischen Effektivität sind Antibiotika-Kombinationen vorteilhaft. Traditionell kombiniert man Ceftriaxon oder Cefotaxim mit einem Aminoglykosid. Wenn neben Enterobakterien auch Pseudomonas aeruginosa als Erreger in Frage kommt, ist eine Kombination unter Einschluß von Ceftazidim oder Piperacillin sinnvoll (evtl. + Tobramycin). Wenn im Krankenhausmilieu mit mehrfach resistenten Erregern (Enterobakterien, Staphylokokken) und Anaerobiern zu rechnen ist, hat Imipenem die besten Erfolgsaussichten.

Bei **Versagen der Initialtherapie** wird die Therapie nach den inzwischen vorliegenden kulturellen Befunden modifiziert. Häufig muß zur Schließung von Wirkungslücken und Erfassung seltener Erreger die initiale Kombination ergänzt werden (z. B. mit Vancomycin).

Sepsis

Bei Urosepsis ohne Vorkrankheiten handelt es sich meistens um Infektionen durch E. coli und andere Enterobakterien. Nach urologischen Eingriffen liegen häufig Infektionen mit resistenten gramnegativen Stäbchen vor (Proteus, Pseudomonas, Serratia, Enterobacter).
Zur **Initialbehandlung** bieten sich Kombinationen wie Cefotaxim oder Ceftriaxon + Gentamicin an. Alternativen sind Ciprofloxacin i. v., Imipenem oder die Kombination Piperacillin + ein β-Lactamase-Hemmer. Die Therapie muß bei Eintreffen der bakteriologischen Befunde (Blutkultur, Urinkultur) überprüft werden.

Bei cholangitischer Sepsis lassen sich die Erreger schwer nachweisen (Blutkultur, ERCP). Meist handelt es sich um E. coli, andere Enterobakterien, mikroaerophile und anaerobe Staphylokokken, seltener um Keime der Bacteroides-Gruppe, Clostridien, Pseudomonas.
Günstige Parameter für eine ungezielte **Therapie** (geeignetes Wirkungsspektrum, gute Gallegängigkeit, hohe Serum- und Gewebespiegel, kein Aktivitätsverlust in Galle, Vorliegen kontrollierter Studien) haben Ciprofloxacin, Mezlocillin und Ceftriaxon. Die früher als Mittel der Wahl angesehenen Tetracycline sollten nicht mehr bei schweren Gallenwegsinfektionen angewandt werden. Mechanische Faktoren, die eine Cholangitis oder Cholezystitis unterhalten (Konkremente usw.), müssen ausgeschaltet werden. Bei septischen Komplikationen nach ERCP ist als Erreger oft Pseudomonas beteiligt. Bei Gallenwegsinfektionen ohne Cholestase ist auch eine Verwendung von Cefazolin, Cefotaxim oder Ampicillin gerechtfertigt, die in ausreichenden Konzentrationen mit der Galle ausgeschieden werden. Sinnvoll ist die Kombination eines β-Lactam-Antibiotikums mit einem Aminoglykosid. Orales Ciprofloxacin ist wegen des breiten Spektrums und der Pharmakokinetik bei leichteren Formen und zur Nachbehandlung gut geeignet.

Eine postoperative Sepsis, die oft von infizierten Wunden ausgeht, wird meist durch Staphylokokken ausgelöst. Nicht selten liegt eine Mischinfektion mit gramnegativen Keimen vor. Bei leichteren Erkrankungen empfiehlt sich die Initialtherapie mit Cefazolin, das eine gute Staphylokokken-Aktivität hat, evtl. in Kombination mit einem Aminoglykosid. Eine schwere postoperative Sepsis hat eine hohe Letalität. Daher ist hier eine lückenlose **Breitspektrumtherapie**, z. B. mit Imipenem, notwendig. Bei Wundinfektionen nach Eingriffen am Intestinaltrakt und am weiblichen Genitale besteht meist eine Mischinfektion mit Enterobakterien, Bacteroides fragilis und anaeroben Streptokokken. Geeignet sind neben Imipenem Kombinationen, wie Cefotaxim oder Ceftriaxon + Metronidazol oder Ciprofloxacin + Clindamycin.

Sepsis nach kleinen Hautverletzungen (mit Lymphangitis, aber ohne eindrucksvollen Lokalbefund): Die Erreger sind in erster Linie Staphylokokken, teilweise auch Streptokokken, selten Mischinfektionen mit Anaerobiern. **Behandlung** mit Cefazolin oder Cefuroxim i. v., evtl. auch mit Clindamycin.

Die Sepsis bei myeloischer Insuffizienz (z. B. Leukämie, Agranulozytose, s. S. 694) wird vor allem durch Pseudomonas aeruginosa, E. coli, Klebsiellen, Proteus und Staphylokokken hervorgerufen. Darüber hinaus ist mit einer Vielzahl von anderen Erregern zu rechnen. Die sofort einsetzende Interventionstherapie muß die vorausgegangene Antibiotika-Therapie, die klinische Symptomatik und mögliche Eintrittspforten berücksichtigen und alle relevanten Keime erfassen.

Zur **Initialbehandlung** kommen in Frage:
1. ein breites Cephalosporin + Acylaminopenicillin,
2. ein Acylaminopenicillin + Aminoglykosid,
3. ein breites Cephalosporin + Aminoglykosid,
4. ein Cephalosporin + Acylaminopenicillin + Aminoglykosid,
5. Imipenem.

Am besten beginnt man die Interventionstherapie mit Imipenem oder einer Kombination von 2 β-Lactam-Antibiotika oder mit der Kombination eines β-Lactam-Antibiotikums mit einem Aminoglykosid. Patienten, die nach 3–4 Tagen entfiebert sind, gelten als Responder. Bei ihnen wird die gleiche Therapie noch 4–8 Tage fortgesetzt. Bei Patienten, die in 3–4 Tagen nicht entfiebern (Non-Responder), wird die Therapie durch andere Antibiotika oder Antimykotika ergänzt.
Die **Therapie bei soliden Tumoren** mit kurzdauernder Granulozytopenie unterscheidet sich von der Therapie bei Patienten mit Leukämie. Bei kurzdauernder Granulozytopenie im Rahmen einer Zytostatika-Therapie ist eine weniger intensive Therapie (z. B. mit Ceftriaxon, Ceftazidim oder Piperacillin) meistens ausreichend. Auch Ciprofloxacin und Imipenem sind geeignet.

Sepsis nach Splenektomie: Häufigste Erreger Pneumokokken, Meningokokken und Haemophilus (Typ b). Vorkommen besonders bei Kindern. Schnelle Verläufe sind häufig. Wenn möglich, bei ersten Anzeichen einer Infektion sofortige Einnahme eines oralen Antibiotikums, das nach Hause mitgegeben worden ist. Großzügige Indikationsstellung zur Antibiotika-Therapie bei Symptomen eines »grippalen Infektes«. Wichtig ist die Prophylaxe durch rechtzeitige Impfung gegen Pneumokokken, Haemophilus und Meningokokken.

Septischer Abort und Puerperalsepsis (s. S. 525): Die häufigsten Erreger sind Keime der Bacteroides-Gruppe, ferner E. coli, Staphylokokken, aerobe und anaerobe Streptokokken, Clostridien u. a. (oft Mischinfektionen). Vor Behandlungsbeginn werden vom Zervixsekret ein Grampräparat angefertigt und eine aerobe und anaerobe Kultur angelegt.
Die **Behandlung** mit hohen Antibiotika-Dosen muß das breite Erregerspektrum berücksichtigen. Entweder gibt man Imipenem oder Kombinationen, wie Cefotaxim + Metronidazol oder Cefotaxim + Clindamycin. Gegebenenfalls Abrasio oder Uterusexstirpation sowie Schockbehandlung.

Tonsillogene Sepsis: Meist hervorgerufen durch Bacteroides, Staphylokokken, Streptokokken. Heute selten geworden.
Therapie: Clindamycin i. v. oder Penicillin G i. v. sind meist wirksam. Bei schwerem Krankheitsbild sind Imipenem oder Cefotaxim + Clindamycin zu bevorzugen. Bei septischer Jugularvenenthrombose kann eine Unterbindung des verschlossenen Gefäßes notwendig sein.

Venenkathetersepsis (s. auch S. 416): Bei zentralen Venenkathetern kommt eine Bakteriämie häufiger vor als bei peripheren Venenkathetern. Das Sepsisrisiko steigt sprunghaft an bei neutropenischen Patienten, bei entzündeten und teilweise thrombosierten Venen und bei längerem Gebrauch desselben Venenkatheters. Andere Venenkatheterkomplikationen sind: Thrombophlebitis, Phlegmone, murale Rechtsherzendokarditis, Infektion von Prothesen, infizierte Embolien und Infarkte (z. B. Lungeninfarkt), Retinitis oder Ophthalmitis.

Das **Erregerspektrum** umfaßt zahlreiche meist saprophytäre Keime. Am häufigsten sind Koagulase-negative Staphylokokken (70–80%), seltener Staphylococcus aureus, Corynebacterium jeikeium, Propionibakterien, gramnegative Stäbchen und Pilze. Diese Keime können von der Haut des Patienten oder des Pflegepersonals stammen. Gefürchtet ist das Eindringen von Candida in Infusionslösungen bei totaler parenteraler Ernährung. Dabei werden auch andere Pilze gefunden, z.B. Aspergillus, Candida glabrata und Mucor. Wäßrige Infusionslösungen können durch Klebsiella, Enterobacter cloacae, Serratia, Burkholderia cepacia und Citrobacter freundii, aber auch durch schwer identifizierbare apathogene Keime (Asaccharolyten), Sporenbazillen oder apathogene Pilze kontaminiert sein.

Die Diagnose einer Venenkathetersepsis kann schwierig sein. Einen Hinweis gibt die quantitative Blutkultur. Das Blut aus dem infizierten Venenkatheter enthält viel mehr Bakterien als das durch Venenpunktion gewonnene periphere Blut. Eine quantitative Beurteilung der Blutkultur ist im Gußplattenverfahren möglich (1 ml Blut wird mit verflüssigtem Agar in eine sterile Petri-Schale gegossen und gemischt). Eine Beurteilung der Bakterienmenge ist auch bei Verwendung von stehend bebrüteten Blutkulturflaschen mit aufschraubbarem, nährbodenbeschichteten Objektträger möglich, wenn man sofort nach Einspritzen des Blutes den Objektträger überflutet. Oft ist auch eine Anzüchtung der gleichen Keime aus dem Infusionsgefäß, von der Kathetereintrittsstelle oder (nach Katheterentfernung) von der Venenkatheterspitze möglich. Alle längerliegenden Venenkatheter sollten kulturell untersucht werden (durch Abrollen der Spitze auf festem Nährboden, nicht in Anreicherungsmedien).

Therapie: Der sicherste Weg zur Heilung ist die Entfernung des infizierten Fremdkörpers mit gleichzeitiger Antibiotika-Therapie. Bei schwerem Krankheitsbild verwendet man initial eine breit wirksame Kombination, z.B. von Cefotaxim + Vancomycin. Die prinzipielle Forderung nach Entfernung des Venenkatheters läßt sich nicht immer erfüllen. Bei einer nachgewiesenen Infektion durch Pseudomonas aeruginosa wirken Azlocillin + Tobramycin am besten, bei Nachweis von Staphylokokken Vancomycin + Rifampicin. Bei Pilzsepsis ist ebenfalls eine Kombination ratsam (z.B. Amphotericin B + Flucytosin). Umstritten ist, ob eine intravasale Fremdkörperinfektion ausschließlich durch Antibiotika behandelt werden kann. Die Erfolgsaussichten sind ohne Entfernung des Fremdkörpers schlecht, wenn sich bereits eine stärkere Thrombophlebitis entwickelt hat oder wenn eine Pilz- oder Pseudomonasinfektion vorliegt. Therapieziel ist zunächst die Verhütung weiterer septischer Komplikationen. In einem Teil der Fälle führt eine langdauernde Antibiotika-Therapie zu einem dauernden Verschwinden der Bakterien aus dem Blut. Bei nicht entfernbaren Fremdkörpern (z.B. Herzklappenprothesen) ergibt sich die Notwendigkeit einer Langzeitsuppressivbehandlung mit oralen Antibiotika.

Infusionsbakteriämie: Kontaminierte Infusionslösungen können zu starken Fieberreaktionen, teilweise mit schwerem Schock, führen. Trotzdem kann die kontaminierte Flasche klar sein: sie sollte nach einer Fieberreaktion stets kulturell untersucht werden. Oft ist die Bakteriämie nur vorübergehend, und der Katheter kann belassen werden.

Ungezielte Therapie

Eine **Therapie** mit einem Cephalosporin oder Acylaminopenicillin ist ratsam, selbst wenn Spontanheilungen die Regel sind. Durch bakterielle Kontamination von Blutkonserven können ähnliche Reaktionen, aber auch echte septische Infektionen ausgelöst werden.

Die Neugeborenensepsis verläuft mit vieldeutiger Symptomatik. Sie kann intrauterin (z. B. durch Listerien), intra partum (durch E. coli, Pseudomonas, B-Streptokokken u. a.) und post partum (häufig durch Staphylokokken) entstehen. Wichtig ist der frühzeitige Behandlungsbeginn bei begründetem klinischen Verdacht (nach Anlegen einer Blutkultur und ggf. Liquorgewinnung zur bakteriologischen Untersuchung). Bei Verdacht auf intrauterin entstandene Sepsis (nach vorzeitigem Blasensprung) sollte stets eine Blutkultur aus Plazentablut (gewonnen durch Punktion eines Plazentagefäßes von außen) angelegt werden. In dieser Blutkultur wachsen bei infiziertem Fruchtwasser die gleichen Keime wie aus dem zuerst entleerten Mekonium und den Gehörgangsabstrichen.

Therapie: Bei positiver Blutkultur sollte bei vorzeitigem Blasensprung die Antibiotika-Behandlung sofort beginnen, auch wenn noch keine klinischen Erscheinungen einer Sepsis vorhanden sind (diese folgen in der Regel erst 1–2 Tage später). Wegen der ernsten Prognose ist stets eine Kombinationsbehandlung indiziert, welche das relevante Wirkungsspektrum einschließlich Listerien und Enterokokken erfaßt.
Günstige Kombinationen bestehen aus einem Cephalosporin und Acylaminopenicillin, z. B. Cefotaxim + Piperacillin. Ggf. können diese Kombinationen durch Vancomycin (wenn mehrfach resistente Staphylokokken häufiger vorkommen) oder ein Aminoglykosid (Gentamicin oder Amikacin) ergänzt werden.

Septischer Schock: Ein septischer Schock wird durch Einschwemmung von Bakterien in die Blutbahn (in erster Linie von Enterobakterien, daneben aber auch von Pneumokokken, Staphylokokken, Clostridien und anderen Bakterien) ausgelöst. Bei Freisetzung von Endotoxinen gramnegativer Bakterien (Lipopolysacchariden) kommt es zu einer Kaskade der Wirkung unterschiedlicher körpereigener Mediatoren. Dabei spielt TNF (der Tumor-Nekrose-Faktor) als Mediator des septischen Schocks eine wichtige Rolle. Versuche einer kausalen Therapie des septischen Schocks durch Antikörper gegen TNF sowie durch Antagonisten gegen bestimmte Mediatoren sind in der Entwicklung. Ein ausreichend wirksames Anti-Endotoxin ist noch nicht verfügbar.

Therapie: Bei septischem Schock ist die wichtigste Maßnahme die schnell einsetzende, hochdosierte bakterizide Antibiotika-Therapie (bevorzugt mit β-Lactam-Antibiotika). Die Vorstellung, daß bakterizide Antibiotika den septischen Schock verstärken können, ist nach unserer Auffassung praktisch nicht relevant. Beim Vorliegen einer Schocklunge muß eine adäquate Behandlung, z. B. mit mechanischer Überdruckbeatmung, erfolgen. Die Flüssigkeitszufuhr sollte möglichst unter Kontrolle des zentralen Venendruckes und des Pulmonalarteriendruckes sowie der Harnausscheidung reguliert werden. Dopamin wirkt am Herzen positiv inotrop und erhöht den Blutdruck. Bei peripherer Vasokonstriktion sind Adrenalin, Noradrenalin und periphere Kreislaufmittel mit vasokonstriktorischer Wirkung kontraindiziert. Wichtig sind auch Azidosebehandlung, Digitalis, Sauerstoff sowie bei Nierenversagen Hämodialyse. Bei disseminierter intravaskulärer Gerinnung ist eine entsprechende stadiengerechte Therapie erforderlich.

Sepsis

Bei schweren Schocksymptomen (verbunden mit Scharlach-ähnlichem Hauterythem), Konjunktivitis und Enanthem ist an einen Staphylokokken-Toxin-Schock (»Toxic-shock-Syndrom«) zu denken, bei dem eine Bakteriämie selten vorkommt, die toxinbildenden Staphylokokken aber in der Vagina, in Wunden oder in Abszessen nachweisbar sind (s. S. 529).

Gezielte Therapie

Staphylococcus-aureus-Sepsis: Meist kontinuierliche Bakteriämie, ausgehend von Hautinfektionen (teilweise mit Lymphangitis), Wund- oder Nabelinfektionen, Thrombophlebitis, Mastoiditis, Parotitis oder Pneumonie. Relativ häufig bei Heroinsucht und bei intravasalen Fremdkörperinfektionen. Oft septische Metastasen in Nieren, Knochenmark, Gelenken, Gehirn und Hirnhäuten, Lungen, am Endokard usw.

Therapie: Eine längere Kombinationstherapie mit Cefazolin und einem zweiten Staphylokokken-Antibiotikum (Clindamycin, Fusidinsäure oder Rifampicin) ist wegen der ungenügenden klinischen Wirksamkeit der Oxacillin-Derivate zu bevorzugen. Auch die bisher übliche Therapie einer Sepsis durch Penicillin-G-empfindliche Staphylokokken (die aber Penicillin-tolerant sein können) mit Penicillin G sollte heute durch eine Therapie mit Cefazolin (Erwachsene täglich 6 g i. v.) in Kombination mit Clindamycin (täglich 1,2 g i. v.) ersetzt werden.

Bei Cephalosporin-Allergie, Methicillin-Resistenz oder Verdacht auf Staphylokokken-Endokarditis behandelt man mit Vancomycin (Erwachsene 2 g/Tag in 2 i. v. Kurzinfusionen, Kinder 40 mg/kg/Tag; starke Dosisreduktion bei Niereninsuffizienz). Die Kombination mit einem zweiten Staphylokokken-Mittel (z.B. Rifampicin) ist ratsam. Therapiedauer mindestens 4–6 Wochen, oft länger. Nach Eintritt der Besserung unter parenteraler Therapie Dosisreduzierung und orale Nachbehandlung. Eine verminderte Sensibilität von Staphylococcus-aureus-Stämmen gegen Vancomycin (sog. VISA-Stämme) ist bisher extrem selten. Die Antibiotika-Therapie erübrigt nicht eine notwendige chirurgische Behandlung (Eröffnung großer Abszesse, Entfernung infizierter Fremdkörper). Reservemittel bei Staphylokokken-Sepsis sind Clindamycin, Teicoplanin, Fusidinsäure, Rifampicin, Fosfomycin und Imipenem. Neuere Gyrase-Hemmer, die auch gegen Methicillin-resistente Staphylokokken wirken (Clinafloxacin), und Quinupristin/Dalfopristin kommen nur ausnahmsweise zur Therapie von Staphylokokken-Infektionen in Frage.

Staphylococcus-epidermidis-Sepsis: Septikämien durch Koagulase-negative Staphylokokken sind in letzter Zeit häufiger geworden. Haupteintrittspforten sind intravenöse Fremdkörper (Venenkatheter, Dialyse-Shunts u. a.), gelegentlich als Endokarditis verlaufend. Die Diagnose erfordert den mehrfachen Nachweis eines identischen Stammes in der Blutkultur. Häufig liegen mehrfach resistente Stämme vor, die auch Methicillin-resistent sind.

Die **Therapie** muß nach dem Antibiogramm erfolgen, z.B. mit Cefazolin und Gentamicin. Infektionen durch Methicillin-resistente Stämme können nicht mit Penicillinen oder Cephalosporinen behandelt werden. Meist wird die Kombination von Vancomycin plus Rifampicin empfohlen. Bei Vancomycin-Resistenz kann Clinafloxacin (s. S. 140) oder Quinupristin/Dalfopristin (s. S. 213) das einzig wirksame Mittel sein.

Gezielte Therapie

Wenn möglich, sollte der infizierte Fremdkörper entfernt werden. Bei Unmöglichkeit bleibt nur eine Suppressionsbehandlung mit oralen, gut verträglichen Antibiotika, die nach Antibiogramm auszuwählen sind. So kann bei infizierter künstlicher Herzklappe eine langdauernde Suppressivtherapie mit Cefalexin oder Clindamycin indiziert sein.

A-Streptokokken-(Streptococcus-pyogenes-)Sepsis: Heute relativ selten, aber immer noch sehr gefährlich. Eintrittspforten sind Hautinfektionen, Wundinfektionen, seltener gynäkologische Infektionen oder Infektionen des oberen Respirationstraktes. Schwere Formen mit schnellem Verlauf, Schock, Nierenversagen, Exanthem und multipler Absiedlung sind typisch.
Therapie: Penicillin G, bei Erwachsenen 10–20 Mill. E/Tag in mehreren i. v. Kurzinfusionen oder Injektionen, bei Säuglingen und Kleinkindern 1–3–5 Mill. E/Tag für 1–2 Wochen. Nachbehandlung mit Penicillin V, tgl. 1,5–3 Mill. E für 2 Wochen. Bei Penicillin-Allergie Cefazolin (Dosierung: s. Tab. 48), bei Verdacht auf Mischinfektionen mit Staphylokokken auch Clindamycin, tgl. 1,2–1,8 g, oder Vancomycin.

B-Streptokokken-Sepsis: Bei Neugeborenen als intrauterin erworbene Frühform oder postnatal erworbene Spätform. Schnelldiagnose bei klinischem Verdacht durch Antigennachweis in Serum und Urin mit dem Latex-Agglutinationstest. Schneller Verlauf, schlechte Prognose. Gelegentlich auch bei Erwachsenen mit Abwehrschwäche.
Optimal ist eine möglichst frühzeitig einsetzende **Therapie** mit Penicillin G, bevorzugt in Kombination mit Gentamicin. Bei ungezielter Therapie mit einem Cephalosporin oder anderem Penicillin werden B-Streptokokken ebenfalls rasch eliminiert.

Pneumokokken-Sepsis: Auftreten manchmal als Komplikation einer Pneumonie und bei Personen mit Abwehrschwäche (z. B. nach Splenektomie), oft auch ohne erkennbare Eintrittspforte. Schneller Verlauf. Septischer Schock mit Mikrozirkulationsstörungen (OPSI-Syndrom) möglich.
Therapie wie bei A-Streptokokken-Sepsis mit Penicillin G in hoher Dosierung. Bei nachgewiesener Penicillin-G-Resistenz verwendet man Vancomycin in Kombination mit Rifampicin.

Sepsis durch andere Streptokokken: Vergrünende oder nichthämolysierende Streptokokken anderer Gruppen werden relativ häufig in Blutkulturen auch ohne Bestehen einer Endokarditis nachgewiesen. Sie können Zeichen einer Bakteriämie (ohne Sepsisfolge) sein, aber auch auf ein Kolonkarzinom (Streptococcus bovis!) oder auf eine Mischinfektion mit Anaerobiern hinweisen. Derartige Streptokokken (mit Ausnahme von Enterokokken) sind meist sensibel gegen Penicillin G und alle üblichen β-Lactam-Antibiotika.
Die **Therapie** muß die Möglichkeit einer Mischinfektion, bei der sich nur die Streptokokken nachweisen ließen, berücksichtigen. Streptococcus milleri führt typischerweise zu einer schweren Sepsis mit starker Tendenz zur Abszedierung. Die Kombination Penicillin G + Metronidazol kann wegen einer oft gleichzeitigen Anaerobierinfektion einer Monotherapie mit Penicillin G überlegen sein.

Enterokokken-Sepsis: Eintrittspforte Intestinal- oder Urogenitaltrakt. Geringe Neigung zu septischen Metastasen. Enterokokken sind gefürchtet als Erreger einer bakteriellen Endokarditis.

Sepsis

Therapie: Ampicillin, Erwachsene und Schulkinder tgl. 6–10(–20) g, jüngere Kinder 200–300 mg/kg, verteilt auf 4 i. v. Kurzinfusionen. Mezlocillin und Piperacillin wirken ähnlich wie Ampicillin. Durch die Kombination mit Gentamicin wird die Bakterizidie von Ampicillin erheblich verstärkt, jedoch ist ein kleiner Teil der Enterokokken-Stämme heute hochgradig resistent gegen Gentamicin.
Bei Penicillin-Allergie oder Ampicillin-Resistenz Vancomycin i. v. Die älteren und die neueren Cephalosporine sind gegen Enterokokken klinisch unwirksam. Imipenem ist gut wirksam. Bei Vancomycin-Resistenz kommen Quinu-/Dalfopristin (E. faecium) oder Clinafloxacin (E. faecalis) in Frage.

Meningokokken-Sepsis: Eintrittspforte Respirationstrakt, meist begleitet von Meningitis oder Arthritis, seltener von Endokarditis. Schwerste Form mit Waterhouse-Friderichsen-Syndrom (häufiger bei Kindern, früher fast immer tödlich). Wegen des oft foudroyanten Verlaufes ist der frühe Behandlungsbeginn entscheidend (schon bei Verdacht).
Therapie: Bei nachgewiesener Empfindlichkeit verwendet man Penicillin G, Erwachsene tgl. 20–30 Mill. E, Kinder 0,5 Mill E/kg in 3–4 i. v. Kurzinfusionen. Therapiedauer: 7–10 Tage, bei eingetretener Besserung Penicillin in reduzierter Dosierung weitergeben. Eine Penicillin-G-Resistenz von Meningokokken ist in den meisten Ländern noch selten (1–4%), jedoch in Spanien bereits auf 50% angestiegen. Daher ist es sicherer, initial Ceftriaxon oder Cefotaxim zu geben (Dosierung: s. Tab. 48). Auch bei unklarer Ätiologie, bei Penicillin-Allergie oder bei epileptiformen Krämpfen ist Ceftriaxon i. v. indiziert.
Zur Umgebungsprophylaxe verwendet man Rifampicin oral (bei Erwachsenen 0,6 g, bei Kindern 10 mg/kg alle 12 h für 2 Tage, s. S. 258). Bei Erwachsenen ist auch Ciprofloxacin (einmalig 0,75 g oral) anwendbar. Bei Schwangeren kommt als Alternative Ceftriaxon (einmalig 1,0 g) in Frage.

Das Waterhouse-Friderichsen-Syndrom, das nicht nur bei Meningokokken-Sepsis, sondern gelegentlich auch bei anderen Sepsisformen vorkommt, ist gekennzeichnet durch einen schweren Schock, starke Wasserverluste und Elektrolytverschiebungen, innere und äußere Blutungen sowie eine Verbrauchskoagulopathie mit Thrombozytopenie, Mangel an Fibrinogen, Prothrombin, Faktor V und Faktor VII.
Die **Therapie** des Waterhouse-Friderichsen-Syndroms besteht außer in hohen Dosen von Ceftriaxon oder Penicillin G vordringlich in einer Auffüllung des Kreislaufes (Infusion eines Plasmaexpanders) und dem Ausgleich von Elektrolytstörungen, u. U. auch in dem Ersatz fehlender Gerinnungsfaktoren unter Heparinschutz, z. B. von Fibrinogen, und in einer Thrombozytentransfusion (bei starker Thrombozytopenie).

E.-coli-Sepsis: Häufigste Sepsisform bei Neugeborenen und jungen Säuglingen, als Urosepsis oder cholangitische Sepsis auch bei älteren Kindern und Erwachsenen vorkommend. Das Krankheitsbild variiert. Gefürchtet sind schwere Verlaufsformen mit septischem Schock (hohe Letalität).
Eine **Therapie** mit Cefotaxim oder Ceftriaxon erfaßt nahezu alle Infektionen durch E. coli (Dosierung: s. Tab. 48). Ampicillin wirkt unsicher. Wenn man ein Penicillin einsetzen will, sollte statt Ampicillin Mezlo- oder Piperacillin verwendet werden (in Kombination mit Gentamicin zur Verstärkung der Bakterizidie oder mit einem

β-Lactamase-Hemmer). Vollwertige Alternativen sind Imipenem und Ciprofloxacin. Eine Resistenz gegen diese Mittel ist sehr selten. Die Therapiedauer richtet sich nach dem klinischen Bild.

Klebsiella- und Enterobacter-Sepsis: Als Hospitalinfektion nicht selten. Ausgangsherde können u. a. eine Pneumonie, Wundinfektion, Venenkatheterinfektion, Cholangitis oder Harnwegsinfektion sein. Häufig septischer Schock. Evtl. Korrektur der Initialtherapie nach dem Antibiogramm.
Therapie: Die stärkste Aktivität gegen Klebsiellen haben Cefotaxim, Ceftriaxon, Meropenem, Imipenem und Ciprofloxacin. Enterobacter aerogenes wird durch Cefotaxim zuverlässig gehemmt. Dagegen ist Enterobacter cloacae häufig gegen alle Penicilline und die meisten Cephalosporine resistent, aber sensibel gegen Imipenem und Ciprofloxacin. Aminoglykoside sind meist wirksam (eine Kombinationsbehandlung wirkt synergistisch).

Serratia-marcescens-Sepsis: Vorkommen nicht selten auf Intensivstationen. Eintrittspforte sind meist Harn- oder Atemwegsinfektionen oder infizierte Venenkatheter.
Behandlung wegen häufiger Erregerresistenz schwierig. Am ehesten wirksam ist Cefotaxim oder ein vergleichbares Cephalosporin allein oder in Kombination mit einem Aminoglykosid (z. B. Amikacin). Alternativen sind Ciprofloxacin, Imipenem, evtl. auch Mezlo- und Piperacillin. Bei Gabe von Mezlo- oder Piperacillin ist die Kombination mit einem β-Lactamase-Hemmer und/oder einem Aminoglykosid sinnvoll. – Dosierung s. Tab. 48.

Proteus-Sepsis: Ausgang meist von Harnwegs-, Gallenwegs-, Darm- oder Mittelohrinfektionen oder von infizierten Nekrosen. Oft mit septischem Schock. Behandlung je nach Proteus-Art und Antibiogramm.
Therapie: Die Therapie einer Proteus-Sepsis muß die häufig vorliegenden Mischinfektionen berücksichtigen. Cefotaxim oder Ceftriaxon ist wegen der wesentlich stärkeren Aktivität gegen alle Proteus-Arten gegenüber dem früher verwandten Ampicillin zu bevorzugen. Alternativen sind Mezlo- und Piperacillin (jedoch stets in Kombination mit Gentamicin). Immer wirksam sind Imipenem sowie Ciprofloxacin. Dosierung s. Tab. 48.

Pseudomonas-Sepsis: Ausgang meist von Harnwegsinfektionen, Verbrennungen oder Wunden, gefährliche Sepsisform bei Leukämie, häufig septischer Schock, Befall kleiner Gefäße und Absiedlungen in Organen, Behandlung infolge häufiger Erregerresistenz schwierig.
Therapie der Wahl von Pseudomonas-Infektionen ist die Kombination eines voll wirksamen β-Lactam-Antibiotikums mit einem Aminoglykosid in hoher Dosierung, z. B. von Piperacillin (tgl. 15 g) mit Tobramycin (tgl. 240–320 mg). Als β-Lactam-Antibiotikum kommen auch Ceftazidim, Cefepim, Cefsulodin, Azlocillin, Aztreonam, Imipenem und Meropenem sowie die Aminoglykoside Gentamicin, Netilmicin und Amikacin in Betracht. Die Initialtherapie muß je nach Antibiogramm korrigiert werden. Als Kombinationspartner ist auch Ciprofloxacin geeignet, am besten in Kombination mit einem β-Lactam-Antibiotikum. Ciprofloxacin kann auch zur oralen Nachbehandlung verwandt werden.

Sepsis

Haemophilus-Sepsis: Ausgang vom Respirationstrakt, häufig mit Meningitis, Arthritis oder Endokarditis (meist subakut). Vorkommen jetzt bei älteren Menschen häufiger.
Therapie: Die Therapie der Wahl ist eine hochdosierte intravenöse Gabe von Cefotaxim oder Ceftriaxon. Cefuroxim und Ceftazidim sowie Carbapeneme sind ebenfalls wirksam. Ampicillin kann unwirksam sein. Bei Erwachsenen kommt auch Ciprofloxacin in Betracht.

Clostridien-Sepsis: Durch Clostridium perfringens (Gasbranderreger) oder andere Clostridien, ausgehend von Wund-, Darm- oder Puerperalinfektionen, besonders nach abdominellen Eingriffen, nach Abort und bei myeloischer Insuffizienz. Oft akute Hämolyse mit Ikterus und disseminierte intravaskuläre Gerinnung.
Therapie: Penicillin G, tgl. 10–20 Mill. E parenteral, nur bei Penicillin-Allergie andere Mittel wie Cefoxitin, Metronidazol oder Clindamycin. Bei einer Mischinfektion (z. B. arteriosklerotische Gangrän) sind Kombinationen, wie Cefotaxim + Metronidazol, indiziert. Auch Carbapeneme kommen in Frage.

Bacteroides-Sepsis: Akut oder chronisch, von Genitalinfektionen, vom Nasopharynx oder Intestinaltrakt ausgehend, selten als subakute Endokarditis auftretend, starke Tendenz zu Abszedierung mit fötidem Eiter. Häufig zusammen mit anaeroben Streptokokken, Enterokokken oder E. coli.
Therapie: Die Initialbehandlung erfolgt mit Metronidazol-haltigen Kombinationen, evtl. auch mit Clindamycin oder Imipenem, die alle Bacteroides-Arten (auch B. fragilis) erfaßt. Penicillin G und alle anderen Penicilline wirken unsicher auf die am häufigsten vorkommenden Bacteroides-fragilis-Stämme, wohl aber auf andere Bacteroides-Spezies und die oft gleichzeitig vorkommenden anaeroben Streptokokken. Auch Meropenem, Cefoxitin und Cefotetan sind wirksam. Andere Cephalosporine, herkömmliche Gyrase-Hemmer und Aminoglykoside sind bei Bacteroides-fragilis-Infektionen unwirksam.

Seltenere Erreger: Gonokokken (Therapie mit Ceftriaxon, evtl. auch mit Ciprofloxacin), Listerien (Ampicillin), Pasteurella multocida (Penicillin G oder Doxycyclin), Campylobacter fetus (Gentamicin + Cefotaxim), Acinetobacter (Imipenem, Clinafloxacin), Burkholderia cepacia und Stenotrophomonas (Co-trimoxazol), Chryseomonas und Flavimonas (Ceftazidim), Aeromonas (Co-trimoxazol, Ciprofloxacin), Burkholderia pseudomallei (Ceftazidim, Amikacin), Salmonellen (s. S. 580). Die Sepsis durch Vibrio vulnificus kommt nach Genuß von infizierten rohen Austern oder ungekochten Seewasserfischen vor und kann im Schock rasch zum Tode führen (Therapie: Doxycyclin oder Ciprofloxacin).

Pilz-Sepsis (s. auch S. 653): Nicht selten bei Patienten mit Abwehrschwäche (durch Immundefekt, Tumorleiden, Kortisontherapie, Venenkatheterinfektion). Erreger disseminierter Formen sind Candida-Arten (einschließlich Candida glabrata), Aspergillus-Arten, Trichosporon, Fusarium, Mucor-Arten, Histoplasma capsulatum.
Therapie: Amphotericin B i. v. Zusätzlich sollte bei Candida- oder Aspergillus-Sepsis Flucytosin gegeben werden. Bei Histoplasmose und Coccidioidomykose ist Flucytosin immer unwirksam (s. S. 351). Zur oralen Nachbehandlung (Rezidivprophylaxe) und bei leichteren Venenkatheterinfektionen sind Fluconazol und Itraconazol geeignet. Gegen Fusarien kann Miconazol wirksam sein.

Literatur

American College of Chest Physicians/Society of Critical Care Medicine Consensus Conference Committee. Definitions for sepsis and organ failure and guidelines for the use of innovative therapies in sepsis. Crit Care Med 1992; 20: 864–74.

Cockerill FR, Torgerson CA, Reed GS, et al. Clinical comparison of Difco ESP, Wampole Isolator, and Becton Dickinson Septi-Chek aerobic blood culturing systems. J Clin Microbiol 1996; 34: 20.

Collignon PJ. Intravascular catheter associated sepsis: A common problem. The Australian Study on Intravascular Catheter Associated Sepsis. Med J Aust 1994; 161: 374.

Cunha BA. Antibiotic treatment of sepsis. Med Clin North Am 1995; 79: 551.

Jackson LA, Tenover FC, Baker C, et al. Prevalence of Neisseria meningitidis relativeley resistant to penicillin in the United States. 1991. J Infect Dis 1993; 169: 438.

Raad II, Bodey GP. Infectious complications of indwelling vascular catheters. Clin Infect Dis 1992; 15: 197–210.

Shay DK, Maloney SA, Montecalvo M, et al. Epidemiology and mortality risk of vancomycin-resistant enterococcal bloodstream infection. J Infect Dis 1995; 172: 993.

Simon C, Schröder H, Beyer C, Zerbst T. Neonatal sepsis in an intensive care unit and results of treatment. Infection 1991; 19: 146–9.

Simon C, Suttorp M. Results of antibiotic treatment of Hickman-catheter-related infections in oncological patients. Support Care Cancer 1994; 2: 66–70.

St. John RC, Dorinsky PM. Immunologic therapy for ARDS, septic shock and multiple-organ failure. Chest 1993; 103: 932.

Infektionen des Herzens und der Gefäße

Bakterielle Endokarditis

Klinische Formen: Die Trennung der akuten Endokarditis von der subakuten Endokarditis beruht auf Unterschieden im klinischen Verlauf, jedoch gibt es durch die notwendige Frühtherapie dieser lebensbedrohlichen Erkrankungen fließende Übergänge. In den USA wird daher für beide Formen die Bezeichnung »infective endocarditis« verwendet. Allgemein üblich ist heute eine Einteilung nach Erregern (s. u.), welche für die Therapie entscheidend ist.

Bei der akuten ulzerierenden Endokarditis (septische Endokarditis), die meist durch Staphylococcus aureus oder gramnegative Darmbakterien hervorgerufen wird, findet eine schnelle Zerstörung der befallenen Herzklappe statt. Septische Metastasen entwickeln sich häufig in Hirn, Hirnhäuten, Haut oder Nieren.

Bei subakuter Endokarditis (Endocarditis lenta) sind die Erreger meist vergrünende oder anhämolysierende Streptokokken oder Enterokokken, nicht selten auch Staphylococcus epidermidis, Haemophilus oder Pilze; dabei liegt meist ein schon länger bekanntes kombiniertes Mitralvitium, ein Aortenvitium oder ein angeborenes Vitium vor. Klinisch findet man ein wechselndes Herzgeräusch, Fieber, hohe BSG (Ausnahme: Polyglobulie bei zyanotischem Vitium), Zeichen einer Herdnephritis, Milztumor, Hauthämorrhagien. In der Anamnese wird oft eine kurz vorher durchgeführte Zahnextraktion, Tonsillektomie, Bauchoperation oder Darmerkrankung angegeben. Bei dicken Fibrinbelägen auf den infizierten Klappen oder bei sehr anspruchsvollen Erregern, die schwer anzüchtbar sind, können manchmal in der Blutkultur keine Bakterien nachgewiesen werden (sog. abakteriämische Form). Immer sollten dann Q-Fieber und eine Chlamydien-Infektion durch serologische Untersuchung ausgeschlossen werden. Bei optimaler Blutkulturtechnik sind jedoch primär abakteriämische Formen selten. Meist ist bei fehlendem Erregernachweis eine antibiotische Behandlung vorangegangen; bei Ansprechen ist oft ein Rückschluß auf die Erregergruppe möglich. Echokardiogramme (evtl. auch transösophageal) sind zur Lokalisation von valvulären oder muralen Vegetationen sowie zur Diagnostik einer Klappenperforation und zur Indikationsstellung für eine Operation unerläßlich.

Die Endokarditis nach Herzoperationen mit Implantation von intravasalen Fremdkörpern kann als Frühform oder als Spätform auftreten. Bei der Frühform (in den ersten 2 Monaten) werden vor allem Staphylococcus epidermidis und Propionibakterien, selten gramnegative Stäbchen und Pilze (Candida, Aspergillus) gefunden (besonders ungünstig bei Infektion von Klappenprothesen und Teflonpatch-Prothesen). Bei der Spätform sind meist Staphylokokken und Streptokokken die Ursache. Häufig fehlen die typischen Zeichen einer Endokarditis. Bei der Frühform sind die Erreger entweder bei der Operation oder bald danach (z. B. durch Kon-

Bakterielle Endokarditis

tamination von Venenkathetern, Endotrachealtuben oder Drainageschläuchen) in die Blutbahn gelangt. Bei der Spätform kann die Unterlassung einer Endokarditisprophylaxe (s. u.) bei zahnärztlichen oder anderen Eingriffen die Ursache sein. Die Frühform hat eine schlechtere Prognose als die Spätform (vor allem bei Erkrankung der Aortenklappe) und ist häufig mit einem Myokardabszeß, einem Klappenausriß oder einer eitrigen Perikarditis kombiniert. Wenn in der Kultur keine Bakterien oder Pilze anwachsen (bei nicht vorbehandelten Patienten in etwa 5%), kann die Unterscheidung von einem Postkardiotomie-Syndrom, von Lungenembolien oder einer transfusionsbedingten Zytomegalievirusinfektion schwierig sein.

Bakteriologische Diagnostik: Kein Therapiebeginn bei akuter septischer Endokarditis vor Anlegen von mindestens 2 Blutkulturen in kurzem Abstand, bei Verdacht auf subakute Endokarditis (E. lenta) von ca. 5 Blutkulturen in 3–6stündigem Abstand, da hiervon die Prognose entscheidend abhängt. Wegen der Häufigkeit von schwer anzüchtbaren Keimen ist eine jederzeit anwendbare Blutkulturtechnik notwendig (Blutkulturflaschen) mit Nachweismöglichkeiten für aerobe und anaerobe Bakterien sowie Pilze. Zur Blutkulturtechnik s. S. 391. Bei der Antibiotika-Empfindlichkeitsprüfung genügt der Blättchen-Diffusionstest nicht, sondern es muß eine Bestimmung der minimalen Hemmkonzentration (MHK), z. B. mit dem E-Test, durchgeführt werden, um auch eine Sensibilitätsverminderung der angezüchteten Keime feststellen zu können (besonders wichtig bei Streptokokken, die im Labor für notwendige Nachtestungen einige Zeit aufbewahrt werden sollten). Bei Endokarditis werden in vivo 5–20fach höhere MHK-Konzentrationen benötigt, um die Keime in den Endokardvegetationen abzutöten (Begründung für die hohe Dosierung).

Häufigkeit der Erreger: Streptococcus viridans und nichthämolysierende Streptokokken 60–80%, Enterokokken 5–15%, Staphylokokken 20–30%, abakteriämische Form 5%, Haemophilus-Arten 1–2%, gramnegative Darmbakterien 2–6%. Mischinfektionen sind selten. Als seltene Endokarditis-Erreger kommen nahezu alle fakultativ pathogenen Keime in Frage (Haemophilus influenzae, Haemophilus aphrophilus, Cardiobacterium hominis, Actinobacillus-Arten, Gonokokken, Pneumokokken, Campylobacter, Listerien, Erysipelothrix rhusiopathiae, Brucellen, Chlamydien, Legionellen, Coxiella burnetii, Bacteroides-Arten, Fusobakterien, Candida- und andere Pilzarten). Bei Endokarditiden von Heroinsüchtigen sind Infektionen durch Staphylokokken, gramnegative Stäbchen und Pilze häufig. Oft sind dabei die Klappen des rechten Herzens betroffen. Serien von septischen Embolien können eine Pneumonie vortäuschen. Bei Patienten mit Abwehrschwäche oder nach Intensivpflege kann eine Endokarditis als Folge einer Venenkatheter-induzierten Bakteriämie oder Fungämie entstehen.

Therapie: Für die Endokarditis-Therapie gelten ähnliche Regeln wie für die Sepsisbehandlung (s. S. 391), jedoch andere Dosierungen und längere Behandlungszeiten. Periphere oder zentrale Venenkatheter sind zur Applikation der Antibiotika wegen der Gefahr einer Bakteriämie (mit Sekundärinfektion der vorgeschädigten Klappe) möglichst zu vermeiden. Während bei anderen Sepsisformen auch bakteriostatische Mittel erfolgreich sein können, ist bei der bakteriellen Endokarditis immer eine bakterizid wirkende Therapie erforderlich. Kortikosteroide sowie Antikoagulanzien sind wegen der Gefahr einer Klappenperforation bzw. von Embolien kontraindiziert.

Infektionen des Herzens und der Gefäße

Kriterien für den Behandlungserfolg sind Entfieberung, Normalisierung von BSG und CRP, Verschwinden der klinischen Symptome, Fieberfreiheit nach Absetzen der Antibiotika und negativer Ausfall wiederholter Blutkulturen. Die Therapie sollte mindestens 3 Wochen, in der Regel bis zur Normalisierung der BSG in voller Dosierung durchgeführt werden. Die früher übliche Behandlungsdauer von 6 Wochen war zumindest bei der Endocarditis lenta unnötig lang. Längere Behandlungszeiten sind aber immer noch bei der Endokarditis nach Herzoperationen mit prothetischem Ersatz notwendig (ungünstige Prognose). Bei der Therapie mit ototoxischen Antibiotika (z. B. Gentamicin) und Verdacht auf eine Störung der Nierenfunktion sind in regelmäßigen Abständen Blutspiegelkontrollen ratsam (s. S. 154). Eine orale Nachbehandlung ist nicht notwendig.

Bei therapieresistenter Endokarditis sowie Anzeichen einer Klappenperforation sollte frühzeitig die Indikation zur operativen Entfernung der Vegetationen mit Klappenersatz gestellt werden (unter intensiver Antibiotika-Therapie).

Initialtherapie (vor dem Erregernachweis): Bei starkem klinischen Verdacht auf eine akute (septische) Endokarditis ist nach Anlegen von Blutkulturen umgehend eine Therapie zu beginnen. Entsprechend den Haupterregern (Staphylokokken und Enterobakterien) behandelt man bei Verdacht eine septische Endokarditis mit Kombinationen, wie Vancomycin + Cefotaxim, und modifiziert die Behandlung, wenn das Kulturergebnis bekannt ist. Wenn eine subakute Form vorliegt, ist der Patient nicht vital bedroht, und man hat Zeit für mehrere Blutkulturen. Unter Umständen startet man die ungezielte Therapie einer Endocarditis lenta mit Penicillin G oder Ampicillin + Gentamicin.

Bei der Antibiotika-Therapie der Endokarditis nach Herzoperation ist eine frühzeitige Operation mit Versorgung durch eine neue Prothese meistens unvermeidlich. Die Antibiotika-Therapie wird stets mit 2, anfangs am besten mit 3 Antibiotika durchgeführt und ist mindestens 6 Wochen, häufig länger, erforderlich. Vor der Anzüchtung der Erreger wird zur Initialbehandlung die Kombination von Vancomycin, Gentamicin und Ampicillin empfohlen. Bei Unmöglichkeit eines Klappenersatzes kann die Therapie einer nachgewiesenen Staphylokokken-Infektion mit Rifampicin + Vancomycin versucht werden.

Streptokokken-Endokarditis: Meist als subakute Form (**Endocarditis lenta**) durch vergrünende und anhämolysierende Streptokokken, selten als akute Form durch hämolysierende Streptokokken oder Pneumokokken.

Die **Therapie** der Wahl ist Penicillin G in hoher Dosierung, kombiniert mit Gentamicin: tgl. 15–20 Mill. E Penicillin-G-Natrium, verteilt auf 2–3 i. v. Kurzinfusionen für 3–4 Wochen, plus Gentamicin, tgl. 160–240 mg für 2–3 Wochen. Gentamicin wirkt trotz nachgewiesener relativer Resistenz der Streptokokken mit Penicillin G synergistisch. Wenn eine längere Behandlung in der Klinik abgelehnt wird, kann eine ambulante Weiterbehandlung mit der Kombination Ceftriaxon plus Gentamicin erwogen werden.

Bei Penicillin-Allergie gibt man Ceftriaxon, tgl. 2 g i. v. für 3–4 Wochen (Kreuzallergie ausschließen) in Kombination mit Gentamicin für 2–3 Wochen. Bei gleichzeitiger Cephalosporin-Allergie oder bei Penicillin-G-Resistenz der Streptokokken sind Vancomycin plus Gentamicin für 4 Wochen indiziert; dann müssen in jedem Fall die Gentamicin-Blutspiegel (s. S. 154) sowie die Nierenfunktion und das Hörvermögen regelmäßig kontrolliert werden.

Bakterielle Endokarditis

Enterokokken-Endokarditis: Meist subakuter, gelegentlich auch akuter Verlauf, problematisch durch Antibiotika-Resistenz. Bei Frauen nicht selten nach fieberhaftem Abort oder im Verlauf von Harnwegsinfektionen.
Therapie: Ampicillin, tgl. 12 g, verteilt auf 3 i.v. Kurzinfusionen (für 6 Wochen); eine Kombination mit Gentamicin (160–240 mg) ist zur Durchbrechung eines Eagle-Effekts (s. S. 4) und zur Erzielung einer Bakterizidie unbedingt erforderlich. Die Unterlassung einer Kombinationstherapie mit einem Aminoglykosid ist ein Behandlungsfehler. Gentamicin wirkt auch bei nachgewiesener mäßiger Resistenz der Enterokokken mit Ampicillin oder Amoxicillin synergistisch. Anstelle von Ampicillin oder Amoxicillin kann auch Mezlocillin verwendet werden.
Bei Ampicillin-Allergie oder -Unwirksamkeit kommt Vancomycin (2mal tgl. 15 mg/kg als i. v. Infusion) oder Teicoplanin in Kombination mit Gentamicin in Frage (für 4–6 Wochen). Bei Vancomycin-Resistenz von Enterococcus faecium ist die Kombination Quinupristin/Dalfopristin (s. S. 213) wirksam, jedoch fehlen damit bei Endokarditis noch größere klinische Erfahrungen.

Eine **Endokarditis durch Streptococcus bovis,** der ebenfalls zu den D-Streptokokken gehört, läßt sich leichter behandeln als eine Infektion durch Enterococcus faecalis. Nicht selten bei Kolonkarzinom vorkommend.
Therapie: Penicillin G (tgl. 15–20 Mill. E) + Gentamicin (wie bei Streptokokken-Endokarditis).

Staphylokokken-Endokarditis (durch S. aureus oder S. epidermidis): Wegen der Gefährlichkeit der Staphylokokken-Endokarditis, der Häufigkeit einer Penicillin-G- und Methicillin-Resistenz und der Ungenauigkeit der Sensibilitätstestung der Staphylokokken ist unverzüglich mit einer optimalen **Therapie** zu beginnen. Am wirksamsten ist die Kombination von Vancomycin i. v. (2mal tgl. 1 g) mit Rifampicin (2–3mal tgl. 0,3 g oral oder i.v.), in den ersten 2 Wochen evtl. zusätzlich mit Gentamicin. Diese Kombination ist als einzige Therapieform imstande, eine infizierte Herzklappenprothese zu sanieren. Penicillin G, Cefazolin und Flucloxacillin wirken ungenügend, ebenfalls Clindamycin (Rezidivgefahr!). Gyrase-Hemmer können zu sekundärer Resistenzentwicklung führen. Makrolide, wie Erythromycin, sollten trotz In-vitro-Wirksamkeit nicht angewandt werden; sie spielen höchstens zur Suppressionsbehandlung bei unbehandelbaren Protheseninfektionen eine Rolle.
Dauer der Behandlung: 4–6 Wochen. Nach eingetretener Besserung u. U. Therapie mit Cefadroxil oder Clindamycin per os (je nach Antibiogramm) für längere Zeit fortsetzen. Eine verminderte Sensibilität von Staphylococcus aureus gegen Vancomycin (bei sog. VISA-Stämmen) ist bisher sehr selten. Bei Vancomycin-Resistenz von Staphylococcus epidermidis ist die Kombination Quinupristin/Dalfopristin (s. S. 213) wirksam, jedoch fehlen damit noch größere klinische Erfahrungen. Wegen der starken Tendenz zur Klappenzerstörung ist bei Staphylokokken-Endokarditis die frühzeitige Operation anzustreben (mit Klappenersatz). Bei erfolgloser Antibiotika-Therapie einer Postkardiotomie-Endokarditis muß eine Reoperation erwogen werden, die meist zur Elimination der Erreger führt. Dabei sollten auch evtl. vorhandene Vegetationen am Endokard entfernt werden.

Endokarditis durch gramnegative Bakterien: Selten, schlechte Prognose, therapeutisch schwer zu beeinflussen, immer Höchstdosen erforderlich. Generell sollte ein

Infektionen des Herzens und der Gefäße

hochaktives β-Lactam-Antibiotikum (Cefotaxim, Ceftriaxon, Imipenem) mit einem Aminoglykosid kombiniert werden. Ciprofloxacin kommt u. U. zur Nachbehandlung oder Suppressionstherapie in Frage. Entscheidend ist das Antibiogramm.

E. coli: Cefotaxim (oder Ceftriaxon) + Gentamicin. Alternativen sind andere hochaktive β-Lactam-Antibiotika, wie Imipenem.

Klebsiella pneumoniae: Cefotaxim (oder Ceftriaxon) + Gentamicin; evtl. auch Imipenem + Gentamicin.

Enterobacter-Arten: Je nach Antibiogramm mit Cefotaxim oder Ceftriaxon oder Imipenem + Gentamicin.

Pseudomonas aeruginosa: Postoperativ oder als Komplikation bei Heroinsucht. Wegen der sehr schlechten Prognose ist eine Dreierkombination mit Ceftazidim, Tobramycin und Ciprofloxacin gerechtfertigt. Auch Kombinationen mit Azlocillin, Piperacillin, Cefsulodin, Cefepim, Meropenem oder Imipenem in Kombination mit einem Aminoglykosid kommen in Frage. Häufig ist eine operative Entfernung der infizierten Klappe erforderlich, evtl. auch eine langdauernde Suppressionsbehandlung mit Ciprofloxacin oral.

Proteus mirabilis: Cefotaxim + Gentamicin, evtl. auch Mezlocillin + Gentamicin.

Andere Proteus-Arten: Cefotaxim + Aminoglykosid. Auch Mezlocillin, Piperacillin oder Imipenem + Aminoglykosid kommen in Frage, außerdem Ciprofloxacin (in der Kombination).

Salmonellen: Cefotaxim + Aminoglykosid, evtl. auch Imipenem oder Ciprofloxacin.

Serratia: Je nach Antibiogramm Cefotaxim oder Ceftazidim + Aminoglykosid, evtl. auch Mezlocillin, Piperacillin, Meropenem, Imipenem oder Ciprofloxacin in Kombination mit einem Aminoglykosid (z. B. Amikacin).

Endokarditis durch schwer anzüchtbare gramnegative Stäbchen: Zarte gramnegative Stäbchen, die in der Kultur als
Haemophilus aphrophilus,
Actinobacillus actinomycetem comitans,
Cardiobacterium hominis,
Eikenella corrodens oder
Kingella kingae
(abgekürzt nach den Anfangsbuchstaben als HACEK-Gruppe) identifiziert werden. Sie wachsen in hochwertigen Nährböden langsam (z. T. erst nach Wochen) an und rufen eine subakute Endokarditis hervor (häufige Ursache der sog. abakteriellen Endokarditis). Die Antibiotika-Empfindlichkeit ist unterschiedlich. Cefotaxim + Gentamicin oder Ceftriaxon + Gentamicin sind fast immer wirksam. Prognose bei falscher Behandlung (z. B. mit Penicillin G) schlecht (hohe Letalität).

Pilz-Endokarditis: Selten. Vorkommen bei Heroinsucht, nach Herzoperationen und bei länger liegendem Venenkatheter. Oft als Rechtsherz-Endokarditis. Am häufig-

Bakterielle Endokarditis

sten werden Candida, selten Aspergillus oder andere Pilze nachgewiesen. Das Anzüchten der Pilze gelingt oft nicht. Manchmal sind die Kulturen aus Blut oder peripheren Absiedlungen erst nach längerer Bebrütung positiv.

Therapie: Bei Candida- und Aspergillus-Endokarditis gibt man Amphotericin B, ansteigende Dosierung bis zu tgl. 1 mg/kg (s. S. 332), evtl. in Kombination mit Flucytosin (bei nachgewiesener In-vitro-Wirksamkeit). Eine operative Entfernung der befallenen Klappe ist vor allem bei Aspergillus-Endokarditis unvermeidlich, manchmal auch die chirurgische Behandlung großer septischer Emboli notwendig. Fluconazol, Itraconazol und Ketoconazol wirken unsicher.

Q-Fieber-Endokarditis:
Erregeranzüchtung (Coxiellen) praktisch nicht möglich. Verdachtsdiagnose bei fehlendem Nachweis anderer Erreger, positiver KBR oder positivem ELISA-Test und klinischem Bild. Oft chronischer Verlauf. Schlechte Prognose (unbedingt Spezialisten hinzuziehen). Behandlungsversuch mit Doxycyclin (tgl. 200 mg) in Kombination mit Co-trimoxazol für ½ bis 1 Jahr. Häufig ist ein Klappenersatz notwendig. Alternativen sind Kombinationen von Doxycyclin mit einem Gyrase-Hemmer (z. B. Ciprofloxacin) oder mit Rifampicin.

Endokarditis ohne Nachweis des Erregers (abakteriämische Form):
Wenn bei einem nicht vorbehandelten Patienten mit typischem klinischen Bild einer Endocarditis lenta Blutkulturen trotz optimaler Technik und längerer Bebrütung steril geblieben sind, muß eine abakteriämische Endocarditis lenta angenommen werden. Die Diagnose »Endokarditis« sollte durch den echokardiographischen Nachweis von Vegetationen gestützt werden. Dabei handelt es sich z. T. um eine Infektion durch Streptokokken, die in üblichen Nährmedien nicht anwachsen, z. T. um Erreger der HACEK-Gruppe, Brucellen oder Chlamydien. Entsprechend sollte der Patient mit Penicillin G (täglich 20 Mill. E) + Gentamicin (täglich 240 mg) behandelt werden. Wenn es hierbei binnen einer Woche nicht zur Entfieberung kommt, muß mit Penicillin-G-resistenten Erregern (in erster Linie mit Keimen der Haemophilus-Gruppe) gerechnet werden. Dann behandelt man mit einer Kombination von Cefotaxim und Gentamicin. Gegen Brucellen-Endokarditis sind Doxycyclin plus Gentamicin wirksam. Doxycyclin wirkt auch gegen Q-Fieber und Chlamydien.

Anbehandelte Endokarditis ohne Erregernachweis:
Eine ohne Entnahme von Blutkulturen anbehandelte Endokarditis kann erhebliche diagnostische und therapeutische Probleme aufwerfen. Man sollte auch nachträglich noch Versuche zur Isolierung des Erregers durchführen (ggf. Antibiotikum absetzen, nach 2–3 Tagen Blutkulturen anlegen). Falls ein Keimnachweis trotzdem nicht gelingt, erfolgt die Behandlung je nach dem klinischen Bild entweder wie bei einer subakuten Streptokokken-Endokarditis mit Penicillin G (tgl. 15–20 Mill. E) + Gentamicin oder wie bei akuter Staphylokokken-Endokarditis. In therapieresistenten Fällen kommt die Kombination von Cefotaxim (oder Ceftriaxon) mit Gentamicin in Frage, bei Versagen evtl. auch mit Vancomycin + Rifampicin.

Endokarditis bei Heroinsüchtigen:
Erreger überwiegend Staphylokokken (ca. 50%), Pseudomonas, Serratia und Enterobakterien (ca. 20%), nicht selten auch Streptokokken, Enterokokken, Candida sowie Mischinfektionen. Meist akuter Verlauf, oft als Rechtsherz-Endokarditis mit vieldeutigen Lungeninfiltrationen, z. T. ohne Herzgeräusch. Die Beteiligung des linken Herzens hat eine schlechtere Pro-

gnose; oft bestehen schwere neurologische Symptome durch septische Absiedlungen. Wegen der ungünstigen Prognose sollte nach Entnahme von 4 Blutkulturen binnen 2 Stunden eine ungezielte Initialtherapie, z. B. mit Ceftriaxon + Gentamicin + Vancomycin begonnen werden. Die gezielte Weiterbehandlung sollte je nach Testergebnis durchgeführt werden. Rezidive und Reinfektionen sind häufig. Bei Venenproblemen kann eine orale Therapie notwendig werden (Ciprofloxacin + Rifampicin oder Ciprofloxacin + Clindamycin). Die praktischen Erfahrungen damit sind noch gering.

Bei starker Zerstörung der entzündeten Herzklappen, die bei allen Formen der bakteriellen Endokarditis auftreten kann und zu einer nicht beherrschbaren Herzinsuffizienz führt, kommen als lebensrettende Maßnahmen die frühzeitige Exzision der befallenen Klappe und ein prothetischer Ersatz in Betracht. Bei Endokarditis nach Herzoperationen ist meist der Austausch einer infizierten Kunstklappe notwendig. Vorher, dabei und danach sollte eine intensive bakterizide Antibiotika-Therapie erfolgen (für mindestens 4 Wochen).

Endarteriitis: Eine bakterielle Endarteriitis mit oder ohne Aneurysmabildung (häufig intrakraniell) kommt bei unerkannter und nicht entsprechend behandelter bakterieller Endokarditis vor. Bei bakterieller Endokarditis können Aneurysmen infektiöser Ursache im Sinus aortae und im supravalvulären Teil der Aorta ascendens lokalisiert sein. Sie kommen außerdem in größeren Baucharterien und peripheren Arterien vor. Es gibt auch andere Entstehungsweisen einer infizierten Endarteriitis. Die intrakraniellen Aneurysmen führen zu neurologischen Ausfällen und werden durch MRT oder i. v. digitale Subtraktionsangiographie nachgewiesen. Die häufigsten Erreger sind Streptokokken und Staphylokokken; seltener sind andere Erreger (z. B. Salmonellen, Listerien, Chlamydien).

Die **Therapie** ist schwierig. Antibiotika allein führen nur in einem Teil der Fälle zur Sanierung. Die Wahl der Mittel hängt von der Art und Empfindlichkeit des bei der Endokarditis nachgewiesenen Erregers ab. Bei Größenzunahme des Aneurysmas (oder multipler Aneurysmen) und bei Aneurysmaruptur ist die rechtzeitige Operation lebensrettend.

Endokarditis-Prophylaxe: Durch prophylaktische Gaben von Antibiotika läßt sich die Entwicklung einer bakteriellen Endokarditis verhindern. Besonders gefährdet sind Patienten mit einem angeborenen oder erworbenen Herzfehler, mit Kunstklappen, Patienten nach schweren Herzoperationen und Patienten, die bereits einmal eine bakterielle Endokarditis durchgemacht haben. Bei diesen Personen soll anläßlich von Zahnextraktionen, einer Tonsillektomie oder von Urogenital- oder Darmoperationen, bei Endoskopien (ERCP, Verödung von Ösophagusvarizen) sowie bei Abszeßeröffnungen, evtl. auch bei Entbindungen und Aborten eine Prophylaxe mit Antibiotika durchgeführt werden. Im Gegensatz zu früher wird heute in der Regel eine 2-Dosis-Prophylaxe befürwortet (1 Dosis 1 h vor dem Eingriff, 1 Dosis 6 h danach). Diese Prophylaxe darf nicht mit der perioperativen Prophylaxe bei Herzoperationen (s. u.) verwechselt werden. Die Empfehlungen zur Endokarditis-Prophylaxe sind in einigen Ländern etwas verschieden, stimmen aber im Prinzip überein.

Wahl des Antibiotikums und Dosierung:
1. Bei Zahnextraktion, Tonsillektomie, Adenotomie: Penicillin V (je 1 Mill. E 1 h vor und 6 h nach dem Eingriff). In den USA wird Amoxicillin (1–2mal 2 g) emp-

fohlen. Ein früherer Beginn kann zur Selektion Penicillin-resistenter Keime führen. Bei Penicillin- oder Cephalosporin-Allergie gibt man ein Makrolid, z. B. Clarithromycin oral (0,5 g 1 h vor dem Eingriff und 0,5 g 6 h später).

2. Bei Eingriffen im Bereich des Darmes oder des Urogenitaltraktes gibt man wegen der möglichen Entstehung einer Enterokokken-Endokarditis Amoxicillin oral oder i. v. (je 2 g ½ h vor dem Eingriff sowie 8 h und 16 h nach dem Eingriff). Zusätzlich kann Gentamicin injiziert werden (1,5 mg/kg i. m. oder i. v. ½ h vor dem Eingriff). Bei Penicillin-Allergie kann anstelle von Amoxicillin Clarithromycin oral (Dosis s. o.) oder notfalls Vancomycin i. v. (1 g über 60 min) verabreicht werden.

3. Bei Eröffnung von Eiteransammlungen, die durch Staphylokokken bedingt sind (z. B. Furunkel), gibt man je 1 g Flucloxacillin 1 h vor und 6 h nach dem Eingriff. Bei Penicillin-Allergie ist Cefazolin oder Clindamycin indiziert.

Perioperative Prophylaxe bei Herzoperationen: Bei Herzoperationen (besonders mit Klappenersatz) besteht die Gefahr einer postoperativen Endokarditis. Häufige Erreger sind Staphylococcus aureus und Staphylococcus epidermidis, selten Pseudomonas und Pilze. Eine perioperative Prophylaxe ist mit Cefazolin oder Vancomycin i. v. durchzuführen. Je 2 g Cefazolin werden bei Einleitung der Anästhesie sowie 8 h und 16 h später injiziert. In Kliniken mit Vorkommen Methicillin-resistenter Staphylokokken kann je 1 g Vancomycin bei Einleitung der Anästhesie sowie 12 h und 24 h später über 60 min i. v. infundiert werden.

Literatur

Besnier JM, Leport C, Bure A, Vilde JL. Vancomycin-aminoglycoside combinations in therapy of endocarditis caused by Enterococcus species and Streptococcus bovis. Eur J Clin Microbiol Infect Dis 1990; 9: 130–3.

Czwerwiec FS, Bilsker MS, Kamerman ML, et al. Long-term survival after fluconazole therapy of candidal prosthetic valve endocarditis. Am J Med 1993; 94: 545–6.

Dejani AS, Brisno AL, Chung KJ, et al. Prevention of bacterial endocarditis. Recommendations by the American Heart Association. JAMA 1990; 264: 2919.

Durack DT. Infective and noninfective endocarditis. In: The Heart. 9th ed. Schlant RC (ed). New York: McGraw Hill 1997; ch 82.

Durack DT. Prevention of infective endocarditis. New Engl J Med 1995; 332: 38–44.

Francioli PB. Ceftriaxone and outpatient treatment of infective endocarditis. Infect Dis Clin North Am 1993; 7: 97–115.

Frésard A, Michel VP, Rueda X, et al. Gemella haemolysans endocarditis. Clin Infect Dis 1993; 16: 586.

Kaatz GW, Seo SM, Dorman NJ, Lerner SA. Emergence of teicoplanin resistance during therapy of Staphylococcus aureus endocarditis. J Infect Dis 1990; 162: 103–8.

Kaye D (ed). Infective Endocarditis, 2nd ed. New York: Raven Press, 1992.

Levy PY, Drancourt M, Etienne J, et al. Comparison of different antibiotic regimens for therapy of 32 cases of Q fever endocarditis. Antimicrob Ag Chemother 1991; 35: 533–7.

Mortara LA, Bayer AS. Staphylococcus bacteremia and endocarditis – New diagnostic and therapeutic concepts. Infect Dis Clin North Am 1993; 7: 53.

Shapiro DS, Kenney SC, Johnson M, et al. Chlamydia psittaci endocarditis diagnosed by blood culture. N Engl J Med 1992; 326: 1192.

Simmons NA. Recommendations for endocarditis prophylaxis. J Antimicrob Chemother 1993; 31: 437–53.

Small PM, Chambers HF. Vancomycin for Staphylococcus aureus endocarditis in intravenous drug users. Antimicrob Ag Chemother 1990; 34: 1227–31.

Uzun O, Akalin HE, Ünal S, et al. Long-term oral ciprofloxacin in treatment of prosthetic valve endocarditis due to Pseudomonas aeruginosa. Scand J Infect Dis 1992; 24: 797–800.

Venditti M, Gelfusa V, Serra P, Brandimarte C, Micozzi A, Martino P. 4-week treatment of streptococcal valve endocarditis with high-dose teicoplanin. Antimicrob Ag Chemother 1992; 36: 723–6.

Wessel A, Simon C, Regensburger D. Bacterial and fungal infection after cardiac surgery. Eur J Pediatr 1987; 146: 31.

Wilson WR, Karchmer AW, Dajani AS. Antibiotic treatment of adults with infective endocarditis due to streptococci, enterococci, staphylococci, and HACEK microorganisms. JAMA 1995; 274: 1706–13.

Working Party of the British Society of Antimicrobial Chemotherapy. Antibiotic prophylaxis of infective endocarditis. Lancet 1990; I: 88.

Yu VL, Fand GD, Keys TF. Prosthetic valve endocarditis: Superiority of surgical valve replacement versus medical therapy only. Ann Thorac Surg 1994; 58: 1073.

Bakterielle Perikarditis

Es gibt verschiedene Formen und Ursachen einer Perikarditis:

Eitrige Perikarditis: Die häufigsten **Erreger** sind Pneumokokken, Staphylococcus aureus und Haemophilus influenzae. Seltener sind Meningo- und Gonokokken, Anaerobier, Salmonellen, Enterobakterien, Pseudomonas, Borrelia burgdorferi, Pilze u. a.

Die **Staphylokokken-Perikarditis** entsteht meist hämatogen bei einer Pneumonie mit Empyem, einer akuten Osteomyelitis, einem Weichteilabszeß oder nach Operationen am offenen Herzen, manchmal auch im Verlauf einer Staphylokokken-Endokarditis. Sie äußert sich u. a. in einem schweren Schock (durch Ektotoxine) und endet oft tödlich.

Die **Haemophilus-Perikarditis** kann als Komplikation einer Pleuropneumonie oder Meningitis durch denselben Erreger auftreten.

Bei **Meningokokken-Sepsis** von jüngeren Erwachsenen entsteht in etwa 5% eine eitrige Perikarditis, die sich häufig erst am 3. Krankheitstag manifestiert und im allgemeinen leichter verläuft als die Staphylokokken- und Haemophilus-Perikarditis.

Anaerobier sind zu vermuten, wenn sich eine Perikarditis im Verlauf eines Lungenabszesses, einer intraabdominellen Infektion oder einer tiefen Wundinfektion entwickelt. Eine eitrige oder subakute Perikarditis kann auch durch **Pilze** (z. B. Candida, Aspergillus, Cryptococcus) oder **Parasiten** (z. B. Toxoplasmen) hervorgerufen werden. Bei jeder protrahierten Perikarditis muß ggf. eine Amöbeninfektion als Ursache ausgeschlossen werden.

Therapie: Bei der Vielzahl der möglichen Erreger ist eine umfassende mikrobiologische Diagnostik des Perikardpunktates wichtig (einschließlich Anaerobier, Tuberkelbakterien und Pilze) sowie serologische Untersuchungen auf Lues, Rickettsiosen, Ornithose/Psittakose usw., damit eine gezielte Therapie (wie bei Sepsis und Endokarditis) durchgeführt werden kann. Initial werden zur **ungezielten Therapie** Breitspektrum-Antibiotika eingesetzt, welche die meisten bakteriellen Erreger erfassen (Staphylokokken, auch Pneumokokken und andere Streptokokken sowie Haemophilus, Meningo- und Gonokokken, Anaerobier). Solche Kombinationen sind: ein Breitspektrum-Cephalosporin + Clindamycin oder Metronidazol (in ausreichend hoher Dosierung). Bei immunsupprimierten oder frisch herzoperierten Patienten sollte an Pseudomonas, Aspergillus und Enterobakterien gedacht werden. Die Therapie wird mit den im Einzelfall am besten geeigneten Mitteln intravenös für mindestens 3–4 Wochen fortgesetzt, bei schwer behandelbaren Erregern auch länger.

Wichtig sind regelmäßige sonographische Verlaufskontrollen. Bei größeren Ergüssen kann eine Punktion oder Drainage erforderlich sein. Unterstützende Maßnahmen sind O_2-Zufuhr, Schockbehandlung usw. Ab 8. Krankheitstag kann eine konstriktive Perikarditis auftreten, welche chirurgisch behandelt werden muß.

Tuberkulöse Perikarditis: Heute in Mitteleuropa sehr selten, aber nicht selten bei Bewohnern von Endemiegebieten. Komplikation einer Lungentuberkulose oder Miliar-Tbc. Allmählicher Beginn mit Krankheitsgefühl, Fieber, Anorexie, Nachtschweiß und typischen Perikarditis-Symptomen. Der Perikarderguß kann serös oder eitrig sein. Die Diagnose wird gestützt durch die Sonographie, die positive Tuberkulinprobe, den Erregernachweis im Perikardpunktat und histologische Untersuchungen. Oft muß eine Behandlung auf Verdacht hin begonnen werden. Die antituberkulöse Therapie einschließlich Kortikoidgaben (S. 600) verhindert eine konstriktive Perikarditis nicht immer.

Nichtbakterielle Perikarditis: Eine Reihe von unterschiedlichen nichtbakteriellen Perikarditiden ist differentialdiagnostisch wichtig; die Unterscheidung von erregerbedingten Formen kann schwierig sein. Die Perikarditis bei rheumatischem Fieber (s. S. 569) wird zur Elimination der Streptokokken mit Penicillin G behandelt. Besonders wichtig ist dabei die Gabe von Prednison. Perikarditiden im Rahmen einer rheumatoiden Arthritis, bei Morbus Still oder Lupus erythematodes erfordern keine Antibiotika (Therapie mit Prednison, evtl. Immunsuppressiva). Das Postkardiotomie-Syndrom ist von der seltenen postoperativen Perikarditis durch schwach pathogene Erreger schwer unterscheidbar. Es hat eine im einzelnen unklare Immunpathogenese; sie spricht z. T. auf nichtsteroidale Antirheumatika und immer auf Prednison prompt an. Eine ähnliche Pathogenese hat die Perikarditis nach einem Herzinfarkt (Dressler-Syndrom). Bei urämischer Perikarditis wird das Grundleiden behandelt; Antibiotika oder Immunsuppressiva sind nicht erforderlich.

Die relativ häufige **virusbedingte Perikarditis** beruht auf einer Infektion durch Coxsackie-B-Viren, seltener Adenoviren, EBV, CMV, Varicella-Viren u. a. Größere Perikardergüsse sind selten. Der Verlauf ist oft protrahiert (über 3–4 Wochen), im allgemeinen aber leichter. Herztamponade und konstriktive Perikarditis sind die Ausnahme. Meist genügen zur Therapie Bettruhe und Analgetika. Rekurrierende Perikarditiden sind möglich. Bei seröser Perikarditis sollte auch an die Möglichkeit einer Infektion durch Borrelia burgdorferi, Mycoplasma pneumoniae, Chlamydia pneumoniae oder Chlamydia psittaci (Ornithose) gedacht werden (ggf. Therapie auf Verdacht mit Doxycyclin).

Literatur

Fowler N. Recurrent pericarditis. Cardiol Clin 1990; 8: 621.

Fowler N. Tuberculous pericarditis. JAMA 1991; 266: 99.

Karikm MA, Bach RG, Dressler F, et al. Purulent pericarditis caused by group B streptococcus with pericardial tamponade. Am Heart J 1993; 126: 727–30.

Maisch B. Pericardial diseases, with a focus on etiology, pathogenesis, pathophysiology, new diagnostic imaging methods, and treatment. Curr Opin Cardiol 1994; 9: 379.

Park S, Bayer AS. Purulent pericarditis. Curr Clin Topics Infect Dis 1992; 12: 56–82.

Sagrista-Sauleda J, Permanyer-Miralda G, Soler-Soler J. Tuberculous pericarditis: Ten-year experience with a prospective protocol for diagnosis and treatment. J Am Coll Cardiol 1988; 11: 724.

Infektionen des Herzens und der Gefäße

Myokarditis

Ätiologie: Es gibt zahlreiche infektiöse Ursachen. Als häufigste Ursache gelten Virusinfektionen (Coxsackie-Virusinfektionen, Begleitmyokarditis bei Influenza). Im Rahmen einer Sepsis kann es zu multiplen septischen Herden im Myokard kommen (besonders durch Staphylococcus aureus, Meningokokken, Pneumokokken, Pilze). Meist besteht hierbei gleichzeitig eine Perikarditis. Bei immunsupprimierten Patienten kann die Exazerbation einer latenten Toxoplasmose oder eine Toxoplasma-Primärinfektion sowie eine aktivierte Zytomegalie zur Myokarditis führen. AIDS-Patienten haben nicht selten eine nicht abklärbare Myokarditis unterschiedlicher Ursache. In Europa selten ist die Myokarditis bei Diphtherie, rheumatischem Fieber, Ornithose, Q-Fieber, Fleckfieber, Typhus, Chagas-Krankheit und Trichinose. Bei der Zecken-Borreliose kommt eine Myokarditis häufiger vor (s. S. 586). Auch Chlamydia pneumoniae kann eine Myokarditis hervorrufen.

Die **Diagnose** einer Myokarditis ist schwierig. Bei jüngeren Erwachsenen kann das klinische Bild mit plötzlich auftretender Herzinsuffizienz, mit Herzrhythmusstörungen und z. T. mit einem Perikarderguß typisch sein. Leichte Erkrankungen sind wenig charakteristisch und keineswegs selten. Ein Verdacht kann durch den EKG-Verlauf und die Echokardiographie, evtl. auch durch MRT und Myokardbiopsie bestätigt werden. Im Serum findet man bei florider Myokarditis eine CK-Erhöhung. Die serologischen Untersuchungen auf eine Coxsackie-Virusinfektion, Influenza, Chlamydien- und Borrelien-Infektion ergeben oft vieldeutige Befunde. Wichtig ist der Ausschluß nichtinfektiöser Ursachen (z. B. Kardiomyopathien, Kollagenosen, Amyloidose, Vergiftungen, Medikamente, endokrine Störungen).

Therapie: Die Behandlung erfolgt je nach vermuteter oder nachgewiesener Ursache, z. B. bei Borreliose mit Ceftriaxon i. v. (s. S. 587), bei einer Chlamydien-Infektion mit Doxycyclin und bei einer Sepsis mit einer dabei wirksamen Antibiotika-Kombination (s. S. 391). Da in einem nicht abschätzbaren Prozentsatz schwer nachweisbare Erreger (Chlamydien, Borrelien, Q-Fieber) die Ursache sein können, erscheint eine probatorische Behandlung mit Doxycyclin oder einem Makrolid sinnvoll. Wichtig sind bei akuter schwerer Myokarditis Intensivpflegemaßnahmen, wie Oxigenierung, adäquate Flüssigkeitszufuhr, Monitoring der Herztätigkeit, ggf. Therapie mit positiv inotropen Medikamenten und Behandlung der Arrhythmie. Bei rheumatischem Fieber mit schwerer Karditis ist Prednison erforderlich.

Literatur

Dec GW, Palacios I, Yasuda T, et al. Antimyosin antibody cardiac imaging: Its role in the diagnosis of myocarditis. J Am Coll Cardiol 1990; 16: 97.

Fenoglio JJ, Ursel P, Kellogg CF, et al. Diagnosis and classification of myocarditis by endomyocardial biopsy. N Engl J Med 1983; 308: 12.

Franklin WG, Simon AB, Sodeman TM. Candida myocarditis without valvulitis. Am J Cardiol 1976; 38: 924.

Grody W, Cheng I, Lewis W. Infection of the heart by the human immunodeficiency virus. Am J Cardiol 1990; 66: 203.

Hofman P, Drici MD, Gibelin P, et al. Prevalence of toxoplasma myocarditis in patients with the acquired immunodeficiency syndrome. Br Heart J 1993; 70: 376.

Martin A, Webber S, Fricker F. Acute myocarditis: Rapid diagnosis by PCR in children. Circulation 1994; 90: 330.

See D, Tilles J. Viral myocarditis. Rev Infect Dis 1991; 13: 951.

Eitrige Thrombophlebitis

Bakteriell ausgelöste Venenwandentzündung mit oder ohne Thrombose und Bakteriämie, evtl. Sepsis. Im Gefäßlumen finden sich meist Gerinnsel und Eiter, in der Venenwand oft Mikroabszesse und in der Umgebung manchmal auch größere periphlebitische Abszesse. Man unterscheidet die oberflächlichen und die zentralen Thrombophlebitiden, die infizierten Sinus-cavernosus-Thrombosen und die Pylephlebitis (infizierte Pfortaderthrombose). Sinus-cavernosus-Thrombosen können Komplikationen einer Sinusitis sein.

Die oberflächlichen Thrombophlebitiden entstehen häufig durch eine Venenkatheterinfektion oder gehen von Hautinfektionen (z. B. Verbrennungswunden) aus.
Die zentralen Thrombophlebitiden (V. jugularis, V. subclavia, V. cava) können bei längerem Gebrauch zentraler Venenkatheter entstehen.
Eitrige Thrombophlebitiden der Beckenvenen entwickeln sich manchmal bei Entbindungen, Aborten, nach größeren gynäkologischen Operationen und bei Beckenabszessen. Als Komplikation können metastatische Abszesse, septische Lungenembolien (mit Infarkt) und subperiostale Abszesse benachbarter Röhrenknochen sowie Osteomyelitis auftreten.

Die häufigsten **Erreger** von oberflächlichen und zentralen Thrombophlebitiden sind Staphylococcus aureus und gramnegative Stäbchen (besonders Klebsiella/Enterobacter-Arten, auch Pseudomonas aeruginosa). Seltener sind Candida albicans, Enterokokken, Staphylococcus epidermidis und Anaerobier. Bei infizierten Beckenvenenthrombosen sind anaerobe Streptokokken und Bacteroides-Arten am häufigsten. Bei ketoazidotischen Diabetikern, Patienten unter Desferoxamin oder mit Neutropenie sind Aspergillus- und Mukor-Infektionen möglich. Ein Erregernachweis gelingt oft in der Blutkultur, aus einem entfernten Venenkatheter und aus Abszeßeiter. Zur Lokalisation sind CT und MRT sowie szintigraphische Methoden wertvoll.

Ungezielte Initialtherapie: Gegen Staphylokokken und andere Kokken wirkt am sichersten Vancomycin, das man mit Cefotaxim (gegen Enterobakterien) und Tobramycin (gegen Pseudomonas) kombinieren kann.
Bei infizierten Beckenvenenthrombosen ist die Kombination von Penicillin G (tgl. 20 Mill. E) und Clindamycin i. v. (tgl. 1,8 g) sinnvoll, da sie Anaerobier und Staphylokokken erfaßt. Alternativen sind Penicillin G + Metronidazol oder die Gabe von Imipenem. Rechtzeitig sind notwendige chirurgische Eingriffe (Abszeßeröffnung und Drainage, Gefäßexzision, Unterbindung, Heparinisierung und Venenkatheterentfernung) durchzuführen.
Die **gezielte** Antibiotika-Therapie erfolgt nach Keimart und Antibiogramm (wie bei Sepsis). Behandlungsdauer: mindestens 2–3 Wochen, bei abszedierenden Formen durch Staphylokokken (Rezidivgefahr) wesentlich länger.

Literatur

Ashkenazi S, Pickering LK, Robinson LH. Diagnosis and management of septic thrombosis of the inferior vena cava caused by Candida tropicalis. Pediatr Infect Dis J 1990; 9: 446.

Berkowitz FE, Argent AC, Baise T. Suppurative thrombophlebitis: A serious nosocomial infection. Pediatr Infect Dis 1987; 6: 64–7.

Mori H, Fukuda T, Isomoto I, et al. CT diagnosis of catheter-induced septic thrombosis of vena cava. J Comput Assist Tomogr 1990; 14: 236.

Raad I, Narro J, Khan A, et al. Serious complications of vascular catheter-related Staphylococcus aureus bacteremia in cancer patients. Eur J Clin Microbiol Infect Dis 1992; 11: 675.

Sacks-Berg A, Strampfer MJ, Cunha BA. Suppurative thrombophlebitis caused by intravenous line sepsis. Heart Lung 1987; 318–20.

Strinden WD, Helgerson RB, Maki DG. Candida septic thrombosis of the great central veins associated with central catheters. Clinical features and management. Ann Surg 1985; 202: 653–8.

Venenkatheter-Infektionen

Die Erreger von Venenkatheter-Infektionen (s. auch S. 395) sind in erster Linie Koagulase-negative Staphylokokken; eine Reihe von anderen Erregern ist möglich. Grundsätzlich müssen infizierte Venenkatheter entfernt werden. Die Kultur erfolgt durch Abrollen der Katheterspitze auf festen Nährböden (keine Anreicherung!).

Eine Thrombophlebitis bei infiziertem Venenkatheter ist immer ein Grund für eine **Antibiotika-Therapie** (z. B. mit Cefazolin oder Cefuroxim) für 5–10 Tage. Bei Nachweis einer Candida-Infektion gibt man Fluconazol. Bei einer Candida-Infektion von liegenden Venenkathetern besteht immer die Gefahr einer Retinitis (Kontrolle des Augenhintergrundes!).

Die Infektionen von permanenten Zugängen (Port, Hickman, Groshong u.a.) sind ein besonderes Problem. Infektionen der Eintrittsstelle sind einfacher zu behandeln als tiefe Infektionen. Port-Infektionen lassen sich z.T. durch Instillation von Antibiotika in das System sanieren. Wenn Katheter aus klinischen Gründen nicht entfernt werden können, kann eine Therapie, z. B. mit Vancomycin + Rifampicin, durchgeführt werden. Die Ergebnisse sind aber oft enttäuschend.

Literatur

Bisno AL, Waldvogel FA (eds). Infections Associated with Indwelling Medical Devices. Washington DC: American Society for Microbiology 1994.

Krzywda EA, Andris DA, Edmiston CE, et al. Treatment of Hickman catheter sepsis using the antibiotic lock technique. Infect Control Hosp Epidemiol 1995; 16: 596.

Malanoski GJ, Samore MH, Pefanis A, Karchmer AW. Staphylococcus aureus catheter-associated bacteremia. Minimal effective therapy and unusual infectious complications associated with arterial sheath catheters. Arch Intern Med 1995; 155: 1161.

Sariego J, Bootorabi B, Matsumoto T, Kerstein M. Major long-term complications in 1422 permanent venous access devices. Am J Surg 1993; 165: 249–51.

Seifert H, Jansen B, Farr M. Catheter-Related Infections. New York: Marcel Dekker 1996.

Herzschrittmacher-Infektionen

Entstehung: Infektionen in Verbindung mit implantierten permanenten Herzschrittmachern kommen in 2–4% vor und sind bei den heute weitgehend verlassenen epikardialen Herzschrittmachern doppelt so häufig wie bei transvenösen Herzschrittmachern. Sie sind meist in der subkutanen Hauttasche lokalisiert, welche den Schrittmacher enthält. Die Infektion entsteht durch Kontamination mit Hautbakterien bei der Implantation, kann aber auch durch Wundinfektion oder Erosion der über der Box liegenden Haut zustande kommen. Die Infektion kann die epikardialen oder transvenösen Elektroden einschließen, welche von der infizierten Generatorbox aus entlang der Drähte aufsteigt oder welche hämatogen erfolgt. Herzschrittmacher-Infektionen treten am häufigsten in den ersten 4 Wochen nach der Implantation auf, hämatogene Infektionen der Elektroden nicht selten auch noch Jahre danach.

Die häufigsten **Erreger** sind Staphylokokken (S. aureus oder S. epidermidis). Auch andere Keime (Viridans-Streptokokken, Propionibakterien, gramnegative Stäbchen und Candida) kommen vor.

Die klinischen **Symptome** bei Tascheninfektionen sind Fieber, Rötung, Schwellung und Schmerzen über der Hauttasche. Isolierte Infektionen der Elektroden sind selten und können wie eine bakterielle Endokarditis zu Fieber und positiven Blutkulturen führen. Die Diagnose wird gesichert durch Anzüchtung der Keime aus der subkutanen Tasche (Punktion) oder aus dem Blut.

Eine **Antibiotika-Therapie** ist auch bei lokalisierten Infektionen zur Behandlung oder Vorbeugung einer Sepsis und Endokarditis immer notwendig. Die Wahl des parenteralen Antibiotikums richtet sich nach der Erregerart und dem Antibiogramm (siehe Sepsis durch Staphylokokken, S. 398, und andere Bakterien, S. 392). Eine Pilz-Infektion erfordert ebenfalls eine parenterale Therapie (mit Fluconazol oder Amphotericin B).
Eine operative Entfernung aller infizierten Herzschrittmacherteile ist bei nachgewiesener Bakteriämie prinzipiell zu fordern. Wenn bei negativer Blutkultur allein die subkutane Tasche infiziert ist, wird u.U. nur die Generatorbox entfernt, und die nicht infizierten Elektroden können verbleiben. Die Neuimplantation eines Herzschrittmachers findet statt, sobald die vorangegangene Infektion beherrscht ist. Die antimikrobielle Therapie ist bei positiver Blutkultur nach vollständiger Entfernung des Herzschrittmachers in der Regel für die Dauer von 4 Wochen durchzuführen. Wenn der infizierte Herzschrittmacher (ganz oder Teile davon) nicht entfernt werden kann, muß die intensive Antibiotika-Therapie mindestens 6 Wochen erfolgen und kann – wenn auch danach ein Austausch nicht möglich ist – durch eine langdauernde Suppressionsbehandlung ergänzt werden.

Perioperative Prophylaxe: Sie reduziert signifikant die Häufigkeit infektiöser Komplikationen nach Herzschrittmacher-Implantation (besonders von Sepsis und Endokarditis). Gut geeignet ist Cefazolin i. v. (je 2 g vor dem Eingriff und 2–4 h nach dem Eingriff).

Infektionen des Herzens und der Gefäße

Literatur

Aggarwal RK, Ramsdale DR, Charles RG. Antibiotic prophylaxis in permanent pacemaker implantation. Br Heart J 1995; 73: 392.

Böhm A, Banyai F, Preda I, Zamolyi K. The treatment of septicaemia in pacemaker patients. PACE 1996; 19: 1105–11.

Da Costa A, Kirkorian G, Cucherat M, et al. Antibiotic prophylaxis for permanent pacemaker implantation – A meta-analysis. Circulation 1998; 97: 1796–801.

Klug D, Lacroix D, Savoye C, Goullard L, Grandmougin D, Hennequin JL, Kacet S, Lekieffre J. Systemic infection related to endocarditis on pacemaker leads: clinical presentation and management. Circulation 1997; 95: 2098–107.

Mounsey JP, Griffith MJ, Bexton RS. Antibiotic prophylaxis in permanent pacemaker implantation. Br Heart J 1995; 74: 206.

Waldvogel F. Pacemaker infections. In: Infections Associated with Indwelling Mechanical Devices. Bisno AL, Waldvogel FA (eds). Washington, DC: American Society for Microbiology 1994; 251–8.

Infektionen von Dialyseshunts

Entstehung: Bei intermittierender Hämodialyse über längere Zeit werden heute oft subkutane arteriovenöse Fisteln als Dialysezugang mit einem prothetischen Conduit benutzt. Dabei treten infektiöse Komplikationen in 10–20% auf. Die Infektion entsteht entweder bei der Implantation oder durch Ausbreitung von einer oberflächlichen Wunde, durch wiederholte Punktionen bei der Dialyse oder hämatogen oder ausgehend von einem falschen Aneurysma an der Punktionsstelle. Die häufigsten Erreger sind Staphylokokken und gramnegative Stäbchen.

Symptome: Örtliche Schmerzen, Erythem, Abszedierung oder Fieber mit Bakteriämie. Komplikationen sind Nahtinsuffizienz an der Anastomose mit Blutung, selten Endokarditis und septische Lungenembolie.

Therapie: Die alleinige empirische Therapie mit der Kombination von Vancomycin plus Ceftriaxon (Dosierung entsprechend der Nierenfunktion und der Dialysetechnik) führt nur teilweise zur Heilung. Bei Erregernachweis ist eine gezielte Therapie möglich (nach dem Antibiogramm). Gentamicin und andere Aminoglykoside sind zu vermeiden. Oft ist zusätzlich eine operative Entfernung erforderlich.

Infektionen von Gefäßprothesen

Entstehung: Gefäßprothesen in der Leistengegend (aortofemorale und femoropopliteale Prothesen) sind nicht so häufig infiziert (in 0,5%) wie aortale oder aortoiliakale Gefäßprothesen (in 1%). Sie entstehen entweder bei der Operation, durch direkte Ausbreitung aus der Nachbarschaft oder hämatogen (bei einer Bakteriämie). Die häufigsten Erreger von Gefäßprothesen in der Leistengegend und Poplitea sind Staphylococcus aureus und S. epidermidis, von intraabdominellen Gefäßprothesen E. coli und andere Enterobakterien. Polymikrobielle Infektionen kommen bei abdominellen Infektionen in etwa 60%, bei Infektionen in der Leistengegend in etwa 25% vor.

Symptome: Infektionen in der Leistengegend treten häufiger in den ersten 2 Monaten nach der Operation auf, intraabdominelle Infektionen erst später (nach >1 Jahr). Infektionen von Gefäßprothesen in der Leistengegend oder im Bein äußern sich durch Abszedierung, Bildung eines falschen Aneurysmas, Thrombose in der Prothese oder septische Embolie in der distalen Extremität (mit Pulsverlust). Infektionen von aortalen Prothesen können zu Bauchschmerzen, retroperitonealen Blutungen, einem falschen Aneuryma (Bauchtumor), Thrombose, Ureterverschluß, septischer Embolie und zur Bildung einer aortoenterischen Fistel (mit Meläna oder Hämatemesis) führen. Eine Lokalisation ist durch Sonographie, CT, MRT und Arteriographie möglich. Blutkulturen sind dabei häufig positiv, können aber auch negativ ausfallen (wenn die Infektion noch nicht bis ins Lumen der Prothese vorgedrungen ist).

Therapie: Wegen der hohen Letalität ist ein sofortiger Beginn der parenteralen Kombinationstherapie (initial wegen des häufigen Vorkommens von Staphylokokken am besten mit Vancomycin plus Rifampicin) entscheidend. Bei Infektionen von intraabdominellen Gefäßprothesen ist initial Imipenem oder Meropenem günstig (gegen Enterobakterien, Anaerobier und Staphylokokken gut wirksam). Oft ist die baldige Entfernung der infizierten Prothese und die Implantation einer neuen Prothese bzw. eines Bypass unvermeidlich. Für die gezielte Antibiotika-Therapie wird bei Streptokokkeninfektionen oft Cefazolin + Gentamicin empfohlen, bei Enterokokkeninfektionen Vancomycin + Gentamicin, bei Staphylokokkeninfektionen Cefazolin + Gentamicin (bei Methicillin-Resistenz aber Vancomycin oder Quinupristin/Dalfopristin). Bei aeroben gramnegativen Stäbchen wirkt meist die Kombination von einem β-Lactam-Antibiotikum + Aminoglykosid (je nach Antibiogramm). Die parenterale Antibiotika-Therapie muß bis zu 4 Wochen nach Entfernung der infizierten Prothese fortgesetzt werden. Bei fehlender Operabilität kommt eine Langzeit- oder Suppressionstherapie in Frage, z.B. mit Teicoplanin + Rifampicin, evtl. oral mit Levofloxacin + Rifampicin oder Loracarbef + Rifampicin.

Literatur

Bandyk DP. Diagnosis and treatment of biomaterial-associated vascular infections. Infect Dis Clin North Amer 1992; 6: 719.

Calligaro KD, Veith FJ, Schwartz ML, et al. Selective preservation of infected prosthetic arterial grafts: Analysis of a 20-year experience with 120 extracavitary-infected grafts. Ann Surg 1994; 220: 461.

Karchmer AW, Gibbons GW. Infections of prosthetic heart valves and vascular grafts. In: Infections Associated with Indwelling Devices. Bisno AL, Waldvogel FA (eds). Washington, DC: American Society for Microbiology 1994; 213–49.

Arteriosklerose als Infektionskrankheit

Es bedeutete einen Paradigmen-Wechsel, als sich ab 1995 herausstellte, daß die Arteriosklerose nicht eine multifaktorielle metabolische Erkrankung, sondern in erster Linie offenbar eine chronische Infektion ist. Die Erreger der Arteriosklerose sind eine erst 1985 entdeckte neue Chlamydien-Art – Chlamydia pneumoniae. Die klinisch manifeste Arteriosklerose ist demnach mindestens zu einem großen Anteil die Folge einer chronischen Chlamydien-Infektion der Gefäße. Bei diesem klinischen Konzept bleiben die etablierten Risikofaktoren gültig, werden jedoch zu Risikofaktoren der chronischen Infektion.

Infektionen des Herzens und der Gefäße

Diagnostik: Der Erregernachweis von Chlamydia pneumoniae ist schwierig; die Anzüchtung gelingt nur wenigen Speziallaboratorien. Der Nachweis mit PCR und Immunhistochemie ist noch nicht standardisiert. Die Serologie von Chlamydia pneumoniae ist wenig zuverlässig. Die Indikation zu einer Antibiotika-Therapie muß daher anhand von klinischen Parametern gestellt werden. Dabei muß u. U. eine gewisse Übertherapie in Kauf genommen werden.

Therapie: Die Antibiotika-Therapie der Arteriosklerose befindet sich im Stadium der Entwicklung. Hauptindikationen bei jüngeren Patienten sind: stenosierende Koronarsklerose, periphere Durchblutungsstörungen, Schlaganfälle, Aortenaneurysmen. Eine Interventionstherapie mit Antibiotika muß stets zusätzlich zur etablierten Therapie (Aspirin, Betablocker, Cholesterinsenker u.a.) erfolgen. Die beiden ersten erfolgreichen kleinen Therapiestudien wurden mit Azithromycin bzw. Roxithromycin durchgeführt. Die Position von Doxycyclin (Standardpräparat bei anderen Chlamydien-Infektionen) ist noch unklar. Herkömmliche Gyrase-Hemmer (Ciprofloxacin, Levofloxacin) haben keine hohe Aktivität gegen Chlamydien. Die Stellung der in vitro besser wirksamen neuen Gyrase-Hemmer ist unklar. Rifampicin könnte eine Reservesubstanz sein. Die positiven Wirkungen einer Therapie mit Makroliden bei akuten Herzinfarkten wurden mit relativ kurzer Behandlungsdauer erreicht. Generell erscheint (in Analogie zu anderen Chlamydien-Infektionen) eine längere Therapie (6–12 Wochen) ratsam. Die Erfolgsparameter einer Therapie sind schwierig festzulegen. Den größten Stellenwert hat der Rückgang einer angiographisch nachgewiesenen Stenose. Da Makrolide offenbar zu günstigen Kurzzeiteffekten bei Herzinfarkten führen, erscheint eine Kombinationstherapie mit Cholesterin-Senkern (Statinen), die Langzeiteffekte zeigen, im Prinzip sinnvoll. Derartige Studien sind aber bisher noch nicht durchgeführt worden.

Auch wenn noch keine größeren Studien vorliegen, erscheint es gerechtfertigt, einzelne Hochrisikopatienten (z. B. Gefäßverschlüsse von jüngeren Erwachsenen) bereits jetzt mit den für Chlamydien-Infektionen zugelassenen Antibiotika zu behandeln. Die Empfehlung der Frankfurter Infektiologen lautet dabei: Roxithromycin oder Azithromycin für die Dauer von 8 Wochen.

Größere Interventionsstudien mit Azithromycin, Roxithromycin und Doxycyclin sind angelaufen. Präventionsstudien bei Patienten mit Risikokonstellation, aber ohne klinische Symptomatik sind derzeit noch nicht gerechtfertigt. Auch wenn die Infektionsthese der Arteriosklerose noch nicht allgemein anerkannt ist, ist es u. E. nur eine Frage der Zeit, bis sich dieses gut fundierte Konzept durchgesetzt hat.

Literatur

Allegra L, Blasi F (eds). Chlamydia pneumoniae. The Lung and The Heart. Milano: Springer, 1999.

Blasi F, Denti F, Erba M. Detection of Chlamydia pneumoniae but not Helicobacter pylori in atherosclerotic plaques of aortic aneurysms. J Clin Microbiol 1996; 34: 2766–9.

Campbell LA, O'Brien ER. Detection of Chlamydia pneumoniae TWAR in human coronary atherectomy tissues. J Infect Dis 1995; 172: 585–8.

Grayston JT, Kuo CC, Coulson AS. Chlamydia pneumoniae (TWAR) in atherosclerosis of the carotid artery. Circulation 1995; 92: 3397–400.

Gupta LS, Leantham EW, Carrington D, et al. Elevated Chlamydia pneumoniae antibodies, cardiovascular events, and azithromycin in male survivors of myocardial infarction. Circulation 1997; 96: 404–7.

Gurfinkel E, Boszovich G, Daroca A, et al. Randomised trial of roxithromycin in non-Q-wave coronary syndromes: ROXIS pilot study. Lancet 1997; 350: 404–6.

Kuo CC, Grayston JT, Campbell LA. Chlamydia pneumoniae (TWAR) in coronary arteries of young adults (15–34 years old). Proc Nat Acad Sci 1995; 92: 6911–4.

Maass M, Bartels C, Engel PM, et al. Endovascular presence of viable Chlamydia pneumoniae is a common phenomenon in coronary artery disease. JACC 1998; 31: 827–32.

Muhlestein JB, Hammond EH, Carlquist JF. Increased incidence of Chlamydia species within the coronary arteries of patients with symptomatic atherosclerotic versus other forms of cardiovascular disease. J Amer Coll Cardiol 1996; 27: 1555–61.

Ong G, Thomas BJ, Mansfield AO. Detection and widespread distribution of Chlamydia pneumoniae in the vascular system and its possible implications. J Clin Pathol 1996; 49: 102–6.

Quinn TC. Does Chlamydia pneumoniae cause coronary heart disease? Curr Op in Infect Dis 1998; 11: 301–7.

Ramirez JA and the Chlamydia pneumonaiae/Atherosclerosis Study Group: Isolation of Chlamydia pneumoniae from the coronary artery of a patient with coronary atherosclerosis. Ann Intern Med 1996; 125: 979–82.

Saikku PK, Mattila K, Nieminen MS, et al. Serological evidence of an association of a novel chlamydia, TWAR, with chronic coronary heart disease and acute myocardial infarction. Lancet 1988; 29: 983–4.

Stille W. Arteriosklerose – eine Infektion durch Chlamydia pneumoniae. DMW 1997; 122: 1086–91.

Thom DH, Grayston JT, Siscovick DS, et al. Association of prior infection with Chlamydia pneumoniae and angiographically demonstrated coronary artery disease. JAMA 1992; 268: 68–72.

ZNS-Infektionen

Meningitis

Die **Einteilung der Meningitiden** erfolgt meist nach den Ursachen: Viren, Bakterien, Pilze. Die Unterscheidung von lymphozytären und granulozytären Meningitiden steht in keiner strengen Beziehung zur Ätiologie, da nicht alle lymphozytären Meningitiden virusbedingt sind (tuberkulöse Meningitis, Cryptococcus-, Borrelien- und Leptospiren-Meningitis, Heilphase der eitrigen Meningitis, Meningitis durch schwach pathogene Erreger, z. B. vergrünende Streptokokken). Nicht alle granulozytären Meningitiden haben eine bakterielle Genese (z. B. können im Beginn einer ECHO-Virus- oder Coxsackie-Virus-Meningitis die polymorphkernigen Leukozyten überwiegen).

Im Beginn einer bakteriellen Meningitis kann die **Zellzahl** noch niedrig sein und steigt erst im Verlauf an (trotz Behandlung). Auch eine Abtrennung der serösen Meningitis (mit durchsichtigem Liquor und einer Zellzahl unter $300/\mu l$) von der eitrigen Meningitis (mit trübem Liquor und einer Zellzahl von $>300/\mu l$) gibt keinen sicheren Erregerhinweis. Bei seröser Meningitis sind zwar häufig Viren (nicht selten auch HIV) die Ursache, in einem Teil der Fälle aber auch bakterielle Erreger (Borrelia burgdorferi, Tuberkelbakterien, Listerien, Treponema pallidum, Campylobacter, Leptospiren) oder Pilze (Cryptococcus). Andererseits ist ein trüber Liquor nicht immer Symptom einer bakteriellen Meningitis, da bei bestimmten Viruserkrankungen (z. B. ECHO-Virus-Meningitis) relativ hohe Zellzahlen bis zu $3000/\mu l$ vorkommen, die dem Liquor ein leicht getrübtes Aussehen verleihen.
CRP (C-reaktives Protein) im Serum kann im Beginn einer eitrigen Meningitis noch negativ sein und ist häufig negativ bei seröser Meningitis bakterieller Genese. Auch an nichtinfektiöse Ursachen, wie Leukämie, meningeales Lymphom, Nachbarschaftsreaktionen (sympathische Meningitis bei Sinusitis, Otitis, Mastoiditis, Hirnabszeß, Hirninfarkt), Hirntumor usw., ist zu denken. Bei den klinischen Erscheinungen einer Meningitis müssen differentialdiagnostisch u. a. eine Subarachnoidalblutung, eine Erkrankung der Wirbelsäule und eine Enzephalitis berücksichtigt werden.

Die **Häufigkeit der Erreger** einer eitrigen Meningitis differiert je nach Lebensalter, Grundkrankheit und Epidemiologie. Ohne Grundkrankheit sind bei Kindern nach den ersten 2 Lebensmonaten und bei Erwachsenen Meningokokken und Pneumokokken am häufigsten. Haemophilus influenzae kommt heute noch bei nicht rechtzeitig geimpften Kindern und bei älteren Erwachsenen vor. Bei Neugeborenen dominieren B-Streptokokken, Enterokokken, Listerien und gramnegative Darmbakterien (E. coli, Klebsiella u. a.). Bei schweren Grundleiden und bei älteren Erwachsenen sind Enterobakterien, Pseudomonas aeruginosa, Salmonellen, Staphylokokken, Pneumokokken und Listerien häufiger, während Meningokokken seltener sind. Mischinfektionen (auch mit Anaerobiern) werden oft bei otogener Meningitis festgestellt.
Bei der Wahl des Antibiotikums ist davon auszugehen, daß ein Teil der Pneumokokken-, Meningokokken- und Haemophilus-Stämme heute eine verminderte Sensi-

Meningitis

bilität gegen Penicillin und Ampicillin hat. Genaue und schnelle Sensibilitätsbestimmungen sind im Einzelfall oft nicht möglich. Es gibt daher gute Gründe, bei der Therapie der eitrigen Meningitis auf Therapieformen auszuweichen, bei denen Resistenzprobleme keine Rolle spielen. Das ist auch im Hinblick auf die Vermeidung möglicher Spätschäden (Taubheit, Intelligenzdefekte, Krampfleiden usw.) wichtig.

Die **Liquordiagnostik** soll unverzüglich bei dem geringsten Verdacht einer Meningitis und möglichst vor Einleitung einer antibiotischen Behandlung durchgeführt werden. Die Zellzahlbestimmung sollte bis spätestens 30 min nach der Liquorentnahme erfolgen. Gleichzeitig werden ein Methylenblau-, Gram- und Giemsa-Präparat zum Bakteriennachweis (Tab. 49) und zur Zelldifferenzierung angefertigt. Im Beginn einer eitrigen Meningitis sind bei Kindern manchmal erst wenige Zellen, aber bereits viele Bakterien vorhanden. Daher muß bei klinischem Verdacht auch jeder seröse Liquor sofort bakteriologisch untersucht werden. Bei einer Meningokokken-Meningitis findet man die Bakterien manchmal erst nach Zentrifugieren des Liquors und Untersuchung des Sedimentes. Intrazellulär gelegene Bakterien (Meningokokken, Listerien) können leicht übersehen werden. Heute ist durch Antigennachweis, z. B. mit der Latex-Agglutination (CSF-Test), eine rasche Identifizierung der im Liquor enthaltenen Meningokokken, Pneumokokken, B-Streptokokken und Haemophilus-Keime, auch Kryptokokken möglich (in jedem Krankenhauslabor durchführbar). Ein negatives Resultat schließt eine bakterielle Genese nicht aus. Die Durchführungsvorschriften sind genau einzuhalten. Unabhängig vom mikroskopischen Befund des Direktpräparates muß stets eine Bakterienkultur angelegt werden. Bei Liquorzellzahlen unter 1000/µl ist vom Liquorsediment ein Ziehl-Neelsen-Präparat zum Nachweis von säurefesten Stäbchen anzufertigen. Stets wird eine Blutkultur angelegt (oft positiv bei hämatogen entstandener Meningitis).

Ggf. muß nach einem möglichen Ausgangsherd der Meningitis gesucht werden (Nebenhöhlen- oder Mittelohrprozeß, Schädeltrauma, Endokarditis, Pneumonie). Die Konsultation eines HNO- und Augenarztes ist ratsam. Eine Röntgenaufnahme des Thorax ist wegen oft zugrundeliegender Lungeninfektionen (Pneumonie, Bron-

Tab. 49. Mikroskopische Diagnose der wichtigsten bakteriellen Meningitiden.

Morphologie	Lagerung	Gramfärbung	Menge	Erreger
Lanzettförmige Diplokokken, z. T. mit Kapsel	extrazellulär	grampositiv	zahlreich	Pneumokokken
Semmelförmige Diplokokken	z. T. intrazellulär	gramnegativ	gering	Meningokokken
Größere Stäbchen	extrazellulär	gramnegativ	gering oder zahlreich	Enterobakterien (z. B. E. coli)
Zarte, z. T. polymorphe Stäbchen	extrazellulär	gramnegativ	gering oder zahlreich	Haemophilus influenzae
Stäbchen, z. T. kurz	z. T. intrazellulär	grampositiv	gering	Listeria monocytogenes

ZNS-Infektionen

chiektasen) sinnvoll. Eine Erniedrigung des Liquorzuckers bei lymphozytärer Meningitis weist auf eine tuberkulöse Meningitis hin. Bei serösem Liquor mit erhöhter Zellzahl ist eine Virusdiagnostik einzuleiten (Einsendung einer Liquorprobe sowie von zwei in Abständen von 10 Tagen gewonnenen Serumproben an ein virologisches Labor).

Prognose: Ein möglichst schneller Behandlungsbeginn ist für die Prognose entscheidend. Sofortige Klinikeinweisung bei Meningitisverdacht, schnelle Liquorgewinnung und unverzügliche Antibiotika-Injektion (bei getrübtem Liquor) bestimmen den Verlauf. Auch bei seröser Meningitis müssen behandelbare Ursachen (z. B. Tbc, Borreliose, Leptospirose, Hirnabszeß, Herpes-simplex-Enzephalitis) durch spezielle Untersuchungen rechtzeitig erkannt werden, da die Heilungsaussichten vom frühen Behandlungsbeginn abhängen.

Die **Liquorgängigkeit der Antibiotika** spielt für den Therapieerfolg eine Rolle, ist aber allein nicht ausschlaggebend. Bezogen auf die Serumkonzentrationen gehen von einigen Sulfonamiden, von Trimethoprim und Fluconazol bei Gesunden bis zu 50% in den normalen Liquor über, von Chloramphenicol 30–50%, von Minocyclin 30%, von den übrigen Tetracyclinen etwa 10%, von Penicillinen und vielen Cephalosporinen weniger als 1%. Relativ hohe und länger anhaltende Liquorkonzentrationen erreicht man mit Ceftriaxon (etwa 17% der Serumkonzentrationen). Bei Fluorochinolonen (s. S. 122) ist die Liquorgängigkeit unterschiedlich (bei Cipro- und Levofloxacin etwa 20–30%). Fosfomycin penetriert relativ gut in Liquor und Hirngewebe. Aminoglykoside und Vancomycin treten bei nicht entzündeten Meningen kaum in den Liquor über. Bei entzündeten Meningen penetrieren Antibiotika besser in den Liquor als bei gesunden Personen. Nach i. v. Injektion werden schneller wirksame Liquorspiegel erreicht als nach oraler Gabe oder i. m. Injektion. Mit hohen Dosen von Penicillin G (10–20 Mill. E/Tag) erhält man bei Meningitis wirksame Liquorkonzentrationen gegen empfindliche Pneumokokken und Meningokokken. Mit Vancomycin und Meropenem werden nur bei entzündeten Meningen ausreichende Liquorspiegel erreicht. Mindestens ebenso wichtig wie Liquorspiegel sind die Gewebespiegel im Gehirn.

Zusätzliche Therapie: Intensivpflege mit Behandlung von Atemstörungen, Schocktherapie, ausreichende Flüssigkeitszufuhr, Beseitigung von Elektrolytstörungen, parenterale oder Sondenernährung. Bei bewußtlosen Patienten Magensonde legen und Antazida zur Prophylaxe von Streßulzera in den Magen geben! Bei Hirnödem Behandlung mit Dexamethason i. v. (initial 10 mg, dann alle 6 h 4 mg) und Furosemid, evtl. auch Hyperventilation (bei mechanischer Beatmung) und Barbituratgaben. U. U. wiederholte Lumbalpunktion zur Druckentlastung und Liquorkontrolle (stärkere Zunahme der Liquorzellen spricht für Therapieversagen oder Infektionswechsel). Epileptiforme Krämpfe können auch Zeichen einer Penicillin-Überdosierung sein. Daher sollen in der akuten Phase der Meningitis täglich nicht mehr als 20 Mill. E Penicillin G (bei Erwachsenen) bzw. 12 Mill. E (bei Kindern) verabreicht werden (erhöhte Durchlässigkeit der Blut-Liquor-Schranke). Durch Penicillin-Überdosierung ausgelöste Krämpfe werden mit einem Benzodiazepin oder Barbiturat kupiert; evtl. muß Penicillin durch Ceftriaxon ersetzt werden. Bei Verdacht auf intrakranielle Eiteransammlung wird frühzeitig eine Computer-Tomographie oder Magnet-Resonanz-Tomographie vorgenommen (Voraussetzung für ein evtl. neurochirurgisches Eingreifen). Bei sicher otogener Meningitis sollte nach Einleitung der Antibiotika-Therapie alsbald die Antrotomie, bei rhinogener Meningitis die Nebenhöhlenrevision (Spülung usw.) erfolgen.

Ein **Versagen der Antibiotika-Therapie** (ausbleibende Sterilisierung des Liquors, starker Anstieg der Zellzahl, anhaltendes Fieber) kann verschiedene Ursachen haben: falsche Wahl des Antibiotikums, resistente Erreger, Unterdosierung, Infektionswechsel, Fortbestehen lokaler Eiterherde (Hirnabszeß, Subduralabszeß, Pyozephalus, Schädelosteomyelitis, Sinusitis, Mastoiditis, Otitis usw.), eitrige Hirnmetastasen, Subduralerguß, zirkumskripte Meningitis, Rezidiv nach vorzeitigem Absetzen der Antibiotika, septische Absiedlungen in anderen Organen (z. B. Endokarditis). Anhaltendes Fieber oder nach 8–12 Tagen erneut auftretendes Fieber kann auf einer Medikamenten-Allergie (Drug fever), z. T. mit Eosinophilie und Hautausschlag, beruhen. Bei Haemophilus- und Pneumokokken-Meningitis ist trotz Elimination der Erreger ein länger anhaltendes Fieber (über 1–3 Wochen) möglich. Eine häufige Ursache von Temperatursteigerungen und Erbrechen ist im 1. Lebensjahr ein postmeningitischer Hydrozephalus, der bei Zunahme durch Shunt-Operation behandelt werden muß. Bei jüngeren Kindern kann sich im Verlauf einer eitrigen Meningitis ein subduraler Erguß entwickeln (Nachweis durch Computer-Tomographie).

Bei der **rekurrierenden Meningitis** besteht oft eine Kommunikation zwischen Subarachnoidalraum und Nasennebenhöhlen, Nasopharynx, Mittelohr oder Haut. Ursachen können eine alte Schädelfraktur, ein Dermalsinus oder eine Myelomeningozele sein, die operative Behandlung erfordern. Auch ein parameningealer Fokus (z. B. Hirnabszeß) oder ein Shuntvitium ist auszuschließen. Es gibt zahlreiche andere Ursachen für eine rekurrierende Meningitis (z. B. Meningokokkeninfektion infolge eines Komplementdefektes, Herpes-simplex-Virusinfektionen, Brucellose, Hydatidenzysten u. a.).

Bei **protrahiertem Verlauf** ohne Nachweis bakterieller Erreger im Liquor ist besonders an eine HIV-Infektion, Tbc, Lues, Borreliose und Kryptokokkose zu denken.

Die richtige **Dosierung** der Antibiotika (Tab. 50) ist zur Erzielung optimaler, möglichst bakterizider Blut-, Gewebe- und Liquorkonzentrationen ebenso wichtig wie die geeignete Antibiotika-Applikation (im Anfang immer i. v.) und eine ausreichende Therapiedauer. Zur Rezidivprophylaxe müssen wegen der bei abheilender Meningitis nachlassenden Liquorgängigkeit weiterhin hohe Penicillin-Dosen gegeben werden. Eine Sequentialtherapie (s. S. 14) ist bei Meningitis falsch. Der Wert der Cephalosporine bei Meningitis ist je nach Präparat verschieden. Cefazolin ist für die Therapie von Meningitiden ungeeignet. Von den Breitspektrum-Cephalosporinen gibt es die größten Erfahrungen mit Ceftriaxon, das auch zur Initialtherapie verwendet wird.

Initialtherapie

Die häufigsten Erreger (Pneumokokken und Meningokokken) können sehr schnell zu foudroyanten Verläufen führen. Daher muß die Initialtherapie einer eitrigen Meningitis ohne Verzögerung einsetzen: unmittelbar nach der Lumbalpunktion,

ZNS-Infektionen

Tab. 50. Dosierung bei parenteraler Gabe zur Meningitistherapie.

Antibiotikum	Tagesdosis bei Kindern	Tagesdosis bei Erwachsenen
Penicillin G	0,5 Mill. E/kg (Höchstdosis 12,0 Mill. E)	10–20 Mill. E.
Ampicillin	Neugeborene* 100 mg/kg Kinder 200-300 mg/kg	10–20 g
Azlocillin Mezlocillin Piperacillin	Neugeborene* 100 mg/kg ältere Kinder 300 mg/kg	15-20 g
Ceftriaxon	80–100 mg/kg	4 g
Cefotaxim Ceftazidim	Neugeborene* 100 mg/kg ältere Kinder 200 mg/kg	6–8 g
Meropenem	120 mg/kg	6 g
Chloramphenicol	50–80 mg/kg	3(–4) g
Ciprofloxacin	–	0,8 g
Gentamicin (nur in Kombination)	6 mg/kg	5 mg/kg
Vancomycin (nur in Kombination)	60 mg/kg	2–3 g
Rifampicin	10 mg/kg	0,6 g
Fosfomycin	200 mg/kg	10–15 g

* 1. Lebenswoche (>2000 g)

spätestens aber in den ersten 30 min nach Eintreffen des Patienten in der Klinik, ggf. auch vor der Lumbalpunktion (bei typischen klinischen Symptomen). Die Initialtherapie richtet sich nach dem Liquorbefund und der klinischen Situation (Lebensalter, Vorkrankheiten, Initialsymptome, Vorbehandlung, Schock). Wegen des zunehmenden Vorkommens von Penicillin-resistenten Pneumokokken, Meningokokken und Haemophilusbakterien erfolgt die Initialtherapie heute vorzugsweise mit dem fast immer wirksamen Ceftriaxon, das relativ hohe Liquorkonzentrationen erreicht.

Bei eitrigem Liquor gibt man sofort **Ceftriaxon i. v.** (bei Erwachsenen initial 2mal 2 g pro Tag (als Kurzinfusion), bei Kindern 2mal 40 mg/kg, dann 1mal tgl. 4 g bzw. 80 mg/kg und kombiniert dieses bei mikroskopischem Pneumokokkennachweis sicherheitshalber zunächst mit Vancomycin (wegen einer möglichen Penicillin-G-Resistenz). Wenn man weiß, daß die Pneumokokken Penicillin-G-sensibel sind, kann Vancomycin entfallen. Bei Haemophilus-Meningitis von Kindern gibt man gleichzeitig Dexamethason (0,15 mg/kg alle 6 h für 4 Tage).

Die **Weiterbehandlung** geschieht nach Anzüchtung und Testung der Bakterien bei Pneumokokken und Meningokokken entweder mit Penicillin G (bei nachgewiesener Empfindlichkeit) oder weiterhin mit Ceftriaxon, bei Penicillin-G-Resistenz von Pneumokokken mit Ceftriaxon plus Vancomycin i. v. (s. u.), bei Penicillin-G-Resistenz von Meningokokken allein mit Ceftriaxon. Bei einer Haemophilus-Meningitis (In-vitro-Testung unzuverlässig) behandelt man stets mit Ceftriaxon weiter.

Meningitis

Im **Erwachsenenalter,** aber auch bei Neugeborenen können bei fehlendem Erregernachweis im mikroskopischen Präparat auch Listerien die Ursache sein. Gegen Listerien wirkt am besten Ampicillin, das bei der Initialtherapie gleichzeitig mit Ceftriaxon (gegen Listerien unwirksam) gegeben wird.

In den ersten 2 Lebensmonaten kommen zahlreiche Erreger in Betracht; initial sind lückenlose Kombinationen, wie Cefotaxim + Piperacillin + Gentamicin (in ausreichend hoher Dosierung, s. Tab. 50), notwendig.

Eine Optimierung der nach wie vor ernsten Prognose der bakteriellen Meningitis (Letalität ca. 10%) läßt sich nur durch eine Frühtherapie erzielen. Es gibt gute Argumente für die Aufnahme von 1 g Ceftriaxon in die Notfalltasche aller Hausärzte. Bei Verdacht auf Meningitis und Meningokokken-Sepsis sollte eine sofortige i.v. oder i.m. Gabe erfolgen.

Gezielte Therapie

Meningokokken-Meningitis: Schnellnachweis von Meningokokken-Antigen mit Latex-Agglutinationstest möglich, meist auch noch bei anbehandelten Patienten positiv. Liquorkultur sofort anlegen; falls nicht möglich, Sofortbeimpfung einer Blutkulturflasche und Bebrütung im Krankenhauslabor bis zum Transport ins bakteriologische Labor. Mittel der Wahl war bisher Penicillin G in hoher Dosierung (Erwachsene tgl. 20 Mill. E, Kinder 0,5 Mill. E/kg), verteilt auf 6–8stündliche i. v. Kurzinfusionen bis zum Eintritt der Besserung (mindestens 3 Tage nach Entfieberung), dann in reduzierter Dosis (5–10 Mill. E) für 7–10 Tage. Eine Resistenz von Meningokokken gegen Penicillin ist in USA, Kanada, Südafrika und Europa beobachtet worden (Häufigkeit 1–4%, in Spanien bis zu 50%). Sicherer ist daher die sofortige Behandlung mit hohen Dosen von Ceftriaxon oder Cefotaxim (Dosierung s. Tab. 50). → Waterhouse-Friderichsen-Syndrom s. S. 400.

Zur **Umgebungsprophylaxe** bei engem Kontakt in der Familie und im Kindergarten verwendet man Rifampicin (bei Erwachsenen 0,6 g oral, bei Kindern 10 mg/kg alle 12 h für 2 Tage). Diese muß ohne Zeitverzug begonnen werden. Eine Alternative ist bei Erwachsenen Ciprofloxacin (einmalig 0,75 g oral). Rifampicin ist in der Gravidität kontraindiziert, ebenso Ciprofloxacin. Penicilline und die meisten Cephalosporine wirken unsicher. Bei Schwangeren oder bei Resistenz gegen Rifampicin kann die einmalige i. v. Injektion von Ceftriaxon (1,0 g) die Meningokokken beseitigen. Die Erfolgschancen der Umgebungsprophylaxe mit Rifampicin, Ciprofloxacin und Ceftriaxon betragen etwa 90%.

Pneumokokken-Meningitis: Hämatogen entstanden (meist bei Pneumonie, auch bei Splenektomierten) oder fortgeleitet von Nasennebenhöhlen, Mastoid, Hirnabszeß, Schädelbruch; daher ist stets eine Untersuchung durch den HNO-Arzt erforderlich; ggf. Operation unter antibiotischer Behandlung. Schnellnachweis von Pneumokokken-Antigen in Liquor, Serum oder Urin mit Latex-Agglutinationstest, wichtig zur Unterscheidung von anderen grampositiven Erregern. Immer MHK-Bestimmung im Labor anfordern (z. B. mit dem einfachen E-Test).

ZNS-Infektionen

Therapie: Bei nachgewiesener Empfindlichkeit Penicillin G in hoher Dosierung, bei Erwachsenen tgl. 20 Mill. E, bei Kindern 0,5 Mill. E/kg, verteilt auf 6stdl. i. v. Kurzinfusionen. Therapiedauer: mindestens 10–14 Tage in voller Dosis (Tab. 51). Bei verminderter Sensibilität gegen Penicillin (nicht bei kompletter Resistenz) sind Ceftriaxon (s. o.) + Vancomycin wirksam. Bei vollständiger Resistenz (in Deutschland noch selten) bleibt nur eine Therapie mit Ceftriaxon i. v. + Vancomycin i. v. (Erwachsene tgl. 2 g, Kinder 50 mg/kg) in Kombination mit Rifampicin (gut liquorgängig). Andere Antibiotika sind noch nicht erprobt.
Bei Penicillin-Allergie kann Ceftriaxon (Kreuzallergie ausschließen), notfalls auch Chloramphenicol (bei nachgewiesener Empfindlichkeit) verwendet werden.

Haemophilus-influenzae-Meningitis: Hämatogen, otogen oder rhinogen entstanden. Vorkommen bei ungeimpften Kindern und bei älteren Erwachsenen. Ernste Prognose. Fast immer durch Serotyp b hervorgerufen; dann Schnelldiagnose durch Latex-Agglutinationstest zum Antigennachweis in Liquor, Serum oder Urin (oft auch noch positiv nach Behandlungsbeginn).
Therapie: Die Therapie wird heute mit Ceftriaxon oder Cefotaxim durchgeführt. Gegen die früher verwandten relativ schwach wirksamen Antibiotika Ampicillin und Chloramphenicol ist Haemophilus heute teilweise resistent (In-vitro-Testung unzuverlässig).
Bei Kindern wird durch sofortige Gabe von Dexamethason (0,15 mg/kg alle 6 h für 2 Tage) die Häufigkeit von bleibenden Hörschäden vermindert.
Umgebungsprophylaxe: Bei Kindern, evtl. auch bei Erwachsenen in der näheren Umgebung des Erkrankten wird die sofortige Gabe von Rifampicin (2mal tgl. 10 mg/kg) für 4 Tage empfohlen.

E.-coli-Meningitis: Bei Säuglingen Symptome oft unvollständig und schwach ausgeprägt, daher leicht zu übersehen, schlechte Prognose. Bei Erwachsenen selten, meist posttraumatisch oder postoperativ entstanden.
Therapie: Bei mikroskopischem Nachweis von gramnegativen plumpen Stäbchen im Direktpräparat des Liquors und vor Kenntnis des Antibiogramms ist – im Hinblick auf die lebensgefährliche Erkrankung – eine maximal dosierte und kombinierte Behandlung gerechtfertigt.
Wegen der sicheren Wirkung gegen E. coli erscheint Ceftriaxon oder Cefotaxim heute günstiger als die früher übliche Therapie mit Chloramphenicol, Mezlocillin oder Ampicillin (immer in Kombination mit Gentamicin, Dosierung s. Tab. 50). Eine Alternative ist Meropenem.
Behandlungsdauer: 10–14 Tage (nach Sterilwerden des Liquors).

Listerien-Meningoenzephalitis: Bei Früh- oder Neugeborenen meist intrauterin erworben, Vorkommen in zunehmender Häufigkeit auch im späteren Kindesalter und bei Erwachsenen (nicht selten infolge Lebensmittelvergiftung), immer hämatogen entstanden, als eitrige oder seröse Meningitis, manchmal auch als Rhombenzephalitis verlaufend.
Therapie: Ampicillin i. v., Erwachsene tgl. 10 g, Kinder 200–300 mg/kg in 3–4 Einzelgaben (in Kombination mit Gentamicin).
Bei Penicillin-Allergie Minocyclin i. v. (Dosierung bei Erwachsenen tgl. 0,2 g, bei Kindern tgl. 4 mg/kg) in Kombination mit Gentamicin. Minocyclin i.v. ist allerdings in Deutschland nicht mehr im Handel (ggf. Import aus den USA). Auch Co-trimoxazol i. v. ist wirksam. Die Wirksamkeit anderer Antibiotika ist unsicher.

Meningitis

Tab. 51. Therapiedauer je nach Meningitiserreger.

Meningitiserreger	Therapiedauer (Tage)
Meningokokken	7–10
Pneumokokken	10–14
Haemophilus	10–14
Staphylokokken	14–21 und länger (abhängig auch von anderen Prozessen)
Listerien	4–6 Wochen
Gramnegative Darmbakterien	10–14 (nach Sterilwerden des Liquors)
Borrelien	14–30 (je nach Stadium)

Therapiedauer: Bis zur Normalisierung des Liquors, mindestens aber 4–6 Wochen. Cephalosporine sind unwirksam.

Staphylokokken-Meningitis: Im Verlauf einer Staphylokokken-Sepsis oder Staphylokokken-Endokarditis auftretend, otogen, rhinogen, postoperativ oder posttraumatisch entstanden. Meist Begleitmeningitis bei septischer Herdenzephalitis oder bei Hirnabszeß. Stets nach dem Primärherd suchen! Staphylokokken sind die typischen Erreger einer sog. Shunt-Sepsis (nach Hydrozephalusoperation), die mit einer Ventrikulitis kombiniert sein kann.

Die **Therapie** ist schwierig, da die üblichen Staphylokokken-Antibiotika schlecht liquorgängig sind. Relativ gut wirksam ist Cefuroxim i. v. (Erwachsene tgl. 6–12 g, Kinder 200 mg/kg). Alternativen sind Fosfomycin + Rifampicin oder Imipenem + Rifampicin. Vancomycin ist zwar gegen die meisten Methicillin-resistenten Staphylokokken gut wirksam, aber schlecht liquorgängig und sollte daher mit Rifampicin kombiniert werden (Dosierung s. Tab. 50). Eine verminderte Sensibilität von Staphylococcus aureus gegen Vancomycin und Teicoplanin (sog. VISA-Stämme) ist bisher sehr selten (s. S. 205). Bei Vancomycin-Resistenz von Staphylococcus epidermidis könnte Quinu-/Dalfopristin (Synercid) mit Rifampicin kombiniert werden (bei Meningitis noch nicht erprobt).

Dauer der hochdosierten Antibiotika-Therapie: mindestens 2–3 Wochen, danach wegen Rezidivgefahr auf jeden Fall mehrwöchige Nachbehandlung mit Cefadroxil, Clindamycin oder Clarithromycin (je nach Antibiogramm).

Bei einer Liquor-Shuntinfektion kann sich eine Ventrikulitis, Bakteriämie, Pleuritis oder Peritonitis entwickeln. Erstes Zeichen ist Fieber; meningitische Zeichen können fehlen. Bei einer Ventrikulitis durch Staphylokokken kann die Injektion von 10 mg Vancomycin in den kranialen Schenkel die Keime eliminieren. Gleichzeitig sollte das liquorgängige Rifampicin in Kombination mit Vancomycin systemisch gegeben werden. Bei Nachweis anderer Erreger (Propionibakterien, Enterobakterien, Pseudomonas) ist eine entsprechende Therapie erforderlich. Oft ist die Entfernung des infizierten Fremdkörpers nicht zu umgehen.

B-Streptokokken-Meningitis: Bei Neugeborenen und Säuglingen relativ häufig. Im Liquorausstrich grampositive Diplokokken (nicht bekapselt). Latex-Agglutinationstest mit Liquor und Serum positiv.
Therapie: Penicillin G in hoher Dosierung. Da manche B-Streptokokken-Stämme Penicillin-G-tolerant sind (d. h. von Penicillin nicht abgetötet werden), wird eine

Kombination mit Gentamicin empfohlen (auch wenn dieses nach dem Blättchentest allein ungenügend wirkt).

Enterokokken-Meningitis: Selten. Manchmal bei einer Enterokokken-Endokarditis auftretend.
Therapie: Bei nachgewiesener Empfindlichkeit Ampicillin i. v. + Gentamicin (Dosierung s. Tab. 50). Bei Penicillin-Allergie oder Ampicillin-Resistenz evtl. Minocyclin i. v. (in den USA erhältlich), Erwachsene tgl. 0,4 g.
Therapiedauer 4–6 Wochen (je nach Grundkrankheit). Bei Unwirksamkeit von Minocyclin kommt Vancomycin i. v. + Rifampicin i. v. in Frage, bei Vancomycin-Resistenz evtl. das Kombinationspräparat Quinu-/Dalfopristin (E. faecium) oder Clinafloxacin (E. faecalis).

Pseudomonas-aeruginosa-Meningitis: Nicht selten ausgelöst durch diagnostische, therapeutische oder operative Eingriffe. Auch hämatogene oder fortgeleitete Genese möglich.
Therapie: Ceftazidim i. v. in Kombination mit Tobramycin (Dosierung s. Tab. 50), bei Resistenz evtl. Azlocillin, Meropenem, Ciprofloxacin, Aztreonam oder Amikacin (in geeigneter Kombination).
Therapiedauer: bis zur völligen Normalisierung des Liquors, jedoch mindestens 2–3 Wochen nach Sterilwerden des Liquors, bei gleichzeitiger Wirbelosteomyelitis länger.
Sehr selten muß heute noch zusätzlich eine intrathekale Instillation von Gentamicin für mindestens 2–3 Tage durchgeführt werden. Dabei muß unbedingt ein hilfsstofffreies Spezialpräparat verwendet werden (Refobacin-L, bei Erwachsenen 5 mg, bei Kindern 0,5–1 mg).

Salmonellen-Meningitis: Selten. Bei Typhus, Paratyphus oder einer invasiven Salmonellen-Enteritis auftretend, besonders bei Kindern.
Therapie: Die guten Erfahrungen bei generalisierten Salmonellen-Infektionen und bei E.-coli-Meningitis sprechen für Ceftriaxon (täglich 4 g i. v.) oder für Cefotaxim (tgl. 6–8 g i. v.). Orale Nachbehandlung wegen Rezidivgefahr mit Ciprofloxacin. Eine Kombination mit Gentamicin ist ratsam, da Salmonellen-Meningitiden schwer zu beeinflussen sind. Ciprofloxacin oder Levofloxacin kommt auch zur Primärbehandlung in Frage.
Therapiedauer: mindestens 3 Wochen, besser länger.

Meningitis durch Klebsiella oder Enterobacter: Selten (außer bei Neugeborenen und bei neurochirurgischen Patienten). Wegen häufiger Erregerresistenz schwer zu behandeln.
Therapie: Wegen der ernsten Prognose ist in jedem Fall eine kombinierte Behandlung mit den laut Antibiogramm als wirksam gefundenen Mitteln erforderlich. Es kommen in erster Linie Kombinationen eines β-Lactam-Antibiotikums (bei Klebsiella Ceftriaxon, bei Enterobacter Meropenem in hoher Dosierung) mit Gentamicin oder Amikacin in Frage. Bei Erwachsenen sind auch eine Primärtherapie und Nachbehandlung mit Ciprofloxacin möglich.

Proteus-Meningitis: Sehr selten. Am ehesten posttraumatisch oder im Rahmen einer chronischen Otitis media.

Meningitis

Therapie je nach Proteus-Art und Antibiogramm. Dabei sind die Indol-negativen Stämme (Proteus mirabilis) einfacher zu behandeln als die Indol-positiven Stämme. Mischinfektionen sind zu berücksichtigen.

Borrelien-Meningitis: Nach einem Zeckenbiß kann Wochen bis Monate später eine seröse Meningitis oder Meningoenzephalitis auftreten, die durch Borrelia burgdorferi hervorgerufen ist. Der Zeckenbiß, welcher in 60% nicht bemerkt worden ist, führt in der Hälfte der Fälle zunächst zu einem Erythema migrans der Haut, das nach einigen Wochen abheilt. Bei der später folgenden Meningitis fehlt meistens Fieber, oder es ist niedrig. Häufig kommt es dabei zu Hirnnervenlähmungen. Im relativ klaren Liquor sind überwiegend Lymphozyten enthalten. Eine Anzüchtung der Erreger gelingt selten. Ein Schnellnachweis ist im Liquor mit der PCR möglich. Im Serum sind CRP und IgG meist normal. Anfangs fehlen spezifische IgM-Antikörper im Serum, sind aber im weiteren Verlauf nachweisbar. An eine Borreliose ist immer zu denken, wenn eine subakute seröse Meningitis von Hirnnervenlähmungen oder einer Polyradikulitis begleitet ist oder wenn gleichzeitig eine Myokarditis mit AV-Block oder eine Arthritis besteht. CT oder MRT können typische Befunde ergeben. Klinik und Verlauf einer Borrelien-Meningoenzephalitis können auch einer multiplen Sklerose, einer Ischialgie oder einer Demenz ähneln.
Therapie: Die oft vieldeutige Krankheit heilt meist unter einer i. v. Behandlung mit Ceftriaxon (täglich 2 g) für mindestens 2 Wochen (relativ gut liquorgängig). Die Therapie der häufig spontan heilenden Frühform (des Erythema migrans) stellt eine Prophylaxe der Neuromanifestationen und anderer Spätmanifestationen (Arthritis, Acrodermatitis atrophicans) dar. Geeignet sind Doxycyclin (tgl. 0,2 g), Penicillin V (tgl. 3 Mill. E) und Clarithromycin (tgl. 1 g) für 2–3 Wochen (s. S. 587).

Pilz-Meningitis (Candida albicans, Cryptococcus neoformans, selten andere Pilze): Liquorkultur auf Sabouraud- oder Blut-Agar oft erst nach längerer Bebrütung (bis zu 10 Tagen) positiv. Mikroskopischer Nachweis von Cryptococcus (Spezialfärbung). Antigennachweis in Liquor oder Serum möglich (für Candida, Aspergillus, Cryptococcus).
Therapie mit Amphotericin B i. v. in Kombination mit Flucytosin (Dosierung s. S. 332 u. S. 352). Eine In-vitro-Testung von Candida albicans oder Cryptococcus neoformans gegen Flucytosin ist ratsam, da resistente Stämme vorkommen. Mit Fluconazol (s. S. 343) steht ein gut liquorgängiges Therapeutikum aus der Gruppe der Azole zur Verfügung, das in besonderen Fällen für die Therapie von ZNS-Infektionen durch Cryptococcus und Candida in Frage kommt. Bei Cryptococcus-Meningitis von AIDS-Patienten hat die Dreierkombination von Amphotericin B, Flucytosin und Fluconazol die besten Ergebnisse. Eine intrathekale Instillation von Amphotericin B ist möglich (zunächst 10 mg Prednison intralumbal, dann langsame Instillation von 0,5 mg Amphotericin B nach Verdünnung mit Liquor in der Spritze, Wiederholung nach 2 oder 3 Tagen).

Amöben-Meningoenzephalitis: Verschiedene Erreger. In Deutschland sehr selten, meist nach Aufenthalt in wärmeren Klimazonen auftretend.
Naegleria fowleri wird übertragen durch Wasser (aus Teichen, Seen, Schwimmbädern, Leitungswasser). Fortgeleitete Infektion von der Nasenschleimhaut zum Schädelinneren. Akute, fast immer tödliche Erkrankung. Mikroskopischer Nachweis der beweglichen Amöben im unzentrifugierten, nicht gekühlten, eitrigen Liquor.

Therapie mit Amphotericin B + Rifampicin + Doxycyclin (unsichere Wirkung).

Acanthamoeba-Arten breiten sich bei immunsupprimierten Patienten hämatogen aus. Granulomatöse Enzephalitis mit geringer lymphozytärer Begleitmeningitis und oft protrahiertem Verlauf. Erreger nicht im Liquor nachweisbar, dagegen im Hirngewebe.
Therapieversuch mit Itraconazol möglich.

→ Meningitis bei Tuberkulose s. S. 605, Lues s. S. 563, AIDS s. S. 622, Toxoplasmose s. S. 657, Leptospirose s. S. 589.

Herpes-Meningoenzephalitis: Die gefährliche Herpes-simplex-Enzephalitis ist heute durch Acyclovir bei frühem Behandlungsbeginn heilbar. Es gibt aber auch eine gutartige Herpes-simplex-Meningitis, die häufig mit einer primären Genitalinfektion verbunden ist.
Eine Herpes-Enzephalitis kommt sowohl bei Primärinfektionen als auch bei rekurrierenden Infektionen in jedem Alter vor. Es handelt sich um eine nekrotisierende Herdenzephalitis, die vorwiegend die Stirn- und Schläfenlappen betrifft. Nach einem fieberhaften Vorstadium von 1–7 Tagen (mit oder ohne Haut- oder Schleimhautbläschen) entwickeln sich ZNS-Symptome (oft schon im Beginn Krämpfe, außerdem Wesensveränderungen, Sprachstörungen, Ataxie, Gedächtnislücken u. a.). Im Liquor findet man 50–2000 Zellen pro μl (anfangs überwiegend Neutrophile, später Lymphozyten, in 80% auch Erythrozyten). Das Virus ist aus dem Liquor fast nie anzüchtbar. Mit der PCR läßt es sich aber aus Liquorzellen rasch nachweisen. Das EEG zeigt ein- oder beidseitige periodische fokale Spitzen bei verlangsamter (flacher) Grundaktivität (nicht pathognomonisch). Die Magnet-Resonanz-Tomographie (MRT) und das Computertomogramm (CT) sind anfangs oft noch normal; erst später lassen sich Verdichtungsherde, besonders in der Temporalgegend, mit Ödem und Blutungen nachweisen. Serologisch findet man bei einer Primärinfektion Serokonversion (in Serum und Liquor), aber oft langsam und verspätet. Bei einer rekurrierenden Infektion ist ein mindestens 4facher Titeranstieg der spezifischen IgM in Serum und Liquor typisch.
Der Verdacht auf eine Herpes-Enzephalitis entsteht bei seröser Meningitis:
1. wenn im frühen Verlauf enzephalitische Symptome (auch Hirnnervenlähmungen, Sprachstörungen oder Krämpfe) auftreten,
2. wenn im EEG, MRT oder CT typische Herde nachweisbar sind.

Therapie: Wegen der schlechten Prognose wartet man das Ergebnis der Liquor- und Serumuntersuchungen nicht ab, sondern beginnt bei Verdacht sofort eine intravenöse Behandlung mit Acyclovir. Die Dosierung ist 3mal tgl. 10 mg/kg (oder 3mal tgl. 250 mg/m^2 Körperoberfläche). Die Verträglichkeit ist gut. Bei Behandlungsbeginn in den ersten Krankheitstagen ist eine Heilung möglich. Bei anderen Virusenzephalitiden (außer durch Varizellen) ist Acyclovir unwirksam.

Varicella-Zoster-Virusinfektionen des ZNS: Bei progressiven Varizellen oder disseminiertem Herpes zoster mit Meningoenzephalitis (Viren im Hirngewebe nachweisbar) oder mit Myelitis ist Acyclovir i. v. indiziert (s. S. 279).

Ungeklärte eitrige Meningitis: Eine akut aufgetretene, nicht antibiotisch vorbehandelte Meningitis ohne Hinweis für otorhinogene Entstehung, bei der keine Erreger

Meningitis

nachgewiesen worden sind, ist mit großer Wahrscheinlichkeit durch Meningokokken verursacht (Meningokokken sterben beim Transport des Liquors leicht ab) und sollte mit Ceftriaxon behandelt werden (s. S. 426). Diese **Therapie** ist auch für eine mit Ceftriaxon oder Cefotaxim vorbehandelte Pneumokokken- oder Haemophilus-Meningitis optimal, bei welcher der Liquor bereits steril geworden ist.

Sogenannte aseptische Meningitis:
Relativ häufig. Mittlere Pleozytose, Glukose im Liquor normal, kulturell kein Nachweis von Bakterien. Häufigste Erreger sind Enteroviren, aber auch Herpes-simplex-Viren, Mumpsviren und Viren der lymphozytären Choriomeningitis (LCM) kommen vor. Eine HIV-Primärinfektion kann wie eine aseptische Meningitis verlaufen.

Bei Meningitis durch Enteroviren, bei Mumps und bei LCM erfolgt eine symptomatische Behandlung (Analgetika, i.v. Infusionen). – Seltene bakterielle Erreger sind Leptospiren (zur Therapie s. S. 589). Die aseptischen Meningitiden durch Viren müssen auch von einer beginnenden tuberkulösen Meningitis und von Meningealreaktionen bei bakterieller Endokarditis abgetrennt werden. Das Krankheitsbild kann durch eine nur partiell behandelte bakterielle Meningitis, durch eine Borreliose oder Lues II imitiert werden.

Literatur

Abadi FJR, Yakubu DE, Pennington TH. Antimicrobial susceptibility of penicillin-sensitive and penicillin-resistant meningococci. J Antimicrob Chemother 1995; 35: 687.

Bayston R, De Louvois J, Brown EM. Treatment of infections associated with shunting for hydrocephalus: Brit J Hosp Med 1995; 53: 368–73.

Bradley JS, Connor JD. Ceftriaxone failure in meningitis caused by Streptococcus pneumoniae with reduced susceptibility to beta-lactam antibiotics. Pediatr Infect Dis J 1991; 10: 871–3.

Catalan MJ, Fernandez JM, Vazquez A. Failure of cefotaxime in the treatment of meningitis due to relatively resistant Streptococcus pneumoniae. Clin Infect Dis 1994; Vol. 18: 766–9.

Chmelik V, Gutvirth J. Meropenem treatment of post-traumatic meningitis due to Pseudomonas aeruginosa. J Antimicrob Chemother 1993; 32: 922–3.

Cuevas LE, Kazembe P, Mughogho GK, et al. Eradication of nasopharyngeal carriage of Neisseria meningitidis in children and adults in rural Africa: A comparison of ciprofloxacin and rifampicin. J Infect Dis 1995; 171: 728.

Donnelly JP, Horrevorts AM, Sauerwein RW, et al. High-dose meropenem in meningitis due to Pseudomonas aeruginosa. Lancet 1992; 339: 1117.

Givner LB, Abramson JS, Wasilauskas B. Meningitis due to Haemophilus influenzae type b resistant to ampicillin and chloramphenicol. Rev Infect Dis 1989; 11: 329.

Halstensen A, Gilja OH, Digranes A, et al. Single dose ofloxacin in the eradication of pharyngeal carriage of Neisseria meningitidis. Drugs 1995; 49 (Suppl 2): 399.

Jackson LA, Tenover FC, Baker C, et al. Prevalence of Neisseria meningitidis relatively resistant to penicillin in the United States, 1991. J Infect Dis 1993; 169: 438.

Klugman KP, Dagan R. Carbapenem treatment of meningitis. Scand J Infect Dis 1995; Suppl 96: 45–8.

Larsen RA, Bozzette SA, Jones BE, et al. Fluconazole combined with flucytosine for treatment of cryptococcal meningitis in patients with AIDS. Clin Infect Dis 1994; 19: 741.

Murphy TV, McCracken GH Jr, Zweighaft TC, Hansen EJ. Emergence of rifampin-resistant Haemophilus influenzae after prophylaxis. J Pediatr 1981; 99: 406.

Odio CM, Faingezicht I, Paris M, Nassar M, Baltodano A, Rogers J, Saez-Llorens X, Olsen KD, McCracken GH. The beneficial effects of early dexamethasone administration in infants and children with bacterial meningitis. N Engl J Med 1991; 324: 1525–31.

Powderly WG, Saag MS, Cloud GA. A controlled trial of fluconazole or amphotericin

B to prevent relapse of cryptococcal meningitis in patients with the acquired immunodeficiency syndrome. N Engl J Med 1992; 326: 793–8.

Rowley AH, et al. Rapid detection of herpes simplex virus DNA in cerebrospinal fluid of patients with herpes simplex encephalitis. Lancet 1990; 335: 440.

Saag MS, Powderly WG, Cloud GA. Comparison of amphotericin B with fluconazole in the treatment of acute AIDS-associated cryptococcal meningitis. N Engl J Med 1992; 326: 83–9.

Schwartz B, Al-Tobaiqi A, Al-Ruwais A, et al. Comparative efficacy of ceftriaxone and rifampicin in eradicating pharyngeal carriage of group A Neisseria meningitidis. Lancet 1988; 1: 1239.

Sutclife EM. Penicillin-insensitive meningococci in the UK. Lancet 1988; I: 657–8.

Thong YH. Chemotherapy for primary amebic meningoencephalitis. N Engl J Med 1982; 306: 1295.

Viladrich PF, Gudiol F, Linares J, Pallares R, Sabate I, Rufi G, Ariza J. Evaluation of vancomycin for therapy of adult pneumococcal meningitis. Antimicrob Ag Chemother 1991; 35: 2467–72.

Viladrich PF, Cabellos C, Pallares R, et al. High doses of cefotaxime in treatment of adult meningitis due to Streptococcus pneumoniae with decreased susceptibilities to broad-spectrum cephalosporins. Antimicrob Ag Chemother 1996; 40: 218.

Woods CR, Smith AL, Wasilauskas BL, et al. Invasive disease caused by Neisseria meningitidis relatively resistant to penicillin in North Carolina. J Infect Dis 1994; 170: 453.

Wong VK, Wright HT, Ross LA, et al. Imipenem/cilastatin treatment of bacterial meningitis in children. Pediatr Infect Dis J 1991; 10: 122.

Yagupsky P, Ashkenazi S, Block C. Rifampicin-resistant meningococci causing invasive disease and failure of chemoprophylaxis. Lancet 1993; 341: 1152.

Hirnabszeß

Entstehung: Häufig vom Ohr ausgehend (Mastoiditis), seltener von den Nebenhöhlen (Sinusitis), von einem Nasen- oder Lippenfurunkel (mit septischer Thrombophlebitis) oder von einem Schädelbruch oder postoperativ. Hämatogene Entstehung möglich bei Vorliegen von Bronchiektasen, Lungenabszessen, Hautinfektionen, bakterieller Endokarditis und bei angeborenen Herzfehlern mit Rechts-links-Shunt. Selten Komplikation einer eitrigen Meningitis. Fieber, Leukozytose oder Senkungsbeschleunigung können fehlen. Lokalisation mit Computer- oder Magnet-Resonanz-Tomographie. Eine gefährliche Komplikation ist der Durchbruch eines Hirnabszesses in einen Ventrikel oder in den Subarachnoidalraum.

Ätiologie: Staphylococcus aureus, Bacteroides, Fusobakterien, anaerobe Streptokokken, Clostridien, bei otogenen Hirnabszessen oft E. coli, Proteus, Klebsiella, Pseudomonas u. a. Seltene Erreger: Nocardia asteroides (teils mit Lungennocardiose), Actinomyces-Arten, Entamoeba histolytica (oft gleichzeitig Leber- und Lungenbeteiligung, s. S. 478), Pilze, wie Aspergillus und Mucor (bei onkologischen Patienten sowie bei Patienten mit AIDS und nach Knochenmarktransplantation). Differentialdiagnose: Toxoplasmose, Tuberkulom, Zystizerkose, Lymphom.

Therapie: Evtl. neurochirurgisches Eingreifen zum optimalen Zeitpunkt (bei Persistieren trotz Antibiotika), Sanierung des Ausgangsherdes, hochdosierte längere Antibiotika-Therapie (wie bei Meningitis purulenta, s. S. 426). In den meisten Fällen muß ein Hirnabszeß ungezielt parenteral für 4–6 Wochen behandelt werden. Auf anaerobe Streptokokken und empfindliche Staphylokokken wirkt am besten Penicillin G i. v.; eine hohe Dosierung von 20–40 Mill. E ist wegen der schlechten Penetration in den Abszeß notwendig; günstig ist eine Kombination mit Metronidazol (wegen des starken Penetrationsvermögens ins Hirngewebe). Auch bei odontogener Entstehung ist die Kombination von Penicillin G (tgl. 20–40 Mill. E) + Metronidazol (tgl. 1,5–2 g i. v.) zuverlässig wirksam. Ein Hirnabszeß durch Staphylokokken wird wie eine Staphylokokken-Meningitis behandelt (S. 429). Bei otogenem Hirnabszeß verwendet man am besten Cefotaxim oder Ceftriaxon in hoher Dosierung. Wegen häufiger Mischinfektionen ist auch hier eine Kombination mit Metronidazol ratsam. Gyrase-Hemmer penetrieren gut ins Hirngewebe und eignen sich als Kombinationspartner für Metronidazol. Bei Nocardiose ist Co-trimoxazol indiziert. Die Instillation von Gentamicin zur intrathekalen Anwendung in die Abszeßhöhle kommt allenfalls bei einer Pseudomonas-Infektion in Frage.

Literatur

Aebi C, Kaufmann F, Schaad UB. Brain abscess in childhood – long term experiences. Eur J Pediatr 1991; 150: 282.

Mathisen GE, Johnson JP. Brain abscess. Clin Infect Dis 1997; 25: 763–79.

Paffetti A, D'Aviera L, Le-Foche F, et al. Successful meropenem therapy of a brain abscess and meningitis arising from acute purulent otomastoiditis. J Chemother 1998; 10: 132–5.

Sjölin J, Lilja A, Eriksson N, et al. Treatment of brain abscess with cefotaxime and metronidazole: A prospective study on 15 consecutive patients. Clin Infect Dis 1993; 17: 857–63.

Wispelwey B, Dacey RG Jr, Sheld WM. Brain abscess. In: Infections of the Central Nervous System. Scheld WM, Whitley RJ, Durack D, eds. New York: Raven Press, 1991; 457–86.

Subdurales Empyem

Bei jeder eitrigen oder nichteitrigen Meningitis mit sterilem Liquor, die im Anschluß an eine Sinusitis frontalis auftritt und mit Hemiparese, Hemiplegie oder Aphasie einhergeht, ist an ein subdurales Empyem zu denken. Die **Diagnose** wird durch die kraniale Tomographie gestellt, wodurch auch ein Hirnödem und begleitender Hirnabszeß erkannt werden. Ein Subduralempyem kann auch von einer Sinusitis ethmoidalis oder sphenoidalis, einer Mastoiditis oder Schädeldach-Osteomyelitis ausgehen oder sich im Verlauf einer eitrigen Meningitis entwickeln. Die **Erreger** sind häufig aerobe und anaerobe Streptokokken, Bacteroides fragilis oder Staphylokokken, seltener gramnegative Stäbchen (Haemophilus, E. coli, Proteus, Klebsiella, Pseudomonas). Das Empyem wird in erster Linie durch Drainage und andere operative Eingriffe behandelt. **Antibiotika-Therapie** zunächst ungezielt mit Penicillin G + Metronidazol oder Cefotaxim + Metronidazol, später ggf. gezielt nach bakteriologischem Befund und Antibiogramm (für mindestens 4–6 Wochen). Ein Subduralempyem, das nach einer Hirnoperation oder einem offenen Schädel-Hirn-Trauma aufgetreten ist, behandelt man initial mit Vancomycin + Ceftazidim oder Meropenem.

Bei einem intrakraniellen Epiduralabszeß ist neben der Drainage und Sanierung des Ausgangsherdes ebenfalls eine intensive Antibiotika-Therapie notwendig (wie bei Hirnabszeß).

Bei einem spinalen Epiduralabszeß ist wegen der Gefahr einer Rückenmarksnekrose sofortige Drainage erforderlich. Initial wird eine Kombination von Cefotaxim + Gentamicin + Metronidazol empfohlen. Die Therapie muß bei Nachweis von Staphylokokken evtl. modifiziert werden.

Infektionen des Respirationstraktes

Infektionen der oberen Luftwege sind meist durch Viren bedingt. Antibiotika sind nur indiziert, wenn eine bakterielle Ursache vorliegt oder wenn es bei einer primären Viruserkrankung zu einer bakteriellen Sekundärinfektion gekommen ist.

> Folgende Befunde weisen auf eine **bakterielle Erkrankung** hin:
> 1. Eitrige Sekretion der entzündeten Schleimhaut oder Eiterbeläge.
> 2. Schmerzhafte regionäre Lymphknotenschwellung.
> 3. Typisches Krankheitsbild (z. B. Kieferhöhlen-Empyem, Scharlach, Diphtherie, Epiglottitis).
> 4. Kein Zusammenhang mit einer Virusepidemie.
> 5. Granulozytose im Blut.

Für eine **Virusinfektion** sprechen seröse Rhinitis, beidseitige katarrhalische Konjunktivitis, Pharyngitis ohne Beläge, z. T. mit Bläschen oder Schwellung von Lymphfollikeln, Herpangina, Tracheitis mit trockenem Husten (besonders bei echter Influenza), generalisierte Lymphknotenschwellung, uncharakteristisches Exanthem, Myalgie, Fehlen einer Granulozytose sowie der epidemiologische Zusammenhang mit einer grassierenden Virusinfektion.

Bakterielle Infektionen der tiefen Atemwege setzen eine Störung der normalen Abwehrmechanismen voraus (Hustenreflex, Ziliarstrom, Schleimsekretion, Alveolarphagozytose, IgA, IgG, IgE, Lysozym, Leukozytenfunktion usw.). Dieses System kann durch eine Virusinfektion, physikalische Schädigung, Aspiration oder einen Fremdkörper gestört sein. Normalerweise sind die Schleimhäute des tiefen Respirationstraktes steril.

Rhinitis

Eine Virusinfektion kann Schrittmacher für eine bakterielle Sekundärinfektion (Rhinitis purulenta) sein. Bei eitrigem Schnupfen, der länger anhält, ist zu prüfen, ob zusätzlich eine Nebenhöhlenerkrankung vorliegt (s. S. 544). Ein eitriger Schnupfen wird meist durch Pneumokokken, manchmal auch durch Haemophilus influenzae und A-Streptokokken (Streptococcus pyogenes) hervorgerufen. Bei der Neugeborenenrhinitis, die oft durch Staphylokokken bedingt ist, müssen eine Gonorrhoe und eine Lues ausgeschlossen werden.
Therapie der eitrigen Rhinitis gezielt je nach Erreger, ungezielt mit Penicillin V (wirksam gegen Strepto- und Pneumokokken), bei Versagen mit Cefaclor (wirksam auch gegen Staphylokokken und Haemophilus).

Tonsillitis

Ursachen: Erreger entweder Streptococcus pyogenes (A-Streptokokken) oder Viren (Exsudat auf den Tonsillen für Streptokokken nicht beweisend, kann auch fehlen, daher möglichst Abstrich kulturell untersuchen). Heute ist ein Streptokokken-Antigennachweis aus dem Abstrich als Schnelltest möglich. Eine eitrige Angina kann auch durch hämolysierende Streptokokken der Gruppen C oder G hervorgerufen werden. Selten ist eine Infektion durch Arcanobacterium haemolyticum (ebenfalls Penicillin-sensibel). Eine stärkere Granulozytose spricht für Streptokokken-Angina, auch Druckschmerz der Kieferwinkellymphknoten. Eine Leukozytopenie schließt in der Regel eine Streptokokken-Tonsillitis aus.

Therapie: Penicillin V in Normaldosierung für 10 Tage (wichtig zur Verhütung von Komplikationen, besonders zur Rheumaprophylaxe). Wegen mangelnder Compliance (zu kurzer und unregelmäßiger Einnahme) kommt es in 5–15% zu Therapieversagen oder einem Rezidiv. Eine bessere Compliance haben Oralcephalosporine, die ebenfalls rasch wirken und in >95% zum Verschwinden der Streptokokken führen. Die Behandlungsergebnisse sind nach 5tägiger Oralcephalosporin-Gabe signifikant besser als nach 10tägiger Penicillin-V-Gabe (klinische und bakteriologische Versager seltener). In den USA wird häufig Benzathin-Penicillin G einmalig intramuskulär injiziert, wodurch eine 10tägige Wirkung gewährleistet ist. Cotrimoxazol und Gyrase-Hemmer sind wegen teilweiser Erregerresistenz und geringerer Wirkungsintensität ungeeignet. Keine Behandlung mit Doxycyclin (keine Bakterizidie, Vorkommen resistenter Streptokokken-Stämme), Amoxicillin oder Ampicillin (hohe Allergierate)! Eine alleinige Lokalbehandlung mit Desinfizienzien oder Antibiotika ist unwirksam und verhindert nicht die gefürchteten Streptokokken-Nachkrankheiten. Die Unterlassung der systemischen Antibiotika-Therapie einer Streptokokken-Angina ist wegen der Spätkomplikationen gefährlich. Nichtansprechen auf die Penicillin-Therapie in 48 h spricht für eine infektiöse Mononukleose.
Bei Penicillin-Allergie gibt man gegen die Streptokokken-Infektion Clarithromycin per os, Erwachsene tgl. 0,5 g, Kinder 12 mg/kg, oder ein Oralcephalosporin. Bei der nicht seltenen Resistenz von Streptococcus pyogenes gegen Clarithromycin kommt es trotz Behandlung nicht zum Verschwinden der Erreger.
Bei symptomlosen **Streptokokken-Trägern** ist eine Behandlung nicht erforderlich. Sie führt in der Regel nicht zur Elimination der Streptokokken.

Angina Plaut-Vincenti: Selten. Schmierig belegtes Ulkus, meist am oberen Tonsillenpol, oft einseitig, kein Fieber, Fusospirillose (Mischinfektion mit Anaerobiern). Eine Therapie mit Penicillin ist ausreichend. Bei Penicillin-Allergie ist Clindamycin (oral) indiziert.

Begleitangina: Sekundär bei myeloischer Insuffizienz (Leukämie, Agranulozytose). Mischinfektionen sind die Regel (aerobe und anaerobe Streptokokken, Fusobakterien, Spirillen, Bacteroides, Enterobakterien, Pseudomonas). Schneller Keimwechsel kommt vor.
Eine gezielte Therapie ist kaum möglich. Vordringlich ist die Behandlung des Grundleidens. Bei medikamentöser Agranulozytose Weglassen des auslösenden Mit-

tels. Intensive antibiotische Therapie bis zur Erholung des Knochenmarkes, z. B. mit einer bakteriziden »Omnispektrumtherapie« (s. S. 21).

Chronische Tonsillitis: Tonsillen derb, zerklüftet, schwer luxierbar, mit eitrigem Exprimat und peritonsillärem Druckschmerz, z. T. erhöhter Antistreptolysintiter. Bei Anzeichen für klinisch nachteilige Auswirkungen Tonsillektomie unter Antibiotika-Schutz (wenige Stunden vor bis 3 Tage nach der Tonsillektomie Normaldosen von Penicillin oral oder i. v.).

Pharyngitis: Meist virusbedingt. Bei klinischen Zeichen für Virusinfektion keine Antibiotika erforderlich. Bei der nicht seltenen Streptokokken-Pharyngitis sollte Penicillin V wie bei Streptokokken-Tonsillitis (s. o.) verabreicht werden. Die Gonokokken-Pharyngitis (s. S. 565) heilt nur bei hoher Penicillin-G-Dosierung; bei Penicillin-G-Resistenz gibt man Ceftriaxon. Eine chronische Pharyngitis kann auch durch Chlamydia pneumoniae bedingt sein.

Literatur

Aujard Y, Boucot I, Brahimi N. Comparative efficacy and safety of four-day cefuroxime axetil and ten-day penicillin treatment of group A beta-hemolytic streptococcal pharyngitis in children. Pediatr Infect Dis J 1995; 14: 295–300.

Carlson P, Renkonen OV, Kontiainen S. Arcanobacterium haemolyticum and streptococcal pharyngitis. Scand J Infect Dis 1994; 26: 283.

Hamill J. Multicentre evaluation of azithromycin and penicillin V in the treatment of acute streptococcal pharyngitis and tonsillitis in children. J Antimicrob Chemother 1993; 31 (Suppl. E): 89–94.

Kaplan EL. Benzathine penicillin G for treatment of group A streptococcal pharyngitis: a reappraisal in 1985. Pediatr Infect Dis 1985; 4: 592.

Orrling A, Stjernquist-Desatnik A, Schalén C, Kamme C. Clindamycin in persisting streptococcal pharyngotonsillitis after penicillin treatment. Scand J Infect Dis 1994; 26: 535–41.

Pichichero ME: Cephalosporins are superior to penicillin for treatment of streptococcal tonsillopharyngitis: Is the difference worth it? Pediatr Infect Dis J 1993; 12: 268–74.

Portier H, Chavanet P, Waldner-Combernoux A, et al. Five versus ten days treatment of streptococcal pharyngotonsillitis: a randomized controlled trial comparing cefpodoxime proxetil and phenoxymethyl penicillin. Scand J Infect Dis 1994; 26: 59.

Raz R, Elchanan G, Colodner R, et al. Penicillin V twice daily vs four times daily in the treatment of streptococcal pharyngitis. Infect Dis Clin Pract 1995; 4: 50.

Scharlach

Scharlach ist eine durch toxinbildende **A-Streptokokken** (Streptococcus pyogenes) hervorgerufene Infektion (meist als Angina, manchmal auch als Wundinfektion) mit toxischem Exanthem, wobei als Komplikation eine Nephritis oder Myokarditis auftreten kann. Heute meist leicht verlaufend. Es gibt aber auch schwere Formen (**toxischer Scharlach, Streptokokken-Toxic-shock-Syndrom** s. S. 517). Eine frühzeitige Penicillin-Therapie kürzt den Krankheitsverlauf ab und verhindert Komplikationen. Aus diesem Grunde ist eine antibiotische Behandlung (in der Regel mit Penicillin für die Dauer von 10 Tagen) unbedingt erforderlich. Besonders in der 3. und 4. Krankheitswoche sollten Harnuntersuchungen (zum Ausschluß einer Nephritis) sowie eine EKG-Untersuchung (bei Myokarditisverdacht) stattfinden. Die Differentialdiagnose

zum Staphylokokken-bedingten Toxic-shock-Syndrom (s. S. 529), Kawasaki-Syndrom, Lyell-Syndrom und zu Arzneimittelexanthemen kann schwierig sein.
Therapie: Obwohl A-Streptokokken gegen viele Antibiotika sensibel sind, ist Penicillin traditionell das Mittel der Wahl. Man gibt Penicillin V oral in normaler Dosierung für die Dauer von 10 Tagen. Eine gleichwertige Alternative ist ein Oralcephalosporin (s. S. 437), das eine bessere Compliance hat. – Zur Behandlung kann auch einmalig Benzathin-Penicillin G i. m. (Tardocillin 1200) in der Dosis von 0,6 Mill. E (Kinder) bzw. 1,2 Mill. E (Erwachsene) i.m. injiziert werden, wodurch ein ausreichender Blutspiegel für mindestens 10 Tage gewährleistet ist. Wenn ein Toxic-shock-Syndrom nicht ausgeschlossen werden kann, ist Cefadroxil oder Loracarbef zu bevorzugen (auch gegen Staphylokokken wirksam). Patienten, die nach der Penicillin-Behandlung noch A-Streptokokken im Rachen haben (in 10–15%), brauchen nicht erneut behandelt zu werden.
Bei Vorliegen einer Penicillin-Allergie verwendet man ein Oralcephalosporin oder Clarithromycin (Erwachsene tgl. 0,5 g, Kinder 12 mg/kg) oder Azithromycin. Cotrimoxazol, Gyrase-Hemmer und Tetracycline sind ungeeignet.
Prophylaxe: Nach Exposition kann bei Geschwistern und Spielgefährten eine orale Penicillin-Behandlung (in der therapeutischen Dosierung) die Erkrankung unterdrücken.

Orale Abzesse

Phlegmonöse oder abszedierende Prozesse, wie Peritonsillarabszeß, Retropharyngealabszeß und Mundbodenphlegmone, sind fast immer Mischinfektionen durch aerobe und anaerobe Streptokokken, Staphylokokken, Bacteroides u. a.
Die frühzeitige Therapie erfolgt mit Clindamycin i. v. oder oral, tgl. 1,2 g, oder Penicillin G + Metronidazol. Bei schweren Erkrankungen kommt auch Cefoxitin oder Imipenem in Frage (gute Anaerobier-Wirksamkeit). Punktion und Entleerung des Eiters mit der Spritze oder Inzision, bei Peritonsillarabszeß evtl. Tonsillektomie (wegen Rezidivgefahr!). Der aspirierte Eiter sollte mikroskopisch und kulturell untersucht werden (einschließlich Anaerobier-Kultur). Als seltene Komplikation kann eine Jugularvenenthrombose mit Sepsis auftreten.

Diphtherie

Bei der Tonsillar- und Rachendiphtherie finden sich festhaftende Beläge, die z. T. auf den weichen Gaumen übergreifen, mäßiges oder fehlendes Fieber, z. T. Schock und Granulozytose. Mikroskopischer Nachweis der Erreger im Neisser-Präparat und Anzüchtung in der Kultur (für eine Untersuchung 3 Schleimhautabstriche nach Ablösen der Pseudomembran einsenden). Auch Nase, Ohr, Konjunktiven, Kehlkopf, Wunden können befallen sein. Durch aktive Impfung in Deutschland sehr selten geworden, jedoch gibt es neuerdings Epidemien in anderen Ländern (z. B. Rußland). Bei Einschleppung nach Deutschland erkranken z. T. ältere Menschen, die keinen Impfschutz mehr haben. Dabei wird die Ursache oft zu spät erkannt (häufig tödlicher Ausgang).

Bei der Larynxdiphtherie bestehen Heiserkeit und bellender Husten, bei stärkerer Membranbildung inspiratorischer Stridor, Dyspnoe und jugulare Einziehungen.

Therapie: Bei leichteren Erkrankungen 30 000–50 000 E Diphtherie-Antitoxin (Pferdeserum) als 1stündige i.v. Infusion, bei schwereren Erkrankungen 60 000–120 000 E (nach intrakutaner Vorprobe mit der Verdünnung 1:100 in physiologischer NaCl-Lösung). Gleichzeitig Penicillin G, bei Kindern tgl. 100 000 E/kg, für 14 Tage. Notfalls Intubation oder Tracheotomie. Bei Penicillin-Allergie Clarithromycin (tgl. 12 mg/kg) für 10 Tage. Strenge Bettruhe wegen der Gefahr einer Myokarditis. EKG-Kontrollen! Ab 3 Tage nach Therapieende sollten je 3 Nasen- und Rachenabstriche negativ sein. Bei Bakterienträgern oder -ausscheidern Behandlungsversuch mit Clarithromycin, Erwachsene tgl. bis zu 1 g, Kinder tgl. 12 mg/kg, für 2 Wochen.

Eine **Antibiotika-Prophylaxe** bei engem Kontakt mit einem Erkrankten ist mit einem Makrolid oder mit Penicillin V möglich.

Literatur

Centers for Disease Control: Diphtheria epidemic – New Independent States of the former Soviet Union, 1990–1994. MMWR 1995; 44: 177.

Committee on Infectious Diseases, American Academy of Pediatrics: Diphtheria. In: (Red Book) Report of the Committee on Infectious Diseases, 23rd ed. Peter G (ed): Elk Grove Village: American Academy of Pediatrics, 1994; 177.

Farizo KM, Strebel PM, Chen RT, et al. Fatal respiratory disease due to Corynebacterium diphtheriae: Case report and review of guidelines for management, investigation, and control. Clin Infect Dis 1993; 16: 59.

Wilson AP. Treatment of infection caused by toxigenic and non-toxigenic strains of Corynebacterium diphtheriae. J Antimicrob Chemother 1995; 35: 717.

Infektiöse Mononukleose

Relativ häufige Erkrankung durch Epstein-Barr-Virus bei jüngeren Erwachsenen. Mäßiges oder hohes, meist länger anhaltendes Fieber, z. T. weiße, leicht abwischbare Beläge, die auf die vergrößerten Tonsillen beschränkt sind, typischerweise generalisierte Lymphknotenschwellung, Splenomegalie, charakteristisches Blutbild mit über 50% mononukleären Zellen, davon >10% Lymphoidzellen. Mononukleose-Schnelltest meist positiv (anfangs noch negativ). Im Serum Antikörper gegen Epstein-Barr-Virus der IgM-Klasse nachweisbar (verschwinden einige Zeit nach der Erkrankung, während die Antikörper der IgG-Klasse persistieren können). Differentialdiagnostisch ist an eine Zytomegalie, primäre HIV-Infektion, Lues II und Leukämie zu denken.

Therapie: Antibiotika **nicht** indiziert (außer bei kulturellem Nachweis von A-Streptokokken). Wenn trotzdem Antibiotika verabreicht werden, kommt es häufiger als sonst – besonders nach Anwendung von Ampicillin – zu einem allergischen Hautexanthem (s. S. 35). Während des Fiebers Bettruhe, weiterhin körperliche Schonung. Ein Glukokortikoid gibt man nur bei extrem vergrößerten Tonsillen, welche die Atmung behindern (hierdurch läßt sich oft eine Intubation vermeiden).

Odontogene Infektionen

Mundsoor

Weiße abwischbare Beläge auf der Mundschleimhaut, z.T. Schmerzen oder nur Erythem, kein Fieber. Auftreten oft sekundär bei einer Grundkrankheit (z. B. Diabetes mellitus) und bei Immundefekten (z. B. AIDS). Nachweis von Sproßzellen und Pseudomyzelien durch Methylenblaupräparat oder quantitative Kultur (Mundspülwasser).

Lokalbehandlung: Nystatin, Miconazol, Clotrimazol, Natamycin oder Amphotericin B als Lutschtabletten oder Suspension (zum Spülen oder Auspinseln) über längere Zeit (Rezidivneigung).
Bei Immunmangel **systemische Behandlung** mit Fluconazol oral (1mal tägl. 100–200 mg bis zu 2 Wochen). Eine Prophylaxe ist bei schwerer Abwehrschwäche (AIDS) mit täglich 100 mg Fluconazol möglich (s. S. 343).

Odontogene Infektionen

Die Antibiotika-Therapie spielt bei odontogenen Infektionen eine wichtige Rolle. Die odontogenen Infektionen gehen entweder von der Pulpa oder vom Periodontium aus. Zu den odontogenen Infektionen gehören Zahnkaries, Pulpitis, periapikaler Abszeß, Gingivitis, Periodontitis und Pericoronitis. Es handelt sich dabei fast immer um polymikrobielle Infektionen durch anaerobe und aerobe Keime (vorwiegend Peptostreptokokken, Streptococcus mutans, Bacteroides-Arten einschließlich Prevotella, Fusobakterien, Actinobazillen, Aktinomyzeten, Borrelien u. a.). Sie sind meist empfindlich gegen Penicillin V und Clindamycin, Anaerobier auch gegen Metronidazol. Die Korrelation zwischen Erkrankungen und Erregern ist generell schlecht. Die Ursache vieler chronischer Entzündungen ist letztlich unklar. Man unterscheidet folgende Hauptgruppen von odontogenen Infektionen:

Dentoalveoläre Infektionen, die von der Zahnpulpa ausgehen. Sie entstehen meist durch Karies, seltener durch physikalische oder chemische Noxen. Die Zerstörung des Zahnschmelzes und Dentins führt zu Pulpitis und Pulpanekrose. Durch Fortschreiten der Entzündung kann sich ein periapikaler Abszeß oder ein akuter Alveolarabszeß entwickeln. Außerdem können sich periapikale Granulome und Zysten bilden.
Das Prinzip der **Behandlung** ist Sanierung der infizierten Pulpa, Zahnsteinentfernung und Drainage eines Abszesses, notfalls Zahnextraktion. Antibiotika (Penicillin V + Metronidazol oder Clindamycin oral) sind immer indiziert, wenn es zur Perforation der Cortex und zur Ausbreitung in das umgebende Weichteilgewebe gekommen ist.

Periodontale Infektionen können zuerst die Gingiva, später auch das periodontale Gewebe betreffen. Bei der sog. einfachen Gingivitis findet man eine bläuliche Verfärbung, Schwellung und Verdickung des freien Zahnfleischrandes. Eine Sonderform ist die **akute nekrotisierende ulzerierende Gingivitis (ANUG)**, welche plötzlich mit starken Schmerzen und Fieber einsetzt. Rasch entstehen tiefe Nekrosen

Infektionen des Respirationstraktes

(beginnend in den interdentalen Papillen), die von grauen Pseudomembranen bedeckt sind. Die Behandlung besteht in einer Abtragung der Nekrosen und Spülung, außerdem in der kombinierten Anwendung von Penicillin V und Metronidazol, die eine rasche Besserung bewirken.

Eine **Periodontitis** (chronische Entzündung des Periodontiums) ist die Hauptursache von Zahnverlusten bei Erwachsenen. Sie erfordert eine rechtzeitige Behandlung mit Antibiotika (Clindamycin, Penicillin V, Doxycyclin, Metronidazol) und entsprechende Lokalbehandlung durch den Zahnarzt. Ein dabei vorkommender periodontaler Abszeß muß drainiert werden.

Bei **Pericoronitis** (Entzündung des Zahnfleisches um die Zahnkrone eines Weisheitszahnes) ist neben der Lokalbehandlung eine Antibiotika-Therapie besonders dann indiziert, wenn in der Umgebung bereits eine stärkere Weichteilentzündung stattgefunden hat.

Die rechtzeitige richtige Antibiotika-Therapie odontogener Infektionen kann gefährliche Komplikationen verhüten, z.B. eine Sepsis, eine eitrige Thrombophlebitis der Jugularvene, eine septische Sinus-cavernosus-Thrombose und eine Oberkiefer-Osteomyelitis.

→ **Über Kiefer-Osteomyelitis:** s. S. 514.

Perioperative Prophylaxe: Bei zahnärztlichen operativen Eingriffen mit Eröffnung von Spongiosaräumen, Entfernung großer Zysten usw., evtl. auch bei Implantation von alloplastischen Materialien ist eine kurzfristige Antibiotika-Gabe (z. B. Clindamycin) notwendig (vor allem bei Risikopatienten). Die Ausräumung von Abszessen erfordert eine Antibiotika-Therapie nach den Regeln der septischen Chirurgie.

Endokarditis-Prophylaxe: Vor jeder Zahnextraktion oder jedem vergleichbaren invasiven Eingriff in der Mundhöhle muß sich der Zahnarzt versichern, ob der Patient eine Endokarditis-Prophylaxe benötigt (2 Dosen Penicillin V perioperativ, s. S. 410).

Literatur

Goldberg MH, Topazian RG. Odontogenic infection and deep fascial space infection of dental origin. In: Oral and Maxillofacial Infections. 3rd ed. Topazian RG, Goldberg MH. Philadelphia: WB Saunders 1994; 198–250.

Kureishi K, Chow AW. The tender tooth – Dentoalveolar, pericoronal, and periodontal infections. Infect Dis Clin North Am 1988; 2: 163.

Loesche WJ, Giordano J, Soehren S, et al. The non-surgical treatment of periodontal patients. Oral Med Oral Pathol 1996; 81: 533–43.

Peterson LJ. Antibiotic prophylaxis against wound infections in oral and maxillofacial surgery. J Oral Maxillofac Surg 1990; 48: 617–20.

Slots J, Rams TE. Antibiotics in periodontal therapy: Advantages and disadvantages. J Clin Periodontol 1990; 17: 479.

Tanner A, Stillman N. Oral and dental infections with anaerobic bacteria: Clinical features, pre-dominant pathogens, and treatment. Clin Infect Dis 1993; 16: S304–9.

Laryngitis

Bei Erwachsenen oft zusammen mit Tracheitis (bellender Husten, Heiserkeit, Aphonie). Meist Virusinfektion (Influenza, Parainfluenza, Masern), nicht selten bakterielle Sekundärinfektion (durch Haemophilus influenzae, Streptokokken, Pneumokokken).
Besonders bei Kindern, aber auch bei Erwachsenen gibt es eine akute Epiglottitis (schnelle Entstehung, hochgradiger inspiratorischer Stridor, kein bellender Husten, Infektion durch Haemophilus influenzae, auch in der Blutkultur nachweisbar, Latex-Agglutinationstest mit Serum positiv, ohne Intubation oft tödlich).
Bei der subglottischen Laryngitis (auch Pseudokrupp genannt, virusbedingt, allmählicher Beginn) fehlt ein Schluckschmerz, die Krankheit verläuft leichter und bessert sich auf symptomatische Maßnahmen.
Für die bei jüngeren Kindern vorkommende Laryngotracheobronchitis ist ein in- und exspiratorischer Stridor charakteristisch. Die Ursache sind Viren oder Mycoplasma pneumoniae (bakterielle Sekundärinfektion möglich). Ein »grippaler Infekt« mit länger anhaltender Laryngitis beruht oft auf einer Infektion durch Chlamydia pneumoniae.

Therapie: Bei Epiglottitis sofortige Klinikeinweisung zur rechtzeitigen Intubation und Antibiotika-Therapie vorzugsweise mit Ceftriaxon (für eine Woche). Bei Verdacht auf eine Chlamydien- oder Mykoplasmen-Infektion gibt man ein Makrolid. Bei subglottischer Laryngitis Inhalation mit Wasserdampf, Sekretolytika, bei jüngeren Kindern abschwellende Behandlung mit Prednison. – ➔ Larynxdiphtherie s. S. 439.

Akute Bronchitis

Primäre Erreger: Überwiegend Viren (Influenza-, Parainfluenza-, Adeno- u.a. Viren), die häufig Schrittmacher für bakterielle Infektionen, vorwiegend durch Pneumokokken oder Haemophilus influenzae, sind. Eitriges Sputum deutet auf eine bakterielle Sekundärinfektion hin. Eine primär bakterielle Bronchitis kann hervorgerufen werden durch Bordetella pertussis (Keuchhusten, s. S. 446), Moraxella catarrhalis, Mycoplasma pneumoniae (auch ohne Pneumonie), Chlamydia pneumoniae und Chlamydia trachomatis (oft mit pertussiformem Husten). Bei Kindern und jüngeren Erwachsenen ist ein länger als 2 Wochen dauernder Husten verdächtig auf eine Mycoplasma-pneumoniae- oder Chlamydia-pneumoniae-Infektion. Für Virusinfektion sprechen trockener Husten (Tracheitis), Heiserkeit, Pharyngitis, seröse oder muköse Rhinitis.

Die **ungezielte Therapie** erfolgt bei den häufigen bakteriellen Sekundärinfektionen, besonders bei gefährdeten Personen (Säuglingen, älteren Patienten, Personen mit resistenzschwächenden Grundleiden oder Lungenvorkrankheiten) mit Cefaclor, Cefixim, Cefpodoxim oder Cefuroxim-Axetil, womit Pneumokokken, Haemophilus influenzae und Moraxella catarrhalis erfaßt werden. Cefixim, Cefpodoxim und Cefuroxim wirken im Gegensatz zu Cefalexin und Cefadroxil besonders gut auf Haemophilus influenzae (auch bei Ampicillin- und Erythromycin-Resistenz). Clarithromycin, Roxithromycin und Erythromycin sowie Doxycyclin sind wirksam bei

Bronchitiden durch Mycoplasma pneumoniae, Chlamydien und Bordetella pertussis. Bei persistierendem Husten, Weiterbestehen von eitrigem Sputum und fehlendem Rückgang der Sputummenge sind kulturelle Untersuchungen (z. B. auf Staphylokokken), Tuberkulintestung und ggf. Röntgenaufnahmen notwendig.

Chronische Bronchitis

Vorkommen besonders bei älteren Menschen und Rauchern. Die chronische Bronchitis ist eine unspezifische Erkrankung, die durch chronischen oder rekurrierenden Husten mit Auswurf charakterisiert ist und häufig mit einem Emphysem und mit Bronchusobstruktionen einhergeht. Im Verlauf der chronischen Bronchitis kommt es zu akuten Exazerbationen, die häufig durch bakterielle Sekundärinfektionen bedingt sind. Krankheitsfolgen können eine schwere respiratorische Insuffizienz und ein Cor pulmonale sein. Komplikationen sind rezidivierende Bronchopneumonien und Lungenabszesse.

Ursachen: Die Erreger des akuten Schubes einer chronischen Bronchitis sind meist Haemophilus influenzae, Haemophilus parainfluenzae und Pneumokokken. Seltener werden Staphylokokken, Moraxella catarrhalis, Klebsiellen und Pseudomonas aeruginosa gefunden. Auch Viren oder Chlamydia pneumoniae können einen akuten Schub auslösen. Da bei chronischer Bronchitis der Mechanismus der Keimelimination im Bronchialtrakt gestört ist, sind die Bronchien teilweise dauerhaft mit Bakterien besiedelt. Bei Kindern können spezielle Ursachen vorliegen (Immunmangelkrankheit, α_1-Antitrypsinmangel, progressive septische Granulomatose, Mukoviszidose, Fremdkörperaspiration). Bei älteren Menschen ist an Lungentuberkulose oder ein Karzinom zu denken. Die Abgrenzung von einer allergischen Bronchitis kann schwierig sein.

Sputumuntersuchung: Am wichtigsten ist die Inspektion des Sputums. Das Sputum kann mikroskopisch und kulturell, evtl. auch zytologisch, untersucht werden. Ggf. wird mit relevanten Erregern eine Resistenzbestimmung durchgeführt. Am besten wird das am Morgen nach dem Zähneputzen vor der ersten Mahlzeit abgehustete Sputum in einem Becher aufgefangen und sofort zum Untersuchungslabor gebracht. Eiterhaltige Sputumpartikel werden herausgenommen und auf verschiedenen Nährböden fraktioniert ausgeimpft. Bei der Befundmitteilung sind halbquantitative Aussagen auch unter Berücksichtigung der mikroskopischen Untersuchung des Direktausstriches wichtig. Diagnostisch verwertbar ist die Keimzahlbestimmung im verflüssigten und verdünnten Sputum, wodurch auch die Erkennung der dominierenden Keimart ermöglicht wird. Wenn zum Ausschluß eines Bronchialkarzinoms eine Bronchoskopie durchgeführt wird, kann auch eine Bronchiallavage erfolgen und die Spülflüssigkeit quantitativ kulturell untersucht werden.

Intermittierende Behandlung: Die Erfolgsaussichten der Antibiotika-Therapie sind wegen der meist schon bestehenden anatomischen und funktionellen Veränderungen begrenzt. Durch Antibiotika lassen sich die akuten Exazerbationen günstig beeinflussen. In der Regel muß die Therapie ungezielt durchgeführt werden. Am zuverlässigsten wirkt ein Oralcephalosporin mit erweitertem Spektrum (z. B. Cefpodoxim). Behandlungsdauer im allgemeinen 1–2 Wochen. Gegen Doxycyclin sind Pneumokokken in 4–20% resistent, Haemophilus influenzae in 5–10%. Eine

Resistenz von Haemophilus gegen Amoxicillin, Erythromycin, Clarithro- und Roxithromycin ist häufig. Zuverlässiger wirkt Azithromycin. Gegen Co-trimoxazol ist ein größerer Teil der Pneumokokken und Haemophilusbakterien heute resistent. Herkömmliche Gyrase-Hemmer sind bei chronischer Bronchitis problematisch (schwache Wirkung auf Pneumokokken, Gefahr der Resistenzentwicklung).
Bei der intermittierenden Behandlung kommt es entscheidend auf einen sofortigen Behandlungsbeginn an. Kooperative Patienten sollten zu Hause ein geeignetes Antibiotikum bereithalten, damit bei Wiederauftreten von purulentem Sputum sofort eine Therapie begonnen werden kann.

Die früher übliche **Langzeittherapie** mit regelmäßigem Wechsel des Antibiotikums in den Wintermonaten ist heute weitgehend verlassen.

Erfolgskriterien der Behandlung sind Aufhören des eitrigen Sputums und Rückgang der Sputummenge, Besserung der Atemnot und der Lungenfunktion. Eine unterstützende Behandlung durch Atemgymnastik, Lagerungsdrainage der Bronchien (Hängelage), Rauchverbot, Eliminierung anderer Noxen, Behandlung einer Herzinsuffizienz usw. können das Krankheitsbild bessern. Auftretende Pneumonien müssen adäquat behandelt werden. Eine Grippeimpfung zu Winteranfang ist wegen der erhöhten Gefährdung ratsam.

Bronchiektasen

Oft chronische Infektion durch Pneumokokken und Haemophilus influenzae. Häufiger als bei chronischer Bronchitis liegen andere Erreger (Staphylokokken, gramnegative Stäbchen, Pseudomonas, Anaerobier) und Mischinfektionen vor.

Die **antibiotische Behandlung** erfolgt bei akuten Exazerbationen zunächst ungezielt unter Berücksichtigung der Haupterreger (Pneumokokken, Haemophilus) mit Clavulansäure/Amoxicillin, einem Oralcephalosporin (z. B. Cefpodoxim) oder einem Gyrase-Hemmer für mindestens 5–7 Tage. Bei schwerem Krankheitsbild kann für einige Tage Ceftriaxon, Ceftazidim oder Ciprofloxacin i.v. gegeben werden, besonders wenn bei früheren bakteriologischen Sputumuntersuchungen Pseudomonas oder andere mehrfach resistente Keime nachgewiesen worden sind. Danach gezielte Therapie je nach Erregerbefund. Die Antibiotika-Therapie sollte wegen des häufigen Infektionswechsels durch bakteriologische Sputumuntersuchungen überwacht werden.

In schweren Fällen kann eine Dauertherapie mit regelmäßigem Wechsel des Antibiotikums alle 2–3 Wochen durchgeführt werden. Im allgemeinen sind die Erfolgsaussichten der Antibiotika-Therapie bei Bronchiektasen begrenzt. Zusätzliche Behandlung: Sekretolytika (systemisch, Inhalation), Lagerungsdrainage, evtl. Operation (bei isolierten Bronchiektasen).

Bronchiolitis

Vorkommen bei Kindern in den ersten Lebensjahren. Erreger: RS-Virus oder andere Viren, manchmal bakterielle Sekundärinfektion (Haemophilus, Staphylokokken). Bei schwerkranken Säuglingen mit einer RS-Virusinfektion kann eine Aerosolbehandlung mit Ribavirin (s. S. 295) durchgeführt werden (Wert umstritten). Eine bakterielle Sekundärinfektion behandelt man mit Cefuroxim oder Ceftriaxon i. v. Wichtig ist die Allgemeintherapie mit Sauerstoff, Anfeuchtung der Atemluft, evtl. Prednison-Gabe, außerdem kontrollierte Flüssigkeits- und Elektrolyttherapie, notfalls mechanische Beatmung.

Die chronisch verlaufende Bronchiolitis obliterans kommt bei Kindern und Erwachsenen vor. Sie kann bei Kindern die Folge einer akuten Bronchiolitis sein und kann sich bei Erwachsenen als Komplikation nach einer Herz-Lungen- und Knochenmarktransplantation entwickeln. Bakterielle Sekundärinfektionen behandelt man mit Cefuroxim oder Ceftriaxon.

Pertussis

Diagnose: Auftreten einer Infektion durch Bordetella pertussis schon im 1. Lebensvierteljahr möglich. Erkrankungen besonders häufig bei ungeimpften Kindern, nicht selten auch bei Erwachsenen (dann aber mit atypischer relativ leichter Symptomatik). Im katarrhalischen Stadium uncharakteristischer Husten, später typische Hustenanfälle, Lymphozytose, Erregeranzüchtung vor Beginn der antibiotischen Behandlung auf Bordet-Gengou-Medium möglich (sofortige Verimpfung des Nasenabstriches auf dem Nährboden, wertvoll zur Frühdiagnose und bei unklaren Fällen). Eine Schnellmethode ist der DNS-Nachweis der Erreger. Ein Antikörpernachweis im Serum (spezifische IgM) mit einem Immuno-Assay ist ab 4. Krankheitswoche häufig positiv. Keuchhustenähnliche Symptome können bei Kindern durch Haemophilus influenzae, Bordetella parapertussis, Moraxella catarrhalis, Chlamydia trachomatis (im ersten Lebensjahr), Chlamydia pneumoniae und Adenoviren hervorgerufen werden; auch an Fremdkörperaspiration ist zu denken.

Therapie: Antibiotika eliminieren die Bordetellen, verkürzen die Erkrankung und dienen der Komplikationsverhütung bzw. -behandlung. Auch die Unterbrechung von Infektionsketten ist wichtig. Eine möglichst frühzeitige Behandlung (im katarrhalischen Stadium und zu Beginn des Anfallsstadiums) ist besonders bei jüngeren Kindern indiziert, die hinsichtlich Pneumonie und Enzephalopathie am stärksten gefährdet sind. Auch im Schulalter ist eine antibiotische Therapie generell zu empfehlen, vor allem bei zerebralgeschädigten Kindern oder bei Abwehrschwäche (Leukämie). Erwachsene sollten ebenfalls wegen des langdauernden Hustens (bei destruierender Bronchitis) und der häufigen Komplikationen antibiotisch behandelt werden.

Das klassische Mittel war Erythromycin, tgl. 50 mg/kg oral für mindestens 2 Wochen; es führt zum Verschwinden der Bakterien und zur klinischen Besserung. Heute bevorzugt man wegen der besseren Resorption und Verträglichkeit Clarithromycin, tgl. 12 mg/kg, oder Roxithromycin, tgl. 5 mg/kg. Man kann davon ausgehen, daß der Patient nach 2wöchiger Behandlung mit einem Makrolid im allge-

meinen nicht mehr infektiös ist. Bei Makrolid-Unverträglichkeit oder -Allergie gibt man jüngeren Kindern Co-trimoxazol für 2 Wochen.
Bei Kindern ab 8. Lebensjahr kann auch Doxycyclin gegeben werden (einmal tgl. 2 mg/kg). Pertussis-Hyperimmunglobulin ist nutzlos. Keine aktive Impfung nach Ausbruch der Erkrankung.
Zusätzliche Therapie: Bei jüngeren Kindern Sekretolytika, häufige kleine Mahlzeiten, Hospitalpflege, evtl. parenterale Ernährung, vorsichtiges Absaugen von Schleim oder Erbrochenem, Anfeuchtung der Atemluft, Sauerstoffzelt, kein Codein (erhöhte Gefahr von Atelektasen und sekundärer Pneumonie).
Bei der Pertussis-Pneumonie liegt oft eine Sekundärinfektion mit Haemophilus influenzae, Pneumokokken und anderen Keimen vor; dann ist eine Therapie mit Ceftriaxon (tgl. 30 mg/kg), Cefotaxim i. v. (tgl. 60 mg/kg) oder Amoxicillin/Clavulansäure ratsam. Bei Erwachsenen kommt auch Ciprofloxacin in Frage.

Prophylaxe (nach erfolgter Ansteckung von ungeimpften Kindern und Erwachsenen im gleichen Haushalt, die noch keinen Keuchhusten hatten, insbesondere bei Vorliegen eines Herzfehlers, einer Mukoviszidose usw.): Clarithromycin (tgl. 12 mg/kg) für 14 Tage (bei anhaltendem Kontakt länger).

Literatur

Brett M, Short P, Beatson S. The comparative in-vitro activity of roxithromycin and other antibiotics against Bordetella pertussis. J Antimicrob Chemother 1998; 41 (Suppl B): 23–7.

Hoppe JE, Halm U, Hagedorn HJ, Kraminer-Hagedorn A. Comparison of erythromycin ethylsuccinate and co-trimoxazole for treatment of pertussis. Infection 1989; 17: 227.

Hyman MH. Pertussis in adults. Ann Intern Med 1998; 128 (12 Pt 1): 1047–8.

Sprauer MA, Cochi SL, Zell ER, et al. Prevention of secondary transmission of pertussis in households with early use of erythromycin. Am J Dis Child 1992; 146: 177–81.

Williams GD, Matthews NT, Choong RK. Infant pertussis deaths in New South Wales 1996–1997. Med J Aust 1998; 168: 281–3.

Mukoviszidose

Die auf Dauer lebensbedrohliche Mukoviszidose (zystische Fibrose) hat in Mitteleuropa eine Häufigkeit von 1:2000. Das Risiko einer Geschwistererkrankung beträgt 25%. Die Krankheit verläuft immer chronisch. Gegenüber früher hat sich die Prognose durch die modernen Behandlungsmethoden sehr gebessert, was auch in der längeren Lebensdauer zum Ausdruck kommt. An diesen Erfolgen hat die Antibiotika-Therapie einen entscheidenden Anteil. Die Betreuung erfolgt heute oft in Spezialambulanzen. Erfolgreich durchgeführte Lungentransplantationen sind keine Seltenheit mehr.
Bei fast allen Patienten entwickelt sich im Laufe der Jahre eine chronische Bronchitis mit Bronchiektasen. Dabei gibt es im Schweregrad und im Verlauf beträchtliche individuelle Unterschiede. Die Geschwindigkeit des Fortschreitens der Lungenveränderungen bestimmt die Prognose. Akute Schübe der chronischen Bronchitis müssen sofort intensiv antibiotisch behandelt werden. Häufig treten schwere Pneumonien auf. In fortgeschrittenen Stadien besteht eine chronische Lungeninfektion. Die Erreger sind im Frühstadium meist Staphylokokken, Pneumokokken und Haemophilus, im Spätstadium fast immer gramnegative Stäbchen (Pseudomonas aeru-

ginosa und andere Pseudomonas-Arten, Serratia-, Klebsiella-, Enterobacter-Arten). Prognostisch ungünstig ist die Infektion mit Burkholderia cepacia. Fast immer findet man nach längerem Verlauf stark schleimbildende, oft mehrfach resistente Pseudomonas-Stämme, deren Elimination fast nie gelingt. Mykobakterien-Arten (z. B. M. avium-intracellulare) und Aspergillus fumigatus sind häufig nachweisbar.

Therapie: Eine Kombination ist sinnvoll wegen der pathologischen Veränderungen in den unteren Atemwegen, welche die Antibiotika-Wirksamkeit einschränken. Entscheidend für die Wahl der Kombinationspartner ist das Antibiogramm. Kreuzresistenzen bei Pseudomonas aeruginosa sind bei bestimmten Kombinationen häufiger, z.B. zwischen Ceftazidim und Cefepim, Meropenem und Imipenem sowie Tobramycin und Gentamicin. Keine Kreuzresistenzen gibt es bei Pseudomonas aeruginosa zwischen β-Lactam-Antibiotika und Gyrase-Hemmern und zwischen β-Lactam-Antibiotika und Aminoglykosiden. Bei diesen Kombinationen ist ein starker Synergismus möglich. Aus Gründen der Verträglichkeit (chronische Toxizität von Aminoglykosiden) und wegen der Gefahr einer sekundären Resistenzentwicklung (z. B. bei Gyrase-Hemmern) sollen sinnvolle Kombinationen entsprechend den bakteriologischen Befunden von Zeit zu Zeit gewechselt werden. Das gilt besonders für die intermittierende parenterale Antibiotika-Behandlung, die 3–4mal im Jahr für je 10–14 Tage durchgeführt wird und meist zu einer deutlichen Besserung der Lungenfunktion führt. Sie kann heute teilweise auch ambulant durchgeführt werden.

> Sinnvolle **Pseudomonas-wirksame Kombinationen** sind z. B.:
> Ceftazidim + Piperacillin
> Ceftazidim + Ciprofloxacin
> Ceftazidim + Tobramycin
> Meropenem + Ciprofloxacin
> Ciprofloxacin + Tobramycin

Auch eine Monotherapie mit Ceftazidim, Meropenem, Ciprofloxacin u. a. kann erfolgreich sein. In Zukunft könnte Clinafloxacin eine größere Bedeutung erlangen, weil es z. T. auch gegen Ciprofloxacin-resistente Pseudomonaden wirkt.

Burkholderia cepacia wird bei älteren CF-Patienten relativ häufig in den unteren Atemwegen gefunden und verstärkt die Krankheitserscheinungen. Meistens wirksam sind Co-trimoxazol und Meropenem, z. T. auch Ciprofloxacin. Unwirksam sind β-Lactam-Antibiotika (außer Ceftazidim) und Aminoglykoside.

Chronische nekrotisierende **Lungenaspergillosen** sind bei CF-Patienten selten und müssen mit Amphotericin B behandelt werden. Gegen Amphotericin-B-resistente Aspergillen wirkt meist noch Voriconazol (s. S. 345). Häufiger sind allergische bronchoalveoläre Aspergillosen, die asthmatische Beschwerden hervorrufen und mit einem Kortikoid behandelt werden. Es gibt aber auch eine Kolonisierung der Atemwege ohne klinisches Korrelat.

Nichttuberkulöse (atypische) Mykobakterien können die Lungenerkrankung verschlimmern. Gegen Mycobacterium avium-intracellulare ist die Kombination von

Mukoviszidose

Tab. 52. Grenzwerte für das Serumspiegel-Monitoring (Gentamicin, Tobramycin) bei der Aminoglykosid-Therapie von CF-Patienten.

Bei 8stdl. Gabe	4–10 mg/l (Peak*) nicht >2 mg/l (Tal**)
Bei 24stdl. Gabe	1,5–6 mg/l (8 h) nicht >1 mg/l (24 h)

* 0,5 h nach Beendigung der i. v. Kurzinfusion
** vor der nächsten Gabe

Clarithromycin + Ethambutol + Rifampicin wirksam. Andere Mykobakterienarten haben eine verschiedene Empfindlichkeit gegen antimykobakterielle Mittel (s. S. 388).
Antibiotika-Dosierung: Da die Pharmakokinetik von Antibiotika, besonders von Tobramycin und anderen Aminoglykosiden, bei fortgeschrittenen CF-Erkrankungen verändert ist (infolge vermehrter Clearance durch Leber und Nieren), werden höhere Dosierungen von Antibiotika empfohlen. Das oto- und nephrotoxische Tobramycin darf aber bei längerer oder wiederholter Therapie nicht zu hoch dosiert werden. Bei dem dann notwendigen Serumspiegel-Monitoring sind bei 8stdl. Gabe und bei 24stdl. Gabe Grenzwerte festgelegt worden, die nicht überschritten werden sollen (Tab. 52). Unter Berücksichtigung des starken Synergismus zwischen Tobramycin und β-Lactam-Antibiotika (wodurch erheblich niedrigere Konzentrationen der Einzelsubstanzen zur Wirkung gelangen) ist bei der Kombinationstherapie von noch nicht so weit fortgeschrittenen CF-Erkrankungen im allgemeinen eine Tobramycin-Dosierung von tgl. 5 mg/kg (nicht mehr als 0,4 g) ausreichend. Um bleibende Hörschäden zu vermeiden, ist die Pharmakokinetik von Aminoglykosiden im Verlauf einer CF-Erkrankung zu überprüfen und die Dosierung entsprechend anzupassen.

Literatur

Aitken ML, Burke W, McDonald G, et al. Nontuberculous mycobacterial disease in adult cystic fibrosis patients. Chest 1993; 103: 1096–9.

Bauernfeind A, Marks M, Strandvik B (eds). Cystic fibrosis pulmonary infections. Basel: Birkhäuser 1995.

Byrne S, Maddison J, Connor P. Clinical evaluation of meropenem versus ceftazidime for the treatment of Pseudomonas spp. infections in cystic fibrosis patients. J Antimicrob Chemother 1995; 36 (Suppl A): 135–43.

Fiel SB. Aerosol delivery of antibiotics to the lower airways of patients with cystic fibrosis. Chest 1995; 107 (Suppl): 61–4.

Grahame-Clarke CN, Roberts CM, Empey DW. Chronic necrotizing pulmonary aspergillosis and pulmonary phycomycosis in cystic fibrosis. Respir Med 1994; 88: 465–8.

Kearns GI. Hepatic drug metabolism in cystic fibrosis: Recent developments and future directions. Ann Pharmacother 1993; 27: 74–9.

Leitman PS. Pharmacokinetics of antimicrobial drugs in cystic fibrosis. Beta-lactam antibodies. Chest 1988; 94 (2 Suppl): 115–20.

Lindsay CA, Bosso JA. Optimization of antibiotic therapy in cystic fibrosis patients: Pharmacokinetic considerations. Clin Pharmacokinet 1993; 24: 496–506.

Littlewood JM, Smye SW, Cunliffe H. Aerosol antibiotic treatment in cystic fibrosis. Arch Dis Child 1993; 68: 788–92.

Maddison J, Dodd M, Webb AK. Nebulised colistin causes chest tightness in adults with cystic fibrosis. Respiratory Medicine 1994; 88: 145–7.

Moss RB, McClelland E, Williams RR, et al. Evaluation of the immunologic cross-reactivity of aztreonam in patients with cystic fibrosis who are allergic to penicillin and/or cephalosporin antibiotics. Rev Infect Dis 1991; 13 (Suppl 7): 598.

Mrouch S, Spock A. Allergic bronchopulmonary aspergillosis in patients with cystic fibrosis. Chest 1994; 105: 32–6.

Pedersen SS, Pressler T, Pedersen M, et al. Immediate and prolonged clinical efficacy of ceftazidime versus ceftazidime plus tobramycin in chronic Pseudomonas aeruginosa infection in cystic fibrosis. Scand J Infect Dis 1986; 18: 133.

Ramsey BW, Dorkin HL, Eisenberg JD, et al. Efficacy of aerosolized tobramycin in patients with cystic fibrosis. N Engl J Med 1993; 328: 1740–6.

Simon C, Gerigk U, Claass A, Sikorska-Fic B, Kiosz D. Colony counting in purulent sputa of patients with cystic fibrosis. Pädiatr Grenzgeb 1994; 33: 11–7.

Smith DL, Smith EG, Gumery LB, et al. Pseudomonas cepacia infection in cystic fibrosis. Lancet 1992; 1: 252.

Strandvik B, Hjelte L, Malmborg AS, et al. Home intravenous antibiotic treatment of patients with cystic fibrosis. Acta Paediatr 1992; 81: 340–4.

Valerius NH, Koch C, Hoiby N. Prevention of chronic Pseudomonas aeruginosa colonisation in cystic fibrosis by early treatment. Lancet 1991; 338: 725–6.

Pneumonien

Es gibt verschiedene **Einteilungen der Pneumonien.** Die Einteilung nach der Erregerart ist problematisch, da derselbe Erreger verschiedene Pneumonieformen hervorrufen kann und unterschiedliche Erreger zu weitgehend ähnlichen Krankheitsbildern führen können. Daher ist eine Einteilung nach klinischen Gesichtspunkten besser. Üblicherweise unterscheidet man die Bronchopneumonie (besonders bei älteren Menschen), die Lobärpneumonie und die interstitielle Pneumonie. Virus-Pneumonien (ohne Beteiligung von Bakterien) treten bei Atemwegsinfektionen durch Influenza-, Parainfluenza-, Adeno- und RS-Viren, auch bei Varizellen auf und erscheinen röntgenologisch meist als interstitielle Pneumonie.

Zur Klassifikation der Pneumonien ist die Berücksichtigung von Grund- und Vorkrankheiten wichtig. Bei **primärer Pneumonie** (meist außerhalb des Krankenhauses erworben) fehlt ein schweres Grundleiden. Bei den häufigeren **sekundären Pneumonien** (meist nosokomiale Pneumonie) wird das klinische Bild durch die Grundkrankheit und resistenzmindernde Faktoren stark verändert (z. B. Mukoviszidose, Leukämie, AIDS, Herzinsuffizienz, längere Beatmung, Aspiration, Alkoholismus, Lungeninfarkt).

Klinische **Sonderformen** sind die abszedierende Pneumonie, Aspirationspneumonie, postoperative Pneumonie, angeborene und postnatale Pneumonie, Pneumonie bei Infektionskrankheiten (z. B. Pertussis, Masern, Varizellen, Influenza) und die chronische oder rezidivierende Pneumonie.

Häufige **Erreger** sind Pneumokokken, Mycoplasma pneumoniae und Chlamydia pneumoniae. Seltener sind andere Streptokokken, Chlamydia psittaci (Ornithose), Coxiella burnetii (Q-Fieber), Staphylokokken, Klebsiella pneumoniae, Haemophilus influenzae, Legionellen, Meningokokken, Pseudomonas aeruginosa, Bacteroides (Tab. 53). Bei tracheotomierten oder mechanisch beatmeten Patienten sowie bei Leukämikern sind gramnegative Stäbchen (Pseudomonas, Klebsiellen u. a.) die häufigsten Erreger. Bei AIDS ist besonders die Pneumocystis-carinii-Pneumonie gefürchtet. Die Neugeborenenpneumonie, welche meist durch Aspiration von infiziertem Fruchtwasser entsteht, wird meist durch Enterobakterien oder B-Streptokokken verursacht. Daneben gibt es eine Vielzahl anderer Erreger (Viren, Pilze, Mykobakterien usw.).

Pneumonien

Tab. 53. Typisches Erregerspektrum bei klinischen Pneumonieformen.

Klinische Form	Häufige Erreger	Seltenere Erreger
Primäre Pneumonie (ohne schweres Grundleiden, meist außerhalb des Krankenhauses erworben)	Pneumokokken, Mykoplasmen, Chlamydien	A-Streptokokken, Klebsiellen, Haemophilus, Legionellen
Sekundäre Pneumonie (mit Grundleiden, oft im Krankenhaus erworben)	Alle fakultativ pathogenen Erreger (oft hochresistente Pseudomonas-, Klebsiella-, Staphylococcus-, Serratia-Stämme)	
Pneumonie bei Langzeitbeatmung	Pseudomonas	Staphylokokken, Klebsiellen u.a.
Aspirationspneumonie	Bacteroides, anaerobe Streptokokken	Staphylokokken, Pneumokokken u. a.
Abszedierende Pneumonie	Staphylokokken, Bacteroides	Klebsiellen, Pseudomonas
Postoperative Pneumonie	Staphylokokken	Pneumokokken, Streptokokken, Klebsiellen
Pneumonie bei AIDS	Pneumocystis carinii	Tuberkelbakterien, atypische Mykobakterien, Pilze, Zytomegalievirus u. a.

Diagnose: Wichtige Hinweise gibt bereits die Beschaffenheit des Sputums. Falls möglich sollte eine mikroskopische und kulturelle Untersuchung des Sputums stattfinden. Ein Grampräparat des Sputums läßt die Erreger meist als einzige Keimart neben reichlich vorhandenen neutrophilen Granulozyten erkennen; sieht man viele Epithelzellen, so sind die Bakterien im Auswurf Mundhöhlenkeime ohne pathologische Bedeutung. Diagnostisch verwertbar ist die Keimzahlbestimmung im mit 1%iger Pankreatin-Lösung verflüssigten und danach verdünnten Sputum, wobei Keimzahlen über 10^6/ml auf Erreger aus den tiefen Atemwegen hinweisen. Bei Pneumonie unklarer Ätiologie (vor allem bei immunsupprimierten Patienten) gewinnt man Bronchialsekret für Untersuchungszwecke durch ein Fiberbronchoskop (am besten mit bronchoalveolärer Lavage), das auch auf Legionellen, Zytomegalievirus (CMV), Pneumocystis carinii, Tuberkelbakterien und Pilze untersucht werden kann. Bei protrahiert verlaufenden Pneumonien durch Mycoplasma pneumoniae und Chlamydia pneumoniae fehlen meist eine Leukozytose und CRP-Vermehrung im Blut; dabei ist durch DNS-Nachweis im Rachenabstrich eine Erregerdiagnose möglich (auch bei Legionellose). Chlamydia trachomatis kommt als Pneumonieerreger im 1. Lebenshalbjahr vor und kann im Rachensekret mit Immunfluoreszenz (MikroTrak) oder in der Zellkultur nachgewiesen werden.

Die Blutkultur ermöglicht bei der Pneumokokken-Pneumonie in 30% eine Anzüchtung der Erreger. In Pleurapunktaten können Pneumokokken und Haemophilus influenzae (Typ b) durch einen Latex-Agglutinationstest (Schnellnachweis) nachgewiesen werden. Bei Cryptococcus-Pneumonie von AIDS-Patienten ist auch ein Antigennachweis im Blut möglich.

Infektionen des Respirationstraktes

> Eine **serologische Diagnose** ist durch den wiederholten Nachweis von Antikörpern im Patientenblut (Titeranstieg!) bei folgenden Pneumonieerregern möglich:
> Chlamydia psittaci: KBR
> Chlamydia trachomatis, C. pneumoniae: Immunfluoreszenzreaktion, EIA
> Mycoplasma pneumoniae: EIA (IgM)
> Legionellen: Immunfluoreszenzreaktion, EIA
> Coxiella burnetii (Q-Fieber): ELISA, KBR
> Influenza-, Parainfluenzavirus: ELISA, KBR
> RS-Virus: EIA

Da in fast allen Stadien einer HIV-Infektion verschiedene Pneumonieformen vorkommen können, ist der HIV-Test eine wichtige Basisuntersuchung.

Behandlungsprinzip: Bei schweren Pneumonien wird am besten ein geeignetes Antibiotikum initial parenteral in relativ hoher Dosierung angewandt (Interventionstherapie). In der Rekonvaleszenzphase kann oft auf eine orale Behandlung mit reduzierten Dosen übergegangen werden (Sequentialtherapie). Die Dauer der Antibiotika-Therapie richtet sich nach dem Verlauf und dem Röntgenbefund und darf besonders bei abszedierender Pneumonie wegen eines möglichen Rezidives nicht zu kurz sein. Herz- und Kreislaufbehandlung, Flüssigkeitstherapie, Sauerstoffzufuhr, evtl. auch Sekretdrainage bei Bronchusverlegung, Inhalationen usw. sind wichtig. Bei respiratorischer Insuffizienz ist die Behandlung in einer gut ausgestatteten Intensivstation unerläßlich.

Ungezielte Therapie

Eine Erregerdiagnose ist nur bei einem kleinen Teil der Pneumonien erfolgreich. Man richtet sich daher vor allem nach klinischen Kriterien. Wegen der starken Gefährdung ist eine umgehende breite Therapie notwendig. Sie muß die wichtigsten in Frage kommenden Erreger einer Pneumonieform erfassen. Bei Nichtansprechen auf die Initialbehandlung muß die Therapie in Richtung auf die bisher noch nicht erfaßten Erreger erweitert werden. Dabei gelten die Regeln einer Interventionstherapie (s. S. 367).

1. **Primäre Pneumonie bei vorher gesunden Personen, meist außerhalb des Krankenhauses entstanden:** Teils Lobär- oder Segmentpneumonie, teils vieldeutige Lungeninfiltrate. Erreger vorwiegend Pneumokokken, bei älteren Menschen nicht selten auch Staphylococcus aureus, Klebsiellen und Haemophilus influenzae. Auch Chlamydien, Mykoplasmen und Legionellen kommen vor.
   Zunächst sollte eine **Behandlung** mit Ceftriaxon, Cefuroxim oder Cefotiam durchgeführt werden, die sowohl gegen Pneumokokken als auch gegen Staphylokokken, Haemophilus und Klebsiellen wirkt (Tab. 54). Eine zusätzliche Gabe von Doxycyclin (tgl. 0,2 g) erfaßt auch Mykoplasmen und Chlamydien. Eine Alternative ist die zusätzliche Gabe von Clarithromycin (auch gegen Legionellen wirksam). Sollte diese Therapie versagen (keine Besserung nach 48 h), so sind möglicherweise resistente Staphylokokken, Pseudomonaden, Klebsiellen

oder andere gramnegative Stäbchen die Krankheitsursache, und es kommen Imipenem oder die Kombination Ciprofloxacin + Rifampicin in Frage.
Bei einer ambulanten Sequentialtherapie gibt man für 1–3 Tage Ceftriaxon (1mal tgl. 2 g) und behandelt mit einem Oralcephalosporin weiter, z. B. Cefpodoxim, Cefixim oder Cefetamet. Wenn auch eine Mykoplasmen- oder Chlamydien-Ätiologie möglich erscheint, kann zusätzlich Doxycyclin, Clarithromycin oder Roxithromycin gegeben werden. Eine Alternative dazu ist Azithromycin (für 5 Tage). Leichte Pneumonien können auch sofort oral mit einem Cephalosporin (mit erweitertem Spektrum) oder mit einem neueren Gyrase-Hemmer behandelt werden.

2. **Interstitielle Pneumonie:** Meist allmählicher Beginn. Glasiges Sputum, keine Leukozytose, hohes Fieber und relative Bradykardie, röntgenologisch oft diffuse fleckförmige Verschattungen oder milchglasartige Trübung. Derartige Krankheitsbilder kommen bei Legionellen-, Mykoplasmen- und Chlamydien-Infektionen sowie bei Q-Fieber vor. Auch eine Pneumocystis-Pneumonie bei HIV-Patienten kann ähnlich sein.
Behandlung mit Doxycyclin oder einem Makrolid, bei Pneumocystis-Pneumonie mit Co-trimoxazol (s. S. 230). Im ersten Lebenshalbjahr ist bei afebrilem Verlauf als Erreger Chlamydia trachomatis anzunehmen und ein Behandlungsversuch mit Clarithromycin (tgl. 12 mg/kg) sinnvoll. Bei immunsupprimierten Patienten kann auch eine Zytomegalie-, Herpes- oder Varizellen-Pneumonie vorliegen (Behandlung je nach Erreger).

3. **Sekundäre Pneumonie bei schwerem Grundleiden, oft im Krankenhaus entstanden (nosokomiale Pneumonie):** Erreger oft resistente Hospitalkeime (Staphylokokken, Klebsiellen, Pseudomonas u. a.), meist Mischinfektionen mit Haemophilus influenzae, Pneumokokken, Bacteroides, seltener Legionellen. Ohne Vortherapie **Behandlung** mit Imipenem oder (bei Leukämie) mit Ceftazidim + Tobramycin. Bei sekundärer Pneumonie, die unter Antibiotika-Therapie entstanden ist, muß sich die Behandlung von der vorangegangenen Therapie deutlich unterscheiden. Am besten ist eine Omnispektrumtherapie mit Imipenem oder Cefotaxim + Piperacillin (evtl. + Gentamicin) oder von Ciprofloxacin + Amikacin. Bei Versagen müssen andere Mittel zur Schließung von Wirkungslücken in

Tab. 54. Interventionstherapie bei primärer Pneumonie (Lobär-, Segment-, Bronchopneumonie).

	Mittel	Wirksam gegen
Initialtherapie	Ceftriaxon*	Pneumokokken, Haemophilus, Staphylokokken, Anaerobier
Erstes Nichtansprechen	zusätzlich: Doxycyclin zusätzlich: Makrolid**	Mykoplasmen, Chlamydien, Coxiellen außerdem Legionellen
Zweites Nichtansprechen	Imipenem oder Ciprofloxacin + Rifampicin	Sonst resistente gramnegative Keime außerdem Legionellen und resistente Staphylokokken

* Alternativ: Cefotiam, Cefuroxim oder Cefotaxim.
** Azithro-, Clarithro-, Roxithromycin

die Kombination eingeschlossen werden (z. B. Clarithromycin oder Rifampicin gegen Legionellen). Dabei können auch früher unübliche Kombinationen, wie Cefotaxim + Vancomycin + Rifampicin, sinnvoll sein. Bei Antibiotika-Versagen muß auch an eine Pilz-Pneumonie, Pneumocystis-Infektion, Zytomegalie und Tuberkulose gedacht werden.

4. **Beatmungspneumonie:** Bei mechanisch beatmeten Patienten kommt es meist zu einer Keimbesiedlung der Trachea und Bronchien. Bei den häufig auftretenden pneumonischen Komplikationen ist oft nicht zu entscheiden, ob die in der Trachea nachgewiesenen Bakterien die Pneumonieerreger sind.
Die **Therapie** muß hier mit Antibiotika erfolgen, die auch Pseudomonas-wirksam sind, z. B. Ceftazidim (täglich 6 g) + Gentamicin (täglich 0,24 g). Gleichzeitig sollten auch andere Fieberursachen geprüft werden (Harnwegsinfektion, Venenkatheterinfektion u. a.). Fehlinterpretationen von Röntgenbildern sind möglich.

5. **Bronchopneumonie bei chronischer Bronchitis:** Meist Mischinfektion durch Pneumokokken, Haemophilus influenzae, selten Staphylokokken und gramnegative Bakterien. Solange kein bakteriologisches Ergebnis vorliegt, **Behandlung** mit einem Breitspektrum-Antibiotikum, das in letzter Zeit nicht zur Dauerbehandlung verwendet worden ist (z. B. Ceftriaxon), im weiteren Verlauf gezielt nach dem Antibiogramm.

6. **Aspirationspneumonie:** Vorkommen bei Bewußtlosigkeit, Schluckstörungen, Überdosierung von Psychopharmaka, Vergiftungen, Alkoholismus, postoperativ, bei Obstruktionen durch Bronchialkarzinom usw. Nicht selten mit Abszedierung und Pleuraempyem. Fast immer Mischinfektion von anaeroben Keimen (Fusobakterien, Bacteroides, Peptostreptococcus) und aeroben Keimen (Staphylokokken, Pseudomonas-Arten, Enterobakterien). Sputum oft faulig riechend. Bakteriologisch untersucht man am besten bronchoskopisch gewonnenes Trachealsekret.
Therapie: Imipenem (gut Anaerobier-wirksam). Alternativen sind Clindamycin i. v. + Cefotaxim i. v.

7. **Grippe-Pneumonie** (s. S. 462): Während einer Influenza-Virusepidemie häufig, immer auch Tracheitis, bei schweren Erkrankungen meist in der 2. Krankheitswoche Sekundärinfektion mit Pneumokokken, Haemophilus und/oder Staphylokokken.
Therapie der bakteriellen Sekundärinfektion bei schweren Erkrankungen mit Ceftriaxon, bei leichteren Erkrankungen oral mit Cefuroxim-Axetil oder Cefpodoxim. Auch eine Sequentialtherapie (zuerst 1mal tgl. 1 g Ceftriaxon, dann ein Oralcephalosporin) ist sinnvoll.

8. **Neugeborenenpneumonie:** Oft durch Atelektasen oder Aspiration von infiziertem Fruchtwasser entstanden (gramnegative Stäbchen, B-Streptokokken, Listerien, Mischinfektion).
Therapie mit parenteralen Gaben von Piperacillin + Cefotaxim oder Piperacillin + Gentamicin.

9. **Pneumonie bei schlechter Compliance:** Es gibt Patienten mit Pneumonie, bei denen wegen schlechter Compliance eine geregelte Therapie nicht möglich ist.

Bei Obdachlosen hat sich folgendes Behandlungsschema bewährt: zunächst einmalige parenterale Gabe von 2 g Ceftriaxon, anschließend orale Einnahme von 1–1,5 g Azithromycin binnen ein bis drei Tagen. Die initiale Phase der Therapie stoppt Pneumokokken- und Haemophilus-Infektionen. In der zweiten Phase erfaßt man zusätzlich Chlamydien und Mykoplasmen. Trotz der kurzen Behandlungsdauer werden damit Wirkspiegel über 10–14 Tage erreicht. Dieses Behandlungsschema ist auch anwendbar bei Patienten, die eine Hospitalaufnahme verweigern, und dementen Patienten, bei denen eine regelmäßige Einnahme von Medikamenten nicht gewährleistet ist.

Gezielte Therapie (Tab. 55)

Pneumokokken-Pneumonie: Pneumokokken sind immer noch die häufigsten primären Pneumonieerreger (bei fehlendem Grundleiden). Pneumokokken kommen aber auch bei Patienten mit Abwehrschwäche (sekundäre Pneumonie) vor. Die Erkrankung tritt meist als Lobär- oder Segmentpneumonie oder als Bronchopneumonie auf. Der Erregernachweis ist im Sputum und in der Blutkultur möglich; oft ist der Antigennachweis im Serum und Urin positiv, auch noch nach Behandlungsbeginn.

Tab. 55. Therapie von Pneumonien mit bekanntem Erreger.

Erreger	Therapie der Wahl	Alternativen
Pneumokokken, Streptokokken, Staphylokokken (Penicillinase ∅), Meningokokken	Penicillin G	Cefazolin, Cefotiam, Ceftriaxon
Staphylokokken (Penicillinase +)	Cefazolin	Flucloxacillin, Clindamycin, Vancomycin, Teicoplanin
Klebsiella pneumoniae	Ceftriaxon + Gentamicin	Imipenem, Ciprofloxacin
Pseudomonas aeruginosa	Piperacillin + Tobramycin	Ceftazidim, Cefepim, Cefsulodin, Azlocillin, Meropenem, Aztreonam, Ciprofloxacin, Amikacin
Haemophilus influenzae	Ceftriaxon	Mezlocillin, Piperacillin, Amoxicillin, Cefotiam u. a.
Bacteroides-Arten	Imipenem	Clindamycin, Metronidazol, Cefoxitin
Mycoplasma pneumoniae, Chlamydia pneumoniae, Chlamydia psittaci, Coxiella burnetii	Doxycyclin	Clarithromycin (nicht bei Ornithose und Q-Fieber), bei Erwachsenen Ciprofloxacin
Legionella pneumophila	Clarithromycin	Erythromycin, Rifampicin
Chlamydia pneumoniae oder trachomatis	Clarithromycin	Roxithromycin
Pneumocystis carinii	Co-trimoxazol (hochdosiert)	Pentamidin

Infektionen des Respirationstraktes

Therapie: Mittel der Wahl war bisher Penicillin G (resistente Pneumokokken waren in Deutschland sehr selten). Die Tatsache, daß in mehreren Ländern Europas (Spanien, Ungarn u. a.) die Frequenz resistenter Pneumokokken stark zugenommen hat und teilweise resistente Stämme auch in Deutschland vorkommen, ist ein Grund zur Vorsicht. Eine gute Alternative ist die Behandlung jeder schweren Pneumokokken-Pneumonie mit Ceftriaxon (Erwachsene täglich 1–2 g, Kinder 50 mg/kg); Therapiedauer 8–10 Tage. Auch eine Sequentialtherapie (initial 2 g Ceftriaxon i. v., anschließend Cefetamet, Cefixim oder Cefpodoxim oral) erscheint sinnvoll. Hierdurch werden Therapieversager durch intermediär resistente Pneumokokken verhindert. Bei den komplett resistenten Pneumokokken-Stämmen versagen alle β-Lactam-Antibiotika; die Therapie der Wahl ist eine Kombination von Vancomycin und Rifampicin.

Bei Penicillin-Allergie kommen Cephalosporine, bei Allergie auch gegen Cephalosporine ein Makrolid (z. B. Clarithromycin) oder Imipenem in Frage. Tetracycline und herkömmliche Gyrase-Hemmer wirken bei Pneumokokken-Infektionen unsicher. Die neuen Gyrase-Hemmer, z. B. Grepafloxacin und Moxifloxacin, haben eine stärkere Pneumokokken-Wirksamkeit und sind auch gegen Chlamydien, Mykoplasmen und Legionellen gut wirksam.

Streptokokken-Pneumonie: A-Streptokokken sind als Pneumonieerreger selten und führen schnell zu Abszedierung und Pleuraempyem. B-Streptokokken sind bei angeborener Pneumonie häufig. Latex-Agglutinationstest auf B-Streptokokken mit Serum, Urin und Pleuraeiter oft positiv (Schnelltest).
Therapie: Penicillin G, bei Penicillin-Allergie Cefazolin. Bei der angeborenen B-Streptokokken-Pneumonie wirkt die Kombination eines Penicillins mit Gentamicin synergistisch.

Staphylokokken-Pneumonie: Meist multiple Lungenabszesse, die oft zu Pleuraempyem, Pneumothorax oder Sepsis führen. Vorkommen besonders bei Abwehrschwäche oder Grundleiden (Mukoviszidose usw.), bei einer Venenkatheter-induzierten Thrombophlebitis und bei Heroinsucht, auch als postoperative Pneumonie sowie als gefährliche Grippekomplikation.
Die früher übliche **Therapie** mit penicillinasefestem Penicillin (z. B. Flucloxacillin i. v., Erwachsene täglich 6–10 g, Kinder 100–200 mg/kg) hat enttäuscht. Eine Begründung hierfür ist die ungünstige Pharmakokinetik. Eine bessere Alternative ist die Gabe von Cefazolin (Erwachsene täglich 6 g, Kinder 60–100 mg/kg). Nach Entfieberung und Eintritt einer klinischen Besserung ist eine Weiterbehandlung mit Loracarbef oder Cefadroxil über längere Zeit notwendig (wegen Rezidivgefahr). Eine Alternative ist Clindamycin (erst i. v., dann oral). Bei Pneumonien durch Methicillin-resistente Staphylokokken gibt man Vancomycin oder Teicoplanin. Eine Kombination mit Rifampicin ist sinnvoll. Therapiedauer: 2–3 Wochen und länger.
Bei Nachweis von Penicillin-G-empfindlichen Staphylokokken kann Penicillin G täglich 10–20 Mill. E i.v., anschließend Penicillin V täglich 3 Mill. E oral für längere Zeit verabreicht werden.

Klebsiellen-Pneumonie: Selten als primäre lobäre Pneumonie, häufiger als sekundäre Pneumonie bei Grundleiden, oft auch bei Alkoholikern. Zähes, blutig-schleimiges Sputum. Meist chronischer Verlauf, hohe Letalität.

Behandlung schwierig, daher Kombination erforderlich, z. B. von Cefotaxim (tgl. 6 g) + Gentamicin (tgl. 0,24–0,48 g). Alternativen sind Imipenem oder Ciprofloxacin in höherer Dosierung.

Unter der Therapie geht das Fieber nur langsam zurück. Wegen der Rezidivgefahr ist eine wochenlange orale Nachbehandlung notwendig (z. B. mit Cefixim oder Cefpodoxim oder Ciprofloxacin).

Pseudomonas-Pneumonie: Pneumonie bei Grundleiden, besonders bei Mukoviszidose, Leukämie, mechanischer Beatmung, oft mit Abszedierung und Nekrosen (häufig Mikroabszesse). Schlechte Prognose.
Therapie: Azlocillin (tgl. 15 g in 3 Einzelgaben) + Tobramycin (tgl. 240 mg). Alternativen sind Piperacillin, Ceftazidim, Cefepim, Aztreonam, Meropenem, Imipenem und Ciprofloxacin. Längere Behandlung erforderlich. Wegen der schlechten Prognose und der Möglichkeit einer Resistenz ist auch eine Dreierkombination (β-Lactam-Antibiotikum + Tobramycin + Ciprofloxacin) sinnvoll. Bei intubierten oder tracheotomierten Patienten kann die gleichzeitige intratracheale Instillation eines Aminoglykosids (s. S. 155) nützlich sein.

Mycoplasma-pneumoniae-Pneumonie: Meist endemisches Vorkommen (5–15% aller Pneumonien), aber epidemisches Auftreten alle 3–5 Jahre möglich, besonders bei Kindern und jüngeren Erwachsenen. Oft diffuse retikulonoduläre oder interstitielle Lungeninfiltrate. Im Beginn geringer physikalischer Lungenbefund. Dauer: 2 bis 6 Wochen (unbehandelt). Extrapulmonale Komplikationen (Meningitis, Meningoenzephalitis, Guillain-Barré-Syndrom) sind selten. Schnellnachweis der Erreger durch PCR aus Sputum möglich. Antikörperanstieg im Serum diagnostisch verwertbar.
Therapie: Erythromycin oral (Erwachsene tgl. 1,5 g, Kinder 50 mg/kg), besser Clarithromycin (Erwachsene tgl. 1,0 g, Kinder 25 mg/kg) oder Roxithromycin (tgl. 0,3 g) für 2 Wochen oder Azithromycin (Erwachsene 1. Tag 0,5 g, Kinder 10 mg/kg, 2.–5. Tag 0,25 g bzw. 5 mg/kg). Voll wirksam ist auch Doxycyclin oral (tgl. 0,2 g) für 2 Wochen.

Chlamydia-pneumoniae-Pneumonie: Übertragung der Erreger von Mensch zu Mensch (Tröpfcheninfektion). Häufigkeit bei ambulant erworbener Pneumonie 6–20% (alle Altersstufen). Leichte und schwere Verläufe möglich. Anzüchtung und Erreger in der Zellkultur oder DNS-Nachweis (PCR) aus Nasopharyngealsekret. Antikörper im Serum erst ab 3. Woche nachweisbar.
Therapie: oral entweder mit Doxycyclin (tgl. 0,2 g) oder Roxithromycin (tgl. 0,3 g) oder Clarithromycin (tgl. 1,0 g) für jeweils 2–3 Wochen oder Azithromycin (1. Tag 0,5 g, 2.–5. Tag 0,25 g). Auch die neuen Gyrase-Hemmer Grepafloxacin und Moxifloxacin sind gut wirksam.

Chlamydia-trachomatis-Pneumonie: Übertragung bei Geburt von der infizierten Mutter auf das Neugeborene, das meist im Alter von 4–12 Wochen an einer afebrilen Pneumonie mit Atemnot und Husten erkrankt und meist eine Bluteosinophilie hat (>300/mm^3). Vorkommen auch bei immunsupprimierten älteren Patienten. Therapie mit Erythromycin-Äthylsuccinat oral (tgl. 50 mg/kg für 2 Wochen).

Ornithose (Psittakose): Übertragung der Erreger (Chlamydia psittaci) durch Inhalation von infizierten Staub- und Vogelkotpartikeln (in 80–90% Vogelkontakt voran-

Infektionen des Respirationstraktes

gegangen). Plötzlicher Krankheitsbeginn mit hohem Fieber, trockenem Husten und starken Kopfschmerzen. Keine Leukozytose im Blut. Röntgenologisch sieht man unterschiedliche Lungeninfiltrate. Typisch ist 4facher Serumtiteranstieg von komplementbindenden Antikörpern (Kreuzreaktionen bei Chlamydia-pneumoniae- und Chlamydia-trachomatis-Infektionen möglich).
Unter **Behandlung** mit Doxycyclin (tgl. 0,2 g) für 10 Tage Entfieberung nach 24–48 h. Erythromycin wirkt weniger zuverlässig.

Serratia-Pneumonie: Selten. Entstehung meist durch infizierte Inhalatoren, Narkosegeräte, Luftbefeuchter. Betroffen sind Patienten mit Abwehrschwäche und schwerem Grundleiden.
Therapie: Je nach Antibiogramm, bevorzugt mit Cefotaxim oder Ceftazidim (tgl. 6 g), stets in Kombination mit Gentamicin oder Amikacin. Auch Mezlocillin oder Piperacillin kommen bei nachgewiesener Empfindlichkeit in Betracht. Imipenem oder Meropenem ist fast immer wirksam.

Haemophilus-influenzae-Pneumonie: Selten. Entstehung am ehesten bei älteren Personen im Verlauf einer chronischen Bronchitis. Lobäre Pneumonie oder Bronchopneumonie, z. T. mit Pleuraerguß. Latex-Agglutinationstest mit Serum oder Pleuraexsudat nur bei Infektionen durch den Serotyp b (bekapselte Bakterien) positiv.
Therapie: Anfangs Ceftriaxon i.v., Erwachsene tgl. 2 g alle 24 h, danach Cefixim oral, Erwachsene tgl. 0,4 g, Dauer 3–4 Wochen. Bei Erwachsenen kommt auch ein Gyrase-Hemmer in Frage. Zur Nachbehandlung eignet sich auch Doxycyclin.

Keuchhusten-Pneumonie: Meist liegt eine Sekundärinfektion mit Staphylokokken und anderen Keimen vor. Es gibt aber auch Bordetellen-Pneumonien ohne Sekundärinfektion.
Therapie: Am besten wirkt dabei Cefuroxim oder Cefotaxim (tgl. 60 mg/kg), das auch gegen Keuchhustenbakterien wirksam ist. Zur Nachbehandlung eignet sich Cefpodoxim (oral).

Pneumonie durch seltenere bakterielle Erreger:
Therapie bei **Legionellose** s. S. 461, **Q-Fieber** s. S. 590, **Melioidose** s. S. 366, **Milzbrand** s. S. 577, **Aktinomykose** s. S. 596, **Typhus** s. S. 580, **Tularämie** s. S. 585.

Pilz-Pneumonien: Lungeninfektionen durch Candida albicans (Soor-Pneumonie), eine invasive pulmonale Aspergillose, Mukormykose und Kryptokokkose sind schwer zu diagnostizieren (chronischer Verlauf, Vorkommen besonders bei Neutropenie, Leukämie, Geschwulstleiden). Der Nachweis von Candida albicans im expektorierten Sputum berechtigt nicht zur Annahme einer Lungenmykose. Dagegen weist der mehrfache Nachweis von Aspergillus fumigatus im expektorierten Sputum bei Neutropenie auf eine Aspergillus-Infektion der Lunge hin. Der Nachweis von Schimmelpilzen im Sputum bei Mukoviszidosepatienten ist vieldeutig. Eine starke Beweiskraft hat der Pilznachweis in der Blutkultur oder im Pleuraeiter. Latex-Agglutinationstests zum Antigennachweis im Serum können positiv ausfallen (bei einer Candida-, Aspergillus- und Cryptococcus-Infektion).
Therapie: Bei gesicherter Lungenerkrankung Amphotericin B (Dosierung s. S. 332) in Kombination mit Flucytosin (s. S. 352) über mehrere Wochen. Bei Unverträg-

Pneumonien

lichkeit oder bei bloßem Verdacht einer Pilz-Pneumonie kommen schwächer wirksame Mittel, wie Fluconazol oder Itraconazol oral (Dosierung: s. S. 344 und S. 343), in Frage.

Histoplasmose: Vorkommen besonders in den USA und in vielen tropischen Ländern. Bei der wenig gefährlichen Primärinfektion der Lungen oder der allergischen Reinfektions-Histoplasmose ist eine spezielle Therapie nicht unbedingt notwendig. Bei chronischer fortschreitender Lungenhistoplasmose (oft kavernös) oder bei der disseminierten Histoplasmose (bei immunsupprimierten Patienten und bei AIDS, oft in der Lunge beginnend) Therapie initial mit Amphotericin B (S. 330), dann mit Itraconazol (S. 342) oder Fluconazol (S. 343).

Pneumocystis-carinii-Pneumonie: Meist bilaterale diffuse Infiltrate (ausgehend vom Hilus). Vorkommen fast ausschließlich bei Leukämie (oft im Finalstadium), AIDS und bei anderer Abwehrschwäche (z. B. nach Nierentransplantation), oft zusammen mit Zytomegalievirus-Infektion der Lungen. Symptome: zunehmende Tachypnoe, Husten ohne Auswurf, fehlender Auskultationsbefund, starke Abnahme der Vitalkapazität. Hohe Letalität.
Die **Diagnose** ist schwierig und erfordert Spezialfärbung aus provoziertem Sputum (s. S. 444), Bronchoskopie mit Lavage, ggf. Biopsie.
Behandlung: Co-trimoxazol in sehr hoher Dosierung (15–20 mg/kg Trimethoprim und 75–100 mg/kg Sulfamethoxazol pro Tag, d. h. das ca. Vierfache der Normaldosis von 1,92 g Co-trimoxazol pro Tag). De facto ist nur eine i. v. Applikation möglich.
Behandlungsdauer: 10 Tage (bei Nicht-AIDS-Patienten) und 21 Tage (bei AIDS-Patienten).
Bei stark gefährdeten Patienten ist eine Behandlung auf Verdacht hin notwendig (der mikroskopische Erregernachweis ist noch viele Tage nach Therapiebeginn möglich). Ein erhebliches Problem, besonders bei AIDS-Patienten, sind die häufigen Überempfindlichkeitsreaktionen unter der Co-trimoxazol-Therapie (Sulfonamid-Allergie oder Toxizität durch Hilfsstoffe im parenteralen Präparat). Bei schweren Formen ist die Gabe von Prednison notwendig; hierdurch können meist eine Intubation und Beatmung vermieden werden. Eine Alternative ist die parenterale Behandlung mit Pentamidindiisethionat (Pentacarinat).
Zur **Prophylaxe** der Pneumocystis-Pneumonie bei AIDS wird Co-trimoxazol (tgl. 0,96 g) verwendet. Eine Alternative sind Pentamidin-Inhalationen in regelmäßigen Abständen (s. auch S. 625).

Zytomegalie-(CMV-)Infektion der Lungen: Bei jeder progredienten interstitiellen Pneumonie von immunsupprimierten Patienten (besonders nach Knochenmarktransplantation, Organtransplantation und bei AIDS) ist an eine CMV-Infektion zu denken, die mit einer Pneumocystis-Pneumonie kombiniert sein kann. Oft besteht gleichzeitig eine CMV-Retinitis. Die Zytomegalie hat unbehandelt eine hohe Sterblichkeit. Die ätiologische Diagnose ist schwierig. Beweisend ist die Lungenbiopsie (mit typischer Histologie und positiver Kultur). CMV-Antigen kann direkt in der bronchoalveolären Lavageflüssigkeit mit Hilfe monoklonaler Antikörper oder durch DNS-Analyse (PCR) und in Lungengewebe durch die DNS-Hybridisierungstechnik nachgewiesen werden. Heute ist eine Behandlung mit Ganciclovir (s. S. 284) oder Foscarnet (s. S. 288) möglich, wirkt aber nicht so gut wie bei CMV-Retinitis. Nach

Infektionen des Respirationstraktes

Aufhören der Therapie kann ein Rezidiv auftreten. Eine Prophylaxe mit CMV-Immunglobulin ist umstritten.

Varizellen-Pneumonie: Sie kommt bei Erwachsenen mit sog. progressiven Varizellen vor (besonders bei immunsupprimierten Patienten) und ist in 10–30% tödlich. Sie kann von einem generalisierten Zoster und einem generalisierten Herpes (mit Lungenbeteiligung) schwer zu unterscheiden sein.
Therapie mit Acyclovir i. v., 3mal tgl. 10 mg/kg für 10 Tage.

RS-Viruspneumonie: Eine lebensbedrohliche Pneumonie kann im 1. Lebensjahr (besonders bei angeborenem Herzfehler) durch RS-Viren hervorgerufen und mit Ribavirin-Inhalationen (s. S. 295) behandelt werden. Der Virusnachweis ist mit einem Schnelltest (EIA) aus Nasen- oder Rachenschleim möglich. Die klinischen Erfahrungen mit Ribavirin sind gering.

Literatur

Bartlett JG, Breiman RF, Mandell LA, et al. Guidelines from the Infectious Diseases Society of America. Community-acquired pneumonia in adults: guidelines for management. Clin Infect Dis 1998; 26: 811–38.

Broughton WA, Middleton RM, Kirkpatrick MB, et al. Bronchoscopic protected specimen brush and bronchoalveolar lavage in the diagnosis of bacterial pneumonia. Infect Dis Clin North Am 1991; 5: 432–52.

Brown RB, Kruse JA, Counts GW, et al. Double-blind study of endotracheal tobramycin in the treatment of Gram-negative bacterial pneumonia. Antimicrob Ag Chemother 1990; 34: 269–72.

Chalasani NP, Valdecanas MA, Golpal AK, et al. Clinical utility of blood cultures in adult patients with community-acquired pneumonia without defined underlying focus. Chest 1995; 108: 932.

Dagan R, Syrogiannopoulos G, Ashkenazi S. Parenteral-oral switch in the management of pediatric pneumonia. Drugs 1994; 47 (Suppl 3): 43–51.

Doern GV, Brueggemann A, Holley HP Jr, Rauch A. Antimicrobial resistance of Streptococcus pneumoniae recovered from outpatients in the United States during the winter months of 1994 to 1995: results of a 30-center national surveillance study. Antimicrob Agents Chemother 1996; 40: 1208–13.

Hammerschlag MR. Antimicrobial susceptibility and therapy of infections caused by Chlamydia pneumoniae. Antimicrob Agents Chemother 1994; 38: 1873–8.

Hughes W. Pneumocystis carinii pneumonia: New approaches to diagnosis, treatment and prevention. Pediatr Infect Dis J 1991; 10: 391.

Hyman CI, Roblin PM, Gaydos CA, et al. Prevalence of asymptomatic nasopharyngeal carriage of Chlamydia pneumoniae in subjectively healthy adults. Assessment by polymerase chain reaction-enzyme immunoassay and culture. Clin Infect Dis 1995; 20: 1174–8.

Kleemola SRM, Karjalainen JE, Raty RKH. Rapid diagnosis of Mycoplasma pneumoniae infection: Clinical evaluation of a commercial probe test. J Infect Dis 1990; 162: 70.

Leibowitz E, Tabachnik E, Fliedel O, Steinberg S, Miskin A, Askenazi A, Barak Y. Once-daily intramuscular ceftriaxone in the outpatient treatment of severe community-acquired pneumonia in children. Clin Pediatrics 1990; 29: 634–9.

Pallares R, Linares J, Vadillo M, et al. Resistance to penicillin and cephalosporin and mortality from severe pneumococcal pneumonia in Barcelona, Spain. N Engl J Med 1995; 333: 474–80.

Sobradillo V, Zalacain R, Capelastegui A. Antibiotic treatment in pneumonia due to Q fever: Thorax 1992; 47: 276–8.

Sookpranee M, Boonma P, Susaengrat W, et al. Multicenter prospective randomized trial comparing ceftazidime plus co-trimoxazole with chloramphenicol plus doxycycline and co-trimoxazole for treatment of severe melioidosis. Antimicrob Ag Chemother 1992; 158–62.

Tong CYW, Sillis M. Detection of Chlamydia pneumoniae and Chlamydia psittaci in sputum samples by PCR. J Clin Pathol 1993; 46: 313–7.

Legionella-Infektionen

Der **Haupterreger** (Legionella pneumophila) ist ein schwer anzüchtbares, relativ langsam wachsendes, gramnegatives Stäbchen, das im Wasser (vor allem in warmem Leitungswasser) vorkommt. Die Infektion erfolgt u. a. durch Inhalation von versprühtem kontaminierten Wasser (aus Dusch- und Klimaanlagen), besonders von großen Gebäuden (Hotels, Krankenhäusern). Eine Ansteckung von Mensch zu Mensch findet nicht statt. Die Inkubationszeit ist 2–14 Tage. Die Legionellen vermehren sich im Körper intrazellulär (in Alveolar-Makrophagen), und es entsteht eine meist lobäre intraalveoläre Pneumonie ohne Beteiligung der Bronchien (manchmal begleitet von einem Pleuraerguß). Die Häufigkeit unter den Pneumonieformen beträgt bei Erwachsenen 5–15%, bei Kindern etwa 1%. Eine Erkrankung ist in jedem Alter möglich. Betroffen sind jedoch vor allem ältere Menschen mit vorgeschädigter Lunge (z. B. durch Rauchen) und immunsupprimierte Patienten, die Kortikosteroide oder Zytostatika erhalten, auch Patienten nach Nierentransplantation. Die Infektion führt nur bei einem kleinen Prozentsatz der exponierten Personen zur Erkrankung. Die Erkrankung tritt epidemisch oder sporadisch (mit regionalen Häufungen) auf. Eine leichtere Form (ohne Pneumonie) ist das sog. **Pontiac-Fieber** mit grippeähnlichen Symptomen (trockener Husten, Brustschmerzen, Pharyngitis, Übelkeit). Ein praktisch identisches Krankheitsbild wird durch verwandte Legionellen (insbesondere Legionella micdadei) hervorgerufen.

Typische Symptome einer Legionellen-Pneumonie sind Atemnot und Husten mit spärlichem Auswurf, der oft Blut und Eiterzellen enthält, aber wenig extrazellulär gelegene Bakterien, außerdem Durchfall, Erbrechen und heftige Bauchschmerzen sowie Zeichen einer Enzephalopathie (Bewußtseinstrübung, Verwirrtheit, Krämpfe, Ataxie) mit normalem Liquorbefund. Oft kommt es auch zu einer Nierenfunktionsstörung und einem Anstieg der Serumtransaminasen. Eine vorangegangene Behandlung mit einem Penicillin, Cephalosporin oder Aminoglykosid ist erfolglos gewesen. Röntgenologisch bestehen vieldeutige Lungeninfiltrate und oft das Bild einer interstitiellen Pneumonie. Oft findet man eine Hypoxie und eine Blutleukozytose, außerdem eine Proteinurie und Leukozyturie. Mögliche Komplikationen sind Nieren- oder Hirnabszeß, Myokarditis, Perikarditis oder Peritonitis.

Die **Verdachtsdiagnose** muß anfangs klinisch gestellt werden. Die Erreger lassen sich auf Spezialnährböden aus Sputum und Bronchialspülflüssigkeit, manchmal auch aus Pleurapunktat und dem Blut anzüchten (nach mehrtägiger Bebrütung der Kulturen). Ein Schnelltest ist der immunfluoreszenzserologische Antigennachweis in expektorierten Alveolarmakrophagen. Es gibt auch einen Schnellnachweis aus dem Rachenabstrich durch DNS-Nachweis und PCR. Im Urin ist ein Antigennachweis möglich (für L. pneumophila Serogruppe 1, den häufigsten Typ). Spezifische Antikörper der IgM-Klasse sind oft erst nach mehreren Wochen nachweisbar. Typisch ist die relativ rasche klinische Besserung nach Beginn einer Makrolid-Behandlung, jedoch verschwindet das Fieber erst nach 5–7 Tagen völlig, und der Röntgenbefund bessert sich langsam.

Zur **i. v. Therapie** schwerer Erkrankungen benutzt man Erythromycin (tgl. 2 g, Kinder 50 mg/kg). Nach Entfieberung geht man auf orale Gaben von Clarithromycin (tgl. 1 g) oder Roxithromycin (tgl. 0,3 g) über. Behandlungsdauer mindestens 3 Wochen (Rezidivgefahr), bei immunsupprimierten Patienten 4–6 Wochen und länger. Bei schweren Erkrankungen und immunsupprimierten Patienten kombiniert man in der 1. Woche mit Rifampicin (2mal tgl. 0,6 g oder 3mal tgl. 6 mg/kg). Auch Ciprofloxacin hat eine gute Wirksamkeit gegen Legionellen und kommt für Nierentransplantierte unter Cyclosporinbehandlung in Frage, die kein Erythromycin erhalten dürfen, sowie bei älteren Patienten mit Nieren- oder Leberinsuffizienz, die durch Erythromycin bei höherer Dosierung Hörstörungen entwickeln können. Bei stärkerer Hypoxie kann mechanische Beatmung erforderlich werden. Durch die Behandlung wird die Sterblichkeit bei älteren Patienten von früher 80% auf unter 20% gesenkt. Zur **Vorbeugung** endemischer Infektionen ist die Wasserversorgung eines Gebäudes oder einer Wohngegend zu sanieren.

Literatur

Dowling JN, McDevitt DA, Pasculle AW. Isolation and preliminary characterization of erythromycin-resistant variants of Legionella micdadei and Legionella pneumophila. Antimicrob Ag Chemother 1985; 27: 272.

Kuzman I, Soldo I, Schonwald S, Culig J. Azithromycin and Legionnaires' disease. Scand J Infect Dis 1995; 27: 503–5.

Matsiota-Bernard P, Pitsouni E, Legakis N, Nauciel C. Evaluation of commercial amplification kit for detection of Legionella pneumophila in clinical samples. J Clin Microbiol 1994; 32: 1503–5.

Roig J, Carreres A, Domingo C. Treatment of Legionnaires disease: current recommendations. Drugs 1993; 46: 63–79.

Unertl KE, Lenhart FP, Forst H, et al. Ciprofloxacin in the treatment of legionellosis in critically ill patients including those cases unresponsive to erythromycin. Am J Med 1989; 87: 128S–31S.

Influenza

Eine Erkrankung an echter Grippe, hervorgerufen durch Influenza-Viren, erfordert im allgemeinen keine antibakterielle Therapie. Sie wird in unkomplizierten Fällen mit symptomatischen Mitteln (z. B. Codein und Paracetamol) behandelt. In Zukunft werden Neuraminidase-Hemmer (Oseltamivir, Zanamivir, s. S. 299) Bedeutung erlangen, die gegen Influenza A und B wirken.

Therapie: Da Influenza-Viren häufig Schrittmacher für Bakterien (Haemophilus, Pneumokokken) sind, ist bei gefährdeten Personen (älteren Menschen, Diabetikern, Schwangeren, Patienten mit Herzinsuffizienz, Mitralklappenfehlern, Leberzirrhose und myeloischer Insuffizienz) eine frühzeitige Antibiotika-Therapie ratsam, wodurch Pneumonien vorgebeugt wird. Wegen des breiten Wirkungsspektrums eignen sich hierfür orale Präparate, wie Cefpodoxim (tgl. 0,4 g) und Cefuroxim-Axetil (tgl. 0,5 g) sowie Amoxicillin/Clavulansäure (tgl. 1,87 g). Auch Co-trimoxazol, Doxycyclin und Clarithromycin kommen in Frage, versagen aber häufiger wegen Resistenz der Erreger.

Eine Grippe-Pneumonie kann in zwei verschiedenen Formen auftreten.
Die seltene primär-hämorrhagische Influenza-Pneumonie, die sich in den ersten Krankheitstagen entwickelt, wird durch das Virus selbst verursacht. Da es hierbei nicht selten zu einer Sekundärinfektion mit Staphylokokken oder anderen Keimen

kommt, empfiehlt sich in jedem Fall ein Therapieversuch mit Imipenem oder einem Cephalosporin i. v. (z. B. Cefotiam).

Die viel häufigere **sekundäre Bronchopneumonie** bei Grippe, welche besonders bei alten und geschwächten Patienten im Verlauf der Erkrankung auftritt, wird meist durch Pneumokokken, Staphylokokken, Haemophilus influenzae und andere Keime hervorgerufen. Im Blut sind die Granulozyten und CRP vermehrt. Eine ungezielte Behandlung mit Cefuroxim oder Cefotiam ist in der Lage, die in Frage kommenden Erreger zu hemmen. Gegen Doxycyclin ist ein nicht geringer Teil der vorkommenden Staphylokokken- und Pneumokokken-Stämme resistent. Die für ältere Menschen gefährliche Bronchopneumonie läßt sich durch eine kurzdauernde Prophylaxe mit einem Oralcephalosporin oder mit Amoxicillin/Clavulansäure verhindern.

Andere bakterielle **Grippe-Komplikationen** sind eine Otitis media und Sinusitis sowie eine Laryngitis (Grippe-Krupp). Zur Behandlung: s. S. 549 bzw. S. 544 bzw. S. 443.

Eine **Prophylaxe** durch tägliche Verabreichung von Amantadin ist meist effektiv, hat aber Nebenwirkungen und ist kaum praktikabel. Neuraminidase-Hemmer zur Prophylaxe werden z. Z. klinisch geprüft. Das Beste ist die rechtzeitige aktive Impfung mit einer Vakzine, welche auch gegen den Epidemiestamm schützt (wichtig für ältere Menschen und chronisch Kranke).

Literatur

Douglas RG Jr. Drug therapy: Prophylaxis and treatment of influenza. N Engl J Med 1990; 322: 443.

Jones A, Macfarlane J, Pugh S. Antibiotic therapy. Clinical features and outcome of 36 adults presenting to hospital with proven influenza: Do we follow guidelines? Postgrad Med J 1991; 67: 988–90.

Prevention and Control of Influenza: Part I, Vaccines, recommendations of the Advisory Committee on Immunization Practices (ACIP). MMWR 1994; 43: RR-9.

Vale JA, Maclean KS. Amantadine-induced heart failure. Lancet 1977; 1: 548.

Lungenabszeß

Primäre Lungenabszesse treten im Verlauf einer Pneumonie oder bei einer Sepsis (mit multiplen Abszessen) auf und sind Monoinfektionen. Die häufigsten Erreger sind Staphylokokken, anaerobe Streptokokken, Bacteroides-Arten, seltener Klebsiella pneumoniae, A-Streptokokken, Streptococcus milleri und Pseudomonas aeruginosa.

Sekundäre Lungenabszesse entstehen oft bei einem Bronchusverschluß durch ein Bronchialkarzinom oder Fremdkörperaspiration (bei Schlucklähmung, Koma, Alkoholismus). Auch aus einem Lungeninfarkt oder einer infizierten Lungenzyste kann sich ein Abszeß entwickeln. Dabei handelt es sich um Mischinfektionen durch aerobe und anaerobe Bakterien. Da die Erreger von sekundären Lungenabszessen auch bei Gesunden in der Mundhöhle vorkommen können, ist Sputum zur Untersuchung wenig geeignet.

Die **Erregerdiagnose** (auch durch Bronchoskopie) ist nur bei einem Teil der Patienten möglich. Bei einem begleitenden Pleuraempyem lassen sich die Erreger aus dem durch Punktion gewonnenen Eiter bei aerober und anaerober Bebrütung anzüchten. Wenn der Abszeß mit dem Bronchialsystem in Verbindung steht, werden große Mengen von Eiter ausgehustet, der bei Anaerobier-Infektion meist fötide riecht (»Lungengangrän«). Manchmal führen septische Lungenembolien zu multiplen kleinen Abszessen (oft durch Staphylococcus aureus bei Heroinsucht).

Differentialdiagnostisch sind die Hohlräume bei Tuberkulose, Melioidose, Aktinomykose, Nocardiose, Amöben-Infektion, Echinococcus-Zysten oder Pilz-Infektionen (Histoplasmose, Coccidioidomykose) auszuschließen. Bei einer kindlichen Staphylokokken-Pneumonie entstandene Pneumatozelen dürfen nicht mit Lungenabszessen verwechselt werden.

Therapie: Wegen der Häufigkeit von Mischinfektionen sollte die Therapie (auch wenn nur eine Keimart angezüchtet worden ist) alle bei Lungenabszessen häufig vorkommenden Erreger berücksichtigen (Staphylokokken, anaerobe Streptokokken, Bacteroides, Enterobakterien). Mit Imipenem (tgl. 1,5–3 g) steht ein hochwirksames Mittel zur Verfügung, das auf die wichtigsten Erreger wirkt. Die Kombination von Cefotaxim (oder Ceftriaxon) und Clindamycin oder Metronidazol ist ebenfalls gegen fast alle relevanten Erreger wirksam. Bei Nachweis von Staphylokokken ist Cefazolin oder Clindamycin indiziert, bei Methicillin-Resistenz Vancomycin oder Teicoplanin. Da Antibiotika schwer in Lungenabszesse diffundieren, müssen relativ hohe Dosen über längere Zeit verabreicht werden. Ein Verschwinden des Hohlraums tritt manchmal erst nach mehreren Monaten ein.

Eine Besserung ist an der Entfieberung, dem Rückgang der Sputummenge und des fötiden Geruches, dem Verschwinden der Erreger und der röntgenologisch nachweisbaren Verkleinerung der Abszeßhöhle zu erkennen. Dabei ist die Computertomographie herkömmlichen Röntgenaufnahmen weit überlegen. Die Drainage eines Abszesses durch den Bronchus begünstigt die Heilung. Aspirierte Fremdkörper, die einer abszedierenden Pneumonie zugrunde liegen, müssen endoskopisch entfernt werden. Rezidivierende abszedierende Pneumonien im gleichen Segment sind auf ein Bronchialkarzinom verdächtig. Wenn eine längere abgestufte konservative Behandlung keine Besserung ergibt, ist eine Operation (Segmentresektion, Lobektomie) zu erwägen.

Pleuraempyem

Entstehung para- oder postpneumonisch (oft mit Pneumothorax verbunden), im 1. Lebensjahr fast immer Folge des Durchbruchs eines Lungenabszesses, bei Erwachsenen meist im Rahmen einer Aspirationspneumonie, selten auch von einer Rippenosteomyelitis ausgehend oder postoperativ entstanden. Zusammenhang mit einem subphrenischen Abszeß oder Leberabszeß (Amöben) möglich. Lungentuberkulose als Ursache heute selten. Durch Zelldifferenzierung des Pleurapunktates kann ein Malignom (Mesotheliom, Lungen- oder Mammakarzinom, Lymphom u. a.) ausgeschlossen werden.

Pleuraempyem

Diagnose: Schon bei klinischem Verdacht sollte der Versuch unternommen werden, durch diagnostische Punktion Material zur bakteriologischen Untersuchung zu gewinnen. Bei Pleuraempyem liegt der LDH-Gehalt im Eiter über 1500 E/l und der Eiweißgehalt über 35 g/l, bei Exsudaten darunter. Stinkender Eiter ist ein Hinweis auf Mischinfektion mit Anaerobiern. Außer Staphylokokken werden Pneumokokken, aerobe und anaerobe Streptokokken, Prevotella, Pseudomonas aeruginosa, Klebsiella pneumoniae u. a. gefunden. Die Pleuraflüssigkeit sollte auch auf Legionellen untersucht werden (durch Immunfluoreszenztechnik und Kultur). Bei vorbehandelten Patienten kann der Latex-Agglutinationstest zum Antigennachweis in Serum und Pleuraeiter noch einige Tage positiv sein (bei Pneumokokken-, B-Streptokokken- und Haemophilusinfektion). Ein steriles Pleuraexsudat beruht nicht selten auf einer Mykoplasmeninfektion. Bei einem Pleuraerguß sollte auch eine Tuberkulose (Tuberkulintestung, Kultur, Pleurabiopsie) ausgeschlossen werden. Eine Pilzbesiedlung der Pleurahöhle mit Ergußbildung kommt bei einer Aspergillus-Infektion, Cryptococcus-Infektion und einer Mukormykose der Lungen vor.

Die **Antibiotika-Therapie** kann, da die Erreger im Eiter meist mikroskopisch und kulturell nachweisbar sind, gezielt durchgeführt werden (wie bei Pneumonie, s. S. 455). Wenn eine Mykoplasmen-Infektion nachgewiesen wird oder klinisch wahrscheinlich ist, ist Clarithromycin (oral) indiziert. Bei leichteren Formen eines Pleuraempyems mit dünnflüssigem Eiter genügt neben der allgemeinen Antibiotika-Therapie eine konservative lokale Behandlung durch Eiterentleerung und Spülung. Bei Pyopneumothorax, dickflüssigem Eiter und gekammertem Empyem ist die rechtzeitige Drainage zur Verhinderung ausgedehnter Verschwartungen und eines Restempyems unumgänglich. Meist werden Drainageflaschen bevorzugt, die am Körper des Patienten befestigt werden, mehr Bewegungsfreiheit geben und damit die Lungenbelüftung verbessern. Bei der Instillation in die Pleurahöhle (bei ausreichender systemischer Therapie selten erforderlich) gibt es Erfahrungen mit folgenden Mitteln:

Gentamicin	1%	Amphotericin B	0,001%
Amikacin	0,2–1%	Flucytosin	0,005%
Oxacillin	1%	Streptomycin	2,5%

Die instillierte Menge darf wegen möglicher Resorption die erlaubte Tagesdosis nicht überschreiten.
Bei dickflüssigem Eiter, gekammertem Empyem und ungünstigem Verlauf sind chirurgische Maßnahmen (Ausräumung des Empyems, rechtzeitige Dekortikation) notwendig.

Infektionen des Gastrointestinaltraktes

Helicobacter-Gastritis und -Ulkusleiden

Obwohl spiralförmige Mikroorganismen bereits 1893 im Magen von Menschen und Tieren mikroskopisch nachgewiesen worden waren, dauerte es 100 Jahre, bis diese Keime, die heute als Helicobacter pylori klassifiziert sind, als Erreger einer chronischen Gastritis anerkannt sind. In entwickelten Ländern sind etwa 40% der Erwachsenen infiziert, in Entwicklungsländern etwa 80% (hoher Durchseuchungsgrad).

Gastritis: Helicobacter pylori ist bei Erwachsenen und Kindern der Erreger einer chronischen diffusen oberflächlichen Gastritis im Antrumbereich und häufig mit Duodenalulzera assoziiert. Die pathogene Wirkung beruht vor allem auf einem Zytotoxin und einer Protease, deren Substrat das schützende Muzin der Magenschleimhaut ist. Helicobacter pylori ist im Ulkusgrund und in der Schleimschicht (der Mukosaoberfläche anhaftend) nachweisbar. Bei kulturellem und mikroskopischem Nachweis von Helicobacter pylori im Biopsat aus der Antrumschleimhaut liegt fast immer eine histologisch nachweisbare Antrumgastritis vor, während bei Personen ohne Gastritis Helicobacter pylori (früher Campylobacter pylori) nicht vorkommt. Bei Freiwilligen ließ sich experimentell eine Gastritis erzeugen. Man nimmt an, daß die chronische Helicobacter-pylori-Infektion das Risiko für ein Adenokarzinom im Antrum- und Corpusbereich des Magens signifikant erhöht und die meisten Magenlymphome (MALT = Mukosa-assoziierte lymphoide Tumoren) mit einer Helicobacter-Infektion im Zusammenhang stehen.

Die **akute Infektion** verläuft meist kurz mit Bauchschmerzen, Übelkeit, Erbrechen und Fieber oder bleibt symptomlos. Die resultierende Hypochlorhydrie kann bis zu 1 Jahr bestehenbleiben.

Eine **chronische Infektion,** die sich nach einer akuten Infektion entwickelt, dauert Jahre bis Jahrzehnte, wenn nicht lebenslang. Die immer vorhandene Gastritis ist häufig asymptomatisch, kann sich aber durch rekurrierende Bauchschmerzen und Neigung zu Erbrechen äußern. Aus einer chronischen atrophischen Gastritis (mit Bildung freier Radikale, Zellproliferation und Produktion von Mutagenen wie N-Nitrosaminen) kann sich später bei disponierten Personen ein Magenkarzinom entwickeln.

Bei der Ulkuskrankheit durch Helicobacter pylori (überwiegend bei Erwachsenen) bestehen neben Duodenalulzera in 90–100% endoskopisch sichtbare Ulzerationen im Antrumbereich. Die Krankheit rezidiviert ohne Therapie nach vorübergehender Besserung häufig, nach Therapie in etwa 1% pro Jahr. Durch eine antibakterielle Therapie (s. u.) heilen die Ulzera schneller, und das Risiko, später an einem Magenkarzinom zu erkranken, ist geringer.

Diagnostisch wichtig sind die Endoskopie mit Biopsie (zur histologischen Untersuchung, zur Messung der Urease-Aktivität und evtl. auch zur Kultur) sowie der

Urease-Atemtest (kommerziell erhältlich). Eine Anzüchtung der Erreger aus dem Magensaft ist nicht möglich. Der Antikörpernachweis im Serum beweist keine Erkrankung, eignet sich aber zum Screening, wenn keine Endoskopie erforderlich ist, und ist zur Kontrolle des Behandlungserfolges nützlich (bei Ansprechen Abfall der Serumtiter innerhalb von 6 Monaten).

Heute wird die sog. **Triple-Therapie** mit Omeprazol + Clarithromycin (tgl. 0,5 g) + Metronidazol (tgl. 0,8 g oral) oder Amoxycillin (tgl. 1,5 g) für 1 Woche favorisiert (Heilung in >90%). Eine Monotherapie versagt immer. Omeprazol und Lansoprazol (Protonenpumpeninhibitoren) hemmen direkt die Erreger und die Ureasebildung und sollten nach Beendigung der Kombinationstherapie noch 4 Wochen weiter gegeben werden. Dabei wirken offensichtlich auch andere Makrolide (Azithromycin, Roxithromycin) sowie andere Protonenpumpenhemmer und H_2-Antagonisten. Eine sekundäre Resistenzentwicklung gegen Metronidazol, Clarithromycin und Ciprofloxacin ist möglich. Bei einem Rezidiv sollte eine andere Kombination angewandt werden. Wirksam ist auch Doxycyclin; unwirksam sind Trimethoprim, β-Lactam-Antibiotika und Vancomycin. Früher wurden auch Wismutpräparate verwandt; diese hatten aber Nachteile (Toxizität). Beginnende Magenlymphome können sich unter der Behandlung zurückbilden.

Obwohl heute kein Zweifel mehr daran besteht, daß die Therapie mit Antibiotika und Säureblockern die optimale Behandlung eines Ulkusleidens ist, werden viele Patienten immer noch nicht adäquat behandelt.

Literatur

Caspary WF, Arnold R, Bayerdörffer E, et al. Diagnostik und Therapie der Helicobacter-pylori-Infektion. Z Gastroenterol 1996; 34: 392-401.

Israel DM, Hassall E. Treatment and long-term follow up of Helicobacter pylori-associated duodenal ulcer disease in children. J Pediatr 1993; 123: 53–9.

Jaup BH, Norrby A. Low dose, short-term triple therapy for cure of Helicobacter pylori infection and healing of peptic ulcers. Am J Gastroenterol 1995; 90: 943–5.

Logan RPH, Gummert PA, Hegarty BT, et al. Clarithromycin and omeprazole for helicobacter pylori. Lancet 1992; 340: 239.

Labenz J, Stolte M, Ruhl GH, et al. One-week low-dose triple therapy for the eradication of Helicobacter pylori infection. Eur J Gastroenterol Hepatol 1995; 7: 9–11.

Parsonnet J, Hansen S, Rodriguez L, et al. Helicobacter pylori infection and gastric lymphoma. N Engl J Med 1994; 330: 1267–71.

Rautelin H, Seppala K, Renkonen OV, et al. Role of metronidazole resistance in therapy of Helicobacter pylori infections. Antimicrob Ag Chemother 1992; 36: 163–6.

Sung JJY, Chung SCS, Ling TKW, et al. Antibacterial treatment of gastric ulcers associated with Helicobacter pylori. New Engl J Med 1995; 332: 139.

Walsh JH, Peterson WI. The treatment of Helicobacter pylori infection in the management of peptic ulcer disease. New Engl J Med 1995; 333: 984.

Wotherspoon AC, Doglioni C, Diss TC. Regression of primary low-grade B-cell gastric lymphoma of mucosa-associated lymphoid tissue type after eradication of Helicobacter pylori. Lancet 1993; 342: 575.

Infektionen des Gastrointestinaltraktes

Enteritis

Allgemeine Vorbemerkungen: Die Entstehung einer bakteriellen Enteritis hängt von verschiedenen Faktoren ab, z. B. der infizierenden Keimdosis, der Virulenz des Erregers und der Resistenz des Patienten. Bei Shigellen, pathogenen E. coli (EHEC), Amöben und Giardia ist die Virulenz der Erreger so groß, daß schon geringe Keimzahlen eine Erkrankung verursachen können. Eine Salmonellen-Enteritis kommt im allgemeinen nur durch eine massive Infektion mit mehreren Millionen Keimen zustande. Dabei geht in der Regel eine Anreicherung der Bakterien im infizierten Lebensmittel (Hackfleisch, Mayonnaise oder dgl.) voraus. Auch durch kontaminiertes Wasser können Erreger übertragen werden (Giardia, Choleravibrionen, Amöben, Enteroviren, Plesiomonas). Bestimmte Faktoren können die Enteritisentstehung begünstigen (Mangel- oder Fehlernährung, Zustand nach Magenoperation, Anazidität, Einnahme von Antazida und schwere Allgemeinerkrankungen). Bei immunsupprimierten Patienten kommen bei bestimmten Erregern schwerere Verläufe häufiger vor (Tab. 56).

Pathogenese: Man unterscheidet nach ihrer Entstehungsweise 2 Haupttypen einer Enteritis (Tab. 57).
Bei der invasiven Enteritis vom Ruhr-Typ findet eine Invasion von Erregern in die Darmwand statt, was zu einer stärkeren Entzündung und oft auch zu einer Geschwürsbildung führt, die schleimige oder blutige Stühle und längeres Fieber hervorrufen. Wenn die Entzündung (wie dabei häufig) im Dickdarm lokalisiert ist, sieht man im Stuhlpräparat viele Granulozyten (jedoch nicht, wenn die Entzündung auf den Dünndarm beschränkt ist).
Der zweite Typ ist die nichtinvasive Enteritis vom Cholera-Typ. Hier kommt es durch von den Bakterien gebildete Enterotoxine im Dünndarm zu einer Störung der Sekretion und Reabsorption, wobei große Mengen von Flüssigkeit und Salzen verlorengehen. Der Durchfall ist wäßrig, und im Stuhl werden keine oder nur wenige Granulozyten ausgeschieden. Fieber fehlt meistens.
Es gibt Erreger, die vorwiegend eine invasive Entzündung, und solche, die vorwiegend eine nichtinvasive Enteritis auslösen. Bei ein und derselben Bakterienart (z. B. Salmonellen und Clostridium difficile) kommen Stämme vor, die stärker invasiv wirken, und andere, die stärker Enterotoxin bilden. Einige Erregerstämme (z. B. bei Salmonellen, Shigellen, Yersinien und Campylobacter) haben gleichzeitig ein Antigen zur Erzeugung einer invasiven Enteritis und ein Enterotoxin zur Erzeugung einer wäßrigen Diarrhoe. Es hängt dann von dem Infektionsmodus ab, welche Symptome dominieren (bei fäkooraler Übertragung die Zeichen einer invasiven Erkrankung, bei Übertragung durch ein infiziertes, stark bakterienhaltiges Lebensmittel die wäßrigen Durchfälle). Außer der Invasionseigenschaft und der Fähigkeit zur Enterotoxinbildung kennt man noch andere Auslösemechanismen einer Enteritis. Der **Adhärenzfaktor,** d. h. die Fähigkeit der Erreger, sich an die Schleimhautzellen der Darmwand anzuheften und sie zu besiedeln, bewirkt im Dünndarm einen Verlust an resorbierender Zottenoberfläche. Die dadurch bedingte Malabsorption führt zu chronischen Durchfällen (besonders bei Darminfektionen durch Giardia lamblia und Cryptosporidium). Die krankmachende Wirkung der enteropathogenen E. coli (Dyspepsie-Coli) beruht vor allem auf ihren Adhärenzeigenschaften. Andere Bakterienarten können nicht nur Enterotoxine, sondern auch **Zytotoxine** bilden, z. B. Clostri-

Tab. 56. Relevante Enteritis-Erreger.

Bei Lebensmittel-vergiftungen	Bei Immun-suppression	Auf Reisen	In Kindergärten
Staphylococcus aureus Clostridium perfringens Salmonellen Campylobacter jejuni Yersinia enterocolitica Clostridium botulinum Bacillus cereus Vibrio parahaemolyticus Pseudomonas aeruginosa E. coli (EHEC) Cyclospora	Salmonellen Zytomegalievirus Clostridium difficile Mycobacterium avium-intracellulare Cryptosporidium Isospora belli Mikrosporidien Amöben Strongyloides	E. coli (ETEC) Shigellen Yersinien Campylobacter Giardia lamblia Amöben Vibrio cholerae Aeromonas	Rotaviren Shigellen Giardia lamblia Cryptosporidium E. coli (EHEC)

Tab. 57. Haupttypen der Enteritis.

	Invasive Form	Nichtinvasive Form
Pathogenese	Mukosainvasion	Enterotoxine Reduzierte Resorption
Lokalisation	Dickdarm (ausschließlich oder gleichzeitig Dünndarm)	Vorwiegend Dünndarm
Durchfall	Oft blutig, evtl. Tenesmen	Meist wäßrig
Erreger	Salmonellen Shigellen Campylobacter jejuni Yersinia enterocolitica E. coli (Verotoxin-bildend=EHEC) u. a. invasive Typen Clostridium difficile Vibrio parahaemolyticus Entamoeba histolytica	Vibrio cholerae Salmonellen E. coli (Enterotoxin-bildend, ETEC) Clostridium perfringens Clostridium difficile Bacillus cereus Staphylococcus aureus Cyclospora Kryptosporidien

dium difficile, das in der Dickdarmschleimhaut ausgedehnte Nekrosen hervorruft. Eine andere Keimart mit starker Zytotoxinbildung sind die sog. Verotoxin-bildenden E. coli der Serogruppe 0 157 und anderer Serogruppen (EHEC), welche schwere Ulzerationen, Hämolyse und Nierenschäden erzeugen. Bei Ruhrbakterien kennt man Zytotoxin-bildende Shigella-dysenteriae-Stämme vom Typ 1, welche die lebensgefährliche klassische Dysenterie mit blutigen Stühlen bedingen, während die diarrhoische Form mit wäßrigem Durchfall durch andere Shigellen-Typen ausgelöst wird, die kein Zytotoxin, sondern reichlich Enterotoxin produzieren.

Bei bakteriellen Lebensmittelvergiftungen läßt sich aus der **Inkubationszeit** eine bestimmte Ursache vermuten. Bei Enterotoxin-bildenden Staphylokokken dauert es bis zum Auftreten von Übelkeit, Erbrechen und Durchfall in der Regel 1–6 h, bei Clostridium perfringens 6–24 h, bei Enteritis-Salmonellen 6–48 h. Wenn ein Lebensmittel durch Yersinen, Campylobacter, Shigellen oder Vibrio parahaemolyticus infiziert wird, ist das Intervall meist länger (16–72 h). Rota- und Adenoviren werden meist durch Kontakt übertragen und haben eine Inkubationszeit von wenigen Tagen.

Infektionen des Gastrointestinaltraktes

Bei der Antibiotika-assoziierten Enteritis können die Durchfälle während der Antibiotika-Therapie beginnen, aber auch noch bis zu 6 Wochen nach Beendigung der Antibiotika-Therapie einsetzen.

Epidemiologie: Zeitpunkt und Ort des Auftretens von Durchfällen, auch die betroffene Personengruppe deuten auf bestimmte Erregerarten hin (Tab. 56). So ist bei anamnestisch begründetem Verdacht auf eine Lebensmittelvergiftung ein anderes Erregerspektrum zu erwarten als bei im Kindergarten übertragenen Darminfektionen oder bei Reisediarrhoe. Bei immunsupprimierten Patienten, besonders bei AIDS-Patienten, ist nach Erregern zu suchen, die eine geringe Virulenz haben und dennoch langdauernde Durchfälle hervorrufen (z. B. Kryptosporidien). Tierische Erregerreservoire gibt es für Salmonellen, Campylobacter, Yersinien, EHEC, Mikrosporidien und Balantidien.

Die **Stuhlbeschaffenheit** (Blutbeimengung, Wassergehalt usw.) sowie das Vorhandensein oder Fehlen von Fieber geben Hinweise darauf, ob es sich um eine invasive oder nichtinvasive Enteritis mit einem entsprechenden Erregerspektrum handelt. Der Nachweis von fäkalen Granulozyten deutet auf einen Erreger mit Invasionseigenschaften oder Zytotoxinbildung hin (die Stuhlprobe muß stets frisch untersucht werden).

Ätiologische Diagnostik: Bei leichten und rasch vorübergehenden Erkrankungen ist keine Erregerdiagnostik erforderlich. Sie ist aber stets indiziert bei Fieber, blutigen Durchfällen, länger als 1 Woche dauernden Durchfällen und bei bestimmten Personengruppen (immunsupprimierten Patienten, hospitalisierten Patienten, Beschäftigten in Lebensmittelbetrieben und Gemeinschaftsküchen).

Die **mikroskopische Untersuchung** des Stuhls (Tab. 58) ist wichtig bei Darminfektionen durch Protozoen und Parasiten (besonders bei länger dauernden Durchfällen). Flüssigen Stuhl soll man innerhalb 1 h im Deckglaspräparat auf lebende Trophozoiten von Protozoen und Larven von Strongyloides untersuchen. In festem Stuhl lassen sich Zysten oder Wurmeier nachweisen. Dabei kann eine Konzentrierung (z. B. mit der Merthiolat-Jod-Formalin-Technik) nützlich sein. Eine Konservierung der Stuhlprobe zum Versand ist in einem Gefäß mit Polyvinylalkohol oder 10%iger Formalin-Lösung möglich. Stuhlausstriche können nach Färbung mit Trichrom oder Eisenhämatoxylin mikroskopiert werden.
Zuverlässiger als die Stuhluntersuchung ist bei Verdacht auf Protozoen- oder Parasitenbefall die Untersuchung eines Biopsates aus der Duodenalschleimhaut (Tupfpräparat für Giardia und Mikrosporidien, Gewebsschnitt für Strongyloides, Mikrosporidien und Cryptosporidium). Eine modifizierte säurefeste Färbung ist zur Darstellung von Cryptosporidium, Isospora belli und Mycobacterium avium-intracellulare notwendig.

Bei der **Stuhlkultur** sucht man nach Salmonellen, Shigellen, Campylobacter und Yersinien. Bei blutigen Durchfällen ist zusätzlich eine Untersuchung auf Verotoxin-bildende E. coli (EHEC) zu verlangen, bei klinischem Cholera-Verdacht auf Vibrionen und bei Verdacht auf Antibiotika-assoziierte Enteritis auf Clostridium difficile mit Toxinnachweis. Bei AIDS-Patienten ist bei der kulturellen Untersuchung von Stuhlproben an die Möglichkeit einer Infektion durch Mycobacterium avium-intra-

Tab. 58. Diagnostik bei Enteritis.

Untersuchung	Erreger	
Mikroskopisch (Stuhl, Duodenalsaft, Duodenalbiopsat)	Giardia lamblia, Entamoeba histolytica, Strongyloides stercoralis	Deckglaspräparat, gefärbter Ausstrich
	Cryptosporidium, Isospora belli, Mycobacterium avium-intracellulare	Säurefeste Färbung
Kultur (Stuhl)	Bakterielle Erreger (für EHEC Spezialverfahren)	
Antigennachweis im Stuhl	Rota-, Adenoviren	
Toxinnachweis im Stuhl	Clostridium difficile (pseudomembranöse Enterokolitis)	
Sigmoidoskopie	Clostridium difficile, Entamoeba histolytica, Zytomegalie (Zytologie)	
Antikörpernachweis im Serum	Amöbiasis	
Nahrungsreste bei Lebensmittelvergiftung	Staphylokokken, Clostridien, Salmonellen, Vibrio parahaemolyticus, Bacillus cereus	

cellulare zu denken (s. S. 388). Rota- und Adenoviren lassen sich im Stuhl durch einen Schnelltest (einen käuflichen Latex-Test) nachweisen. Bei schweren Erkrankungen mit hohem Fieber sollte vor Behandlungsbeginn immer eine Blutkultur angelegt werden, in der Salmonellen, Yersinien und Campylobacter anwachsen können (bakteriämische Form).

Ein **Antikörpernachweis** ist im Serum nur bei länger dauernden Durchfällen von praktischem Nutzen (z. B. bei Yersinien- und Amöben-Infektionen). Dabei sind aber Verlaufsuntersuchungen notwendig, um aus den Serumtitern auf noch bestehende oder kürzlich stattgefundene Infektionen schließen zu können.

Durch **Sigmoidoskopie** und histologische Untersuchung eines Biopsates läßt sich eine pseudomembranöse Enterokolitis (durch Clostridium difficile) von einer Amöben-Dysenterie und einer Zytomegalie im Kolon (bei AIDS-Patienten) unterscheiden. Bei chronischen Durchfällen gelingt hierdurch auch eine Abgrenzung von Colitis ulcerosa und Morbus Crohn, einer Darmtuberkulose und einer Darminfektion durch Mycobacterium avium-intracellulare.

Bei Nahrungsmittelvergiftung (Salmonellen, Clostridium botulinum, Bacillus cereus, Staphylokokken u.a.) ist ein **Erreger- oder Toxinnachweis in Speiseresten** oder im Erbrochenen möglich.

Grundsätze der Therapie: Die meisten Enteritiden heilen in kurzer Zeit spontan. Bei leichteren Erkrankungen ist eine Antibiotika-Therapie nicht notwendig. Schwere Enteritiden mit Fieber, Enteritiden mit blutig-eitrigen Durchfällen vom Ruhr-Typ sowie Enteritiden bei schweren Grundkrankheiten (Leukämie, AIDS, Leberzirrhose usw.) und während einer immunsuppressiven Behandlung benötigen ohne jeden Zweifel eine systemische Antibiotika-Therapie. Die Auffassung, daß Antibiotika bei Enteritis generell nicht angewandt werden sollen, ist überholt. Sie stammt aus Zeiten, als mit Tetracyclinen, Chloramphenicol und Sulfonamiden wenig wirksame Mittel zur Verfügung standen. Bei richtiger Indikationsstellung wirken Gyrase-Hemmer und Co-trimoxazol rasch und zuverlässig; sie können die Krankheit abkürzen und lebensbedrohende Komplikationen verhüten. Bei Shigellose und Cholera hört außerdem durch die Antibiotika-Therapie die Infektiosität früher auf.

Ungezielte Therapie von bakteriellen Enteritiden: Mittel der Wahl sind Co-trimoxazol oder Gyrase-Hemmer. Levofloxacin und Ciprofloxacin wirken gegen alle bakteriellen Enteritis-Erreger (außer Clostridium difficile und andere Clostridien-Arten). Nicht resorbierbare Antibiotika (Neomycin, Polymyxine, schwer resorbierbare Sulfonamide) sind häufig nicht oder nur schwach wirksam. Die Substitution von Flüssigkeit und Elektrolyten ist bei starker Enteritis wichtiger als die Antibiotika-Therapie.

Gezielte Therapie

Shigellen-Ruhr: Akute fieberhafte Durchfallerkrankung (Bakterienruhr) mit Tenesmen und schleimigen, z. T. blutigen Stühlen. Neben der invasiven (dysenterischen) Krankheitsform gibt es eine diarrhoische Form durch Enterotoxin-bildende Shigella dysenteriae mit wäßrigen Durchfällen. Weitgehend identische Krankheitsbilder können durch bestimmte E.-coli-Typen (s. S. 474) hervorgerufen werden. Die Resistenz von Shigellen gegen Sulfonamide, Ampicillin, Co-trimoxazol und Tetracycline nimmt zu (besonders unter den Shigella-sonnei-Stämmen), so daß sich die Behandlung – vor allem während einer Epidemie – nach dem Antibiogramm zu richten hat. Wegen der hohen Infektiosität und der destruierenden Kolitis sollten alle Erwachsenen je nach Empfindlichkeit des Epidemiestammes oral mit Ciprofloxacin (2mal tgl. 0,5 g für 1–3 Tage), Kinder mit Co-trimoxazol (2mal tgl. 10–15 mg/kg) behandelt werden. In Entwicklungsländern müssen trotz häufiger Resistenz wegen der niedrigeren Kosten weiterhin Ampicillin (Erwachsene oral tgl. 2 g, Kinder 50 mg/kg) oder Tetracyclin (Erwachsene tgl. 1 g, Kinder 50 mg/kg per os) für 5 Tage verwandt werden.

Salmonellen-Enteritis (auch S. 581): Akute, z. T. fieberhafte Gastroenteritis wechselnder Schwere, meist 6–24 Stunden nach Verzehr einer Salmonellen-haltigen Speise, oft als Gruppenerkrankung auftretend. Eine Salmonellen-Enteritis kann – je nach Erregereigenschaften – zu einer Mukosainvasion mit Entzündung, zu einer wäßrigen Diarrhoe (durch Enterotoxinbildung) und/oder zu Geschwürsbildung und pseudomembranöser Enterokolitis (durch Zytotoxinbildung) mit dem Risiko septischer Absiedlungen führen. Typhus und Paratyphus sind septikämische Erkrankungen und dürfen nicht mit einer Salmonellen-Enteritis verwechselt werden.
Bei leichten, schnell vorübergehenden Störungen findet eine Spontanheilung statt; daher sind Antibiotika nicht erforderlich. Schwere Formen mit Fieber und blutigen

Stühlen oder mit positiver Blutkultur sollen auch wegen der Gefahr einer Absiedlung in anderen Organen (z. B. Osteomyelitis) einer intensiven Antibiotika-Therapie unterzogen werden. Auch bei immunsupprimierten Patienten, bei Patienten mit schweren Grundkrankheiten und Abwehrschwäche (z. B. Leukämie, AIDS, nach Organtransplantation) und älteren Menschen (über 65 Jahre) sowie bei Neugeborenen darf man bei Salmonellen-Erkrankungen auf eine antibakterielle Behandlung nicht verzichten, weil es dabei häufig zu einer Septikämie und zu septikämischen Absiedlungen kommt. Gefürchtet sind Gruppeninfektionen in Altersheimen und Kliniken (z. T. mit erheblicher Letalität). Früher verwendete man Co-trimoxazol (2mal tgl. 0,96 g) oder Ampicillin (Erwachsene tgl. 3–4 g, Kinder 100 mg/kg), die heute wegen Resistenz der Erreger oft versagen. Dagegen ist Ciprofloxacin oder Ceftriaxon fast immer wirksam. Chloramphenicol darf wegen seiner Hämatotoxizität nicht zur Therapie der Salmonellen-Enteritis verwendet werden. Die Therapie mit Co-trimoxazol oder Ampicillin kann eine postenteritische Salmonellen-Ausscheidung nicht verhindern.

Yersiniosen: Unter dem Bild einer Appendizitis, Enteritis oder Sepsis verlaufende intestinale Infektion durch Yersinia enterocolitica, selten durch Yersinia pseudotuberculosis mit Schwellung der Mesenteriallymphknoten. Die Enteritis verläuft meist akut, manchmal auch protrahiert und ist teils im Ileum, teils im Dickdarm lokalisiert. Oft entstehen Geschwüre, aus denen es blutet. Charakteristisch sind die starken Schmerzen, besonders im rechten Unterbauch (Pseudoappendizitis). Bei älteren Kindern schließt sich nicht selten eine akute Polyarthritis oder ein Erythema nodosum an. Die Erreger können aus exzidierten Mesenteriallymphknoten (Laparotomie wegen Appendizitisverdacht) oder aus dem Stuhl angezüchtet werden. Serologische Diagnose möglich (Nachweis von spezifischen Antikörpern, Titeranstieg). Verlauf meist gutartig mit Tendenz zur Spontanheilung. Eine Antibiotika-Therapie ist in jedem Fall ratsam zur Verhinderung von Komplikationen, Nachkrankheiten (reaktive Arthritis, Erythema nodosum) und protrahierten Verläufen. Co-trimoxazol und Tetracycline sind gut wirksam, auch Levofloxacin oder Ciprofloxacin (für 1 Woche). Ampicillin ist ungeeignet, da die meisten Yersinien-Stämme β-Lactamasen bilden. Bei Sepsis soll Ciprofloxacin i.v. mit Gentamicin kombiniert werden (für 2–4 Wochen).

Campylobacter-Enteritis: Schmerzhafte z. T. blutige Durchfälle mit Fieber, z. T. länger dauernd (besonders bei immunsupprimierten Patienten). Systemische Komplikationen sind fulminante Sepsis, Meningitis, Osteomyelitis und purulente Arthritis. Die Erreger (Campylobacter jejuni) sind weit verbreitete Krankheitserreger bei Tieren und Menschen. Die Infektion erfolgt häufig mit Nahrungsmitteln (Fleisch, Geflügel, Milchprodukte). Epidemische Ausbrüche sind möglich. Die Anzüchtung erfordert einen Selektivnährboden und mehrtägige anaerobe Bebrütung (bei erhöhter CO_2-Spannung). Clarithromycin oder Erythromycin ist im allgemeinen gut wirksam, auch Levofloxacin oder Ciprofloxacin. Eine Anwendung ist immer notwendig bei schweren oder rezidivierenden Infektionen. Eine Resistenz gegen Makrolide kommt in 1–9% vor. Ein Teil der Campylobacter-Isolate ist heute auch gegen Gyrase-Hemmer resistent.

Cholera: Akute Enteritis mit anhaltenden wäßrigen Durchfällen, starken, durch Toxine bedingten Wasser- und Elektrolytverlusten, hypovolämischem Schock, metabolischer Azidose, Wadenkrämpfen, Aphonie. In schweren Fällen charakteristisches

Infektionen des Gastrointestinaltraktes

klinisches Bild. Erregeranzüchtung auf Spezialnährboden möglich. Cholera kommt in Mitteleuropa nicht vor; bei Durchfällen nach Mittelmeer- und Tropenreisen ist jedoch auch an Cholera zu denken. Ein choleriformes Syndrom tritt manchmal bei anderen Enteritiden (durch Salmonellen und Enterotoxin-bildende E. coli) auf.

Therapie: In erster Linie ausreichende Infusionsbehandlung mit glukosehaltigen Elektrolytlösungen und Ausgleich der Azidose. Bei Fortsetzung der Infusionsbehandlung (Erhaltungstherapie) sind laufende Überwachung der Flüssigkeitsverluste und Laborkontrollen notwendig, um ein Schockrezidiv zu verhindern. Bei Unmöglichkeit einer parenteralen Flüssigkeitszufuhr ist eine orale Substitution notwendig (Zusammensetzung: 20 g Glukose, 3,5 g NaCl, 2,5 g $NaHCO_3$, 1,5 g KCl auf 1 l Wasser). In südlichen Ländern gibt es in jeder Apotheke die »Oral Rehydration Formula« der WHO (in Beuteln verpackt). Opiate und Peristaltik-Hemmer sind kontraindiziert (weil Schock-begünstigend).

Zur schnelleren Elimination der Erreger wird eine antibiotische Therapie mit Co-trimoxazol oral (2mal tgl. 0,96 g) oder mit Doxycyclin (Erwachsene und ältere Kinder oral 2mal tgl. 0,1 g) für mindestens 3 Tage empfohlen. Auch die orale Einmalgabe von 0,3 g Doxycyclin kann ausreichen. Während einer Epidemie können Choleravibrionen gegen Doxycyclin resistent werden. Eine Resistenz gegen Co-trimoxazol kommt bei Vibrio-cholerae-O-139-Stämmen vor. Dann ist Ciprofloxacin (2mal tgl. 0,25 g für 3 Tage) immer noch wirksam.

Prophylaxe: Personen im gleichen Haushalt können einmalig 0,2 g Doxycyclin oral erhalten.

E.-coli-Enteritis: E. coli kann zu mindestens 4 verschiedenen Formen einer Enteritis führen. **Enterotoxin-bildende Stämme** von E. coli (ETEC) rufen wäßrige Durchfälle (choleraähnlich) hervor (Reisediarrhoe). Dabei besteht kein Fieber. Im Stuhl (Deckglaspräparat) sind keine Granulozyten nachweisbar. Das Enterotoxin ist durch PCR nachweisbar. Die zweite Form einer Coli-Enteritis (ruhrähnlich) beruht auf einer Infektion vorwiegend des Dickdarmes durch **invasive E. coli** (EIEC), die besonders bei älteren Kindern und Erwachsenen zu einem ruhrartigen Krankheitsbild mit blutigen Stühlen führen können. Der Stuhl enthält reichlich Granulozyten. Blutende Darmgeschwüre ohne Fieber kommen häufig auch bei Darminfektionen durch **Verotoxin-bildende E. coli** (sog. enterohämorrhagische E. coli = EHEC) vor. EHEC können durch Serotypisierung und Toxinnachweis identifiziert werden. Es erkranken vor allem Kinder und ältere Erwachsene nach dem Genuß von Hackfleisch, roher Milch, Mayonnaise und nach Umgang mit Kühen. Es gibt viele Serotypen (z. B. O 157 und O 26). Sie können zu hämorrhagischer Kolitis führen und als lebensbedrohende Komplikation ein hämolytisch-urämisches Syndrom auslösen. Die intestinale Symptomatik ist oft uncharakteristisch (Bauchschmerzen, Übelkeit, keine Durchfälle).

Früher waren bei Säuglingen Durchfälle durch **enteropathogene E. coli** (EPEC) der Serogruppen O 55, O 111 u.a. häufig (Säuglingsdiarrhoe). Sie sind heute so selten geworden, daß eine routinemäßige Suche danach nicht mehr lohnt.

Therapie (s. Tab. 59): Schwere Infektionen durch Enterotoxin-bildende E. coli sowie ruhrartige E.-coli-Infektionen können mit Co-trimoxazol behandelt werden, bei Erwachsenen auch mit Levofloxacin oder Ciprofloxacin (besonders in Gebieten mit häufiger Resistenz gegen Co-trimoxazol). Bei einer Infektion durch Verotoxin-bildende E. coli wird in der Literatur von einer antimikrobiellen Therapie abgeraten, da man eine verstärkte Toxinfreisetzung im Darm befürchtet. Zur Prophylaxe werden

Enteritis

hygienische Maßnahmen empfohlen: kein Genuß von Rohmilch und Rohmilchprodukten und von ungenügend erhitztem Fleisch sowie Isolierpflege (Erkrankte können infektiös sein).

Reisediarrhoe: Reisende in Südeuropa und anderen warmen Ländern erkranken häufig an akuten, meist afebrilen Diarrhoen. Ihre Genese ist nicht einheitlich; in der Mehrzahl der Fälle sind Enterotoxin-bildende und enteroadhäsive E. coli die Ursache, gegen welche die einheimische Bevölkerung schon weitgehend immun geworden ist. Andere Ursachen der Reisediarrhoe können Yersinien, Campylobacter, Shigellen, Salmonellen, Giardia lamblia, enteroinvasive E. coli, Aeromonas, Plesiomonas, Vibrio parahaemolyticus und Viren sein.

Therapie: Eine Abkürzung des Krankheitsverlaufes ist möglich durch kurzdauernde Therapie mit Co-trimoxazol, tgl. 1,92 g per os, oder Ciprofloxacin, täglich 0,5–1,0 g per os. Bei Nichtansprechen ist mit anderen Erregern (Amöben, Rota-

Tab. 59. Gezielte Therapie von Enteritiden.

Erreger	Empfohlenes Medikament	Alternativen	
Enteritis-Salmonellen	Ciprofloxacin (2mal tgl. 0,5 g)	Co-trimoxazol (2mal tgl. 0,96 g)	für 7 Tage
Yersinien	Ciprofloxacin (2mal tgl. 0,5 g)	Co-trimoxazol (2mal tgl. 0,96 g) Tetracyclin (4mal tgl. 0,25 g)	für 7 Tage
Campylobacter jejuni	Clarithromycin (2mal tgl. 0,25 g)	Ciprofloxacin (2mal tgl. 0,5 g) Tetracyclin (4mal tgl. 0,25 g)	für 7 Tage
Shigellen	Ciprofloxacin (2mal tgl. 0,5 g)	Co-trimoxazol (2mal tgl. 0,96 g) Ampicillin (4mal tgl. 0,5 g)	für 5 Tage
E. coli (invasiv, enterotoxisch)	Co-trimoxazol (2mal tgl. 0,96 g für 5 Tage)	Levofloxacin (2mal tgl. 0,2 g) Ciprofloxacin (2mal tgl. 0,5 g)	für 1–5 Tage
EHEC (enterohämorrhagische E. coli)	Therapie umstritten	Kein Co-trimoxazol	
Clostridium difficile	Vancomycin (4mal tgl. 0,125 g)	Metronidazol (4mal tgl. 0,5 g)	für 10 Tage
Giardia lamblia	Metronidazol (3mal tgl. 0,25 g für 7 Tage)	Tinidazol (einmalig 2 g)	
Entamoeba histolytica	Metronidazol (3mal tgl. 0,75 g für 5–10 Tage), evtl. + Diloxanid (3mal tgl. 0,5 g für 10 Tage)		

Infektionen des Gastrointestinaltraktes

viren) zu rechnen; ggf. Therapie gegen Amöben mit Metronidazol durchführen. Bei leichten Formen ohne Fieber und Allgemeinerscheinungen kann die meist schnelle Spontanheilung abgewartet werden. Keine sog. Antidiarrhoika anwenden (meist wirkungslos, z. T. gefährlich)! Wichtig ist eine orale Rehydratation. Dazu eignen sich bilanzierte Zucker-Elektrolyt-Lösungen (wie bei Cholera). Handelsüblich als Beutel in jeder Apotheke in den Tropen (WHO Oral Rehydration Formula). Muß in Deutschland vom Apotheker hergestellt werden. Die hier handelsüblichen Rehydratationspräparate unterscheiden sich teilweise von dem WHO-Rezept.

Loperamid (z.B. Imodium), das die Peristaltik hemmt, kann notfalls bei schwerer Reisediarrhoe von älteren Kindern und Erwachsenen für 1–2 Tage genommen werden. Bei jüngeren Kindern und bei Ruhr ist es wegen der Gefahr eines toxischen Megakolons (Ileusgefahr) kontraindiziert. Dosierung bei Erwachsenen: initial 4 mg (als Kapseln oder Tropfen), danach 2 mg nach jedem ungeformten Stuhl, jedoch tgl. nicht mehr als 12 mg, bei Kindern ab 12 Jahre initial 2 mg, danach 1 mg nach jedem ungeformten Stuhl, jedoch tgl. nicht mehr als 8 mg.

Eine **Prophylaxe** durch dauernde Einnahme eines schwer resorbierbaren Sulfonamids, von Neomycin, Colistin, Polymyxin B oder Paromomycin ist meistens wirkungslos. Bei kürzerem Aufenthalt von 1–2 Wochen in einem Hochrisikogebiet ist eine Prophylaxe mit 1mal tgl. 0,96 g Co-trimoxazol oral möglich (unsicher wirksam). Besser ist eine penible Nahrungsmittelhygiene, die auch gegen andere enterale Infektionen schützt (Typhus, Cholera, Amöbiasis, Hepatitis usw.). Zu vermeiden sind Leitungswasser, Eiswürfel, Speiseeis, Salate, ungeschälte Früchte, rohes Gemüse, Mayonnaise, Creme-Desserts, ungekochte Milch, Milchprodukte wie Käse usw., ungenügend erhitztes Fleisch, roher Fisch, Muscheln, kaltes Buffet! Weitgehend ungefährlich sind gekochte Nahrung, die noch heiß ist, frisches Brot, auch gekochtes Wasser sowie Wein, Bier, Tee, Kaffee, Flaschengetränke mit Kohlensäure.

Virusenteritiden: Meist leichtere Darmerkrankungen durch Rotaviren, Astroviren, Enteroviren (ECHO-, Coxsackieviren) und Adenoviren, z. T. mit Atemwegsinfektion. Antigennachweis im Stuhl bei Rota- und Adenovirus-Infektionen durch Latex-Test oder ELISA-Technik. Behandlung mit Diät, evtl. Infusionen oder orale Rehydrierung.

Nekrotisierende Enterokolitis des Neugeborenen: Gefährliche Erkrankung von Neugeborenen mit starker Auftreibung des Abdomens, Stühle teilweise blutig, oft Perforation von Ulzera, Peritonitis und Ileus. Rascher, meist tödlicher Verlauf. Man nimmt an, daß eine durch Ischämie oder lokale Noxen bedingte Schädigung der Darmschleimhaut das Eindringen von Bakterien ermöglicht. Bei Peritonitis liegt immer eine Mischinfektion vor.
Therapie bei Peritonitis und Sepsis mit Cefotaxim + Piperacillin + Clindamycin (i. v.) oder mit Cefotaxim + Gentamicin + Metronidazol (i. v.). Bei Darmperforation (freie Luft in der Bauchhöhle) sofortige Operation. Außerdem Flüssigkeitstherapie, Schockbekämpfung, evtl. mechanische Beatmung, nasogastrale Sonde usw.

Enterokolitis bei Neutropenie (Typhlitis): Vorkommen bei Tumorpatienten unter Zytostatika-Therapie und bei Leukämie. Erreger meist Clostridium septicum, Clostridium perfringens oder Clostridium sordelli (bei Gesunden in 10–60% in der

Appendix vorkommend). Erkrankung mit Fieber, Bauchschmerzen, wäßrigen oder blutigen Durchfällen. Im Zäkum und benachbarten Dickdarm bestehen Nekrosen und Blutungen mit den typischen Bakterien in der Darmwand (oft auch in der Blutkultur nachweisbar).
Therapie: Breite Interventionstherapie (z. B. mit Cefotaxim + Gentamicin + Metronidazol), bei Perforation Operation. Wenn eine Pseudomonas-Infektion nicht auszuschließen ist, gibt man besser Ceftazidim + Clindamycin.

Pseudomembranöse Enterokolitis: Während einer Antibiotika-Therapie kann es zu Veränderungen der normalen Darmflora und zum Überwuchern von Clostridium difficile im Darm kommen. Die gefährliche pseudomembranöse Enterokolitis durch Selektion von Clostridium difficile tritt relativ häufig nach Therapie mit Clindamycin, Ampicillin und Tetracyclinen auf; sie äußert sich in profusen Durchfällen, Erbrechen, Kollaps und Kreislaufversagen (s. S. 201). Andere Mittel, die eine pseudomembranöse Enterokolitis auslösen können, sind sonstige Penicilline, Cephalosporine, Aztreonam, Imipenem, Meropenem, Co-trimoxazol, Makrolide, Chloramphenicol u. a., aber auch Zytostatika.

Diagnose: Eine pseudomembranöse Enterokolitis verläuft oft protrahiert; schwere Formen können tödlich enden. Das Krankheitsbild ähnelt einer Colitis ulcerosa und beruht auf der Bildung von Zytotoxin und Enterotoxin durch Clostridium difficile. Es gibt auch wäßrige Durchfälle ohne Blutbeimengung. Im Stuhlpräparat findet man mikroskopisch reichlich Granulozyten. Clostridium difficile ist aus den Fäzes in großer Menge anzüchtbar. Beweisend ist der Toxinnachweis in der Gewebekultur, heute einfacher und rascher mit dem Enzym-Immun-Assay (EIA-Testkit im Handel). Die Verdachtsdiagnose kann auch bei einer vorsichtigen Koloskopie gestellt werden. Die **Therapie** muß auf Verdacht hin begonnen werden. Schwere Formen einer pseudomembranösen Enterokolitis, die plötzlich mit starken Durchfällen und schweren Allgemeinsymptomen beginnen, haben unbehandelt eine schlechte Prognose. Mittel der Wahl ist Vancomycin per os (0,125 g, bei Kindern 5 mg/kg alle 6 h) für 10 Tage. Für Kinder (Dosierung nach Körpergewicht) ist die orale Gabe der Infusionslösung praktikabler und billiger. Auch Metronidazol (4mal tgl. 0,25 g, bei Kindern 7 mg/kg oral) ist gegen Clostridium difficile wirksam. Metronidazol kann versagen (infolge Resistenz der Clostridien). Andere Antibiotika (außer Teicoplanin oral) sind unwirksam. Bei Unmöglichkeit einer oralen Applikation wirkt auch i.v. infundiertes Metronidazol (nicht aber Vancomycin i.v.). Rezidive (nach Beendigung der Therapie) kommen in 10–20% vor und sprechen erneut auf Vancomycin oder Metronidazol an. Bei schweren Formen mit profusen Durchfällen und Schocksymptomen ist eine intensive Behandlung mit Substitution der Wasser- und Elektrolytverluste wichtig. Die auslösenden Antibiotika müssen sofort abgesetzt werden. Peristaltikhemmer, z. B. Loperamid, sind kontraindiziert. Bei Darmperforation mit Peritonitis ist sofortige Operation notwendig. Der Nutzen prophylaktischer oraler Gaben von Vancomycin bei gefährdeten Patienten ist nicht erwiesen.

Bakterielle Lebensmittelvergiftung: Die wichtigsten Erreger sind Salmonellen (Latenzzeit 6–48 h) und Enterotoxin-bildende Staphylokokken (Latenzzeit 1–6 h). Daneben können andere Keime, wenn sie in großer Zahl in Speisen enthalten sind, leichte oder schwere Durchfälle verursachen (z. B. Pseudomonas aeruginosa, Bacillus cereus, Aeromonas hydrophila, Plesiomonas shigelloides, Yersinien u. a.). Clo-

Infektionen des Gastrointestinaltraktes

stridium perfringens ist ein häufiger, aber selten diagnostizierter Erreger von Lebensmittelvergiftungen. Vibrio vulnificus kommt vor allem in rohen Austern vor und kann nach Aufnahme in den Magen-Darm-Trakt in 24 Stunden zu lebensbedrohlicher Sepsis führen (s. S. 402). Der Nachweis der Erreger kann in den Speisen einfacher sein als im Stuhl. Bei Staphylokokken, die ein hitzestabiles Enterotoxin bilden, schließt der fehlende Nachweis von Bakterien in einer gekochten Speise eine Staphylokokken-Ätiologie nicht aus.

Meist genügt eine symptomatische **Therapie**, da nur die im Nahrungsmittel enthaltenen Toxine krankheitsauslösend sind (z. B. durch Elektrolytinfusionen oder orale Rehydrierung).

Botulismus: Nach Genuß von kontaminierten Speisen (z. B. schlecht geräuchertem Schinken, Räucherforellen, eingemachten Bohnen) Erbrechen und Durchfälle mit symmetrischen Hirnnervenlähmungen bei klarem Bewußtsein. Gefahr von Atemstillstand. Toxinnachweis im Serum und in Speiseresten (Tierversuch) möglich. Bei Säuglingen gibt es den sog. infantilen intestinalen Botulismus, bei dem zwar die typischen neurologischen Ausfälle und Herzrhythmusstörungen bestehen, jedoch kein Durchfall (trotz Anwesenheit und Toxinbildung der Clostridien im Darm). Wundbotulismus ist sehr selten.

Therapie: Sofortige Gabe von trivalentem antitoxischen Botulismus-Serum, Kortikosteroide, Schocktherapie, Intensivpflege, notfalls mechanische Beatmung, Herzschrittmacher. Bei Wundbotulismus ist eine Therapie mit Penicillin G notwendig.

Enteritis durch Vibrio parahaemolyticus: Halophile Vibrionen haben besonders in Japan und den USA zu Nahrungsmittelinfektionen geführt. Muscheln, roher oder gekochter Fisch oder kontaminierte Speisen sind die Hauptquelle der Infektionen. In Europa sind Infektionen durch Vibrio parahaemolyticus selten diagnostiziert worden. Die Erkrankung verläuft ähnlich wie eine Salmonellen-Enteritis mit Diarrhoe (z.T. blutig), Bauchschmerzen, Erbrechen, Übelkeit. Dabei sind oft Kopfschmerzen und mittelgradiges Fieber vorhanden. Im allgemeinen heilt die Erkrankung in 2 bis 5 Tagen. Bei schweren Verlaufsformen kann eine **Therapie** mit Co-trimoxazol oder Doxycyclin indiziert sein.

Amöben-Ruhr: Akute oder chronische Form, häufig nur symptomloser Darmlumenbefall. Personen mit Abwehrschwäche (z. B. nach Organtransplantation) sind besonders gefährdet. Diagnose durch mikroskopischen Nachweis von Amöben im Stuhl. Das Auftreten von Trophozoiten im frischen Stuhl beweist eine Erkrankung der Darmschleimhaut. Die Zysten von Entamoeba histolytica können mikroskopisch nicht von den Zysten von Entamoeba dispar (apathogen) unterschieden werden. Ein Leberabszeß läßt sich durch Sonographie oder Tomographie feststellen. Bei Gewebeinfektionen ist im Serum ein Antikörpernachweis (ELISA-Test) möglich.

Bei der **Behandlung** ist zwischen einer asymptomatischen Darmlumeninfektion und einer Gewebeinfektion zu unterscheiden. Die schweren Folgen einer unerkannten Amöben-Infektion und die Schwierigkeiten der Diagnostik rechtfertigen eine Behandlung auf Verdacht bei entsprechender Exposition (z. B. Indienreise). Das Mittel der Wahl ist Metronidazol, von dem 3mal tgl. 0,75 g oral (Kinder 3mal tgl. 10–15 mg/kg) bei leichten Infektionen für 3–5 Tage, bei schweren Infektionen für 10 Tage gegeben werden. Eine Alternative ist Tinidazol (Simplotan). Die Nitroimidazole wirken bei allen Formen der Krankheit (einschließlich Leberabszeß). Gefährliche Komplikationen einer Amöbenruhr sind eine Peritonitis und ein Leberabszeß, selten ein Hirnabszeß. Ein Amöbom (intraabdominelle tumorähnliche Schwellung) kommt bei invasiver Darmerkrankung in <1% vor. Bei Leberabszeß (meist solitär) sind immer Hospitalisierung, Bettruhe, Nahrungskarenz oder flüssige Diät, u. U. Behandlung von Wasser- und Elektrolytstörungen notwendig. Auf Ruptursymptome (intrapleural, intraperikardial oder intraperitoneal) ist zu achten. Bei Unverträglichkeit oder Therapieversagen oder in der Schwangerschaft kommt Chloroquin in Betracht. Große Leberabszesse sollten evtl. ein- oder mehrmalig durch geschlossene Nadelaspiration unter sonographischer Kontrolle abgesaugt werden. Weitere Komplikationen sind Sekundärinfektionen und Lebervenenthrombose. Rezidive kommen in den ersten 6 Wochen nach Therapiebeginn vor, weshalb die Patienten in dieser Zeit sorgfältig zu überwachen sind. Bei einer Darmlumeninfektion ist Metronidazol wegen der raschen Resorption weniger wirksam als Diloxanid, welches daher zusätzlich (nach einer Metronidazolbehandlung) gegeben werden sollte (auch zur Abtötung der Zysten). Die Therapie der Darmlumeninfektion kann auch mit Chinolin-Derivaten (Diiodoquin) oder Diloxanid (Entamide, in der Schweiz als Furamid im Handel) erfolgen.

Giardiasis: Früher als Lambliasis bezeichnet. Übertragung durch Trinkwasser, Nahrungsmittel, Kontakt (Mensch, Haustiere). Häufiger bei Kindern und immunsupprimierten Patienten, auch bei Hypogammaglobulinämie, IgA-Mangel, Magenulkus, Gallengangserkrankungen und Pankreatitis. Asymptomatische Träger sind häufig. Die wäßrigen Durchfälle können akut oder chronisch verlaufen und zu Malabsorption führen. Mikroskopischer Erregernachweis von Trophozoiten im Duodenalsaft häufiger möglich als im Stuhl (intermittierende Ausscheidung).

Therapie: Metronidazol, von dem Erwachsene tgl. 0,75 g (in 3 oralen Einzelgaben), Kinder von 4–8 Jahren tgl. 0,25 g und Kinder unter 4 Jahren tgl. 0,125 g erhalten (für 7 Tage). Oder Einmaltherapie mit Tinidazol (Erwachsene einmalig 2 g, Kinder von 6–12 Jahren 1 g). Asymptomatische Träger mitbehandeln!

Balantidien-Ruhr: Akute oder protrahiert verlaufende Dickdarmenteritis mit wäßrigen, schleimigen oder blutigen Stühlen. Vorkommen selten. Die großen beweglichen Trophozoiten sind in flüssigem Stuhl mikroskopisch leicht zu identifizieren, während man in geformtem Stuhl nur die Zysten findet. Erregerreservoir sind Schweine und andere Tiere.
Therapie: Metronidazol, tgl. 0,75–1,0 g per os für 5 Tage, evtl. auch Tetracyclin, tgl. 2 g per os.

Kokzidien-Infektionen: Kryptosporidien, Mikrosporidien, Isospora belli und Cyclospora sind zu den Kokzidien gehörende Protozoen. Erkrankungen in jedem Lebensalter möglich, besonders bei Abwehrschwäche (z. B. AIDS). Cholera-ähnliche Durchfälle, z. T. mit niedrigem Fieber und krampfartigen Leibschmerzen, bei immunsupprimierten Patienten oft protrahiert verlaufend, z. T. mit Malabsorptionssyndrom (subtotale Dünndarmzottenatrophie), bei immunkompetenten Personen von kürzerer Dauer und selbstheilend. Mikroskopischer Nachweis im Dünndarmbiopsat (alkoholfixiertes Tupfpräparat nach Giemsa färben) oder Nachweis der Oozysten im Stuhl (modifizierte säurefeste Färbung, evtl. nach Anreicherung der

Infektionen des Gastrointestinaltraktes

Erreger). Die Kryptosporidien heften sich an die Zottenmembran der Dünndarmepithelien an. Auch wenn im Stuhl keine Oozysten nachweisbar sind, können im Dünndarmbiopsat die verschiedenen Entwicklungsformen der Erreger gefunden werden (besonders bei Mikrosporidien-Infektionen).

Bei schweren Cryptosporidium-Infektionen ist ein Behandlungsversuch mit Azithromycin (tgl. 0,5 g für 3 Tage) gerechtfertigt (s. S. 189). Oft sind eine i.v. Flüssigkeitstherapie und parenterale Ernährung erforderlich.

Mikrosporidien (Enterocytozoon bieneusi und E. intestinalis) können zu ähnlichen langanhaltenden Diarrhoen führen. Häufig bestehen auch Zeichen einer Cholestase (durch Befall der Gallenwege). Die sehr kleinen Mikrosporidien sind im Stuhl nur schwer nachweisbar; sie finden sich aber in großer Zahl als Parasitenzysten in den Darmzellen (Duodenalbiopsie). Eine sicher wirksame Therapie ist bisher nicht bekannt. Gegen E. bieneusi wirkt evtl. Atovaquon, gegen E. intestinalis Albendazol günstig (trotzdem häufig Rezidive).

Bei Isospora- und Cyclospora-Infektionen wirkt Co-trimoxazol oral (2mal tgl. 0,96 g, bei HIV-Patienten evtl. 4mal tgl. 0,96 g für 7–10 Tage). Um einen Rückfall zu verhüten, ist bei Isospora-Infektionen eine längere Suppressionsbehandlung mit 1mal tgl. 0,48 g Co-trimoxazol oral oder mit Fansidar (1mal wöchentlich 0,525 g oral) möglich.

Strongyloides-Infektionen: Vorkommen dieses Zwerg-Hakenwurmes vor allem in tropischem und subtropischem Klima, seltener in gemäßigtem Klima. Die Infektion erfolgt durch die im Boden enthaltenen filariformen Larven, welche die Haut durchdringen, durch den Kreislauf in die Lungen gelangen und von dort in den Dünndarm kommen. Die 2 mm langen weiblichen Würmer saugen sich an der Mukosa fest und setzen etwa 4 Wochen nach stattgefundener Infektion die Eier ab, aus denen noch im Darm infektionstüchtige Larven entstehen, welche mit dem Stuhl ausgeschieden werden. Die Larven können aber auch durch die Darmwand oder die Afterhaut eindringen und so zu einer zunehmenden Parasiteninfektion führen.

Außer Haut- und Lungensymptomen können Darmsymptome auftreten, wie schleimige Durchfälle, Erbrechen, Bauchschmerzen. Bei chronischem Strongyloides-Befall kann sich ein Malabsorptionssyndrom mit Eiweißverlust (durch den Darm) und Gewichtsverlust entwickeln. Bei immunsupprimierten Patienten mit sog. Hyperinfektionssyndrom sind die Stühle meist blutig, die Infektion oft disseminiert (Larveninvasion in innere Organe), Erkrankungen nicht selten tödlich. Eine Eosinophilie im Blut fehlt bei disseminierten Erkrankungen meistens. Die Larven können dann oft im Sputum, in der Bronchialspülflüssigkeit oder im Liquor nachgewiesen werden.

Therapie: Ein relativ gut wirksames Mittel ist Thiabendazol (MSD, im Ausland noch im Handel), das 2 Tage gegeben wird, bei disseminierter Infektion für 2 Wochen. Eine Alternative ist Ivermectin. Eine Behandlung ist wegen der Gefahr einer fortschreitenden Autoinfektion auch bei Nichterkrankten indiziert.

Literatur

Addiss DG, Mathews HM, Stewart JM, et al. Evaluation of a commercially available enzyme-linked immunosorbent assay for Giardia lamblia antigen in stool. J Clin Microbiol 1991; 29: 1137.

Anwar-Bruni DM, Hogan SE, Schwartz DA, et al. Atovaquone is effective treatment for the symptoms of gastrointestinal microsporidiosis in HIV-1-infected patients. AIDS 1996; 10: 19.

Ashkenazi S, May-Zahav M, Sulkes J, et al. Increasing antimicrobial resistance of Shigella isolates in Israel during the period 1984 to 1992. Antimicrob Ag Chemother 1995; 39: 819.

Bennish ML, Salam MA, Khan WA, et al. Treatment of shigellosis: III. Comparison of one- and two-dose ciprofloxacin with standard 5-day treatment. A randomized, blinded trial. Ann Intern Med 1992; 117: 727–34.

Blanshard C, Ellis DS, Tovey DG, et al. Treatment of intestinal microsporidiosis with albendazole in patients with AIDS. AIDS 1992; 6: 311–3.

Charvalos E, Tselentis Y, Hamzehpour MM, et al. Evidence for an efflux pump in multidrug-resistant Campylobacter jejuni. Antimicrob Agents Chemother 1995; 39: 2019.

De Groote MA, Visvesvara G, Wilson ML, et al. Polymerase chain reaction and culture confirmation of disseminated Encephalitozoon cuniculi in a patient with AIDS: Successful therapy with albendazole. J Infect Dis 1995; 171: 1375.

de Lalla F, Nicolin R, Rinaldi E, et al. Prospective study of oral teicoplanin versus oral vancomycin for therapy of pseudomembranous colitis and Clostridium difficile-associated diarrhea. Antimicrob Ag Chemother 1992; 36: 2192–6.

DuPont HL, Ericsson CD. Prevention and treatment of travellers' diarrhea. N Engl J Med 1993; 328: 1821–6.

Echeverria J, Seas C, Carillo C, Mosterino R, et al. Efficacy and tolerability of ciprofloxacin prophylaxis in adult household contacts of patients with cholera. Clinical Infectious Diseases 1995; 20: 1480–4.

Gotuzzo E, Seas C, Echeverria J, et al. Ciprofloxacin for the treatment of cholera: a randomized, double-blind, controlled clinical trial of a single daily dose in Peruvian adults. Clinical Infectious Diseases 1995; 20: 1485–90.

Hill DR. Giardiasis. Issues in diagnosis and management. Infect Dis Clin North Am 1993; 7: 503.

Hoge CW, Shlim DR, Ghimire M, et al. Placebo-controlled trial of co-trimoxazole for cyclospora infections among travellers and foreign residents in Nepal. Lancet 1995; 345: 691.

Lee LA, Puhr ND, Maloney EK, et al. Increase in antimicrobial-resistant Salmonella infections in the United States, 1989–1990. J Infect Dis 1994; 170: 128.

Madico G, Gilman RH, Miranda E, et al. Treatment of cyclospora infections with co-trimoxazole. Lancet 1993; 342: 122.

McAuley JB, Herwaldt BL, Stokes SL, et al. Diloxanide furoate for treating asymptomatic Entamoeba histolytica cyst passers: 14 year's experience in the United States. Clin Infect Dis 1992; 15: 464–8.

Merz CS, Kramer C, Forman M, et al. Comparison of four commercially available rapid enzyme immunoassays with cytotoxin assay for detection of Clostridium difficile toxins(s) from stool specimens. J Clin Microbiol 1994; 32: 1142.

Molina J-M, Oksenhendler E, Beauvais B, et al. Disseminated microsporidiosis due to Septata intestinalis in patients with AIDS: clinical features and response to albendazole therapy. Journal of Infectious Diseases 1995; 171: 245–9.

Murphy GS, Bodhidatta L, Echeverria P, et al. Ciprofloxacin and loperamide in the treatment of bacillary dysentery. Ann Intern Med 1993; 118: 582–6.

Pape JW, Verdier RI, Johnson WJ. Treatment and prophylaxis of Isospora belli infection in patients with the acquired immunodeficiency syndrome. New Engl J Med 1989; 320: 1044.

Pape JW, Verdier RI, Boncy M, et al. Cyclospora infection in adults infected with HIV: Clinical manifestations, treatment, prophylaxis. Ann Intern Med 1994; 121: 654.

Pasic M, Jost R, Carell T, et al. Intracolonic vancomycin for pseudomembranous colitis. N Engl J Med 1993; 329: 583.

Reina J, Borrell N, Serra A. Emergence of resistance to erythromycin and fluoroquinolones in thermotolerant Campylobacter strains isolated from feces, 1987–1991. Eur J Clin Microbiol Infect Dis 1992; 11: 1163.

Salam I, Katelaris P, Leigh-Smith S, Farthing MJ. Randomised trial of single-dose cipro-

floxacin for travellers diarrhoea. Lancet 1994; 344: 1537.
Schreiner MS, Field E, Ruddy R. Infant botulism: a review of 12 years' experience at the children's hospital of Philadelphia. Pediatrics 1991; 87 (2): 159–65.
Segreti J, Gootz TD, Goodman LJ, et al. High-level quinolone resistance in clinical isolates of Campylobacter jejuni. J Infect Dis 1992; 165: 667–70.
Vargas SL, Shenep JL, Flynn PM, Pui C-H, Santana VM, Hughes WT. Azithromycin for treatment of severe Cryptosporidium diarrhoea in two children with cancer. Journal of Pediatrics 1993; 123: 154–6.
Varsano I, Eidlitz-Marcus T, Nussinovitch M, Elian I. Comparative efficacy of ceftriaxone and ampicillin for treatment of severe shigellosis in children. J Pediatr 1991; 118: 627.
White AC Jr, Goodgame RW, Chappell CL. Paromomycin treatment against cryptosporidiosis in patients with AIDS. J Infect Dis 1995; 171: 1071.
World Health Organization: WHO guidelines for cholera control. Geneva: World Health Organization 1993.

Whipple-Krankheit

Seltene, systemische Infektionskrankheit durch meist intrazellulär gelegene grampositive Aktinobakterien (Tropheryma whippelii), die noch nicht kultiviert werden konnten, aber durch DNS-Analyse identifiziert sind. In der Regel sind von Anfang an mehrere Organsysteme betroffen und fast immer der Dünndarm beteiligt, wo man auch die charakteristische Makrophagenreaktion darstellen kann. Die inadäquate Immunantwort auf den Erreger hängt offenbar mit einem zellulären Immundefekt (Mangel an einer Komplementrezeptor-3-Kette) zusammen, der anscheinend genetisch determiniert ist. Vorkommen besonders in Europa und in den USA. Betroffen sind vor allem Männer zwischen 40 und 50 Jahren und Frauen zwischen 60 und 70 Jahren.
Die klinischen Symptome sind in der lang dauernden Frühphase Arthralgien, Arthritis, Pleuritis, Perikarditis und Lymphadenopathie. Später stehen Malabsorption, Diarrhoe, Gewichtsverlust und Bauchschmerzen (teilweise mit Fieber) im Vordergrund. Hautpigmentierungen, Anämie, valvuläre Endokarditis, ZNS-Beteiligung und Augenbeteiligung sind häufig. Die Krankheit schreitet immer langsam fort und führt ohne Antibiotika-Therapie zum Tode. Charakteristisch ist das rasche Ansprechen auf die adäquate Therapie mit bakterizid wirkenden, liquorgängigen Mitteln.
Die **Diagnose** wird durch Dünndarmbiopsie gestellt (mikroskopischer Nachweis von PAS-positiven Stäbchen unter der Basalepithelschicht und von bakterienhaltigen Makrophagen in der Lamina propria). Die empfindlichste und zuverlässigste Methode ist der DNS-Nachweis der Erreger im Gewebe (auch in weißen Blutzellen).
Die **Therapie** besteht in der 2mal täglichen oralen Gabe von 0,96 g Co-trimoxazol für 1 Jahr. Einige Autoren empfehlen, die Behandlung mit der Kombination von Penicillin G (hochdosiert) plus Streptomycin (tgl. 1 g i. m.) für 10–14 Tage zu beginnen und sie mit Co-trimoxazol oral (2mal tgl. 0,96 g) für 1 Jahr fortzusetzen. Unter der Therapie erholt sich die Dünndarmschleimhaut innerhalb von 1 Woche, und bis zur 9. Woche verschwinden die Bakterien aus der Lamina propria, während die PAS-positiven Makrophagen noch 6–12 Monate lang nachweisbar sein können. Die lange Therapiedauer wird mit der großen Rezidivgefahr begründet. Ein ZNS-Rezidiv äußert sich meist durch Auftreten einer Demenz, Ataxie, Hypothalamusstörung oder Ophthalmoplegie. Bei Unverträglichkeit von Co-trimoxazol gibt man Penicillin V, tgl. 2 Mill. E für 1 Jahr. Zusätzlich appliziert man 2mal wöchentlich 3 mg Folinsäure (Lederfolat) oral. Bei einem Rezidiv nach vorangegangener Co-trimoxazol-Therapie ist oft noch Penicillin V (3mal tgl. 1 Mill. E) oder Doxycyclin (tgl. 0,2 g) wirksam.

Bei dem lebensgefährlichen ZNS-Rezidiv kommt Ceftriaxon (tgl. 4 g) oder Chloramphenicol (tgl. 1 g) in Frage.

Literatur

Adler CH, Galetta SL. Oculo-facial-skeletal myorhythmia in Whipple's disease: Treatment with ceftriaxone. Ann Intern Med 1990; 112: 467.

Cooper GS, Blades EW, Remler BF, et al. Central nervous system Whipple's disease: Relapse during therapy with trimethoprim-sulfamethoxazole and remission with cefixime. Gastroenterology 1994; 106: 782–6.

Feurle GE, Marth T. An evaluation of antimicrobial treatment for Whipple's disease. Tetracycline versus trimethoprim-sulfamethoxazole. Digestive Diseases and Sciences 1994; 39: 1642–8.

von Herbay A, Ditton HJ, Maiwald M. Diagnostic application of a polymerase chain reaction assay for the Whipple's disease bacterium to intestinal biopsies. Gastroenterology 1996; 110: 1735–43.

Lowsky R, Archer GL, Fyles G, et al. Diagnosis of Whipple's disease by molecular analysis of peripheral blood. N Engl J Med 1994; 331: 1343–6.

Schnider PJ, Reisinger EC, Berger T, et al. Treatment guidelines in central nervous system Whipple's disease. Ann Neurol 1997; 41: 561–2

Appendizitis

Eine unkomplizierte Appendizitis benötigt nach üblicher Auffassung keine Antibiotika-Therapie; die Behandlung der Wahl ist die frühzeitige Operation.

Eine Antibiotika-Therapie ist stets indiziert, wenn es zu Komplikationen (Perforation, Peritonitis, Pylephlebitis, intraabdomineller Abszeß) gekommen ist. Auch bei Unmöglichkeit einer Operation (z. B. auf hoher See) muß eine Antibiotika-Therapie durchgeführt werden. Eine Antibiotika-Therapie (unter Einschluß von Metronidazol) sollte auch bei Verdacht auf Appendizitis stattfinden, wenn in Zusammenhang mit einem Tropenaufenthalt ein Amöbom nicht ausgeschlossen werden kann. Bei schweren Allgemeinsymptomen einer Appendizitis, die auf Komplikationen hindeuten, ist es ratsam, bereits präoperativ eine Antibiotika-Therapie einzuleiten.

Die **Antibiotika-Therapie** einer Appendizitis sollte die häufigsten Erreger einer stets vorhandenen Mischinfektion erfassen (Bacteroides fragilis, anaerobe Streptokokken, Enterobakterien). Hierfür eignen sich Kombinationen, wie Cefotaxim + Metronidazol, oder Imipenem. Eine Perforation wird wie eine Peritonitis (s. S. 484) behandelt. Eine perioperative Prophylaxe mit einem Anaerobier-Cephalosporin (Cefoxitin oder Cefotetan) oder Acylaminopenicillin (z. B. Mezlocillin) verringert das Risiko von Sekundärinfektionen.

Literatur

Bennion RS, Thompson JE, Baron EJ, Finegold SM. Gangrenous and perforated appendicitis with peritonitis: treatment and bacteriology. Clin Ther 1990; 12 (Suppl C): 31–44.

Gorbach SL. Antimicrobial prophylaxis for appendectomy and colorectal surgery. Rev Infect Dis 1991; 13 (Suppl 10): 815.

Kizilcan F, Tanyel FC, Buyukpamukcu N, et al. The necessity of prophylactic antibiotics in uncomplicated appendicitis during childhood. J Pediatr Surg 1992; 27: 586–8.

Ruff M, Friedland I, Hickey S. Escherichia coli septicemia in nonperforated appendicitis. Arch Pediatr Adolesc Med 1994; 148: 853.

Infektionen des Gastrointestinaltraktes

Peritonitis

Entstehung: Man unterscheidet primäre und sekundäre Peritonitiden.
Die **primäre Peritonitis** entsteht häufig hämatogen bei einer systemischen Infektion. Disponiert sind Patienten mit einer Leberzirrhose und einem Aszites. Es gibt auch eine primäre Peritonitis bei sonst gesunden Personen mit einer Bakteriämie.
Die **sekundäre bakterielle Peritonitis** ist meist eine vom Magen-Darm-Trakt ausgehende Perforations- oder Durchwanderungsperitonitis und häufig die Folge eines penetrierenden Traumas, eines Malignoms, einer Appendizitis, Divertikulitis, Enteritis, Cholezystitis oder eines Ulcus duodeni. Dabei können sich eine umschriebene oder diffuse Peritonitis, ein intraabdomineller Abszeß oder eine Bakteriämie entwickeln. Eine umschriebene oder diffuse Peritonitis kann auch bei Vorliegen eines Pankreas- oder Milzabszesses entstehen. Sonderformen sind die Beckenperitonitis (s. S. 524) und die Peritonitis bei kontinuierlicher ambulanter Peritonealdialyse (CAPD, s. S. 485).

Erregerspektrum: Bei primärer Peritonitis liegt in der Regel eine Monoinfektion vor. Am häufigsten ist E. coli (40–60%). Andere Erreger sind Pneumokokken (15%), Enterokokken (Enterococcus faecalis), A-Streptokokken (Streptococcus pyogenes), Staphylokokken, Gonokokken, aerobe gramnegative Stäbchen, Chlamydien, Anaerobier und Pseudomonas. Das mikroskopische Präparat des Peritonealexsudates bzw. -eiters zeigt dann meist nur eine Keimart und mehr als 300 Granulozyten pro µl. In jedem Fall sollte eine Kultur für aerobe und anaerobe Keime angelegt werden, außerdem eine Blutkultur.
Bei sekundärer Peritonitis besteht immer eine Mischinfektion (meist von aeroben und anaeroben Keimen aus dem Magen-Darm-Kanal). Dabei ist mit E. coli, anderen Enterobakterien, Enterokokken, Bacteroides fragilis und anderen Anaerobiern zu rechnen.

Therapie: Bei **primärer Peritonitis** kann auf eine Laparotomie verzichtet werden. Bei gramnegativen Stäbchen im mikroskopischen Präparat gibt man initial Cefotaxim (tgl. 6 g) + Gentamicin (tgl. 5 mg/kg) + Metronidazol (tgl. 1,2 g). Bei Pneumokokken- und A-Streptokokken-Peritonitis genügt Penicillin G i.v. (tgl. 5–10 Mill. E). Gonokokken sind immer gegen Cefotaxim empfindlich (tgl. 6 g). Gegen Staphylokokken verwendet man Cefazolin oder Vancomycin (entsprechend dem Antibiogramm). Gegen Enterokokken wirken am besten Ampicillin oder Mezlocillin i.v. Behandlungsdauer bei primärer Peritonitis mindestens 2 Wochen.
Bei **sekundärer Peritonitis** ist immer eine Operation notwendig zur Drainage und Beseitigung der auslösenden Ursache. Dabei wird auch das Bauchhöhlenexsudat mikrobiologisch untersucht. Danach sind oft wiederholte Revisionen der Bauchhöhle erforderlich. Die unverzichtbare optimale Antibiotika-Therapie (nach den Regeln einer Interventionstherapie, s. S. 367) soll stets vor der Operation beginnen. Sie trägt entscheidend dazu bei, die schlechte Prognose schwerer diffuser Peritonitiden zu bessern. Da bei Darmperforation immer Mischinfektionen vorliegen, darf ein nachgewiesener Keim nie für den alleinigen Erreger gehalten werden (Anaerobier sterben beim Transport leicht ab). Stets muß die Antibiotika-Therapie das gesamte mögliche Erregerspektrum abdecken. Geeignete Kombinationen enthalten Metro-

nidazol (gegen Anaerobier) und Cefotaxim oder Ceftriaxon oder Piperacillin. Die Antibiotika Imipenem, Meropenem und Piperacillin + Tazobactam wirken auch ohne Metronidazol ausreichend. Behandlungsdauer mindestens 2 Wochen. Die Antibiotika dienen auch zur Verhinderung einer Sepsis und einer Abszeßbildung. Eine oft gleichzeitig bestehende Niereninsuffizienz muß bei der Dosierung berücksichtigt werden. Die meisten Antibiotika dringen gut in das entzündete Peritoneum ein und erzeugen bei systemischer Gabe dort therapeutische Konzentrationen.

Die intraperitoneale Instillation von Antibiotika reicht zur Therapie nicht aus und hat zahlreiche Nebenwirkungen. Aminoglykoside oder Polymyxine können dabei eine gefährliche neuromuskuläre Blockade mit Atemstillstand auslösen (Gegenmittel: Prostigmin und Kalziumglukonat i.v.). Die meisten Antibiotika, vor allem Penicilline und Cephalosporine, werden bei intraperitonealer Instillation so schnell resorbiert, daß eine Lokalbehandlung keine Vorteile bringt. Peritonealspülungen mit Taurolin, Povidon-Jod und anderen Desinfektionsmitteln sind problematisch (geringe Aktivität, zytotoxische Wirkung, Resorption von Jod und Povidon).

Bei kontinuierlicher ambulanter Peritonealdialyse (CAPD) entsteht nicht selten eine Peritonitis mit oder ohne Bakteriämie. Häufig sind sog. Tunnelinfektionen oder Infektionen an der Eintrittsstelle des Katheters. Meist liegt eine Monoinfektion vor. Die häufigsten Erreger sind Staphylococcus epidermidis (40%), Staphylococcus aureus, Enterokokken, E. coli, Klebsiella, Enterobacter, Proteus, Pseudomonas, Candida und Anaerobier, selten Mykobakterien und andere Pilze. In 5–10% bleiben die Kulturen steril.

Zur ungezielten Initialtherapie wird eine einmalige i.v. Gabe von Vancomycin (1 g) und Gentamicin (1,5 mg/kg) empfohlen. Danach setzt man bei einer nachgewiesenen Staphylokokken-Infektion jeden Tag dem Dialysat pro Liter 25 mg Vancomycin zu, bei einer nachgewiesenen Infektion durch gramnegative Stäbchen 4 mg Gentamicin (für etwa 2 Wochen). Eine Besserung ist in der Regel nach 2–3 Tagen erkennbar. Bei Nichtansprechen muß die Therapie entsprechend den mikrobiologischen Ergebnissen geändert werden. Wenn nach 7 Tagen immer noch Bakterien nachweisbar sind, soll der infizierte Peritonealkatheter entfernt werden. Bei einer Candida-Infektion kann man dem Dialysat Amphotericin B (1–3 mg/l) hinzufügen, das aber nicht immer ausreichend wirkt und lokal schlecht vertragen wird. Dann kommt eine i. v. Anwendung in Frage. Meist ist die Katheterentfernung nicht zu umgehen. Bei häufig rezidivierender Peritonitis (>3 Episoden in 6 Monaten) ist eine Fortsetzung der CAPD meistens nicht mehr möglich.

Literatur

Bohnen JMA, Solomkin JS, Dellinger EP, et al. Guidelines for clinical care: anti-infective agents for intraabdominal infection. Arch Surg 1992; 127: 83.

Horton MW, Deeter RG, Sherman RA. Treatment of peritonitis in patients undergoing continuous ambulatory peritoneal dialysis. Clin Pharm 1990; 9: 102–18.

Keane WF, Everett ED, Golper TA, et al. Peritoneal dialysis-related peritonitis treatment recommendations – 1993 update. Peritoneal Dialysis Int 1993; 13: 14–28.

Lynn WA, Clutterbuck E, Want S, et al. Treatment of CAPD peritonitis due to glycopeptide-resistant Enterococcus faecium with quinupristin/dalfopristin. Lancet 1994; 344: 1025–6.

Mosdell DM, Morris DM, Voltura A, et al. Antibiotic treatment for surgical peritonitis. Ann Surg 1991; 214: 543–9.

Runyon BA, McHutchison JG, Antillon MR, et al. Short-course versus long-course antibiotic treatment of spontaneous bacterial peritonitis: A randomized controlled study of 108 patients. Gastroenterology 1991; 100: 1737–42.

Solomkin JS, Dellinger EP, Christou NV, et al. Results of a multicenter trial comparing imipenem/cilastatin to tobramycin/clindamycin for intra-abdominal infections. Ann Surg 1990; 212: 581–91.

Pankreatitis

Eine akute Pankreatitis entsteht in der Regel durch Autodigestion (meist bei Alkoholismus). Dabei spielen bakterielle Infektionen in der Spätphase der Erkrankung eine sekundäre Rolle (häufig Mischinfektionen). Durch Sonographie und Tomographie können ein Pankreasabszeß oder eine infizierte Pseudozyste nachgewiesen werden.

Im Vordergrund der **Behandlung** stehen die Schockbehandlung, Analgetika, Absaugen des Mageninhaltes, Nahrungskarenz, parenterale Ernährung, Kalziumglukonat i.v. (bei Hypokalziämie), die Ausschaltung auslösender Ursachen, evtl. Operation. Wenn ein Pankreasabszeß diagnostiziert worden ist oder ein starker Verdacht besteht, muß in jedem Fall eine antibiotische Behandlung stattfinden. Die Initialtherapie sollte gegen E. coli, andere Enterobakterien und gramnegative Anaerobier wirksam sein. Sie entspricht der Therapie der sekundären Peritonitis. Empfohlen wird traditionell Mezlocillin i.v. (Erwachsene tgl. 6–15 g, Kinder 150 mg/kg, verteilt auf 3–4 Einzelgaben) oder Cefoxitin in Kombination mit Metronidazol i.v. (tgl. 1,2 g). Alternativen sind Cefotaxim, Ceftriaxon oder Piperacillin (in Kombination mit Metronidazol) oder Imipenem.

Literatur

Lumsden A, Bradley EL, III. Secondary pancreatic infections. Surgery 1990; 170: 459.

McClelland P, Van Saene HKF, Murray A, et al. Prevention of bacterial infection and sepsis in acute severe pancreatitis. Ann R Coll Surg Engl 1992; 74: 329.

Pederzoli P, Bassi C, Vesentini S, Campedelli A. A randomized multicenter clinical trial of antibiotic prophylaxis of septic complications in acute necrotizing pancreatitis with imipenem. Surg Gynecol Obstet 1993; 176: 480.

Traverso LW. Infections complicating severe pancreatitis. Infect Dis Clin North Am 1992; 7: 601.

Leberabszeß

Vorkommen bei Entzündungen im Bereich der Gallenwege und der Pfortader (Pylephlebitis), bei Sepsis und bei Amöben-Hepatitis.

Bakterielle Erreger sind Keime der Bacteroides-Gruppe, anaerobe und mikroaerophile Streptokokken, auch Enterobakterien und Staphylokokken. Bei Leukämiepatienten können multiple Abszesse auch durch Candida oder Aspergillus bedingt sein.

Die **Diagnose** von Leberabszessen ist schwierig (Leberklopfschmerz, Lebersonographie, Leberszintigraphie, Magnet-Resonanz-Tomographie, Computertomographie, außerdem Amöbenantikörper im Serum, evtl. Amöbennachweis im Stuhl). Bei bakteriellen Abszessen, die meist hämatogen entstanden sind, kann die Blutkultur positiv sein. Bei großen Abszessen Punktion unter Antibiotika-Schutz. Im Punktat eines Amöbenabszesses können lebende Amöben mikroskopisch nachweisbar sein. Für Amöbenätiologie spricht auch vermehrte Galliumaufnahme in die Abszeßwand, während im Zentrum des Abszesses die Aufnahme vermindert ist. Bei manchen Amöbenabszessen besteht gleichzeitig eine bakterielle Infektion.

Die **Therapie** muß die wichtigsten Erreger einschließlich Amöben erfassen; es kommen daher nur Kombinationen in Frage, wie Mezlocillin + Metronidazol oder Cefotaxim + Metronidazol. Ebenfalls geeignet sind Kombinationen unter Einschluß von Ceftriaxon, Imipenem, Meropenem oder Piperacillin. Wenn Amöben im Punktat nachgewiesen sind, reicht meist eine Monotherapie mit Metronidazol (s. S. 478). Bei Pilzen als Ursache wirkt am besten Amphotericin B (evtl. kombiniert mit Flucytosin). In einem Teil der Fälle genügt eine perkutane Abszeßpunktion oder -drainage unter Ultraschallkontrolle. Bei Abszeßruptur, bei größeren Abszessen oder bei gleichzeitiger Divertikulitis oder Appendizitis ist ein chirurgisches Eingreifen notwendig.

Literatur

Abd-Alla MD, Jackson TFGH, Gatherim V, et al. Differentiation of pathogenic from nonpathogenic Entamoeba histolytica infection by detection of galactose-inhibitable adherence protein antigen in sera and feces. J Clin Microbiol 1993; 31: 2845–50.

Herbert DA, Fogel DA, Rothman J, et al. Pyogenic liver abscesses: Successful non-surgical therapy. Lancet 1992; 1: 134–6.

Irusen EM, Jackson TF, Simjee AE. Asymptomatic intestinal colonization by pathogenic Entamoeba histolytica in amebic liver abscess: Prevalence, response to therapy and pathogenic potential. Clin Infect Dis 1992; 14: 889–93.

Moore SW, Millar AJ, Cywes S. Conservative initial treatment for liver abscesses in children. British Journal of Surgery 1994; 81: 872–4.

Robert JH, Mirescu D, Ambrosetti P, et al. Critical review of the treatment of pyogenic hepatic abscess. Surg Gynecol Obstet 1992; 174: 97.

Gallenwegsinfektionen

Entstehung: Es besteht fast nie eine Korrelation zwischen bestimmten Erregern und klinischem Bild. Fast immer handelt es sich um sekundäre Gallenwegsinfektionen, die durch einen mechanischen Verschluß (Konkrement, Tumor, Papillenstenose u.a.) bedingt sind. In Südostasien gibt es als Sonderform eine primäre bakterielle Cholangitis ohne mechanische Ursache. Auch bei Cholezystitis oder Gallenblasenempyem besteht in der Regel eine Abflußbehinderung.

Erreger: E. coli, aerobe und anaerobe Streptokokken, Bacteroides-Arten, seltener andere Enterobakterien, Salmonellen, Clostridium perfringens u.a. (oft Mischinfektionen). Der Erregernachweis ist schwierig. Nur bei wenigen Patienten können die Keime aus der Blutkultur im Fieberanstieg nachgewiesen werden. Durch Untersuchung von Duodenalsaft ist eine Erregerdiagnose nicht möglich. Bci einer Operation und bei einer ERCP sollte immer Galle zur kulturellen Untersuchung gewonnen werden.

Infektionen des Gastrointestinaltraktes

Therapie: Ein Antibiotikum, das zur Behandlung von Gallenwegsinfektionen verwendet wird, sollte bestimmte Voraussetzungen erfüllen:
1. Wirkung auf das bei Gallenwegsinfektionen vorkommende Erregerspektrum.
2. Hohe Blut- und Gewebespiegel.
3. Wirksame Spiegel in der Lebergalle (nicht nur unwirksame Metaboliten).
4. Hohe aktive Gallenspiegel auch bei Cholestase.
5. Keine antagonistische Wirkung von Galle auf die Wirksamkeit des Antibiotikums.

Die Antibiotika-Therapie der Cholezystitis und Cholangitis ist weitgehend gleich und dient auch der Verhütung septischer Komplikationen. Früher galten Tetracycline als Mittel der Wahl. Sie werden in hoher Konzentration in der Galle ausgeschieden; ihr Erregerspektrum erfaßt die wichtigen Erreger von Gallenwegsinfektionen. Die Therapieergebnisse mit Tetracyclinen waren jedoch enttäuschend. Als Erklärung für die häufigen Versager kann ein Antagonismus von Galle auf die Wirksamkeit der Tetracycline angesehen werden; in der normalerweise schwach alkalischen Galle sind Tetracycline inaktiv. Die Inaktivierung von Tetracyclinen durch Galle äußert sich auch in der schlechten Keimelimination unter einer Tetracyclin-Therapie. Im Gegensatz dazu führen β-Lactam-Antibiotika zu einem schnellen Verschwinden der Bakterien aus der Galle. Günstige Parameter für die Behandlung von Gallenwegsinfektionen haben Mezlocillin, Piperacillin, gallengängige Cephalosporine (z.B. Ceftriaxon) und Ciprofloxacin. Herkömmliche β-Lactam-Antibiotika, wie Ampicillin, Cefazolin, Cefuroxim und Cefoxitin, die sich in der Galle nicht anreichern, sollen bei Gallenwegsinfektionen nur angewandt werden, wenn keine Cholestase vorliegt. Bei schweren Gallenwegsinfektionen kann die Kombination eines β-Lactam-Antibiotikums mit einem Aminoglykosid, evtl. ergänzt durch Metronidazol, notwendig sein. Für unkomplizierte Gallenwegsinfektionen eignen sich besonders Cefotaxim (tgl. 4–6 g) oder Ceftriaxon (tgl. 2 g) oder Imipenem (tgl. 1,5 g) oder Mezlocillin (tgl. 6–15 g). Die Tagesdosis von Ciprofloxacin i.v. ist 0,4–0,8 g. Ohne Cholestase kommen auch Amoxicillin (tgl. 6–15 g), Cefazolin (tgl. 4–6 g) oder Cefoxitin (tgl. 6 g) in Frage.

Zur ambulanten Therapie leichterer Gallenwegsinfektionen kann Ciprofloxacin (tgl. 1 g) oral gegeben werden.

Die baldige Beseitigung eines Abflußhindernisses durch Operation oder Papillotomie ist die wichtigste Voraussetzung für die dauerhafte Heilung einer Cholangitis. Ohne Operation kommt es immer wieder zu neuen Fieberschüben.

Bei einem Gallenblasenempyem sollte eine Cholezystektomie unter Antibiotika-Schutz durchgeführt werden (entweder als Frühoperation oder im Intervall nach Abklingen der akuten Symptome unter Antibiotika-Therapie).
Eine Perforation der Gallenblase mit Peritonitis erfordert ebenfalls eine sofortige Operation unter Antibiotika-Therapie. Darüber darf auch nicht eine vorübergehende Besserung unter der Antibiotika-Therapie hinwegtäuschen.

Da bei **endoskopischen Eingriffen** an den Gallenwegen (z.B. ERCP) häufig bakterielle Komplikationen (Fieber, Sepsis, Cholangitis, Pankreatitis) eintreten, erscheint eine Infektionsprophylaxe sinnvoll. Geeignete Mittel sind Mezlocillin, Ciprofloxacin und Ceftriaxon. Die Prophylaxe soll kurz vor dem Eingriff beginnen und nur kurze Zeit durchgeführt werden.

Durch eine **perioperative Antibiotika-Verabreichung** bei Gallenwegsoperationen wird die Frequenz von Sekundärinfektionen verringert. In Frage kommen kurzzeitige parenterale Gaben von Mezlocillin, Ceftriaxon oder Ciprofloxacin.

Literatur

Heubi JE, Lewis LG. Diseases of the gallbladder in infancy, childhood and adolescence. In: Liver Disease in Children, 1st ed. Suchy FJ (ed). St. Louis: Mosby-Year Book, 1994; 605–21.

Lee W, Chang KJ, Lee CS, Chen KM. Surgery in cholangitis: bacteriology and choice of antibiotic. Hepatogastroenterology 1992; 39: 347.

Van den Hazel SJ, Speelman P, Tytgat GNJ, et al. Role of antibiotics in the treatment and prevention of acute and recurrent cholangitis. Clin Infect Dis 1994; 19: 279.

Infektionen des Urogenitaltraktes

Harnwegsinfektionen

Vorbemerkungen: Die Differenzierung von Harnwegsinfektionen in Pyelonephritis und Zystitis stößt oft auf Schwierigkeiten. Neben klinisch eindeutigen Krankheitsbildern gibt es viele Harnwegsinfektionen, bei denen eine Unterscheidung nicht möglich ist. Obstruktive Faktoren, wie Abflußhindernisse, Konkremente, Ureterabknickung, Ureterozele, Prostatahypertrophie, spielen bei der Genese von Harnwegsinfektionen eine wichtige Rolle. Eine Unterteilung in obstruktive und nichtobstruktive Harnwegsinfektionen ist sinnvoll. Angeborene Fehlbildungen (Hydronephrose, Megaureter, Harnröhrenklappen und andere Anomalien) sind bei Kindern (vor allem Jungen) in 10–20% Ursache von rezidivierenden Harnwegsinfektionen. Durch die Sonographie lassen sich derartige Ursachen erkennen, welche für die notwendige Behandlungsdauer entscheidend sind. Bei rezidivierenden Harnwegsinfektionen sollten ggf. weitere Untersuchungen (z.B. Uroflow, Urographie, Miktionszystographie) stattfinden.

Urindiagnostik: Zuverlässige Untersuchungsmethoden und eine richtige Beurteilung der erhaltenen Ergebnisse sind wesentliche Voraussetzungen für die Therapie. Häufig erfolgt eine Behandlung unnötig, weil die Urinkulturen fehlerhaft durchgeführt worden sind.
Zur mikroskopischen und bakteriologischen Urindiagnostik wird in der Regel Mittelstrahlurin verwendet, der nach Reinigung der Urethraöffnung bzw. Vulva mit physiologischer NaCl-Lösung oder schwachen Desinfizienzien, z. B. 2%iger H_2O_2-Lösung, gewonnen wird. Bei Säuglingen Verwendung eines sterilen Urinkollektors, z.B. Coloplast-Beutel oder Einmalurinbeutel, der kurzfristig vor der Vulva bzw. über dem Penis befestigt wird. Bei Erwachsenen Auffangen des Urins in einem sterilen Gefäß; schnelle Verarbeitung des Urins innerhalb von 30 min oder sofortige Abkühlung auf 4° C und rascher Transport zum Untersuchungslabor. Bei jüngeren Kindern und dringendem Krankheitsverdacht kann es zweckmäßig sein, Katheterurin zu untersuchen. Eine sichere Methode zur Uringewinnung ist die suprapubische Blasenpunktion bei gefüllter Blase (auch bei Säuglingen möglich). Bei liegendem Blasendauerkatheter kann das Ergebnis von Urinkulturen vieldeutig sein; ggf. ist auch hier die Durchführung einer Blasenpunktion (nach Zustöpseln des Katheters) notwendig. Bei Fehlen eines nahegelegenen bakteriologischen Untersuchungslabors sollte das Objektträgerkulturverfahren benutzt werden (s. u.).

Untersuchung auf Zellen: Der frische, unzentrifugierte Mittelstrahlurin wird in der Zählkammer mikroskopisch auf Granulozyten (pathologisch >20/µl) und Erythrozyten untersucht. Die Leukozytenzahl im Urinsediment ist irreführend, da hierbei große, technisch bedingte Schwankungen auftreten. Ein Schnellnachweis von Granulozyten im Urin ist heute mit Teststreifen möglich (Cytur, Multistix). Er beruht auf dem Chloracetatesterase-Gehalt der Granulozyten und erfaßt auch bereits lysierte

Zellen. Verglichen mit der Kammerzählung, hat der Teststreifen eine Zuverlässigkeit von 90–95%. Es gibt dabei aber sowohl falsch-positive als auch falsch-negative Resultate. Richtige Uringewinnung vorausgesetzt, ist der Teststreifen auch bei Hausbesuchen des Arztes und zur regelmäßigen Selbstkontrolle des Patienten nützlich.

Mikroskopischer Erregernachweis im frischen, unzentrifugierten Mittelstrahlurin: Normalerweise sind auf dem mit Methylenblau gefärbten Objektträgerausstrich des Urins keine Bakterien sichtbar. Werden Keime mikroskopisch nachgewiesen, so liegt eine eindeutig pathologische Bakteriurie vor (>100 000 Bakterien/ml Urin).

Keimzahlbestimmung: Keimzahlen über 100 000/ml Mittelstrahlurin deuten auf eine signifikante Bakteriurie hin (Abb. 51). Verunreinigungen oder Keime der Urethraflora kommen in kleinerer Zahl vor (meist unter 10 000/ml, Grenzbereich 10 000–100 000 Keime/ml). Bei der unbehandelten akuten Pyelonephritis gehen Keimzahl und Zellgehalt parallel. Eine hohe Keimzahl im Urin bei normalem Leukozytengehalt erweckt den Verdacht auf unsachgemäße Uringewinnung; sie kann aber auch eine sog. asymptomatische Bakteriurie sein, welche als Vorstufe einer Pyelonephritis aufgefaßt werden muß. Generell ist es besser, zweifelhafte Befunde (ohne klinische Beschwerden) zu kontrollieren, als sofort eine antibiotische Behandlung zu beginnen. Objektträgerkulturen können heute in jeder Praxis und jedem Kliniklaboratorium durchgeführt werden. Die Interpretation der 12–18 Stunden bebrüteten Kulturen ist relativ einfach und kann auch von erfahrenem Hilfspersonal durchgeführt werden. Bei akuter Pyelonephritis kann die Blutkultur positiv sein. Das Fehlen einer Bakteriurie schließt bei nicht vorbehandelten Patienten eine

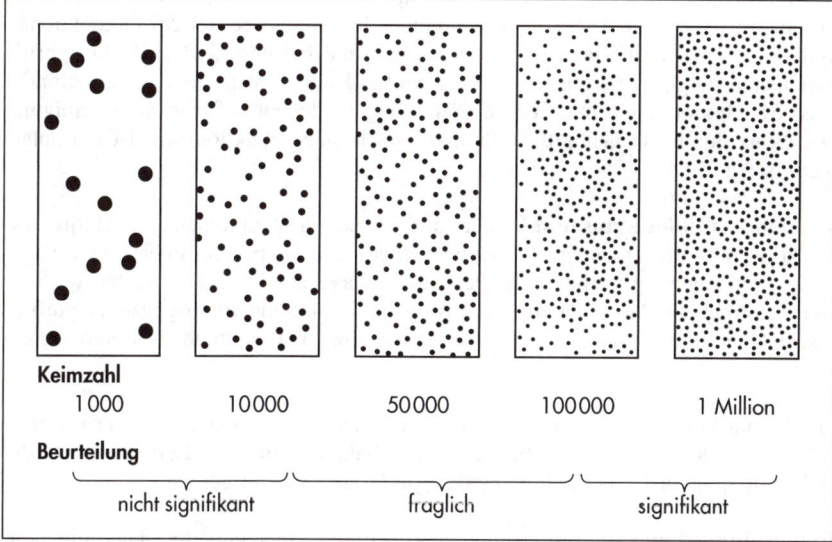

Abb. 51. Keimzahlbestimmung im Mittelstrahlurin mit dem Objektträgerkulturverfahren.

Infektionen des Urogenitaltraktes

bakterielle Harnwegsinfektion weitgehend aus. Bei unkomplizierten Harnwegsinfektionen kann unter Praxisbedingungen auf das Antibiogramm verzichtet werden. Die Identifizierung der Keime und die Erstellung des Antibiogramms benötigen im Gegensatz zur Anzüchtung ein gut ausgerüstetes bakteriologisches Laboratorium. Bei komplizierten Harnwegsinfektionen sollte nicht der Urin, sondern die bewachsene Objektträgerkultur an ein weiter entferntes bakteriologisches Labor geschickt werden. Der Nitrittest ist problematisch. Nur positive Resultate mit frisch gelassenem Urin sind verwertbar.

Antibiogramm: Die Korrelation zwischen Antibiogramm und klinischem Erfolg ist bei Harnwegsinfektionen relativ schlecht. Die erreichbaren hohen Urinkonzentrationen können auch bei resistent erscheinenden Keimen noch zu klinischen Erfolgen führen. Herkömmliche Antibiogramme sind aber auf Konzentrationen ausgerichtet, die im Gewebe erreicht werden. Kontrollen während und nach der Behandlung sind häufig informativer als das Antibiogramm. Der Wert des Antibiogramms ist am größten bei chronischen Infektionen durch mehrfach resistente Keime. Wenn auch die meisten Antibiotika in vivo infolge der hohen Harnkonzentrationen zu einem raschen Verschwinden der Bakterien aus dem Urin führen, so daß eine In-vitro-Testung überflüssig erscheint, so bietet doch das Antibiogramm die Möglichkeit, dasjenige Mittel zur Behandlung auszuwählen, welches bei Konzentrationen, die den Blut- und Gewebespiegeln entsprechen, optimal wirkt. Da sich bei Harnwegsinfektionen auch Bakterienstämme einer Spezies gegenüber Antibiotika sehr unterschiedlich verhalten und oft eine völlige Resistenz gegen mehrere Mittel vorliegt, kann auf das Antibiogramm nicht generell verzichtet werden.

Häufigkeit bakterieller Erreger bei Harnwegsinfektionen: E. coli 60–80%, Enterokokken, Proteus (vorwiegend Proteus mirabilis), Klebsiella, Enterobacter und Pseudomonas aeruginosa je 5%. Seltener sind Staphylococcus saprophyticus, B-Streptokokken und Anaerobier, bei Urethritis auch Chlamydia trachomatis, Ureaplasma urealyticum und Mycoplasma hominis. Infektionswechsel, Mischinfektionen und Infektionen durch hochresistente Erreger sind bei chronischer Pyelonephritis und nach urologischen Eingriffen relativ häufig. Häufig wechselnde Kulturbefunde, auch Mischinfektionen mit wechselnden Erregern deuten auf eine Verunreinigung des Urins durch die Genitalflora hin. Katheter- oder Punktionsurin ist normalerweise steril.

Wahl des Antibiotikums und Dosierung: Bei akuten Symptomen einer Harnwegsinfektion muß die Therapie eingeleitet werden, ehe das Ergebnis der bakteriologischen Untersuchung vorliegt. Hierbei ist die Vorgeschichte des Patienten wichtig. Beim erstmaligen Auftreten einer Harnwegsinfektion ohne vorausgegangene urologische Operation kommen mehrfach resistente Erreger (Pseudomonas, Enterobacter) kaum vor.

Die **Initialtherapie** kann mit Co-trimoxazol oder einem Gyrase-Hemmer erfolgen (Dosierung: s. Tab. 60). Bei Eintreffen des bakteriologischen Befundes wird die Behandlung unter Berücksichtigung des Antibiogramms fortgesetzt.

Behandlungsdauer: Nach früherer Auffassung bestand die Therapie von Harnwegsinfektionen generell aus einer 10 – 14 Tage dauernden Behandlung mit

Antibiotika. Es hat sich jedoch gezeigt, daß unkomplizierte Infektionen der unteren Harnwege bei jüngeren Frauen durch eine Einmaltherapie (eine einzige Dosis) erfolgreich behandelt werden können (Abb. 52, S. 497). Die häufigen Harnwegsinfektionen älterer Frauen mit Descensus oder anderen obstruktiven Faktoren erfordern eine längere Therapie (z. B. für 3–5 Tage). Eine Unterteilung in Harnwegsinfektionen, die auf eine Einmaltherapie ansprechen (»Responder«), und Harnwegsinfektionen, die auf eine Einmaltherapie nicht ansprechen (»Non-Responder«), ist sinnvoll. Das Vorliegen obstruktiver Faktoren, vorausgegangene urologische Eingriffe sowie die klinischen Zeichen einer Pyelonephritis sprechen gegen eine Einmaltherapie. Bei chronischer Pyelonephritis und bei Harnwegsinfektionen von Männern ist die früher empfohlene Behandlungsdauer von 10–14 Tagen zu kurz. Die Therapie soll hierbei über einen längeren Zeitraum (1 bis 2 Monate) erfolgen.

Bei jüngeren Frauen mit einer akuten unkomplizierten Harnwegsinfektion genügt eine Einmaltherapie (Tab. 60). Neben Co-trimoxazol, Trimethoprim, Oralcephalosporinen mit erweitertem Spektrum und Gyrase-Hemmern (Norfloxacin, Levofloxacin, Ciprofloxacin, Fleroxacin) sind zur Einmaltherapie auch injizierbare Antibiotika, wie Ceftriaxon und Gentamicin, geeignet. Symptome einer akuten Pyelonephritis sowie Hinweise auf obstruktive Faktoren verbieten eine Einmaltherapie. Wenn bei regelmäßigen Nachuntersuchungen ein Rezidiv festgestellt wird, ist eine erneute Behandlung notwendig. Bei Einmaltherapie sind Urinkontrollen nach 48 h, 5 Tagen sowie 10 Tagen ratsam.

Bei Männern mit einer akuten Harnwegsinfektion und bei allen komplizierten Harnwegsinfektionen (mit Abflußhindernis) behandelt man konsequent über mindestens 20 Tage (oder länger, wenn es sich um ein Rezidiv handelt). Dabei sind bei Erwachsenen Gyrase-Hemmer erfolgversprechender als Co-trimoxazol, Ampicillin und Oralcephalosporine. Unabhängig von der bakteriologischen Erstuntersuchung des Harns sind bei jedem Patienten 2–3 Tage nach Therapiebeginn erneut Urinkulturen anzulegen, um eine Sterilisierung des Harns unter der Therapie festzustellen. Eine persistierende Bakteriurie ist ein Zeichen für eine ungenügende Therapie (durch Erregerwechsel, Resistenz, fehlende Einnahme des Medikaments u. a.).

Alle Harnwegsinfektionen müssen durch wiederholte Urinkulturen über längere Zeit kontrolliert werden, um ein Rezidiv (durch denselben Erreger) oder eine Reinfektion (durch andere Erreger) rechtzeitig zu erkennen. Das Rezidiv oder die Reinfektion wird erneut behandelt. Eine Dauertherapie kommt bei nicht zu beseitigender Harnwegsobstruktion (z. B. infizierter Nierenstein mit rezidivierenden Fieberschüben) in Frage. Eine andere Form der Dauerbehandlung ist die Reaszensionsprophylaxe bei rezidivierenden Harnwegsinfektionen jüngerer Frauen. Die Ursache hierfür liegt offenbar in einem Versagen der Mechanismen, die eine Aszension von Bakterien durch die Urethra verhindern. Sexualaktivitäten, aber auch unterlassene Miktion bei Harndrang spielen dabei eine Rolle. Bei Frauen kann die langdauernde Einnahme von Therapeutika in kleiner Dosis das Risiko einer erneuten Harnwegsinfektion vermindern. Geeignet für eine Reaszensionsprophylaxe sind Co-trimoxazol (tgl. 0,24–0,48 g) oder Trimethoprim (tgl. 0,2 g) oder Cefaclor (tgl. 250 mg).

Die **intravesikuläre Instillation** eines Antibiotikums reicht zur Therapie von Harnwegsinfektionen nicht aus. Wenn überhaupt intravesikuläre Instillationen vorge-

Infektionen des Urogenitaltraktes

Tab. 60. Dosierung zur Antibiotika-Therapie von Harnwegsinfektionen.

Mittel	Mittlere Tagesdosis bei kontinuierlicher Therapie		Dosierungs-intervall (h)	In der Gravidität anwendbar	Dosis bei Einmal-therapie (g)
	Kinder (mg/kg)	Erwachsene (g)			
Amoxicillin	50	1,5	8	ja	2,0–3,0
Amoxicillin/ Clavulansäure	45	1,875	8	nein	1,875 (=3 Tabl.)
Cefaclor	50	1,5	8	ja	?
Loracarbef	15	0,8	12	ja	?
Cefixim, Cefpodoxim	8	0,4	12–24	ja	0,4
Ceftibuten	9	0,4	12	ja	?
Cefuroxim-Axetil	10	0,5	12	ja	?
Co-trimoxazol	48	1,92	12	nein	1,92
Trimethoprim	4	0,2	12	nein	0,4
Norfloxacin	Kontra-indiziert	0,8	12	nein	0,4
Levofloxacin	Kontra-indidiert	0,25	24	nein	0,25
Ciprofloxacin	Kontra-indiziert	0,5–1,0	12	nein	0,25
Fleroxacin	Kontra-indiziert	0,4	24	nein	0,4
Cefuroxim	60	3,0–4,5	8	ja	3,0
Cefotaxim	60	3,0–4,0	8–12	ja	1,0
Ceftriaxon	30	1,0	24	ja	1,0
Ceftazidim	60	3,0–4,0	8–12	ja	?
Azlocillin, Mezlocillin, Piperacillin	100	6,0	8–12	ja	2–5
Imipenem	30	1,5	8–12	?	0,5
Meropenem	30	1,5–3,0	8–12	nein	?
Gentamicin, Tobramycin	2–3	0,16–0,24	12	nein	0,16
Amikacin	15	0,5–1,0	12	nein	0,5

Tab. 61. Konzentration von Lösungen zur intravesikulären Instillation und Spülung.

Mittel	Konzentration
Chlorhexidin	0,02%
Gentamicin	0,5–1,0%
Neomycin	0,5% und 1,0%
Polymyxin B-Sulfat	0,1%
Amphotericin B	100 µg/ml
Miconazol	100 mg (unverdünnte i.v. Lösung)

nommen werden, sollten Desinfektionsmittel bevorzugt werden. Dabei müssen zur Vermeidung von Irritationen die Dosierungsvorschriften (Tab. 61) beachtet werden. Bei der Notwendigkeit einer **Dauerkatheterisierung** wird die Urinableitung im geschlossenen System empfohlen. Eine Harnwegsinfektion läßt sich auch hierbei weder durch Spülungen noch durch Antibiotika-Prophylaxe auf Dauer vermeiden. Bei länger liegendem Katheter ist zu überlegen, ob zumindest zeitweise eine intermittierende Katheterisierung durchführbar ist. Eine suprapubische Blasendrainage führt seltener zu Infektionen als ein Dauerkatheter in der Harnröhre und ist daher (zumindest bei Männern) günstiger. Die wichtigste Maßnahme bei einer katheterbedingten Harnwegsinfektion ist die Entfernung oder das Auswechseln des infizierten Katheters.

Kriterien des Behandlungserfolges: Sterilisierung des Urins nach 24–48stündiger Therapie, Rückgang der Leukozyturie, Entfieberung, Rückgang der Dysurie. Regelmäßige Kontrollen der Zellzahl im Urin und der Urinkultur während und nach Beendigung der Therapie sind ratsam. Die Fortdauer einer Bakteriurie (bei Punktions- oder Katheterurin unabhängig von der Keimzahl) spricht für ein Versagen der Therapie oder einen Infektionswechsel. Wenn keine Bakterienkultur angelegt worden ist, reicht bei Frauen mit einer unkomplizierten Harnwegsinfektion der Rückgang der Symptome zur Beurteilung aus.

Infektionswechsel: Relativ häufig werden bei Mischinfektionen durch die antibakterielle Therapie Bakterienstämme selektiert, die gegen das angewandte Antibiotikum resistent sind. So kommt es unter der Therapie mit Ampicillin nicht selten zu einer Selektion von Ampicillin-resistenten Klebsiellen. Dann muß das Antibiotikum gewechselt oder ein zweites Mittel gegeben werden, damit alle an der Infektion beteiligten Erreger verschwinden.

Ein **Versagen der Antibiotika-Therapie** kann verschiedene Gründe haben: Mischinfektion, Infektionswechsel, sekundäre Resistenzentwicklung, mechanische Faktoren (Abflußhindernisse, Konkremente, Fehlbildungen), Prostatitis, Fehldiagnose (Nierentuberkulose, Trichomoniasis), unzureichende Therapie (Unterdosierung, zu kurze Therapiedauer, Wahl des falschen Mittels).

Pyelonephritis

Eine akute Pyelonephritis mit Fieber, Nierenklopfschmerz, Leukozytose, hoher BSG ist ein erhebliches Risiko für den Patienten, da sich hieraus leicht eine Urosepsis oder nekrotisierende Pyelonephritis mit bleibender Nierenschädigung entwickeln kann; evtl. entstehen dabei auch Nierensteine oder Stenosen. Ursachen einer akuten Pyelonephritis sind häufig mechanische Faktoren (Konkremente, Abflußhindernisse, Fehlbildungen), die erkannt und beseitigt werden müssen. Das Erregerspektrum ist ähnlich wie bei den akuten Harnwegsinfektionen (s. S. 492).

Leichtere Erkrankungen können mit Co-trimoxazol, Amoxicillin oder bei Erwachsenen mit einem Gyrase-Hemmer behandelt werden. Gegen Ampicillin oder Amoxicillin sind jedoch etwa ein Drittel aller Colibakterien-Stämme resistent. Komplizierte Formen und Pyelonephritiden nach urologischen Eingriffen erfordern oft eine parenterale Therapie mit einem Cephalosporin oder Acylaminopenicillin, evtl. zusammen mit einem Aminoglykosid. Anschließend findet eine mehrwöchige orale Therapie mit einem Gyrase-Hemmer statt. Bei einem oder mehreren Rezidiven wird die Behandlung länger (über 6–12 Wochen) durchgeführt als bei einer Reinfektion.

Chronische Pyelonephritiden sind früher nicht genügend differenziert worden. Dahinter verbergen sich rezidivierende Pyelonephritiden, chronisch-obstruktive Harnwegsinfektionen (z.B. infizierte Nierensteine, Nephrokalzinose) und sekundär infizierte interstitielle Nephritiden anderer Genese (z.B. Phenacetin-Niere). Die Exazerbation einer chronischen Pyelonephritis sollte wie eine akute Erkrankung therapiert werden; dabei müssen ältere Urinbefunde berücksichtigt werden. Häufig liegen Infektionen durch resistente Keime (Proteus, Pseudomonas u. a.) vor. Bei der chronischen Pyelonephritis sind regelmäßige Urinkontrollen besonders wichtig, da Rezidive, Reinfektionen, Infektionswechsel, sekundäre Resistenz sowie Erregerpersistenz häufig vorkommen. Jedes Rezidiv und jede Reinfektion sollen erneut gezielt behandelt werden.

Weil bei chronischer Pyelonephritis Bakterien über lange Zeit im Nierenmark persistieren können, kann eine Langzeittherapie über mehrere Monate sinnvoll sein. Bei ausgeprägten anatomischen oder funktionellen Veränderungen ist eine langdauernde Suppressionsbehandlung mit einem Gyrase-Hemmer, evtl. auch mit Co-trimoxazol, anzuraten.

Schwangerschafts-Pyelonephritis: Eine Pyelonephritis ist in der Schwangerschaft relativ häufig. Nicht selten löst die Gravidität den akuten Schub einer schon länger bestehenden, bisher unbemerkten chronischen Pyelonephritis aus.

Die **Behandlung** einer Harnwegsinfektion in der Schwangerschaft ist im Prinzip dieselbe wie bei jeder akuten Pyelonephritis. Sie wird aber dadurch erschwert, daß einige Mittel aus Verträglichkeitsgründen (wegen einer möglichen Schädigung des Feten) in der Schwangerschaft nicht gegeben werden sollen (Aminoglykoside, Doxycyclin, Co-trimoxazol, Nitrofurantoin, Gyrase-Hemmer, wie Norfloxacin, Ofloxacin, Ciprofloxacin u.a.). Sulfonamide sind in den ersten 4 Schwangerschaftsmonaten nicht erlaubt, da sie im Tierversuch teratogen wirken. Auch in den letzten Tagen vor dem Geburtstermin sind Sulfonamide kontraindiziert, weil sie beim Neugeborenen zu verstärktem Ikterus führen können. Praktisch stützt sich daher die orale Therapie der Harnwegsinfektionen in der Schwangerschaft in erster Linie auf

Pyelonephritis

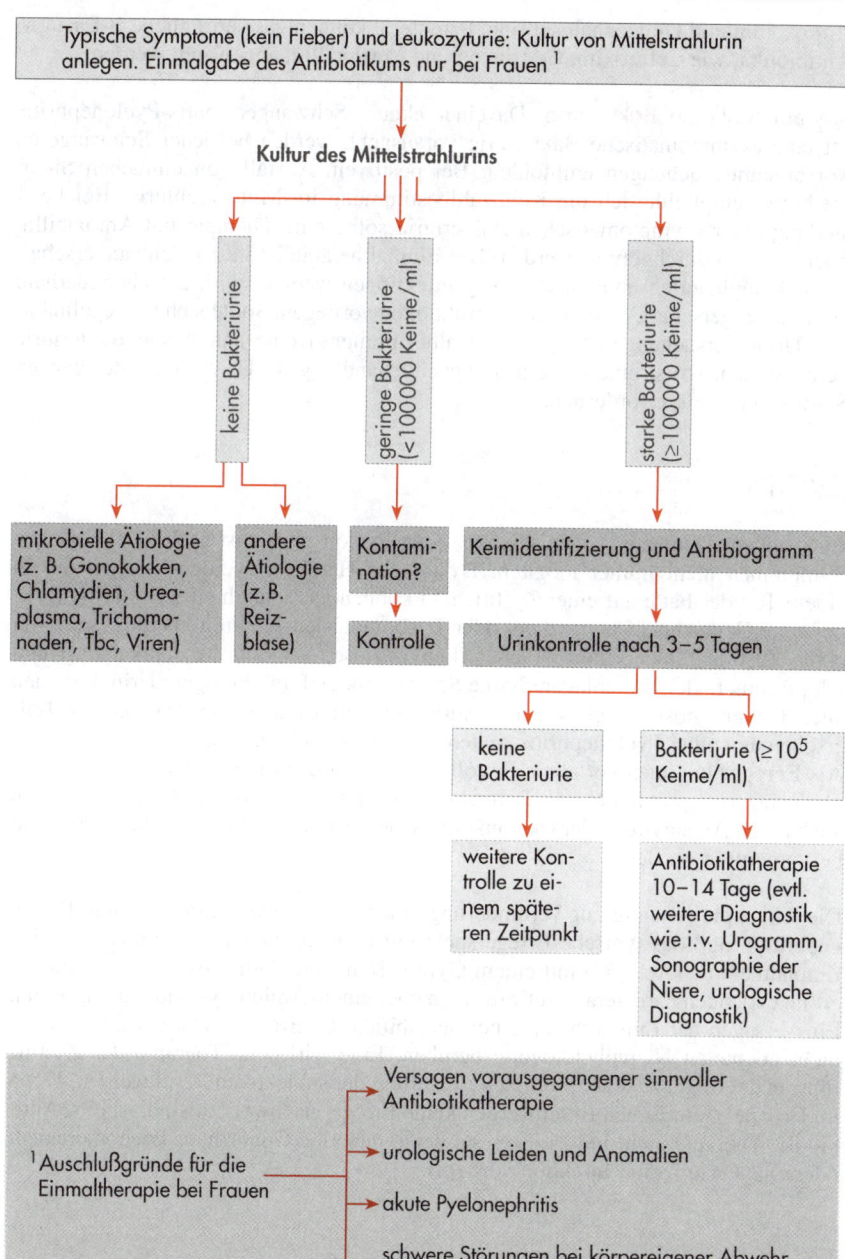

Abb. 52. Schema der Einmaltherapie von unkomplizierten Harnwegsinfektionen bei Frauen.

Amoxicillin und Oralcephalosporine. Parenteral können gut verträgliche β-Lactam-Antibiotika, wie Cefuroxim, Ceftriaxon und Mezlocillin, angewandt werden.

Asymptomatische Bakteriurie: Da einer akuten Schwangerschafts-Pyelonephritis oft eine asymptomatische Bakteriurie vorausgeht, werden bei jeder Schwangeren Vorsorgeuntersuchungen empfohlen. Bei positivem Ausfall von einfachen Suchmethoden empfiehlt sich die Keimzahlbestimmung im Mittelstrahlurin. Bei Feststellung einer asymptomatischen Bakteriurie sollte eine Therapie mit Amoxicillin oder Cefixim durchgeführt werden. Die Einmaltherapie ist in der Schwangerschaft bei unkomplizierten unteren Harnwegsinfektionen weniger wirksam als außerhalb der Schwangerschaft, da hier oft Obstruktionen vorliegen. Sollte sich bei regelmäßigen Urinuntersuchungen (mit Keimzahlbestimmung) eine anhaltende Bakteriurie herausstellen, so ist eine gezielte Langzeitbehandlung, u. U. während der ganzen Schwangerschaft, erforderlich.

Zystitis

Eine sichere Trennung der Zystitis von einer Pyelonephritis ist nach den klinischen Symptomen nicht immer möglich. Dysurische Harnbeschwerden beruhen nur in einem Teil der Fälle auf einer Zystitis und können auch durch eine Urethritis (z. B. bei einer Gonorrhoe, Chlamydien- oder Trichomonaden-Infektion) bedingt sein. Bei einer Zystitis fehlen immer Fieber, Leukozytose, Senkungsbeschleunigung und Klopfschmerz der Nierenlager. Starke Schmerzen, evtl. mit blutigem Urin, kommen auch bei prognostisch günstiger Zystitis vor. Oft ist aber die Zystitis nur Teilerscheinung einer Pyelonephritis, selten einer Nierentuberkulose.

Als **Erreger** kommen vor allem E. coli, seltener andere Enterobakterien sowie Staphylococcus saprophyticus in Betracht. Eine akute hämorrhagische Zystitis kann auch durch Adenoviren oder (bei onkologischen Patienten) durch Cyclophosphamid hervorgerufen werden.

Die **Therapie** (wichtig zur Verhinderung einer aufsteigenden Infektion und Pyelonephritis) muß das typische Erregerspektrum berücksichtigen. Bei Frauen ist eine Einmaltherapie (Abb. 52) mit einem Gyrase-Hemmer, Co-trimoxazol oder Amoxicillin, evtl. auch parenteral mit Ceftriaxon oder einem Aminoglykosid, durchführbar. Ein Versagen der Einmaltherapie bei Sensibilität der Erreger kann auf einer bisher nicht erkannten Nierenbeteiligung beruhen. Eine wirksame Therapie der Zystitis führt in der Regel zu einer prompten Besserung der subjektiven Beschwerden. Wenn im Urin bei dysurischen Beschwerden keine Erreger nachweisbar sind, ist eine Antibiotika-Therapie nicht indiziert (es sei denn, daß eine Gonorrhoe, Trichomonaden- oder eine Chlamydien-Infektion vorliegt).

Literatur

Bailey RR. Management of lower urinary tract infections. Drugs 1993; 45: 18–23.

Cox CE, Holloway WJ, Geckler RW. A multicenter comparative study of meropenem and imipenem/cilastatin in the treatment of complicated urinary tract infections in hospitalized patients. Clin Infect Dis 1995; 21: 86–92.

Fang G, Brennen C, Wagener M, et al. Use of ciprofloxacin versus use of aminoglycosides for therapy of complicated urinary tract infection: Prospective, randomized clinical and pharmacokinetic study. Antimicrob Ag Chemother 1991; 35: 1849–55.

Iravani A, Tice AD, McCarty J, et al. Short-course ciproflox treatment of acute uncomplicated urinary tract infection in women. The minimum effective dose. The Urinary Tract Infection Study Group. Arch Intern Med 1995; 155: 485.

Meyrier A. Diagnosis and drug treatment of acute pyelonephritis. Drugs 1992; 44: 356–67.

Naber KG. Uncomplicated urinary tract infections – is single-dose therapy effective? Int J Antimicrob Ag 1994; 4: 39–45.

Pfau A, Sacks TG. Single dose quinolone treatment in acute uncomplicated urinary tract infection in women. J Urol 1993; 149: 532–4.

Saginur R, Nicolle LE. Single-dose compared with 3-day norfloxacin treatment of uncomplicated urinary tract infection in women. Arch Intern Med 1992; 152: 1233–7.

Stamm WE, Hooton TM. Management of urinary tract infections in adults. N Engl J Med 1993; 329: 1328–34.

Stapleton A, Latham RH, Johnson C, et al. Postcoital antimicrobial prophylaxis for recurrent urinary tract infection. A randomized, double-blind, placebo-controlled trial. JAMA 1990; 264: 703–6.

Vercaigne LM, Zhanel GG. Recommended treatment for urinary tract infection in pregnancy. Ann Pharmacother 1994; 28: 248.

Wong-Beringer A, Jacobs RA, Guglielmo BJ. Treatment of funguria. JAMA 1992; 267: 2780.

Urethritis

Ätiologie: Als Erreger kommen Gonokokken, Chlamydia trachomatis, E. coli, Proteus, Ureaplasma urealyticum u.a. vor. Ein Nachweis ist im Harnröhrensekret möglich. Bei Frauen können Chlamydien auch durch Untersuchung von Zervixsekret festgestellt werden. In der ersten Harnportion ist der Leukozytengehalt höher als in den folgenden Portionen. Auslösende Ursachen können Meatusstenosen, Fremdkörper, Tumor, periurethraler Abszeß oder ein Divertikel sein. Eine kindliche Urethritis kann auch durch Oxyuren bedingt sein oder bei einer Vulvovaginitis auftreten. Bei einer Herpes-simplex-Virus- oder Chlamydieninfektion besteht nicht selten gleichzeitig eine Erkrankung des Sexualpartners.

Therapie: Bei bakteriell bedingter Urethritis ist oft eine länger dauernde Antibiotika-Therapie erforderlich, da sich sonst periurethrale Abszesse, Harnröhrenstrikturen, aszendierende Infektionen oder eine Epididymitis entwickeln können.

Bei einer Mykoplasmen-Infektion (durch Ureaplasma urealyticum) wirken nur Doxycyclin und Makrolide.

Bei Herpes-simplex-Urethritis gibt man systemisch Acyclovir (s. S. 279).

Bei Gonorrhoe (im Urethraexsudat gramnegative intrazellulär gelegene Diplokokken): Einmaltherapie mit Ceftriaxon oder einem Gyrase-Hemmer und gegen Chlamydien eine anschließende Doxycyclin-Behandlung (s. S. 524).

Chlamydien-Urethritis: Erreger: Chlamydia trachomatis. Weit verbreitete Geschlechtskrankheit, häufig auch Ursache der postgonorrhoischen Urethritis. In den befallenen Epithelzellen der Urethra treten Einschlußkörperchen auf, die im Giemsa-Präparat eines Urethraabstriches als rötliche Granula im Zellzytoplasma nachweisbar sind (meist in Halbmondform um den Nukleolus angeordnet). Sicherer ist der fluoreszenzserologische Nachweis im mikroskopischen Präparat (mit MikroTrak-Testkit). Eine Anzüchtung in der Zellkultur ist in Speziallabors möglich.

Zur Therapie verwendet man Doxycyclin, Clarithromycin, Levofloxacin oder Ciprofloxacin (mindestens 2 Wochen lang). Eine evtl. vorhandene bakterielle Sekundärinfektion ist zu berücksichtigen. Doxycyclin wirkt auch bei einer gleichzeitigen Infektion durch Ureaplasmen. Die Einmaltherapie einer Chlamydien-Urethritis ist mit 1 g Azithromycin möglich. Wenn möglich, Sexualpartner mitbehandeln.

Candida-Urethritis: Bei einer Infektion durch Candida albicans gibt man am besten Fluconazol oral, das mit dem Harn in hohen Konzentrationen ausgeschieden wird; gleichzeitig Genital-Soor durch geeignete Creme (z.B. Clotrimazol, Miconazol) behandeln (Gefahr einer endogenen Reinfektion).

Trichomonas-Urethritis: Häufige Ursache einer Urethritis bei Frauen und Männern. Übertragung auch bei latenten Infektionen möglich, besonders bei Männern (wichtig bei der Partnersanierung). Milchige, schleimig-eitrige oder rein eitrige Sekretion aus der Urethra, evtl. mit Prostatabeteiligung. Mikroskopischer Nachweis der charakteristischen, beweglichen Erreger im Nativpräparat oder im nach Gram oder Pappenheim gefärbten Ausstrich des Urinsedimentes oder eines Harnröhrenabstriches. Mittel der Wahl ist Metronidazol wie bei der Trichomonas-Kolpitis (s. S. 522). Eine Einmaltherapie ist mit Tinidazol (einmalig 2 g) möglich. Immer Sexualpartner mitbehandeln!

Literatur

Arav-Boger R, Leibovici L, Danon YL. Urinary tract infections with low and high colony counts in young women. Spontaneous remission and single-dose vs. multiple-day treatment. Arch Intern Med 1994; 154: 300.

Augenbraun MH, Cummings M, McCormack WM. Management of chronic urethral symptoms in men. Clin Infect Dis 1992; 15: 714–5.

Bowie W. Effective treatment of urethritis, a practical guide. Drugs 1992; 44: 207–15.

Lauharanta J, Saarinen K, Mustonen MT, Happonen HP. Single-dose oral azithromycin versus seven-day doxycycline in the treatment of non-gonococcal urethritis in males. J Antimicrob Chemother 1993; 31 (Suppl E): 177–83.

Martin DH, Mroczkowski TF, Dalu ZA. A controlled trial of a single dose of azithromycin for the treatment of chlamydial urethritis and cervicitis. N Engl J Med 1992; 327: 921–5.

Stamm WE, Hicks CB, Martin DH, et al. Azithromycin for empirical treatment of the nongonococcal urethritis-syndrome in men. A randomized double-blind study. JAMA 1995; 274: 545.

Prostatitis

Es gibt eine akute und eine chronische bakterielle Prostatitis, außerdem eine nichtbakterielle Prostatitis.

Bei akuter bakterieller Prostatitis bestehen meist hohes Fieber, Damm- und Rückenschmerzen sowie Dysurie, manchmal auch Harnsperre. Der Mittelstrahlurin enthält oft mehr als 10^5 Bakterien/ml. Die Erreger waren früher meist Gonokokken; heute dominieren Enterobakterien. Auch Staphylokokken, Streptokokken, Anaerobier und

Chlamydia trachomatis kommen vor. Eine Untersuchung von Prostatasekret (gewonnen durch Prostatamassage) ist anzustreben.
Eine gezielte **Therapie** ist oft nicht möglich. Gut geeignet ist Co-trimoxazol, da es besser als andere Mittel in das Prostatagewebe eindringt. Levofloxacin und Ciprofloxacin wirken auch auf Chlamydien. Bei Gonorrhoe ist Ceftriaxon (tgl. 2 g) zuverlässig wirksam. Selten ist eine chirurgische Behandlung (bei Abszedierung) notwendig. In schwierigen Fällen kann eine langdauernde Suppressionsbehandlung, z.B. mit niedrig dosiertem Co-trimoxazol, nützlich sein.

Bei chronischer bakterieller Prostatitis können Damm- und tiefe Rückenschmerzen sowie Dysurie fehlen. Periodisch treten Symptome einer akuten Harnwegsinfektion ohne höheres Fieber auf. Die chronische bakterielle Prostatitis ist bei Erwachsenen die häufigste Ursache von rezidivierenden Harnwegsinfektionen. Mögliche Erreger sind Enterobakterien, Pseudomonas, Enterokokken, auch Tuberkelbakterien, Chlamydien und Gonokokken.
Behandlungsversuch in erster Linie mit Co-trimoxazol für 1–3 Monate. Alternativen sind Levofloxacin oder Ciprofloxacin (starke Wirksamkeit, gute Gewebepenetration). Auch Doxycyclin kann versucht werden.

Bei der häufigen nichtbakteriellen Prostatitis ist die Ursache der Entzündung unbekannt. Die Symptome sind ähnlich wie bei der chronischen bakteriellen Prostatitis. Eine begleitende Harnwegsinfektion fehlt. Das Prostatasekret enthält reichlich Leukozyten, aber keine Bakterien.
Die **Therapie** ist schwierig. Wenn man bakterielle Erreger nicht sicher ausschließen kann, ist ein Behandlungsversuch mit Clarithromycin oder Doxycyclin gerechtfertigt.

Literatur

Andriole VT. Use of quinolones in treatment of prostatitis and lower urinary tract infections. Eur J Clin Microbiol Infect Dis 1991; 10: 342.

Naber KG. The role of quinolones in the treatment of chronic bacterial prostatitis. Infection 1991; 19 (Suppl 3): 170–7.

Pfau A. The treatment of chronic bacterial prostatitis. Infection 1991; 19 (Suppl 3): 160–4.

Epididymitis

Entstehung: Eine Epididymitis entsteht durch aszendierende Infektion und ist bei jüngeren Erwachsenen meist eine durch Geschlechtsverkehr übertragene Infektion mit Chlamydien und/oder Gonokokken. Bei älteren Erwachsenen ist sie oft mit einer Prostatitis kombiniert und z.T. nach Katheterismus entstanden. Bei einer Sonderform der Epididymitis bei homosexuellen Männern sind die häufigsten Erreger Enterobakterien oder Pseudomonas. Aus einer Epididymitis entwickelt sich oft eine eitrige Orchitis.

Therapie: Bei jüngeren Erwachsenen ist eine Therapie mit Doxycyclin (täglich 0,2 g für 3 Wochen) ratsam. Gegen Gonokokken ist Ceftriaxon (s. S. 565) zuverlässig wirksam (Behandlungsdauer 10 Tage).
Bei älteren Erwachsenen gibt man Co-trimoxazol oral (2mal täglich 0,96 g für 4 Wochen), das auch bei Prostatitis wirkt. Eine Alternative ist Ciprofloxacin oral für 4 Wochen.

Orchitis

Neben der viralen Orchitis (vor allem bei Mumps) gibt es eine eitrige Orchitis, die von einer bakteriellen Entzündung des gleichseitigen Nebenhodens ausgeht oder hämatogen entsteht (bei einer Sepsis). Häufigste Erreger sind Enterobakterien oder Pseudomonas (manchmal gleichzeitig mit Staphylokokken oder Streptokokken). Bei einer Orchitis bestehen meist Fieber, starke Schmerzen und Hodenschwellung.
Eine gezielte **Therapie** ist meist nicht möglich. Eine Therapie mit Imipenem oder mit Cefotaxim + Tobramycin hat die besten Erfolgschancen. Bei Abszedierung oder Infarzierung des Hodens kann eine Orchidektomie erforderlich sein.

Eine granulomatöse Orchitis kommt bei Tuberkulose, Aktinomykose, Brucellose, Lues oder einer Pilz-Infektion vor und erfordert eine entsprechende Therapie.

Fournier-Gangrän des Skrotums

Erreger: Typische Anaerobier-Infektion (besonders anaerobe Streptokokken). Oft Mischinfektion mit aeroben Keimen (Enterobakterien, Pseudomonas, Staphylococcus aureus, Streptococcus pyogenes).

Klinik: Nekrotisierende Fasziitis des männlichen Genitale. Langsamer Beginn bei älteren Personen, rascher Beginn bei jüngeren Erwachsenen mit Skrotumschwellung und Schmerzen, später ausgedehnten Nekrosen. Übergreifen auf Perineum und Penis möglich.

Therapie: Sofortiger Beginn mit einer breit wirksamen Therapie, z. B. mit Cefotaxim + Clindamycin oder Ceftriaxon + Metronidazol oder mit Imipenem. Bei fortgeschrittener Erkrankung sind chirurgische Maßnahmen (Inzision, Drainage, plastische Deckung) unerläßlich.

Chirurgische Infektionen

Wundinfektionen

Wundinfektionen kommen auch heute noch in großer Zahl als postoperative Hospitalinfektionen und als Infektionen bei Verletzungen vor.

Erreger: Überwiegend Staphylokokken, zunehmend auch resistente gramnegative Bakterien (Pseudomonas aeruginosa, Proteus vulgaris, Enterobacter cloacae u. a.) sowie Anaerobier der Bacteroides-Gruppe, seltener (aber um so gefährlicher) Streptococcus pyogenes, Clostridien und Vibrio vulnificus. Mischinfektionen sind häufig.

Diagnose: Orientierend durch gramgefärbten Wundausstrich. Außerdem kulturelle Anzüchtung und Sensibilitätsbestimmung der Erreger. Prinzipiell sollte jede eiternde Wunde bakteriologisch untersucht werden. Wiederholte bakteriologische Kontrollen unter der Therapie sind wegen der Möglichkeit von Sekundärinfektionen durch resistente Keime für die Fortführung der Behandlung sinnvoll.

Therapie: Bei der Behandlung ist zu berücksichtigen, daß Lokalantibiotika nur bei oberflächlichen Wunden an den Sitz der Infektion gelangen. Tiefe und oberflächliche Wunden erfordern eine allgemeine antibiotische Therapie, wenn Entzündungszeichen vorliegen oder eine beginnende Generalisierung (Lymphangitis) zu erkennen ist.
Wundinfektionen, insbesondere Wundabszesse haben eine starke Selbstheilungstendenz. Ziele der Antibiotika-Therapie sind die Beschleunigung der Abheilung in Ergänzung chirurgischer Maßnahmen und die Verhinderung von Komplikationen (Lymphangitis, Sepsis, chronische Lokalinfektion).

Bei postoperativen Wundinfektionen muß bei der ungezielten Therapie in erster Linie eine Staphylokokken-Infektion berücksichtigt werden.
Die Behandlung sollte oral mit Cefadroxil, Erwachsene tgl. 2–3 g, oder parenteral mit Cefazolin (tgl. 3–6 g), bei Resistenz mit Vancomycin (tgl. 2 g) erfolgen.

Bei leichteren posttraumatischen Wundinfektionen, die außerhalb des Krankenhauses entstanden sind, ist die Therapie mit einem Oralcephalosporin (Cefalexin, Cefadroxil, Loracarbef) meist ausreichend. Bei schweren posttraumatischen Wundinfektionen (häufig Mischinfektionen) kommen zur ungezielten Therapie Kombinationen in Betracht, z. B. Cefotaxim + Clindamycin. Auch Imipenem allein wirkt zuverlässig. Hiermit werden nahezu alle wichtigen Erreger von Wundinfektionen erfaßt.
Eine Monotherapie mit Cefotaxim oder Ceftriaxon oder einem Gyrase-Hemmer ist bei schweren Wundinfektionen wegen schwacher Wirksamkeit auf Bacteroides und Staphylokokken weniger geeignet. Tetracycline, Ampicillin und Co-trimoxazol wirken nur auf einen kleinen Teil der möglichen Erreger von Wundinfektionen. Eine Monotherapie mit Aminoglykosiden ist wegen geringer klinischer Effektivität ab-

Chirurgische Infektionen

zulehnen. Aminoglykoside können jedoch zur Ergänzung einer Therapie mit β-Lactam-Antibiotika benutzt werden.
Gezielte Therapie: Je nach Erreger und Antibiogramm (Tab. 62).

Prophylaxe von Wundinfektionen in der Traumatologie: Auch bei banalen Verletzungen kann die Antibiotika-Therapie eine korrekte Wundversorgung nicht ersetzen. Bei erhöhtem Infektionsrisiko sollten Antibiotika gegeben werden (Tab. 63). Bei den meisten Indikationen in der Traumatologie handelt es sich um die Frühtherapie bereits eingetretener Infektionen (und nicht um eine Prophylaxe).

Tier- und Menschenbisse: Hierbei sind bakterielle Infektionen so häufig, daß stets eine sofortige Antibiotika-Prophylaxe indiziert ist. Bei **Tierbissen** kommen als Erreger vor allem Pasteurella multocida und Capnocytophaga canimorsus, seltener Eikenella corrodens, Staphylokokken, Streptokokken, Bacteroides-Arten und Prevotella vor. Schwere Verläufe sind besonders bei Capnocytophaga-Infektionen beobachtet worden. Nach Katzenbissen kommt es besonders häufig zu einer rasch fortschreitenden Phlegmone durch Pasteurella multocida. Bei **Menschenbissen** sind aerobe und anaerobe Keime der Mundflora (Streptokokken, Prevotella) sowie Eikenella corrodens und Klebsiella pneumoniae häufig. Unbehandelt kann es zu Fieber, Eiterungen, Phlegmone, Lymphangitis, Lymphadenitis und Sepsis kommen.
Gegen die meisten in Frage kommenden Erreger wirken Imipenem, Ceftriaxon, Cefuroxim, Cefoxitin, Doxycyclin und Amoxicillin/Clavulansäure. Dagegen versagt

Tab. 62. Gezielte Antibiotika-Therapie bei Wundinfektionen.

Erreger	Antibiotika der Wahl	Antibiotika der Reserve
Staphylokokken (Methicillin-empfindlich)	Cefazolin, Cefadroxil	Clindamycin, Vancomycin
MRSA (Methicillin-resistenter Staphylococcus aureus)	Vancomycin, Teicoplanin	Rifampicin, Fusidinsäure
Streptokokken	Penicillin G, Penicillin V	Cephalosporine, Clarithromycin
Enterokokken	Ampicillin, Amoxicillin	Mezlocillin, Vancomycin
Pseudomonas aeruginosa	Azlocillin + Tobramycin, Ciprofloxacin	Gentamicin, Amikacin, Ceftazidim, Piperacillin, Imipenem, Meropenem
Proteus vulgaris	Ceftriaxon, Ceftazidim	Imipenem, Gyrase-Hemmer
Klebsiella	Ceftriaxon, Cefixim	Imipenem, Gyrase-Hemmer
E. coli	Ceftriaxon	Mezlocillin, Cefixim
Pasteurella multocida	Penicillin G	Doxycyclin
Bacteroides fragilis	Clindamycin, Metronidazol	Cefoxitin, Imipenem
Clostridien (Gasbrand)	Penicillin G	Cefotaxim, Clindamycin

Tab. 63. Indikationen zur Antibiotika-Prophylaxe in der Traumatologie.

Indikationen	Antibiotika	Begründung
Stark verschmutzte Wunden und verspätete Wundversorgung	Penicillin G oder Penicillin V	Prophylaxe von Tetanus, Gasbrand, Streptokokken-Infektionen
Offene Frakturen, traumatische Eröffnung von Gelenken oder Körperhöhlen	Imipenem, evtl. + Aminoglykosid	Häufig Mischinfektionen (auch Anaerobier), Gasbrandgefahr
Schuß- oder Stichverletzungen	Penicillin G, bei Brust- oder Bauchverletzungen auch »Omnispektrumkombination« (s. S. 367)	Infektionen unvermeidlich, Gasbrandgefahr, oft auch andere anaerobe Mischinfektion
Tierbisse	Penicillin G oder V, Imipenem, Amoxicillin/Clavulansäure, Doxycyclin	Pasteurella multocida, Capnocytophaga, Streptokokken, Anaerobier, Staphylokokken

Penicillin G oder V häufig bei Staphylokokken, ist aber gegen Pasteurella multocida und Capnocytophaga gut wirksam. Andere orale Mittel (Makrolide, Oralcephalosporine, Clindamycin, Co-trimoxazol, Gyrase-Hemmer) haben Wirkungslücken und sind daher weniger geeignet.

Perioperative Prophylaxe

Eine generelle Verabreichung von Antibiotika nach aseptischen Operationen ist u. a. wegen der möglichen Selektion resistenter Keime abzulehnen. Die beste Prophylaxe von Wundinfektionen stellt nach wie vor die strenge Asepsis bei der Operation und postoperativen Wundversorgung dar.

Bei Operationen mit erhöhtem Infektionsrisiko (Tab. 64) ist eine perioperative Prophylaxe notwendig und allgemein anerkannt. Der Prophylaxe-Katalog sollte für eine medizinische Disziplin weitgehend festliegen. Bei der Auswahl der Substanzen zur Prophylaxe kann ein Wechsel sinnvoll sein. Traditionell werden keine Breitspektrum-Antibiotika zur perioperativen Prophylaxe verwendet. Für das Hauptziel, die Verhinderung von Staphylokokken- und Streptokokken-Infektionen, reichen häufig Antibiotika gegen grampositive Keime aus. Meist werden zur perioperativen Prophylaxe Substanzen wie Cefazolin, Cefuroxim oder Mezlocillin verwandt. Eine starke Inzidenz von Methicillin-resistenten Staphylokokken in einer Klinik kann eine Modifikation veranlassen. Es ist eine offene Frage, ob sich die Ergebnisse der Prophylaxe durch die Verwendung breit wirksamer Substanzen verbessern lassen. Substanzen mit längerer Halbwertszeit sind zu bevorzugen. Eine Prophylaxe mit Gyrase-Hemmern ist (außer bei urologischen Indikationen) unüblich.

Für den Erfolg ist ein möglichst rascher Behandlungsbeginn entscheidend. Üblicherweise hat eine Antibiotika-Prophylaxe mit Beginn der Narkose einzusetzen. Wenn während der Operation eine Situation eintritt, die eine Antibiotika-Prophylaxe indiziert (z. B. Eröffnung eines Hohlorgans), ist umgehend ein geeignetes Antibiotikum zu applizieren. Die chirurgische Antibiotika-Prophylaxe ist daher weitgehend die

Chirurgische Infektionen

Tab. 64. Wichtige Indikationen zur perioperativen Prophylaxe.

Indikationen	Antibiotika	Begründung
Implantation von Kunststoffen und Metallen	Cefazolin, Cefuroxim	Fremdkörper begünstigen Infektionen (vorwiegend Staphylokokken)
Herzoperationen	Cefazolin, Cefuroxim	Prophylaxe der postoperativen Endokarditis (meist durch Staphylokokken)
Transplantationen	Cefazolin, Cefuroxim	Prophylaxe von Staphylokokken- und Streptokokken-Infektionen
Neurochirurgische Operationen	Ceftriaxon, Cefotaxim	Infektionen selten, aber gefährlich
Operationen in stark kontaminiertem Gebiet (Mundhöhle, Ösophagus, Rektum, Kolon)	Cefotaxim + Metronidazol, Imipenem	Mischinfektionen unvermeidlich (durch aerobe und anaerobe Keime)
Hysterektomie	Cefoxitin	Reduktion von sekundären Wundheilungen
Gallenwegsoperationen	Ceftriaxon, Mezlocillin	Reduktion von sekundären Wundheilungen
Operationen bei Patienten mit Abwehrschwäche (myeloische Insuffizienz usw.)	Cefotaxim + Piperacillin, Ceftazidim + Gentamicin, Imipenem	Erhöhtes Risiko von Komplikationen
Amputation wegen Gangrän	Penicillin G	Gasbrandprophylaxe

Aufgabe des Anästhesisten. Sie sollte nur kurz durchgeführt werden; die Meinungen über die optimale Dauer sind geteilt, schwanken aber zwischen Einmalgabe und 3tägiger Anwendung. Eine z.T. noch praktizierte, 10–14 Tage dauernde Prophylaxe von chirurgischen Infektionen ist im allgemeinen ungünstig.

Die Gefährdung durch eine Kurzzeitprophylaxe wird oft überschätzt; sie steht in keinem Verhältnis zu dem Schaden der Unterlassung einer indizierten Prophylaxe. Die Zurückhaltung bei der prophylaktischen Anwendung von Antibiotika in der Chirurgie darf auf keinen Fall zur Unterlassung einer notwendigen Gasbrandprophylaxe (s. S. 576) führen.

Die Prophylaxe darf nicht mit einer notwendigen langdauernden perioperativen Behandlung in der septischen Chirurgie verwechselt werden. Die Ausräumung eines Infektionsherdes (z.B. bei Osteomyelitis) erfordert stets eine mehrwöchige Antibiotika-Therapie.

In den letzten Jahren wurden die ökonomischen Aspekte der Prophylaxe herausgestellt. Bei Operationen, die nach Fallpauschalen abgerechnet werden, ist es für das Krankenhaus besonders wichtig, daß wenig Sekundärinfektionen entstehen.

Infizierte Verbrennungen

Der Verlauf von großflächigen Verbrennungen dritten Grades hängt entscheidend von den häufig hinzutretenden Infektionen und von der Antibiotika-Therapie ab.

Erreger: In erster Linie Pseudomonas aeruginosa und resistente Staphylokokken, seltener Proteus, Klebsiella, Enterobacter und Enterokokken, auch Pilze (Aspergillus, Mucor, Candida). Besonders gefährlich sind in der Frühphase, wenn auch nicht sehr häufig, Infektionen mit A-Streptokokken (Streptococcus pyogenes), die das Anheilen von Transplantaten verhindern und Epithelreste vernichten. Eine Sepsis wird häufig durch Pseudomonas aeruginosa, Staphylococcus aureus, Enterobacter und Proteus verursacht (hohe Letalität).

Diagnose: Anfangs sind tägliche oder zweitägliche Wundabstriche notwendig, da sich die Wundflora schnell ändern kann. Eine vollkommene Keimelimination läßt sich meist nicht erreichen. Bei septischem Fieber sind Blutkulturen anzulegen. Auf andere infektiöse Komplikationen, wie Pneumonie, Thrombophlebitis und Endokarditis, ist zu achten.

Therapie: Bei Infektionszeichen (Veränderung der Wundbeschaffenheit, Fieber usw.) erfolgt sofort eine **systemische Behandlung** mit Cefuroxim, bei schweren Symptomen besser mit Imipenem. Eine bei schweren Verbrennungen häufig auftretende Niereninsuffizienz ist bei der Dosierung der Antibiotika zu berücksichtigen (s. S. 687). Die Initialbehandlung wird entsprechend den bakteriologischen Resultaten modifiziert. Bei einer Staphylokokken-Infektion kann Vancomycin indiziert sein, bei einer Streptokokken-Infektion Penicillin G, bei einer Pseudomonas-Infektion Ceftazidim + Tobramycin (je nach Antibiogramm). Schwere Pilz-Infektionen erfordern die i.v. Gabe von Amphotericin B.
Eine **antibakterielle Lokalbehandlung** kann bei schweren Verbrennungen von großem Nutzen sein, wird jedoch oft durch die bestehenden Gewebsnekrosen beeinträchtigt. In der ersten Phase der Erkrankung werden in den USA feuchte Kompressen mit 0,5%iger Silbernitrat-Lösung empfohlen, durch welche eine bakterizide Wirkung, auch auf Pseudomonas aeruginosa, und eine günstige Wirkung auf die Wundfläche erreicht wird. Auch Silber-Sulfadiazin (Flammazine) und Povidon-Jod kommen zur Lokalbehandlung von Verbrennungen in Frage. Bei ausgedehnten Verbrennungen besteht die Möglichkeit einer perkutanen Resorption dieser Mittel, weshalb auf Nebenwirkungen geachtet werden muß. Penicilline und Cephalosporine sowie Neomycin sind zur örtlichen Behandlung wegen der Sensibilisierungsgefahr ungeeignet. Aminoglykoside, Polymyxin B und Bacitracin können, wenn sie lokal angewandt werden, bei großflächigen Verbrennungen resorbiert werden und toxisch wirken. Bei Candida- und Aspergillus-Infektionen ist eine Lokalbehandlung mit verschiedenen Antimykotika (Pimaricin, Nystatin, Amphotericin-B-Lösung u.a.) möglich. Bei Schimmelpilzinfektionen versagt meist die topische Behandlung. Eine Herpes-simplex-Virusinfektion der Verbrennungswunde wird mit Acyclovir-Creme behandelt, eine systemische HSV-Infektion mit Acyclovir i.v.
Die **zusätzliche Therapie** ist für den Verlauf der Verbrennungskrankheit von entscheidender Bedeutung. Dazu gehören Schockbekämpfung, insbesondere Infusionsbehandlung (Ausgleich von Elektrolyt-, Wasser- und Eiweißverlusten), Azidose-

behandlung, Analgesie, Sauerstoff, Tetanusimpfung, Behandlung einer Niereninsuffizienz, Schutz vor Hospitalinfektionen usw., bei Rauchvergiftung auch Pneumoniebehandlung (oft bakterielle Sekundärinfektion mit gramnegativen Stäbchen). Die Wunden müssen gesäubert werden (Débridement) und so weit wie möglich gedeckt werden (Transplantation). Wichtig sind sterile Pflege und laufende bakteriologische Kontrollen. Schwere Verbrennungen sollten möglichst nur in entsprechend spezialisierten Krankenhäusern behandelt werden.

Handinfektionen

Erreger: Vorwiegend Staphylokokken, seltener Streptokokken, gramnegative Bakterien (Pseudomonas u. a.) oder Bacteroides (Mischinfektion), bei chronischen Nagelinfektionen auch Candida albicans.

Panaritium cutaneum: Inzision, Drainage, Ruhigstellung. Bei leichteren Staphylokokken-Infektionen sind Antibiotika nicht unbedingt erforderlich, jedoch sollten bei Streptokokken-Infektionen (Gefahr einer Tendovaginitis), bei drohenden Komplikationen oder Abwehrschwäche (Leukämie, Diabetes usw.) auch oberflächliche Panaritien antibiotisch behandelt werden.

Panaritium subcutaneum, ossale oder articulare, Tendovaginitis purulenta: Hierbei ist die chirurgische Behandlung ebenso wichtig wie die Antibiotika-Therapie.
Im Anfangsstadium führt eine Behandlung mit Antibiotika zur Verhinderung einer stärkeren, eitrigen Einschmelzung. Antibiotika können jedoch auch später Komplikationen verhüten (Lymphangitis, Sepsis, chronische Osteomyelitis, Hohlhandphlegmone). Bei der Wahl des Antibiotikums richtet man sich nach dem mikroskopischen Präparat und der Art der angezüchteten Erreger, die bei schnellen Verlaufsformen fast immer Staphylokokken sind. Bei protrahiertem Verlauf sind oft auch Anaerobier, Enterobakterien und Candida die Ursache.

Therapie: Beim Nachweis von Haufenkokken im Eiterausstrich oder bei fehlendem Erregernachweis (meist doch Staphylokokken) eignet sich ein Oralcephalosporin, z.B. Cefadroxil (Erwachsene und Schulkinder tgl. 2–3 g, Kleinkinder 50 mg/kg per os), als Alternative auch Clindamycin (tgl. 0,9 g per os). Therapie wegen der Rezidivgefahr nicht zu früh abbrechen!
Beim mikroskopischen Nachweis von Kettenkokken (Streptokokken) verwendet man Penicillin V, tgl. 1,5–3 Mill. E in 3 Einzelgaben.
Gramnegative Erreger werden nach dem Antibiogramm behandelt (ohne Kenntnis der Empfindlichkeit zunächst mit Ciprofloxacin).
Eine Candida-Paronychie erfordert eine systemische Therapie mit Fluconazol, jedoch keine Inzision.

Postoperative Sepsis

Das **Erregerspektrum** bei postoperativer Sepsis hängt ab von der Art der Operation, einer durchgeführten Vorbehandlung oder perioperativen Prophylaxe und dem Ausgangsherd. Eine postoperative Sepsis, die von infizierten Wunden ausgeht, wird meist durch Staphylokokken ausgelöst. Eine zunehmende Bedeutung haben Venenkatheterinfektionen, die ebenfalls meist durch Staphylokokken verursacht werden (s. S. 395, 416). Nicht selten liegt eine Mischinfektion mit gramnegativen Keimen vor. Nach Möglichkeit werden vor der Therapie Blutkulturen und Wundabstriche, evtl. auch Urinkulturen untersucht.

Die **ungezielte Therapie** orientiert sich nach dem Erregerspektrum (je nach Ausgangsherd verschieden) sowie dem klinischen Bild. Eine Sepsis mit Schocksymptomen muß anders behandelt werden als eine Sepsis mit starker Lokalinfektion im Operationsbereich. Die Therapie erfolgt nach den Regeln einer Interventionstherapie. Bei bedrohlichem Krankheitsbild sind Imipenem oder β-Lactam-Antibiotika-Kombinationen, wie Cefotaxim + Azlocillin, indiziert. Bei vorausgegangener Operation mit hohem Anaerobier-Risiko gibt man zusätzlich Metronidazol oder Clindamycin. Bei Nichtansprechen binnen drei Tagen ist die Therapie gegen nicht erfaßte Erreger zu ergänzen. Dabei sind die inzwischen vorliegenden Kulturbefunde zu berücksichtigen. Bei starker Lokalinfektion im Operationsbereich wird die Wunde an einigen Stellen geöffnet und ggf. eine Drainage durchgeführt. Gründe für ein verzögertes Ansprechen auf die Therapie sind oft resistente Staphylokokken oder Pseudomonaden, manchmal auch ein Empyem oder ein infizierter Fremdkörper. Die Prognose hängt auch vom Erfolg der Schocktherapie ab. Postoperatives Fieber kann auch andere Ursachen haben (Hämatome, Thrombophlebitis, Drug-Fieber).

Die **gezielte Therapie** erfolgt nach den im Abschnitt »Septische Infektionen« gegebenen Empfehlungen (s. S. 398).

Postoperative Pneumonie

Die **Entstehung** postoperativer Pneumonien wird u. a. durch Hypoventilation, Atelektasen, Aspiration, langdauernde und schwere Operationen und das Vorliegen eines chronischen Lungenleidens begünstigt. Nach dem Gebrauch bakteriell kontaminierter Narkose- oder Inhalationsgeräte kann es bei Frischoperierten zu schweren Lungeninfektionen kommen.

Als **Erreger** werden in erster Linie resistente Staphylokokken, aber auch Klebsiella- oder Enterobacter- oder Pseudomonas-Keime gefunden. Auch endogene Infektionen durch Pneumokokken, Haemophilus influenzae und Anaerobier sind möglich. Da bei der postoperativen Pneumonie eine Erregerdiagnose besonders wichtig ist, sind alle diagnostischen Möglichkeiten (einschließlich der Untersuchung von Trachealsekret) auszunutzen (s. S. 451).

Die ungezielte **Therapie** einer postoperativen Pneumonie richtet sich in erster Linie nach der klinischen Konstellation. Es müssen hierbei besonders Staphylokokken erfaßt werden. Bei Patienten ohne Vorbehandlung und ohne Hinweis auf Aspiration ist eine Therapie mit Cefazolin, Cefuroxim oder Cefotiam meist ausreichend. Bei einer Pneumonie, die trotz perioperativer Prophylaxe auftritt, sollten Antibiotika verwendet werden, die ein breites Wirkungsspektrum haben, z. B. Imipenem. Bei häufigerem Vorkommen von Methicillin-resistenten Staphylokokken kommen Kombinationen unter Einschluß von Vancomycin oder Teicoplanin in Frage. Bei Hinweisen auf Aspiration ist die Wirksamkeit auf Anaerobier, Staphylokokken und Enterobakterien wichtig. Am günstigsten ist hierbei die Gabe von Imipenem. Bei der Kombinationstherapie einer Aspirationspneumonie mit anderen Antibiotika ist Clindamycin einzuschließen. Wegen der starken Tendenz zur Abszedierung ist eine längere Behandlung (ca. 3 Wochen) erforderlich. Unterstützende Maßnahmen sind Förderung des Abhustens, Mukolytika, Schmerztherapie und physikalische Therapie.

Infizierte Gangrän

Eine infizierte Gangrän muß von banalen Infektionen bei nur geringfügig eingeschränkter Durchblutung, vom Erysipel und vom »diabetischen Fuß« unterschieden werden. Es gibt dabei sehr unterschiedliche Verläufe, bei denen im Anfang eine genaue Diagnose oft noch nicht möglich ist. In vielen Fällen ist es sinnvoll, zuerst die Antibiotika-Therapie durchzuführen und die notwendige angiologische Diagnostik nach klinischer Besserung anzuschließen.

Erreger von Sekundärinfektionen sind Staphylokokken, aerobe und anaerobe Streptokokken, Gasbrand-Clostridien sowie gramnegative Bakterien (Pseudomonas aeruginosa, Proteus, Bacteroides u.a.). Fast immer liegt eine Mischinfektion vor.

Therapie: Notwendig ist eine längere hochdosierte Kombinationstherapie mit parenteralen Antibiotika, die ausreichend in schlecht durchblutetes Gewebe penetrieren. Geeignet sind gegen die Sekundärinfektion (feuchte Gangrän) Penicillin G i.v., tgl. 20 Mill. E, oder Cefazolin i.v., tgl. 6 g, evtl. in Kombination mit Gentamicin i.v., tgl. 240 mg, und/oder Piperacillin i.v., tgl. 15–20 g (wirksam auf Pseudomonas aeruginosa und andere gramnegative Bakterien). Gegen Anaerobier sind besonders Clindamycin i.v. oder Metronidazol i.v. wirksam. Levofloxacin und Ciprofloxacin penetrieren gut in schlecht durchblutetes Gewebe. Eine Amputation wegen arteriosklerotischer Gangrän erfordert wegen des Risikos einer katastrophalen postoperativen Gasbrandinfektion stets eine entsprechende perioperative Antibiotika-Prophylaxe. Die riskante intraarterielle Injektion von Antibiotika ist pharmakokinetisch wenig sinnvoll, klinisch ungenügend wirksam und gefährlich.

Literatur

British Society for Antimicrobial Chemotherapy. Infection in Neurosurgery Working Party. Antimicrobial prophylaxis in neurosurgery and after head injury. Lancet 1994; 334: 1547–51.

Cant PJ, Smyth S, Smart DO. Antibiotic prophylaxis is indicated for chest stab wounds requiring closed tube thoracostomy. Br J Surg 1993; 80: 464.

Classen DC, Evans RS, Pestotnik SL, et al. The timing of prophylactic administration of antibiotics and the risk of surgical-wound infection. N Engl J Med 1992; 326: 281.

Deitch EA. Review article: the management of burns. New England Journal of Medicine 1990; 323: 1249–53.

Dellinger EP. Antibiotic prophylaxis in trauma: penetrating abdominal injuries and open fractures. Rev Infect Dis 1991; 13 (Suppl 10): 847.

Fabian TC, Croce MA, Payne LW, et al. Duration of antibiotic therapy for penetrating abdominal trauma: a prospective trial. Surgery 1992; 112: 788.

Fallon WF Jr, Wears RL. Prophylactic antibiotics for the prevention of infectious complications including empyema following tube thoracostomy for trauma: results of meta-analysis. J Trauma 1992; 33: 110.

Goodwin CW, Pruitt BA Jr. Management of surgical infections: Pathogenesis, diagnosis, and treatment. In: Clinical Surgery. Davis JH, Sheldon GB (eds). St. Louis: CV Mosby 1995; 355–412.

Hall JC, Christiansen K, Carter MJ, et al. Antibiotic prophylaxis in cardiac operations. Ann Thorac Surg 1993; 56: 916.

Howard RJ, Simmons RL. Surgical Infectious Diseases. 3rd ed. Norwalk: Appleton & Lange, 1995.

de Lalla F, Novelli A, Pellizzer G, et al. Regional and systemic prophylaxis with teicoplanin in monolateral and bilateral total knee replacement procedures: study of pharmacokinetics and tissue penetration. Antimicrob Ag Chemother 1993; 37: 2693.

Langley JM, LeBlanc JC, Drake J, Milner R. Efficacy of antimicrobial prophylaxis in placement of cerebrospinal fluid shunts: meta-analysis. Clin Infect Dis 1993; 17: 98.

Maki DG, Bohn MJ, Stolz SM et al. Comparative study of cefazolin, cefamandole, and vancomycin for surgical prophylaxis in cardiac and vascular operations. J Thorac Cardiovasc Surg 1992; 104: 1423–34.

Nichols RL, Smith JW, Robertson GD, et al. Prospective alterations in therapy in penetrating abdominal trauma. Arch Surg 1993; 128: 55.

Nichols RL, Smith JW, Muzik AC, et al. Preventive antibiotic usage in traumatic thoracic injuries requiring closed tube thoracostomy. Chest 1994; 106: 1493.

Page CP, Bohnen JMA, Fletcher JR, et al. Antimicrobial prophylaxis for surgical wounds: guidelines for clinical care. Arch Surg 1993; 128: 79.

Pruitt BA Jr, Mason AD Jr. Epidemiological, demographic and outcome characteristic of burn injury. In: Total Burn Care. Herndon DN (ed). London: WB Saunders 1996.

Stellato TA, Danziger HL, Gordon N, et al. Antibiotics in elective colon surgery: a randomized trial of oral, systemic, and oral/systemic antibiotics for prophylaxis. Am Surg 1990; 56: 251.

Tetteroo GWM, Wagenvoort JHT, Bruining HA. Role of selective decontamination in surgery. Br J Surg 1992; 79: 300–4.

Weber DJ, Hansen AR. Infections resulting from animal bites. Infect Dis Clin North Am 1991; 5: 663.

Wenzel RP. Preoperative antibiotic prophylaxis. N Engl J Med 1992; 326: 337–9.

Infektionen der Knochen und Muskeln

Osteomyelitis

Die Osteomyelitis kann in **4 Hauptformen** auftreten, die eine verschiedene Behandlung erfordern:
1. als akute hämatogene Osteomyelitis (vorwiegend bei Kindern),
2. als akute postoperative oder posttraumatische Osteomyelitis,
3. als Kieferosteomyelitis,
4. als chronische Osteomyelitis.

Erreger: Bei der akuten hämatogenen Osteomyelitis sind die Erreger meistens Staphylokokken, seltener B-Streptokokken, Bacteroides, Klebsiellen, Salmonellen, Brucellen u. a., bei Kleinkindern und älteren Personen Haemophilus influenzae. Bei Heroinsüchtigen wird häufig Pseudomonas als Erreger einer Wirbel- oder Schambein-Osteomyelitis nachgewiesen. Bei immunsupprimierten Patienten kommen auch Pilze, wie Candida und Aspergillus, vor, bei AIDS-Patienten nicht selten Mykobakterien-Arten (z. B. M. avium-intracellulare). Die posttraumatische Osteomyelitis wird außer durch Staphylokokken auch durch Proteus, Pseudomonas aeruginosa, E. coli u. a. hervorgerufen (häufig Mischinfektionen). Die fortgeleitete Osteomyelitis (z. B. von den Zähnen oder bei Diabetikern mit peripheren Durchblutungsstörungen von trophischen Hautulzera im Bereich der kleinen Fußknochen) ist ebenfalls häufig mischinfiziert (mit anaeroben und aeroben Keimen). Eine Sonderform der chronischen Osteomyelitis ist der Brodie-Abszeß, der meist Staphylokokken-bedingt ist.

Diagnose: Erregeranzüchtung und Antibiogramm sind wichtige Voraussetzungen für eine erfolgreiche Behandlung. Es kommt darauf an, die Erreger möglichst vor Therapiebeginn in der Blutkultur oder aus dem Sepsisausgangsherd (häufig Pyodermien oder Abszesse) anzuzüchten. Wenn sich bereits ein subperiostaler Abszeß gebildet hat, kann durch Punktion von Eiter Material zur bakteriologischen Untersuchung gewonnen werden. Wenn die Blutkultur steril geblieben oder unterlassen worden ist, kann eine Knochenbiopsie durchgeführt werden, um eine histologische und kulturelle Untersuchung auf aerobe und anaerobe Keime, Mykobakterien und Pilze durchführen zu können. Bei Wirbelosteomyelitis ist zur Erregerdiagnostik eine Nadelbiopsie unter CT-Führung möglich. Intraoperativ gewonnenes Material (bei chronischer Osteomyelitis) muß sorgfältig untersucht werden (Zerkleinern der Probe, verschiedene Nährböden, lange Bebrütung).

Bei der Staphylokokken-Osteomyelitis steigt der Antistaphylolysintiter im Verlauf der Erkrankung regelmäßig von Normalwerten (bei Erwachsenen 1–2 AE/ml) auf 5–10 AE/ml und mehr an (nicht bei Infektionen durch Staphylococcus epidermidis).

Osteomyelitis

Eine A-Streptokokken-, Salmonellen- oder Brucellen-Osteomyelitis läßt sich ebenfalls serologisch diagnostizieren. Durch den Latex-Agglutinationstest mit Serum und Urin lassen sich eine Haemophilus-Typ-b- und B-Streptokokken-Osteomyelitis erkennen. Röntgenveränderungen treten meist erst ab 3. Krankheitswoche, bei Säuglingen ab 2. Krankheitswoche auf. Durch Knochenszintigraphie (in der 1. Woche oft noch negativ), besser durch Magnet-Resonanz-Tomographie kann eine Frühdiagnose gestellt werden.

Bei der akuten hämatogenen Osteomyelitis gelten bei der Therapie grundsätzlich dieselben Regeln wie bei den septischen Infektionen. Die Behandlung erfolgt in der Regel mit bakteriziden Antibiotika in hoher Dosierung. Durch die schlechte Diffusion der Antibiotika in den Knochen erklärt sich die Rezidivgefahr, weshalb eine lang dauernde Nachbehandlung notwendig ist.

Gezielte Therapie: Infektionen durch die heute seltenen Penicillin-G-empfindlichen **Staphylokokken** werden mit Penicillin G, das im Vergleich zu anderen Penicillinen die stärkste Aktivität hat, behandelt (tgl. 10–20 Mill. E in 2–3 i. v. Kurzinfusionen). Bei Staphylokokken als Ursache ist generell die Kombination eines β-Lactam-Antibiotikums mit Fusidinsäure zu empfehlen.
Fusidinsäure (günstige Pharmakokinetik, jedoch Gefahr einer schnellen Resistenzentwicklung) ist bei Osteomyelitis gut wirksam; Dosierung bei Erwachsenen tgl. 1,5–2 g, bei Kindern 30 mg/kg in 3–4 Einzelgaben nach dem Essen. Fusidinsäure sollte stets mit einem zweiten wirksamen Mittel kombiniert werden.
Wenn die nachgewiesenen Staphylokokken Penicillin-G-resistent sind, wendet man Cefazolin i. v. oder Clindamycin i. v. an. Cefazolin i. v. gibt man bei Erwachsenen tgl. 6 g, Kindern 100–200 mg/kg. Die Cephalosporine gleichen in ihrer antibakteriellen Aktivität gegen Staphylokokken den penicillinasefesten Penicillinen (weitgehende Kreuzresistenz mit Flu- und Dicloxacillin). Die penicillinasefesten Penicilline (z. B. Flucloxacillin) haben aber eine schlechtere Pharmakokinetik und Verträglichkeit.
Eine Alternative ist Clindamycin; Erwachsene erhalten 3mal tgl. je 0,3–0,6 g i. v. oder i. m., Kinder tgl. 20–40 mg/kg. Zur Nachbehandlung verwendet man Clindamycin oral, Erwachsene tgl. 0,9–1,2 g, Kinder 15–20 mg/kg in 4 Einzelgaben.
Vancomycin, Teicoplanin (obwohl relativ schlecht knochengängig) oder Fosfomycin (gut knochengängig) sind bei Osteomyelitis durch Staphylococcus epidermidis indiziert, die manchmal Gelenkprothesen infizieren. Wegen der besseren Wirksamkeit ist hierbei immer eine Kombination mit Fusidinsäure oder Rifampicin notwendig.

Osteomyelitiden durch **andere Erreger** und die akute postoperative und posttraumatische Osteomyelitis werden je nach Antibiogramm behandelt. Bei einer Infektion durch Penicillin-G-sensible Bakterien (Streptokokken) ist Penicillin G in hoher Dosierung das Mittel der Wahl, bei einer Haemophilus-influenzae-Infektion Ceftriaxon oder Cefotaxim. Bei Pseudomonas-Infektionen gibt man entweder Piperacillin + Tobramycin oder Piperacillin + Ciprofloxacin. Alternativen sind Ceftazidim, Aztreonam und Imipenem. Bei Salmonellen-Osteomyelitis ist Cefotaxim in hoher Dosierung oder Ciprofloxacin indiziert.

Ungezielte Therapie: Sobald die klinische Verdachtsdiagnose gestellt ist, wird – nach Entnahme von Blutkulturen und Abstrichen vom Ausgangsherd – unverzüglich

Infektionen der Knochen und Muskeln

eine hochdosierte Antibiotika-Therapie eingeleitet. Mit Cefazolin i. v. (Erwachsene tgl. 6 g, Kinder 200 mg/kg) erfaßt man Staphylokokken und Streptokokken als die wichtigsten Erreger. Bei Kleinkindern (von 1–6 Jahren) kommen neben Staphylokokken Keime der Haemophilus-Gruppe häufiger vor, weshalb zur Initialtherapie die Kombination von Clindamycin + Cefotaxim vorteilhaft ist. Bei Neugeborenen oder Patienten mit schwerem Grundleiden und Abwehrschwäche ist auch mit Pseudomonas und anderen gramnegativen Stäbchen (Salmonellen) zu rechnen. Dann sind breit wirksame Kombinationen, wie Ceftazidim + Aminoglykosid oder Piperacillin + Aminoglykosid, günstig. Nach Bekanntwerden des Antibiogramms wird die Therapie mit dem am besten wirkenden Mittel fortgesetzt. Wenn die Erkrankung auf diese Therapie nicht anspricht, sollten erneut bakteriologische Untersuchungen stattfinden. Bei der Osteomyelitis von Heroinsüchtigen ist oft nur eine orale Therapie mit Ciprofloxacin + Clindamycin möglich.

Therapiedauer: Nach klinischer Besserung einer akuten Osteomyelitis, die nach hochdosierter intravenöser Initialtherapie im allgemeinen rasch eintritt, kann oral weiterbehandelt werden. Bei einer Staphylokokken-Osteomyelitis folgt auf die intravenöse Therapie mit Cefazolin oder Penicillin G eine längere orale Nachbehandlung mit Clindamycin (Erwachsene tgl. 0,9 g, Kinder 15 mg/kg) bis zur völligen Heilung.

Die Kieferosteomyelitis, fortgeleitet von einer Zahnwurzelentzündung oder Sinusitis maxillaris, hat verschiedene Erreger. In der Regel liegt entweder eine Staphylokokken-Infektion oder eine Mischinfektion mit Anaerobiern (Streptokokken, Bacteroides, Fusobakterien, Actinomyces u. a.) vor.
Neben der operativen **Therapie** ist eine hochdosierte Antibiotika-Behandlung (s. o.) angezeigt. Wenn eine Staphylokokken-Infektion ausgeschlossen werden kann, ist initial eine Therapie mit Penicillin G in hoher Dosis sinnvoll (evtl. in Kombination mit Metronidazol). Beim Versagen der Penicillin-Therapie ist eine Behandlung mit Clindamycin indiziert.

Chronische Osteomyelitis: Diese Form entsteht heute nach Operationen und Traumen, außerdem bei bestimmten fortgeleiteten Infektionen und nach ungenügend behandelten akuten Infektionen sowie bei infizierten Fremdkörpern. Die Diagnostik kann sehr schwierig sein. Oft gelingt es nicht, den ursächlichen Erreger nachzuweisen. Bei unklarer Ätiologie sind eine Tuberkulose, Aktinomykose und Brucellose auszuschließen.
Die **Therapie** erfordert in erster Linie chirurgische Maßnahmen (Sequesterentfernung, Knochenplastik). Eine zunächst ungezielte Antibiotika-Therapie läßt sich nur an klinischen Parametern (Entfieberung, CRP, Rückgang von Schmerzen) beurteilen. Die gezielte Therapie richtet sich nach dem Antibiogramm.
Eine lokale Behandlung ist durch die intra- oder perossäre Instillation von Antibiotika oder eine Spüldrainage der Osteomyelitishöhle möglich, auch durch Einlegen von Gentamicin-PMMA-Kugeln (s. S. 155).
Die systemische Antibiotika-Therapie wird über lange Zeit (3–12 Monate) durchgeführt; manchmal ist sogar eine Dauersuppressionsbehandlung erforderlich. Chronische Staphylokokken-Infektionen werden üblicherweise mit Clindamycin behandelt. β-Lactam-Antibiotika wirken dabei unsicher, können aber in Kombination mit Rifampicin oder Fusidinsäure angewandt werden. Bei Infektionen durch Enterobakterien kommen Ceftriaxon oder Ciprofloxacin, evtl. auch Piperacillin in Kombina-

tion mit Gentamicin in Betracht. Eine Pseudomonas-Osteomyelitis wird mit Ceftazidim + Tobramycin behandelt. Levofloxacin und Ciprofloxacin penetrieren gut in den Knochen; ihr Wert ist auch bei der Brucellen-Osteomyelitis erwiesen. Bei Anaerobier-Infektionen (häufig Mischinfektionen) wirken am besten Clindamycin, Metronidazol und Imipenem, bei empfindlichen Keimen auch Penicillin G.

Literatur

Dagan R. Management of acute hematogenous osteomyelitis and septic arthritis in the pediatric patient. Pediatr Infect Dis J 1993; 12: 88.

Dan M, Siegman-Igra Y, Pitlik S, Raz R. Oral ciprofloxacin treatment of Pseudomonas aeruginosa osteomyelitis. Antimicrob Ag Chemother 1990; 34: 849–50.

LeFrock JL, Ristuccia AM, Ristuccia PA, et al. Teicoplanin in the treatment of bone and joint infections. Eur J Surg 1992; 567: 9–13.

Lew DP, Waldvogel FA. Use of quinolones for treatment of osteomyelitis and septic arthritis. In: Quinolone Antimicrobial Agents. Hooper DC, Wolfson JS (eds). Washington, DC: American Society for Microbiology 1993; 371–9.

Mader JT, et al. Oral ciprofloxacin compared with standard parenteral antibiotics therapy for chronic osteomyelitis in adults. J Bone Joint Surg (Am) 1990; 73: 104.

Eitrige Arthritis und infizierte Gelenkprothesen

Entstehung: Hämatogen, traumatisch oder fortgeleitet (bei Osteomyelitis oder Weichteilinfektionen), gelegentlich auch iatrogen nach intraartikulärer Injektion von Kortikosteroiden.

Erreger: Am häufigsten sind Staphylokokken, seltener Streptokokken, Pneumokokken, Gonokokken, Meningokokken, Salmonellen, Enterobakterien, Anaerobier (oft Mischinfektion), Mykobakterien, Pilze u. a., bei jüngeren Kindern auch Haemophilus influenzae und E. coli. Bei älteren Menschen und Heroinsüchtigen kommen neben Staphylokokken häufiger gramnegative Stäbchen vor, bei jüngeren Erwachsenen Gonokokken. Bei infizierten Gelenkprothesen sind besonders häufig Staphylococcus epidermidis, nicht so häufig Staphylococcus aureus, Enterobakterien, Anaerobier und Pseudomonas. Die Sonographie ist zur Feststellung von Gelenkergüssen wertvoll, auch zur kontrollierten Aspiration von Eiter. Bei septischer Arthritis ist oft die Blutkultur positiv. Ein Nachweis der Erreger ist im Gelenkpunktat, häufiger durch Arthrozentese möglich.

Therapie: Nach Eiterentleerung durch Punktion und Anlegen einer Blutkultur gezielte Therapie je nach möglicher Entstehungsursache und dem Resultat der bakteriologischen Eiteruntersuchung. Die Dosierung und Therapiedauer entsprechen dem Vorgehen bei der akuten Osteomyelitis und Sepsis. In der Regel werden Antibiotika-Kombinationen in höherer Dosierung parenteral für 2–4 Wochen gegeben. Bei gonorrhoischer Arthritis, die auf Ceftriaxon i. v. rasch anspricht, genügt oft eine 1–2wöchige Behandlung. Für Eiterentleerung ist zu sorgen. Gelenkspülungen mit Antibiotika sind im allgemeinen unnötig und können eine chemische Synovitis hervorrufen.

Bei **infizierten Gelenkprothesen** hat sich die frühere Auffassung, daß infizierte Fremdkörper unbedingt entfernt werden müssen, als nicht haltbar erwiesen. Etwa 60% der Patienten lassen sich durch eine längere Behandlung (über 6–12 Monate) mit Levofloxacin + Rifampicin sanieren. Akute Infektionen durch Staphylococcus aureus haben eine schlechtere Prognose. Bei einem Teil der infizierten Gelenkprothesen ist ein Wechsel des Implantates unter hochdosierter und langdauernder präoperativer und postoperativer Antibiotika-Therapie erforderlich. Die Neuimplantation einer Prothese (sofort oder nach Intervall) soll mit Hilfe eines Gentamicin-haltigen Knochenzementes erfolgen. Bei fehlender Operabilität muß eine Dauersuppression durch permanente Einnahme von Antibiotika erfolgen.

Zur **Infektionsverhütung von Gelenkprothesen** sollten bakterielle Infektionen (gleich welcher Art) frühzeitig antibiotisch behandelt werden. Bei operativen Eingriffen, auch Zahnextraktionen und Endoskopien mit der Gefahr einer Bakteriämie sind kurzfristige Antibiotika-Gaben zur Verhinderung einer sekundären Besiedelung des Implantates wie bei der Endokarditis-Prophylaxe (s. S. 410) sinnvoll.

Literatur

Armstrong RW, Bolding F, Joseph R. Septic arthritis following arthroscopy: Clinical syndrome and analysis of risk factors. J Arthrosc 1992; 8: 213–23.

Ivey FM, Hicks CA, Calhoun JH, et al. Treatment options for infected knee arthroplasties. Rev Infect Dis 1990; 12: 468.

Syrogiannopoulos GA, Nelson JD. Duration of antimicrobial therapy for acute suppurative osteoarticular infections. Lancet 1988; 1: 37–40.

Widmer AF, Gaechter A, Ochsner PE, Zimmerli W. Antimicrobial treatment of orthopedic implant-related infections with rifampicin combinations. Clin Infect Dis 1992; 14: 1251.

Wise CM, Morris CR, Wasilauskas BL, Salzer WL. Gonococcal arthritis in an era of increasing penicillin resistance. Arch Intern Med 1994; 154: 2690.

Pyomyositis

Vorkommen: Die Erkrankung ist in Europa und in den USA selten, in Afrika dagegen häufig. Hämatogen kommt es zur Absiedlung von Staphylokokken, seltener von Streptokokken und Salmonellen in der Skelettmuskulatur (meist des Oberschenkels). Betroffen sind besonders ältere Kinder und jüngere Erwachsene meist ohne Grundkrankheit. In 25% ist ein Trauma oder eine besondere Belastung vorangegangen. Vorkommen auch bei HIV-Infizierten.

Klinik: Zuerst treten Muskelschmerzen, dann Fieber und Schwellung auf. Die entzündete Muskulatur ist induriert, später fluktuierend. Meist handelt es sich um einen Solitärabszeß, seltener um multiple Abszesse. Ohne Behandlung kann sich eine Sepsis entwickeln.

Die **Diagnose** wird in der vieldeutigen Initialphase oft noch nicht gestellt. Durch Ultraschall, Computertomographie oder Magnet-Resonanz-Tomographie lassen sich Abszesse nachweisen und lokalisieren. Die diagnostische Punktion ermöglicht den

Erregernachweis. Es besteht eine ausgeprägte Leukozytose und CRP-Vermehrung, jedoch ist die Creatininphosphokinase (CPK) im Serum häufig normal. Blutkulturen sind meist negativ.

Behandlung: Wenn möglich, gezielt mit einem Staphylokokken-wirksamen Antibiotikum (Cefazolin, Cefuroxim oder Clindamycin) über längere Zeit. Eine Inzision und Drainage ist bei stärkerer Eiteransammlung notwendig.

Nekrotisierende Fasziitis

Akute nekrotisierende tiefe Phlegmone mit Beteiligung von oberflächlichen Faszien und subkutanem Fettgewebe bei starker Ausbreitungstendenz (entlang dem Faszienverlauf). Entweder handelt es sich um eine Infektion durch Streptococcus pyogenes (Toxin-bildende A-Streptokokken), die sich spontan oder im Anschluß an ein leichteres Trauma entwickelt hat (allein oder in Kombination mit Staphylococcus aureus), oder es liegt eine aerobe/anaerobe Mischinfektion vor, die nach einer Bauchoperation oder einer Operation im Urogenitalbereich entstanden ist. Immer bestehen nach plötzlichem Beginn heftige Schmerzen, starke Rötung und Zeichen der Hautgangrän, bei aerober/anaerober Mischinfektion teilweise auch Gasbildung und fauliger Geruch des Exsudates. Im Beginn kann die Unterscheidung von einer oberflächlichen Phlegmone, einem Gasbrand oder einem Erysipel schwierig sein. Bei einer Fasziitis durch A-Streptokokken kann ein Streptokokkentoxin-Schock-Syndrom auftreten (mit Hypotension und Multiorganversagen).

Die Diagnose wird klinisch und bei der sofortigen Operation gestellt (longitudinale Eröffnung, Entfernung nekrotischen Gewebes und Drainage). Die Blutkultur ist häufig positiv. Im serös-eitrigen Exsudat und nekrotischen Gewebe lassen sich meist mehrere Keimarten nachweisen.

Entscheidend ist ein früher Therapiebeginn. Auf alleinige Antibiotika-Therapie spricht eine nekrotisierende Fasziitis ungenügend an. Geeignete Antibiotika sind Imipenem i. v. (tgl. 3 g) oder die Kombination von Cefotaxim (tgl. 6 g) + Metronidazol i.v. (tgl. 2 g). Die Sterblichkeit ist dennoch hoch.

Literatur

Ahrenholz DH. Necrotizing fasciitis and other infections. In: Intensive Care Medicine, 2nd ed. Rippe JM, Irwin RS, Alpert JS, Fink MP (eds). Boston: Little, Brown, 1991; 1334.

Belsky DS, Teates CD, Hartman ML. Case report: Diabetes mellitus as a predisposing factor in the development of pyomyositis. Am J Med Sci 1994; 308: 251–4.

File TM Jr, Tan JS. Treatment of skin and soft-tissue infections. Am J Surg 1995; 169: 27–33.

Johnson L, Berggren L, Björsell-Östling E, et al. Streptococcal myositis. Scand J Infect Dis 1992; 24: 661.

Lalwani AK, Kaplan MJ. Mediastinal and thoracic complications of necrotizing fasciitis of the head and neck. Head Neck 1991; 13: 531.

Rodgers WB, Yodlowski ML, Mintzer CM. Pyomyositis in patients who have the human immuno-deficiency virus. Case report and review of the literature. J Bone Joint Surg (A) 1993; 75: 588.

Sissolak D, Weir WR. Tropical pyomyositis. J Infect 1994; 29: 121–7.

Gynäkologische Infektionen

Bei den gynäkologischen und geburtshilflichen Infektionen gelten die allgemeinen Regeln der Antibiotika-Therapie. Während der Gravidität sind jedoch aus Verträglichkeitsgründen einige Antibiotika nicht oder nur eingeschränkt anwendbar (s. S. 677). Die gefährlichen und schwer erreichbaren Infektionen des inneren Genitales erfordern eine hochdosierte parenterale Antibiotika-Therapie. Die Forderung nach einer gezielten Therapie ist oft schwer zu erfüllen, da die Erreger bei tiefsitzenden Prozessen nur unter besonderen Umständen nachweisbar sind (z. B. wenn Abradate, bei der Operation gewonnener Eiter, exzidiertes Gewebe oder Blutkulturen untersucht werden können). Bei den leichter zugänglichen Infektionen des äußeren Genitales besteht häufig eine Mischinfektion durch fakultativ pathogene Keime; es läßt sich bei dem hier gewonnenen Untersuchungsmaterial meistens nicht entscheiden, welches der primäre Krankheitserreger ist. Infolgedessen ist man oft gezwungen, zunächst ungezielt zu behandeln, und richtet sich bei der Wahl des Antibiotikums in erster Linie nach der Häufigkeit der in Frage kommenden Erreger.

Bartholinitis

Erreger: Meist Streptokokken, Enterobakterien, Anaerobier und Staphylokokken, früher oft Gonokokken. Häufig aerobe/anaerobe Mischinfektion.
Therapie: Wenn möglich, gezielt (je nach dem Grampräparat des Abszeßpunktates). Bei fehlendem Erregernachweis Behandlung mit Ceftriaxon, tgl. 1 g, bis zum Rückgang der lokalen Erscheinungen. Alternativen sind Levofloxacin + Clindamycin und Ciprofloxacin + Metronidazol. Gegebenenfalls Inzision oder Exzision.

Vulvitis

Behandlung je nach klinischem Befund (Bläschen, Ulzera, Beläge) und bei bakterieller Ursache meist mit Antibiotika-haltigen Lokalpräparaten (s. S. 247). Nur bei tiefen Infektionen (Abszeßbildung, Phlegmone, Gangrän) ist eine Allgemeintherapie mit Antibiotika notwendig.
Die häufigen Candida-Infektionen erfordern die Anwendung von lokalen Antimykotika. Azole (Clotrimazol, Miconazol, Econazol, Bifonazol, Oxiconazol), Nystatin oder Ciclopirox sind geeignet. Grundkrankheiten, wie Diabetes mellitus, und auslösende Faktoren (Ovulationshemmer, Antibiotika-Therapie), Hauterkrankungen, senile Kolpitis, Allergien und Geschlechtskrankheiten müssen bei der Therapie berücksichtigt werden. ➔ Herpetische Vulvovaginitis s. S. 522.

Vulvovaginitis bei Kindern

Erreger: Heute nur noch selten Gonokokken, häufiger Gardnerella, Trichomonaden und Candida albicans sowie Streptokokken und Staphylokokken. Die kulturelle Untersuchung ergibt oft Darmbakterien (Verunreinigung?). Verläßlicher ist die mikroskopische Beurteilung des Ausstriches oder Deckglaspräparates. Es gibt auch eine herpetische Vulvovaginitis bei Kindern mit sichtbaren Bläschen oder Ulzerationen an den kleinen Schamlippen, z. T. mit schmerzhafter Lymphadenitis inguinalis (Therapie s. S. 522).

Behandlung: Je nach Keimart. Bei Nachweis von Gardnerella, Bacteroides oder anaeroben Kokken gibt man oral Metronidazol (2mal tgl. 7 mg/kg für 1 Woche) oder Clindamycin (2mal tgl. 10 mg/kg für 1 Woche), bei kulturell nachgewiesener Gonokokken-Infektion Ceftriaxon (tgl. 30 mg/kg). Unterstützend wirken Sitzbäder (mit einer milden Seife 2mal tgl.). Bei Oxyuren-Befall (als Ursache der Vulvovaginitis) Wurmkur mit Pyrantel und hygienische Maßnahmen (Wäschewechsel, Kurzschneiden der Fingernägel usw.). Durch Trichomonaden hervorgerufene Entzündungen werden oral mit Metronidazol (Dosierung: s. S. 244) behandelt. Eine angeborene oder erworbene rektovaginale Fistel ist auszuschließen, ebenso ein Fremdkörper in der Vagina.

Vaginitis bei Erwachsenen

Entstehung: Eine Vaginitis (Kolpitis) ist oft mit einer Vulvitis, Zervizitis oder Urethritis kombiniert und äußert sich vor allem durch Fluor. Bei Vaginitis sind oft bestimmte Grundleiden vorhanden (Karzinom, Diabetes, hormonelle Störungen). Daher ist auch bei Feststellung einer Infektion stets nach einer auslösenden Ursache zu suchen. Bei Fluor unklarer Genese sollten in jedem Fall eine Lues, Gonorrhoe und Tuberkulose ausgeschlossen werden. Nach der Menopause begünstigt der physiologische Östrogenmangel die Entstehung einer Vaginitis (atrophische Vaginitis). Ursachen können auch Allergien durch Vaginalpräparate sowie Fremdkörper (Pessare, Tampons) sein (sog. Kontaktvaginitis). Bei einer Störung der normalen Vaginalflora (Döderlein-Stäbchen = Lactobacillus acidophilus) kommt es zur Invasion von fakultativ pathogenen Keimen.

Eine Vulvovaginitis, die sich meist durch vermehrten Ausfluß, Brennen oder Juckreiz, Schmerzen beim Koitus und oft auch durch Dysurie äußert, kommt in **drei Hauptformen** (Tab. 65) vor:
1. als bakterielle Vaginose,
2. als Candida-Vaginitis und
3. als Trichomonaden-Vaginitis.

Diagnose: Da Rückfälle bei unsachgemäßer Behandlung häufig sind, sollte vor Behandlungsbeginn immer die Ursache festgestellt werden (durch klinische und mikroskopische Untersuchung). Vaginalsekret wird mit einem sterilen Watteträger entnommen und auf einen Objektträger gebracht. Nach Hinzufügen von 2 Tropfen 10%iger KOH-Lösung mikroskopiert man das Deckglaspräparat auf Zellen, Bakte-

Gynäkologische Infektionen

rien, Pilze und Trichomonaden. Im Grampräparat erkennt man, in welchem Maße die normalerweise vorhandenen grampositiven Laktobazillen durch gramnegative Kurzstäbchen (Gardnerella) ersetzt sind. Nicht selten ist die bakterielle Vaginose mit einer Trichomonaden-Infektion verbunden.

Bakterielle Vaginose (Aminkolpitis): Diese wird auch als unspezifische Vaginitis oder Gardnerella-Vaginitis bezeichnet. Dabei enthält das Vaginalsekret keine oder nur wenige Laktobazillen und Granulozyten, jedoch reichlich Gardnerella vaginalis (im Deckglaspräparat als kokkoide Stäbchen erkennbar), außerdem sporenlose Anaerobier (Bacteroides, anaerobe Kokken) und gebogene bewegliche Stäbchen (Mobiluncus). Eine Anzüchtung in der Kultur ist möglich. Die abgeschilferten Epithelzellen sind an der Oberfläche von Bakterien überzogen und wirken granuliert (»clue cells«). Durch Hinzufügen von Kalilauge auf den Objektträger entwickelt sich ein durchdringender Fischgeruch, der durch Amine bedingt ist. Das pH des Vaginalsekretes, das sich mit einem Indikatorpapierstreifen leicht prüfen läßt, liegt über 4,5. Bei der Aminkolpitis sind die Scheidenwände gleichmäßig von einem grauweißen, nichtviskösen Sekret überzogen und nur wenig entzündet. Eine Vulvitis (mit Brennen und Juckreiz) fehlt meistens.

Die **Therapie** (Tab. 66) mit Metronidazol oral (2mal tgl. 0,5 g für 7 Tage) beseitigt Gardnerella vaginalis und Anaerobier und fördert die Wiederbesiedlung der Scheide durch Laktobazillen. Auch Clindamycin oral ist wirksam (2mal tgl. 0,3 g für 7 Tage). In der Schwangerschaft ist eine Behandlung mit Amoxicillin oral (3mal tgl. 0,5 g für 7 Tage) möglich. Die alleinige Lokalbehandlung mit Clindamycin-Creme (2%) oder Metronidazol-Vaginalkapseln wirkt im Vergleich zur oralen Gabe weniger zuverlässig. Erythromycin und Doxycyclin sind unwirksam, auch eine lokale Behandlung mit Povidon-Jod, Sulfonamiden oder Neomycin. Eine Mitbehandlung des Sexualpartners ist nicht erforderlich. Ein Rezidiv spricht in der Regel auf die erneute Gabe

Tab. 65. Ursachen und Formen der Vulvovaginitis bei Erwachsenen.

	Bakterielle Vaginose	Candida-Vaginitis	Trichomonaden-Vaginitis
Hauptsymptome	Stark riechender Ausfluß (»Aminkolpitis«)	Starker Juckreiz (Vulva), wenig krümeliger Ausfluß (kaum riechend)	Reichlich dünnflüssiger Ausfluß (oft faulig riechend)
Vulvitis	Selten	Häufig	Teilweise
Vaginalschleimhaut	Wenig entzündet	Erythem mit dicken weißen Belägen	Erythem, z. T. mit Petechien (Zervix)
pH (Vagina)	$\geq 4,5$	$\leq 4,5$	$\geq 5,0$
Amingeruch	Stark	Fehlt	Oft vorhanden
Mikroskopie	Wenige Granulozyten, wenige Laktobazillen, reichlich gramnegative kokkoide Stäbchen, »clue cells«	Mäßig viele Granulozyten und Epithelzellen, in 70% Sproßzellen und Pseudomyzelien	Mäßig viele Granulozyten, in 80–90% bewegliche Trichomonaden

Vaginitis bei Erwachsenen

von Metronidazol an, wenn durch wiederholte Untersuchung eine andere Ursache für den Fluor ausgeschlossen worden ist.

Candida-Vaginitis: Weißer, z. T. krümeliger, wenig riechender Ausfluß, oft begleitet von starkem Pruritus vulvae und Dysurie. Das Scheiden-pH ist niedrig (<4,5). Auf der geröteten Scheidenschleimhaut befinden sich dicke weißliche Beläge. Mikroskopischer Nachweis der Pilze im Methylenblaupräparat (Sproßzellen und Pseudomyzelien), außerdem Anzüchtung in der Kultur möglich, z. B. unter Verwen-

Tab. 66. Therapie von gynäkologischen Infektionen.

Krankheit	Therapie der Wahl	Therapie in der Schwangerschaft
Vulvovaginitis		
Bakterielle Vaginose	Metronidazol (oral 2mal tgl. 0,5 g für 7 Tage)	Amoxicillin (oral 3mal tgl. 0,5 g für 7 Tage)
Candidiasis	Clotrimazol (lokal für 3–6 Tage)	Nystatin (lokal)
Trichomoniasis	Metronidazol oder Tinidazol (oral einmalig 2 g)	Natamycin (lokal)
Zervizitis		
Chlamydien	Doxycyclin (oral 2mal tgl. 0,1 g für 14 Tage)	Erythromycin (oral 3mal tgl. 0,5 g für 14 Tage)
Gonokokken (meist auch Chlamydien)	Cefoxitin oder Ceftriaxon (i.v. einmalig 2 g bzw. 1 g) + Doxycyclin (oral 2mal tgl. 0,1 g für 14 Tage)	gleich + Erythromycin (oral 3mal tgl. 0,5 g für 14 Tage)
Herpes simplex primär	Acyclovir (oral 5mal tgl. 0,2 g oder i.v. 3mal tgl. 5 mg/kg für 5 Tage)	Möglichst nur topisch
rekurrierend	(zuerst 0,4 g oral 2mal tgl., dann 0,2 g 2mal tgl., u. U. für längere Zeit, nicht > 6 Monate)	Möglichst nur topisch
Salpingitis		
in der Klinik	Cefoxitin (i.v. 4mal tgl. 2 g) oder Ceftriaxon (i.v. 1mal tgl. 2 g) für 10 Tage + Doxycyclin (i.v. 2mal tgl. 0,1 g für 14 Tage)	gleich + Erythromycin (oral 3mal tgl. 0,5 g für 14 Tage)
außerhalb der Klinik	Clindamycin (oral 4mal tgl. 0,45 g für 10–14 Tage) + Ciprofloxacin (oral 2mal tgl. 0,5 g für 10–14 Tage)	Ceftriaxon (i.v. 1mal tgl. 2 g) für 10 Tage + Erythromycin (oral 3mal tgl. 0,5 g für 14 Tage)

Gynäkologische Infektionen

dung einer Objektträgerkultur. Haupterreger ist Candida albicans; seltener sind Candida tropicalis und Candida (Torulopsis) glabrata, welche schwerer zu behandeln sind.

Therapie: Lokalbehandlung mit Clotrimazol als Ovula oder Creme, entweder als Einmaltherapie oder für 3–6 Tage, gleichzeitig Vulvabehandlung mit antimykotischer Hautcreme. Alternativen sind Miconazol-Vaginalcreme (Gyno-Daktar), Econazol (Gyno-Pevaryl), Ciclopiroxolamin (Batrafen) und Povidon-Jod. Im ersten Schwangerschaftsdrittel sollten Azole nicht lokal verwendet werden. Bei lokaler Behandlung mit Nystatin ist meist eine 2mal tägliche Anwendung für 2 Wochen notwendig. Bei immunsupprimierten Patienten, aber auch bei rekurrierender Candida-Vaginitis kann Fluconazol oral gegeben werden. Außerdem ist die Lokalbehandlung auf 3 Wochen zu verlängern. Eine Einmal- oder Kurzzeittherapie mit Fluconazol ist möglich, jedoch sind Rezidive häufig. Fördernde Faktoren einer Candida-Infektion (Diabetes, Gravidität, Ovulationshemmer, AIDS, Tetracyclinbehandlung) sind zu berücksichtigen.

Trichomonaden-Vaginitis: Akut oder chronisch. Infektion symptomatisch oder asymptomatisch. Typisch sind reichlich dünnflüssiger Ausfluß (meist faulig riechend) und ein positiver KOH-Test (Amingeruch), z. T. mit Dysurie. Vagina entzündlich gerötet, oft Petechien an der Zervix, Exsudat schaumig. Mikroskopischer Nachweis der lebhaft beweglichen Trichomonaden im Deckglaspräparat auf vorgewärmtem Objektträger (Material stets frisch untersuchen) oder im gefärbten Präparat (mit Methylenblaulösung) oder im Immuno-Assay. Kultur in Spezialnährböden möglich. Nicht selten Mischinfektion mit Gardnerella.

Therapie: Metronidazol oral, bei Erwachsenen 3mal tgl. 1 Tabl. à 250 mg, bei Mädchen zwischen 6 und 10 Jahren 2mal tgl. 1/2 Tabl. und bei Mädchen zwischen 2 und 5 Jahren 2mal tgl. 1/4 Tabl. (bzw. 10 mg/kg/Tag). Therapiedauer 6 Tage, Wiederholung nicht vor 4–6 Wochen. Auch Einmalbehandlung mit Metronidazol (2 g) oder Tinidazol (2 g) möglich. Immer infizierten Partner mitbehandeln (beim Mann Trichomonaden-Urethritis oder keine Erscheinungen). Es gibt auch eine relative Metronidazol-Resistenz. Dann ist eine 3–5tägige Behandlung mit tgl. 2 g Metronidazol oft noch erfolgreich; sie kann durch eine Lokalbehandlung mit Clotrimazol ergänzt werden.

In den ersten Schwangerschaftsmonaten sollte auf Nitroimidazole zur oralen Therapie verzichtet werden; statt dessen kann eine lokale Behandlung mit Natamycin (Pimaricin) durchgeführt werden (2mal tgl. für 10 Tage).

Herpes-simplex-Vulvovaginitis: Akut oder chronisch-rezidivierend. Zahlreiche Bläschen, die ulzerieren können, in der Vulva, Vagina, an der Zervix und am Damm. Sehr schmerzhaft (besonders bei Miktion, manchmal Harnverhaltung). Während Gravidität Gefahr von Abort, Frühgeburt, Tod des Neugeborenen an generalisiertem Herpes. Färbung des Vaginalabstriches nach Papanicolaou (intranukleäre Einschlußkörperchen in vielkernigen Riesenzellen) oder immunfluoreszenzserologischer Nachweis im Zervixsekret. Oft Sekundärinfektion durch Bakterien oder Pilze. Lokale Behandlung mit Povidon-Jod wirkt unsicher (Waschung der Vulva, Vaginal-Gel, -Suppositorien). Besser sind Sitzbäder, Kompressen und Behandlungsversuch mit Vidarabin-Salbe (3%) oder Acyclovir-Creme (0,5%), 1–2mal tgl. für 2 bis

3 Wochen. In schweren Fällen (bei primärem Herpes simplex und bei Abwehrschwäche) gibt man Acyclovir (Zovirax) oral, 5mal tgl. 0,2 g, oder i. v. 3mal tgl. 5 mg/kg für 5 Tage. Rekurrierende Erkrankungen sind meist leichter und kürzer.

Literatur

Centers for Disease Control and Prevention. 1993 sexually transmitted disease treatment guidelines. MMWR 1993; 42: 75–81.

Fischbach F, Petersen EE, Weissenbacher ER. Efficacy of clindamycin vaginal cream versus oral metronidazole in the treatment of bacterial vaginosis. Obstet Gynecol 1993; 82: 405–10.

Haddad J, Langer B, Astruc D, Messer J, Lokiec F. Oral acyclovir and recurrent genital herpes during late pregnancy. Obstetrics and Gynecology 1993; 82: 102–4.

Hillier S, Lipinski C, Briseldon AM, Eschenbach DA. Efficacy of intravaginal 0.75% metronidazole gel for treatment of bacterial vaginosis. Obstet Gynecol 1993; 81: 963–7.

Lossick JG, Kent HL. Trichomoniasis: Trends in diagnosis and management. Am J Obstet Gynecol 1991; 165: 1217–22.

Lugo-Miro VI, Green M, Mazur L. Comparison of different metronidazole therapeutic regimens for bacterial vaginosis: a meta-analysis. JAMA 1992; 268: 92–5.

Sobel JD, Brooker D, Stein E, et al. Single oral dose fluconazole compared with conventional clotrimazole topical therapy of Candida vaginitis. Am J Obstet Gynecol 1995; 172: 1263.

Infektionen des inneren Genitales

Infektionen des inneren Genitales sind oft schwer zu diagnostizieren. Eine erfolgreiche Therapie setzt eine gründliche Anamnese, eingehende gynäkologische Untersuchung einschließlich Sonographie und mikrobiologische Untersuchungen voraus. Häufig ist die Therapie ungezielt (ohne Kenntnis des Erregers). Dabei sollte man das Erregerspektrum der Krankheit berücksichtigen und eine entsprechende Interventionstherapie durchführen.

Infektionen der Zervix durch Chlamydien, Gonokokken und Herpes-simplex-Viren können schwere Komplikationen haben. Durch Endometritis und Salpingitis kann es zu ektopischer Schwangerschaft, Infertilität, vorzeitigem Blasensprung, Chorioamnionitis und Puerperalsepsis kommen. Daher ist die ätiologische Diagnostik für den Behandlungserfolg wichtig. Bei der Gewinnung von Zervixsekret für die mikroskopische Untersuchung ist es wichtig, mit einem langen Watteträger anhaftendes Vaginalmaterial von der Oberfläche der Zervix abzuwischen. Bei mukopurulenter Zervizitis sieht man unter dem Mikroskop in größerer Zahl neutrophile Granulozyten. Dann liegt meist eine Chlamydien-Infektion vor. Bei Gonorrhoe enthält das Zervixsekret gramnegative Diplokokken. Chlamydien und Gonokokken lassen sich mit einem käuflichen PCR-Testkit nachweisen. Bei der Herpes-simplex-Zervizitis sieht man in dem nach Papanicolaou gefärbten Ausstrich vielkernige Riesenzellen und Epithelzellen mit intranukleären Einschlußkörperchen. Bei mikroskopisch negativen Befunden kann dennoch die Kultur auf Gonokokken oder Herpes-simplex-Viren positiv sein. Doppelinfektionen (Chlamydien und Gonokokken) und Mischinfektionen (von aeroben und anaeroben Keimen) sind häufig. Der Nachweis von

Gynäkologische Infektionen

Staphylokokken, Enterokokken oder Enterobakterien im Zervixabstrich hat meist keine Bedeutung für die Erkrankung.

Bei *Adnexitis, Endometritis, Parametritis oder Pelveoperitonitis* sind die häufigsten Erreger Chlamydia trachomatis, Gonokokken und anaerobe Bakterien (Streptokokken, Bacteroides, Clostridien). Die Erregerdiagnose ist meist schwierig und gelingt allenfalls durch Untersuchung von Eiter oder von Material, das bei einer Operation oder Pelviskopie gewonnen ist.

Eine Anzüchtung von Chlamydien ist in der Zellkultur aus Operationsmaterial oder Punktaten möglich (zur Einsendung Transportmedium benutzen). Als Schnelltest dient ein käuflicher Immuno-Assay oder die PCR (DNS-Nachweis). Der mikroskopische Nachweis ist im Direktausstrich mit der Immunfluoreszenz (MikroTrak) möglich.

Der Gonokokken-Nachweis erfolgt durch Immunfluoreszenz, das Methylenblau- und Grampräparat von Zervixsekret, Urethra- und Rektumabstrich sowie durch die Kultur (sofortige Beimpfung des Selektivnährbodens nach Martin und Thayer, evtl. Einsendung unter Verwendung des Transportmediums nach Stuart).

Ein Anaerobier-Nachweis gelingt nur bei Transport des Untersuchungsmaterials unter streng anaeroben Bedingungen in einem geeigneten Transportmedium oder bei sofortiger Beimpfung eines evakuierten Kulturgefäßes (anaerobe Blutkulturflasche). Bei Tuberkuloseverdacht soll Menstruationsblut im Tierversuch und in der Kultur untersucht werden. Bei zervikalem Fluor unklarer Genese ist ein Karzinom auszuschließen.

Therapie: Die fast immer ungezielte Initialbehandlung einer **Endometritis** und/oder **Salpingitis** muß kombiniert erfolgen, damit die häufigsten Erreger (Chlamydien, Gonokokken und Anaerobier) sicher erfaßt werden. Eine sinnvolle Kombination ist Cefoxitin + Doxycyclin. Dosierung: s. Tab. 66. Anstelle von Cefoxitin kann Cefotaxim (6 g) oder Ceftriaxon (2 g) verwendet werden (für 10 Tage). Bei Schwangeren kann Erythromycin anstelle von Doxycyclin gegeben werden. Clarithromycin ist in der Schwangerschaft kontraindiziert. Der Verlauf sollte durch Sonographie kontrolliert werden. Wenn die Therapie ambulant erfolgt, sollte in der Regel nicht auf die initiale parenterale Gabe eines Gonokokken-wirksamen Cephalosporins (z. B. Ceftriaxon) verzichtet werden. Außerhalb der Klinik ist auch die Gabe von Clindamycin (oral tgl. 1,8 g) + Ciprofloxacin (oral 2mal tgl. 0,5 g) oder Levofloxacin (oral 2mal tgl. 0,5 g) für 2 Wochen möglich. Bei Penicillin- und Cephalosporin-Allergie kann Imipenem i. v. (3mal tgl. 0,5 g) gegeben werden, das eine starke Wirksamkeit gegen Gonokokken und Anaerobier hat, und ebenfalls mit Doxycyclin (gegen Chlamydien) kombiniert werden soll. Wenn andere Erreger als Chlamydien, Gonokokken oder Anaerobier nachgewiesen werden, ist die Initialbehandlung u. U. zu korrigieren.

Bei einem *Tuben- oder Ovarialabszeß* ist nach der initialen i. v. Behandlung eine orale Nachbehandlung über mehrere Wochen ratsam (Rezidivgefahr). Eine Therapie mit Ciprofloxacin erfaßt immer Gonokokken und gramnegative Enterobakterien, aber nicht alle Anaerobier (daher immer mit Clindamycin kombinieren). Eine Antibiotika-Therapie mit Imipenem hat bei schweren Erkrankungen die besten Erfolgsaussichten. Chlamydien spielen bei Tuben- und Ovarialabszessen anscheinend keine Rolle.

Bei einer **Adnexitis post abortum** muß auch an eine Infektion durch resistente Staphylokokken gedacht werden, wobei Clindamycin i. v. günstig wirkt (Wirkung auch auf Bacteroides, jedoch nicht auf Gonokokken).

Bei **chronischer Adnexitis** (Haupterreger Chlamydien) kann auch eine Adnextuberkulose vorliegen; Therapie der Wahl ist eine Dreierkombination von Tuberkulostatika für mehrere Monate.

Literatur

Andrews W, Shah S, Goldenberg R, et al. Postcesarean endometritis: role of asymptomatic antenatal colonization of the chorioamnion with Ureaplasma urealyticum. Am J Obstet Gynecol 1994; 170: 416.

Centers for Disease Control and Prevention. Pelvic inflammatory disease: Guidelines for prevention and management. MMWR 1991; 40: 1–25.

Hammerschlag MR, Golden NH, Ob MK, et al. Single dose of azithromycin for the treatment of genital chlamydial infections in adolescents. J Pediatr 1993; 122: 961–5.

Hooton TM, Batteiger BE, Judson FN, et al. Ofloxacin versus doxycycline for treatment of cervical infection with Chlamydia trachomatis. Antimicrob Ag Chemother 1992; 36: 1144–6.

Landers DV, Wolner-Hanssen P, Paavonen J, et al. Combination antimicrobial therapy in the treatment of acute pelvic inflammatory disease. Am J Obstet Gynecol 1991; 164: 849–58.

Martin DH, Mroczkowski TF, Dalu ZA, et al. A controlled trial for a single dose of azithromycin for the treatment of chlamydia urethritis and cervicitis. N Engl J Med 1992; 327: 921–5.

Pastorek JG II, Sanders CV Jr. Antibiotic therapy for post cesarean endomyometritis. Rev Infect Dis 1991; 13: 752–7.

Wendel GD, Cox SM, Bawdon RE, et al. A randomized trial of ofloxacin versus cefoxitin and doxycycline in the outpatient treatment of acute salpingitis. Am J Obstet Gynecol 1991; 164: 1390–6.

Witkin SS, Jeremias J, Toth M, Ledger WJ. Detection of Chlamydia trachomatis by the polymerase chain reaction in the cervices of women with acute salpingitis. Am J Obstet Gynecol 1993; 168: 1438.

Infizierter Abort

Meist aerob-anaerobe **Mischinfektion** aus Bacteroides fragilis, diversen Enterobakterien, Streptokokken und Enterokokken; seltener sind Gasbranderreger, Staphylokokken oder andere Keime. Die kulturelle Untersuchung von Blut, Zervixabstrich und Plazentagewebe ist wichtig; die Ergebnisse sind vorsichtig zu interpretieren. Auch wenn nur ein Erreger nachgewiesen wird, handelt es sich meist um eine Mischinfektion.

Die **Antibiotika-Therapie** sollte möglichst früh einsetzen. Zur ungezielten Initialtherapie gibt man in leichteren Fällen Penicillin G (tgl. 10–30 Mill. E) oder Cefoxitin (tgl. 6 g); hiermit werden vor allem die besonders gefährlichen Streptokokken und Clostridien erreicht. Bei schweren Verläufen, bei Uterusperforation und bei Anzeichen einer Peritonitis müssen neben Streptokokken und Clostridien auch Anaerobier der Bacteroides-Gruppe und Enterobakterien erfaßt werden. Geeignete Therapieformen sind Imipenem oder Ceftriaxon + Metronidazol. Wenn Chlamydien nachweisbar sind oder wenn eine vorangegangene Geschlechtskrankheit vermutet wird, ist zusätzlich Doxycyclin für 2 Wochen anzuwenden.

Die Antibiotika-Therapie ist mindestens bis zu 6–8 Tagen nach Entfieberung, auf jeden Fall bis zum völligen Rückgang der lokalen entzündlichen Veränderungen fortzusetzen. Daneben sind oft operative Maßnahmen (Kürettage usw.) notwendig. Vordringlich sind die Schockbekämpfung und die Prophylaxe oder Therapie einer Anurie oder Gerinnungsstörung. Bei artifiziellem Abort können als Komplikation ein Tetanus oder Gasbrand auftreten.

Eine **septische Thrombophlebitis der Beckenvenen** kann bei infiziertem Abort und post partum vorkommen; sie wird in erster Linie durch Bacteroides fragilis und anaerobe Kokken (als Mischinfektion) hervorgerufen. Die Sicherung der Diagnose gelingt durch Doppler-Sonographie, CT oder MRT. Zur Therapie dieser lebensbedrohlichen Infektion eignet sich am besten Imipenem. Auch Kombinationen, wie Cefotaxim + Clindamycin und Piperacillin + Tazobactam, sind sinnvoll. Außerdem werden Antikoagulanzien verabreicht.

Vor einer **Schwangerschaftsunterbrechung** sind möglichst eine Gonorrhoe und Chlamydien-Infektion auszuschließen; anderenfalls muß der Eingriff unter einer entsprechenden Behandlung erfolgen (s. S. 565 u. S. 524).

Bei Frauen mit einem angeborenen oder erworbenen Herzfehler darf bei allen invasiven Eingriffen am inneren Genitale die vorgeschriebene **Endokarditis-Prophylaxe** mit Ampicillin und Gentamicin nicht versäumt werden.

Puerperalfieber

Als **Erreger** der Endometritis post partum kommen dieselben Keime wie beim infizierten Abort vor (s. S. 525). Besonders gefährlich sind Infektionen durch A- und B-Streptokokken und Clostridien (Gasbrand). Auch Gardnerella vaginalis, Ureaplasma urealyticum und Mycoplasma hominis kommen vor, bei der Spätform (bis zu 6 Wochen nach Entbindung) auch Chlamydia trachomatis. Klassisches nach wie vor lebensbedrohliches Kindbettfieber durch A-Streptokokken (Streptococcus pyogenes) ist in Mitteleuropa sehr selten geworden. Mischinfektionen sind häufig. Eintrittspforte für die Erreger sind entweder der puerperale Uterus oder Wunden am Damm oder der eröffnete Uterus (Kaiserschnitt). Risikofaktoren für eine Puerperalsepsis sind vorzeitiger Blasensprung und verlängerte Geburt.

Die **Antibiotika-Therapie** entspricht im wesentlichen der Behandlung des septischen Aborts, jedoch sollten die Antibiotika wegen der Gefahr einer tödlichen Puerperalsepsis hoch dosiert werden. Entscheidend ist der sofortige Therapiebeginn.
Beim Auftreten von Fieber im Wochenbett, das den Verdacht auf eine puerperale Infektion erwecken muß, ist nach Anlegen einer Blutkultur sofort mit einer hochdosierten Antibiotika-Therapie zu beginnen. Früher erfolgte die Behandlung mit Penicillin G in hoher Dosierung (20–30 Mill. E i. v. in 2–3 Einzelgaben). Heute ist wegen des häufigeren Vorkommens von Anaerobiern und resistenten Staphylokokken eine breitere Therapie notwendig, z. B. mit Imipenem oder mit Clindamycin + Cefotaxim. Gegen Chlamydien und Ureaplasma wirkt Doxycyclin (2mal tgl. 0,1 g) oder Clarithromycin (2mal tgl. 0,5 g) für 2 Wochen. Überwachung von Kreislauf und

Diurese sind wichtig, ggf. operative Maßnahmen (Drainage von Abszessen, Kürettage usw., notfalls Uterusexstirpation).

Bei Verdacht auf septische Beckenthrombophlebitis ist eine »Omnispektrum«-Therapie, z. B. mit Cefotaxim + Piperacillin + Metronidazol oder mit Imipenem, indiziert.

Infektionen von Bauchwunden nach Kaiserschnitt oder Dammrißwunden können durch aerobe und anaerobe Keime verursacht werden. Sie werden chirurgisch versorgt und erfordern eine systemische Antibiotika-Therapie (z. B. mit Cefoxitin).

Gefährlich ist eine nekrotisierende Fasziitis (oberflächliche Fasziennekrose), die vom Damm ausgeht und sich rasch in die Umgebung ausbreiten kann. Häufige Erreger sind A-Streptokokken und Anaerobier (Mischinfektion). Vorrangig ist die chirurgische Versorgung, die immer von einer Antibiotika-Therapie begleitet wird (z. B. mit Imipenem).

Prophylaxe: Bei Schnittentbindung nach vorzeitigem Blasensprung ist stets eine Endometritis-Prophylaxe mit einem parenteralen β-Lactam-Antibiotikum (z. B. Mezlocillin oder Cefotaxim) notwendig. Eine Episiotomie heilt fast immer primär. Eine Antibiotika-Prophylaxe ist bei Episiotomie nicht nötig.

Fieber unter der Geburt

Bei vorzeitigem Blasensprung mit den Anzeichen einer Infektion des Fruchtwassers (Chorioamnionitis) sowie bei unklarem Fieber unter der Geburt ist eine antibiotische Behandlung angezeigt.

Das **Erregerspektrum** entspricht weitgehend dem beim infizierten Abort (s. S. 525). Am häufigsten sind B-Streptokokken, Enterokokken, E. coli und andere Enterobakterien, nicht selten auch Listerien und Mycoplasma hominis.

Therapie: Das Ziel der Behandlung ist die Verhinderung einer kindlichen Pneumonie und Sepsis sowie die Verhütung von gefährlichen Komplikationen bei der Mutter. Die Therapie muß sofort nach Diagnosestellung beginnen. Es sollten Antibiotika bevorzugt werden, die in ausreichendem Maße in den fetalen Kreislauf und durch den fetalen Urin in das Fruchtwasser übertreten. Hierzu gehören die Penicilline und Cephalosporine, da sie im Fruchtwasser in vielfach höheren Konzentrationen als im Blut vorkommen. Eine gut verträgliche und gut wirksame Kombination mit breitem Spektrum besteht z. B. aus Cefotaxim + Piperacillin, die der Mutter in hoher Dosierung gegeben werden. Gegen Mycoplasma hominis wirkt allein Clindamycin. Die früher oft empfohlene Kombination von Ampicillin und Gentamicin hat Wirkungslücken (z. B. bei Anaerobiern) und ist wegen zunehmender Resistenz der möglichen Erreger problematisch. Wegen der Möglichkeit einer Bakterienresistenz sollten sofort nach der Entbindung auch beim Neugeborenen Blutkulturen angelegt und das Blutbild kontrolliert werden, damit bei Notwendigkeit die kombinierte Behandlung des Kindes mit Cefotaxim + Piperacillin ohne größeren Zeitverlust weitergehen kann. Bei mütterlicher Sepsis (oft mit Schock und Verbrauchskoagulopathie) sind eine lückenlose Breitspektrumtherapie und die erforderlichen intensivmedizinischen Maßnahmen durchzuführen.

Literatur

Guidelines for prevention of group B streptococcal (GBS) infection by chemoprophylaxis. Pediatrics 1992; 90: 775.

Johnston MM, Sanchez-Ramos L, Vaughn AJ. Antibiotic therapy in preterm premature rupture of membranes: a randomized, prospective, double-blind trial. Am J Obstet Gynecol 1990; 163: 743.

Mercer BM, Arheart KL. Antimicrobial therapy in expectant management of preterm premature rupture of membranes. Lancet 1995; 46: 1271–9.

Owen J, Groome LJ, Hauth JC. Randomized trial of prophylactic antibiotic therapy after preterm amnion rupture. American Journal of Obstetrics and Gynecology 1993; 169: 976–81.

Pylipow M, Gaddis M, Kinney JS. Selective intrapartum prophylaxis for group B Streptococcus colonization: Management and outcome of newborns. Pediatrics 1994; 93: 631–5.

Romero R, Sibai B, Caritis S, et al. Antibiotic treatment of preterm labor with intact membranes: A multicenter, randomized, double-blinded, placebo-controlled trial. Am J Obstet Gyn 1993; 169: 764–74.

Simon C, Schröder D, Weisner D, Brück M, Krieg U. Bacteriological findings after premature rupture of the membranes. Arch Gynecol Obstet 1989; 244: 69–74.

Mastitis

Die Erreger der puerperalen Mastitis sind fast immer Staphylokokken, selten Streptokokken und andere Eitererreger. Die Keime können initial in der Milch, später auch im Abszeßeiter nachgewiesen werden. Die Eintrittspforte stellen meist Rhagaden der Mamille dar.

Die **Therapie** sollte frühzeitig mit einem Staphylokokken-Antibiotikum eingeleitet werden. In erster Linie kommt Cefazolin (tgl. 6 g) in Betracht. Bei Methicillin-Resistenz ist Vancomycin indiziert.
Bei Penicillin-Allergie kann man Clindamycin (tgl. 0,9–1,2 g) oder Fusidinsäure (tgl. 1,5 g) anwenden. Rasche Besserungen sind nur bei frühzeitigem Behandlungsbeginn und konsequenter Weiterbehandlung in voller Dosierung zu erwarten. Daher empfiehlt sich initial eine parenterale Gabe des Antibiotikums und eine Fortsetzung der Therapie mit oralen Gaben (z. B. von Cefadroxil) bis zum völligen Rückgang der lokalen entzündlichen Veränderungen. Bei schon stattgefundener Abszedierung dienen die Antibiotika dazu, eine weitere Ausbreitung und septische Metastasen zu verhindern. Symptomatische Maßnahmen sind Hochbinden der Brust, kühle Umschläge usw. sowie Inzision oder Punktion eines Abszesses. Während einer Mastitis der Mutter darf der Säugling an der entzündeten Brust nicht angelegt werden, da die bakterienhaltige Milch zur Erkrankung des Kindes führen kann.
Der prophylaktische Wert von lokalen antibakteriellen Hautpräparaten zur Pflege der Mamillen ist umstritten. Strikte hygienische Maßnahmen im Kreißsaal und auf der Wochenstation sind zur Vorbeugung wichtig.

Die Mastitis der nichtlaktierenden Mamma (mit oder ohne Abszedierung) ist in erster Linie durch anaerobe Mischinfektion (Bacteroides, Peptostreptokokken) oder

Staphylokokken bedingt. Clindamycin oder Cefoxitin sind hier am günstigsten. Rezidive sind häufig. Manchmal liegt ein Tumor des Milchganges zugrunde.

Eine Sonderform ist die Hydradenitis purulenta der Areola, die durch Pseudomonas, Proteus, Staphylokokken und Streptokokken verursacht wird und auf der Gangobstruktion einer apokrinen Drüse beruht. Therapie: s.o.

Toxic-shock-Syndrom

Ätiologie und Entstehung: Man unterscheidet den Staphylokokken-Toxin-Schock vom Streptokokken-Toxin-Schock. Auslösend sind pyrogene Superantigene, die von bestimmten Staphylococcus-aureus- bzw. Streptococcus-pyogenes-Stämmen gebildet werden. Das von den Staphylokokken gebildete Toxin ist entweder TSST-1 oder Enterotoxin B. Die Erkrankung setzt einen Mangel an spezifischem Antitoxin voraus. Früher erkrankten in den USA am Staphylokokken-Toxin-Schock überwiegend junge Mädchen und Frauen, die während der Menstruation bestimmte Tamponsorten mit besonders starker Saugfähigkeit benutzt hatten (daher die alte Bezeichnung »Tamponkrankheit«). Seitdem diese Tampons aus dem Handel genommen worden sind, erkranken fast nur noch nichtmenstruierende Frauen sowie Kinder und Männer, die eine Infektion durch bestimmte toxinbildende Staphylokokken der Haut oder Schleimhäute (z. B. postoperativ) haben. Gefährdet sind auch Frauen post partum und Pessarträgerinnen. Die TSST-1-bildenden Staphylokokken sind meist gegen Penicillin G und Ampicillin resistent, die Enterotoxin-B-bildenden Staphylokokken gegen Methicillin und Cephalosporine. Die Erkrankung hinterläßt keine bleibende Immunität, so daß relativ häufig Rezidive auftreten können.

Die **Pathogenese** des Staphylokokken-Toxin-Schocks ist kompliziert. Dabei spielen eine Freisetzung von Monokinen, Toxinstimulation von $CD4^+$-Zellen, Unterdrückung der B-Zell-Funktion und gesteigerte Kapillardurchlässigkeit eine Rolle. Irreversibler Schock und Multiorganversagen können zum Tode führen.

Die **Diagnose** wird zunächst klinisch gestellt. Die Krankheit ist charakterisiert durch plötzlichen Beginn mit hohem Fieber, Bauchschmerzen, Erbrechen und Durchfall, Auftreten eines generalisierten Scharlach-ähnlichen Exanthems und eines Enanthems, verbunden mit Hypotension und hypovolämischem Schock, sowie eine Funktionsstörung mehrerer Organe (mit Kreatinin-, Bilirubin- und Transaminasenanstieg im Serum, Bewußtseinsstörung, Thrombozytopenie, Muskelschwäche und CK-Vermehrung). Häufig bestehen eine Hypokalzämie, Hypophosphatämie, Hypokaliämie und eine disseminierte intravaskuläre Gerinnung. Die typischen groblamellösen Hautschuppungen (besonders an Händen und Füßen) treten erst 1 bis 2 Wochen nach Krankheitsbeginn auf. Während das Vollbild typisch ist, sind leichte Formen vieldeutig und werden oft übersehen. Die toxinbildenden Staphylokokken lassen sich aus der Vagina, manchmal auch aus anderen Haut- oder Schleimhautläsionen anzüchten. Die Identifizierung ist nur in Spezialabors möglich. Eine Bakteriämie ist dabei sehr selten.

Gynäkologische Infektionen

Differentialdiagnostisch müssen ausgeschlossen werden: septischer Schock, Scharlach, ähnliche toxische Streptokokken-Infektionen (Toxic-shock-Syndrom durch Streptokokken), Kawasaki-Syndrom, exfoliative Dermatitis (Lyell-Syndrom), Arzneimittelexanthem, Masern, Endometritis, Salpingitis, septischer Abort, hämorrhagisches Fieber, Vergiftungen u. a.

Therapie: Vordringlich ist die Flüssigkeits- und Elektrolytsubstitution sowie die Behandlung von Schocklunge, Nierenversagen, Myokardinsuffizienz und Verbrauchskoagulopathie. Ein möglicherweise mit Staphylokokken infizierter Tampon muß sofort entfernt werden. Die Antibiotika-Therapie mit Cefazolin i. v. (tgl. 4–6 g) für eine Woche, dann mit Cefalexin oral (tgl. 3 g) oder einem anderen Staphylokokken-Antibiotikum für eine weitere Woche reduziert die Rezidivrate von 65% auf <1%. Frauen, die schon einmal ein Toxic-shock-Syndrom hatten, sollen keine Tampons mehr benutzen. Ein häufiger Wechsel von Tampons allein genügt nicht. Bei einer Infektion durch Staphylokokken, die Enterotoxin B bilden, ist nur Vancomycin oder Teicoplanin wirksam.

Literatur

Davis HD, McGeer A, Schwartz B, et al. Invasive group A streptococcal infections in Ontario, Canada. N Engl J Med 1996; 335: 547.

Forni AL, Kaplan EL, Schlievert PM, Roberts RB. Clinical and microbiological characteristics of severe group A streptococcus infections and streptococcal toxic shock syndrome. Clin Infect Dis 1995; 21: 333.

Kain KC, Schulzer M, Chow AW. Clinical spectrum of nonmenstrual toxic shock syndrome (TSS): Comparison with menstrual TSS by multivariate discriminant analyses. Clin Infect Dis 1993; 16: 100.

Parsonnet J. Nonmenstrual toxic-shock syndrome: New insights into diagnosis, pathogenesis, and treatment. Curr Clin Top Infect Dis 1996; 16: 1.

Schuchat A, Broome CV. Toxic-shock syndrome and tampons. Epidemiol Rev 1991; 13: 99.

Todd JK. Therapy of toxic-shock syndrome. Drugs 1990; 39: 856.

Augeninfektionen

Die Antibiotika-Therapie der Augeninfektionen setzt umfassende Kenntnisse über die zu behandelnden Krankheiten voraus. Neben einer genauen augenärztlichen Untersuchung (nicht jedes gerötete Auge ist eine Konjunktivitis!) kommt es auf eine exakte Erregerdiagnose (Bakterien, Viren, Pilze oder Protozoen) an, um einen raschen Erfolg zu erzielen.

Diagnostik von Augeninfektionen: Eine kulturelle und zytologische Untersuchung ist bei jeder Neugeborenenkonjunktivitis, pseudomembranösen Konjunktivitis, chronischen Konjunktivitis, Hornhautentzündung, Orbitalphlegmone und Endophthalmitis erforderlich. Eine Konjunktivalabstrich wird am besten mit einem sterilen Dacrontupfer durchgeführt, den man vorher mit einem flüssigen Transportmedium befeuchtet hat. Um eine Kontamination durch die Lidränder und Wimpern zu vermeiden, wischt man mit dem Tupfer den unteren Konjunktivalsack aus und streicht den Tupfer sofort auf mehreren Spezialnährböden aus, die dann an das mikrobiologische Labor gesandt werden. Wichtig ist auch ein Objektträgerausstrich für die Gram- und die Giemsa-Färbung. Für die Chlamydien-Anzüchtung ist ein spezielles Chlamydien-Transportmedium zu verwenden, für die Virus-Anzüchtung die sog. Virus-Culturette (Dacrontupfer mit Transportmedium). Die mikroskopische Zellbeurteilung im Giemsa-Präparat gibt Hinweise auf den Erreger. Bei bakteriellen und Pilz-Infektionen findet man überwiegend neutrophile Granulozyten, bei viralen Infektionen Lymphozyten, bei einer Chlamydien-Infektion oft eine Mischung von neutrophilen Granulozyten und Lymphozyten. Bei allergischer Konjunktivitis dominieren eosinophile Granulozyten. Zum immunfluoreszenzserologischen Chlamydien-Nachweis in den Konjunktivalepithelien muß der Abstrich sofort in das Labor durch Boten gebracht werden. Bei Hornhautgeschwüren, die mit Bakterien und Pilzen infiziert sind, sollte der Augenarzt Geschwürsmaterial mit einem speziellen Schaber gewinnen und sofort auf Nährböden ausstreichen sowie Objektträgerpräparate anfertigen.

Therapie: Eine **systemische Behandlung** mit Antibiotika ist bei allen schweren bakteriellen Infektionen des äußeren Auges (z. B. Gonoblennorrhoe, Hornhautulzerationen usw.) erforderlich, auch bei den intraokulären und orbitalen Infektionen, die einer Lokalbehandlung nicht zugänglich sind. Dabei ist zu berücksichtigen, daß Antibiotika in unterschiedlichem Maße aus dem Blut in die einzelnen Augenabschnitte penetrieren (am geringsten in die bradytrophen Gewebe der Kornea, der Linse und des Glaskörpers). Bei den intraokulären Infektionen muß die Blut-Kammerwasser- und Blut-Glaskörper-Schranke durchbrochen werden. Von Tetracyclin gehen etwa 15–20%, von Penicillin G, Ampicillin und Gentamicin etwa 10% in das Kammerwasser über. Daher sind höhere Dosen von Penicillin G (10–20 Mill. E) und Ampicillin (10 g) notwendig, um ausreichende intraokuläre Antibiotika-Konzentrationen zu erzielen. Relativ gut penetrieren Cefotaxim, Ceftriaxon, Ceftazidim, Rifampicin und Metronidazol. Im entzündeten Auge kann die Blut-Kammerwasser-Schranke durchlässiger sein und eine höhere Konzentration des Antibiotikums erreicht werden, als es normalerweise der Fall ist.

Augeninfektionen

Eine **Lokalbehandlung** ist nicht nur durch äußerliche Anwendung eines Antibiotikums möglich, sondern auch durch subkonjunktivale und intravitreale Injektion oder intraokuläre Implantation eines Depots.

Durch **äußerliche Anwendung** lassen sich bakterielle Infektionen der Konjunktiva und der Kornea erfolgreich behandeln. Die Fähigkeit eines Antibiotikums, in die vorderen Augenabschnitte einzudringen, hängt nicht nur von der Wasser-, sondern auch von der Lipoidlöslichkeit des Mittels ab, da das Hornhautepithel reichlich Lipide enthält, welche für fettunlösliche Medikamente eine unüberwindliche Barriere darstellen. Die meisten Sulfonamide und Antibiotika penetrieren nicht oder nur geringgradig durch die intakte Kornea, während z. B. Kortikosteroide und Isoniazid besser penetrieren. Bei Epithelläsionen können manche Medikamente tiefer eindringen, nie aber über den Ziliarkörper hinaus. Bei der äußerlichen Anwendung von Antibiotika werden in den Bindehautsack entweder Lösungen (isoton) eingetropft oder Salben (mit geeigneter Salbengrundlage) eingebracht. Augensalben haben im Vergleich zu Lösungen (Augentropfen) den Vorteil, daß sie länger mit dem Auge in Kontakt bleiben und stabiler sind; sie führen aber zu einer Sehbehinderung, rufen häufiger eine Kontaktdermatitis hervor als Lösungen und können die Mitose der Hornhautepithelien hemmen, welche durch Augentropfen im allgemeinen nicht beeinflußt wird.

Manchmal ist es praktisch, tagsüber eine Tropfenbehandlung durchzuführen und nachts eine Augensalbe anzuwenden. Der Zusatz von Hemizellulose zu Augentropfen erhöht die Viskosität und verlängert die Verweildauer im Bindehautsack. Da ein Behandlungserfolg nur von einer längeren Einwirkung des Antibiotikums zu erwarten ist, kommt es entscheidend auf eine regelmäßige, wiederholte Anwendung des Präparates an, z. B. bei Augentropfen anfangs viertelstündlich, dann regelmäßig alle 2 h, bei Augensalbe zuerst alle 1–2 h, dann alle 4 h. Bei entzündeter oder ödematöser Hornhaut ist ein Eindringen des Antibiotikums in das Kammerwasser möglich.

Die **subkonjunktivale Injektion,** welche der Augenarzt bei bestimmten Infektionen der Kornea und der Vorderkammer vornehmen kann, ermöglicht ein Eindringen durch die Sklera in den vorderen Teil des Auges, wodurch für mehrere Stunden hohe Antibiotika-Konzentrationen im Kammerwasser erzeugt werden. Sie kommt besonders bei intraokulären Infektionen, bei Keratitis, Ulcus serpens und Blennorrhoe in Frage. Man injiziert 1(–2)mal tgl. 0,3–0,5 ml der Antibiotika-Lösung, z. B. 50 mg Ampicillin oder 20 mg Gentamicin, im allgemeinen nicht länger als 3 Tage. Die 1mal tgl. vorgenommene subkonjunktivale Injektion von Penicillin G wird relativ gut vertragen, ist jedoch schmerzhaft und ruft manchmal Entzündungsreaktionen hervor, weshalb die Zahl der durchzuführenden Injektionen begrenzt ist. Durch subkonjunktivale Injektion von 2%iger Lidocain-Lösung (0,1–0,2 ml) 5 min vor der Injektion der Antibiotika-Lösung können Schmerzen gelindert werden. Bei bestimmten Erregern kann auch eine subkonjunktivale Injektion von Ampicillin (50 mg), Piperacillin (50 mg), Cefazolin (50 mg), Amikacin (25 mg), Genta- und Tobramycin (10–20 mg) oder Isoniazid (10–20 mg) indiziert sein. Die subkonjunktivale Injektion von Amphotericin B ist aus Toxizitätsgründen problematisch.

Eine **Injektion in den Glaskörper** kann bei Endophthalmitis indiziert sein, hat aber erhebliche Risiken.

Augeninfektioen

Wahl des Antibiotikums zur Lokalbehandlung: Bei Augeninfektionen mit Selbstheilungstendenz, z. B. den meisten Konjunktivitiden, kann auf eine Bakterienkultur und Erregertestung verzichtet werden. Wenn die ungezielte Behandlung einer Konjunktivitis erfolglos geblieben ist, müssen verbliebene Erreger angezüchtet werden. Eine bakteriologische Diagnostik ist auch bei schweren Augeninfektionen, wie Hornhautulzerationen oder Endophthalmitis, von Anfang an notwendig. Wenn eine Erregerdiagnose unmöglich ist, können aufgrund des klinischen Bildes häufig vorkommende Erreger vermutet und entsprechend behandelt werden, z. B. bei zentralen Hornhautgeschwüren Pneumokokken, andere Streptokokken oder Pseudomonas. Bei Erfolglosigkeit einer ungezielten Therapie sollte man nach 2–3 Tagen auf ein anderes Antibiotikum übergehen.

Es gibt eine Vielzahl von empirisch zusammengesetzten Lokalpräparaten, die den Kriterien einer optimalen Therapie nicht immer entsprechen. Grundsätzlich sollten nur Einzelsubstanzen in genau angegebenen Grundlagen und mit gut verträglichen, genau deklarierten Konservierungsmitteln angewendet werden. Wichtig sind auch Abfüllungen zum einmaligen Gebrauch.

Zur Lokalbehandlung eignen sich Aminoglykoside, wie Gentamicin, Tobramycin, Neomycin und Kanamycin, welche meist Staphylokokken, Proteus und andere Enterobakterien erfassen. **Gentamicin** und **Tobramycin** sind gut verträglich und haben ein breites Wirkungsspektrum, wirken aber nicht auf Chlamydien und kaum auf Pneumokokken (Refobacin- bzw. Tobramaxin-Augentropfen, -Augensalbe). **Neomycin** führt nicht selten zu allergischen Reaktionen. Lokalpräparate mit **Chloramphenicol,** dem wasserlöslichen Chloramphenicol-Derivat Azidamphenicol oder mit einem **Tetracyclin** wirken nur bakteriostatisch, führen selten zur Sensibilisierung und haben sich bei Haemophilus-Infektionen bewährt. Augenpräparate mit **Norfloxacin, Ciprofloxacin** und **Ofloxacin** haben ein breites Spektrum und penetrieren gut (Ciprofloxacin und Ofloxacin sind auch gegen Chlamydien wirksam).

Polymyxin B wirkt nur auf Pseudomonas aeruginosa und andere gramnegative Stäbchen und ruft selten eine Allergie hervor. In Polyspectran-Augensalbe sind die Antibiotika Polymyxin B, Neomycin und Bacitracin kombiniert, in Terramycin-Augensalbe Polymyxin B und Oxytetracyclin.

Bacitracin (wirkt nur auf grampositive Keime) kommt mit Neomycin in der Nebacetin-Augensalbe vor. **Fusidinsäure** (Fucithalmic-Augentropfen) ist gegen Staphylokokken wirksam (während der Behandlung keine Kontaktlinsen tragen). **Erythromycin-Augensalbe** (1%) kann zur Therapie von Chlamydien-Infektionen bei Neugeborenen verwendet werden. Es gibt diverse hochkonzentrierte **Sulfonamid-Augentropfen,** die zur Therapie des Trachoms manchmal noch in den Tropen verwendet werden.

Pimaricin (in Pima-Biciron-Augensalbe) ist bei lokalen Candida- und Schimmelpilz-Infektionen anwendbar. Auch aus Fluconazol lassen sich topische Präparate herstellen.

Gegen Herpes-simplex-Viren wirken Lokalpräparate von Idoxuridin (s. S. 297), **Trifluridin** (s. S. 298) und Vidarabin.

Mögliche Nebenwirkungen der antimikrobiellen Lokalbehandlung:
1. Augenreizungen können durch eine zu hohe Konzentration in der verwendeten Lösung, durch pH-Änderung, durch zu große Kristalle in der Salbe oder Verunreinigung der Augentropfen bzw. -salbe durch Pseudomonas, Proteus, Pilze, Viren hervorgerufen werden.

Augeninfektionen

2. Als allergische Reaktionen (besonders durch Penicillin, Streptomycin, Sulfonamide) kommen Lidekzem, Lidödem, Konjunktivitis oder Allgemeinreaktionen (bei einer späteren allgemeinen Behandlung) vor. Häufig sind auch die zugesetzten Konservierungsmittel die Ursache.
3. Eine postantibiotische Keratokonjunktivitis wird manchmal nach einer antibiotischen Lokalbehandlung durch Pseudomonas aeruginosa, Staphylokokken oder Pilze (z. B. Candida albicans) ausgelöst. Durch Glukokortikoide in antibiotischen Augensalben oder -tropfen kann eine Pilzinfektion (z. B. Keratitis mycotica) begünstigt oder eine Herpes-simplex-Infektion aktiviert werden, welche sich im Frühstadium nur mit Hilfe der Spaltlampe erkennen läßt. Da Kortikosteroide bei einer oberflächlichen Herpes-simplex-Keratitis und bei Hornhautepitheldefekten kontraindiziert sind, sollten Antibiotika-haltige Augenpräparate, die ein Kortikosteroid enthalten, nur vom Ophthalmologen nach eingehender Untersuchung verordnet werden.

Lidinfektionen

Blepharitis: Akuter oder chronischer Verlauf. Blepharitis ulcerosa meist durch Staphylokokken oder Streptokokken hervorgerufen. Bei angulärer Blepharitis liegt häufig eine Infektion durch Moraxellen vor. Bei ekzematoider Dermatitis der Lider und bei der chronischen seborrhoischen Blepharitis kommen oft bakterielle Sekundärinfektionen vor. Krätzemilben und Läuse sind als Ursache auszuschließen. Es gibt auch Virusinfektionen der Lider (Herpes simplex, Herpes zoster, Molluscum contagiosum, Papova-Viren), die eine spezielle Therapie erfordern.
Lokal: Zuerst Krusten entfernen (durch feucht-warme Umschläge mit physiologischer NaCl-Lösung oder durch Olivenöl), bei Ulzeration Nebacetin- oder Gentamicin-Augensalbe. Auch Erythromycin- oder Chinolon-haltige Augensalbe kommen in Frage.
Allgemeine Behandlung: Bei schweren Infektionen Cefadroxil oder Penicillin G. Eine Moraxellen-Infektion spicht am besten auf Doxycyclin an.

Hordeolum externum (Drüsen am Lidrand) und **Hordeolum internum** (Meibom-Drüsen in der Tarsalplatte): Erreger Staphylococcus aureus. Orbitalphlegmone möglich. Gefahr der Thrombophlebitis der Vena angularis.
Lokal: Warme Kompressen oder trockene Wärme. Wenn keine Spontanperforation eintritt, ggf. Inzision. Lokalpräparate sind meist erfolglos.
Allgemeine Behandlung (bei Hordeolum internum): Cefadroxil oder Clarithromycin.

Chalazion (Hagelkorn): Chronische granulomatöse Entzündung der Meibom-Drüsen, manchmal Sekundärinfektion.
Lokal: Nach Abklingen der Entzündung operative Entfernung.

Lidabszeß und **Lidphlegmone:** Meist Staphylokokken-bedingt, seltener durch Streptokokken, Haemophilus oder Anaerobier. Entstehung posttraumatisch oder fortgeleitet (Nasennebenhöhleneiterung, Osteomyelitis), selten septisch-metastatisch. Gefahr einer Orbitalphlegmone oder septischen Thrombose der Orbitalvenen.
Lokal: Ggf. Inzision (Augenarzt).

Lidinfektionen

Allgemeine Behandlung: Cefazolin oder Cefuroxim i. v. (je nach Erreger und Antibiogramm), bei leichteren Erkrankungen Cefadroxil oral. Bei Sepsis breite Therapie, z. B. mit Imipenem (s. S. 107).

Lidfurunkel: Erreger Staphylokokken. Gefahr einer Thrombophlebitis der Orbitalvenen und einer Meningitis.
Allgemeine Therapie wie bei Nasen- und Lippenfurunkel (s. S. 546), z. B. mit Flucloxacillin oder Cefadroxil oral oder Cefazolin i. v.

Liderysipel: Durch Streptococcus pyogenes verursacht.
Allgemeine Behandlung mit tgl. 10 Mill. E Penicillin G (s. Erysipel, S. 555) und Nachbehandlung mit Penicillin V.

Mykosen der Lidhaut: **Therapie** je nach Erreger mit Lokalpräparaten (Pimaricin), die vom Auge gut vertragen werden (s. Tab. 67), systemisch mit Fluconazol. Eine Candida-Infektion führt manchmal zu einem Geschwür am Lidrand, das an den Geschwürsrändern kleine Granulome hat.

Tab. 67. Konzentration von Antibiotika zur Lokaltherapie am Auge.

Mittel	Augensalbe, Augentropfen	Subkonjunktivale Injektion (Dosis)
Amikacin	0,5%	25 mg
Ampicillin	–	50–100 mg
Bacitracin	300 E/g (bzw. ml)	–
Chlor-, Azidamphenicol	0,4–1%	100 mg
Cefazolin	–	50–100 mg
Ciprofloxacin	0,3%	–
Clindamycin	–	15 mg
Erythromycin	0,5–1%	–
Fusidinsäure	1%	–
Gentamicin	0,3%	10–20 mg
Gramicidin	0,02%	–
Kanamycin	0,5%	20 mg
Neomycin	0,5%	–
Norfloxacin	0,3%	–
Ofloxacin	0,3%	–
Oxacillin	–	100 mg
Piperacillin	–	50–100 mg
Polymyxin B	0,1–0,2%	5 mg
Sulfacetamid	10%	–
Tetracyclin	0,5–1%	–
Tobramycin	0,3%	10–20 mg
Vancomycin	0,5–1%	1 mg
Natamycin	1%	–
Acyclovir	3% (Salbe)	–
Idoxuridin	0,1%	–
Trifluridin	2% (Salbe)	–
	1% (Tropfen)	
Vidarabin	3% (Salbe)	–

Augeninfektionen

Herpes-simplex-Virusinfektion der Lider: Kleine Bläschen mit Erythemhof, oft gleichzeitig an den Lippen, in jedem Fall augenärztliche Untersuchung zwecks genauer Lokalisation der Erkrankung (Hornhautbeteiligung?).
Lokal: Zum Schutz der Binde- und Hornhaut in den Konjunktivalsack Trifluridin-Augensalbe bringen, Anwendung alle 4 h, bei bakterieller Sekundärinfektion Polyspectran-Augensalbe, **keine** Kortikosteroide!
Allgemeine Therapie: In schweren Fällen Acyclovir (3mal tgl. 5 mg/kg) als i. v. Kurzinfusion für 5 Tage.

Dakryoadenitis: Akut bei Infektionskrankheiten (z. B. Mumps) oder fortgeleitet bei Entzündungen in der Nachbarschaft (durch Staphylokokken, Streptokokken, Klebsiella pneumoniae u. a.). Chronisch bei Leukämie, Lymphogranulomatose, Tbc, Lues, Trachom.

Therapie: Feuchte oder trockene Wärme. Bei bakterieller Infektion antibiotische Allgemeinbehandlung (bei Staphylokokken Cefadroxil, bei anderen Erregern je nach Antibiogramm). Bei chronischer Entzündung Therapie je nach Ursache. Bei zu geringer Tränenbildung evtl. Tränenersatzpräparat.

Dakryozystitis (Entzündung des Tränensackes): Akut oder chronisch. Ursache: Tränenabflußbehinderung, sekundäre Erreger Pneumokokken, Streptokokken, Staphylokokken, Haemophilus, Candida albicans u. a. Bei Neugeborenen häufig durch Stenose des Ductus nasolacrimalis bedingt, Gefahr der Abszedierung oder Entstehung einer Dakryozystophlegmone (evtl. Durchbruch nach außen und Fistelbildung). Bei chronischer Entzündung Tbc, Lues und Trachom ausschließen. Bei Tränen-Nasengang-Entzündung (Canaliculitis) sind manchmal Actinomyces israeli oder Nocardien die Erreger; bei Aktinomykose lassen sich im Eiter, der aus dem Punctum lacrimale am inneren unteren Augenlidrand hervorquillt, typische Drusen nachweisen.
Lokal: Nach Abklingen der akuten Entzündung Beseitigung einer Abflußstörung durch den Augenarzt, Spülung mit antibiotischen Lösungen (je nach Erreger), bei Abszeßbildung u. U. Inzision (Gefahr der Fistelbildung), bei chronischer Dakryozystitis evtl. Dakryozystorhinostomie.
Allgemeine Therapie: Bei der akuten Form Penicillin G, Cefazolin, Ceftriaxon oder Cefotaxim (je nach Erreger). Orale Nachbehandlung mit Cefadroxil oder Clindamycin.

Orbitalphlegmone: Fortgeleitete Entzündung des periorbitalen oder orbitalen Gewebes von eitriger Blepharitis, Dakryozystitis, Sinusitis, Kieferosteomyelitis oder Zahnwurzelentzündung. Auch hämatogene Entstehung möglich (Septikämie). Typische Symptome einer Orbitalphlegmone sind Protrusio bulbi, eingeschränkte Augenbeweglichkeit, verminderte Hornhautsensibilität und verschwommenes Sehen. Computer- und Magnet-Resonanz-Tomographie sind von großem diagnostischen Wert. Breites Erregerspektrum (auch Anaerobier bei odontogener Entstehung sowie Aspergillus und Zygomyzeten = Mucor bei Diabetikern und immunsupprimierten Patienten). Häufig kommen Haemophilus influenzae (Typ b) und Pneumokokken vor; dann sind oft die Blutkultur sowie der Latex-Agglutinationstest mit Serum und Urin positiv. Andere Erreger sind Streptococcus pyogenes, Pseudomonas, E. coli und Anaerobier.

Therapie: Evtl. Operation. Drainage eines subperiostalen Abszesses, Orbitalabszesses, Zahnwurzelabszesses oder einer vereiterten Nasennebenhöhle. Behandlung gezielt je nach Erreger, ungezielt z. B. mit Ceftriaxon oder Cefotaxim + Clindamycin oder mit Imipenem.

Bindehautinfektionen

Es gibt zahlreiche infektiöse und nichtinfektiöse Ursachen einer Konjunktivitis. In schweren Fällen ist mit der Spaltlampe auf Hornhautveränderungen (Fremdkörper, Verletzungen, Ulzerationen) zu untersuchen. Eine Rötung des Auges kann auch auf einer Iridozyklitis oder einem akuten Glaukom beruhen. Keinesfalls dürfen kortisonhaltige Antibiotika-Salben oder -Tropfen angewendet werden, bevor durch Spaltlampenuntersuchung eine Herpesvirus-Infektion ausgeschlossen ist.

Die **häufigsten Erreger** einer Konjunktivitis sind Pneumokokken, Staphylokokken, Haemophilus und Adenoviren. Normalerweise kommen vor: Staphylococcus epidermidis, Sarzinen, saprophytäre Korynebakterien, vergrünende Streptokokken u. a.

Akute bakterielle Konjunktivitis: Meist mit Exsudat (serös, schleimig-eitrig oder stark eitrig). Erreger: Pneumokokken, Staphylokokken, Streptococcus pyogenes, Haemophilus-Arten, selten Proteus, E. coli, Pseudomonas aeruginosa, Gonokokken, Meningokokken, Moraxella lacunata u. a., oft Selbstheilung, Abkürzung der Erkrankung durch Antibiotika (je nach Erreger), Übergang in chronische Konjunktivitis möglich. Eine akute nichteitrige **follikuläre Konjunktivitis** ist entweder durch Chlamydien (s. Einschlußblennorrhoe und Trachom) oder durch Adenoviren (u. a. Viren) verursacht. Eine follikuläre Konjunktivitis kommt auch bei Herpes-simplex-Virusinfektionen des Lidrandes vor (zur Therapie s. S. 536).
Lokal: Aminoglykosid- oder Chinolon-haltige Augensalbe oder -tropfen, bei Haemophilus-Infektion auch Chloramphenicol-Augentropfen oder Oxytetracyclin-Augensalbe.
Allgemeine Behandlung: Bei schweren eitrigen Infektionen zur Komplikationsverhütung immer systemische Gabe, und zwar bei Pneumokokken-, Streptokokken- und Meningokokken-Infektion Penicillin G, bei Staphylokokken Cefazolin, bei Haemophilus Cefixim oder Cefpodoxim, bei Pseudomonas Azlocillin + Tobramycin, bei Enterobakterien oder Gonokokken Cefotaxim oder Ceftriaxon.

Gonoblennorrhoe bei Neugeborenen (Beginn am 2.–4. Lebenstag) oder Erwachsenen: Gefahr der Hornhautbeteiligung und Erblindung. Diagnose durch Gonokokken-Nachweis im Methylenblau- und Grampräparat und durch Kultur. Versagen der Credé-Prophylaxe in 0,1–0,2%. Die Prophylaxe mit Argentum nitricum (1%ig, 1 Tropfen in jeden Bindehautsack) ist gegen Chlamydien unwirksam. Gesunde Neugeborene von Müttern mit nachgewiesener Gonorrhoe sollten zusätzlich eine einzige i. v. oder i. m. Injektion von Cefotaxim (200 mg) erhalten. Therapiebeginn schon bei klinischem Verdacht (Restitutio ad integrum nur bei frühzeitigem Behandlungsbeginn). Eine gleichzeitige Infektion durch Chlamydia trachomatis ist mitzubehandeln.
Lokal: Spülungen, Umschläge, Chloramphenicol-Augentropfen oder -Augensalbe oder Gentamicin-Augentropfen. Gesundes Auge schützen.

Augeninfektionen

Allgemeine Behandlung: Unverzüglicher Therapiebeginn mit Cefuroxim oder Cefotaxim i. v., bei Neugeborenen tgl. 60 mg/kg, bei Erwachsenen tgl. 2–6 g für 7 Tage.

Neugeborenenkonjunktivitis (Ophthalmia neonatorum): Katarrhalisch oder eitrig, Infektion ante partum (bei vorzeitigem Blasensprung), intra partum oder post partum entstanden. Erreger: Staphylokokken, Gonokokken, Haemophilus, Pneumokokken, E. coli, Streptokokken, Pseudomonas aeruginosa, Chlamydia trachomatis (s. Einschlußkonjunktivitis) u. a. Beim sog. »Silberkatarrh« (chemische Reizung durch Argentum nitricum), der am 1. Lebenstag beginnt, ist der Eiter steril. Auch Herpes-simplex-Virusinfektionen kommen vor (bei Neugeborenen selten).
Lokal: Bei bakterieller Ursache (außer Chlamydia trachomatis und Haemophilus) Augensalbe mit einem Aminoglykosid (z. B. Gentamicin).
Allgemeine Behandlung: Bei bakterieller Ursache in schweren Fällen antibiotische Allgemeinbehandlung je nach Antibiogramm, ungezielt mit Cefotaxim i. v. (auch Gonokokken-wirksam), evtl. + Azlocillin (auch Pseudomonas-wirksam).

Einschlußkonjunktivitis bei Neugeborenen, älteren Kindern und Erwachsenen: Ausgelöst durch Chlamydia trachomatis, Schmierinfektion vom Genitale oder Übertragung bei der Geburt, bei Neugeborenen schleimig-eitriges Exsudat (fehlt bei Erwachsenen). Follikel findet man typischerweise an der palpebralen Konjunktiva (noch nicht bei Neugeborenen). Chronischer Verlauf (ohne Therapie). Bei Neugeborenen Beginn meist am 5.–7. Tag nach der Geburt, z. T. auch später (bis zur 4. Woche). Mikroskopischer Nachweis der typischen zytoplasmatischen Einschlußkörperchen in Epithelzellen durch Immunfluoreszenz, Anzüchtung in der Zellkultur (Wachstum in 2–3 Tagen). Meist Spontanheilung nach Wochen oder Monaten, jedoch Spätschäden oder Übergang in chronische Keratokonjunktivitis möglich. Abkürzung durch Antibiotika-Therapie. Ohne systemische Behandlung mit Erythromycin kann im Alter von 1–6 Monaten eine Chlamydien-Pneumonie auftreten.
Lokal: Erythromycin-, Ofloxacin- oder Oxytetracyclin-Augensalbe, 6mal tgl. für mindestens 2 Wochen.
Allgemeine Behandlung: Bei Erwachsenen und älteren Kindern immer zusätzlich Doxycyclin (2mal täglich 0,1 g oral), bei Schwangeren Erythromycin (3mal täglich 0,5 g oral) für 2–3 Wochen. Auch Azithromycin ist wirksam. Neugeborene erhalten Erythromycin (täglich 30 mg/kg oral). Sexualpartner bzw. Eltern eines erkrankten Neugeborenen mitbehandeln.

Trachom: Infektion durch Chlamydia trachomatis (andere Serotypen als bei der einheimischen Chlamydien-Konjunktivitis). Verschiedene Stadien mit akutem Katarrh, körnigen Follikeln auf der Bindehaut der Lider und am Limbus, Hornhautläsionen, Pannusbildung, Erblindung, Deformierung der Augenlider, oft Sekundärinfektion durch Staphylokokken und andere Bakterien. In den Epithelzellen Einschlußkörperchen (Giemsa-Präparat oder immunfluoreszenzserologischer Nachweis).
Mittel der Wahl ist Doxycyclin (einmal täglich 0,2 g oral) für 2–4 Wochen, in der Schwangerschaft Erythromycin (3mal täglich 0,5 g oral). Kinder unter 8 Jahren erhalten Clarithromycin (tgl. 12 mg/kg oral) oder Azithromycin. Eine neue Möglichkeit in den Tropen ist die Einmaltherapie mit Azithromycin. Gleichzeitig wird

mit einer Tetracyclin-, Chinolon- oder Erythromycin-haltigen Augensalbe lokal behandelt (2–3mal täglich). Wegen der Rezidivgefahr ist die Lokalbehandlung über längere Zeit durchzuführen (z. B. 2mal tgl. für 2 Monate oder unter erschwerten Umständen jeden Monat 2mal tgl. 5 Tage über insgesamt 6 Monate). Trachomkomplikationen, wie Entropium, Trichiasis und Hornhautleukome, müssen entsprechend behandelt werden.

Konjunktivaldiphtherie: Extrem selten. Diphtherie-Antitoxin und Penicillin G (Therapie wie bei anderen Diphtherieformen s. S. 439). Eine pseudomembranöse Konjunktivitis gibt es auch bei bestimmten Adenovirus-Infektionen und bei Infektionen durch Streptococcus pyogenes.
Lokal: Gentamicin-Augensalbe oder -tropfen.

Adenovirus-Konjunktivitis (epidemische Keratokonjunktivitis): Hochinfektiös. Isoliert oder beim Pharyngo-Konjunktival-Fieber von Kindern auftretend, follikuläre Konjunktivitis mit Schwellung der präaurikulären Lymphknoten, bei Infektionen durch bestimmte Adenovirus-Serotypen auch Pseudomembranbildung auf der Tunica palpebrarum und subepitheliale Hornhautinfiltrationen möglich. Bei der Adenovirus-Konjunktivitis finden sich im Ausstrich kleine intranukleäre Einschlußkörperchen und viele mononukleäre Zellen. Spontanheilung nach 3–4 Wochen; manchmal längerer Verlauf.
Keine Beeinflussung durch Antibiotika oder Virustatika. Symptomatische Behandlung durch kalte Kompressen und schleimhautabschwellende Augentropfen möglich. Bei Hornhautinfiltrationen evtl. lokal Kortison (Entscheidung durch den Augenarzt).

Die chronische bakterielle Konjunktivitis ist häufig durch Staphylokokken oder Moraxellen verursacht und manifestiert sich oft als Blepharokonjunktivitis. Sie kann auch durch infizierte Augentropfen oder infizierte Kosmetika ausgelöst werden und sekundär bei Rosacea oder Tränen-Nasengang-Stenose auftreten.
Lokale Behandlung mit Aminoglykosid-Augensalbe, bei Rosacea außerdem orale Gabe von Doxycyclin (tgl. 0,1 g). Gegen Moraxellen wirkt Tetracyclin-Augensalbe.

Die chronische okuloglanduläre Konjunktivitis Parinaud (meist einseitig) ist von einer stärkeren präaurikulären Lymphknotenschwellung begleitet und kommt gelegentlich im Verlauf einer Katzenkratzkrankheit, Tularämie, Syphilis, Tuberkulose, Sarkoidose oder eines Lymphogranuloma venereum (s. S. 566) vor. Die Therapie richtet sich nach der Ätiologie. Bei Katzenkratzkrankheit (häufigste Ursache) wirkt Ciprofloxacin (2mal tgl. 0,5 g oral für 10 Tage), bei Kindern Co-trimoxazol (2mal tgl. 10 mg/kg oral für 10 Tage).

Hornhautinfektionen

Hornhautgeschwüre: Erreger sind Pneumokokken, Pseudomonas, Staphylokokken, Streptokokken, Bacillus cereus und Enterobakterien. Mischinfektionen sind häufig. Auch Pilze (z. B. Candida albicans, Aspergillus, Fusarium und andere seltene Pilze) sowie Acanthamöben können ein zentrales Geschwür erzeugen. Nicht selten entsteht eine bakterielle Keratitis (z. B. durch Pseudomonas aeruginosa) infolge kontami-

Augeninfektionen

nierter Kontaktlinsen. Erregeranzüchtung aus Ulkussekret und Antibiogramm für die Therapie wichtig. Behandlung wegen häufiger schwerer Komplikationen (z. B. sekundäres Glaukom, Hypopyon) nur durch den Augenarzt, der auch die zusätzliche Therapie bestimmt. Eine systemische Antibiotika-Gabe ist immer notwendig. Sie muß ungezielt sofort beginnen (bevor die bakteriologischen Ergebnisse vorliegen) und alle häufigen Erreger erfassen.
Lokal: Polymyxin B + Bacitracin + Neomycin (Polyspectran), Gentamicin (nicht bei Pneumokokken- und Streptokokken-Infektion), evtl. auch Ciprofloxacin-Augentropfen. Wichtig ist die häufige Anwendung der Augentropfen (anfangs alle 15 min). Bei tiefen Geschwüren mit Hypopyon ggf. subkonjunktivale Injektion von Penicillin G oder einem anderen Antibiotikum durch den Ophthalmologen (s. S. 532). Bei Pilzinfektion ist eine lokale Behandlung mit Pimaricin (Natamycin) möglich (s. Tab. 67, S. 535).
Systemisch: Initialtherapie mit Cefotaxim oder Imipenem. Bei Nachweis von empfindlichen Pneumokokken, Streptokokken und Staphylokokken gibt man Penicillin G in hoher Dosierung. Bei Infektionen durch Penicillin-G-resistente Staphylokokken ist meist Cefazolin oder Clindamycin wirksam. Bei Pseudomonas-Infektionen ist immer eine kombinierte Behandlung erforderlich, z. B. mit Ceftazidim + Tobramycin. Auch Ciprofloxacin + Gentamicin kommen in Frage. Bei einer Pilzinfektion kann zusätzlich zur besonders wichtigen Lokalbehandlung Fluconazol oder Itraconazol oral gegeben werden.

Randgeschwüre der Hornhaut: Meist fortgeleitet von Konjunktivitis, selten primäre Hornhautinfektion (Staphylokokken, Haemophilus, Moraxella), auch allergische, medikamentös-toxische, traumatische oder trophische Ursachen möglich. Antibiotika-Therapie wie bei Konjunktivitis (je nach Ursache).

Ringabszeß: Häufig nach Verletzungen oder operativen Eingriffen oder septischmetastatisch entstanden, ungünstige Prognose, Gefahr der Panophthalmie, meist durch Pneumokokken oder Pseudomonas aeruginosa u. a. hervorgerufen.
Lokal: Je nach Erreger Polyspectran-Augensalbe oder Chinolon-haltiges Augenpräparat.
Systemisch: Sofortiger Therapiebeginn mit Penicillin G (bei Pneumokokken-Infektion), mit Azlocillin + Tobramycin (bei Pseudomonas-Infektion), wenn möglich nach kulturellem Befund und Antibiogramm.

Borrelien-Keratitis: Diagnose und Therapie s. S. 586. Es gibt noch weitere Manifestationen der Borreliose am Auge: Episkleritis, Iridozyklitis, Retinitis, Optikusneuritis, Parese des 6. und 7. Hirnnerven.

Herpetische Keratitis/Keratokonjunktivitis: Erreger sind Herpes-simplex-Viren. Vorkommen in jedem Alter, auch bei Neugeborenen, die sich während der Geburt bei einem Herpes genitalis der Mutter anstecken können. Oft mit Beteiligung der Konjunktiva. In den Epithelzellen sieht man mikroskopisch eosinophile intranukleäre Einschlußkörperchen (Giemsa-Präparat, besser Immunfluoreszenztechnik). Diagnose und Therapie nur durch den Ophthalmologen.

Therapie: Bei der häufigeren oberflächlichen Form (dendritische Keratitis) ist eine topische Behandlung mit Trifluridin-Augentropfen (1%) oder -Augensalbe

Hornhautinfektionen

(2%) am wirksamsten. Alternativen sind Acyclovir- und Vidarabin-Augensalbe (3%). Idoxuridin wird schlechter vertragen. Anwendung der Tropfen alle 1–2 h oder der Salbe 4mal tgl. (bei Tropfenbehandlung nachts Salbe), gegen bakterielle Sekundärinfektion Refobacin-Augentropfen, keine Kortikosteroide (diese können Ulzerationen hervorrufen oder verstärken), evtl. Abrasio.
Bei der tiefer gelegenen Keratitis disciformis und bei anderen Formen einer herpetischen Keratitis ist die Behandlung schwieriger. Bei Neugeborenen mit Augenbeteiligung ist eine i. v. Therapie mit Acyclovir erforderlich. Die Entscheidung für eine topische Kortisonbehandlung bei tiefer Keratitis ist schwierig und wird im Einzelfall vom Augenarzt getroffen.

Varicella-Zoster-Keratitis: Oft kombiniert mit Iridozyklitis und Bläschen auf der Lidhaut. Gefahr von Skleritis, Sekundärglaukom, Optikusneuritis und Augenmuskellähmung.
Therapie: Sofortiger Beginn mit Acyclovir (entweder als i. v. Kurzinfusion 3mal täglich 10 mg/kg für 5 Tage oder oral 5mal täglich 0,8 g für 10 Tage). Alternativen sind Valacyclovir und Famciclovir oral. Bei Abwehrschwäche immer parenteral behandeln. Lokale Behandlung nur durch den Augenarzt. Bei bakterieller Sekundärinfektion ist ein Antibiotikum indiziert (je nach Erreger).

Keratitis parenchymatosa: Interstitielle Keratitis meist im Rahmen einer Uveitis. Vorkommen bei Lues (Therapie s. S. 562), bei Tuberkulose (s. S. 598) und bei Lyme-Borreliose (s. S. 586). Es gibt noch andere Ursachen für interstitielle Keratitis, z. B. Infektionen durch Chlamydia trachomatis, Herpes-simplex- und Varicella-Zoster-Viren, die entsprechend zu behandeln sind.

Keratoconjunctivitis allergica (z. B. phlyctaenularis): Außer der sonstigen Therapie evtl. Behandlung einer bakteriellen Sekundärinfektion.
Lokal: Aminoglykosid- oder Chinolon-haltige Augentropfen oder -salbe.

Keratomykose: Erreger Candida albicans, Aspergillus, Fusarium u. a. Eine Keratomykose wird oft zu spät erkannt und zunächst für eine herpetische Keratitis gehalten. Auftreten meist nach Verletzungen oder nach primären bakteriellen oder viralen Hornhauterkrankungen, öfters nach vorausgegangener lokaler Kortikosteroidbehandlung. Hornhautulzeration sowie Beteiligung der Lider und Konjunktiven möglich. Meist chronischer Verlauf. Erregernachweis mikroskopisch (nach Spezialfärbung) und kulturell.
Lokal: Pima-Biciron-Augensalbe (Pimaricin) für 3–6 Wochen, evtl auch mit Fluconazol-Lösung (stark verdünnt).
Systemisch: In schweren Fällen Amphotericin B (Dosierung s. S. 332), wirksam auf Candida, Aspergillus u. a., evtl. + Flucytosin. Heute ist eine systemische Behandlung auch mit Fluconazol oder Itraconazol möglich (s. S. 343 u. S. 342). Kortikosteroide weglassen!

Acanthamoeba-Keratitis: Infektion durch im Boden und Wasser vorkommende Acanthamoeba-Arten, die beim Schwimmen in natürlichen Gewässern oder nach Aufbewahrung von Kontaktlinsen in kontaminierten Lösungen auf die Hornhaut gelangen können. Mikroskopischer Nachweis der Erreger im Hornhautgewebe (Geschabsel oder Biopsat). Je früher die topische Behandlung beginnt, um so besser sind die Heilungschancen. Am günstigsten scheint die kombinierte topische Be-

Augeninfektionen

handlung mit Propamidin-Isethionat-Augentropfen (0,1%) und Neomycin-haltigen Augentropfen (enthalten in Polyspectran) zu wirken. Anwendung anfangs alle 15–60 min für 5–7 Tage, dann 3–4mal tgl. für 5–9 Monate.

Endophthalmitis: Die Endophthalmitis ist eine infektiöse Entzündung des Augeninneren (einschließlich des Glaskörpers). Vorkommen meist postoperativ (z. B. nach Kataraktoperation) oder nach perforierenden Verletzungen, gelegentlich auch bei Ulcus corneae oder metastatisch im Rahmen einer Sepsis (bei Immunsuppression, Heroinsucht oder Endokarditis).
Erreger in erster Linie Staphylokokken, außerdem Streptokokken, Enterobakterien, Haemophilus, Pseudomonas, Bacillus cereus, Anaerobier u. a., gelegentlich auch Pilze (Candida, Aspergillus u. a.). Mischinfektionen kommen vor. Die Frühform durch Staphylococcus aureus oder Pseudomonas aeruginosa ist besonders gefährlich. Eine Erregerdiagnose ist durch Aspiration von Glaskörperflüssigkeit und Kammerwasser, manchmal auch durch die Blutkultur möglich; sie ist wichtig wegen der Vielzahl der möglichen Erreger und der differentialdiagnostischen Abtrennung gegen nichtbakterielle Formen einer Endophthalmitis und gegen Tumoren. Eine metastatische Candida-Endophthalmitis beruht nicht selten auf einer Venenkatheterinfektion (meist im Rahmen einer Intensivtherapie). Dabei lassen sich die Erreger manchmal auch im Urin nachweisen.
Die **Prognose** ist abhängig vom frühzeitigen Beginn der hochdosierten Antibiotika-Therapie und von der Erregerart. Infektionen mit Staphylokokken haben eine wesentlich bessere Prognose als solche mit Enterobakterien. Der Grund für die ungünstigen Therapieergebnisse (Erblindung) ist vor allem die schlechte Penetration von Antibiotika in den Glaskörper.

Therapie

Die **intravitreale Injektion** eines Antibiotikums wird mit folgenden Einzeldosen durchgeführt: Ampicillin 0,5 mg, Oxacillin 0,5 mg, Cefazolin und Ceftazidim 1–2 mg, Penicillin G 600 E, Vancomycin und Clindamycin 1 mg. Aminoglykoside sind bei intravitrealer Injektion für die Retina toxisch. Einige Autoren empfehlen die Verwendung von Amikacin (0,4 mg), da es im Tierexperiment für die Retina weniger toxisch ist als Gentamicin und Tobramycin.
Die Lokaltherapie muß immer durch eine hochdosierte **systemische Therapie** ergänzt werden. Zur Initialtherapie verwendet man Kombinationen, die sowohl gegen Staphylokokken als auch gegen Pseudomonas und Anaerobier wirken und die möglichst gut in die Augen penetrieren. Diese Voraussetzungen erfüllen Kombinationen, wie Vancomycin + Amikacin + Metronidazol oder Ciprofloxacin + Rifampicin oder Imipenem. Bei schweren Erkrankungen (vor allem durch gramnegative Stäbchen und Pilze) kann eine frühzeitige Vitrektomie die Heilung begünstigen. Bei Vorliegen der typischen weißen chorioretinitischen Herde sollte unbedingt sofort eine Pilztherapie (z. B. mit Fluconazol initial 0,4 g, später 0,2 g) für längere Zeit durchgeführt werden. Das Ansprechen auf die Therapie erfolgt relativ langsam. Zur intravitrealen Injektion bei einer Pilzinfektion kommt Amphotericin B (0,005 mg) in Frage, ist aber nicht ungefährlich.

Perioperative Prophylaxe: Bei der Glaskörper- und Netzhautchirurgie sowie bei allen Augenoperationen von gefährdeten Patienten und bei Patienten unter Kortikosteroid-Therapie wird eine kurzfristige systemische Antibiotika-Gabe befürwortet (z. B. mit Ceftriaxon in hoher Dosierung für 1–2 Tage, beginnend 2 h vor der Operation). Diese kann durch lokale Antibiotika-Anwendung ergänzt werden.

Retinitis

Bei vielen Infektionen kann es hämatogen zum Auftreten einer Retinitis kommen. Relativ häufig ist eine Candida-Retinitis als Folge der Infektion eines lange liegenden Venenkatheters (i.v. Therapie mit Fluconazol, evtl. zusammen mit Flucytosin). Bei Endocarditis lenta gibt es manchmal Absiedlungen in der Retina (Roth-Flecken), die nach sachgemäßer Behandlung der Endokarditis (s. S. 404) verschwinden. Häufige Ursachen einer Retinitis oder Uveitis ist die Toxoplasmose. Wenn ein typischer Befund vorliegt, sollte auch auf Verdacht eine systemische Therapie mit Pyrimethamin plus Sulfonamid durchgeführt werden (s. S. 658). Besonders bei Kindern wurde Borrelia burgdorferi häufiger als Erreger einer Uveitis nachgewiesen (Therapie mit Penicillin G oder Ceftriaxon, s. S. 587). Eine granulomatöse Retinitis kommt auch bei Miliartuberkulose vor (Therapie: s. S. 605). Larven des Hundespulwurms (Toxocara canis) können eine Retinitis hervorrufen, die schwer zu behandeln ist. Bei AIDS-Patienten führt die Retinitis durch Exazerbation einer Zytomegalie (s. S. 643) häufig zur Erblindung (Therapie mit Ganciclovir oder Foscarnet).

Literatur

Barron BA, Gee L, Hauck WW, et al. Herpetic eye disease study – a controlled study of oral acyclovir for Herpes simplex stromal keratitis. Ophthalmology 1994; 101: 1871–82.

Chen J-Y. Prophylaxis of ophthalmia neonatorum: comparison of silver nitrate, tetracycline, erythromycin and no prophylaxis. Pediatr Infect Dis J 1992; 11: 1026–30.

Diamond JP, White L, Leeming JP, et al. Topical 03% ciprofloxacin, norfloxacin, and ofloxacin in treatment of bacterial keratitis: a new method for comparative evaluation of ocular drug penetration. Brit J Ophthalmol 1995; 79: 606.

El Baba FZ, Trousdale MD, Gauderman WJ, et al. Intravitreal penetration of oral ciprofloxacin in humans. Ophthalmology 1992; 99: 483–6.

Ficker L, Seal DV, Wright P. Staphylococcal blepharitis. In: Ocular Infection and Immunity. Wilhelmus K, Pepose G, Holland G (eds). Chicago: Mosby 1996; ch 61.

von Gunten S, Lew D, Paccolat F, et al. Aqueous humor penetration of ofloxacin given by various routes. Amer J Ophthal 1994; 117: 87–9.

Holland G, Shuler JD. Progression rates of cytomegalovirus retinopathy in ganciclovir-treated and untreated patients. Arch Ophthalmol 1992; 110: 1435–42.

Karma A, Seppala I, Mikkila H, Kaakkola S, Viljanen M, Tarkkanen A. Diagnosis and clinical characteristics of ocular Lyme borreliosis. Am J Ophthal 1995; 119: 127–35.

Leeming JP, Diamond JP, Trigg R, et al. Ocular penetration of topical ciprofloxacin and norfloxacin drops and their effect upon eyelid flora. Brit J Ophthalmol 1994; 78: 546.

LePage P, Bogaerts J, Kestelyn P, et al. Single dose cefotaxime intramuscularly cures gonococcal ophthalmia neonatorum. Br J Ophthalmol 1988; 72: 518.

Lesk MR, Ammann H, Marcil G, et al. The penetration of oral ciprofloxacin into the aqueous humor, vitreous, and subretinal fluid of humans. Am J Ophthalmol 1993; 115: 623–8.

Moorthy RS, Weinberg DV, Teich SA, et al. Management of varicella zoster virus retinitis in AIDS. Br J Ophthalmol 1997; 81: 189–94.

Nelson MR, Barter G, Hawkins D, et al. Simultaneous treatment of cytomegalovirus retinitis with ganciclovir and foscarnet. Lancet 1991; 338: 250.

Outman WR, Levitz RE, Hill DA, et al. Intraocular penetration of rifampin in humans. Antimicrob Ag Chemother 1992; 36: 1575–6.

Weinberg DV, Murphy R, Naughton K. Combined daily therapy with intravenous ganciclovir and foscarnet for patients with recurrent cytomegalovirus retinitis. Amer J Ophthal 1994; 117: 776–82.

Winterkorn J. Lyme disease: Neurologic and ophthalmic manifestations. Surv Ophthalmol 1990; 35: 191.

Hals-Nasen-Ohren-Infektionen

Bei den ernsten Folgen, die z. B. eine Sinusitis, Laryngitis oder Otitis media nach sich ziehen kann, ist zumindest bei schweren Verlaufsformen eine rasch einsetzende Therapie notwendig. Durch den rechtzeitigen Einsatz von Antibiotika kann die Häufigkeit gefährlicher Komplikationen (otogene Meningitis, Mastoiditis, Jugularvenenthrombose, Sepsis, chronischer Verlauf) drastisch gesenkt werden.

Für die Bewertung der **bakteriologischen Befunde** ist die Kenntnis der Normalflora eine wichtige Voraussetzung. Während in der Nase vergrünende und anhämolysierende Streptokokken, apathogene Neisserien und Korynebakterien, Staphylococcus epidermidis, Sarzinen und vereinzelt auch Staphylococcus aureus normalerweise vorhanden sind, können in der Nase gefundene Keime, wie Pneumokokken, Streptococcus pyogenes, Staphylococcus aureus, Moraxellen und Pseudomonaden, Erreger eines Krankheitsprozesses sein, kommen aber auch ohne Symptome vor. In der Mundhöhle gibt es normalerweise viele anaerobe Keimarten (z. B. Peptostreptokokken, Fusobakterien, Prevotella melaninogenica), die oft bei Sekundärinfektionen beteiligt sind. Im Gehörgang findet man bei Gesunden harmlose Hautkeime (Koagulase-negative Staphylokokken, Sarzinen, grampositive Stäbchen), aber keine Pneumokokken, hämolysierende Streptokokken, Koagulase-positive Staphylokokken, Moraxellen, Pseudomonaden, E. coli und Klebsiellen.

Rhinitis

Eine primär bakterielle Rhinitis kann durch Mycoplasma pneumoniae (oft mit Bronchitis und/oder Pneumonie) hervorgerufen werden. Eine bakterielle Rhinitis gibt es bei angeborener Syphilis. Sie kann nach der Geburt manchmal gleichzeitig mit einer Gonoblennorrhoe auftreten. Bei Kindern im ersten Lebensjahr kann eitriger Schnupfen bei einer Nasopharyngitis durch Streptococcus pyogenes entstehen. Über Nasendiphtherie s. S. 439. Bei Keuchhusten besteht im katarrhalischen Anfangsstadium häufig eine Rhinitis mit schleimiger Sekretion (im Blutbild starke Lymphozytose). Es gibt aber auch bakterielle Sekundärinfektionen nach primärer Virusinfektion (meist durch Haemophilus oder Pneumokokken).
Therapie: Bei bakterieller Rhinitis (primär oder sekundär) kommen Penicillin V und Clarithromycin sowie Oralcephalosporine (z. B. Cefpodoxim, Loracarbef) in Frage.

Sinusitis

Entstehung meist rhinogen, bei Sinusitis maxillaris auch dentogen (von einer Zahnwurzelperiostitis, dann oft chronischer Verlauf, fötider Eiter).
Häufige **Erreger** einer eitrigen Sinusitis sind Pneumokokken und Haemophilus influenzae; selten sind Staphylokokken, Streptococcus pyogenes, Moraxella catarrhalis, Klebsiella pneumoniae, Anaerobier, Chlamydien u. a. Bei Mukoviszidose ist

Pseudomonas häufigster Erreger einer Sinusitis. Bei chronischer Sinusitis dominieren Anaerobier, die oft gemeinsam mit Haemophilus und aeroben Streptokokken vorkommen. Pilze (Aspergillus, Mucor, Candida, Pseudallescheria boydii) können die Nasennebenhöhlen besiedeln und bei Abwehrschwäche eine invasive Entzündung der Nasennebenhöhlen (im Extremfall bis zur Gesichtsnekrose) hervorrufen.

Diagnose: Eine katarrhalische Sinusitis tritt oft bei akuter Rhinitis auf. Eitrige Entzündungen sind häufig einseitig, selten doppelseitig oder Teilerscheinung einer Pansinusitis. Nekrotisierende Sinusitiden kommen bei Scharlach und Virusgrippe vor. Eine Flüssigkeitsansammlung in der Kieferhöhle läßt sich sonographisch und manchmal auch radiologisch (an einer Spiegelbildung bei Aufnahme im Sitzen), stets aber im CT oder MRT erkennen.

Während eine akute Sinusitis in der Regel starke Beschwerden hervorruft, fehlen bei der chronischen Verlaufsform Fieber, Kopfschmerzen und eine eitrige Sekretion aus der Nase. Die chronische eitrige Sinusitis erkennt man oft erst an den Folgeerscheinungen (Pharyngolaryngitis, Bronchitis, Otitis media, Anosmie). Man sichert die Diagnose durch die Endoskopie, Sinuspunktion oder Sinusaspiration (mit bakteriologischer Untersuchung) sowie die radiologische Untersuchung. Eine Abgrenzung gegen allergische oder chronisch-polypöse Formen ist wichtig.

Bei akuter eitriger Sinusitis führt man zur Verkürzung der Krankheit und zur Verhinderung gefährlicher Komplikationen eine hochdosierte Antibiotika-Therapie durch. Die Wahl des Antibiotikums richtet sich in erster Linie nach dem Schweregrad und dem Erregerbefund. Eine parenterale Anwendung ist bei jeder akuten eitrigen Sinusitis frontalis, ethmoidalis und sphenoidalis sowie bei Komplikationen notwendig. Dabei gibt es viele Alternativen: Cefuroxim, Cefotiam oder Ceftriaxon (wirksam gegen Pneumokokken, andere Streptokokken, Haemophilus, Moraxella und Staphylokokken), bei Erwachsenen u. U. auch Ciprofloxacin oder Levofloxacin. Erythromycin allein reicht zur Behandlung einer eitrigen Sinusitis meist nicht. Bei dentogener Entstehung beseitigt man den Ausgangsherd und verabreicht Penicillin G (tgl. 5–10 Mill. E) oder Penicillin V gegen Peptostreptokokken und Prevotella melaninogenica. Die Antibiotika-Therapie muß für mindestens 2–3 Wochen fortgesetzt werden (zuletzt oral). Leichtere Erkrankungen können mit einem Oralcephalosporin mit erweitertem Spektrum, Loracarbef oder Amoxicillin/Clavulansäure behandelt werden. Zusätzlich gibt man kurzfristig abschwellende Nasentropfen. Bei stärkerer Eiteransammlung oder Versagen der Therapie kommt eine Sinusaspiration in Frage.

Bei Sinusitis ethmoidalis kann als Komplikation eine Orbitalphlegmone, bei Sinusitis frontalis eine Osteomyelitis auftreten, die eine entsprechende Behandlung erfordern (s. S. 536 bzw. S. 514). Meningitis, Epi- oder Subduralempyem, Hirnabszeß oder Sinusthrombose können die Folge einer Sinusitis ethmoidalis, sphenoidalis oder frontalis sein. Der Verdacht wird durch Tomographie bestätigt.

Bei subakuter und chronischer Sinusitis maxillaris sind Antibiotika wenig erfolgreich und werden nur bei akuten Exazerbationen eingesetzt (wie bei akuter Sinusitis). Wenn eine Spülbehandlung indiziert ist, können Antibiotika instilliert werden (Neomycin oder Nebacetin, Gentamicin oder Polymyxin B). Wichtig sind die Beseitigung von Abflußhindernissen durch endoskopische Eingriffe und die Erkennung und Behandlung auslösender Ursachen (z. B. Nasendeformitäten, Mukoviszidose, adenoide Wucherungen, Sinuspolyp oder -mukozele, Allergie). Es gibt auch eine chronische Sinusitis durch Chlamydia pneumoniae, die mit Doxycyclin oder einem Makrolid zu behandeln ist.

Bei einer chronischen Sinusitis durch Pilze (Aspergillus oder Mucor) ist eine Instillation von Amphotericin B (in ausreichender Verdünnung) möglich, bei lebensbedrohenden Erkrankungen von immunsupprimierten Patienten eine systemische Therapie mit Amphotericin B + Flucytosin erforderlich; zur oralen Nachbehandlung kommt Itraconazol in Frage.

Nasen- und Lippenfurunkel

Erreger sind Staphylokokken. Über eine Thrombophlebitis der V. angularis und ophthalmica können sich eine lebensgefährliche Orbitalphlegmone, Sinus-cavernosus-Thrombose und Meningitis entwickeln. Daher ist bei jedem Nasenfurunkel rechtzeitig eine Allgemeinbehandlung mit Flucloxacillin oder Cefadroxil einzuleiten, Erwachsene tgl. 2 g, Kinder 50 mg/kg, bei schwerem Krankheitsbild parenteral mit Cefazolin oder Cefuroxim. Bei Penicillin-Allergie gibt man Clari- oder Roxithromycin oder Clindamycin per os. Breite Inzision nach Möglichkeit vermeiden, da diese eine Infektion der Venen- und Lymphbahnen begünstigen kann. Bei ausgeprägtem Furunkel mit perifokalem Ödem sind parenterale Antibiotika (z.B. Cefazolin), Bettruhe, Sprechverbot und flüssige Kost zu empfehlen.

→ **Odontogene Infektionen** s. S. 441.

Parotitis purulenta

Erreger meist Staphylokokken, seltener Streptokokken. Vorkommen bei schweren Grundkrankheiten und postoperativ. Entstehung vorwiegend durch aszendierende Infektion, auch als Sekundärinfektion bei Sekretstauung durch Speichelsteine. Abgrenzung der Parotitis purulenta gegen Mumps, chronisch-rezidivierende Parotitis (Nachweis von Gangektasien durch Sialographie), Tumoren, Aktinomykose, Lues, Sarkoidose und Sjögren-Syndrom. Bei Druck auf die Parotis quillt aus dem Ausführungsgang Eiter, der bakteriologisch untersucht werden kann.

Therapie: Die Behandlung der eitrigen Parotitis sollte mit Dicloxacillin oder Cefadroxil, evtl. auch mit Clarithromycin oder Roxithromycin per os erfolgen, bei schweren Formen mit Cefazolin i. v. (tgl. 6 g). Bei Einschmelzung müssen u. U. Punktionen oder Stichinzisionen parallel zum Fazialisverlauf durchgeführt werden.

Stomatitis

Stomatitis ulcerosa oder **gangraenosa:** Vorkommen bei Grundkrankheiten und Abwehrschwäche verschiedener Genese (Leukämie, AIDS). Erreger meist Anaerobier, seltener Streptokokken oder Staphylokokken.

Therapie mit Penicillin G (hochdosiert), bei Versagen oder schweren Erkrankungen Cefoxitin oder Clindamycin i. v.

Candida-Stomatitis: Abwischbare weiße Beläge (Soor), mikroskopischer Nachweis der Pilze im Methylenblaupräparat und in der Kultur. Vorkommen besonders bei Abwehrschwäche und Immundefekten.

Therapie: Nystatin- oder Amphotericin-B-Suspension per os, tgl. 3–4mal 1–2 ml, Pimaricin-Lutschpastillen (Pimafucin) oder Amphotericin-B-Lutschtabletten (Ampho-Moronal). Bei Therapieversagen oder bei Abwehrschwäche systemische Behandlung mit Fluconazol (s. S. 343).

Stomatitis aphthosa: Erreger Herpes- oder Coxsackie-Viren. Keine Antibiotika. Acyclovir (oral) ist wegen des relativ kurzen Verlaufes im allgemeinen nicht erforderlich.

Solitäraphthen: Ursachen und Pathogenese simpler Aphthen sind weitgehend unklar. Offenbar liegt eine überschießende Reaktion von Schleimhaut-Makrophagen bei Gesunden vor. Sie sind eine der häufigsten intraoralen Läsionen. Etwa 20% aller Erwachsenen leiden an rezidivierenden Aphthen. Die unterschiedlichen und z. T. kontroversen Therapieempfehlungen sind Ausdruck der mangelnden Kenntnis über diese weit verbreitete Störung. Topische Behandlungen mit Tetracyclin-Präparaten oder einem Glukokortikoid haben sich in kontrollierten Studien als wirksam erwiesen. Auch ohne Therapie erfolgt eine spontane Heilung der stark schmerzhaften Herde binnen 6–10 Tagen. Das häufig durchgeführte Ätzen mit Argentum nitricum (Höllenstein) ist abzulehnen (die Wirkung besteht offenbar in der Zerstörung von Schmerzrezeptoren). Bei häufigen Rezidiven ist eine Prophylaxe mit einem topischen Glukokortikosteroid (z. B. Beclometason-Spray 1mal tgl. intraoral) möglich.

Perlèche (Angulus infectiosus): Meist Sekundärinfektion durch Candida albicans, Staphylokokken, Streptokokken.
Behandlung mit Nystatin-Salbe (gegen Candida albicans) oder mit Clindamycin-haltiger Creme (gegen Kokken).

Ohrmuschelinfektionen

Perichondritis der Ohrmuschel: Entstehung durch Verletzungen mit nachfolgender Infektion (Pseudomonas aeruginosa, Staphylokokken u. a.).
Allgemeine und lokale Behandlung mit Antibiotika (gezielt nach dem Antibiogramm), bei Abszedierung Inzision und Entfernung von Knorpelnekrosen. Bei Diabetikern entwickelt sich gelegentlich aus einer nekrotisierenden Chondritis (Erreger: Pseudomonas aeruginosa) eine schwere, lebensbedrohende Osteomyelitis (Otitis externa maligna, s. u.) – daher stets adäquate Antibiotika-Behandlung bereits bei Beginn der Pseudomonas-Infektion.

Erysipel der Ohrmuschel: Ausgehend von Läsionen am Gehörgangseingang oder von der Kopfhaut. Streptokokken-Infektion.
Allgemeine Behandlung mit Penicillin G oder V (s. S. 555).

Otitis externa und Ohrfurunkel

Suche nach einem Grundleiden, z. B. Diabetes. Eine harmlose Form entsteht nicht selten nach Baden (»swimmer's ear«). Erreger sind Pseudomonas, Enterobakterien und Proteus, selten Staphylokokken. Auch Virusinfektionen (Herpes) oder Pilzin-

Hals-Nasen-Ohren-Infektionen

fektionen (Candida, Aspergillus) kommen vor. Ein infiziertes Gehörgangsekzem kann Folge einer chronischen Cholesteatomeiterung sein. Bei Zoster finden sich Bläschen an der hinteren Gehörgangswand. Ohrfurunkel sind stets durch Staphylokokken bedingt.

Therapie je nach Erreger (Pseudomonas aeruginosa, Staphylokokken, E. coli, Proteus u. a.) und Antibiogramm. Lokale Behandlung mit Antibiotika-haltiger Salbe auf Wattetampon (s. S. 553), bei infiziertem Gehörgangsekzem mit Panotile-Ohrentropfen oder mit Polyspectran-HC-Ohrensalbe, bei Candida-Otitis lokal mit einem Clotrimazol-Präparat (z. B. Canesten-Lösung). Bei Aspergillus-Otitis ist eine Lokalbehandlung mit 2%iger alkoholischer Salizylsäure oder mit Pimaricin (Natamycin) wirksam. Bei Herpes-simplex-Otitis wirkt die 3%ige Vidarabin-Salbe oder die systemische Gabe von Acyclovir. Bei Ohrfurunkel mit starker perifokaler Schwellung und Lymphadenitis führt man eine antibiotische Allgemeinbehandlung mit Flucloxacillin oder Cefadroxil durch; eine Stichinzision ist selten erforderlich.

Otitis externa maligna: Bei schwerem Diabetes und anderen Grundkrankheiten kann sich aus einer zunächst leichten Gehörgangsentzündung eine Otitis externa maligna entwickeln. Die Erreger sind fast immer Pseudomonas aeruginosa. Dabei kommt es zu einer fortschreitenden Entzündung des Gehörgangknorpels mit anschließender Osteomyelitis der Schädelbasis. Eine möglichst frühe Diagnose und Therapie der unbehandelt tödlichen Infektion ist wichtig.

Therapie: Man gibt initial Piperacillin (tgl. 12–20 g) + Tobramycin (tgl. 0,24 g) und setzt nach 4 Wochen die Behandlung mit Ciprofloxacin oral (tgl. 1–1,5 g) für viele Monate fort. Eine Alternative ist Ceftazidim i. v. Zusätzlich können Ciprofloxacin-Augentropfen in den Gehörgang eingeträufelt werden. Evtl. Débridement erforderlich.

Otitis media

Erreger der **akuten Otitis media** sind Pneumokokken, Haemophilus influenzae, seltener Streptococcus pyogenes, Moraxella catarrhalis, Anaerobier und Staphylococcus aureus, bei Säuglingen auch E. coli.

Bei akuter **seröser** Otitis media im Rahmen einer Virusinfektion sind im allgemeinen keine Antibiotika erforderlich; bei Abwehrschwäche kommt es jedoch relativ häufig zu einer bakteriellen Sekundärinfektion. Bei akuter **eitriger** Otitis media und Otitis media necroticans sollte wegen der Gefahr einer Mastoidbeteiligung immer eine Allgemeinbehandlung mit Antibiotika durchgeführt werden. Die lokale Anwendung von antibiotischen Ohrentropfen beeinflußt den Krankheitsverlauf nicht. Bei Trommelfellperforation besteht bei lokaler Anwendung von Aminoglykosiden die Gefahr einer Innenohrschädigung. Bei noch nicht erfolgter Perforation sind regelmäßige Kontrollen des Trommelfellbefundes (einschließlich Tympanometrie) wichtig, um den richtigen Zeitpunkt für eine evtl. Parazentese nicht zu versäumen. Bei längerem Verlauf einer Otitis media ist auch an die Möglichkeit einer Mastoiditis zu denken.

Therapie: Jede bakterielle Otitis media muß wegen der Möglichkeit von Komplikationen (Mastoiditis, Meningitis usw.) sofort antibiotisch behandelt werden. Abwartendes Verhalten ist gefährlich (besonders die Pneumokokken-Otitis hat eine geringe Tendenz zur Spontanheilung). Eine ungezielte Interventionstherapie ist die Regel. Es gibt daher gute Gründe dafür, breit wirkende Antibiotika frühzeitig anzuwenden, die das Erregerspektrum weitgehend erfassen. Cefixim, Cefpodoxim, Lora-

Otitis media

carbef, Cefuroxim-Axetil und Amoxicillin/Clavulansäure sind auch gegen Penicillinase-bildende Haemophilus- und Moraxella-Keime wirksam. Behandlungsdauer 7–10 Tage. Erythromycin, Clarithromycin, Roxithromycin und Azithromycin wirken zwar meist gegen Pneumokokken und Moraxella catarrhalis, jedoch kommen heute resistente Bakterienstämme häufiger vor. Die Einmaltherapie mit Ceftriaxon (60 mg/kg i. v. oder i. m.) hat sich bei Kindern als zuverlässig wirksam erwiesen. Bei Komplikationen sind Antibiotika in hoher Dosierung parenteral zu verabreichen (z. B. Ceftriaxon, Cefotaxim, Imipenem, bei Erwachsenen auch Ciprofloxacin + Clindamycin).

Bei Versagen der ungezielten Therapie und bei gleichzeitiger Mastoiditis sollte eine diagnostische Punktion des Trommelfelles mit feiner Kanüle durch den Ohrenarzt stattfinden, um Exsudat oder Eiter aus dem Mittelohr kulturell untersuchen zu können. Bei der häufig protrahiert verlaufenden **Pneumococcus-mucosus-Otitis** (durch schleimbildende Pneumokokken) mit meistens blasser Infiltration des Trommelfelles, die fast unbemerkt zur Mastoiditis führen kann, ist eine hochdosierte Penicillin-G-Behandlung (tgl. 10–15 Mill. E) notwendig. Die Mukosus-Otitis kommt in jedem Alter vor, in größerer Häufigkeit aber bei Säuglingen und älteren Menschen sowie beim männlichen Geschlecht; sie verläuft oft mit einer plötzlich auftretenden Schallleitungsschwerhörigkeit.

Die meist doppelseitige **Masern-Otitis** beginnt oft erst 1–2 Wochen nach Beginn des Exanthems und kann langdauernde Eiterungen mit bakterieller Sekundärinfektion zur Folge haben. Blutblasen auf dem Trommelfell treten bei der durch **Mycoplasma pneumoniae** hervorgerufenen Otitis oder Myringitis auf. Sie kommen auch bei **Grippe-Otitis** vor, die mit blutig-seröser oder blutig-eitriger Sekretion einhergehen kann. Die Grippe-Otitis erfordert keine Antibiotika, während die Mykoplasmen-Otitis am besten mit Doxycyclin oder Clarithromycin behandelt wird.

Die Otitis media nach längerer nasotrachealer Intubation (>48 h) wird meist durch gramnegative Stäbchen (Pseudomonas, Klebsiella u. a.) hervorgerufen. Die Therapie erfolgt mit Ceftazidim, Imipenem oder Ciprofloxacin.

Bei der sog. **sekretorischen Otitis media** (mit sterilem Paukenhöhlenerguß) und bei häufig rezidivierender Otitis media ist nach disponierenden Faktoren (z. B. adenoiden Wucherungen) zu suchen. Oft hilft eine Myringotomie mit Einlegen eines kleinen Plastikröhrchens zur Belüftung des Mittelohres (wie zur Therapie eines chronischen Tubenkatarrhs).

Bei **chronischer Otitis media** liegt eine hartnäckige Schleimhauteiterung, teilweise mit Knochenzerstörung (sekundäre Cholesteatombildung), vor. In ungünstigen Fällen können sich hieraus intrakranielle Komplikationen (Hirnabszeß, Meningitis, Sinusthrombose usw.) oder eine eitrige Labyrinthitis entwickeln. Aus dem bei Schleimhauteiterung zentral, bei Knocheneiterung randständig perforierten Trommelfell entleert sich stinkender Eiter, in dem meist gramnegative Bakterien (am häufigsten Pseudomonas aeruginosa, manchmal auch Proteus, Klebsiella, E. coli, Serratia) oder Staphylokokken enthalten sind. Häufig sind Mischinfektionen von aeroben und anaeroben Bakterien (Bacteroides-Arten, Peptococcus, Peptostreptococcus). Wegen der schwierigen Behandlung sollte dabei der Eiter bakteriologisch untersucht werden. Es besteht die Gefahr einer zunehmenden Schwerhörigkeit.

Therapie: Bei einer Knocheneiterung sind operative Eingriffe (konservative Radikaloperation, Tympanoplastik) notwendig. Eine unterstützende Lokalbehandlung kann mit Desinfizienzien oder Antibiotika-Spülungen bzw. -Instillationen (z. B. Polymyxin B) durchgeführt werden. Dabei ist das Antibiogramm der angezüchteten Erreger zu berücksichtigen. Die längere örtliche Anwendung von Neomycin oder Gentamicin kann zu Innenohrschäden führen. Eine systemische Antibiotika-Therapie allein führt bei Vorliegen eines Cholesteatoms nie zur Heilung, schafft aber bessere Voraussetzungen zur Operation.

Mastoiditis

Entstehung häufig bei unbehandelter protrahierter Otitis media purulenta. Auffallende Verschlechterung des Hörvermögens, Mastoiddruckschmerz, evtl. Eiterdurchbruch nach außen oder in den Gehörgang nach Schwellung der Hinterwand des äußeren Gehörganges. Periphere Fazialislähmung möglich. Antibiotika dienen vor allem der Verhinderung oder Behandlung intrakranieller Komplikationen (z. B. Hirnabszeß, Epi-, Subduralempyem, Sinusthrombophlebitis).

Zu Beginn einer **akuten Mastoiditis** können geeignete Antibiotika, z. B. Cefuroxim oder Cefotaxim (tgl. 6 g bzw. 100 mg/kg), die Entzündung rasch bessern, so daß eine Operation unterbleiben kann. Bei protrahiertem Verlauf führt erst die Operation (Mastoidektomie oder Antrotomie) zur Heilung, welche stets unter antibiotischem Schutz (z. B. mit einem Cephalosporin) durchgeführt wird. Nach der Operation sollte stets 3–6 Wochen antibiotisch weiterbehandelt werden. Bei einer Pneumococcus-mucosus-Infektion ist Penicillin G (in hoher Dosierung) zu bevorzugen. Bei der noch seltenen Pneumokokken-Resistenz gegen Penicillin G ist die Kombination Ceftriaxon + Vancomycin wirksam.

Bei **chronischer Mastoiditis** (als Folge einer chronischen Otitis media) kommen außer Staphylokokken häufig auch gramnegative Stäbchen (vor allem Pseudomonas) und sporenlose Anaerobier (Bacteroides, Peptostreptokokken usw.) vor. Dann ist die Behandlung mit Imipenem i. v. oder einer Kombination von Cefotaxim + Clindamycin zu beginnen. Eine Operation ist hier unvermeidlich.

Halslymphknotenentzündung

Bei der akuten Form sind die betroffenen Lymphknoten schmerzhaft und neigen zur Abszedierung, bei der chronischen Form sind sie indolent und derb. Ihre Lokalisation weist auf den Ausgangsherd hin: Die submentalen und submandibulären Lymphknoten gehören zu dem unteren Bereich der Mundhöhle und der Zähne, die zervikalen Lymphknoten zu Tonsillen, Nasen-Rachen-Raum, Kehlkopf. Bei Allgemeininfektionen kann eine Beteiligung der Halslymphknoten auch hämatogen zustande kommen. Unspezifische Entzündungen der Halslymphknoten sind meist durch Staphylokokken oder Streptokokken bedingt, während spezifische Entzündungen bei Tbc, Infektionen durch nichttuberkulöse Mykobakterien (z. B. Mycobacterium scrofulaceum), Aktinomykose, Lues, Toxoplasmose, HIV-Infektion, Katzenkratzkrankheit, infektiöser Mononukleose entstehen. Auch an nichtinfektiöse Erkrankungen, wie Leukämie, Lymphogranulomatose, Kikuchi-Krankheit (nekrotisierende Lymphadenitis) oder Tumoren, ist zu denken.

Halslymphknotenentzündung

Therapie der unspezifischen Lymphadenitis: Bei Streptokokken-Infektion Penicillin V, bei Staphylokokken-Infektion Cefadroxil per os (auch auf Streptokokken wirksam), außerdem Sanierung des Ausgangsherdes (Tonsillen, Adenoide, Zahnfleisch usw). Bei Versagen dieser Therapie andere Krankheitsursachen ausschließen (evtl. Probeexzision oder Punktion). Bei Katzenkratzkrankheit beschleunigen Co-trimoxazol, Rifampicin und Ciprofloxacin die Heilung. Bei einer Infektion durch nichttuberkulöse Mykobakterien (z. B. M. scrofulaceum und M. kansasii) ist eine Chemotherapie wenig aussichtsreich, und die operative Entfernung führt meist rasch zur Heilung (s. S. 605).

Literatur

Berman S. Otitis media in children. N Engl J Med 1995; 332: 1560.

Bluestone CD, Klein JO. Otitis Media in Infants and Children, 2nd ed. Philadelphia: WB Saunders 1995; 103.

Fiscella RG, Chow JM. Cefixime for treatment of maxillary sinusitis. Am J Rhinol 1991; 5: 193–7.

Gehanno P, Lenoir G, Berche P. In vivo correlates for Streptococcus pneumoniae penicillin resistance in acute otitis media. Antimicrob Ag Chemother 1995; 39: 271.

Giebink GS. Childhood sinusitis: Pathophysiology, diagnosis and treatment. Pediatr Infect Dis 1994; 13: 55–8.

Green SM, Rothrock SG. Single-dose intramuscular ceftriaxone for acute otitis media in children. Pediatrics 1993; 91: 23–30.

Kangsanarak J, Fooanant S, Ruckphaopunt K, et al. Extracranial and intracranial complications of suppurative otitis media. Report of 102 cases. J Laryngol Otol 1993; 107: 999.

Johnson MP, Ramphal R. Malignant external otitis: Report on therapy with ceftazidime and review of therapy and prognosis. Rev Infect Dis 1990; 13: 173.

Jones RAK. Ototoxicity of gentamicin eardrops. Lancet 1978; 1: 1161.

Lang R, Goshen S, Kitzes-Cohen R, Sade J. Successful treatment of malignant external otitis with oral ciprofloxacin: report of experience with 23 patients. J Infect Dis 1991; 161: 537.

McLinn SE, Moskal M, Goldfarb J, et al. Comparison of cefuroxime axetil and amoxicillin-clavulanate suspensions in treatment of acute otitis media with effusion in children. Antimicrob Ag Chemother 1994; 38: 315.

McLinn S. Double blind and open label studies of azithromycin in the management of acute otitis media in children: A review. Pediatr Infect Dis 1995; 14: 62.

Nadal D, Herrmann P, Baumann A. Acute mastoiditis: clinical, microbiological and therapeutic aspects. Eur J Pediat 1990; 149: 560–4.

Nahata MC, Koranyi KI, Luke DR, Foulds G. Pharmacokinetics of azithromycin in pediatric patients with acute otitis media. Antimicrob Ag Chemother 1995; 39: 1875.

Nelson CT, Mason EO Jr, Kaplan SL. Activity of oral antibiotics in middle ear and sinus infections caused by penicillin-resistant Streptococcus pneumoniae: implications for treatment. Pediatr Infect Dis J 1994; 13: 585.

Phillips P, Bryce G, Shepherd J. Invasive external otitis caused by Aspergillus. Rev Infect Dis 1990; 12: 277–81.

Schwartz LE, Brown RB. Purulent otitis media in adults. Arch Intern Med 1992; 152: 2301–4.

Tkatch LS, Kusne S, Eibling D. Successful treatment of zygomycosis of the paranasal sinuses with surgical debridement and amphotericin B colloidal dispersion. Am J Otolaryngol 1993; 14: 249–53.

Wald ER. Sinusitis in children. N Engl J Med 1992; 326: 319–23.

Hautinfektionen

Bei Behandlungsbeginn stellt sich die Frage, ob der Schweregrad der Hauterkrankung eine **allgemeine Antibiotika-Therapie** erfordert. Bei leichten Störungen genügt eine lokale Behandlung, während bei ausgedehnten Prozessen – sei es auf der Oberfläche oder in der Tiefe der Haut – eine allgemeine Behandlung erforderlich ist.

Eine antibiotische **Lokalbehandlung** ist nur bei oberflächlichen Hautinfektionen berechtigt, weil das Antibiotikum hier unmittelbar auf die Erreger einwirken kann. Antibiotika penetrieren nicht durch die intakte Haut, so daß eine örtliche Anwendung bei tiefen Hautinfektionen erfolglos bleiben muß. Zu den für eine Lokalbehandlung zugänglichen Hautprozessen gehören oberflächliche Pyodermien, Impetigo contagiosa, eiternde flache Wunden, Verbrennungen 2. und 3. Grades, sekundär infizierte Ulzera und Ekzeme. Wirkungslos ist die Anwendung eines Lokalantibiotikums bei geschlossenen tiefen Infektionen wie Erysipel, Phlegmone, Furunkulose, Abszessen usw.

> Zur Lokalbehandlung von Hautinfektionen sollten Antibiotika bevorzugt werden, bei denen:
>
> 1. keine rasche Resistenzentwicklung der Bakterien unter der Therapie zu befürchten ist und
> 2. keine oder geringe Sensibilisierungsgefahr für den Patienten besteht.

In Tab. 68 und 69 sind die bei Hautinfektionen lokal gebrauchten Antibiotika zusammengestellt, von denen Gentamicin, Chloramphenicol, Tetracyclin und Neomycin ein breites Wirkungsspektrum besitzen. Polymyxin B wirkt nur auf gramnegative Bakterien. Bacitracin, Erythromycin, Fusidinsäure und Tyrothricin richten sich gegen grampositive Bakterien. Ciclopirox, Clotrimazol, Ketoconazol, Miconazol, Nystatin, Pimaricin u. a. sind gegen Pilze wirksam. Die Virustatika Acyclovir, Foscarnet, Idoxuridin, Penciclovir, Tromantadin und Vidarabin sind bei Zoster und Herpes simplex lokal anwendbar. Da bei oberflächlichen Hauterkrankungen häufiger Mischinfektionen und Infektionswechsel vorkommen, sind in den Handelspräparaten meist Kombinationen von Lokalantibiotika enthalten, die das Wirkungsspektrum verbreitern. Der Vorteil der Lokalantibiotika für die Therapie oberflächlicher Hautinfektionen besteht vor allem darin, daß hohe, meist bakterizid wirkende Konzentrationen des Antibiotikums zur Wirkung gelangen, die bei allgemeiner Behandlung nicht erreicht werden. Daher haben Antibiogramme für die Lokalbehandlung nur begrenzte Gültigkeit.

Die relativ schwach wirksamen Desinfektionsmittel Chinolin, Chlorhexidin, Nitrofurazon, Povidon-Jod u. a. haben sich bei der Lokalbehandlung unkomplizierter oberflächlicher Hautinfektionen bewährt, sind aber aus toxikologischen Gründen problematisch und dürfen in ihrer therapeutischen Wirksamkeit nicht überschätzt werden.

Hautinfektionen

Tab. 68. Zur Lokalbehandlung der Haut gebräuchliche Antibiotika.

Mittel	Handelsname	Darreichungsform
Gentamicin	Refobacin, Sulmycin	Salbe, Creme
Chloramphenicol	– (DAB 9)	Salbe (1%)
Tetracycline	Achromycin Aureomycin	Salbe Salbe
Erythromycin	Aknemycin	Lösung, Salbe, Gel
Fusidinsäure	Fucidine	Salbe, Creme, Gel, Puder, Gaze, Lösung
Clindamycin	Sobelin	Lösung
Neomycin[1] (Framycetin)	Leukase Nebacetin Sofra-Tüll	Salbe, Puder Lösung, Salbe, Puder, Spray Gittertüll
Polymyxin B[1] + Oxytetracyclin	Terramycin Terracortril	Salbe Salbe, Creme, Spray
Nitrofurazon[1]	Furacin	Sol
Tyrothricin[1]	Tyrosur	Gel, Puder

[1] Nur lokal (nicht systemisch) anwendbar.

Bei der antibiotischen Lokalbehandlung von Hautinfektionen ist die richtige **Applikationsform** zu wählen (Salbe, Creme, Spray, Puder oder Lösung). Im allgemeinen ist ein Spray, ein Hydrogel oder eine Lösung wirksamer als eine Creme oder Salbe und eine Creme (als Öl-in-Wasser-Emulsion) meistens günstiger als eine wasserfreie Salbe. Bei trockener Haut jedoch ist eine Salbe einer Creme vorzuziehen (besonders bei längerer Behandlung). Durch die Entfernung von Belägen, Krusten oder Hornhautauflagerungen mittels keratolytischer Salben können günstigere Bedingungen für die antibiotische Lokalbehandlung geschaffen werden.

Wegen **Sensibilisierungsgefahr** werden Penicillin-, Cephalosporin- und Sulfonamid-haltige Lokalpräparate generell abgelehnt. Bei Neomycin kommt es häufig zu allergischen Reaktionen (Kontaktekzem usw.), während diese bei den übrigen Lokalantibiotika selten sind. Sensibilisierungen entstehen oft auch durch die in Handelspräparaten vorkommenden Konservierungsmittel (z. B. Parabene). Andere Nebenwirkungen sind eine Störung der normalen Bakterienflora mit Überwuchern von Pilzen (Candida albicans u. a.) oder toxische Allgemeinerscheinungen durch eine teilweise perkutane Resorption des Mittels.

Häufige Erreger von Hautinfektionen sind Staphylokokken, Streptokokken, Pseudomonas aeruginosa, E. coli, Proteus, Klebsiella, Candida albicans u. a. – Normalerweise findet man auf der Haut Staphylococcus epidermidis, andere Mikrokokken, Sarzinen, Propionibakterien, apathogene Korynebakterien, Sporenbazillen, Candida albicans (in geringer Zahl). Oft ist der Nachweis des primären Erregers einer Hauterkrankung durch nachfolgende Sekundärinfektionen erschwert.

Tab. 69. Wichtige Lokalpräparate bei Pilzinfektionen der Haut.

Mittel	Handelsname	Darreichungsform
Nystatin	Candio-Hermal, Moronal u. a.	Salbe, Creme, Paste
Amphotericin B	Ampho-Moronal	Salbe, Creme
Natamycin (Pimaricin)	Pimafucin	Creme, Paste
Clotrimazol	Canesten u. a.	Lösung, Salbe, Creme, Puder, Spray
Miconazol	Daktar	Lösung, Creme, Puder
Econazol	Epi-Pevaryl	Creme, Puder, Spray, Lotio
Bifonazol	Mycospor	Creme, Puder, Lösung, Spray
Ketoconazol	Nizoral Terzolin	Creme Lösung
Isoconazol	Travogen	Creme, Spray
Fenticonazol	Lomexin	Creme, Lösung, Spray
Oxiconazol	Myfungar, Oceral	Creme, Lösung, Spray, Puder
Tioconazol	Fungibacid	Creme, Lotio, Spray, Puder
Naftifin	Exoderil	Creme, Gel, Lösung
Terbinafin	Lamisil	Creme
Tolnaftat	Tonoftal	Salbe, Creme, Lösung, Spray, Puder
Ciclopirox	Batrafen	Lösung, Creme, Puder, Nagellack
Amorolfin	Loceryl	Nagellack, Creme

Akute bakterielle Infektionen

Pyodermien (Impetigo contagiosa und follicularis, bullöse Impetigo, Folliculitis simplex barbae, Pemphigus neonatorum, Ecthyma simplex): Erreger meist Staphylokokken, bei Impetigo häufig Streptococcus pyogenes (zusammen mit Staphylokokken), seltener andere Keime.
Lokal: Neomycin + Bacitracin oder Tyrothricin.

Akute bakterielle Infektionen

Allgemeine Behandlung: Bei größeren Prozessen und bei Abwehrschwäche (z. B. bei Neugeborenen) kommt es relativ häufig zu einer Generalisierung oder zu Nachkrankheiten, weshalb hier Cefadroxil oder Penicillin G (bei Nachweis von Penicillin-G-empfindlichen Staphylokokken oder Streptokokken) für 1 Woche gegeben werden sollte, bei Penicillin-Allergie Clarithromycin oder Clindamycin. Bei Streptokokken-Ätiologie ist die systemische Anwendung von Penicillin G oder Penicillin V der Lokalbehandlung mit einem Antibiotikum überlegen, da sie die Heilung beschleunigt und Rezidive verhindert.

Erysipel: Ein Erysipel ist eine flache, intrakutane Phlegmone durch A-Streptokokken (Streptococcus pyogenes), selten durch B-, C- und G-Streptokokken. Ein Erysipel kommt bei Kindern und älteren Erwachsenen häufiger vor. Besonders betroffen sind Gesicht und Beine. Die Entstehung wird durch venösen Stau, Lymphödem, Diabetes, Alkoholismus oder Lähmungen begünstigt. Eintrittspforten sind kleine Ulzera, Verletzungen, Mazerierungen der Haut durch Fußpilze oder andere Prozesse. Ein Erysipel manifestiert sich anfangs als schmerzhafte, rote, indurierte Hautläsion mit schnell fortschreitender, deutlich demarkierter Randzone. Meistens besteht Fieber. Im weiteren Verlauf ist die Entwicklung von Blasen oder Übergang in eine tiefe Phlegmone möglich. Ein unbehandeltes Erysipel hat eine hohe Letalität. Besonders bei Formen mit Lymphödem kommt es in etwa 30% zu Rezidiven.
Der Erregernachweis gelingt nur ausnahmsweise aus Eintrittspforten. In etwa 5% lassen sich die Erreger in der Blutkultur nachweisen. Die Differentialdiagnose ist einfach. Ein Erythema migrans verläuft weniger akut. Ein Erysipeloid hat im allgemeinen kein Fieber. Sehr selten werden ähnliche Hautläsionen auch durch Staphylokokken verursacht. Kutane Lymphome können ähnlich aussehen.
Therapie der Wahl ist eine möglichst schnell einsetzende Behandlung mit Penicillin G i. v. (tgl. 10–20 Mill. E), bei leichteren Fällen mit Penicillin V oral (tgl. 3 Mill. E) für 2 Wochen. Bei Penicillin-Allergie kommen Makrolide, wie Clarithromycin oder Roxithromycin, und Cephalosporine in Frage.

Ein **chronisch rezidivierendes Erysipel** kann ein großes therapeutisches Problem sein. Die Behandlung sollte hier mit hohen Dosen von Penicillin G i. v. (tgl. 10 bis 20 Mill. E) begonnen werden. Daran schließt sich eine Langzeitbehandlung mit Benzathin-Penicillin G i. m. (Tardocillin 1200) an, von dem man einmal im Monat 1,2 Mill. E über mehrere Monate gibt. Bei zuverlässigen Patienten kann ein Oralpenicillin verordnet werden. Es gibt immer wieder Fälle von therapieresistentem Erysipel (meist mit ausgeprägtem Lymphödem). Dabei ist eine Dauersuppressivbehandlung mit einem Oralpenicillin oder Oralcephalosporin, evtl. auch mit einem anderen Antibiotikum (Doxycyclin, Makrolid, Clindamycin) notwendig. Das chronische Lymphödem läßt sich therapeutisch kaum beeinflussen.

Furunkel: Durch Staphylokokken hervorgerufen, verschiedene Formen.
Kleiner Solitärfurunkel: Antibiotika nicht unbedingt erforderlich (Ausnahme Lippen-, Nasen-, Augenlidfurunkel, s. S. 546).
Großer Furunkel oder Karbunkel: Ggf. Inzision, außerdem Cefadroxil per os für 7–10 Tage (zur Verhinderung einer weiteren Ausbreitung), bei β-Lactam-Allergie Clarithromycin, Clindamycin oder Fusidinsäure.
Furunkulose (multipel, rezidivierend), oft bei resistenzmindernden Grundkrankheiten (Diabetes usw.): Cefadroxil per os für 1–2 Wochen. Neomycin-

Hautinfektionen

Bacitracin-Salbe in der Umgebung eines Furunkels kann die umgebende Haut schützen.

Dermatitis exfoliativa im 1. Lebensjahr (durch Exfoliatin-bildende Staphylokokken), zu unterscheiden vom medikamentös bedingten Lyell-Syndrom. Fieber, Hautrötung und Blasenbildung sind typisch. In den Blasen sind keine Staphylokokken nachweisbar (nur im Ausgangsherd).
Therapie: Zuerst i. v. Cefazolin, dann oral Cefadroxil. Auch Clindamycin ist wirksam.

Ecthyma gangraenosum, hervorgerufen durch Pseudomonas aeruginosa.
Lokal: Polymyxin B, Gentamicin oder Povidon-Jod.
Allgemeine Behandlung: Bei ausgedehnten Prozessen Piperacillin plus Tobramycin i. v. in hoher Dosierung. Orale Nachbehandlung mit Ciprofloxacin. Hämatogen entstandene Prozesse bei Leukämie erfordern eine lange Therapiedauer.

Abszeß, Phlegmone, Panaritium: Erreger sind Staphylokokken, Streptokokken oder andere Keime (s. a. »Chirurgische Infektionen«, S. 508).
Lokal: Ggf. Inzision. Keine Lokalantibiotika.
Allgemeine Behandlung (je nach Erreger): Cefazolin i. v. oder Cefadroxil oral (Staphylokokken), Penicillin G (Streptokokken) oder Ceftazidim (Pseudomonas). Bei jüngeren Kindern kann eine Phlegmone auch durch Haemophilus influenzae hervorgerufen werden (Therapie mit Cefotaxim i. v., tgl. 100 mg/kg).

Ulcus cruris: Meist infolge örtlicher venöser Zirkulationsstörung entstanden. Vorkommen besonders nach Venenthrombose und Thrombophlebitis, bei Vena-perforans-Insuffizienz und bei ausgeprägter Stammvarikosis. Im fortgeschrittenen Stadium der chronisch-venösen Insuffizienz Ulkusbildung spontan oder nach Bagatellverletzungen der atrophischen Haut.
Die Ulzera haben scharfe oder abfallende Ränder, sind tief oder oberflächlich, und unter einer Kruste befindet sich feuchtes Granulationsgewebe. Geschwürsbasis und die umgebende ödematöse Haut sind oft mischinfiziert. Der Nachweis von allein Streptococcus pyogenes oder Staphylococcus aureus ist ungewöhnlich. Langsame Heilungstendenz (Wochen, Monate) und starke Rezidivneigung. Rekurrierende Ulzeration und Fettnekrosen führen zu Verlust von subkutanem Gewebe und Abnahme des Unterschenkelumfanges (Lipodermatosklerose). Von einem infizierten Ulcus cruris kann ein Erysipel ausgehen.

Therapie: Nach Möglichkeit Normalisierung des venösen Rückflusses. Krustenentfernung mit proteolytischen Salben. Feuchte Umschläge und Kompressen (z. B. mit phys. NaCl-Lösung, 0,5%iger Essigsäure oder 0,5%iger Silbernitratlösung). Bei Salbenverbänden cave Allergisierung durch Zusatzstoffe wie Neomycin, Parabene, Lanolin u. a. Granulationsanregung z. B. mit hypertoner NaCl-Lösung oder Dextranomer (Debrisorb). Topische oder systemische Antibiotika können bei starker bakterieller Kontamination die Wundheilung beschleunigen (keine Dauertherapie). Bei phlegmonöser Entzündung in der Geschwürsumgebung ist eine systemische Antibiotika-Therapie erforderlich, z. B. mit Ciprofloxacin i.v. oder oral (2mal tgl. 0,5 g) oder Ceftriaxon i. v. (1mal tgl. 2 g) oder Clindamycin oral (2–3mal tgl. 0,6 g) oder Loracarbef oral (2mal tgl. 0,4 g). In schweren Fällen evtl. Hauttransplantation.

Akute bakterielle Infektionen

Rezidivprophylaxe u. U. durch Tragen von medizinischen Kompressionsstrümpfen. Die Behandlung eines Ulcus cruris ist unter schlechten sozialen Verhältnissen (z. B. bei Obdachlosigkeit) schwierig bis unmöglich.

Diabetischer Fuß: Beim »diabetischen Fuß« steht nicht die Makroangiopathie, sondern eine Mikroangiopathie mit peripherer Neuritis im Vordergrund. Hinzu kommt die allgemeine Abwehrschwäche von Diabetikern gegen Infektionen. Durch Ketoazidose werden besonders zelluläre Abwehrmechanismen gestört. Es entstehen mehr oder weniger ausgedehnte Hautulzerationen, die Eintrittspforte für Bakterien sind und zu Komplikationen, wie Phlegmone, Osteomyelitis und Sepsis, führen können. Typisch ist eine anaerobe/aerobe Mischinfektion durch Peptokokken, Peptostreptokokken, Bacteroides, Clostridien sowie durch aerobe Staphylokokken, Streptokokken, Pseudomonas, Proteus und andere gramnegative Stäbchen.
Zur **Therapie** sind wegen der Mischinfektion und zur Verhütung einer Sepsis Kombinationen, wie Cefazolin + Clindamycin, Ciprofloxacin + Clindaymycin oder Gentamicin + Clindamycin, sinnvoll. In leichteren Fällen kann eine Monotherapie mit Cefoxitin ausreichen.

Infizierte Dekubitalulzera: Dekubitalulzera sind häufig mit aeroben und anaeroben Bakterien mischinfiziert. Bei leichteren Infektionen dominieren Staphylokokken und Streptokokken, gegen welche Cefalexin und Clindamycin wirksam sind. Bei tiefen Infektionen kommen als Erreger auch Enterobakterien, Pseudomonas und Anaerobier (Peptostreptokokken, Bacteroides u. a.) vor. Eine **Antibiotika-Therapie** ist stets bei ausgedehnten Entzündungsreaktionen, bei Lymphangitis und bei septischen Symptomen erforderlich, z. B. mit Imipenem oder mit Clindamycin + Ceftriaxon bzw. einem Aminoglykosid. Zusätzlich sind chirurgische Maßnahmen (Débridement, Drainage usw.) durchzuführen.

Infizierte Gangrän: S. S. 510.

Whirlpool-Follikulitis: Erreger Pseudomonas aeruginosa. Gutartiger, selbstheilender Prozeß. Antibiotika (Ciprofloxacin) meist nicht erforderlich. Prophylaxe durch gründliche Desinfektion des Warmbades.

Hämorrhagische Blasen mit Fieber und Schock: Entstehung nach Salzwasserexposition (z. B. in Florida oder Taiwan) oder nach Essen von rohen Muscheln durch Vibrio vulnificus oder verwandte halophile Vibrionen. Schwere, lebensbedrohende Erkrankung. Therapie: Ceftazidim + Doxycyclin. Alternative: Ciprofloxacin.
Ohne Salzwasserexposition Vorkommen bei Toxic-shock-Syndrom durch Staphylokokken oder Streptokokken. Die Frühform durch aerobe grampositive Erreger (Streptokokken, Staphylokokken) wird mit Clindamycin oder Cefazolin behandelt. Die Spätform mit Nekrosen und Knochenbeteiligung (aerobe/anaerobe Mischinfektion) wird am besten mit Ciprofloxacin + Clindamycin, mit Imipenem oder Meropenem behandelt. Außerdem kann eine topische Behandlung mit Fusidinsäure, Gentamicin oder Neomycin + Bacitracin erfolgen.

Erysipeloid (Rotlauf), hervorgerufen durch Erysipelothrix rhusiopathiae (Rotlaufbakterien). Charakteristische Hautläsionen an den Händen (günstige Prognose), selten als Arthritis oder Sepsis mit Endokarditis verlaufend.

Allgemeine Behandlung: Penicillin V oral, tgl. 3 Mill. E für 10 Tage, bei Penicillin-Allergie Doxycyclin (tgl. 0,2 g für 14 Tage).

Erythrasma: Erreger ist Corynebacterium minutissimum. Nachweis im Grampräparat (grampositive Stäbchen) und durch rotes Fluoreszieren der Effloreszenzen unter der Wood-Lampe. Erregeranzüchtung auf Spezialnährboden möglich.
Lokal: Tetracyclin-Salbe (2mal tgl. für 3 Wochen).
Allgemeine Behandlung: Clarithromycin per os, tgl. 0,5 g, 2 Wochen lang. Alternative: Doxycyclin.

Borreliose: Akut als Erythema migrans, chronisch als Lymphozytom und Acrodermatitis atrophicans. Als Komplikationen können Arthritis, Tendinitis, Meningitis, ZNS-Beteiligung auftreten (s. S. 586).
Erreger: Borrelia burgdorferi.
Die Möglichkeit gefährlicher chronischer Formen (s. a. S. 586) erfordert die **Therapie** jedes Erythema migrans und jedes entzündeten Zeckenbisses mit Doxycyclin (tgl. 0,2 g), Penicillin V oder Erythromycin für 10 Tage. Bei schweren und protrahierten Formen kann auch Ceftriaxon (tgl. 2 g) verwendet werden.

Bazilläre Angiomatose s. S. 538.

→ Nekrotisierende Fasziitis s. S. 517.

Chronische bakterielle Infektionen

Hauttuberkulose (Lupus vulgaris, Tuberculosis cutis verrucosa, Scrophuloderm): Heute sehr selten, gutes Ansprechen auf die **Therapie,** besonders mit Isoniazid (Erwachsene tgl. 300 mg per os, Kinder 8–10 mg/kg). Eine Kombination mit 2 anderen Tuberkulostatika (Ethambutol, Rifampicin o. a.) ist zur Verhinderung einer Resistenzentwicklung der Bakterien unbedingt notwendig (s. S. 599).

Schwimmbad-Granulome: Ulzerierende Knoten am Kinn, an den Ellenbogen, Unterschenkeln und Füßen, hervorgerufen durch Mycobacterium marinum (sive balnei).
Lokal: Exzision subkutaner Knoten, systemisch Rifampicin + Ethambutol. Auch Tetracycline (z. B. Minocyclin) sind wirksam.

Buruli-Ulkus: Chronische ulzerierende Entzündung, besonders an den Extremitäten. Erreger ist Mycobacterium ulcerans (langsam wachsend, am besten bei 33° C). Relativ häufig im tropischen Afrika und in anderen tropischen Ländern.
Die **Therapie** des fast immer solitären, wenig schmerzhaften Ulkus ist schwierig. Am sichersten ist die chirurgische Behandlung (Exzision, danach evtl. Hauttransplantation). In einem Teil der Fälle wirkt Streptomycin i. m. oder Ethambutol oral. Evtl. ist lokale Wärmeanwendung günstig.

Aktinomykose (zervikofaziale Form): Erreger Actinomyces israeli (s. S. 596).
Lokal: evtl. Inzision und Drainage.

Allgemein: Penicillin G, zuerst 2mal tgl. 10 Mill. E als i. v. Kurzinfusion für 4 bis 6 Wochen, dann Penicillin V oral, tgl. 2–5 Mill. E für 2–6 Monate, evtl. länger. Bei Mischinfektion mit Staphylokokken, anderen Anaerobiern usw. verwendet man zusätzlich Cefadroxil oder Clindamycin i. v. Bei Penicillin-Allergie kann zur Behandlung der Aktinomykose Doxycyclin gegeben werden. Sulfonamide sind dem Penicillin unterlegen und werden heute auch nicht mehr in Kombination benutzt.

Sekundär bakteriell infizierte Virusinfektionen

Bakterielle Sekundärinfektionen (häufig Mischinfektionen) kommen bei Herpes simplex, Herpes zoster, Varizellen und beim Eczema herpeticatum vor. Bei schweren Erkrankungen ist eine systemische Behandlung mit einem Cephalosporin oder Clindamycin sinnvoll. In leichteren Fällen ist eine Lokalbehandlung, z. B. mit Fusidinsäure oder Tyrothricin, ausreichend.

Sekundär infizierte Dermatosen

Ekzem, Neurodermitis im Exsudationsstadium, blasenbildende Dermatosen, Kontaktdermatitis und andere Dermatosen können durch Staphylokokken oder Streptokokken, nicht selten auch durch Proteus, E. coli, Pseudomonas aeruginosa, Candida albicans sekundär infiziert werden. Chronische Unterschenkelgeschwüre sind ebenfalls oft mit Bakterien infiziert und sollten bei Entzündungszeichen antibiotisch behandelt werden.

Therapie: Meist genügt eine lokale Behandlung bei Mischinfektion mit Gentamicin, bei gramnegativen Bakterien mit Polymyxin B, bei grampositiven Kokken mit Fusidinsäure oder Tyrothricin, bei Candida albicans mit Nystatin, Miconazol oder Clotrimazol. In schweren Fällen oder bei Infektion mit gefährlichen Keimen (z. B. Streptococcus pyogenes) ist eine systemische Antibiotika-Therapie erforderlich.

Akne und Rosazea

Akne: Eine **Allgemeintherapie** mit einem Tetracyclin, z. B. mit dem besonders lipophilen Minocyclin per os (tgl. 0,05 g) oder mit Doxycyclin per os (tgl. 0,1 g), begünstigt die Heilung, was mit einer Unterdrückung der Freisetzung von freien Fettsäuren in den Komedonen durch Propionibacterium acnes erklärt wird. Ein Makrolid wirkt ebenfalls günstig. Eine systemische Behandlung ist aber nur bei schweren Erkrankungen sinnvoll. Leichtere Formen sprechen auf eine Lokalbehandlung mit Clindamycin, Tetracyclin oder Erythromycin an. Oft ist eine zusätzliche Behandlung mit UV-Licht, Ausdrücken der Komedonen, Benzoylperoxid, Tretinoin nützlich.

Bei Rosazea wirken Doxycyclin (tgl. 0,2 g oral für 4–6 Monate), Metronidazol (tgl. 0,4 g oral) oder Amoxicillin günstig, obwohl die Erreger dieser eindeutigen Infektion noch nicht nachgewiesen werden konnten. Die lokale Anwendung von Metronidazol-Gel (2mal täglich) hat sich vor allem bei der pustulären Form der Krankheit bewährt.

Pilzinfektionen der Haut
(S. auch S. 649)

Man unterscheidet die oberflächlichen Pilzinfektionen der Haut, die einer externen Therapie zugänglich sind, von den tiefen Pilzinfektionen, die mit einem systemisch wirksamen Antimykotikum behandelt werden müssen. Erreger der oberflächlichen Hautpilzerkrankungen sind in erster Linie verschiedene Trichophyton-Arten, aber auch Microsporum audouinii, Hendersonula toruloidea, Malassezia furfur (Pityrosporum orbiculare), Candida-Arten u. a.
Diagnose: Vor einer Behandlung ist eine Sicherung der Diagnose durch mikroskopische Untersuchung (Deckglaspräparat mit 10%iger Kalilauge) und die Kultur wichtig, da es andere Dermatosen gibt, welche Pilzerkrankungen ähneln, und ein Teil der in Frage kommenden Mittel nur auf bestimmte Pilze wirkt.
Therapie: Oberflächliche Epidermophytien werden meist topisch behandelt (z. B. mit Azolen, Tolnaftat oder Naftifin). Tiefe Epidermophytien erfordern eine systemische Behandlung (z. B. mit Itraconazol oder Terbinafin). Zur Therapie der Candida-Infektionen der Haut: s. S. 653).

Bei Hautpilzinfektionen gebrauchte Antimykotika:

Fluconazol ist ein Triazol zur Therapie lokaler und generalisierter Candida- und Cryptococcus-Infektionen. Bei akuter und rekurrierender Candidiasis gibt man einmalig 150 mg Fluconazol oral, bei oropharyngealer Candidiasis täglich 50 mg oral für 1 Woche, bei Ösophagitis und Candidurie für 2 Wochen. Eine i. v. Applikation ist indiziert bei systemischen Pilzinfektionen einschließlich Cryptococcus-Meningitis (besonders bei immunsupprimierten Patienten und bei AIDS-Patienten).

Itraconazol ist ein Triazol mit breitem Wirkungsspektrum und wird wie folgt dosiert: 2mal täglich 0,2 g für einen Tag bei vulvovaginaler Candidiasis, 1mal täglich 0,2 g für 1 Woche bei Pityriasis versicolor, 1mal täglich 0,1 g für 2 Wochen bei Tinea corporis und Tinea cruris, für 4 Wochen bei Tinea pedis und manuum. Eine längere Anwendung ist nicht ratsam.

Ketoconazol soll wegen seiner Hepatotoxizität und seiner metabolischen Interaktionen nur noch ausnahmsweise systemisch verwendet werden (unter ständiger Kontrolle der Leberfunktion). Die orale Tagesdosis ist 0,2 g (bei Kindern 3 mg/kg) für höchstens 2 Wochen (am besten nur bis zum Verschwinden der Symptome und Negativwerden der Kulturen). Die Tagesdosis soll einmal am Tag mit der Nahrung verabreicht werden. Ketoconazol-Creme wirkt besonders gut bei seborrhoischer Dermatitis, die durch Pityrosporon orbiculare (s. S. 651) verursacht ist, Ketoconazol-Lösung (als Haarwaschmittel) bei seborrhoischer Dermatitis der Kopfhaut durch den gleichen Erreger.

Miconazol, das als Lösung, Creme und Puder topisch anwendbar ist, wird zur systemischen Behandlung schwerer Pilzinfektionen heute nur noch selten eingesetzt, weil es im Vergleich zu Fluconazol und Itraconazol schlechter verträglich und weniger wirksam ist.

Die topischen Azole **Clotrimazol** (Canesten), **Econazol** (Pevaryl) und **Bifonazol** (Mycospor) u. a. haben die Therapie von Pilzinfektionen der Haut wesentlich verbessert (s. Tab. 69, S. 554). Sie wirken als Breitspektrumantimykotika sowohl auf Dermatophyten als auch auf Sproßpilze. Indikationen für eine topische Anwendung sind gesicherte oder klinisch wahrscheinliche Dermatophytien, Candida-Mykosen, Erythrasma und Pityriasis versicolor.

Nystatin, Pimaricin (Natamycin) und **Povidon-Jod** sind Alternativen für die topische Therapie von oberflächlichen Hautinfektionen durch Candida albicans, wie Perlèche, Erosio interdigitalis, Intertrigo, Paronychie.

Ciclopirox (Batrafen) ist bei topischer Anwendung gegen Candida und Schimmelpilze wirksam (gute Penetration in erkrankte Nägel).

Amorolfin (Loceryl) ist bei Nagelmykosen als Nagellack wirksam (sowohl gegen Dermatophyten als auch gegen Hefepilze).

Naftifin (Exoderil) und **Terbinafin** (Lamisil) sind mit anderen Antimykotika chemisch nicht verwandt und gut verträglich. Sie wirken in der Creme und im Gel gegen Dermatophyten, Hefen und Schimmelpilze. Bei Onychomykose verwendet man die Lösung. Terbinafin ist auch systemisch anwendbar (gegen Epidermophytien) und wird besser vertragen als Griseofulvin, das es heute weitgehend ersetzt.

Griseofulvin: Die relativ toxische Substanz wurde früher bei Tinea (Epidermophytie, Trichophytie, nicht bei Tinea versicolor), Mikrosporie und Favus verwandt. Eine Resistenz gegen Griseofulvin ist teilweise bei Trichophyton rubrum, Microsporum canis und Epidermophyton floccosum festgestellt worden.

Amphotericin B wird parenteral bei invasiven Schimmelpilzerkrankungen der Haut (z. B. nach Verbrennungen) angewandt, lokal bei gleichen Indikationen wie Nystatin und Pimaricin.

Literatur

Bergstresser PR, Elewski B, Hanifin J, et al. Topical terbinafine and clotrimazole in interdigital tinea pedis: A multicenter comparison of cure and relapse rates with 1- and 4-week treatment regimens. J Am Acad Dermatol 1993; 28: 648.

Decroix J. Tinea pedis (moccasin-type) treated with itraconazole. Int J Dermatol 1995; 34: 122.

Grayson ML, Gibbons GW, Habershaw GM, et al. Use of ampicillin/sulbactam versus imipenem/cilastatin in the treatment of limb-threatening foot infections in diabetic patients. Clin Infect Dis 1994; 18: 683–93.

Iredell J, Whitby M, Blacklock Z. Mycobacterium marinum infection: epidemiology and presentation in Queensland 1971–1990. Med J Aust 1992; 157: 596.

Smith EB. Topical antifungal drugs in the treatment of tinea pedis, tinea cruris, and tinea corporis. J Am Acad Dermatol 1993; 28: 24.

Wilkin JK, DeWitt S. Treatment of rosacea: topical clindamycin versus oral tetracycline. Int J Dermatol 1993; 32: 65–7.

Geschlechtskrankheiten

Syphilis

Für die Behandlung der Syphilis (Lues) gilt Penicillin G in jedem Stadium der Erkrankung als Mittel der Wahl. Es wird bei Penicillin-Allergie durch Ceftriaxon oder Doxycyclin ersetzt. Bei der Penicillin-Behandlung der Lues kommt es darauf an, daß die Therapiedauer von 2 Wochen nicht unterschritten wird. Bei Lues III und Neurosyphilis ist eine höhere Dosierung als bei Lues I und II erforderlich.

Diagnostik: Vor der ersten Penicillin-Gabe soll die Diagnose gesichert werden. Bei der Lues-Serologie sind mit jeder Methode falsch positive Resultate (z. B. in der Schwangerschaft und bei rheumatischen Krankheiten) und falsch negative Resultate (z. B. im Frühstadium) möglich. Als Suchreaktion dient der Treponema-pallidum-Hämagglutinations-Test (TPHA-Test). Die unspezifische Cardiolipin-Reaktion (als VDRL, RPR oder ART) wird erst in der zweiten Phase der Primärsyphilis positiv. Sie ist im Spätstadium meistens negativ. Bei positivem Ergebnis ist die Serodiagnostik zu erweitern (zur Bestätigung). Mit der indirekten Immunfluoreszenztechnik (FTA-ABS-Test) lassen sich Treponemen-spezifisches IgG und IgM nachweisen. Treponemen-spezifische IgM-Antikörper sind 3–24 Monate nach Behandlungsende nicht mehr nachweisbar, während spezifische IgG-Antikörper meist lebenslang bestehenbleiben (»Seronarbe«).
Da die Lues bei einer HIV-Infektion schlechter auf die Therapie anspricht, sollte bei jedem positiven Befund auf Syphilis die HIV-Serologie durchgeführt werden.

Bei **Neugeborenen** syphilitischer Mütter ist eine Unterscheidung der sog. Leihtiter (durch die diaplazentar übertragenen Antikörper) von den bei einer Erkrankung selbst gebildeten Antikörpern schwierig. Wenn die Mutter vorher ausreichend mit Penicillin behandelt worden ist, werden die von der Mutter auf das Kind übertragenen Antikörper (IgG) im 1. Lebensjahr abgebaut, und die Titer fallen stetig ab. Auf der anderen Seite bedeuten Titeranstieg und das Vorkommen von Treponema-pallidum-spezifischen IgM im kindlichen Blut, das nicht diaplazentar übertragen wird, eine Erkrankung des Kindes. Wenn das Kind erst am Ende der Schwangerschaft angesteckt worden ist, kann die Syphilis-Serologie des Kindes nach der Geburt noch negativ sein. Serologische Suchreaktionen auf Syphilis sollten immer bereits im Beginn der Schwangerschaft durchgeführt werden, bei Unterlassung oder bei besonderem Verdacht auch im 3. Drittel der Schwangerschaft und bei der Entbindung.

Behandlungsrichtlinien: Über die Höhe der Penicillin-Dosierung und die notwendige Behandlungsdauer gibt es verschiedene Auffassungen. Übereinstimmung besteht aber darin, daß bei Lues III und Neurosyphilis sowie bei angeborener Lues eine höhere Dosierung von Penicillin G erforderlich ist und eine bestimmte Mindestdauer der Behandlung nicht unterschritten werden darf. Benzathin-Penicillin G, das bei Frühsyphilis besonders in den USA verwandt worden ist, erreicht kaum Liquorspiegel und wird – da häufig bereits im Sekundärstadium während der Spirochotämie eine ZNS-Infektion erfolgt – nicht mehr allgemein empfohlen.

Eine **Kontrolle** der Serumbefunde zur rechtzeitigen Erkennung eines Rezidivs ist 3, 6 und 12 Monate nach Abschluß der Penicillin-Behandlung notwendig; eine 4. Kontrolle sollte bei Erkrankungen, die länger als 1 Jahr bestanden haben, nach einem weiteren Jahr stattfinden. Bei Patienten mit Neurosyphilis erfolgt eine Kontrolle für mindestens 3 Jahre (ggf. mit Liquoruntersuchung). Abfallende Titer können bis zu 1–2 Jahren nach der Penicillin-Therapie nachgewiesen werden. Im allgemeinen sind der VDRL- und RPR-Test 1 Jahr nach einer Behandlung im Primärstadium, 2 Jahre nach einer Behandlung im Sekundärstadium und spätestens 5 Jahre nach einer Behandlung im Spätstadium negativ. Eine erneute Behandlung mit Penicillin ist bei eindeutigem Titeranstieg der Seroreaktionen und bei klinischer Verschlechterung erforderlich, auch bei Liquorveränderungen und positiver Liquor-Serologie (einschließlich PCR-Test). Reinfektionen nach erfolgreicher Erstbehandlung sind möglich. Die Mitbehandlung von Sexualpartnern ist anzustreben. Vor einer erneuten Behandlung sollte ggf. die Liquor-Serologie kontrolliert werden, um eine asymptomatische Neurosyphilis auszuschließen, bei der im Liquor auch Eiweiß und Zellen vermehrt sind. Bei Patienten mit einer HIV-Infektion ist mit einem abweichenden Verlauf der Lues-Serologie und einem geringeren Ansprechen auf die Therapie sowie mit häufigen Rückfällen zu rechnen.

Therapie:
Erworbene Lues:
Bei erworbener Lues (**Lues I** und **II** sowie bei nicht länger als ein Jahr bestehender **Lues latens**) gibt man Depot-Penicillin (Procain- oder Clemizol-Penicillin G), tgl. 2,4 Mill. E i. m. für 14 Tage. Bei Patienten mit einer gleichzeitigen HIV-Infektion soll Penicillin stets höher dosiert werden (2mal tgl. 10 Mill. E wäßriges Penicillin-G-Natrium i. v. für 14 Tage). Dabei sind Rezidive und beschleunigtes Auftreten einer Neurolues möglich.
Bei **Lues III** und **Neurosyphilis** wird in der Klinik wäßriges Penicillin-G-Natrium i. v. (tgl. 10–20 Mill. E für 14 Tage) appliziert.
Am 1. Behandlungstag kann eine Herxheimer-Reaktion (Fieber, Schüttelfrost, Zunahme von syphilitischen Läsionen, ausgelöst durch Freisetzung von Endotoxinen der Treponemen) auftreten. Diese darf nicht mit einer Penicillin-Allergie verwechselt werden und wird mit Bettruhe und einem Antipyretikum behandelt, bei schweren Manifestationen auch mit Prednison. Eine Therapieunterbrechung ist nicht notwendig.
Bei Penicillin-Allergie gibt man Ceftriaxon (1mal tgl. 2 g für 2 Wochen), bei gleichzeitiger Cephalosporin-Allergie Doxycyclin, tgl. 0,2 g i.v., oder Minocyclin, 2mal tgl. 100 mg für 3 Wochen, bei Neurosyphilis und bei länger als ein Jahr bestehender Lues latens für 30 Tage (unsichere Wirkung). Bei dieser Behandlung sind zur Erkennung eines möglichen Therapieversagens langdauernde Kontrollen besonders wichtig. Gyrase-Hemmer sind bei Lues unwirksam. Bei AIDS-Patienten mit Syphilis sollen bei Penicillin-Allergie wegen der geringeren Wirksamkeit Tetracycline und Erythromycin generell nicht angewendet werden.

Lues connata: Bei Säuglingen gibt man wäßriges Penicillin G i. v., tgl. 150 000 E/kg, verteilt auf 3 Einzelgaben, für 14 Tage. Wegen der erhöhten Gefahr einer Herxheimer-Reaktion beim Säugling wird am 1. Behandlungstag die gleichzeitige Gabe von Prednison (2 mg/kg) empfohlen. Unter der Therapie kommt es zu einer raschen Besserung der Haut- und Schleimhautveränderungen und zu einem langsamen

Rückgang der Hepatosplenomegalie und der Knochenveränderungen. Die Seroreaktionen werden meist erst nach 3–6 Monaten negativ. Serologische und klinische Nachuntersuchungen erfolgen zuerst alle 3 Monate, dann in halbjährigen, später in einjährigen Abständen, evtl. einschließlich Liquoruntersuchung. Bei Kindern, die älter als 1 Jahr sind, injiziert man Procain- oder Clemizol-Penicillin G i. m. (1mal tgl. 100 000 E/kg, maximal 2,4 Mill. E) für 2 Wochen.

Eine Syphilis in der Gravidität wird mit tgl. 2,4 Mill. E Procain- oder Clemizol-Penicillin G i. m. behandelt (für 14 Tage). Sicherheitshalber kann man diese Behandlung 1–2 Monate vor dem Geburtstermin in gleicher Dosierung wiederholen (auf jeden Fall bei Titeranstieg der Serumreaktionen). Bei Penicillin-Allergie verwendet man (nach Ausschluß einer Kreuzallergie) Ceftriaxon (tgl. 2 g für 2 Wochen), bei gleichzeitiger Cephalosporin-Allergie Erythromycin oral (tgl. 2 g) für 3 Wochen.

Eine postnatale Präventivbehandlung des Neugeborenen ist notwendig, wenn die seropositive Mutter noch nie, nicht ausreichend oder erst am Ende der Schwangerschaft mit Penicillin G (wegen Lues) behandelt worden ist. Eine Behandlung des Neugeborenen ist auch ratsam, wenn die Mutter in der Schwangerschaft wegen Penicillin-Allergie mit Erythromycin behandelt worden ist. Da das Neugeborene anfangs symptomfrei sein kann und bei Ansteckung am Ende der Gravidität oft erst nach einer Latenzzeit seropositiv wird, sollte mit der Behandlung des Kindes sicherheitshalber sofort nach der Geburt begonnen werden (wie bei manifester Lues connata), vor allem wenn regelmäßige Nachuntersuchungen des Kindes nicht gewährleistet sind. Danach werden die Seroreaktionen regelmäßig kontrolliert.

Literatur

Azimi PH, Janner D, Berne P, et al. Concentrations of procaine and aqueous penicillin in the cerebrospinal fluid of infants treated for congenital syphilis. J Pediatr 1994; 124: 649.

Berry CD, Hooton TM, Collier AC, Lukehart SA. Neurologic relapse after benzathine penicillin therapy for secondary syphilis in a patient with HIV infection. N Engl J Med 1987; 316: 1587.

Centers for Disease Control and Prevention. Sexually transmitted diseases treatment guidelines, 1993. MMWR 1993; 42 (RR-14): 75–81.

Dowell ME, Ross PG, Musler DM, et al. Response of latent syphilis or neurosyphilis to ceftriaxone therapy in persons infected with HIV. Am J Med 1992; 481: 481–8.

Gordon SM, Eaton ME, George R, et al. The response of symptomatic neurosyphilis to high-dose intravenous penicillin G in patients with human immunodeficiency virus infection. New Engl J Med 1994; 331: 1469–73.

Gourevitch MN, Selwyn PA, Davenny K, et al. Effects of HIV infection on the serologic manifestation and response to treatment of syphilis in intravenous drug users. Ann Intern Med 1993; 118: 350–5.

Jorgensen J, Tikjob G, Weisman K. Neurosyphilis after treatment of latent syphilis with benzathine penicillin. Genitourin Med 1986; 62: 129.

Musher DM, Hamill RJ, Baughm RE. Effect of human immunodeficiency virus (HIV) infection on the course of syphilis and on the response to treatment. Ann Intern Med 1992; 113: 872–81.

Schoefer H. Ceftriaxone for the treatment of primary and secondary syphilis. Chemotherapy 1989; 35: 140–5.

Stoll BJ. Congenital syphilis: evaluation and management of neonates born to mothers with reactive serologic tests for syphilis. Pediat Inf Dis 1994; 13: 845–53.

Zenilman JM, Rand S, Barditch P, Rompalo AM. Asymptomatic neurosyphilis after doxycycline therapy for early latent syphilis. Sex Transm Dis 1993; 20: 346.

Zenker PN, Berman SM. Congenital syphillis: trends and recommendations for evaluation and management. J Pediatr Infect Dis 1991; 10: 516.

Gonorrhoe

Diagnose: Immer noch weit verbreitete Geschlechtskrankheit, oft unerkannt, daher bei Verdacht und zur Bestätigung der Diagnose immer bakteriologische Untersuchungen durchführen: mikroskopisches Präparat sowie Kultur auf Selektivnährboden (z. B. nach Martin und Thayer), evtl. Transportmedium benutzen. Neuerdings auch mit PCR rasch und zuverlässig nachweisbar. Bei Frauen gelingt der Nachweis am häufigsten aus dem Zervixsekret. Außerdem Untersuchung von Urethrasekret, ggf. auch von Analabstrichen, Mundschleimhaut- und Pharynxabstrichen (bei Gonokokken-Pharyngitis). Asymptomatische Gonokokkenträger kommen häufig vor. Eine Doppelinfektion durch Gonokokken und Treponema pallidum ist möglich; eine Syphilis kann sich auch erst nach Heilung der Gonorrhoe manifestieren. Häufig ist die Gonorrhoe mit einer Chlamydien-Infektion der Zervix oder Urethra assoziiert.

Wegen der häufigen Reinfektionen infolge Nichtbehandlung des Sexualpartners soll 1–2 Monate nach der Behandlung eine mikroskopische und kulturelle Nachuntersuchung stattfinden (bei Männern von Urethraabstrichen, bei Frauen von Zervix- und Rektalabstrichen).

Therapie: Therapieziel ist eine sofortige Heilung. Weniger zuverlässige Therapieformen (mit Tetracyclin, Makroliden, Co-trimoxazol) können heute nicht mehr empfohlen werden. Penicillin G war früher das Mittel der Wahl. In den letzten 15 Jahren ist aber überall ein hoher Prozentsatz von Penicillin-G-resistenten Gonokokkenstämmen gefunden worden, die meist auch gegen Tetracyclin und Erythromycin unempfindlich sind. In Südostasien sind bereits 10% der Gonokokken-Stämme gegen Gyrase-Hemmer resistent. Daher sollte man heute zur Einmalbehandlung der Gonorrhoe von vornherein ein β-Lactamase-stabiles Cephalosporin verwenden, das immer wirkt. Große Erfahrungen liegen mit Ceftriaxon und Cefotaxim vor. Ein Versagen der Cephalosporin-Behandlung beruht entweder auf einer Fehldiagnose (andere Erreger) oder auf einer Reinfektion, sehr selten auf einer Bakterienresistenz. Andere Erreger können u. a. Chlamydien, Gardnerella, Ureaplasma, Candida und Trichomonas sein.

Bei unkomplizierter Gonorrhoe ist die einmalige i. m. oder i. v. Injektion von Ceftriaxon (0,25–0,5 g) oder Cefotaxim (2 g) zuverlässig wirksam. Wegen der häufig gleichzeitig bestehenden Chlamydien-Infektion behandelt man (ohne das Ergebnis der mikrobiologischen Untersuchung abzuwarten) immer zusätzlich mit Doxycyclin oral, 1mal tgl. 0,2 g für 2 Wochen (offizielle Empfehlung der WHO). Falls möglich sollte der Sexualpartner in gleicher Weise behandelt werden.
Zur Einmaltherapie ist auch Spectinomycin (Stanilo, Trobicin) verwendbar, von dem man bei unkomplizierter Gonorrhoe einmalig 2 g gibt (Versagerquote bis zu 10%). Die erforderliche orale Einmaldosis von Ciprofloxacin ist 0,5 g, von Levofloxacin 0,5 g und von Azithromycin 1,0 g. Auch Cefixim und Cefpodoxim eignen sich zur Einmaltherapie der Gonorrhoe, nicht aber Cefalexin und Cefazolin.

Bei komplizierter Gonorrhoe (mit Salpingitis, Pyosalpinx, Ovarialabszeß, Endometritis, Prostatitis, Epididymitis, Proktitis usw.) sind 3mal täglich 2 g Cefotaxim i. v. oder 1mal täglich 2 g Ceftriaxon für 10 Tage erforderlich. Auch bei komplizierter Gonorrhoe ist die Gabe von Doxycyclin zur Behandlung einer gleichzeitigen Chlamydien-Infektion notwendig.

Bei Sepsis, Arthritis, Meningitis verwendet man Ceftriaxon (tgl. 2 g) für 2 bis 3 Wochen (bei Endokarditis für 4 Wochen). Bei generalisierten Erkrankungen von Neugeborenen (nach Fruchtwasserinfektion bei vorzeitigem Blasensprung und Gonorrhoe der Mutter) ist Cefotaxim i. v., tgl. 100 mg/kg, geeignet.

Gonoblennorrhoe: Die Tagesdosis Cefotaxim ist für Neugeborene 100 mg/kg (für 7 Tage). Zusätzlich behandelt man lokal mit Gentamicin- oder Ofloxacin-Augentropfen. Wenn bei der Mutter bei der Entbindung eine Gonorrhoe nachgewiesen worden ist, soll das Neugeborene sofort nach der Geburt eine einmalige i. m. oder i. v. Injektion von Cefotaxim (100 mg/kg) erhalten.

Vulvovaginitis von Kindern: Einmalbehandlung mit Ceftriaxon i. v. (30 mg/kg), alternativ mit Cefixim oral.

Literatur

Balachandran T, Roberts AP, Evans BA, Azadian BS. Single dose therapy of anogenital and pharyngeal gonorrhoea with ciprofloxacin. International Journal of STD and AIDS 1992; 3: 49–51.

Handsfield HH, McCormack WM, Hook EW, et al. A comparison of single-dose cefixime with ceftriaxone as treatment of uncomplicated gonorrhea. N Engl J Med 1991; 325: 1337–41.

Handsfield HH, Dalu ZA, Martin DH. Multicenter trial of single-dose azithromycin vs. ceftriaxone in the treatment of uncomplicated gonorrhoea. Sexually Transmitted Diseases 1994; 20: 107–11.

Hook EW, Jones RB, Martin DH, et al. Comparison of ciprofloxacin and ceftriaxone as a single-dose therapy for uncomplicated gonorrhoea in women. Antimicrobial Agents and Chemotherapy 1993; 37: 1670–3.

Judson FN, Eron LJ, Lutz FB, et al. Multicenter study of a single 500 mg dose of cefotaxime for treatment of uncomplicated gonorrhea. Sex Transm Dis 1991; 18: 41.

Moran JS, Levine WC. Drugs of choice for the treatment of uncomplicated gonococcal infections. Clin Infect Dis 1995; 1 (Suppl 1): 47.

Smith KR, Ching S, Lee H, et al. Evaluation of ligase chain reaction for use with urine for identification of Neisseria gonorrhoeae in females attending a sexually transmitted disease clinic. J Clin Microbiol 1995; 33: 455.

Lymphogranuloma venereum

Synonym: Lymphogranuloma inguinale (nicht zu verwechseln mit Granuloma inguinale = Donovanosis).

Erreger: Chlamydia trachomatis (Serotyp 1, 2 oder 3). Im Primärstadium zuerst einzelne Papel, dann indolentes scharfrandiges oberflächliches Geschwür am Genitale, Schwellung der Leistenlymphknoten mit Abszedierung, im chronischen Stadium Proktitis und genitale Elephantiasis. Bei Primärinfektionen der Vagina oder des Darmes starke Vergrößerung der Lymphknoten im Becken und perirektal, bei oropharyngealer Infektion im Halsbereich. KBR mit Patientenblut in >80% positiv, z. T. auch bei Chlamydien-Urethritis; Kreuzreaktionen kommen bei Psittakose-Ornithose und Trachom vor.

Therapie: Doxycyclin, tgl. 0,2 g oral für 3 Wochen, bei chronischem Verlauf länger; Rezidive sind möglich. Evtl. Entleerung der Bubonen durch Punktion. Auch Clarithromycin (täglich 1 g) und Co-trimoxazol (tgl. 1,92 g) für 3 Wochen sind wirksam (Versager sind möglich). Im akuten Stadium wirkt auch Azithromycin (einmalig 1 g oral).

Literatur

Lal S, Gary BG. Further evidence of the efficacy of co-trimoxazole in granuloma venereum. Br J Vener Dis 1980; 56: 412–3.

Papagrigoriadis S, Rennie JA. Lymphogranuloma venereum as a cause of rectal strictures. Postgrad Med J 1998; 74: 168–9.

Perine PL, Osoba AO. Lymphogranuloma venereum. In: Sexually Transmitted Diseases. 2nd ed. Holmes KK, Mardh P-A, Sparling PF et al., eds. New York: McGraw-Hill 1990; 195–204.

Sevinsky LD, Lambierto A, Casco R. Lymphogranuloma venereum: tertiary stage. Int J Dermatol 1997; 36: 47–9.

Ulcus molle

Erreger: Haemophilus (Streptobacillus) ducreyi. Meist multiple druckschmerzhafte Genitalgeschwüre mit schmalem Randerythem, außerdem Lymphangitis und Lymphadenitis inguinalis (Bubo). Mikroskopischer und kultureller Erregernachweis aus Ulkussekret oder Eiter, außerdem Dunkelfeldmikroskopie auf Treponemen. Doppelinfektionen (Ulcus molle + Lues, Ulcus molle + Lymphogranuloma venereum) kommen vor. Verwechslung mit ulzerierten Herpes-simplex-Bläschen möglich.

Therapie: Früher verwendete man Erythromycin oral (tgl. 2 g für 7 Tage). Auch Co-trimoxazol oral (tgl. 1,92 g für 7 Tage) war wirksam; es gibt aber immer häufiger resistente Stämme. Eine Einmalbehandlung (nicht bei AIDS-Patienten) mit Ceftriaxon (einmal 0,25–0,5 g i. m.) oder Ciprofloxacin (einmal 1 g oral) oder mit Spectinomycin (einmal 2 g i. m.) ist besser. Bei AIDS-Patienten ist eine längere Behandlung mit Ceftriaxon oder Ciprofloxacin notwendig. Die Kombination von Amoxicillin und Clavulansäure (3mal täglich 0,75 g oral für 7 Tage) wirkt ebenfalls zuverlässig. Evtl. Punktion der Bubonen zur Eiterentleerung. Sexualpartner mitbehandeln (auch bei Fehlen von Symptomen).

Literatur

Bogaerts J, Kestens L, Martinez Tello W, et al. Failure of treatment for chancroid in Rwanda is not related to human immunodeficiency virus infection: in vitro resistance of Haemophilus ducreyi to trimethoprim-sulfamethoxazole. Clin Infect Dis 1995; 20: 924.

D'Souza P, Pandhi RK, Khanna N, et al. A comparative study of therapeutic response of patients with clinical chancroid to ciprofloxacin, erythromycin, and cotrimoxazole. Sex Transm Dis 1998; 25: 293–5.

Duncan MO, Bilgeri YR, Fehler HG, Ballard RC. Treatment of chancroid with erythromycin. A clinical and microbiological appraisal. Brit J Vener Dis 1983; 59: 265.

Martin DH, Sargent SJ, Wendel GD Jr, et al. Comparison of azithromycin and ceftriaxone for the treatment of chancroid. Clin Infect Dis 1995; 21: 409.

Naamara W, Plummer FA, Greenblatt RM, et al. Treatment of chancroid with ciprofloxacin. Am J Med 1987; 82 (Suppl): 317.

Plourde PJ, D'Costa LJ, Agoki E, et al. A randomized, double-blind study of the efficacy of fleroxacin versus trimethoprim-sulfamethoxazole in men with culture-proven chancroid. J Infect Dis 1992; 165: 949–52.

Geschlechtskrankheiten

Schulte JM, Schmid GP. Recommendations for treatment of chancroid. Clin Infect Dis 1995; 20 (Suppl I): 39.

Taylor DN, Pitarangsi C, Echeverria P, Panikabutra K, Suvongse C. Comparative study of ceftriaxone and trimethoprim-sulfamethoxazole for the treatment of chancroid in Thailand. J Infect Dis 1985; 152: 1002–6.

Tyndall MW, Agoki E, Plummer FA, et al. Single dose azithromycin for the treatment of chancroid: A randomized comparison with erythromycin. Sex Transm Dis 1994; 21: 231.

Granuloma inguinale (Donovanosis)

Erreger: Calymmatobacterium (Donovania) granulomatis. Gramnegative, bipolar gefärbte Stäbchen, die sich auf unbelebten Nährböden nicht vermehren. Vorkommen in Ulkussekret oder Biopsiematerial (extra- und intrazellulär). Charakteristisch sind Bakterienhaufen in intrazytoplasmatischen Vakuolen von großen mononukleären Zellen oder neutrophilen Granulozyten im Ulkussekret. Meist durch Geschlechtsverkehr übertragen. In Europa sehr selten. An der Eintrittsstelle (äußere Genitalien) entstehen eine oder mehrere indurierte Papeln, die in unregelmäßig begrenzte, nichtschmerzende Geschwüre übergehen. Am Geschwürsgrund pflastersteinähnliches rötliches Granulationsgewebe. Geschwürsränder verdickt und glänzend. Keine inguinale Lymphknotenschwellung, manchmal jedoch Bildung von subkutanen Granulomen in der Inguinalgegend.

Diagnose: Klinisch und zytologisch oder histologisch (maligne Entartung möglich). Eine gleichzeitig bestehende Gonorrhoe oder Syphilis ist auszuschließen.

Therapie: Doxycyclin (1mal tgl. 0,2 g oral) für 3 Wochen, bei Schwangeren Erythromycin (4mal tgl. 0,5 g oral) für 3 Wochen. Auch Gentamicin (2mal tgl. 1 mg/kg i. m.) oder Co-trimoxazol (2mal tgl. 0,96 g oral) für 2–3 Wochen oder Gyrase-Hemmer (z. B. Ciprofloxacin, 2mal tgl. 0,5 g oral) für 2 Wochen sind wirksam. Rezidiv-Rate 10–20%. Die Erfahrungen mit Ceftriaxon (tgl. 1 g für 10 Tage) sind ebenfalls günstig.

Literatur

Arevalo-Morles C, Hernandez I, Ferreiro MC. Donovanosis: treatment with azithromycin. Int J Std AIDS 1997; 8: 54–6.

Bowden FJ, Savage J. Donovanosis: treatment with azithromycin. Int J Std AIDS 1998; 9: 61–2.

Bowden FJ, Savage J. Azithromycin for the treatment of donovanosis. Sex Transm Infect 1998; 74: 78–9.

Birthistle K, Greig J, Hay P. Failure of trimethoprim in the treatment of donovanosis. Genitourin Med 1997; 73: 224–5.

Hart G. Donovanosis. Clin Infect Dis 1997; 25: 24–30.

Merianos A, Gilles M, Chuah J. Ceftriaxone in the treatment of chronic donovanosis in central Australia. Genitourin Med 1994; 70: 84–9.

Paterson DL. Disseminated donovanosis (granuloma inguinale) causing spinal cord compression: case report and review of donovanosis involving bone. Clin Infect Dis 1998; 26: 379–83.

Ramanan C, Sarma PS, et al. Treatment of donovanosis with norfloxacin. Int J Dermatol 1990; 29: 298–9.

Rheumatisches Fieber

Das rheumatische Fieber tritt vorwiegend bei Kindern und jüngeren Erwachsenen im Anschluß an eine A-Streptokokken-Infektion (etwa 2–3 Wochen danach oder später) auf. Dabei spielen bestimmte rheumatogene Serotypen mit dem M-Protein der Klasse I eine wichtige Rolle. Die Erkrankung läßt sich durch frühzeitige Behandlung einer Streptokokken-Infektion weitgehend verhindern. Die vieldeutigen Symptome (Fieber, Arthritis, Karditis, subkutane Knoten, Erytheme) können die Abgrenzung gegen andere Krankheiten (Lupus erythematodes, Periarteriitis nodosa u. a.) erschweren. Wegen der therapeutischen Konsequenzen, besonders im Hinblick auf die wichtige Frage, ob eine jahrelange Rezidivprophylaxe mit Penicillin durchgeführt werden muß, sind alle erforderlichen Untersuchungen vorzunehmen, um die Diagnose eines rheumatischen Fiebers zu sichern.

Therapie: Die Elimination der noch im Körper befindlichen Streptokokken wird durch eine 2wöchige Penicillin-Behandlung erreicht, die am einfachsten mit Penicillin V oral, 3mal tgl. 0,5 Mill. E, erfolgen kann. Auch alle Oralcephalosporine sind wirksam. Bei Penicillin-Allergie gibt man Clarithromycin (tgl. 0,5–1 g) für 2 Wochen. Gyrase-Hemmer, Co-trimoxazol und Tetracycline wirken unsicher und sollen nicht verwendet werden. Wichtig ist bei Karditis die gleichzeitige Behandlung mit Prednison (tgl. 60–80 mg).

Die wichtige **Rezidivprophylaxe** des rheumatischen Fiebers mit Penicillin hat den Zweck, eine Neuinfektion durch A-Streptokokken (Streptococcus pyogenes) zu verhindern, welche ohne die Penicillin-Dauerbehandlung in 30–50% ein Rezidiv des rheumatischen Fiebers auslöst. Die Unterdrückung von Streptokokken-Infektionen läßt sich bereits mit relativ niedrigen Penicillin-Dosen, die nur 2mal tgl. gegeben werden, erreichen. Diese Rezidivprophylaxe soll nach jedem rheumatischen Fieber für die Dauer von etwa 5 Jahren stattfinden. Bei abgelaufener Karditis (vor allem Klappenfehler als Dauerschaden) und bei mehrmaligen Rezidiven gibt es die Empfehlung, wegen der erhöhten Gefährdung durch interkurrente Streptokokken-Infektionen das Penicillin lebenslang zu verabreichen, bei Erkrankungsbeginn im Kindesalter auf jeden Fall bis zum 25. Lebensjahr.
Bei der Rezidivprophylaxe des rheumatischen Fiebers hat man sich zwischen **vier Möglichkeiten** zu entscheiden:

1. Benzathin-Penicillin G (Pendysin, Tardocillin 1200), von dem nur einmal im Monat eine i. m. Injektion zu geben ist (ausreichende Penicillin-Blutspiegel über 4 Wochen), hat die niedrigste Versagerquote (0,4%), führt aber manchmal zu lokalen Infiltraten und ist bei Penicillin-Allergie streng kontraindiziert. Dosierung: bei Erwachsenen und Schulkindern 1,2 Mill. E, bei jüngeren Kindern 0,8 Mill. E einmal im Monat.
2. Penicillin V per os braucht nur 2mal tgl. (je 0,2 Mill. E) genommen zu werden. Da die Einnahme manchmal vergessen wird, versagt die Prophylaxe in etwa 3–5%.
3. Bei einer Penicillin-Allergie können Sulfonamide den gleichen Erfolg haben (z. B. Sulfalen). Bei Sulfonamid-Unverträglichkeit kann ein Oralcephalosporin

gegeben werden. Die Prophylaxe des rheumatischen Fiebers darf nicht mit der Endokarditis-Prophylaxe verwechselt werden, die bei Rheumapatienten mit vorgeschädigtem Herzen anläßlich von operativen Eingriffen (auch Zahnextraktionen) mit Penicillin V, Amoxicillin oder einem Cephalosporin erfolgt (s. S. 411).

4. Wenn keine Rheumaprophylaxe auf Dauer durchgeführt wird, ist lebenslang eine großzügige, schnell einsetzende Penicillin-Therapie bei allen Erkrankungen sinnvoll, welche durch Streptococcus pyogenes hervorgerufen sein können (Angina, Wundinfektionen, Impetigo). So erhalten Patienten nach überstandenem rheumatischen Fieber bei jeder Angina, bei jeder akuten Atemwegsinfektion oder bei Wundinfektionen ungezielt Penicillin.

Nach einer akuten Glomerulonephritis ist eine Penicillin-Dauerbehandlung wegen der Seltenheit von Rezidiven nicht notwendig.

Literatur

Alsaeid K, Majeed HA. Acute rheumatic fever: diagnosis and treatment. Pediatr Ann 1998; 27: 295–300.

da Silva NA, Pereira BA. Acute rheumatic fever. Still a challenge. Rheum Dis Clin North Am 1997; 23: 545–68.

Stollerman GH. Rheumatic fever. Lancet 1997; 29, 349 (9056): 935–42.

Tomai M, Kotb M, Majumdar G, et al. Superantigenicity of streptococcal M protein. J Exp Med 1990; 172: 359–62.

Veasy LG, Hill HR. Recrudescence of acute rheumatic fever in the United States. In: New Perspectives on Streptococci and Streptococcal Infections. Orefici G, ed. Stuttgart: Gustav Fischer Verlag 1992; 20–2.

Wong D, Bortolussi R, Lang B. An outbreak of acute rheumatic fever in Nova Scotia. Can Commun Dis Rep 1998; 24: 45–7.

World Health Organization. WHO programme for the prevention of rheumatic fever/rheumatic heart disease in 16 developing countries: Report from Phase I (1986–90). Bull WHO 1992; 70: 213–8.

Katzenkratzkrankheit

Der **Haupterreger** der seit langer Zeit bekannten Krankheit wurde in den 80er Jahren entdeckt. Es handelt sich um ein kleines, gebogenes, gramnegatives, langsam wachsendes Stäbchen (Bartonella henselae = Rochalimaea henselae). Offenbar gibt es noch andere seltenere Erreger dieses Syndroms (Afipia felis). Die Erreger lassen sich histologisch besonders im Endothel kleiner Gefäße nachweisen. Ein kleiner Primärherd in der Haut und eine stärkere Schwellung regionärer Lymphknoten einige Wochen nach dem Kratzen oder dem Biß einer gesund erscheinenden, meist jüngeren Katze sind typisch. Die in 10% abszedierende Lymphadenitis ist häufig von Fieber und Allgemeinsymptomen begleitet. Disseminierte Exantheme und generalisierte Erkrankungen (z. B. mit granulomatöser Hepatitis) kommen vor. Eine Sonderform ist die Parinaud-Konjunktivitis (s. S. 539). Gelegentlich ist das Zentralnervensystem beteiligt (Enzephalitis, Radikulitis, Neuroretinitis). Die Infektion verläuft bei AIDS-Patienten dramatischer. Die Patienten entwickeln große blaurote, manchmal gestielte Hautläsionen, die für ein Kaposi-Sarkom gehalten werden können. Die Erkrankung bei AIDS-Patienten wird als **bazilläre Angiomatose** bezeichnet (s. S. 641). Sie hat im Gegensatz zur gutartigen Form bei normaler Abwehr eine schlechte Prognose.

Die **Diagnose** wird in typischen Fällen durch die Vorgeschichte, den Ausschluß anderer Ursachen und die typische Histologie bestätigt. Die Kultur erfordert Spezialverfahren. Im Serum lassen sich spezifische Antikörper nachweisen (z. B. mit dem Enzym-Immun-Assay = EIA). Ein Hauttest ist möglich. Bei Erkrankung innerer Organe ist die Differentialdiagnose schwierig. Die Infektionen bei AIDS werden in erster Linie histologisch diagnostiziert.

Therapie: Leichte Erkrankungen heilen spontan, schwere Erkrankungen sprechen gut auf eine Reihe von Antibiotika an. Es gibt Berichte über eindeutige Besserungen durch Ciprofloxacin, Rifampicin, Aminoglykoside, Co-trimoxazol, ein Makrolid und Doxycyclin. Die Dosierung von Ciprofloxacin ist 2mal tgl. 0,5 g oral, von Co-trimoxazol 2mal tgl. 0,96 g (Kinder 2mal tgl. 10 mg/kg) für 10 Tage. Rifampicin gibt man tgl. 0,6 g (Kinder 15 mg/kg), Erythromycin tgl. 2 g (Kinder 40 mg/kg) für 10 Tage. Bei Erwachsenen und älteren Kindern wirkt auch Doxycyclin oral (tgl. 0,2 g) für 10 Tage. Penicillin G und Oralcephalosporine sind unwirksam. Die Therapiedauer sollte bei Abwehrschwäche wesentlich länger sein.

Literatur

Adal KA, Cockerell CJ, Petri WA. Cat scratch disease, bacillary angiomatosis, and other infections due to Rochalimaea. N Engl J Med 1994; 330; 1509.

Anderson B, Sims K, Regnery R, et al. Detection of Rochalimaea henselae DNA in specimens from cat-scratch disease patients by PCR. J Clin Microbiol 1994; 32: 942.

Chia JKS, Nakata MM, Lami JL, Azithromycin for the treatment of cat-scratch disease. Clin Infect Dis 1998; 26: 193–4.

Collipp PJ. Cat-scratch disease: therapy with trimethoprim-sulfamethoxazole. Am J Dis Child 1992; 146: 397.

Cotell S, Noskin GA. Bacillary angiomatosis. Clinical and histologic features, diagnosis, and treatment. Archives of Internal Medicine 1994; 154: 524–8.

Katzenkratzkrankheit

Fretzayas A, Tapratzi P, Kavazarakis E, et al. Multiorgan involvement in systemic cat scratch disease. Scand J Infect Dis 1993; 25: 145.

Holley HP. Successful treatment of cat-scratch disease with ciprofloxacin. JAMA 1991; 265: 1563–5.

Lucey D, Dolan MJ, Moss CW. Relapsing illness due to Rochalimaea henselae in normal hosts: Implication for therapy and new epidemiologic associations. Clin Infect Dis 1992; 14: 683–8.

Malatack JJ, Jaffe R. Granulomatous hepatitis in three children due to cat-scratch disease without peripheral adenopathy. Am J Dis Child 1993; 147: 949.

Margileth AM. Antibiotic therapy for cat-scratch disease: Clinical study of therapeutic outcome in 268 patients and review of literature. Pediatr Infect Dis J 1992; 11: 474.

Tetanus

Erreger: Clostridium tetani. Die Krankheit ist in den letzten Jahrzehnten in Mitteleuropa sehr selten geworden. Die Prognose ist trotz optimaler Behandlung weiterhin ernst. Das klinische Bild mit vorwiegend tonischen Muskelkrämpfen bei klarem Bewußtsein wird durch das Tetanus-Toxin hervorgerufen. Bei Neugeborenen beginnt die Erkrankung 3–10 Tage nach der Geburt und äußert sich durch Schwierigkeiten beim Saugen und Schlucken, durch anhaltendes Schreien sowie durch tonische Starre und Spasmen der Muskulatur.

Die **Antibiotika-Therapie** kann durch eine Abtötung der Keime eine weitere Toxinbildung verhindern, wozu Penicillin G am besten geeignet ist. Da die Erreger in der Tiefe häufig in unmittelbarer Nachbarschaft eines Fremdkörpers liegen, werden sie nur von hohen Dosen des Antibiotikums erreicht. Außerdem dient die Antibiotika-Therapie der Bekämpfung einer oft gleichzeitig bestehenden Aspirationspneumonie oder einer Wundinfektion durch andere Bakterien. Optimal sind 10–20 Mill. E Penicillin G, verteilt auf 2–3 i. v. Kurzinfusionen, bei Tetanus neonatorum tgl. 1 Mill. E/kg, bei Penicillin-Allergie entweder Cefazolin i. v. (tgl. 6 g, vorher Kreuzallergie ausschließen) oder Doxycyclin i. v. (tgl. 0,2 g) für mindestens 10 Tage. Intensivpflege und symptomatische Therapie entscheiden über den weiteren Krankheitsverlauf. Hierzu gehören vor allem eine ausreichende Sedierung durch Diazepam und/oder Barbiturate, Muskelrelaxanzien, evtl. β-Blocker, frühzeitige Tracheotomie und mechanische Beatmung, ggf. chirurgische Maßnahmen (Wundexzision usw.). Menschliches Tetanus-Hyperimmunglobulin ist in jedem Falle anzuwenden, auch wenn hierdurch nur geringe Mengen an freiem zirkulierenden Toxin neutralisiert werden; Dosierung: sofort einmalig 6000 E i. m. (nie intravenös). Wegen der Gefahr eines Rezidivs soll sofort und 3 Wochen später eine aktive Impfung mit 0,5 ml Tetanus-Toxoid (Tetanol) vorgenommen werden, die je nach Impfstatus später wiederholt wird.

Prophylaxe bei Verletzungen:

Bei **vollständig vorimmunisierten Personen,** deren letzte Impfung länger als ein Jahr zurückliegt, erfolgt eine Auffrischimpfung mit Tetanus-Toxoid (0,5 ml i. m.); bei verschmutzten Wunden gibt man zusätzlich Penicillin V oral für 10 Tage (bei Penicillin-Allergie Doxycyclin). Bei erhöhter Tetanusgefahr (zerfetzte Gewebe, Erdverschmutzung, verspätete Versorgung usw.) kann zusätzlich menschliches Hyperimmunglobulin i. m. (250 E) verabreicht werden.

Bei **ungeimpften (oder unvollständig vorimmunisierten) Personen** wird stets eine Simultanimpfung mit Tetanus-Hyperimmunglobulin 250 E i. m. und mit 0,5 ml Tetanus-Toxoid (Tetanol) i. m. an kontralateralen Körperstellen durchgeführt. Bei erhöhter Tetanusgefahr sollen 500 E (statt 250 E) Tetanus-Hyperimmunglobulin i. m. injiziert werden. Nach 2–3 Wochen und nach 1 Jahr ist die aktive Impfung mit Tetanus-Toxoid zu wiederholen. Die alleinige Gabe von Tetanus-Hyperimmunglobulin kann eine Erkrankung nicht mit Sicherheit verhindern.

Literatur

Bartlett JG. Clostridium tetani. In: Infectious Diseases. Gorbach SL, Bartlett JG, Blacklow NR (eds). Philadelphia: Saunders, 1998; 1915.

Cate TC. Clostridium tetani (Tetanus). In: Principles and practice of Infectious Disease. 3d ed. Mandell G L Jr, Bennett JE, Dole R (eds). New York: Churchill Livingstone, 1995.

Centers for Disease Control and Prevention: Tetanus surveillance – United States 1989–1990. Morb Mortal Wkly Rep 1992; 41(SS-8): 1.

Craig AS, Reed GW, Mohon RT, et al. Neonatal tetanus in the United States: a sentinel event in the foreign-born. Pediatr Infect Dis J 1997; 16: 955–9.

Forrat R, Dumas R, Seiberling M, et al. Evaluation of the safety and pharmacokinetic profile of a new, pasteurized, human tetanus immunoglobulin. Antimicrob Ag Chemother 1998; 42: 298–305.

Gasbrand

Wichtigster **Erreger** ist Clostridium perfringens (welchii), jedoch kommen auch andere anaerobe Clostridien-Arten als Gasbranderreger vor (Cl. novyi, Cl. septicum, Cl. histolyticum, Cl. bifermentans, Cl. fallax). Häufig liegen Mischinfektionen mit anderen Anaerobiern (Peptostreptokokken, Bacteroides) sowie Enterobakterien vor. Die weit verbreiteten Bakterien gelangen durch Schmutz oder Erde bei Verkehrsunfällen (Motorrad!), bei Verletzungen in der Landwirtschaft oder durch Schußverletzungen in tiefe Wunden, wo sie unter anaeroben Bedingungen Toxin bilden. Clostridien gehören auch zur normalen Darmflora von Mensch und Tier.
Es gibt verschiedene klinische Formen. Bei der langsam entstehenden **Gasbrandphlegmone** von Haut und Unterhautfettgewebe mit starker Krepitation ist das Muskelgewebe nicht beteiligt; die Prognose ist relativ günstig. Eine lebensbedrohende **Gasbrandmyositis** dagegen tritt plötzlich auf und führt sehr schnell zu einer schweren allgemeinen Intoxikation, zu intravaskulärer Hämolyse, septischen Absiedlungen und Multiorganversagen. Eine Gasbildung ist dabei gering oder fehlt. Eine besondere Form ist der postoperative **Gasbrand nach Amputation** wegen arteriosklerotischer Gangrän; die Erreger gelangen hier offenbar durch eine Lymphangitis in das Wundgebiet. Weitere klinische Formen sind der schwere **Gasbrand des Uterus** bei artefiziellem Abort und der postoperative Gasbrand nach Gallenblasenoperation. Es gibt auch eine vom Darm ausgehende **Clostridien-Septikämie** (z. B. bei Leukämie oder bei Kolonkarzinom).

Die **Diagnose** eines Gasbrandes wird in typischen Fällen klinisch gestellt; sie kann durch den mikroskopischen Nachweis der typischen grampositiven Stäbchen im Wundsekret schnell bestätigt werden. Die Anzüchtung ist nicht schwierig, erfordert aber Spezialmedien. Es gibt auch klinisch ähnliche, prognostisch günstigere Phlegmonen mit starker subkutaner Gasbildung und Myonekrosen, die durch gramnegative Stäbchen und Streptokokken sowie durch Bacteroides hervorgerufen werden.

Therapie: Bereits bei Verdacht sollte unverzüglich eine hochdosierte Therapie mit Penicillin G (20–40 Mill. E/Tag in 3–4 i. v. Kurzinfusionen) begonnen werden. Ziel der Penicillin-Therapie ist es, ein weiteres Fortschreiten der Infektion zu verhindern. Gasbrand-Clostridien sind Penicillin-sensibel. Die hohe Dosierung ist nötig, um die Erreger im nekrotischen Gewebe zu erreichen. Eine Kombination mit Clindamycin verbessert die Wirkung (wegen der häufigen Mischinfektion mit anderen Anaerobiern). Bei Penicillin-Allergie kann Metronidazol, evtl. auch ein Cephalosporin oder Imipenem gegeben werden. Chirurgische Maßnahmen (Exzision von Nekrosen, Drainage von Eiter, Spaltung von Faszien zur Verhinderung eines Kompartment-Syndroms, offene Wundversorgung) sind zumindest bei der Gasbrandmyositis stets notwendig. Bei septischem Abort ist eine Kürettage erforderlich (ggf. Amputation). Der Wert einer Behandlung in der Sauerstoffüberdruckkammer wird unterschiedlich beurteilt. Voraussetzungen sind frühzeitiger Beginn und schonender Transport in eine nahe gelegene Kammer.
Häufig lassen sich, ohne daß klinische Zeichen für Gasbrand bestehen, Gasbrand-Clostridien in Wunden nachweisen (auch im Uterus, in intraoperativ gewonnener

Gasbrand

Galle, in Wunden nach Abdominaloperationen). Dann sollte immer eine Therapie mit Penicillin G erfolgen. Anaerobe gasbildende Mischinfektionen sprechen auf Penicillin nicht an und erfordern eine Therapie mit Cefotaxim + Metronidazol.
Intensivbehandlung und Schocktherapie, ggf. Blut- und Plasmatransfusionen, Flüssigkeitszufuhr, Ausgleich von Elektrolytstörungen sowie Hämodialyse bei Nierenversagen sind von großer Bedeutung. Die Gabe von Gasbrandserum ist unnötig und gefährlich; auch Kortikosteroide und Gammaglobuline haben bei Gasbrandinfektionen keinen Wert.

Prophylaxe: Penicillin G in hoher Dosierung (10–20 Mill. E/Tag) kann bei verschmutzten Wunden mit starker Gewebsschädigung einem Gasbrand vorbeugen. Bei kontaminierten Wunden ist eine Gasbrandprophylaxe mit mittleren Penicillin-Dosen unerläßlich, ihre Unterlassung ein Kunstfehler. Die prophylaktische Gabe von Gasbrandantitoxin wird heute abgelehnt.

Literatur

Hirn M. Hyperbaric oxygen in the treatment of gas gangrene and perineal necrotizing fasciitis: A clinical and experimental study. Eur J Surg Suppl 1993; 570: 1.

Lorimer JW, Eidus LB. Invasive Clostridium septicum infection in association with colorectal carcinoma. Can J Surg 1994; 37: 245.

Stevens DL, Bryant AE, Adams K, et al. Evaluation of therapy with hyperbaric oxygen in clostridial myonecrosis. Clin Infect Dis 1993; 17: 231.

Stevens DL, Maier KA, Mitten JE. Effect of antibiotics on toxin production and viability of Clostridium perfringens. Antimicrob Ag Chemother 1987; 31: 213.

Milzbrand

Erreger: Bacillus anthracis. Erkrankung in Deutschland heute sehr selten, allenfalls bei Personen, die beruflich mit Tieren oder Fellen umgehen. An der Haut entwickelt sich der typische Milzbrandkarbunkel (häufigste Form, meist gutartig, Selbstheilung möglich). Prognostisch ungünstig sind der Lungen- und Darmmilzbrand, die Milzbrand-Sepsis und die hämorrhagische Meningitis (trotz Behandlung meist tödlich). Erregernachweis im Eiter oder Sputum möglich (mikroskopisch und kulturell), bei generalisierten Erkrankungen in der Blutkultur, bei Meningitis im Liquor. Die Abtrennung von apathogenen aeroben Sporenbazillen kann schwierig sein. Wegen der unterschiedlichen Penicillin-Empfindlichkeit der Erreger ist aus Sicherheitsgründen stets eine hohe Dosierung von Penicillin G erforderlich. Als biologische Waffen sind Penicillin- und Tetracyclin-resistente Stämme entwickelt worden. Breitspektrum-Cephalosporine (z. B. Cefotaxim und Ceftazidim) sind nicht wirksam. Unwirksam sind auch Cefuroxim, Aztreonam und Co-trimoxazol.

Therapie: Penicillin G i. v., bei Erwachsenen tgl. 20 Mill. E, bei Kindern 0,5 Mill. E/kg. Bei Penicillin-Allergie Doxycyclin (tgl. 0,2 g). Therapiedauer bei Hautmilzbrand 2 Wochen, bei den anderen Formen mindestens 4 Wochen (je nach Schwere der Erkrankung).

Eine **Prophylaxe** erfolgt bei Exposition am besten mit 0,2 g Doxycyclin. Eine aktive Impfung ist möglich (der Impfstoff ist jedoch nur im militärischen Bereich erhältlich).

Der sog. Inhalations-Milzbrand (bei Einsatz von Milzbrandsporen als biologische Waffe) ist 1979 durch das Sverdlovsk-Unglück bekannt geworden. Bei fast allen Betroffenen entwickelt sich nach 2 bis 43 Tagen ein schweres Krankheitsbild. Im ersten Stadium entstehen oft innerhalb von Stunden Fieber, Brustschmerzen, Husten, Atemnot, Erbrechen und Schwächegefühl. Im zweiten Stadium nehmen Atemnot und Zyanose beträchtlich zu, und in etwa 90% tritt im schweren Schock der Tod ein. In etwa 50% besteht gleichzeitig eine hämorrhagische Meningitis. Das Röntgenbild zeigt als Folge der hämorrhagischen Mediastinitis vorwiegend eine Mediastinal-Verbreiterung mit Vergrößerung der Mediastinallymphknoten. Im Blutausstrich sieht man reichlich grampositive Bazillen. Die Blutkultur ist positiv.

Therapie des Milzbrandes nach B-Waffeneinsatz: Ein Erfolg ist nur bei frühem Therapiebeginn und unmittelbar nach Exposition zu erwarten. Da hierbei Penicilline und Tetracycline unwirksam sein können, wird von einer Arbeitsgruppe in den USA (Inglesby et al.) bei Erkrankten die i.v. Gabe von Ciprofloxacin (400 mg alle 12 h) empfohlen (bei Kindern 10–15 mg/kg alle 12 h, maximal 0,5 g alle 12 h).
Wenn sich der Epidemiestamm als empfindlich gegen Penicillin und Doxycyclin erwiesen hat, kann mit Penicillin G, evtl. auch Doxycyclin (Dosierung s.o.) weiterbehandelt werden. Längere Behandlungsdauer. Zur Postexpositionsprophylaxe erscheint Ciprofloxacin oral (0,5 g alle 12 h) geeignet. Bei Kindern gibt man zur Vorbeugung dieser lebensgefährlichen Krankheit ebenfalls Ciprofloxacin oral (10 bis 15 mg/kg alle 12 h). Diese Empfehlungen beruhen zum größten Teil auf tierexperimentellen Studien.

Listerien-Infektionen

Erreger: Listerien sind relativ leicht anzüchtbare grampositive aerobe Stäbchen, die als fakultativ pathogene Keime im Tierreich und in der unbelebten Natur weit verbreitet sind. Verwechslungen mit Enterokokken sind möglich. Die Isolierung aus einer Mischflora kann schwierig sein. Kleinere Epidemien durch kontaminierte Nahrungsmittel (z. B. Käse) sind beschrieben. Listerien sind gegen viele Antibiotika resistent. Ampicillin und Amoxicillin sowie Penicillin G (in höherer Konzentration) sind gut wirksam, auch Piperacillin und Mezlocillin. Imipenem ist in vitro schwächer wirksam als Ampicillin. Alle Cephalosporine sind unwirksam. Es besteht ein starker Synergismus zwischen Ampicillin und Gentamicin. Eine Listeriose ist der Prototyp einer intrazellulären Infektion. In-vitro-Aktivität und klinische Wirksamkeit von Antibiotika sind daher schlecht korreliert.

Früh- und Neugeborenenlisteriose: Diaplazentare Übertragung des Erregers, häufig Totgeburt oder Frühgeburt, entzündliche Veränderungen in der Plazenta. Auf eine Neugeborenenlisteriose können folgende Symptome hinweisen: mekoniumhaltiges Fruchtwasser, septischer Neugeborenenikterus, Granulome an der Rachenhinterwand, eitrige Konjunktivitis, Pneumonie, Meningitis oder Enzephalitis. Eine Infektion des Neugeborenen während der Geburt (durch Kontakt mit Listerien-haltigem Vaginalsekret) kann zu Meningitis oder isolierter Darmerkrankung führen (sog. Spätform).

Eine **Frühdiagnose** kann durch die bakteriologische Untersuchung des Mekoniums, eines Augen- oder Nasenabstriches sowie von Urin, Liquor, Blut, Trachealsekret oder Plazentagewebe gestellt werden. Schon das Vorkommen grampositiver Stäbchen im normalerweise sterilen Mekonium rechtfertigt die Durchführung einer Blutkultur und den sofortigen Beginn einer antibiotischen Behandlung. Eine Mekoniumuntersuchung sollte bei allen Frühgeborenen routinemäßig am 1. Lebenstag stattfinden (schon vor dem Auftreten septischer Symptome), da eine vorzeitige Entbindung häufig das erste Symptom einer angeborenen Listeriose ist. Serologische Untersuchungen bei Mutter und Kind sind unzuverlässig.

Therapie: Die Behandlung mit Ampicillin oder Amoxicillin, alternativ mit Piperacillin oder Mezlocillin, hat sich gegenüber der früher empfohlenen Therapie mit Tetracyclinen oder Chloramphenicol als überlegen erwiesen. Ampicillin wird i. v. in der Tagesdosis von 200–400 mg/kg in 4 Einzelgaben gegeben. Therapiedauer mindestens 3 Wochen, bei Vorliegen einer Meningitis länger. Eine Kombination mit Gentamicin verbessert die Wirkung. Um einem Rezidiv vorzubeugen, kann nach 2–3 Wochen die Ampicillin-Therapie für 14 Tage wiederholt werden. Eine gleichzeitige Behandlung der Mutter ist im allgemeinen nicht erforderlich, sofern keine Krankheitserscheinungen bestehen. Cephalosporine sind unwirksam.

Meningoenzephalitis (erworbene Form): Eine Übertragung von Listerien ist auf verschiedene Weise, auch durch kontaminierten Käse und durch infizierte Milch, möglich. Als vorwiegend granulomatöse Meningitis nimmt die Listerien-Meningitis eine Sonderstellung unter den Meningitiden ein. Sie befällt sowohl vorher gesunde

Listerien-Infektionen

Personen als auch Patienten mit resistenzschwächenden Grundkrankheiten (bei Immunsuppression, Lymphom, Lebererkrankung) und führt in der Mehrzahl der Fälle zu einer nur mäßigen Liquorpleozytose (300–1000 Zellen/µl, z. T. als mononukleäre Zellen). Niedrigere Zellzahlen (<300/µl), aber auch höhere Zellzahlen wie bei Meningitis purulenta kommen vor.
Es gibt auch eine Enzephalitis ohne Begleitmeningitis (meist als Rhombenzephalitis mit progressiven Hirnnervenlähmungen und zerebellaren Symptomen, evtl. Hemiparese). Das MRT zeigt Läsionen im Hirnstamm, im Kleinhirn und in der Hirnrinde. Der Liquor ist dabei steril, die Blutkultur oft positiv.

Die **Diagnose** kann bei Meningitis durch die Erregeranzüchtung aus dem Liquor gestellt werden (oft längere Bebrütung der Kulturen erforderlich). Die mikroskopische Erkennung im Direktpräparat gelingt nicht immer wegen des spärlichen, meist intrazellulären Vorkommens der Bakterien. Die Serodiagnostik ist unzuverlässig. Da die Listerien-Meningoenzephalitis immer hämatogen entsteht, erübrigt sich die Suche nach einem rhinogenen oder otogenen Ausgangsherd.

Therapie (s. auch S. 428): Die Listerien-Meningitis sollte mit Ampicillin, Piperacillin oder Mezlocillin behandelt werden (Erwachsene tgl. 6–12 g i. v. in 3–4 Einzeldosen, Kinder tgl. 200–400 mg/kg). Auch hohe Dosen von Penicillin G (tgl. 20 Mill. E) sind wirksam. Eine Kombination von Penicillinen mit Gentamicin (tgl. 5 mg/kg) wirkt synergistisch. Bei Penicillin-Allergie kommt Minocyclin (wegen seiner relativ guten Liquorgängigkeit) in Kombination mit Gentamicin in Frage. Wegen der schlechten Diffusion der Antibiotika in das granulomatöse Gewebe muß die Therapie über mindestens 4 Wochen fortgeführt werden.

Sepsis (erworbene Form, nicht seltene Komplikation bei Leberzirrhose, malignen Lymphomen, nach Nierentransplantation): Da der Listerien-Sepsis häufig eine Meningitis folgt, sollte die Behandlung wie bei Meningitis mit Ampicillin + Gentamicin erfolgen. Cephalosporine sind unwirksam.

Schwangerenlisteriose: Meistens fehlen Krankheitserscheinungen. Manchmal bestehen unklares Fieber, eine Pyelonephritis, eine Metritis und selten eine Meningitis. Die Blutkultur kann positiv sein. Die Ursache wird oft nicht erkannt.
Therapie: Ampicillin i. v., tgl. 6 g, für mindestens 3 Wochen.

Okuloglanduläre oder kutane Form: Therapie mit Amoxicillin, tgl. 3 g bzw. 100 mg/kg, bis zur klinischen Heilung. Bei Penicillin-Allergie Doxycyclin.

Literatur

Armstrong RW, Fung PC. Brainstem encephalitis (rhombencephalitis) due to Listeria monocytogenes. Case report and review. Clin Infect Dis 1993; 16: 689–702.

Charpentier E, Gerbaud G, Jacquet C, Rocourt J, Courvalin P. Incidence of antibiotic resistance in Listeria species. J Infect Dis 1995; 172: 277.

McLauchlin J, Audurier A, Taylor AG. Treatment failure and recurrent human listeriosis. J Antimicrob Chemother 1991; 27: 851.

Michelet C, Avril JL, Cartier F, et al. Inhibition of intracellular growth of Listeria monocytogenes by antibiotics. Antimicrob Ag Chemother 1994; 38: 438.

Uldry PA, Kuntzer T, Bogousslavsky J, et al. Early symptoms and outcome of listeria rhromboencephalitis: 14 adult cases. J Neurol 1993; 24: 235–42.

Salmonellen-Infektionen

Typhus und Paratyphus (Erreger: Salmonella typhi, S. paratyphi A, B oder C) unterscheiden sich als septikämische Krankheiten in pathogenetischer, diagnostischer und therapeutischer Hinsicht von den meist gutartigen Salmonellen-Enteritiden (viele Serotypen), bei denen die Erkrankung im allgemeinen auf den Darm beschränkt ist. Diese Trennung hat auch für die Behandlung der Salmonellen-Ausscheidung praktische Bedeutung, da Typhus- und Paratyphus-Bakterienausscheider in epidemiologischer Hinsicht eine größere Gefahr darstellen als die Enteritis-Salmonellen-Ausscheider, bei denen die Ausscheidung fast immer spontan aufhört.

Typhus und Paratyphus

Erreger: Salmonella typhi, Salmonella paratyphi A, B (S. schottmuelleri) und C (S. hirschfeldii).

Klinik: Septikämische Erkrankungen mit Vorkommen der Bakterien im Blut. Meist Importinfektion, z. B. nach Indienreise.

Erregernachweis: In der 1. Krankheitswoche im Blut, ab 2. Woche im Stuhl und Urin. Nachweis von Serumagglutininen (Gruber-Widal), bei Titeranstieg der 0-Antikörper verwertbar. Antibiogramm wichtig, da im Ausland häufig mehrfachresistente S.-typhi-Stämme isoliert worden sind, die gegen Chloramphenicol, Co-trimoxazol, Ampicillin u. a. unempfindlich waren. Gyrase-Hemmer und Ceftriaxon sind fast immer wirksam (vereinzelt kommen resistente Stämme vor).

Therapie: Die frühere Behandlung mit Chloramphenicol ist heute durch Ciprofloxacin (bei Erwachsenen) und durch Breitspektrum-Cephalosporine abgelöst worden (niedrigere Resistenzrate, bessere Wirksamkeit, geringeres Risiko von Nebenwirkungen). Die orale Tagesdosis von Ciprofloxacin ist 1 g (Therapiedauer: 2 Wochen). Auch Levofloxacin und Fleroxacin sind wirksam.
Mit Ceftriaxon (tgl. 2 g) für 1–2 Wochen erreicht man ebenfalls gute klinische Resultate. Es gibt auch Einzeitherapiestudien mit Ceftriaxon und Ciprofloxacin mit positivem Ergebnis. Bei allen Therapieformen tritt eine Entfieberung erst in 4 bis 5 Tagen ein. Die Versagerquote liegt bei 10%, die Rezidivrate bei 5–10%. Ampicillin, das zu einer langsameren Entfieberung und einem verzögerten Rückgang der klinischen Erscheinungen führt, ist den anderen Mitteln unterlegen und sollte zur Therapie des Typhus nicht mehr verwendet werden.

Bei **Schocksymptomen** (meist bei Behandlungsbeginn) oder bei besonders schwerem Krankheitsverlauf kann für 2 Tage Dexamethason i. v. (initial 3 mg/kg, dann 1 mg/kg alle 6 h) verabreicht werden, jedoch ist es ab 3. Krankheitswoche oder bei Auftreten einer intestinalen Komplikation (Darmblutung, Peritonitis) wegen der Gefahr einer Darmperforation kontraindiziert. Bei Darmperforation (Mischinfektion von aeroben und anaeroben Bakterien) ist eine Kombination mit Clindamycin und Gentamicin erforderlich. Keine Verwendung von Salizylaten oder anderen Antipyretika wegen der Gefahr einer Hypothermie.

Ein **Rezidiv** sollte mit einem bisher noch nicht verwandten Mittel behandelt werden (z. B. Ceftriaxon, wenn vorher Ciprofloxacin gegeben worden ist). Bei **Absiedlungen** in anderen Organen (Osteomyelitis, Spondylitis, Cholezystitis, Gallenblasenempyem, Meningitis, Orchitis) benutzt man Ceftriaxon oder Ciprofloxacin in höherer Dosierung.

Salmonellen-Enteritis

Die **Erreger** sind Enteritis-Salmonellen (viele Serotypen, am häufigsten S. typhimurium und S. enteritidis), die in der Regel weder im Blut noch im Urin nachweisbar sind, sich aber schon im Beginn der Erkrankung aus dem Stuhl züchten lassen. Die Erkrankung kommt fast immer durch infizierte Nahrungsmittel zustande (s. S. 472) und verläuft gewöhnlich unter dem klinischen Bild einer fieberhaften Enteritis, die bei geschwächten Personen oder bei starkem Wasserverlust bedrohlich sein kann. Die Häufigkeit einer Resistenz von Enteritis-Salmonellen gegen Ampicillin, Tetracyclin, Chloramphenicol und Co-trimoxazol hat erheblich zugenommen. Eine Resistenz gegen Cefotaxim, Ceftriaxon und Ciprofloxacin ist selten.

Therapie: Bei leichten Erkrankungen, die oft erst nach Abklingen der klinischen Erscheinungen als Salmonellose erkannt werden, kann auf ein Antibiotikum verzichtet werden. Wenn eine Antibiotika-Therapie notwendig erscheint, kommen Cotrimoxazol oder Gyrase-Hemmer in Frage. Die Therapie hat in erster Linie das Ziel, septische Absiedlungen zu verhindern. Eine Salmonellen-Enteritis sollte bei Abwehrschwäche (Lymphom, AIDS, Nierentransplantation etc.) sowie bei geschwächten älteren Menschen und bei Patienten mit Herzklappen- und Gelenkprothesen stets antibiotisch behandelt werden (mit Ciprofloxacin oder Ceftriaxon), um Komplikationen zu verhüten. Dabei sind trotz Ansprechen auf die Therapie Rezidive häufig.
Bei nachgewiesenem bakteriämischem Verlauf (mit hohem Fieber und septischen Erscheinungen) sind Ciprofloxacin oder Ceftriaxon am günstigsten. Eine Salmonellen-Meningitis behandelt man mit Ceftriaxon in höherer Dosierung (nur notfalls mit Chloramphenicol). Die Therapiedauer mit modernen Antibiotika kann relativ kurz sein (5–7 Tage).

Salmonellen-Ausscheider

Es ist zu unterscheiden zwischen
1. **Typhus- und Paratyphus-Salmonellen-Ausscheidern** (Sitz der Keime meist in der Gallenblase, manchmal auch nur im Darm oder in den Harnwegen, spontane Sanierung kaum zu erwarten) und
2. **Enteritis-Salmonellen-Ausscheidern** (temporäre, postenteritische Ausscheidung aus dem Darm, fast immer spontane Sanierung nach Wochen oder Monaten).

Typhus- und Paratyphus-Dauerausscheider: Personen, die noch 1 Jahr nach der Erkrankung Salmonella typhi, Salmonella paratyphi A, B oder C im Stuhl oder Urin ausscheiden, gelten als Dauerausscheider. Bei ihnen besteht häufig eine chronische Cholezystitis oder ein Gallensteinleiden. Vor jedem Sanierungsversuch eines

Salmonellen-Infektionen

Typhus- oder Paratyphus-Ausscheider sollten eine bakteriologische Untersuchung des Duodenalsaftes und eine Sonographie der Gallenblase durchgeführt werden. Bei Feststellung von Gallensteinen ist nur eine operative Entfernung unter gleichzeitiger Antibiotika-Therapie (s. u.) erfolgversprechend. Inwieweit dabei das Operationsrisiko in Kauf genommen werden darf, muß individuell entschieden werden. Bei normalem Gallenblasenbefund und fehlenden Konkrementen ist trotz Salmonellen-Ausscheidung eine Cholezystektomie nicht indiziert; in diesem Falle sollte zunächst eine Antibiotika-Therapie versucht werden.

Behandlungsschema für Dauerausscheider von Typhus- und Paratyphus-Salmonellen: Am besten wirkt anscheinend Ciprofloxacin (2mal täglich 0,5 g oral für 4 Wochen). Auch Ceftriaxon (tgl. 2 g für 2 Wochen) kann zum Verschwinden der Erreger führen. Relativ gute Ergebnisse wurden mit Co-trimoxazol oral (tgl. 1,92 g für 4–6 Wochen) erzielt. Die Anwendung von Chloramphenicol bei Typhus- und Paratyphus-Dauerausscheidern ist bedenklich und stets erfolglos.

Enteritis-Salmonellen-Ausscheider: Bei Dauerausscheidern von Enteritis-Salmonellen befinden sich die Erreger im Darm, nur selten in der Gallenblase; es kommt fast regelmäßig nach einigen Wochen oder Monaten ohne weitere Behandlung zum Aufhören der Ausscheidung. Therapieversuche mit Ampicillin oder Co-trimoxazol unterdrücken die Salmonellen-Ausscheidung nur vorübergehend und können diese sogar verlängern. Wenn man sich in speziellen Fällen, z. B. bei Beschäftigten in Lebensmittelbetrieben, dennoch zu einem Behandlungsversuch entschließt, kommt am ehesten Ciprofloxacin oral (2mal tgl. 0,5 g für 10 Tage) in Frage. Kontaktinfektionen von Mensch zu Mensch sind selten, kommen aber in Krankenhäusern, Kindergärten und psychiatrischen Anstalten gelegentlich vor. Der Schutz vor Ansteckungen wird am besten durch strenge Nahrungsmittelhygiene erreicht (nicht durch Vermeidung von Kontaktinfektionen).

Literatur

Dawood ST, Uwaydah AK. Treatment of multiresistant Salmonella typhi with intravenous ciprofloxacin. Pediatr Infect Dis 1991; 10: 343.

Dutta P, Rasaily R, Saha MR, et al. Ciprofloxacin for treatment of severe typhoid fever in children. Antimicrob Ag Chemother 1993; 37: 1197–9.

Halder KK, Dalal BS, Ghose E, Samyal S. Chloramphenicol resistant Salmonella typhi: The cause of recent outbreak of enteric fever in Calcutta. Indian J Pathol Microbiol 1992; 35: 11–7.

Piddock LJU, Whale K, Wise R. Quinolone resistance in Salmonella: Clinical experience. Lancet 1990; 1: 1459.

Reed RP, Klugmann KP. Neonatal typhoid fever. Pediatr Infect Dis J 1994; 13: 774.

St. Geme JW, et al. Consensus: Management of Salmonella infection in the first year of life. Pediatr Infect Dis J 1988; 7: 615.

Sugandhi Rao P, Rajashekar V, Varghese GK, et al. Emergence of multidrug-resistant Salmonella typhi in rural southern India. Am J Trop Med Hyg 1993; 48: 108–11.

Wallace MR, Yousif AA, Mahroos GA. Ciprofloxacin versus ceftriaxone in the treatment of multiresistant typhoid fever. Eur J Clin Microbiol Infect Dis 1993; 12: 907–10.

Brucellosen

Erreger: Vier Brucellen-Arten kommen beim Menschen in unterschiedlicher Häufigkeit vor. Übertragung der Erreger auf den Menschen ist möglich von Rindern (B. abortus), Schafen und Ziegen (B. melitensis), Schweinen (B. suis) und Hunden (B. canis).

Klinik: Es gibt septikämische Erkrankungen mit akutem, subakutem oder chronischem Verlauf. Komplikationen sind Osteomyelitis, Arthritis, Spondylitis, Endokarditis, Meningoenzephalitis, granulomatöse Hepatitis, Pneumonie, Abort u. a. Histologisch findet man epitheloidzelliges Granulationsgewebe.

Diagnose: Leukozytenzahl normal oder vermindert. Kultureller Erregernachweis im Blut und Knochenmarkpunktat bei Verwendung von Spezialnährböden und längerer Bebrütung in normaler und CO_2-angereicherter Atmosphäre möglich. Vorkommen von agglutinierenden Antikörpern im Patientenserum (Titer ab 1:160 positiv). Der Antikörpernachweis kann durch blockierende Antikörper erschwert sein.

Therapie: Schwierig, besonders bei subakutem und chronischem Verlauf. Trotz wirksamer Antibiotika-Therapie kommt es häufig zu Rezidiven. Mittel der Wahl ist Doxycyclin per os, tgl. 0,2 g (bei Kindern tgl. 4 mg/kg) für 6 Wochen in Kombination mit Gentamicin, tgl. 5 mg/kg, für 3 Wochen. Eine neuere Empfehlung ist die Kombination von Doxycyclin mit Rifampicin (tgl. 0,6–0,9 g) für 6 Wochen. Kinder unter 8 Jahren erhalten statt Doxycyclin Co-trimoxazol (in Kombination mit Rifampicin).

Bei Brucellen-Endokarditis und -Meningoenzephalitis sollte die Therapie mit Doxycyclin plus Gentamicin stets durch Rifampicin ergänzt werden. Über Gyrase-Hemmer bei akuter und chronischer Brucellose liegen noch relativ wenig Erfahrungen vor; sie sind aber ebenfalls wirksam.
Bei **Rezidiven** wirkt Doxycyclin weiterhin günstig (keine Resistenzentwicklung beobachtet). Immer sollte zusätzlich Rifampicin oral verwendet werden.

Wenn es sich um eine chronische Verlaufsform oder um eine Brucellen-Osteomyelitis handelt, gibt man Doxycyclin in maximaler Dosierung in Kombination mit Gentamicin i. m. + Rifampicin oral für 6 Wochen und führt 3–4 Monate lang eine orale Nachbehandlung mit Doxycyclin durch. Alternativen sind Ciprofloxacin oder Co-trimoxazol in Kombination mit Rifampicin.

Literatur

Akova M, Uzun O, Akalin HE et al. Quinolones in treatment of human brucellosis: Comparative trial of ofloxacin-rifampin versus doxycycline-rifampin. Antimicrob Ag Chemother 1993; 37: 1831–4.

Al-Eissa YA. Clinical and therapeutic features of childhood neurobrucellosis. Scand J Infect Dis 1995; 27: 339.

Ariza J, Gudiol F, Pallares R. Treatment of human brucellosis with doxycycline plus rifampin or doxycycline plus streptomycin. Ann Intern Med 1992; 117: 25–30.

Colmenero JD, Fernández-Gallardo IC, Agundez JAG, et al. Possible implication of doxycycline-rifampicin interaction for treatment of brucellosis. Antimicrob Agents Chemother 1994; 38: 2798.

Garcia-Rodriguez JA, Garcia Sanchez JE, Trujillano I, et al. Susceptibilities of Brucella melitensis isolates to clinafloxacin and four other new fluoroquinolones. Antimicrob Agents Chemother 1995; 39: 1194.

Khuri-Bulos NA, Daoud AH, Azab SM. Treatment of childhood brucellosis: Results of a prospective trial on 113 children. Pediatr Infect Dis 1993; 12: 377.

Lang R, Dagan R, Potasman I, et al. Failure of ceftriaxone in the treatment of acute brucellosis. Clin Infect Dis 1992; 14: 506–9.

Lang R, Rubinstein E. Quinolones for the treatment of brucellosis. J Antimicrob Chemother 1992; 29: 357–63.

Malik GM. A clinical study of brucellosis in adults in the Asir region of southern Saudi Arabia. Am J Trop Med Hyg 1997; 56: 375–7.

Montejo JM, Alberola I, Glez-Zarate P, et al. Open, randomized therapeutic trial of six antimicrobial regimens in the treatment of human brucellosis. Clin Infect Dis 1993; 16: 671.

al Sibai MB, Halim MA, el Shaker MM, Khan BA, Qadri SM. Efficacy of ciprofloxacin for treatment of Brucella melitensis infections. Antimicrob Ag Chemother 1992; 36: 150–2.

Tularämie

Erreger: Francisella tularensis. In Mitteleuropa sehr selten. Vorkommen noch in Schweden, Finnland und Ungarn. Ansteckung durch Nagetiere (Kaninchen, Hasen), Haustiere, infiziertes Fleisch, Zeckenbisse, Moskitos. Primärherd in der Haut (scharf begrenztes Geschwür) mit starker Schwellung der regionären Lymphknoten (Vereiterung möglich). Auch Pneumonie, Konjunktivitis und septische Erkrankungen kommen vor. Nachweis von Agglutininen im Serum (Titer ab 1:160 positiv). Anzüchtung der Erreger auf Spezialnährböden möglich.

Therapie: Streptomycin ist nach früheren Erfahrungen wegen seiner guten Wirksamkeit zur Therapie am besten geeignet, jedoch kommt es rasch zur Resistenzentwicklung. Günstige Behandlungsresultate sind bei rechtzeitigem Therapiebeginn auch mit Tetracyclinen erzielt worden, so daß eine Kombination von Streptomycin und Doxycyclin sinnvoll erscheint. Auch Gentamicin (täglich 5 mg/kg) oder Azithromycin sind offenbar wirksam. Die Bedeutung der Gyrase-Hemmer ist unklar. Ceftriaxon scheint klinisch zu versagen. Zur Rezidivprophylaxe verwendet man stets Doxycyclin per os.

Dosierung: Streptomycin i. m., tgl. 1 g, bei Pneumonie oder septischem Verlauf 2 g, in Kombination mit Doxycyclin tgl. 0,2 g oral für 10–14 Tage (bis mindestens 5 Tage nach Entfieberung).

Literatur

Alford RH, John JT, Bryant RE. Tularemia treated successfully with gentamicin. Am Rev Resp Dis 1972; 106: 265.

Enderlin G, Morales L, Jacobs RF, Cross JT. Streptomycin and alternative agents for the treatment of tularemia: Review of the literature. Clin Infect Dis 1994; 19: 42.

Lee H-C, Horowitz E, Linder W. Treatment of tularemia with imipenem/cilastatin sodium. South Med J 1991; 84: 1277–8.

Long GW, Oprandy JJ, Narayanan RB, et al. Detection of Francisella tularensis in blood by polymerase chain reaction. J Clin Microbiol 1993; 31: 152–4.

Mason WL, Eigelsbach T, Little F, Bates JH. Treatment of tularemia, including pulmonary tularemia with gentamicin. Am Rev Respir Dis 1980; 121: 39.

Risi GF, Pombo DJ. Relapse of tularemia after aminoglycoside therapy: case report and discussion of therapeutic options. Clin Infect Dis 1995; 20: 174.

Scheel O, Reiersen R, Hoel T. Treatment of tularemia with ciprofloxacin. Eur J Clin Microbiol Infect Dis 1992; 11: 447–8.

Zecken-Borreliose

Einzelmanifestationen der Krankheit sind in Europa schon lange bekannt (Erythema migrans, Acrodermatitis atrophicans, Meningoradikulitis Bannwarth). Wegen des Ansprechens auf Penicillin und andere Antibiotika wurde ein bakterieller Erreger vermutet. Bei einer Epidemie in Lyme (USA) wurden die Erkrankungen als Krankheitseinheit erkannt und als »Lyme disease« bezeichnet. 1981 wurde Borrelia burgdorferi als Erreger nachgewiesen. Es gibt mehrere Untertypen desselben Erregers, welche z. T. für die unterschiedlichen Verläufe der Krankheit verantwortlich sein könnten. Borrelia garinii und B. afzelii können weitgehend das gleiche Krankheitsbild bewirken. Die Erkrankung wird durch Zeckenbisse übertragen. Erregerreservoir sind infizierte Wildtiere (Rehe, Mäuse, Vögel) und Haustiere (Hunde, Kühe), die z. T. auch selbst erkranken. Die Krankheit ist offenbar weit verbreitet und kommt überall dort vor, wo es geeignete Zecken gibt.

Klinik: Die Krankheit kann akut und chronisch verlaufen. Im akuten Stadium kommt es 2–20 Tage nach dem Zeckenbiß an der Bißstelle zu einer Rötung, die sich zentrifugal ausbreitet (Erythema migrans). Das Erythem ist wenig schmerzhaft. Oft bestehen nach einigen Wochen eine leichte Meningitis sowie diverse Allgemeinerscheinungen (Fieber, Muskelschmerzen, Lymphknotenschwellung). In unbehandelten Fällen können sich 3–6 Wochen nach dem Erythema migrans verschiedenartige Symptome entwickeln. Am häufigsten ist eine wechselnde Arthritis oder eine Meningoradikulitis (z. T. mit Fazialis- und Augenmuskellähmungen). Nicht selten treten eine Tendinitis und unterschiedliche Exantheme auf. Bei Kindern sieht man häufig am Ohrläppchen, bei Erwachsenen in der Umgebung der Brustwarze ein Lymphozytom, das sich als solitärer blauroter Knoten manifestiert. Relativ selten kommt es in diesem Stadium zu einer Karditis mit Herzrhythmusstörungen (AV-Block).
Im chronischen Stadium der Krankheit (Jahre nach der Infektion) können sich eine Acrodermatitis atrophicans, ein chronisches Lymphozytom, eine chronische Arthritis und Tendinitis oder eine chronische Enzephalomyelitis (mit ähnlicher Symptomatik wie bei multipler Sklerose) entwickeln. Seltene Manifestationen sind Demenz-ähnliche Zustände, Epilepsie, Augenmanifestationen sowie Beteiligung von Leber, Milz und Hoden. Sehr selten ist in der Schwangerschaft eine Übertragung auf den Feten mit Abort oder Fruchtschädigung.

Diagnose: Es gibt keine typischen Laborbefunde. Die Neuromanifestationen sind meist von einer Liquor-Pleozytose begleitet, und im Liquor läßt sich mittels PCR DNS von Borrelien nachweisen. Die Anzüchtung von Borrelien aus Biopsiematerial und Liquor gelingt nur selten und erfordert Spezialmedien. Die Serologie ist problematisch. Viele Patienten mit eindeutigem Krankheitsbild haben eine ungenügende Antikörperantwort. Ein isolierter negativer serologischer Befund schließt eine Borreliose nicht aus (vor allem im Frühstadium der Krankheit). Es vergehen meist 2 bis 3 Wochen nach Krankheitsbeginn, bis Antikörper nachweisbar sind. Am besten ist die Durchführung mehrerer unterschiedlicher Antikörpernachweise. Wenn Antikörper gebildet worden sind, können diese jahrelang persistieren (trotz adäquater Behandlung und klinischer Heilung). Bei der starken Durchseuchung der Bevölkerung beweisen Antikörper keineswegs eine Erkrankung. Differentialdiagnostisch sind viele Krankheiten mit ähnlicher Symptomatik, aber anderer Ätiologie auszuschließen.

Therapie: Offensichtlich hat die Infektion eine starke Selbstheilungstendenz. Wegen der Gefahr gefährlicher Spätkomplikationen sollte aber jeder entzündete Zeckenbiß und jedes Erythema migrans antibiotisch behandelt werden. Penicilline, Cephalosporine, Doxycyclin und Makrolide sind wirksam. Am besten praktikabel ist eine 21 Tage dauernde Behandlung mit Doxycyclin oral (tgl. 0,2 g). Bei Kindern unter 8 Jahren sind Oralpenicilline oder Oralcephalosporine oder Clarithromycin indiziert. Bei zu kurzer Behandlung oder Unterdosierung ist Übergang in das Spätstadium möglich.
Die chronische Form einer Borreliose ist schwierig zu behandeln. Bei Neuroborreliose hat sich wegen der besseren Liquorgängigkeit eine 2–4 Wochen dauernde Behandlung mit Ceftriaxon i. v. (Erwachsene tgl. 2 g, jüngere Kinder 80 mg/kg) etabliert. Eine Alternative ist die Behandlung mit täglich 20 Mill. E Penicillin G. Echte Rezidive (beruhend auf einer Persistenz der Erreger) kommen in 10–20% vor und erfordern eine erneute Therapie mit Ceftriaxon oder Penicillin G. Bei Nichtansprechen ist die Diagnose noch einmal zu überprüfen. Die chronische Arthritis kann auch mit tgl. 0,2 g Doxycyclin oral behandelt werden (über 4 Wochen). Gyrase-Hemmer sind bei der Zecken-Borreliose unwirksam.
Da die Krankheit häufig schwer zu diagnostizieren ist und chronisch verlaufen kann, sollte man zumindest in der Anfangsphase die Indikation zur Antibiotika-Therapie großzügig stellen (schon bei Verdacht). Bei Therapiebeginn kann es durch Bakteriolyse zu einer Verstärkung der Symptome kommen (Jarisch-Herxheimer-Reaktion). In der Schwangerschaft ist immer Ceftriaxon i. v. anzuwenden (in allen Stadien).

Die klassische Borreliose ist das Rückfallfieber (durch B. recurrentis), welches durch andere Zecken oder Kleiderläuse übertragen wird. Die hochakute septikämische Infektion spricht auf viele Antibiotika (z. B. Penicilline, Cephalosporine, Tetracycline) an. Mit Doxycyclin ist eine Einmaltherapie (0,2 g i. v.) möglich. Es gibt aber noch weitere verschiedenartige Erkrankungsformen durch Borellia-Arten.

Literatur

American College of Obstetricians and Gynecologists (ACOG). Lyme disease during pregnancy. ACOG Committee Opinion: Committee on Obstetrics: Maternal and Fetal Medicine. Int J Gynecol Obstet 1992; 39: 59.

American College of Rheumatology and the Council of the Infectious Diseases Society of America: Appropriateness of parenteral antibiotic treatment for patients with presumed Lyme disease. Ann Intern Med 1993; 119: 518.

Dattwyler RJ, Halperin JJ. Failure of tetracycline in early Lyme disease. Arthritis Rheum 1987; 30: 448–50.

Dattwyler RJ, Halperin JJ, Volkman DJ, Luft BJ. Treatment of late Lyme borreliosis – Randomised comparison of ceftriaxone and penicillin. Lancet 1988; 2: 1191–4.

Diringer MN, Halperin JJ, Dattwyler RJ. Lyme meningoencephalitis: Report of a severe, penicillin-resistant case. Arthritis Rheum 1987; 30: 705–8.

Hassler D, Zoller L, Haude M, et al. Cefotaxime versus penicillin in the late stage of Lyme disease – prospective, randomized therapeutic study. Infection 1990; 18: 16.

Karlsson M, Hammers-Berggren S, Lindquist L. Comparison of intravenous penicillin G and oral doxycycline for treatment of Lyme neuroborreliosis. Neurology 1994; 44: 1203–7.

Lebech AM, Hansen K. Detection of Borrelia burgdorferi DNA in urine samples and cerebrospinal fluid samples from patients with early and late Lyme neuroborreliosis by polymerase chain reaction. J Clin Microbiol 1992; 30: 1646–53.

Liebing MR, Nishido MJ, Rodriguez A, Sigel LH, Jin T, Louie JS. The polymerase chain reaction for the detection of Borrelia burgdorferi in human body fluids. Arthritis Rheum 1993; 36: 665–75.

Mullegger RR, Millner MM, Stanek G, Spork KD. Penicillin G sodium and ceftriaxone in the treatment of neuroborreliosis in children – a prospective study. Infection 1991; 19: 279.

Pal G, Baker JT, Wright DJ. Penicillin-resistant Borrelia encephalitis responding to cefotaxime. Lancet 1988; 1: 50–1.

Pfister H-W, Preac-Mursic V, Wilske B, et al. Randomized comparison of ceftriaxone and cefotaxime in Lyme neuroborreliosis. J Infect Dis 1991; 163: 311.

Plotkin SA, Peter G, Easton JG. Treatment of Lyme borreliosis. Pediatrics 1991; 88: 176.

Salazaar JC, Gerber MA, Goff CW. Long-term outcome of Lyme disease in children given early treatment. J Pediatr 1993; 122: 591.

Steere AC, Levin R, Molloy P, et al. Treatment of Lyme arthritis. Arthritis Rheum 1994; 37: 878.

Weber K, Preac-Mursic V, Wilske B, Thurmayr R, Neubert U, Scherwitz C. A randomized trial of ceftriaxone versus oral penicillin for the treatment of early European Lyme borreliosis. Infection 1990; 18: 91–6.

Leptospirosen

Erreger: Verschiedene Subspezies (Serovars) von Leptospira interrogans kommen vor. Nach der alten Nomenklatur waren in Europa am häufigsten Leptospira icterohaemorrhagiae (Weil-Krankheit), L. grippotyphosa (Feldfieber), L. canicola und L. pomona (lymphozytäre Meningitis). Die Übertragung auf den Menschen erfolgt durch Kontakt mit infizierten Tieren (z. B. Ratten) oder durch kontaminiertes Süßwasser (Wassersport).

Klinik: Die Erkrankung beginnt mit einer uncharakteristischen Initialphase, die oft für eine Grippe gehalten wird. Typisch können starke Wadenschmerzen, vieldeutige Exantheme und Konjunktivitis sein. Die Patienten haben in dieser Phase meist keine Leukozytose und nur eine geringfügige Transaminasenerhöhung, aber vermehrtes CRP und beschleunigte BSG. Nach 5 Tagen schließt sich eine mehr oder weniger ausgeprägte Phase der Organmanifestationen an. Eine »Weil-Krankheit« mit Ikterus, Nierenversagen und Symptomen eines Multiorganversagens erfordert die Behandlung auf einer Intensivstation.

Diagnose: Da die Symptome am Anfang vieldeutig sind, wird die Diagnose meist erst spät gestellt. Der Nachweis von Agglutininen und spezifischen IgM im Serum gelingt meist erst ab 2. Woche. Kultureller Nachweis aus Blut und Liquor in der 1. Woche, aus Urin ab 2. Woche möglich. Eine Frühdiagnose ist durch PCR (DNS-Nachweis) möglich.

Therapie: Schwere der Erkrankung und Prognose hängen entscheidend von der Virulenz der Erreger, dem frühen Behandlungsbeginn und dem Alter des Patienten ab (bei älteren Personen ungünstiger). Die schlechte Prognose bei der Weil-Krankheit rechtfertigt eine früh einsetzende Therapie schon bei relativ vagem klinischen Verdacht. Positive Erfahrungen liegen mit Doxycyclin i. v. (1mal täglich 0,2 g) vor, das auch bei Niereninsuffizienz anwendbar ist; nach Eintritt einer Besserung kann die Therapie mit oralen Gaben fortgesetzt werden. Besser scheint Penicillin G zu wirken (tgl. 10 bis 20 Mill. E für 7 Tage). Auch Ampicillin i. v. (tgl. 4 g) war erfolgreich. Andere β-Lactam-Antibiotika sind ebenfalls wirksam, nicht aber Gyrase-Hemmer und Chloramphenicol. Bei Behandlungsbeginn kann eine Jarisch-Herxheimer-Reaktion auftreten.

Literatur

Friedland JS, Warrell DA. The Jarisch-Herxheimer reaction in leptospirosis: possible pathogenesis and review. Rev Infect Dis 1991; 13: 207–10.

McClain JBL, Ballou WR, Harrison SM, Steinweg DL. Doxycycline therapy for leptospirosis. Ann Intern Med 1984; 100: 696.

Merien F, Amouriaux P, Perolat P, et al. Polymerase chain reaction for detection of Leptospira spp. in clinical samples. J Clin Microbiol 1992; 30: 2219.

Münnich D, Lakatos M. Treatment of human leptospira infections with Semicillin (ampicillin) or with Amoxil (amoxycillin). Chemotherapy 1976: 22: 372.

Takafuji ET, Kirkpatrick JW, Miller RN. An efficacy trial of doxycycline chemoprophylaxis against leptospirosis. N Engl J Med 1984; 310: 497–500.

Watt G, Tuazon ML, Santiago E, et al. Placebo-controlled trial of intravenous penicillin for severe and late leptospirosis. Lancet 1988; 1: 433–5.

Rickettsiosen

Formen: Klassisches Fleckfieber (Erreger Rickettsia prowazeki) und andere Rickettsiosen sind in Mitteleuropa im letzten Jahrzehnt kaum noch aufgetreten. Mit der gelegentlichen Einschleppung von verschiedenen Fleckfieberformen ist jedoch weiterhin zu rechnen. So werden nach Reisen in den Mittelmeerraum und nach Afrika immer wieder Fälle von Zeckenbiß-Fleckfieber (Fièvre boutonneuse) durch Rickettsia conori beobachtet. Häufig sind derartige Infektionen nach Besuch von Nationalparks in Südafrika. Endemische Erkrankungen durch Rickettsia conori kommen auch in Mitteleuropa vor. In den USA ist das Rocky-Mountains-Spotted-Fieber (durch Rickettsia rickettsii) relativ häufig.
Reisende in Südostasien können an dem ebenfalls sehr gefährlichen Tsutsugamushi-Fieber erkranken. Das klinische Bild ist typisch (Exanthem, Primärherd, schweres Krankheitsgefühl). Die Verdachtsdiagnose kann frühzeitig durch den immunfluoreszenzserologischen mikroskopischen Rickettsiennachweis im Hautbiopsat (aus einer typischen Läsion) und ab 10. Krankheitstag durch den Antikörpernachweis im Patientenblut (z. B. durch den Latex-Agglutinationstest, die ELISA-Technik oder Immunfluoreszenzreaktion) bestätigt werden. Eine Erregerisolierung ist in Gewebekulturen und im Tierversuch möglich (Speziallabor erforderlich).

Therapie der verschiedenen Rickettsiosen: Doxycyclin, anfangs i. v., später oral (1mal tgl. 0,2 g) bis 6 Tage nach Entfieberung. Besonders bei schweren Formen ist früher Behandlungsbeginn wichtig. Die Eindosistherapie des durch Läuse übertragenen Fleckfiebers (Erreger R. prowazeki) mit 0,2 g Doxycyclin hat sich in Afrika bewährt. Früher wurde auch Chloramphenicol, initial tgl. 3 g per os, nach Entfieberung tgl. 2 g, verwendet. Dagegen sind alle β-Lactam-Antibiotika unwirksam. Bei schweren Erkrankungen kann für einige Tage zusätzlich Prednison, tgl. 50 mg, gegeben werden. Eine Prophylaxe des Tsutsugamushi-Fiebers (Scrub-Typhus) ist durch einmal wöchentliche Gabe von 0,2 g Doxycyclin oral für 6 Wochen nach Exposition möglich.

Q-Fieber (durch Coxiella burnetii) verläuft meist als interstitielle Pneumonie, z. T. mit stärkerer Leberbeteiligung. Q-Fieber ist in Deutschland in den letzten Jahren wieder häufiger geworden. Es wurde über mehrere Massenausbrüche berichtet. Offenbar sind viele Schafherden latent infiziert. Gelegentlich kommt es zu Q-Fieber-Erkrankungen auf Reisen infolge Kontakt mit infizierten Rindern oder Schafen.
Q-Fieber verläuft meist als schwere grippeartige Erkrankung. Die Manifestation variiert von schweren Symptomen mit Gelenkbeschwerden bis zu subklinischen Erkrankungen. Bei einem Drittel der Patienten entwickeln sich unterschiedliche Lungeninfiltrationen, die meist wie eine atypische Pneumonie verlaufen. Seltener kommt es zu einer schnell fortschreitenden Lungenentzündung. Häufig wird eine Pneumonie ohne pulmonale Beschwerden bei der Untersuchung des Fiebers als Überraschungsbefund festgestellt. Viele Patienten haben starke Kopfschmerzen. Der Liquor ist jedoch in der Regel normal. Schwere Verlaufsformen (Endokarditis, Infektionen von Gefäßprothesen oder Aneurysmen, Osteomyelitis, Hepatitis) kommen vor. Dabei ist die Endokarditis die häufigste Manifestation des chronischen Q-Fiebers. Die Letalität von Q-Fieber betrug in einer Serie 2,4%.

Therapie des Q-Fiebers: Doxycyclin i. v. oder oral, einmal tgl. 0,2 g (Kinder tgl. 4 mg/kg). Erythromycin wirkt unsicher.
Therapiedauer: 2 Wochen oder bis 3 Tage nach Entfieberung. Über Q-Fieber-Endokarditis: s. S. 409. Alle β-Lactam-Antibiotika sind unwirksam.

Literatur

Bella F, Espejo E, Uriz S, et al. Randomized trial of 5-day rifampicin versus 1-day doxycycline therapy for Mediterranean spotted fever. J Infect Dis 1991; 164: 433–4.

Gudiol F, Pallares R, Carratala J, et al. Randomized double-blind evaluation of ciprofloxacin and doxycycline for Mediterranean spotted fever. Antimicrob Agents Chemother 1989; 33: 987.

Raoult D, Drancourt M. Antimicrobial therapy of rickettsial diseases. Antimicrob Ag Chemother 1991; 35: 2457–62.

Raoult D, Marrie T. Q fever. Clin Infect Dis 1995; 20: 489.

Ruiz BR, Herrero JI. Evaluation of ciprofloxacin and doxycycline in the treatment of Mediterranean spotted fever. European Journal of Clinical Microbiology and Infectious Diseases 1992; 11: 427–31.

Strickman D, Sheer T, Salata K, et al. In vitro effectiveness of azithromycin against doxycycline-resistant and -susceptible strains of Rickettsia tsutsugamushi, etiologic agent of scrub typhus. Antimicrob Ag Chemother 1995; 39: 2406.

Twartz JC, Shirai A, Selvaraju G, et al. Doxycycline prophylaxis for human scrub typhus. J Infect Dis 1982; 146: 811.

Ehrlichiose

Erreger und Vorkommen: Die Ehrlichiose ist eine durch bestimmte Zeckenarten übertragene, akut verlaufende bakterielle Infektionskrankheit. Der obligat intrazelluläre Erreger der monozytären Form ist Ehrlichia chaffeensis (Vorkommen besonders in den USA). Die vor allem in Europa vorkommende granulozytäre Form wird durch andere Ehrlichia-Arten hervorgerufen, welche den tierpathogenen Arten E. equi und E. phagocytophila nahestehen. Sie werden hier meist durch die Zeckenart Ixodes ricinus (Holzbock) übertragen (am häufigsten in den Monaten Mai bis September). Allerdings wird der Zeckenbiß nicht immer bemerkt. Das Reservoir der menschenpathogenen Ehrlichia-Arten bei Tieren ist nicht genau bekannt. Beim Menschen ist charakteristisch die Bildung von sogenannten Morulae (Bakterienhaufen) in einer von einer Membran umgebenen Vakuole im Zytoplasma von Monozyten und Makrophagen (bei der monozytären Form) oder im Zytoplasma von neutrophilen Granulozyten (bei der granulozytären Form).

Klinik: Die Inkubationszeit beträgt 1–2(–3) Wochen. Bei Krankheitsbeginn treten zunächst Fieber, Schüttelfrost, Anorexie, Kopfschmerzen und Myalgien auf, oft auch Übelkeit und Erbrechen. Kinder haben häufig einen generalisierten makulösen oder makulopapulösen Hautausschlag. Möglich sind auch Leber- und Milzvergrößerung, Lymphknotenschwellungen, Ödeme der Hände und Füße, Arthritis oder Arthralgien sowie eine lymphozytäre oder granulozytäre Meningitis, bei schweren Erkrankungen außerdem Atem- und Niereninsuffizienz sowie gastrointestinale Blutungen. Es gibt leichte und schwere Verläufe mit tödlichem Ausgang. Die Krankheit dauert im Durchschnitt 1–2 Wochen.

Die **Diagnose** muß anfangs klinisch gestellt werden (bei entsprechenden Symptomen nach Zeckenbiß in einem Endemiegebiet). Häufig bestehen dabei eine Leukopenie, Thrombozytopenie und Transaminasenvermehrung im Serum. Im gefärbten Blutausstrich sieht man bei genauer Betrachtung typische **Morulae** in Monozyten und/oder Granulozyten. Morulae findet man bei der monozytären Form nur in einem Teil der Fälle, bei der granulozytären Form häufiger (bis zu 80%). Die Morulae sind im Liquor oder Knochenmarkpunktat, das zum Ausschluß einer Leukämie untersucht wird, in größerer Zahl nachweisbar. Das Knochenmarkpunktat zeigt außerdem gesteigerte Hämatopoese und häufig auch Granulome und granulomatöse Entzündung. Eine Anzüchtung der Erreger in der Zellkultur gelingt selten und erfordert längere Zeit (>4 Wochen).
Die **Polymerase-Kettenreaktion** (PCR) ist eine sehr empfindliche Nachweismethode, wird aber nur in Speziallabors durchgeführt.
Der **Antikörpernachweis** im Serum mit der indirekten Immunfluoreszenzreaktion mit Ehrlichia-infizierten Zellen ist durch Verlaufsuntersuchungen diagnostisch verwertbar, und zwar bei Serokonversion oder bei mindestens 4fachem Titeranstieg. Der Titerabfall beginnt nach 6–12 Wochen. Der mittlere geometrische Titer nach 17–30 Wochen ist 80 oder weniger. Der Test wird in den USA zentral im CDC (Atlanta) durchgeführt, in Deutschland im Max-von-Pettenkofer-Institut München.

Therapie: Die Therapie erfolgt mit Doxycyclin oral oder i. v. für 1 Woche und bewirkt rasche Besserung. Bei Kindern unter 8 Jahren kann auch Rifampicin wirksam sein.

Prophylaxe: Zur Prophylaxe wichtig ist die sofortige Zeckenentfernung und in Endemiegebieten die Vermeidung einer Zeckenexposition im Sommerhalbjahr.

Literatur

Chen SM, Dumler JS, Bakken JS, et al. Identification of a granulocytotropic Ehrlichia species as the etiologic agent of human disease. J Clin Microbiol 1994; 32: 589–95.

Comer JA, et al. Diagnosis of human ehrlichiosis by PCR assay of acute-phase serum. J Clin Microbiol 1999; 37: 31–4.

van Dobbenburgh A, et al. Human granulocytic ehrlichiosis in western Europe. N Engl J Med 1999; 340: 1214–6.

Dumler JS, Brouqui P, Aronson J, et al. Identification of Ehrlichia in human tissue. N Engl J Med 1991; 325: 1109–10.

Dunn BE, Monson TP, Dumler JS, et al. Identification of Ehrlichia chaffeensis morulae in cerebrospinal fluid mononuclear cells. J Clin Microbiol 1992; 30: 2207–10.

Fishbein DB, Dawson JE, Robinson LE. Human ehrlichiosis in the United States 1985–1990. Ann Intern Med 1994; 120: 736–43.

Guy E, et al. Detection of the agent of human granulocytic ehrlichiosis (HGE) in UK ticks using polymerase chain reaction. Epidemiol Infect 1998; 121: 681–3.

Lotric-Furlan S, et al. Human ehrlichiosis in central Europe. Wien Klin Wochenschr 1998; 110: 894–7.

Pusterla N, et al. Evidenco of the human granulocytic ehrlichiosis agent in ixodes ricinus ticks in Switzerland. J Clin Microbiol 1999; 37: 1332–4.

Standaert SM, Dawson JE, Schaffner W, et al. Ehrlichiosis in a golf-oriented retirement community. New Engl J Med 1995; 333: 420.

Pest

Erreger: Yersinia pestis. Vorkommen auch heute noch weltweit, besonders in Asien, Afrika und Südamerika. Endemisch oder epidemisch auftretende Zoonose (besonders bei Ratten und Erdhörnchen), die durch Flohstiche auf den Menschen übertragen wird. Eine Übertragung ist auch durch direkten Kontakt mit erkrankten Tieren oder durch Tröpfcheninfektion bei an Pneumonie erkrankten Menschen oder Tieren möglich. Eine Ansteckung von Mensch zu Mensch ist unter heutigen Bedingungen selten.
Pest ist eine sehr gefährliche Infektionskrankheit, die seit Jahrhunderten vielen Menschen das Leben gekostet hat. In den USA sind von 1980 bis 1994 229 Erkrankungen gemeldet worden.

Es gibt verschiedene **Krankheitsformen:**
Am häufigsten ist die Bubonenpest, die sich nach einem Flohstich durch massive, sehr schmerzhafte Lymphknotenschwellungen in der Axilla, Leistengegend oder am Hals äußert (begleitet von hohem Fieber und Schock mit starkem Blutdruckabfall). Unbehandelt kann in 2–4 Tagen der Tod eintreten (Letalität 20–30%). Dabei besteht fast immer eine intermittierende Bakteriämie.
Eine Sepsis kann sich auch ohne Lymphknotenschwellungen rasch entwickeln und geht stets mit einer massiven Bakteriämie einher.
Eine Pneumonie entsteht bei Pest entweder durch hämatogene Ausbreitung der Erreger oder durch Tröpfcheninfektion und manifestiert sich durch Husten, starke Brustschmerzen und Hämoptoe. Sie führt, wenn die Antibiotika-Therapie nicht sofort einsetzt, mit den Zeichen einer Verbrauchskoagulopathie immer rasch zum Tode.
Eine Meningitis, die immer hämatogen entsteht, beginnt bei inadäquat behandelten Erkrankungen meist erst in der 2. Krankheitswoche. Im Liquor sind vorwiegend Granulozyten und Bakterien enthalten.
Es gibt auch eine vorwiegend mit Erbrechen, Durchfall und Bauchschmerzen einhergehende gastrointestinale Form, die dem Auftreten der Bubonen vorausgeht oder bei einer Sepsis ohne Bildung von Bubonen auftritt.

Die **Diagnose** kann bei raschem Auftreten der charakteristischen Bubonen mit hohem Fieber nach einem Flohstich in einem Endemiegebiet bereits klinisch gestellt werden. Die Erreger sind mikroskopisch als bipolar gefärbte Stäbchen im Lymphknotenpunktat oder Blutausstrich leicht zu erkennen (Spezialfärbung). Sie lassen sich aus Liquor und Blut ohne Schwierigkeiten anzüchten.

Therapie: Entscheidend ist der sofortige Behandlungsbeginn mit Streptomycin i. m. (2mal tgl. 15 mg/kg), das seit langem als Mittel der Wahl gilt. Dauer 10 Tage. Bei Kontraindikationen für Streptomycin (z. B. bereits bestehende Taubheit) ist Doxycyclin i.v. (tgl. 0,2 g) wirksam.
Bei Meningitis ist Chloramphenicol i.v. indiziert (initiale Loadingdosis bei Kindern 25 mg/kg, gefolgt von 4mal tgl. 15 mg/kg) für 10 Tage. Erwachsene erhalten tgl. 4 g (in 4 Einzelgaben). Bei Pestpneumonie ist eine strikte Isolierung der Erkrankten

(zumindest in den ersten 2 Behandlungstagen) und Tragen von Handschuhen durch das Personal erforderlich.

Eine **Antibiotika-Prophylaxe** ist bei Familienangehörigen und anderen Kontaktpersonen durch orale Gabe von tgl. 0,1–0,2 g Doxycyclin oder 2mal tgl. 0,48 g Cotrimoxazol möglich (für 1 Woche).

Literatur

CDC (Centers for Disease Control). Human plague – India 1994. MMWR 1994; 43: 689 und 722–3.

Crook LD, Tempest B. Plague. A clinical review of 27 cases. Arch Intern Med 1992; 152: 1253–6.

Defoe D. The plague returns. Brit Med J 1999; 318: 456.

Frean JA, Arntzen L, Capper T, et al. In vitro activities of 14 antibiotics against 100 human isolates of Yersinia pestis from a Southern African plague focus. Antimicrob Ag Chemother 1996; 40: 2646–7.

Smith MD, Vinh DX, Hoa NTT, et al. In vitro antimicrobial susceptibilities of strains of Yersinia pestis. Antimicrob Ag Chemother 1995; 39: 2153.

Aktinomykose

Erreger: Actinomyces israeli (fadenförmige, anaerob wachsende Bakterien), seltener andere Actinomyces-Arten und Propionibacterium (Arachnia) propionicum. Klinisch verläuft die Aktinomykose als chronische indurierende Entzündung mit Tendenz zur Abszeß- und Fistelbildung. Am häufigsten tritt die zervikofaziale Form auf; seltener sind die thorakale Form (z. T. mit Pleuraempyem), die abdominelle Form und die genitale Form (bei Trägerinnen von Intrauterinpessaren). Auf metastatischem Wege kann eine Aktinomykose der Haut, Knochen, Leber, Nieren, Hoden, Herzklappen oder ein Hirnabszeß entstehen. Die Erreger sind im Eiter mikroskopisch nachweisbar (z. T. als Drusen). Die Anzüchtung gelingt auf Spezialmedien unter anaeroben Bedingungen. Auch eine histologische Diagnose ist möglich.

Therapie: A. israeli ist gegen Penicillin G im allgemeinen gut empfindlich. Penicillin-G-resistente Stämme sind selten. Die Penicillin-Therapie muß wie bei anderen chronischen Entzündungen über lange Zeit und wegen der schlechten Penetration in das Granulationsgewebe in hoher Dosierung durchgeführt werden.

Dosierungsschema: Bei der thorakalen und abdominellen Form gibt man Penicillin G 2mal tgl. 10 Mill. E als i. v. Kurzinfusion für 4–6 Wochen. Anschließend Nachbehandlung mit Penicillin V (tgl. 2–5 Mill. E) oder Amoxicillin (tgl. 1,5 g) für 2–6(–12) Monate. Bei Penicillin-Allergie oder Versagen der Penicillin-Therapie ist eine Behandlung mit Doxycyclin i.v. (tgl. 0,2 g) und anderen Antibiotika (z. B. Imipenem oder Ceftriaxon) möglich. Clindamycin i. v. ist ebenfalls wirksam, Metronidazol unwirksam. Bei der zervikalen Form können niedrigere Penicillindosen (tgl. 3 Mill. E für 6 Wochen) ausreichend sein. Die früher empfohlenen Sulfonamide verbessern die Therapieresultate auch bei Kombination mit Penicillin nicht. Wegen der stets vorliegenden Mischinfektion mit anderen Anaerobiern (Actinobacillus actinomycetem comitans, Eikenella corrodens, Bacteroides, Streptokokken) kann die zusätzliche Gabe von Doxycyclin oder Metronidazol sinnvoll sein. In manchen Fällen ist zur Beschleunigung der Heilung außerdem eine chirurgische Behandlung notwendig (Resektion, Inzision, Drainage).

Bei Versagen der Antibiotika-Therapie muß die seltene, klinisch und mikroskopisch ähnliche Nocardiose in Erwägung gezogen werden, die auf eine Sulfonamid- oder Co-trimoxazol-Therapie anspricht, manchmal erst auf eine Behandlung mit Imipenem oder Ceftriaxon (da Sulfonamid-resistente Stämme vorkommen). Imipenem kann bei schweren Erkrankungen mit Amikacin kombiniert werden. Es gibt auch gute klinische Erfahrungen bei Nocardiose mit Minocyclin.

Literatur

Edelmann M, Cullmann W, Nowak KH, Kozuschek W. Treatment of abdominothoracic actinomycosis with imipenem. Eur J Clin Microbiol 1987; 6: 194.

Forbes GM, Harvey FA, Philpott-Howard JN, et al. Nocardiosis in liver transplantation: variation in presentation, diagnosis and therapy. J Infect 1990; 20: 11.

Kinnear W, MacFarlane J. A survey of thoracic actinomycosis. Respir Med 1990; 84: 57–9.

McNeil MM, Brown JM, Georghiou PR, et al. Infections due to Nocardia transvalensis:

Clinical spectrum and antimicrobial therapy. Clin Infect Dis 1992; 15: 453.

Muller-Holzner E, Ruth NR, Abfalter E, et al. IUD-associated pelvic actinomycosis: A report of five cases. Int J Gynecol Pathol 1995; 14: 70.

Pavicic MJAMP, van Winkelhoff AJ, de Graaff J. In vitro susceptibilities of Actinobacillus actinomycetem comitans to a number of antimicrobial combinations. Antimicrob Ag Chemother 1992; 36: 2634.

Skoutelis A, Petrochilow J, Bassaris H. Successful treatment of thoracic actinomycosis with ceftriaxone. Clin Infect Dis 1994; 19: 161–2.

Tuberkulose

Durch die Einführung der Tuberkulostatika ist die Sterblichkeit an Tuberkulose auf ein Minimum gesenkt und die Prognose bedeutend verbessert worden. Mit Neuerkrankungen ist aber weiterhin zu rechnen. Reaktivierungen kommen besonders bei älteren Personen, Ausländern und Patienten mit AIDS und anderen Grundleiden vor. Tuberkulose ist oft auch die klinische Erstmanifestation von AIDS. Da die Therapie konsequent über lange Zeit fortgeführt werden muß und wegen möglicher Nebenwirkungen nicht ohne Risiko ist, muß die Diagnose in jedem Fall durch bakteriologische und andere Untersuchungsbefunde gesichert werden.

Folgende **diagnostische Maßnahmen** sind – vor Einleitung der Behandlung – durchzuführen:
1. Die **mikroskopische Untersuchung** von Sputum, Magensaft u. a. reicht allein nicht aus, um eine Tuberkulose zu beweisen. Säurefeste Stäbchen im Untersuchungsmaterial können auch harmlose saprophytäre Mykobakterien oder sog. »atypische« (nichttuberkulöse) Mykobakterien sein. Nur bei starker Keimausscheidung ist das mikroskopische Präparat positiv.
2. Eine **kulturelle Untersuchung** ist zur Bestätigung der Diagnose und zur Durchführung einer Resistenzbestimmung unbedingt notwendig. Sputum, Bronchialsekret (bei Bronchoskopie gewonnen), Nüchternmagensaft, ggf. Eiter, Urin, Liquor oder Punktate, sollen vor Beginn der Therapie zur Untersuchung eingeschickt werden. Exzidiertes Gewebe soll nicht nur histologisch, sondern auch kulturell untersucht werden. Heute sind mit Spezialverfahren eine schnellere Anzüchtung und Sensibilitätstestung sowie ein Tuberkelbakterien-DNS-Nachweis im Sputum mit einem käuflichen PCR-Testkit möglich.
3. Die **Tuberkulindiagnostik** hat in der gegenwärtigen epidemiologischen Situation nicht nur bei Kindern, sondern auch bei Erwachsenen eine große praktische Bedeutung, da gesunde jugendliche Erwachsene heute zu >80% noch Tuberkulinnegativ sind. Erkrankte reagieren bereits auf schwache Tuberkulinkonzentrationen ($1/10$ oder 1 E) bei intrakutaner Testung positiv. Negative Reaktionen (auf 1 und 10 TE intrakutan) sprechen in der Regel gegen eine tuberkulöse Erkrankung; falsch negative Resultate kommen unter Tuberkulosepatienten in <1% vor (präallergische Phase, negative Anergie, Kortikosteroid-, Zytostatika-Therapie, Masern, AIDS, Testfehler). Eine positive Hautreaktion beweist noch nicht eine Infektion durch humane oder bovine Tuberkelbakterien, sondern lediglich eine Infektion durch Mykobakterien, da auch bei Erkrankungen durch Mycobacterium kansasii, M. avium-intracellulare, M. fortuitum u. a. die Hautprobe mit dem Tuberkulin aus humanen Tuberkelbakterien positiv ausfallen kann. Nach einer früheren BCG-Impfung ist für mindestens 5–10 Jahre mit einer positiven Hautreaktion zu rechnen.
4. Eine **Resistenzbestimmung** mit den angezüchteten Mykobakterien sollte gegen alle relevanten Mittel durchgeführt werden, und zwar nicht nur bei Diagnosestellung, sondern auch später, um eine Resistenzzunahme der Bakterien unter der Therapie zu erkennen. Völlige oder teilweise Resistenz gegen mehrere Mittel erweckt bei frischen Erkrankungen den Verdacht auf atypische Mykobakterien (genaue bakteriologische Differenzierung erforderlich).

5. **Histopathologie:** Granulomatöse Gewebsveränderungen mit Epitheloid- und Riesenzellen in operativ entfernten Organen oder in Probeexzisionsmaterial sind nicht spezifisch für eine Tuberkulose, sondern kommen auch bei anderen Mykobakteriosen, bei Pilzinfektionen, Brucellose usw. vor. Eine Verkäsung dagegen ist weitgehend typisch. Die Unterscheidung zwischen nichtverkäsender Tuberkulose und Sarkoidose kann ebenfalls schwierig sein.
6. Alle an Tuberkulose Neuerkrankten sollten serologisch auf eine **HIV-Infektion** untersucht werden, weil bei AIDS modifizierte Behandlungsregeln gelten (s. S. 641).

Allgemeine Richtlinien

Immer ist eine **langfristige kombinierte Behandlung** mit mehreren vollwertigen Tuberkulostatika erforderlich. Mittel der ersten Wahl sind Isoniazid (INH), Rifampicin, Pyrazinamid, Ethambutol und Streptomycin, Mittel der zweiten Wahl Prothionamid und Capreomycin. Am besten wirken Isoniazid, Rifampicin und Pyrazinamid. Streptomycin wirkt schwächer als Isoniazid und Rifampicin, aber stärker als Ethambutol. Ethambutol und Prothionamid sind nur bakteriostatisch wirksam. Gyrase-Hemmer (vor allem Levofloxacin und Ciprofloxacin) haben eine gute In-vitro-Aktivität gegen M. tuberculosis. Ihre Anwendung kommt nur bei multiresistenter Tuberkulose in Betracht. Die Therapie bei Abwehrschwäche und bei HIV-Infektion entspricht weitgehend der Behandlung von Problemfällen (s. S. 641 u. S. 604). Bei ansteckungsfähiger Tuberkulose ist in der ersten Zeit der Behandlung eine Isolierung der Patienten in Einzelzimmern notwendig.

In der **Schwangerschaft** kann eine aktive Tuberkulose ohne größere Gefährdung des Feten mit INH und Ethambutol behandelt werden, in der 2. Schwangerschaftshälfte auch mit Rifampicin. Rifampicin sollte aber in den letzten Schwangerschaftswochen wegen der Blutungsgefahr nicht mehr genommen werden. Zu vermeiden sind Streptomycin und Amikacin (fetale Schädigung möglich), außerdem Ethionamid und Prothionamid sowie Pyrazinamid, in der Frühschwangerschaft auch Rifampicin.

Bei **vorgeschädigter Leber** sind Streptomycin und Ethambutol unbedenklich. INH kann, wenn es während der Tuberkulose nicht zu einer Verschlechterung der Leberfunktion kommt, weiter gegeben werden. Bei frischer Hepatitis sind INH und Rifampicin zu vermeiden. Die Gefahr einer Leberschädigung durch INH ist bei Patienten über 50 Jahren größer als bei jüngeren Erwachsenen und bei Kindern.

Bei **eingeschränkter Nierenfunktion** werden INH und Rifampicin in normaler Dosierung angewandt, da sie in der Leber in starkem Maße metabolisiert werden. In reduzierter Dosierung gibt man Ethambutol (s. S. 264) und Pyrazinamid. Auf Prothionamid, Ethionamid und Streptomycin ist möglichst zu verzichten. Bei Dialysepatienten gelten andere Dosierungsregeln (s. S. 691).

Bei **Kindern** erfolgt die Tuberkulosebehandlung nach den gleichen Grundsätzen wie bei Erwachsenen. Sollte bei der sehr seltenen angeborenen Tuberkulose eine Therapie bereits im 1. Lebensmonat notwendig sein, so darf wegen der noch nicht voll ausgereiften Nierenfunktion und der Gefahr einer Kumulation Streptomycin nur in reduzierter Dosierung angewandt werden. Zur Dosierung von Rifampicin s. S. 257.

Tuberkulose

Glukokortikosteroide können im Beginn der Behandlung bei Patienten mit Hypoxämie, anhaltendem Fieber und Kachexie nützlich sein (tgl. 50–100 mg Prednison für 2–4 Wochen). Sekundärinfektionen sind hierdurch nicht zu befürchten. Bei tuberkulöser Pericarditis constrictiva wird die Frequenz von notwendigen Perikardektomien vermindert; bei tuberkulöser Meningitis werden ein Hirnödem und Hirnnervenausfälle gebessert. Bei ausgeprägter Pleuritis wird die Schwartenbildung verringert. Die Therapie einer Tuberkulose mit einem Kortikosteroid darf immer erst dann eingeleitet werden, wenn die volle Dosis mehrerer sicher wirksamer Tuberkulostatika gegeben worden ist.

Eine **Bakterienresistenz** gegen INH, die in Europa bei einer Ersterkrankung selten vorkommt (in 1–5%), ist bei Zweiterkrankungen häufiger und zwingt zu therapeutischen Konsequenzen. Eine primäre Resistenz gegen Rifampicin und Pyrazinamid ist in Deutschland selten. Dagegen hat in einigen Großstädten der USA, aber auch in Osteuropa, die multiresistente Tuberkulose zugenommen. Die Therapie einer komplett resistenten Tuberkulose kann ein großes Problem – auch für das Pflegepersonal – sein. Von Mehrfachresistenz spricht man bereits bei Unwirksamkeit von INH und Rifampicin. Man beginnt bei einem Rezidiv (oder Therapieversagen) die Behandlung mit einer Dreierkombination, bei der mindestens zwei Mittel früher noch nicht angewandt worden sind (z. B. Ethambutol + Prothionamid + Capreomycin). Über die weitere Verwendung entscheidet das Ergebnis der Resistenzprüfung. Wenn im Verlauf einer Behandlung die Unwirksamkeit eines Tuberkulostatikums nachgewiesen wird, so kommt eine Reihe anderer Mittel in Betracht, von denen sich Prothionamid bei kombinierter Anwendung als gut wirksam erwiesen hat. Capreomycin ist nur bei Streptomycin-Resistenz und nachgewiesener Empfindlichkeit einzusetzen (Kreuzresistenz möglich), nicht aber bei schon eingetretener Innenohrschädigung durch Streptomycin (additive Toxizität). Levofloxacin, Sparfloxacin, Ciprofloxacin und Fleroxacin, evtl. auch Rifabutin und Clarithromycin sind weitere Reservemittel.

Nebenwirkungen sollten bei regelmäßigen Kontrollen frühzeitig erkannt werden (Tab. 70).

INH kann zu einer **Störung des Pyridoxin-Stoffwechsels** führen; deshalb verabreicht man während einer INH-Behandlung gefährdeten Personen (s. S. 254) tgl. 20 mg Pyridoxin (zur Vorbeugung einer peripheren Neuritis). INH kann selten auch zu einer **Leberschädigung** führen. Bei Kombinationen mit Rifampicin ist eine verstärkte Lebertoxizität möglich (regelmäßige Kontrollen von Transaminasen und Bilirubin sind notwendig). Wenn eine Leberfunktionsstörung auftritt, sind INH und Rifampicin sofort wegzulassen. Nach Normalisierung der Leberwerte kann INH in langsam steigenden Dosen erneut gegeben werden (unter häufiger Kontrolle der Leberfunktion), und Rifampicin wird durch ein anderes wirksames Mittel ersetzt.

Streptomycin erfordert wegen seiner **Ototoxizität** regelmäßige Innenohrkontrollen (Audiogramm, Vestibularisprüfung) und muß bei den ersten Anzeichen für eine Innenohrschädigung, die schon bei einer Gesamtdosis von 20 g auftreten kann, durch ein anderes Tuberkulostatikum (jedoch nicht durch Capreomycin) ersetzt werden. Niemals dürfen Aminoglykoside (Streptomycin, Capreomycin, Kanamycin, Gentamicin, Tobramycin, Amikacin u. a.) miteinander kombiniert werden. Wenn ein

Allgemeine Richtlinien

Tab. 70. Wichtige Nebenwirkungen von Tuberkulostatika (bei üblicher Dosierung).

Nebenwirkungen	Isoniazid	Rifampicin	Ethambutol	Streptomycin	Prothionamid	Pyrazinamid
Magen und Darm	+				+	(+)
Leber	+	+			+	+
Nieren		(+)		(+)		(+)
Nervensystem (zentral)	+	(+)	+	(+)	(+)	
Nervensystem (peripher)	+		Optikus-schädigung	Vestibularis-Schädigung		
Blutbildende Organe	+	(+)			(+)	
Haut	Pellagroid	Verfärbung		Allergie	Pellagroid	Photodermatose
Andere	Blutungsbereit-schaft (Gefäßwand-schädigung)	Grippe-ähnliches Syndrom				Gicht
Vorsichtige An-wendung oder Kontraindikationen	Leberschaden, Alkoholgenuß, Epilepsie, psychische Störungen	Leberschaden, Frühgravidität, Vorsicht bei intermittieren-der Gabe	Augenleiden (mit Optikusatrophie)	Nieren-insuffizienz, Hörstörung, Gravidität	Leberschaden, Psychosen, Epilepsie, Alkoholabusus, Frühgravidität, Diabetes	Nieren-insuffizienz, Leberschaden, Gicht

Aminoglykosid bereits längere Zeit gegeben worden ist, ist die Fortsetzung der Therapie mit einem anderen Aminoglykosid nur bei normalem Audiogramm und unter fortlaufender Prüfung der Innenohrfunktion möglich.

Pyrazinamid löst oft **Hyperurikämien** (z. T. mit Gichtanfällen) aus. Metabolische Interaktionen mit anderen Pharmaka sind möglich (s. S. 265). Durch Ethambutol können **Sehschäden** auftreten, durch Prothionamid vielfältige, meist harmlose Nebenwirkungen.

Wenn unter einer Kombinationstherapie **allergische Symptome** auftreten, so ist zunächst das Medikament mit der größten Allergiehäufigkeit (Streptomycin) wegzulassen und durch ein anderes zu ersetzen.

Bei jüngeren Frauen unter tuberkulostatischer Therapie sind ggf. konzeptionsverhütende Maßnahmen indiziert, um einer Schwangerschaft und evtl. **teratogenen Schädigungen** (s. S. 677) vorzubeugen. Ovulationshemmer wirken allerdings bei Therapie mit Rifampicin unsicher.

Als **Kriterien für den Behandlungserfolg** gelten Sputumkonversion (Verschwinden der Tuberkelbakterien), Rückbildung einer Kaverne oder eines Infiltrates, Besserung der BSG, Gewichtszunahme und Entfieberung des Patienten.
Ein Versagen der Therapie kann bedingt sein durch:
1. Ungenügende Initialbehandlung (Unterdosierung) oder Monotherapie.
2. Unregelmäßige Medikamenteneinnahme.
3. Primäre Bakterienresistenz oder sekundäre Resistenzentwicklung.
4. Grundleiden (Silikose, Leukämie, M. Hodgkin, AIDS usw.).
5. Erkrankung durch atypische Mykobakterien.

Eine klinische Besserung tritt nach 2–4 Wochen ein, gefolgt von einem allmählichen Rückgang der Röntgenveränderungen bei Lungentuberkulose. Initiale Verschlechterungen können Zeichen einer Bakteriolyse sein. Eine Sputumkonversion findet meist nach 4–8 Wochen statt. Wenn nach 4monatiger Kombinationsbehandlung noch Bakterien nachgewiesen werden, sind die Bakterien fast immer gegen eines oder mehrere der angewandten Mittel resistent.

Eine **Prophylaxe** kann nach Exposition eines Kindes oder älteren Familienangehörigen (trotz noch fehlender Krankheitserscheinungen und Tuberkulin-Negativität) durch eine mindestens 3 Monate lange Gabe von INH (bei jüngeren Kindern 10 mg/kg/Tag, maximal 300 mg, bei Erwachsenen 300 mg/Tag) erfolgen. Wenn ein Kind nach dieser Zeit noch Tuberkulin-negativ ist, kann die Behandlung abgebrochen werden, sofern der erkrankte Familienangehörige durch eine voll wirksame Behandlung nicht mehr infektiös ist (sonst weiterbehandeln). Wenn trotz INH-Gabe eine Tuberkulinkonversion eingetreten ist und Krankheitszeichen fehlen, behandelt man mit INH weiter.

Das Neugeborene einer Mutter, die in der Gravidität oder früher ausreichend behandelt worden ist und keine aktive Tuberkulose mehr hat, braucht nach der Geburt nicht von der Mutter getrennt zu werden; das Neugeborene benötigt kein INH und kann BCG-geimpft werden.

Eine **präventive Therapie** mit INH wird empfohlen:

a) bei kürzlich stattgefundener Tuberkulinkonversion im Kindesalter. Dosierung: 10 mg INH/kg/Tag (nicht mehr als 300 mg) für 6 Monate. Eine Monotherapie ist möglich, weil die zu behandelnde Bakterienpopulation noch so klein ist, daß mit INH-resistenten Varianten nicht zu rechnen ist. Bei auftretenden Röntgenveränderungen wird eine Kombinationsbehandlung wie üblich durchgeführt;

b) bei Gefahr der Reaktivierung eines älteren tuberkulösen Prozesses bei Leukämie, AIDS, Glukokortikosteroid- oder immunsuppressiver Behandlung. Dosierung von INH bei Erwachsenen tgl. 300 mg, bei Kindern tgl. 10 mg/kg (für die Dauer der Gefährdung). Vorsicht ist wegen der Hepatotoxizität von INH bei älteren Menschen und Patienten mit einer Lebererkrankung geboten. Sollten sich dennoch Röntgenveränderungen entwickeln, so ist eine kombinierte Therapie erforderlich.

Klinische Formen und Therapie

Lungentuberkulose: Beim **Normalfall** (unkomplizierte Lungentuberkulose, Abb. 53) schließt sich an eine 2–3 Monate dauernde intensive Initialbehandlung eine 4–7 Monate dauernde Konsolidierungstherapie an. Als erfolgversprechendes Behandlungsschema mit einer Rezidivrate unter 1% bei einer Gesamtbehandlungsdauer von nur 6 Monaten hat sich folgende Kombination erwiesen:

2 Monate	4 Monate
Rifampicin + Isoniazid + Pyrazinamid + Ethambutol (oder Streptomycin)	Rifampicin + Isoniazid

Die Viererkombination berücksichtigt die Möglichkeit einer primären Resistenz gegen 1 oder 2 Mittel, so daß wenigstens 2 Mittel ausreichend wirksam sind.

Tab. 71. Dosierung von Tuberkulostatika.

Medikament	Tagesdosis (g/Tag)	Tagesdosis (mg/kg)	Dosierungsintervall (h)	Intermittierende Einnahme*
Rifampicin	0,45–0,6 (maximal 0,75)	10	24	10 mg/kg (maximal 0,75 g)
Isoniazid	0,3	5	24	15 mg/kg
Ethambutol	1	15	8–12	40 mg/kg
Pyrazinamid	1,5–2,0	25–30	24	60 mg/kg (3–4 g)
Streptomycin	0,75–1,0	15	24	0,75–1 g
Prothionamid	0,5–1,0	8–10	12	0,5–1 g

* Einzeldosis bei 2mal wöchentlicher Gabe

Tuberkulose

Die Behandlung in der 2. Phase kann ggf. auch intermittierend als 2mal wöchentliche Verabreichung einer Zweier- oder Mehrfachkombination erfolgen (s. Tab. 71), besonders wenn die Zuverlässigkeit der Gabe zu Hause nicht gewährleistet ist und die Einnahme überwacht werden soll (Directly Observed Therapy = DOT). Diese Behandlung ist auch bei Non-Compliance sinnvoll (bei Obdachlosen, Psychotikern, Alkoholikern und dementen Patienten). Dabei kann Rifapentin (mit langer Halbwertszeit) anstelle von Rifampicin verwendet werden (s. S. 261).

Eine modifizierte Vierfachkombination besteht aus der Basiskombination INH + Rifampicin + Pyrazinamid sowie der täglich wechselnden Gabe von Ethambutol und Streptomycin. Der Vorteil hierbei ist die Gabe des bakteriziden Streptomycins über 2–3 Monate.
Bei Unmöglichkeit einer oralen Einnahme gibt es für die Initialtherapie parenterale Präparate von Isoniazid, Rifampicin, Ethambutol und Streptomycin.

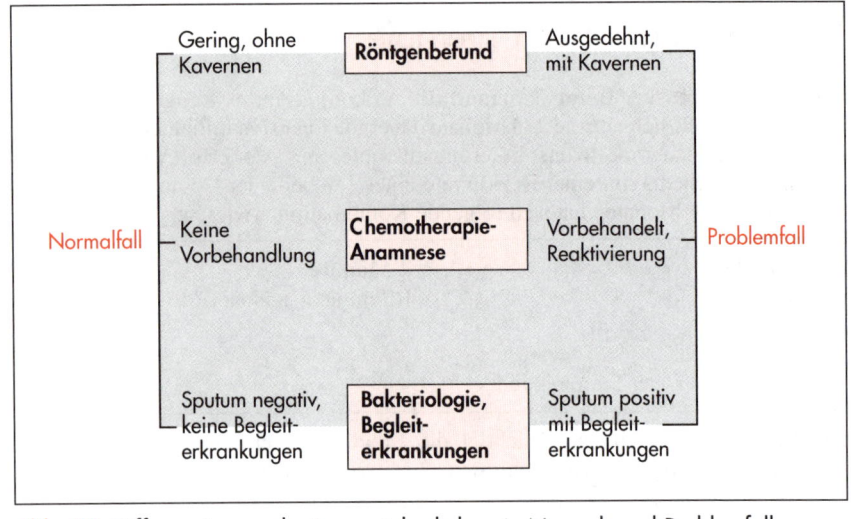

Abb. 53. Differenzierung der Lungentuberkulose in Normal- und Problemfall.

Beim **Problemfall** (komplizierte Lungentuberkulose) ist eine wesentlich längere Behandlung (12–18 Monate) notwendig. Als Komplikation gelten ausgedehnte Lungenveränderungen, Kavernenbildung, Nachweis von massenhaft Bakterien im Sputum, Reaktivierung einer alten Tuberkulose, Anzüchtung von resistenten Tuberkelbakterien und Bestehen einer resistenzmindernden Grundkrankheit (Diabetes, Alkoholismus, Neoplasien, AIDS, Leukämie, Glukokortikosteroid-Dauertherapie).

Die Therapie mit einer optimal wirksamen Viererkombination wird auf jeden Fall bis zur Sputumkonversion (Negativwerden der Sputumpräparate) durchgeführt. Daran schließt sich eine längere Behandlung mit einer voll wirksamen Zweierkombination an (bevorzugt unter Einschluß von Rifampicin). Zur Therapie bei AIDS-Patienten: s. S. 641.

Klinische Formen und Therapie

Pleuritis exsudativa: Mehrmonatige Behandlung mit INH + Rifampicin + Ethambutol wie bei Lungen-Tbc. Anfangs gibt man zusätzlich ein Kortikosteroid zwecks rascher Resorption des Ergusses und zur Vermeidung von Adhäsionen. Dosierung: Beginn mit 30–50 mg Prednison, dann Rückgang auf 10–20 mg (für etwa vier Wochen). Die intrapleurale Instillation von INH oder Streptomycin ist unnötig.

Pleuraempyem: Allgemeine Therapie wie bei Lungentuberkulose. Instillation von INH oder Streptomycin in die Pleurahöhle möglich (Resorptionsmöglichkeit bei gleichzeitig systemischer Gabe berücksichtigen). Evtl. chirurgische Behandlung. Nicht selten Sekundärinfektionen durch Staphylokokken oder andere Keime, die gezielt antibiotisch behandelt werden müssen.

Halslymphknotentuberkulose: Bei Infektionen durch humane oder bovine Tuberkelbakterien gibt man für mehrere Monate INH und Rifampicin. Eine teilweise Exstirpation leicht erreichbarer Lymphknoten (bei der Biopsie) kann die Erkrankung abkürzen. Verstümmelnde Eingriffe sind bei dieser relativ gutartigen Erkrankungsform zu vermeiden.

Bei den Halslymphknotenerkrankungen durch atypische Mykobakterien richtet sich die Therapie nach der Keimart (s. S. 388) und dem Ergebnis der Resistenzprüfung. Wegen häufiger Erregerresistenz ist die operative Entfernung der entzündeten Lymphknoten anzustreben.

Mesenteriallymphknoten-, Darm- und Peritonealtuberkulose: Heute meist Folge einer hämatogenen Streuung oder entstanden durch Verschlucken von bakterienhaltigem Sputum. Vorkommen auch als Komplikation bei AIDS. Keine Monotherapie mit INH! Kombinierte Behandlung wie bei Lungentuberkulose.

Miliartuberkulose: Heute selten geworden. Die ersten Symptome sind vieldeutig. Gefährdet sind Kinder aus Risikokollektiven und HIV-Patienten. Eine Sonderform ist die Landouzy-Sepsis bei Abwehrschwäche. Therapie: Dreier- oder Viererkombination von INH, Rifampicin und Pyrazinamid und/oder Streptomycin, zusätzlich kurzfristig Prednison (bei starker Dyspnoe oder toxischem Verlauf). Zum Ausschluß einer gleichzeitigen Meningitis Liquor untersuchen! Lang dauernde Therapie trotz rascher Besserung immer notwendig. Nach klinischer Besserung unterscheidet sich die Behandlung der Miliartuberkulose nicht von der Behandlung einer Lungentuberkulose. Nach Überstehen des kritischen Initialzustandes besteht eine gute Prognose.

Meningitis tuberculosa: Entsteht fast immer im Rahmen einer Miliartuberkulose. Entscheidend ist die frühzeitige Diagnosestellung. Heute ist mit der PCR aus Liquor eine Schnelldiagnose möglich. Mit jeder Verzögerung der Diagnostik wird das Risiko von Dauerschäden größer (daher Therapie schon bei begründetem Verdacht beginnen). Sofortiger Behandlungsbeginn nach Entnahme von Liquor mit 4 Mitteln in maximaler Dosierung:
- INH, bei Erwachsenen initial 10 mg/kg, nach 3–4 Wochen 5–7 mg/kg, bei Kindern initial 15–20 mg/kg, nach 3–4 Wochen 10 mg/kg, Tageshöchstdosis bei Erwachsenen 1 g, bei Kindern 0,5 g;
- Rifampicin, tgl. 10 mg/kg, Tageshöchstdosis bei Erwachsenen 0,75 g;
- Pyrazinamid, täglich 30 mg/kg (maximal täglich 2 g);

- Streptomycin, 20 mg/kg i. m., Tageshöchstdosis 1 g (bei Erwachsenen bis 1,5 g), Dauer 1 Monat, ab 2. Monat nur 2mal wöchentlich.

Die intralumbale Gabe von Tuberkulostatika ist heute verlassen.

Wenn sich die angezüchteten Tuberkelbakterien gegen eines dieser Tuberkulostatika als resistent erweisen, kann statt dessen das liquorgängige Prothionamid angewandt werden (täglich 10 mg/kg, maximal 1 g). Abhängig vom klinischen Verlauf und dem Liquorbefund kann nach 2–3 Monaten auf die Kombination von INH (tgl. 5 mg/kg) und Rifampicin übergegangen werden (für weitere 10 Monate). In schweren Fällen (bei erhöhtem Hirndruck) ist die Gabe von Dexamethason indiziert.

Tuberkulome des Gehirns: Selten in Europa, relativ häufig in Ostafrika (Äthiopien). Sie können supra- oder infratentoriell lokalisiert sein und singulär oder multipel vorkommen. Sie führen wie ein Hirntumor oft zu Krämpfen und neurologischen Ausfällen und sind im CT oder MRT nachweisbar. Bei Hineinwachsen in den Subarachnoidalraum rufen sie eine Meningitis hervor. Die Therapie entspricht der bei tuberkulöser Meningitis, die in den meisten Fällen zur Rückbildung führt (auch ohne Operation). Lange Behandlung notwendig!

Urogenitaltuberkulose: Kombinierte Behandlung wie bei anderen schweren Organtuberkulosen, vorzugsweise mit INH, Rifampicin, Pyrazinamid und Ethambutol. Ciprofloxacin oder Levofloxacin sind potentielle Kombinationspartner (gut nierengängig), die auch gegen bakterielle Sekundärinfektionen wirken. Von den oben genannten vier Mitteln muß bei eingeschränkter Nierenfunktion nur Ethambutol niedriger dosiert werden. Wegen der großen Rezidivgefahr ist eine lange tuberkulostatische Behandlung (für 9–12 Monate) notwendig. Chirurgisches Eingreifen ist heute kaum noch erforderlich. Sekundärinfektionen verschlechtern die Prognose; daher sollen endourethrale Eingriffe (Katheterisierung, Zystoskopie usw.) möglichst vermieden werden.

Knochen- und Gelenktuberkulose: Zur Sicherung der Diagnose kann eine Biopsie indiziert sein. Langzeittherapie über mindestens ein Jahr mit voll wirksamen Kombinationen, evtl. chirurgische Behandlung und orthopädische Maßnahmen.

Hauttuberkulose: INH + Rifampicin + Ethambutol. Chirurgische Maßnahmen sind heute nicht mehr erforderlich.

Tuberkulose bei AIDS siehe S. 639.

Literatur

American Academy of Pediatrics, Committee on Infectious Diseases. Chemotherapy for tuberculosis in infants and children. Pediatrics 1992; 89: 161.

American Thoracic Society. Treatment of tuberculosis and tuberculous infection in adults and children. Am J Respir Crit Care Med 1994; 149: 1359.

Centers for Disease Control and Prevention. Initial therapy for tuberculosis in the era of multidrug resistance: Recommendations of the Advisory Council for the Elimination of Tuberculosis. JAMA 1993; 270: 694–8.

Cohn DL, Catlin BJ, Peterson KL, Judson FN, Sbarbaro JA. A 62-dose, 6-month therapy for pulmonary and extrapulmonary tuberculosis. A twice-weekly directly observed, and cost-effective regimen. Ann Intern Med 1990; 112: 407.

Davidson PT. Managing tuberculosis during pregnancy. Lancet 1995; 346: 199-200.

Girgis NI, Farid Z, Kilpatrick ME, et al. Dexamethasone adjunctive treatment for tuberculous meningitis. Pediatr Infect Dis J 1991; 10: 179–83.

Goble M, Iseman MD, Madsen LA. Treatment of 171 patients with pulmonary tuberculosis resistant to isoniazid and rifampin. N Engl J Med 1993; 328: 527–32.

Hong Kong Chest Service/British Medical Research Council. A controlled study of rifabutin and an uncontrolled study of ofloxacin in the retreatment of patients with pulmonary tuberculosis resistant to isoniazid, streptomycin and rifampicin. Tubercle Lung Dis 1992; 73: 59–67.

Houston S, et al. Current and potential treatment of tuberculosis. Drugs 1994; 48: 689–708.

Iseman MD. Treatment of multidrug-resistant tuberculosis. N Engl J Med 1993; 329: 784–91.

Iseman MD, Cohn DL, Sbarbaro JA. Directly observed treatment of tuberculosis. N Engl J Med 1993; 328: 576–8.

Israel HL, Gottlieb JE, Maddrey WC. Perspective: Preventive isoniazid therapy and the liver. Chest 1992; 101: 1298–1301.

Jacobs MR. Activity of quinolones against mycobacteria. Drugs 1995; 49 (Suppl 2): 67.

Jawahar MS, Sivasubramanian S, Vijayan VK, et al. Short-course chemotherapy for tuberculous lymphadenitis in children. BMJ 1990; 301: 359.

Joint Tuberculosis Committee of the British Thoracic Association. Control and prevention of tuberculosis in the UK. Thorax 1994; 49: 1193-200.

Pape JW, Jean Simone S, Ho JL, et al. Effect of isoniazid prophylaxis on incidence of active tuberculosis and progression in HIV infection. Lancet 1993; 342: 268–72.

Pretet S, Lebeaut A, Parrot R, et al. Combined chemotherapy including rifabutin for rifampicin and isoniazid resistant pulmonary tuberculosis. Eur Respir J 1992; 5: 680–4.

Pun WK, Chow SP, Luk KD, et al. Tuberculosis of the lumbosacral junction. Long-term follow-up of 26 cases. J Bone Joint Surg Br 1990; 72: 675–8.

Schaaf HS, Gie RP, Beyers N, et al. Tuberculosis in infants less than 3 months of age. Arch Dis Child 1993; 69: 371.

Shankar P, Manjunath N, Mohan K, et al. Rapid diagnosis of tuberculous meningitis by polymerase chain reaction. Lancet 1991; 339: 5–7.

Small PM, Schecter GF, Goodman PC, et al. Treatment of tuberculosis in patients with advanced human immunodeficiency virus infection. N Engl J Med 1991; 324: 289–94.

Snider DE Jr, Caras GJ. Isoniazid-associated hepatitis deaths: A review of available information. Am Rev Respir Dis 1992; 145: 494–7.

Sullivan EA, Kreiswirth BN, Palumbol L, et al. Emergence of fluoroquinolone-resistant tuberculosis in New York City. Lancet 1995; 345: 1148–50.

Telzak EE, Sepkowitz K, Alpert P, et al. Multidrug-resistant tuberculosis in patients without HIV infection. N Engl J Med 1995; 833: 907-11.

Vallejo JG, Ong LT, Starke JR. Clinical features, diagnosis and treatment of tuberculosis in infants. Pediatrics 1994; 94: 1.

Vallejo JG, Starke JR. Tuberculosis and pregnancy. Clin Chest Med 1992; 13: 693–707.

Van Caeckenbeghe D. Comparative in-vitro activities of ten fluoroquinolones and fusidic acid against Mycobacterium spp. J Antimicrob Chemother 1990; 26: 381–6.

Wallace RJ, O'Brian K, Glassroth J, et al. Diagnosis and treatment of disease caused by nontuberculous mycobacteria (official statement of the American Thoracic Society). Am Rev Respir Dis 1990; 142: 940–53.

Weiss SE, Slocum PC, Blaise FX, et al. The effect of directly observed therapy on the rates of drug resistance and relapse in tuberculosis. N Engl J Med 1994; 330: 1179–84.

Wolinsky E. Mycobacterial lymphadenitis in children: A prospective study of 105 nontuberculous cases with long-term follow-up. Clin Infect Dis 1995; 10: 954-63.

Lepra

Erreger: Mycobacterium leprae. Chronische Infektionskrankheit, die an der Haut, den Schleimhäuten, den peripheren Nerven und in inneren Organen lokalisiert sein kann. In Entwicklungsländern immer noch weit verbreitet.

Verschiedene Krankheitsformen (abhängig von der Immunitätslage):
1. Tuberkuloide Lepra mit makulo-anästhetischen Herden. Lepromin-Hauttest stark positiv. Nur wenige Bakterien im Gewebe. Häufig Beteiligung peripherer Nerven mit Lähmungen.
2. Lepromatöse Lepra (Anergie gegen M.-leprae-Antigen). Lepromin-Hauttest immer negativ. Massenhaft Bakterien im Gewebe. Keine Nervenbeteiligung (außer im Spätstadium).
3. Borderline-Lepra (dimorphe oder intermediäre Form), bei der gleichzeitig Merkmale der tuberkuloiden und der lepromatösen Form vorhanden sind. Lepromin-Hauttest schwach positiv oder negativ. Mäßig viele Bakterien im Gewebe. Beteiligung peripherer Nerven häufig. Es gibt auch Übergangsformen der Borderline-Lepra, die mehr der tuberkuloiden Lepra oder mehr der lepromatösen Lepra ähneln.
4. Unbestimmte (undeterminierte) Form bei Krankheitsbeginn, die in eine tuberkuloide oder lepromatöse Form übergehen kann. Dabei sind keine oder nur sehr wenige Bakterien im Gewebsschnitt nachweisbar. Lepromin-Hauttest schwach positiv oder negativ. Keine Nervenbeteiligung.

Klinisch findet man bei der tuberkuloiden Lepra meist pigmentarme oder erythematöse Hautflecken, die gegen Berührung oder Hitze unempfindlich sind; später treten oft palpale Nervenstränge, Nervenschmerzen und an Händen und Füßen trophische Störungen auf, die zu Ulzera und Verstümmelungen führen.
Bei der lepromatösen Lepra sieht man knotige Hautveränderungen (besonders an den Streckseiten der Arme und Beine, an Stirn, Wange und Ohrmuschel), später durch Schleimhautbefall ständige Nasensekretion, Schluckbeschwerden, Heiserkeit und Atemnot.

Leprareaktionen: Die Leprareaktion vom Typ 1 (sog. Reversal Reaction) kommt bei der Borderline-Lepra vor und äußert sich durch entzündliche Veränderungen in alten Lepraherden und Auftreten neuer makulopapulöser Satellitenherde, begleitet von akuter Neuritis (mit der Gefahr bleibender Nervenschädigung).
Als Leprareaktion vom Typ 2 bezeichnet man das Erythema nodosum leprosum. Es entwickelt sich bei der lepromatösen Lepra einige Monate nach Beginn der Therapie und beruht offenbar auf verschiedenen Immunreaktionen. Es kann von Exanthemen, einem Erythema nodosum, von Fieber, einer Synovitis oder Iridozyklitis begleitet sein.

Die **Diagnose** wird zunächst klinisch gestellt. Mit der Ziehl-Neelsen- oder einer anderen Spezialfärbung lassen sich mikroskopisch bei der lepromatösen Form in Hautläsionen oder im Nasenschleim viele säurefeste Stäbchen nachweisen. Die histologische Untersuchung eines Biopsates gestattet eine Klassifikation der Krankheit und Aussagen über die Prognose sowie im weiteren Verlauf eine Beurteilung des Behandlungserfolges. Durch Injektion von Gewebsmaterial, das während einer Dapson-Therapie entnommen worden ist, läßt sich am Fußballen der Maus feststellen, ob die Leprabakterien vital sind, was eine Resistenz anzeigt.

Therapie: Die Lepra ist heute keine unbehandelbare Krankheit mehr. Jede Erkrankung muß über längere Zeit einer kombinierten Therapie unterzogen werden, weil nur hierdurch eine Heilung möglich ist und die bei Monotherapie drohende Resistenzentwicklung der Bakterien verhindert werden kann. Der Anteil Dapson-resistenter Bakterienstämme hat in vielen Ländern wegen der früher üblichen alleinigen Anwendung von Dapson erheblich zugenommen. Eine primäre Resistenz gegen Clofazimin und gegen Rifampicin ist sehr selten. Bei nachgewiesener Resistenz kommen als Mittel der Reserve Ethionamid oder Prothionamid (s. S. 268) in Frage. Gyrase-Hemmer (Levofloxacin, Ciprofloxacin) sind wirksam, dagegen Tuberkulostatika, wie INH, Ethambutol und Streptomycin, unwirksam. Minocyclin und neue Makrolide (z. B. Clarithro- und Azithromycin) wirken offenbar gut.

Nach einer **Empfehlung der WHO** für Entwicklungsländer sollen die verschiedenen Krankheitsformen wie folgt behandelt werden:

1. Bei der bakterienarmen Lepra (d. h. der tuberkuloiden Form, der undeterminierten Form und der Übergangsform zwischen tuberkuloider und Borderline-Lepra) gibt man 6–12 Monate lang Dapson (tgl. 0,1 g ohne Kontrolle) + Rifampicin (einmal im Monat 0,6 g mit Kontrolle). Man kann Rifampicin auch tgl. in gleicher Dosierung geben, was in einigen Ländern bevorzugt wird. Eine Nachbehandlung mit Dapson allein (zur Rezidivprophylaxe) für 1–2–3 Jahre wird allgemein empfohlen.

2. Bei der bakterienreichen Lepra (d. h. der lepromatösen Form, Borderline-Form und Übergangsform zwischen lepromatöser und Borderline-Lepra) hat sich eine Kombination von Dapson (tgl. 0,1 g) + Rifampicin (einmal im Monat 0,6 g, besser tgl. 0,6 g) + Clofazimin (tgl. 0,05 g und zusätzlich einmal im Monat 0,3 g) für mindestens 2 Jahre oder bis zum Negativwerden des mikroskopischen Präparates (im allgemeinen 5 Jahre) bewährt. Eine Alternative für das schlecht verträgliche Clofazimin (Rotfärbung der Haut) ist Prothionamid (tgl. 0,375 g). Zur Rezidivprophylaxe ist eine jahrelange Nachbehandlung mit Dapson allein notwendig. Da es dennoch zu Rückfällen kommen kann, sind regelmäßige Nachuntersuchungen erforderlich (bei Rezidivverdacht einschließlich mikroskopischer Untersuchung). Auf Nebenwirkungen von Dapson (s. S. 271), Rifampicin (s. S. 257) und Clofazimin (s. S. 273) ist sorgfältig zu achten.
Bei Auftreten eines Erythema nodosum leprosum (Leprareaktion vom Typ 2) wirkt am besten Thalidomid (abends 0,1–0,3 g), das in Deutschland nicht erhältlich ist. Bei der Leprareaktion vom Typ 1 (Reversal Reaction) gibt man statt dessen Prednison, anfangs tgl. 50–100 mg, nach Eintritt der Besserung in reduzierter Dosierung für 2–3 Monate (Rezidivgefahr). Die antilepröse Behandlung soll dabei nicht unterbrochen werden. Eine Iridozyklitis behandelt man lokal mit einem Kortikosteroid und einem Mydriatikum.

Lepra

In Europa sollte man eine lepromatöse Lepra mit stärker wirksamen (aber teureren) Substanzen behandeln (z. B. Levofloxacin, Clarithromycin, Minocyclin oder hohen Dosen von Rifampicin).

Zusätzliche wichtige Maßnahmen sind Patientenerziehung, orthopädische Behandlung, Physiotherapie, berufliche Rehabilitation. Eine Isolierung ist nicht notwendig.

Literatur

Chan GP, Garcia-Ignacio BY, Chavez VE, et al. Clinical trial of clarithromycin for lepromatous leprosy. Antimicrob Ag Chemother 1994; 38: 515–7.

Dietrich M, Gaus W, Kern P, Meyers WM. An international randomized study with long term follow-up of single versus combination chemotherapy of multibacillary leprosy. Antimicrob Ag Chemother 1994; 38: 2249-57.

Gelber RH. Chemotherapy for lepromatous leprosy: recent developments und prospects for the future. Eur J Clin Microbiol Infect Dis 1994; 13: 942.

Honore N, Cole ST. Molecular basis of rifampin resistance in Mycobacterium leprae. Antimicrob Ag Chemother 1993; 37: 414–8.

Jakeman P, Smith WCS. Thalidomide in leprosy reaction. Lancet 1994; 343: 432.

Jamil S, Keer JT, Lucas SB, Dockrett HM, Chiang TJ, Hussain R, Stoker NG. Use of polymerase chain reaction to assess efficacy of leprosy chemotherapy. Lancet 1993; 342: 264–8.

Ji B, Jamet P, Perani EG, et al. Powerful bactericidal activities of clarithromycin and minocycline against Mycobacterium leprae in lepromatous leprosy. J Infect Dis 1993; 168: 188–90.

Ji BH, Chen JK, Wang CM, Xia GA. Hepatotoxicity of combined therapy with rifampicin and daily prothionamide for leprosy. Lepr Rev 1984; 55: 283–9.

Ji B, Perani EG, Petinom C, et al. Clinical trial of ofloxacin alone and in combination with dapsone plus clofazimine for treatment of lepromatous leprosy. Antimicrob Ag Chemother 1994; 38: 662.

Pattyn SR, Janssen L, Bourland J, et al. Hepatotoxicity of the combination of rifampinethionamide in the treatment of multibacillary leprosy. Int J Leprosy 1984; 52: 1.

Rose P, Waters MFR. Reversal reactions in leprosy and their management. Lepr Rev 1991; 62:113.

Sampaio EP, Kaplan G, Miranda A. The influence of thalidomide on the clinical and immunologic manifestation of erythema nodosum leprosum. J Infect Dis 1993; 168: 404–14.

World Health Organization Study Group. Chemotherapy of Leprosy. Technical Report Series, No. 847, 1994.

Herpes-simplex-Virus-(HSV-)Infektionen

Bei der HSV-Enzephalitis (s. auch S. 432) ist früher Therapiebeginn entscheidend, um einen tödlichen Ausgang und Spätschäden zu verhindern. Es sollte schon bei klinischem Verdacht mit der Behandlung begonnen werden, vor allem wenn Hirnnervenlähmungen, Sprachstörungen oder Herdanfälle auf eine Lokalisation im Stirn- und Schläfenlappen hindeuten. Eine Schnelldiagnose aus dem Liquor ist durch PCR nach Anreicherung (nested PCR) möglich, dagegen ist die Viruskultur fast immer negativ. Durch MRT (Magnetresonanztomographie) und EEG gelingt bereits im Frühstadium eine Lokalisation.

Das **Mittel der Wahl** ist das im allgemeinen gut verträgliche Acyclovir, von dem dreimal tgl. 10 mg/kg durch i.v. Kurzinfusion (nicht Injektion) gegeben werden. Therapiedauer 2–3 Wochen. Für ausreichende Flüssigkeitszufuhr ist zu sorgen. Auf mögliche Nierenfunktionsstörungen ist zu achten (Kreatinin- und Harnstoffkontrolle). Die Gefahr von Interaktionen bei gleichzeitiger Gabe anderer Medikamente ist gering. Eine Acyclovir-Resistenz der Erreger kommt bei immunsupprimierten Patienten nach früherer längerer Anwendung von Acyclovir (z.B. zur Prophylaxe) vor. Wenn die Resistenz auf einem Fehlen der zur Aktivierung von Acyclovir benötigten Thymidin-Kinase von HSV beruht, ist Foscarnet (s. S. 288) eine vollwertige Alternative, weil es von den Viren nicht phosphoryliert werden muß, um wirksam zu werden. Wenn ein anderer Resistenzmechanismus vorliegt (eine veränderte Substratspezifität der Thymidin-Kinase oder eine DNS-Polymerase mit veränderter Substratspezifität), versagt auch Foscarnet.

Neugeboreneninfektionen können an der Haut oder Schleimhaut lokalisiert sein und disseminiert in inneren Organen auftreten (oft mit Enzephalitis). Die meisten Neugeborenenerkrankungen entstehen vor der Geburt durch eine aufsteigende Infektion von den mütterlichen Genitalien oder während der Geburt bei Passage durch den Geburtskanal einer erkrankten Mutter. Primärinfektionen in der Schwangerschaft können zu Abort, Frühgeburt, typischen Hautläsionen und Chorioretinitis des Kindes sowie zu Mikrozephalie führen.

Kongenitale Infektionen erkennt man nach der Geburt an Ikterus, Hepatosplenomegalie, Blutungsneigung, Mikrophthalmie und Krämpfen. Oft treten die Symptome einer disseminierten Infektion erst nach mehreren Tagen oder Wochen auf. Dabei kann eine Neugeborenensepsis vorgetäuscht werden. Im Liquor findet man eine Pleozytose und einen vermehrten Eiweißgehalt (bei normalem Glukosegehalt). Nicht selten entwickelt sich eine schwere Verbrauchskoagulopathie. Die Sterblichkeit beträgt bei unbehandelten disseminierten HSV-Infektionen des Neugeborenen etwa 85%.

Eine Schnelldiagnose ist durch den Nachweis von vielkernigen Riesenzellen im gefärbten Ausstrich von Haut- und Schleimhautläsionen möglich. Abstriche von der mütterlichen Zervix können mit einer Spezialfärbung auf intranukleäre Einschlußkörperchen untersucht werden. IgM-HSV-Antikörper im kindlichen Blut nach

Herpes-simplex-Virus-(HSV-)Infektionen

der Geburt sprechen für eine kongenitale Infektion, können aber auch erst im Laufe des 1. Lebensmonats gebildet werden.

Die **Behandlung** mit Acyclovir i.v. muß so rasch wie möglich begonnen werden (auch bei zunächst lokalisiert erscheinenden Infektionen, da diese meist bald generalisieren). Acyclovir wird von Neugeborenen gut vertragen und muß für mindestens 2–3 Wochen gegeben werden.
Zur Prophylaxe einer Neugeboreneninfektion wird bei manifestem Herpes genitalis der Mutter vor dem Blasensprung eine Schnittentbindung empfohlen. Nach dem Blasensprung soll bei mütterlichen Erkrankungen die Geburt so rasch wie möglich beendet werden (durch Sectio oder vaginale Entbindung).

Erstmalige Erkrankungen an Herpes genitalis verlaufen in der Regel so schwer, daß eine i.v. Therapie mit Acyclovir notwendig ist. Bei Frauen können Vulva, Damm, Gesäß, Vagina und Zervix beteiligt sein. Die Bläschen ulzerieren rasch und sind dann von einem grauweißen Exsudat bedeckt. Die Läsionen sind sehr schmerzhaft. Harnröhrenbeteiligung führt oft zu Dysurie und Harnretention. Bei Männern sind die Herpesbläschen und -ulzera auf der Glans, dem Präputium oder am Penisschaft lokalisiert. Allgemeinerscheinungen (Fieber, schweres Krankheitsgefühl) und Leistenlymphknotenschwellungen sind bei Ersterkrankungen häufig, bei rekurrierenden Infektionen selten.

Therapie: Bei primärem Herpes genitalis wirkt Acyclovir zuverlässig, jedoch nicht bei rekurrierendem Herpes genitalis. Bei primären Erkrankungen (s. auch S. 277 und S. 279) gibt man Acyclovir oral (5mal tgl. 0,2 g) oder i.v. (3mal tgl. 5 mg/kg) für 5 Tage (Tab. 72). Bei rekurrierendem Herpes genitalis wird eine Suppressionsbehandlung mit Acyclovir oral durchgeführt (zuerst 2mal tgl. 0,4 g, dann 2mal tgl. 0,2 g) für mindestens 6 Monate. Eine alleinige topische Anwendung von Acyclovir-Hautcreme wirkt bei Herpes genitalis unsicher. Valacyclovir und Famciclovir sind zur oralen Therapie von Herpes genitalis zugelassen (s. S. 277 und S. 281). Brivudin wirkt nicht bei Genitalerkrankungen durch HSV 2.

Bei immunsupprimierten Patienten (z. B. bei einer Leukämie, einem Lymphom, nach Organtransplantation) wird jede HSV-Erkrankung mit Acyclovir (am besten i.v.) behandelt. Die Dosierung ist 3mal tgl. 5 mg/kg, bei generalisiertem Herpes 3mal tgl. 10 mg/kg. Bei Acyclovir-Resistenz kommt Foscarnet (s. S. 288) in Frage. Zur Prophylaxe von Rezidiven können über längere Zeit orale Acyclovir-Dosen von 2–5mal tgl. 200–500 mg nützlich sein.

HSV-Infektionen des Auges werden meist durch den Typ 1 (HSV 1) hervorgerufen und verlaufen als follikuläre Konjunktivitis (meist einseitig), Blepharitis (mit Bläschen am Lidrand) oder als Keratitis (s. S. 541) mit u.U. gefährlichen Folgen. Sie werden in der Regel topisch behandelt. Nur bei Neugeborenen mit Augenbeteiligung ist die i.v. Anwendung von Acyclovir unverzichtbar.

Bei Herpes simplex der Haut (z. B. Herpes labialis) oder Mundschleimhaut (Stomatitis aphthosa) ist eine symptomatische Behandlung ausreichend. Nur bei generalisiertem Herpes der Haut, z. B. bei atopischer Dermatitis (Eczema herpeticatum), ist eine i.v. oder orale Gabe von Acyclovir erforderlich.

Herpes-simplex-Virus-(HSV-)Infektionen

Tab. 72. Orale Mittel gegen HSV bzw. VZV.

Parameter	Acyclovir	Valacyclovir	Famciclovir	Brivudin
Aktivität gegen HSV	+	+	+	+ (nicht HSV 2)
gegen VZV	+	+	+	+
Bioverfügbarkeit	20%	50%	70%	30%
Verträglichkeit	gut	gut	gut	gut
Orale Tagesdosis* bei HSV	1 (–1,6) g	primär: 2 g Rezidiv: 1 g (Genitalherpes)	primär: 0,75 g Rezidiv: 0,25 g (Genitalherpes)	0,5 g (HSV 1)
bei Zoster	4 g	3 g	0,75 g	0,5 g
Bei Acyclovir-Resistenz	unwirksam	unwirksam	z. T. wirksam	unwirksam

* Bei immunkompetenten Patienten.
Abkürzungen: HSV = Herpes-simplex-Virus; VZV = Varicella-Zoster-Virus.

Varizellen und Zoster

Das **Varicella-Zoster-Virus** (VZV) gehört zur Familie der Herpesviren und ist gegen Acyclovir schwächer empfindlich als das Herpes-simplex-Virus (HSV). Bei Erstinfektion führt es bei seronegativen Personen zu Varizellen, bei Reaktivierung nach einer Latenzzeit bei seropositiven Personen zu Herpes zoster. Eine antivirale Therapie ist nur bei bestimmten Formen indiziert.

Varizellen

Bei Kindern verlaufen Varizellen im allgemeinen gutartig und benötigen keine antivirale Behandlung. Diese kann jedoch bei schweren Verläufen lebensrettend sein. Dazu gehören:

Perinatale Varizellen (bei intrauteriner Übertragung in den letzten 5 Tagen vor der Geburt oder bei Virusübertragung in den ersten 2 Tagen nach der Geburt). Die Gefährlichkeit einer Erkrankung ist deshalb so groß, weil das Neugeborene von der Mutter keine protektiven Antikörper bekommen hat und sein Immunsystem noch unreif ist. Die rasch fortschreitende Erkrankung des Neugeborenen führt durch Beteiligung innerer Organe, besonders der Lungen, in etwa 30% zum Tode.

Therapie: Man verabreicht dem Neugeborenen Varicella-Immunglobulin, wenn bei der Mutter in den letzten 5 Tagen vor der Entbindung oder in den ersten 2 Tagen nach der Entbindung eine Varizellen-Erkrankung begonnen hat. Zusätzlich gibt man Acyclovir i. v. (3mal tgl. 10 mg/kg als Kurzinfusion). Nach der 2. Lebenswoche auftretende Varizellen, die postnatal erworben sind, haben eine bessere Prognose, sollten aber auch mit Acyclovir i. v. behandelt werden, da tödliche Erkrankungen beobachtet sind.

Prophylaxe: Bei sicherer Exposition einer seronegativen Schwangeren erhält diese sofort Varicella-Immunglobulin.

Progressive Varizellen bei immunsupprimierten Personen (mit Tumorleiden, AIDS, nach Organtransplantation) verlaufen häufig tödlich und müssen mit Acyclovir i.v. (3mal tgl. 10 mg/kg als Kurzinfusion), bei Acyclovir-Resistenz mit Foscarnet (s. S. 288) behandelt werden. Wegen der schlechten Prognose soll jeder stark immunsupprimierte Patient schon bei Varizellen-Beginn Acyclovir i. v. erhalten, um ein Fortschreiten der Erkrankung (mit Hirn-, Leber- und Lungenbeteiligung) zu verhindern. Nach einer früheren Erkrankung an Varizellen können bei Leukämikern Zweiterkrankungen auftreten.

Die Varizellen-Pneumonie ist eine bei Erwachsenen und bei immunsupprimierten Patienten nicht selten tödliche Komplikation. Sie beginnt meist zwischen dem 3. und 5. Krankheitstag und äußert sich durch Tachypnoe, Husten und anhaltendes Fieber. Röntgenologisch sieht man Zeichen einer interstitiellen Pneumonie. Sie kann 6–12 Wochen andauern. Auch leichtere Verläufe sind möglich. Acyclovir i. v. verkürzt den Krankheitsverlauf.

Die postinfektiöse Enzephalitis und die akute zerebellare Ataxie sind seltene Komplikationen. Ob Acyclovir dabei den Verlauf beeinflussen kann, ist nicht genau bekannt. Bei schweren Erkrankungen ist ein Behandlungsversuch mit Acyclovir i. v. gerechtfertigt.

Zoster

Vorkommen vorwiegend bei älteren Erwachsenen und immunsuppressiv behandelten Patienten mit Teilimmunität nach früher durchgemachten Varizellen. Entstehung durch Viruspersistenz in Spinalganglien oder Hirnnervenganglien, später Virusaktivierung (bei Herabsetzung der Immunität) und Ausbreitung entlang der sensiblen Nerven. Es erkranken auch Kinder mit Geschwulstleiden oder unter immunsuppressiver Therapie sowie Säuglinge nach Varizellenexposition in utero. Segmentale, meist einseitige Anordnung der Bläschen entlang dem Nervenverlauf, begleitet von Neuralgien und Fieber. Die Bläschen sind größer als bei Varizellen, ulzerieren leichter und bilden ausgedehnte Krusten. Sie sind häufig am Thorax, im Trigeminusbereich (Gesicht, Auge) und am Ohr (als Ramsay-Hunt-Syndrom mit Fazialisparese) lokalisiert. Selten sind generalisierter Herpes zoster und ein Zoster sine herpete (keine Hauterscheinungen, dagegen lokalisierte Schmerzen, Parästhesien, regionäre schmerzhafte Lymphknotenschwellungen). Virusanzüchtung aus Bläscheninhalt und Liquor möglich. Ein stärkerer Titeranstieg komplementbindender Antikörper nach 2–4 Wochen ist diagnostisch verwertbar.

Therapie: Mit **Acyclovir i. v.** (3mal tgl. 10 mg/kg als Kurzinfusion) behandelt man alle Zoster-Erkrankungen von immunsuprimierten Personen (bei AIDS, Leukämie, Lymphom, nach Organtransplantation). Diese Therapie soll ernste Komplikationen, wie generalisierten Zoster, progressive Enzephalitis, Myelitis, Retinitis und granulomatöse zerebrale Angiitis (nach Zoster ophthalmicus) verhüten.
Mit **Acyclovir oral**, besser mit **Valacyclovir** oder **Famciclovir** oral werden Zoster-Erkrankungen von immunkompetenten Personen behandelt. Diese Mittel können bei rechtzeitiger Gabe die Heilung der Hautläsionen beschleunigen und eine akute Neuritis bessern, verhindern aber nicht Rezidive und postherpetische Neuralgien, die monatelang anhalten können. Die Tagesdosis ist je nach Mittel verschieden (s. Tab. 72, S. 613), die Behandlungsdauer 5 Tage.

Literatur

Birthistle K, Carrington D. Fetal varicella syndrome – a reappraisal of the literature. J Infect 1998; 36 (Suppl 1): 25–9.

Burke DG, Kalayjian RC, Vann VR. Polymerase chain reaction detection and clinical significance of varicella-zoster virus in cerebrospinal fluid from human immunodeficiency virus-infected patients. J Infect Dis 1997; 176: 1080–4.

El Daher N, Magnussen R, Betts RF. Varicella pneumonitis: clinical presentation and experience with acyclovir treatment in immunocompetent adults. Int J Infect Dis 1998; 2: 147–51.

Fielder CP, Raza SA. Steroids in facial palsy due to herpes zoster. Steroids are indicated if paralysis is complete and no contraindications exist. BMJ 1998; 316: 233–4.

Horiuchi Y. Recurrent herpes zoster. J Dermatol 1998; 25: 347–8.

Kakinuma H, Itoh E. A continuous infusion of acyclovir for severe hemorrhagic varicella. N Engl J Med 1997; 336: 732–3.

Keane J, Gochuico B, Kasznica JM. Usual interstitial pneumonitis responsive to corticosteroids following varicella pneumonia. Chest 1998; 113: 249–51.

Lin TY, Huang YC, Ning HC. Oral acyclovir prophylaxis of varicella after intimate contact. Pediatr Infect Dis J 1997; 16: 1162–5.

Margolis TP, Milner MS, Shama A, et al. Herpes zoster ophthalmicus in patients with human immunodeficiency virus infection. Am J Ophthalmol 1998; 125: 285–91.

Mutalik S, Gupte A, Gupte S. Oral acyclovir therapy for varicella in pregnancy. Int J Dermatol 1997; 36: 49–51.

Nathwani D, Maclean A, Conway S. Varicella infections in pregnancy and the newborn. J Infect 1998; 36 (Suppl 1): 59–71.

Ozaki T, Nishimura N, Kajita Y, et al. Susceptibilities to aciclovir in viral isolates from children with varicella. Arch Dis Child 1998; 78: 95.

Rolston KV, Manzullo E, Elting L. Ambulatory management of varicella-zoster virus infection in immunocompromised cancer patients. Support Care Cancer 1998; 6: 57–62.

Torrens J, Nathwani D, MacDonald T, et al. Acute Herpes zoster in Tayside: demographic and treatment details in immunocompetent patients 1989–1992. J Infect 1998; 36: 209–14.

Wenkel H, Rummelt V, Fleckenstein B, et al. Detection of varicella zoster virus DNA and viral antigen in human eyes after herpes zoster ophthalmicus. Ophthalmology 1998; 105: 1323–30.

Zytomegalie (CMV)

Zytomegalieviren gehören zur Familie der Herpesviren und sind bei Mensch und Tier weit verbreitet. Die meisten CMV-Infektionen sind inapparent. Es gibt jedoch eine breite Palette von humanen Erkrankungen, die in unterschiedlicher Schwere verlaufen können.

Unter den **pränatalen Infektionen** ist die Zytomegalie am häufigsten und kann zu Enzephalitis, Chorioretinitis, Hepatitis, thrombozytopenischer Purpura und Mikrozephalie oder Hydrozephalus führen.
Bei **immunkompetenten** Erwachsenen und Kindern gibt es die meist gutartige CMV-Mononukleose, welche jedoch zahlreiche Komplikationen haben kann (z. B. Hepatitis, Myokarditis, Pneumonie und Polyradikulitis).
Bei **immunsupprimierten** Kindern und Erwachsenen (mit bestimmten Tumorleiden, AIDS und nach Organtransplantation) sind zahlreiche Organmanifestationen möglich, von denen die CMV-Pneumonie, CMV-Retinitis und CMV-Gastroenterokolitis gefürchtet sind.

Man unterscheidet die **Erstinfektionen** bei vorher seronegativen Personen von den **rekurrierenden Infektionen** bei seropositiven Personen, welche entweder durch Reaktivierung einer latenten Infektion oder durch eine Reinfektion entstehen. Meist verlaufen die Erkrankungen bei Erstinfektion schwerer als die Erkrankungen bei rekurrierender Infektion.

Therapie: Die Schwierigkeiten bei der Therapie beruhen vor allem darauf, daß es mit Gancivlovir und Foscarnet nicht gelingt, alle Viren abzutöten, und es nach Aufhören der Behandlung häufig zu einem Rezidiv kommt. Außerdem sind Ganciclovir und Foscarnet schlecht verträglich und dürfen nur mit großer Vorsicht über längere Zeit gegeben werden.
Ganciclovir und Foscarnet sind nur zur Therapie der CMV-Retinitis von AIDS-Patienten zugelassen, die ohne Behandlung immer zur Erblindung führen würde. Über die Dosierung bei der Initial- und Erhaltungstherapie sowie die möglichen Nebenwirkungen s. S. 285 und S. 289. Foscarnet soll nur bei Ganciclovir-Resistenz von CMV verwendet werden. Bei anderen Erkrankungen (z. B. der CMV-Pneumonie und -Enzephalitis) wirken Ganciclovir und Foscarnet nicht zuverlässig genug. Über Cidofovir (s. S. 291) liegen noch sehr wenige Erfahrungen vor.
Prophylaxe: Nach Organtransplantation kann Ganciclovir zur Verhinderung einer CMV-Erkrankung gegeben werden. Initial gibt man Patienten mit normaler Nierenfunktion Ganciclovir i. v. 5 mg/kg alle 24 h (an 7 Tagen in der Woche) oder 6 mg/kg alle 24 h (an 5 Tagen in der Woche). Die Dauer der Prophylaxe hängt von Dauer und Grad der Immunsuppression ab (bis maximal 120 Tage nach Transplantation). Neuerdings ist auch eine Prophylaxe mit Tabletten möglich (tgl. 3 g, verteilt auf 3–4 Einzelgaben). Die Tabletten sind stets mit der Mahlzeit einzunehmen. Bei seronegativen Transplantatempfängern kann zusätzlich wiederholt CMV-Immunglobulin (Cytoglobin, Cytotect) gegeben werden.

Zytomegalie (CMV)

Tab. 73. I. v. Mittel gegen Cytomegalie-Virus (CMV).

Parameter	Ganciclovir	Cidofovir	Foscarnet
Aktivität	+	++	(+)
Verteilung im Gewebe	gut (auch Liquor)	nicht liquorgängig	gut (auch Liquor)
Verträglichkeit	schlecht	schlecht	schlecht
Tagesdosis	10 mg/kg (initial)*	Gabe einmal alle 2 Wochen	200 mg/kg (initial)
Bei Ganciclovir-Resistenz	unwirksam	meist unwirksam	wirksam

* Zur Erhaltungstherapie niedrigere Dosis,
(+) = gering; + = stark; ++ = sehr stark wirksam.

Literatur

Balfour HH Jr, Fletcher CV, Erice A, et al. Effect of foscarnet on quantities of cytomegalovirus and human immunodeficiency virus in blood of persons with AIDS. Antimicrob Agents Chemother 1996; 40: 2721–6.

Beaugerie L, Cywiner-Golenzer C, Monfort L, et al. Definition and diagnosis of cytomegalovirus colitis in patients infected by human immunodeficiency virus. J Acquir Immune Defic Syndr Hum Retrovirol 1997; 14: 423–9.

Boivin G, Quirk MR, Kringstad BA, Germain M, Jordan MC. Early effects of ganciclovir therapy on the quantity of cytomegalovirus DNA in leukocytes of immunocompromised patients. Antimicrob Agents Chemother 1997; 41: 860–2.

Bowen EF, Wilson P, Cope A, et al. Cytomegalovirus retinitis in AIDS patients: influence of cytomegaloviral load on response to ganciclovir, time to recurrence and survival. AIDS 1996; 10: 1515–20.

Bowen EF, Sabin CA, Wilson P, et al. Cytomegalovirus (CMV) viraemia detected by polymerase chain reaction identifies a group of HIV-positive patients as high risk of CMV disease. AIDS 1997; 11: 889–93.

Danner SA, Matheron S. Cytomegalovirus retinitis in AIDS patients: a comparative study of intravenous and oral ganciclovir as maintenance therapy. AIDS 1996; 10 (Suppl 4): 7–11.

Hansen KK, Vestbo J, Benfield T, Lundgren JD, Mathiesen LR. Rapid detection of cytomegalovirus in bronchoalveolar lavage fluid and serum samples by polymerase chain reaction: correlation of virus isolation and clinical outcome for patients with human immunodeficiency virus infection. Clin Infect Dis 1997; 24: 878–83.

Jacobson MA. Treatment of cytomegalovirus retinitis in patients with the acquired immunodeficiency syndrome. N Engl J Med 1997; 337: 105–14.

Ljungman P, Engelhard D, Link H, et al. Treatment of interstitial pneumonitis due to cytomegalovirus with ganciclovir and intravenous immune globulin: experience of European Bone Marrow Transplant Group. Clin Inf Dis 1992; 14: 831–5.

Musch DC, Martin DF, Gordon JF, Davis MD, Kuppermann BD. Treatment of cytomegalovirus retinitis with a sustained-release ganciclovir implant. N Engl J Med 1997; 337: 83–90.

Pulido F, Carnevali D, Rubio R. Oral ganciclovir as prophylaxis against cytomegalovirus. N Engl J Med 1996; 335: 1396.

Studies of Ocular Complications of AIDS Research Group in Collaboration with the AIDS Clinical Trials Group. Combination foscarnet and ganciclovir therapy vs monotherapy for the treatment of relapsed cytomegalovirus retinitis in patients with AIDS. Arch Ophthalmol 1996; 114: 23–33.

Hepatitis B und C

Diagnose: Die Hepatitis B geht in 15–20% in eine chronische Verlaufsform über, die Hepatitis C in 30–50%. Der Verdacht auf eine chronische Hepatitis entsteht, wenn die Serumtransaminasen länger als 6 Monate erhöht sind und bei Hepatitis B HBs-Ag persistiert. Für chronisch aktive Hepatitis B sprechen auch ein hoher Anti-HBc-IgG-Titer und HBc-Antigen-Titer, während Anti-HBs fehlt. Bei chronischer Hepatitis C findet man im Serum oft noch längere Zeit HCV-Antikörper, außerdem Antikörper gegen einen Cytochrom-P450-Bestandteil in den Mikrosomen.
Bestätigt wird die Diagnose durch die Leberbiopsie. Bei der chronisch-aggressiven Form sieht man die typischen histologischen Veränderungen, die bei der chronisch-persistierenden Form fehlen. Der Übergang von einer chronisch-persistierenden Form in eine chronisch-aggressive Form ist möglich, aber selten. Bei persistierender HBV- oder HCV-Antigenämie kann sich später eine Leberzirrhose oder ein Leberzellkarzinom entwickeln.
Andere Ursachen einer chronischen Hepatitis sind auszuschließen: Autoimmun-Hepatitis, toxische (medikamentenbedingte) Hepatitis, angeborene Stoffwechselerkrankungen, wie Wilson-Krankheit, α_1-Antitrypsin-Mangel, Cystische Fibrose (Mukoviszidose) u. a.

Therapie: Kortikosteroide werden heute bei der chronisch-aggressiven Hepatitis B und C nicht mehr empfohlen, können jedoch bei der chronischen Autoimmun-Hepatitis den Verlauf günstig beeinflussen.
Bei chronisch-aggressiver Hepatitis B und C führt **Interferon-alpha** in 30–40% zum Verschwinden der serologischen HBV- bzw. HCV-Merkmale und zu einer deutlichen Besserung der Leberfunktion und Histologie. In anderen Fällen bleibt bei Hepatitis B trotz dauerhaften Verschwindens von HB_c-Ag, DNS-Polymerase und Virus-DNS in Serum und Leber und trotz klinischer Besserung HB_s-Ag weiterhin nachweisbar. In den übrigen Fällen kommt es nur zu einem vorübergehenden Verschwinden (oder einer Verminderung) der Virus-DNS-Polymerase, Virus-DNS und HB_c-Ag-Titer im Serum ohne klinische Besserung. Eine Alternative zu Interferon-alpha ist die Therapie einer Hepatitis mit Lamivudin. Bei Hepatitis C sollen bei Ansprechen auf Interferon-alpha die Serumtransaminasen spätestens nach 8 Wochen stark abfallen. Im allgemeinen sind die Erfolgsaussichten von Interferon-alpha bei nicht zu spätem Behandlungsbeginn besser als bei schon länger bestehender chronischer Hepatitis. Ein positiver Einfluß auf die Entwicklung einer Leberzirrhose oder eines hepatozellulären Karzinoms konnte bislang nicht gezeigt werden. In Kombination mit Ribavirin werden bei Hepatitis C wesentlich bessere Ergebnisse erzielt.

Die **Dosierung** des gentechnisch hergestellten Interferon-alpha bei chronischer Hepatitis B ist 2,5–5 Mill. E/m^2 Körperoberfläche subkutan 3mal wöchentlich für 4–6 Monate. Bei chronischer Hepatitis C werden 6 Mill. E subkutan 3mal wöchentlich für 3 Monate, anschließend 3 Mill. E subkutan 3mal wöchentlich für weitere 3 Monate empfohlen. Als Nebenwirkung können Knochenmarkdepression und Autoimmunphänomene (antinukleäre Antikörper, Anti-Thyreoidea-Antikörper und Antikörper gegen glatte Muskulatur) auftreten.

Hepatitis B und C

Literatur

Bell H, et al. Treatment with interferon-alpha2a alone or interferon-alpha2a plus ribavirin in patients with chronic hepatitis C previously treated with interferon-alpha2a. Scand J Gastroenterol, 1999; 34: 194–8.

Bellobuono A, Mondazzi L, Tempini S, et al. Efficacy of different regimens of alpha interferon in chronic hepatitis C and relationship between response and HCV genotype. J Hepatol 1994; 21 (suppl): 35.

Brunetto MR, Oliveri F, Demartini A, et al. Treatment with interferon of chronic hepatitis B associated with antibody to hepatitis B antigen. Journal of Hepatology 1991; 13 (suppl I): 8–S11.

Chemello L, Cavalletto L, Bernardinello E, et al. The effect of interferon alfa and ribavirin combination therapy in naive patients with chronic hepatitis C. J Hepatol 1995; 23 (suppl 2): 8–12.

Davis GL. Prediction of response to interferon treatment of chronic hepatitis C. Journal of Hepatology 1994; 21: 1–3.

Di Bisceglie AM, Martin P, Kassianides C, et al. Recombinant interferon alfa therapy for chronic hepatitis C: a randomized double blind placebo-controlled trial. New Engl J Med 1989; 321: 1506–10.

Fischer L, et al. Treatment of severe recurrent hepatitis C after liver transplantation with ribavirin plus interferon alpha. Transplant Proc 1999; 31: 294–5.

Kanai K, Kato M, Okamato H, et al. HCV genotypes in chronic hepatitis C and response to interferon. Lancet 1992; 339: 1543.

Korenman J, Baker B, Waggoner J, et al. Long term remissions of chronic hepatitis B after alpha interferon. Ann Intern Med 1991; 114: 629–34.

Thomas HC, Lok ASF, Carreno V, et al. Comparative study of three doses of interferon α_{2a} in chronic active hepatitis B. J Viral Hepatol 1994; 1: 139–48.

AIDS

AIDS ist das Endstadium der HIV-Infektion.
Erreger von AIDS (Acquired Immune Deficiency Syndrome) ist das Retrovirus HIV 1 (Human Immunodeficiency Virus), das bei infizierten Personen aus Blut und Lymphknoten regelmäßig isoliert werden kann. Das nahe verwandte HIV 2 ist in Europa selten, kommt aber in Westafrika häufiger vor. Die Krankheit verläuft ähnlich, aber noch protrahierter. Die Therapie von HIV-2-Infektionen kann unterschiedlich sein.

Epidemiologie: Eine Übertragung der Viren erfolgt durch Geschlechtsverkehr, gemeinsame Benutzung infizierter Injektionsbestecke, Transfusion von Blut oder Blutprodukten sowie diaplazentar oder intrapartal von einer infizierten Mutter auf ihr Kind. Andere Übertragungsmechanismen spielen epidemiologisch kaum eine Rolle. Die seit 1980 epidemisch auftretende Krankheit breitet sich weiterhin weltweit aus. Besonders betroffen sind männliche Homosexuelle, Heroinsüchtige, Sexualpartner von Erkrankten sowie Neugeborene infizierter Mütter. Die Häufigkeit von Ansteckungen durch heterosexuellen Geschlechtsverkehr nimmt zu. Am Anfang der Epidemie wurden außerdem Empfänger von Bluttransfusionen, Hämophiliepatienten sowie Empfänger bestimmter Plasmaderivate angesteckt. In dieser Gruppe ist kaum mehr mit Neuinfektionen zu rechnen (bei regelmäßiger Kontrolle der Blutspender und korrekter Sterilisation von Plasmaprodukten). Die Infektion kann bereits in der Latenzzeit von infizierten, aber noch nicht auffällig erkrankten Personen übertragen werden. Im Gegensatz zu den meisten anderen Virusinfektionen haben HIV-Infizierte mit Antikörpern im Regelfall eine Dauervirämie (unabhängig von ihrem Gesundheitszustand) und sind potentiell infektiös. Der Virusgehalt im Blut (die sogenannte Viruslast) nimmt mit dem Verlauf der Erkrankung zu und ist ein zunehmend wichtiger Verlaufsparameter.

Pathogenese: Die Latenzphase ist die Zeit einer weitgehend inapparenten, aber heftigen Auseinandersetzung zwischen Viren und körpereigener Abwehr. Die schweren klinischen Erscheinungen treten erst auf, wenn die Infektion über die Abwehr die Überhand gewinnt. 1–6 Wochen nach der Ansteckung kann das sogenannte akute HIV-Syndrom (s. u.) auftreten, das ohne Therapie bald abklingt. Im allgemeinen dauert es 6–8–12 Wochen, bis nach einer Exposition Antikörper gebildet werden. Bei wenigen Patienten ist der Antikörpernachweis erst später möglich. In der Latenzzeit, die meist viele Jahre dauert, lassen sich bei genauen Untersuchungen oft schon immunologische Abweichungen nachweisen. Das Virus befällt vor allem Zellen des Immunsystems, bevorzugt die T-Helfer-Lymphozyten und die Makrophagen, aber auch andere Zellsysteme, wie die Knochenmark-Stammzellen. Durch die Dysfunktion und Verminderung der T-Helfer-Zellen und Makrophagen kommt es im Verlauf der Erkrankung zu unterschiedlichen opportunistischen Infektionen und zur Entstehung von Tumoren. Kachexie und Enzephalopathie sind offenbar durch das Virus selbst bedingt. Nach Einführung der hochaktiven antiretroviralen Therapie (HAART) im Jahre 1995 hat sich der Verlauf der Erkrankung gebessert und ist die Inzidenz opportunistischer Infektionen stark zurückgegangen.

AIDS

Beim Auftreten von sekundären Tumoren spielen möglicherweise onkogene Viren (z. B. Epstein-Barr-, Papova-, Herpes-Viren) als Kofaktoren eine wichtige Rolle. Häufig vorkommende Malignome bei Erwachsenen sind das Kaposi-Sarkom (meist atypisch an der Haut, z. T. auch viszeral), unterschiedliche Lymphome, Non-Hodgkin-Lymphome, ZNS-Lymphome, Morbus Hodgkin, Portiokarzinome und Seminome.

Natürlicher Verlauf: Die HIV-Infektion ist eine klinische Entität. Eine Trennung der AIDS-Erkrankung (mit schwerem Immundefekt) und den Vorstadien ist unscharf. Die HIV-Klassifikation der WHO basiert hauptsächlich auf der Zahl der T-Helfer-Zellen (CD4-Lymphozyten). Unter einer Helferzell-Zahl von 250–300/µl (normal mehr als 500/µl) sind die Patienten von sekundären Infektionen und sekundären Tumoren bedroht. Im Endstadium haben die Patienten fast keine Helferzellen mehr.

Die CDC (Centers for Disease Control) teilt die HIV-Erkrankung in die drei klinischen Kategorien A bis C und in die drei CD4-Zellzahlbereiche 1 bis 3 ein (s. Tab. 74). In der so entstehenden Matrix werden die Patienten in die Untergruppen A1 bis C3 eingeordnet.
Kategorie A entspricht dem asymptomatischen Stadium der Infektion. Kategorie B umfaßt symptomatische Patienten ohne AIDS-definierende Erkrankungen, Kategorie C symptomatische Patienten mit AIDS-definierenden Erkrankungen.

Akutes HIV-Syndrom: Das Virus selbst kann mehrere Wochen nach der Ansteckung ein Krankheitsbild mit Fieber und Lymphadenitis hervorrufen, das einer akuten Mononukleose, selten auch einer aseptischen Meningitis ähnelt und ohne Behandlung wieder zurückgeht. Das akute HIV-Syndrom wird nur bei einem kleinen Teil der Patienten diagnostiziert. Meist sind die Antikörperteste noch negativ. Das akute HIV-Syndrom gilt als prognostisch ungünstiges Zeichen.

Neuro-AIDS: HIV hat einen ausgeprägten Neurotropismus. Bereits im Frühstadium der Krankheit kann es zu einer initial diskreten Hirnbeteiligung kommen, die im weiteren Verlauf progredient sein und zu einer schweren Demenz führen kann (AIDS-Enzephalopathie). Die Symptome der AIDS-Enzephalopathie sind von sekundären Infektionen des Gehirns (Toxoplasmose, Zytomegalie, multifokale Leukoenzephalitis) schwer abzutrennen. Die Unterscheidung einer HIV-Enzephalopathie von einer Neurolues kann praktisch unmöglich sein (Therapie der Lues auf Verdacht).
Nach einem asymptomatischen Stadium kommt es bei den meisten Patienten zum Auftreten eines Lymphadenopathie-Syndroms (LAS), das in seiner schweren Ausprägung auch AIDS-Related Complex (ARC) genannt wird. In diesem Stadium haben die Patienten Fieber, Lymphknotenschwellung, Schwächegefühl, aber auch bereits opportunistische Infektionen (Mundsoor, seborrhoische Dermatitis, Zoster, Pneumonien durch übliche Erreger).

Beim Vollbild von AIDS können viele opportunistische Infektionen auftreten, die in Tab. 75 zusammengestellt sind. Daneben gibt es seltene Infektionen, z.B. eine Amöben-, Coccidioides-, Histoplasma- oder Rhodococcus-Infektion.
Auffällig ist, daß die üblichen fakultativ-pathogenen Keime, wie Staphylokokken, E. coli, Pseudomonas, bei AIDS-Patienten nur relativ selten zu Infektionen führen.

AIDS

Tab. 74. CDC-Klassifikation mit den Subgruppen A1 bis C3.

Laborkategorie (CD4-Zellen/µl)	Klinische Kategorie		
	A (asymptomatisch)	B (Symptome, kein AIDS)	C (Symptome, AIDS)
1: ≥ 500	A1	B1	C1
2: 200 – 499	A2	B2	C2
3: < 200	A3	B3	C3

Kategorie A
- Asymptomatische HIV-Infektion
- Persistierende generalisierte Lymphadenopathie (LAS)
- Akute symptomatische (primäre) HIV-Infektion (auch in der Anamnese)

Kategorie B
Krankheitssymptome oder Erkrankungen, die nicht in die AIDS-definierende Kategorie C fallen, dennoch aber der HIV-Infektion ursächlich zuzuordnen sind oder auf eine Störung der zellulären Immunabwehr hinweisen. Hierzu zählen:
- Bazilläre Angiomatose
- Oropharyngeale Candida-Infektionen
- Vulvovaginale Candida-Infektionen, die entweder chronisch (länger als einen Monat) oder nur schlecht therapierbar sind
- Zervikale Dysplasien oder Carcinoma in situ
- Konstitutionelle Symptome wie Fieber über 38,5°C oder eine länger als 4 Wochen bestehende Diarrhoe
- Orale Haarleukoplakie
- Herpes zoster bei Befall mehrerer Dermatome oder nach Rezidiven in einem Dermatom
- Idiopathische thrombozytopenische Purpura
- Listeriose
- Entzündungen des kleinen Beckens, besonders bei Komplikationen eines Tuben- oder Ovarialabszesses
- Periphere Neuropathie

Kategorie C (AIDS-definierende Erkrankungen)
- Pneumocystis-carinii-Pneumonie
- Toxoplasma-Enzephalitis
- Ösophageale Candida-Infektion oder Befall von Bronchien, Trachea oder Lungen
- Chronische Herpes-simplex-Ulzera oder Herpes-Bronchitis, -Pneumonie oder -Ösophagitis
- CMV-Retinitis
- Generalisierte CMV-Infektion (nicht von Leber oder Milz)
- Rezidivierende Salmonellen-Septikämien
- Rezidivierende Pneumonien innerhalb eines Jahres
- Extrapulmonale Kryptokokken-Infektionen
- Chronische intestinale Kryptosporidien-Infektion
- Chronische intestinale Infektion mit Isospora belli
- Disseminierte oder extrapulmonale Histoplasmose
- Tuberkulose
- Infektionen mit Mycobacterium avium complex oder M. kansasii, disseminiert oder extrapulmonal
- Kaposi-Sarkom
- Maligne Lymphome (Burkitt-, immunoblastisches oder primäres zerebrales Lymphom)
- Invasives Zervix-Karzinom
- HIV-Enzephalopathie
- Progressive multifokale Leukenzephalopathie
- Wasting-Syndrom

AIDS

Tab. 75. Wichtige opportunistische Erreger und typische Krankheitsbilder, deren Auftreten bei Personen mit einer HIV-Infektion auf AIDS hinweisen.

Erreger	Typische Krankheitsbilder
Pneumocystis carinii	Meist doppelseitige interstitielle Pneumonie
Toxoplasma gondii	Toxoplasmose-Enzephalitis
Kryptosporidien	Therapieresistente Diarrhoe
Mikrosporidien	Therapieresistente Diarrhoe, Cholestase
Candida albicans	Soor-Stomatitis, -Ösophagitis
Cryptococcus neoformans	Abszesse innerer Organe, Meningitis, Sepsis
Aspergillus fumigatus	Pneumonie, ZNS-Befall
Pityrosporon ovale	Seborrhoische Dermatitis
M. tuberculosis	Extrapulmonale Tuberkulose, Befall mehrerer Organe, generalisierte Lymphknoten-Tuberkulose, Lungen-Tbc
M. avium-intracellulare und andere Mykobakterien	Septikämie, extrapulmonaler Befall mehrerer Organe, generalisierter Lymphknotenbefall, Enteritis
Enteritis-Salmonellen	Septikämie (rezidivierend), Empyeme, Weichteil- und Organabszesse
Aktinomyzeten, Nocardien	Pneumonie, Eiterungen, Hirnabszeß
Bartonella henselae	Bazilläre Angiomatose, granulomatöse Hepatitis, Enzephalitis, Retinitis
Herpes simplex (Typ 1 und 2)	Kutane und mukokutane Ulzera, Proktitis, perianale Ulzera, Enzephalitis
Varicella-Zoster-Virus	Progressive Varizellen, Varizellen-Pneumonie, generalisierter Zoster, Myelitis
Zytomegalie-Virus	Retinitis, Pneumonie, diss. Befall innerer Organe, Diarrhoe
Papova-Viren	Multifokale Leukoenzephalopathie, Papillome
Molluscum-contagiosum-Virus	Molluscum contagiosum (groß, multipel)

Diagnose: Von den **serologischen Methoden** werden am häufigsten benutzt die ELISA-Technik und zur Bestätigung die Westernblot-Technik. Sie sind mehr als 3 Monate nach Ansteckung in fast 100% positiv. Ein früherer Nachweis ist möglich durch Bestimmung von Antikörpern im Serum gegen gp 120 und p 24 sowie pol-Genprodukte. Sehr selten kommen bei der ELISA-Technik falsch-positive und falsch-negative Befunde vor, für die verschiedene Gründe bekannt sind. Es gibt auch käufliche Schnellteste zum Antikörpernachweis, die mehr als 3 Monate nach Virusansteckung eine hohe Sensitivität und Spezifität haben und in <10 Minuten ablesbar sind. Sie müssen bei positivem Ausfall durch eine andere Methode bestätigt werden. Antikörperkomplexe gegen p 24 sind mit Fortschreiten der HIV-Infektion immer häufiger nachweisbar (abhängig von der Zahl der CD4-Zellen im Blut).
Ein **direkter Virusnachweis** ist möglich durch die HIV-Antigenbestimmung, die Virusisolierung und die HIV-PCR. Die Empfindlichkeit ist abhängig von der Test-

AIDS

Tab. 76. Möglichkeiten der primären Prophylaxe opportunistischer Infektionen bei HIV-Infizierten.

Erreger	Indikation	Bevorzugtes Mittel	Alternative
Pneumocystis	CD4 <200/µl	Co-trimoxazol (tgl. 0,96 g oral)	Pentamidin-Inhalation oder Dapson (tgl. 0,5 g oral)
Toxoplasma	CD4 <200/µl (wenn Toxoplasma-Antikörper im Serum vorhanden sind)	Co-trimoxazol (tgl. 0,96 g oral)	Pyrimethamin (1mal wöchtl. 0,05 g) oder Dapson (1mal wöchtl. 0,05 g)
Mycobacterium avium-complex	CD4 <100/µl	Rifabutin (tgl. 0,3 g oral)	Clarithromycin (tgl. 1,0 g)
Mycobacterium tuberculosis	Positiver Tuberkulintest nach früherer Tbc-Erkrankung	Entweder INH (1mal tgl. 0,3 g) oder Zweierkombination (evtl. + Rifampicin oder Pyrazinamid oder Levofloxacin)	–
Cryptococcus neoformans	CD4 <100/µl	Fluconazol (tgl. 0,1 g oral)	–
CMV	CD4 <100/µl	Ganciclovir (tgl. 0,2 g oral)	–

methode und dem Krankheitsstadium. Sie beträgt für die DNS-PCR >99% und für die Viruskultur mit mononukleären Zellen aus dem peripheren Blut 95–100%. Der p 24-Antigennachweis wird u. a. benutzt zur Frühdiagnose beim akuten HIV-Syndrom (vor Serokonversion) und zeigt in fortgeschrittenen Stadien von AIDS eine stärkere Virämie an. Die Viruskultur ist in fast allen Stadien einer HIV-Infektion positiv, aber teuer und arbeitsintensiv.

Die **Bestimmung der Viruslast** (des Grades der Virämie) ist wichtig zur Erkennung des Stadiums einer HIV-Infektion und der Notwendigkeit eines Therapiebeginns (s.u.), außerdem zum therapeutischen Monitoring. Es gibt dafür mehrere Methoden, von denen die Bestimmung der Plasma-RNA-Spiegel am häufigsten benutzt wird (z.B. mit Hilfe der quantitativen RNA-PCR). Die Nachweisbarkeitsgrenze liegt bei 20–500 Kopien/ml. Ein Behandlungserfolg läßt sich bereits an einer 3–5fachen Änderung (Abnahme um 0,5 log) erkennen, ein Mißerfolg an dem Ausbleiben einer Änderung oder an einer Zunahme. Außerdem gibt es die Möglichkeit der quantitativen Kultur von HIV. Nach Virusanzüchtung ist auch eine Prüfung der Empfindlichkeit gegen Virustatika möglich, welche besonders bei Versagen einer vorangegangenen Kombinationstherapie wichtige Informationen liefern kann.

Man unterscheidet zwischen der Therapie der eigentlichen HIV-Infektion (antiretrovirale Therapie) und der Behandlung sekundärer opportunistischer Infektionen. Hinzu kommt die Therapie der sekundären Tumoren sowie die symptomatische Therapie im Rahmen der schweren Erkrankung. Bei einigen opportunistischen Infektionen

AIDS

(durch Pneumocystis, Toxoplasma, Mycobacterium avium, Mycobacterium tuberculosis, Cryptococcus neoformans, CMV) ist eine primäre medikamentöse Prophylaxe möglich (Tab. 76).

Antiretrovirale Therapie

Ziel der Therapie ist die Verminderung der Virämie bis unter die Nachweisbarkeitsgrenze und die Verhinderung einer sekundären Resistenzentwicklung, außerdem die Wiederherstellung oder Erhaltung einer Immunkompetenz (so lange wie möglich).

> Zur antiretroviralen Therapie stehen heute mehr als 15 Substanzen aus drei Klassen (s. Tab. 77) zur Verfügung:
> 1. Nukleoside,
> 2. Proteasehemmer
> 3. Nicht-Nukleoside.
> Weitere Medikamente – auch aus anderen Wirkstoffklassen – sind in Entwicklung.

Klinische Parameter einer Besserung sind Gewichtszunahme, Rückgang der Frequenz von Sekundärinfektionen, Besserung des Allgemeinbefindens. Langzeitparameter sind die fehlende Progression der Erkrankung sowie die längere Überlebenszeit. Sie lassen sich nur in Langzeitstudien beobachten. Die Wirkung der antiretroviralen Therapie muß dabei stets von den Wirkungen einer gleichzeitig stattfindenden Therapie der Sekundärinfektionen abgetrennt werden.

Durchführung der Kombinationstherapie:
Die Initialtherapie bei Patienten, die erstmals behandelt werden, ist meist eine Kombination von zwei Nukleosiden mit einem Proteaseinhibitor. Die klassische Standardtherapie besteht aus Azidothymidin (AZT) plus Lamivudin (3TC) plus Indinavir. Es gibt jedoch eine Reihe von gleichwertigen Alternativen:

> | | |
> |---|---|
> | AZT + 3TC | Nelfinavir |
> | D4T + 3TC | Indinavir |
> | DDI + D4T und | Ritonavir |
> | AZT + DDI | Saquinavir + Ritonavir |
>
> D4T ist die Abkürzung für Stavudin, DDI für Didanosin.

Andere Kombinationen, deren Wirksamkeit beschrieben ist, sind z.B. AZT + 3TC + Abacavir und AZT + 3TC + Efavirenz (neben anderen Kombinationen).

Ungünstige Kombinationen, die nicht verwendet werden sollen, sind AZT + D4T, DDC + DDI bzw. D4T bzw. 3TC, Efavirenz + Nevirapin, Efavirenz + Delavirdin, Delavirdin + Nevirapin.

Antiretrovirale Therapie

Tab. 77. Mittel zur antiretroviralen Therapie.

Mittel	Mittlere Tagesdosis*		Gruppe
	Erwachsene	Kinder	
Zidovudin (AZT, Retrovir)	i. v.: 6 mg/kg oral: 600 mg	6 mg/kg (nicht >500 mg) 6–10 mg/kg (nicht >500 mg)	Nukleosid-Reverse-Transkriptase-inhibitoren (NRTI)
Didanosin (DDI, Videx)	oral: 400 mg (<60 kg: 250 mg)	5 mg/kg**	
Zalcitabin (DDC, Hivid)	oral: 2,25 mg	Keine Angaben	
Stavudin (D4T, Zerit)	oral: 80 mg (<60 kg: 60 mg)	2 mg/kg (Gewicht <30 kg)	
Lamivudin (3TC, Epivir)	oral: 300 mg	Keine Angaben	
Abacavir (ABC, Ziagen)	oral: 600 mg	Keine Angaben	
Saquinavir (Fortovase)	oral: 3,6 g	Keine Angaben	Protease-inhibitoren (PI)
Ritonavir (Norvir)	oral: 1,2 g	20 mg/kg (nicht >1,2 g)	
Indinavir (Crixivan)	oral: 2,4 g	Keine Angaben	
Nelfinavir (Viracept)	oral: 2,25 g	60 mg/kg	
Amprenavir (APV, Agenerase)	oral: 2,4 g	Keine Angaben	
Nevirapin (Viramune)	oral: 200 mg (in den ersten 2 Wochen), dann 400 mg	Keine Angaben	Nicht-Nukleosid-Reverse-Transkriptase-Inhibitoren (NNRT)
Delavirdin (Rescriptor)	oral: 1,2 g	Keine Angaben	
Efafirenz (Sustiva)	oral: 600 mg	Keine Angaben	

* Evtl. Dosisanpassung je nach Art der Kombinationstherapie.
** Bei Kombination mit Zidovudin.

Wenn Patienten Proteasehemmer aus unterschiedlichen Gründen nicht erhalten können, kommen auch Kombinationen von drei Nukleosiden (unter Einschluß von Abacavir) oder die Kombination von zwei Nukleosiden mit einem Nicht-Nukleosid (Nelfinavir, Efavirenz, Delavirdin) in Frage.
Die Durchführung der Kombinationstherapie wird durch die fixe Kombination von Azidothymidin plus Lamivudin als Kombinationstablette (Combivir) erleichtert. Die

AIDS

Kombination von Saquinavir plus Ritonavir hat eine andere Begründung. Die beiden Substanzen verstärken sich in der Pharmakokinetik und sollten daher bei der Kombination mit weiteren Mitteln wie eine Einzelsubstanz gesehen werden.

Bei Unverträglichkeit oder Versagen einer initialen Standardtherapie wird unter Berücksichtigung von Medikamentenanamnese, klinischem Befund und ggf. Antivirogramm eine andere Kombination gewählt. Bei Patienten mit sehr starker Virämie und/oder sehr niedrigen Helferzellzahlen kann es sinnvoll sein, initial mit mehr als 3 Medikamenten zu behandeln. Es gibt Hinweise darauf, daß nicht nur das Ausmaß der Viruslastsenkung, sondern auch die Kürze des Zeitraumes, in der diese erreicht wird, für den Erfolg der Therapie wichtig ist.

Das Endziel einer langdauernden, möglichst lebenslangen Suppression der Virusvermehrung ist offenbar nur mit einer permanenten, penibel genauen Einnahme der Medikamente zu erreichen.

Beginn der Therapie: Der optimale Zeitpunkt für einen Behandlungsbeginn wird kontrovers diskutiert. So existieren unterschiedliche Empfehlungen bezüglich CD4-Zellzahl und Viruslast für den Beginn der Therapie.

Therapieversagen: Ein erneuter Abfall der CD4-Zellzahl und ein Wiederanstieg der Virusbeladung unter einer Kombinationstherapie sind Hinweise auf ein Therapieversagen. Mit technisch schwierigen Antivirogrammen lassen sich Resistenzen gegen die gegebenen Medikamente nachweisen. Bei dieser Konstellation wird eine »Salvage«-Therapie notwendig. Meist werden nun zwei neue Nukleoside und ein zuvor noch nicht eingesetzter Proteasehemmer (oder ein Nicht-Nukleosid) verwandt. Bei mehrfach vorbehandelten Patienten werden mit Hilfe des Antivirogramms Substanzen ausgewählt, gegen die der Virusstamm noch nicht resistent ist. Liegt eine Multiresistenz vor, kann versucht werden, durch eine Mehrfach-(Vier- bis Achtfach-)Kombination antiretrovirale Summationseffekte zu erzielen. Eine derartige Mega-HAART-Therapie ist eine besonders starke Patientenbelastung, führt aber oft noch zu einer Reduktion der Viruslast und zu einer klinischen Besserung. Es gibt auch Patienten mit multiresistenten Viren, bei denen die Virusbeladung stark angestiegen ist, aber ein Abfall der Helferzellen und eine klinische Verschlechterung ausgeblieben sind. Es wird diskutiert, ob es hier unter der antiretroviralen Therapie zu einer Abschwächung der Viruspathogenität gekommen ist.

Es gibt mittlerweile viele Patienten, die konsequent über 5 Jahre eine antiretrovirale Dreiertherapie bekommen haben und die aus desolatem Zustand heraus weitgehend beschwerdefrei geworden sind.

Die hochaktive antiretrovirale Therapie (HAART) ist zu einer komplizierten und teuren Disziplin geworden, die nur noch Spezialisten beherrschen. HAART hat somit eine ähnliche Position wie die medikamentöse Leukämietherapie.

Compliance: Bei der antiretroviralen Therapie ist die Compliance (Adhärenz, Zuverlässigkeit der Medikamenteneinnahme) oft ein limitierender Faktor. Die Patienten müssen genau über die große Bedeutung einer exakten Medikamenteneinnahme informiert werden. Unnötig komplizierte Behandlungsschemata sollen möglichst vermieden werden. Gut geeignet sind Medikamente, wie Didanosin, Nevirapin und Efavirenz, die nur einmal täglich gegeben werden müssen. In AIDS-

Antiretrovirale Therapie

Fehler bei der antiretroviralen Therapie sind:
1. Monotherapie. Es ist falsch, nur mit einem Medikament zu behandeln, weil es immer bald zu einer Resistenzentwicklung kommt.
2. Auch eine absteigende Therapie (Reduktion der Dreierkombination nach klinischer Besserung) ist falsch.
3. Man sollte keine Medikamente geben, gegen die bereits eine Resistenz vorliegt.
4. Es ist schädlich, wenn Patienten unter einer Dreierkombination Einzelkomponenten weglassen. Wenn wegen Komplikationen Therapiepausen notwendig sind, müssen alle Medikamente abgesetzt werden.
5. Auch eine Reduktion der Dosierung auf subtherapeutische Konzentrationen ist gefährlich.
6. Die Einnahme anderer Medikamente mit Interaktionen gegen die Virustherapeutika ist problematisch.

Zentren werden Compliance-Seminare sowohl für Patienten als auch für behandelnde Ärzte durchgeführt. Bei Patienten mit Complianceproblemen (z. B. bei Drogensucht) kann eine kontrollierte Einnahme erforderlich sein.

Das Konzept einer Induktionstherapie mit einer Dreier- oder Vierfach-Kombination und einer Erhaltungstherapie mit einer einzigen Substanz hat sich mit den bisher vorhandenen Mitteln nicht bewährt.

Postexpositions-Prophylaxe

Nach jeder relevanten HIV-Exposition sollen nach den Empfehlungen der Deutschen und Österreichischen AIDS-Gesellschaft sowie des Robert-Koch-Institutes Berlin die folgenden Sofortmaßnahmen eingeleitet werden:

Stich- oder Schnittverletzung	Kontamination von geschädigter Haut, Auge oder Mundhöhle
Blutfluß fördern durch Druck auf das umliegende Gewebe (≥1 Minute) (Chirurgische Intervention nur, wenn zeitgleich fachärztlich möglich)	Intensive Spülung mit nächstmöglich erreichbarem Wasser oder Kochsalz, ggf. PVP-Jod-Lösung

Intensive antiseptische Spülung bzw. Anlegen eines antiseptischen Wirkstoffdepots
(Haut: Hautantiseptika mit einem Ethanolgehalt >80 Vol.%
Wunde: Betaseptic® und Freka®-Derm farblos
Mundhöhle: 100 ml unvergällter Ethanol 80 Vol.%
Auge: sterile, 5%ige PVP-Jod-Lösung als Apothekenzubereitung gemäß DAC)

AIDS

Empfohlen wird eine medikamentöse Postexpositionsprophylaxe nur, wenn ein erhöhtes Übertragungsrisiko besteht:

> Folgende Faktoren erhöhen das durchschnittliche Übertragungsrisiko von 0,3% bei perkutanen Stich- oder Schnittverletzungen:
> – Sehr tiefe Stich- oder Schnittverletzungen (etwa 16fach erhöhtes Risiko).
> – Sichtbare, frische Blutspuren auf dem verletzenden Instrument (etwa 5fach erhöhtes Risiko).
> – Verletzende Kanüle oder Nadel war zuvor in einer Vene oder Arterie plaziert (etwa 5fach erhöhtes Risiko).
> – Indexperson hat hohe Viruslast, z.B. bei akuter HIV-Infektion oder AIDS ohne antiretrovirale Therapie (etwa 6fach erhöhtes Risiko).

Für eine optimal wirksame medikamentöse Postexpositionsprophylaxe soll die HIV-exponierte Person möglichst mit Medikamenten behandelt werden, gegen die das Virus mit großer Wahrscheinlichkeit nicht resistent ist. In der Regel bedeutet dies, daß zur Postexpositionsprophylaxe andere Medikamente verwendet werden als die aktuell zur Therapie der HIV-Infektion beim Indexpatienten eingesetzten. Bei Unsicherheit bezüglich der Medikamentenkombination soll jede HIV-Postexpositionsprophylaxe zunächst mit einer Standardprophylaxe erfolgen (Tab. 78).

> Indiziert ist eine HIV-Postexpositionsprophylaxe **bei nichtberuflicher Exposition** nach:
> – ungeschütztem vaginalen oder analen Geschlechtsverkehr (z.B. infolge eines gerissenen Kondoms) mit einer HIV-infizierten Person. Das Risiko einer heterosexuellen Übertragung pro Sexualkontakt für den Sexualpartner einer HIV-infizierten Person wird auf 0,1–0,5% geschätzt und hängt von einer Reihe von Faktoren ab.
> – Gebrauch von HIV-kontaminiertem Injektionsbesteck durch mehrere Drogengebrauchende gemeinsam oder nacheinander.

Nach ungeschütztem oralen Geschlechtsverkehr mit Aufnahme von Sperma des HIV-infizierten Partners in den Mund kann eine medikamentöse Postexpositionsprophylaxe (nach Aufklärung über die Höhe des Infektionsrisikos und die Risiken einer Prophylaxe) auf ausdrücklichen Wunsch des Exponierten verschrieben werden.

Eine HIV-Postexpositionsprophylaxe ist vermutlich unwirksam, wenn sie später als 72 Stunden nach einer Schleimhautexposition begonnen wird. Nach perkutaner oder intravenöser Exposition dürfte eine medikamentöse Postexpositionsprophylaxe bereits sinnlos werden, wenn sie später als 24 Stunden nach Exposition begonnen wird. Ein maximaler Schutz wird wahrscheinlich nur dann erzielt, wenn noch innerhalb der ersten 2 Stunden mit der Prophylaxe begonnen wird.

Normalerweise soll eine medikamentöse Postexpositionsprophylaxe nach HIV-Exposition aus einer Kombination von drei Substanzen (zwei Nukleosidanaloga und

Antiretrovirale Therapie

Tab. 78. Standardkombination der Postexpositionsprophylaxe und Alternativen (bei Schwangerschaft nur AZT und Lamivudin verwenden).

Zidovudin = AZT (Retrovir)	2× 250 mg	+ Lamivudin = 3TC (Epivir)	2× 150 mg	+ Nelfinavir (Viracept)	3× 750 mg
		oder			
Zidovudin	2× 300 mg (als Combivir)	+ Lamivudin	2× 150 mg	+ Indinavir (Crixivan)	3× 800 mg
alternativ		**alternativ**		**alternativ**	
Stavudin (Zerit)	2× 40 mg	Didanosin (Videx)	2× 200 mg	Saquinavir (Fortovase)	3× 1200 mg
				Ritonavir (Norvir)	2× 600 mg
				Nevirapin* (Viramune)	2× 200 mg

* Nur wenn keine Proteaseinhibitoren möglich sind.

einem Proteaseinhibitor) bestehen. Es wird empfohlen, die Medikamente über einen Zeitraum von 4 Wochen einzunehmen. Bei Schwangeren sollte die HIV-Postexpositionsprophylaxe bis zum Vorliegen weiterer Erkenntnisse ohne Einschluß eines Proteaseinhibitors durchgeführt werden.

Serologische Kontrollen auf HIV, HCV und HBV sind bei beruflich inokulierten Personen nach 6 Wochen, 3 und 6 Monaten erforderlich, auf HCV und HBV zusätzlich nach 12 Monaten. Nach sexueller Exposition und bei Drogengebrauchenden sollen neben dem HIV-Test ebenfalls die Hepatitis-Serologie und ggf. Untersuchungen auf sexuell übertragbare Krankheiten (Syphilis, Gonorrhoe, Chlamydien) durchgeführt werden.

Verhinderung einer HIV-Übertragung auf den Feten: Eine prä- oder perinatale Übertragung findet in 15–50% statt und ist von verschiedenen Faktoren abhängig. Durch die antiretrovirale Therapie einer seropositiven Schwangeren kann das Risiko einer HIV-Übertragung auf den Feten stark gesenkt werden. So führte in einer größeren Studie die in der 14.–34. Schwangerschaftswoche begonnene Therapie mit 5mal tgl. 100 mg Zidovudin (AZT) bis zum Tag der Entbindung zu einer Reduktion der Übertragung von 23% auf 8% (ohne schädliche Folgen für Mutter und Kind). Während der Entbindung erhielt die Mutter eine einstündige i.v. Infusion von initial 2 mg AZT/kg Körpergewicht und weiter eine Dauerinfusion von 1 mg AZT/kg pro Stunde bis zur Geburt des Kindes. Dem Neugeborenen wurde 8–12 Std. nach der Geburt eine orale Dosis von 2 mg AZT/kg verabreicht und die orale Gabe mit 4mal tgl. 2 mg/kg bis zum Ende der 6. Lebenswoche fortgesetzt. Nach bisherigen Erfahrungen ist dabei trotz Monotherapie (die sonst kontraindiziert ist) mit einer Resistenzentwicklung der Viren nicht zu rechnen. Es laufen Therapiestudien mit Kombinationen.

Wenn die Schwangere bei Auftreten von Symptomen eine vollwertige Therapie mit 3 Mitteln benötigt, ist diese ohne größeres Risiko für das Kind möglich (vorzugsweise unter Verwendung von Zidovudin und Lamivudin).

AIDS

Therapie der Sekundärinfektionen bei AIDS

Die Frequenz von Sekundärinfektionen ist seit Einführung der Dreierkombination mit Proteasehemmern stark zurückgegangen. Die richtige und schnell einsetzende Behandlung kann das Leben der Erkrankten beträchtlich verlängern. Hierzu gehört die genaue Kenntnis des Krankheitsverlaufes und der Komplikationen sowie der Möglichkeiten einer Frühdiagnose. Selten ist beim Auftreten einer Sekundärinfektion sofort eine Erregerdiagnose möglich. Je nach Organbeteiligung, Anamnese und klinischem Bild sind bestimmte Erreger zu vermuten. Da es sich vielfach um intrazelluläre Infektionen handelt, müssen auch intrazellulär wirksame, relativ schlecht verträgliche Mittel eingesetzt werden. Generell ist die Nebenwirkungsrate der antiinfektiösen Therapie bei AIDS hoch.

Bei den unterschiedlichen klinischen Situationen von AIDS, die meist mit Fieber einhergehen, gibt es eine empirische Interventionstherapie, die im Einzelfall modifiziert werden kann (Tab. 79). Vor einer Interventionstherapie sollen, wenn möglich, Materialien zur Erregerdiagnostik gewonnen werden (Blut, Sputum, Urin und Abstriche). Eine Bronchoskopie kann zur Sicherung der Diagnose einer Pneumocystis-carinii-Pneumonie oder Mykobakterien-Infektion indiziert sein. Die Diagnostik dieser Erreger wird durch eine Interventionstherapie kaum beeinflußt.

Tab. 79. Interventionstherapie von Infektionen bei AIDS.

Symptomatik	Mögliche Erreger	Therapie-Versuch 1	Therapie-Versuch 2	Therapie-Versuch 3
Unklares Fieber (keine Lokalisation)	Salmonellen, Mykobakterien, Staphylokokken, Pilze	Ciprofloxacin (tgl. 1 g)	Imipenem + Fluconazol	Evtl. Tuberkulostatika (einschließlich Rifampicin)
Pneumonie bei CD4>200/µl (segmental oder lobär)	Pneumokokken, Pneumocystis, Mykobakterien	Ceftriaxon (tgl. 2 g)	Co-trimoxazol (tgl. 7,68 g)	Tuberkulostatika (einschließlich Rifampicin)
Pneumonie bei CD4<200/µl (interstitiell oder untypisch)	Pneumocystis, CMV, Pilze	Co-trimoxazol (tgl. 7,62 g)	Amphotericin B	Evtl. Ganciclovir
Enteritis bei AIDS/ARC	Salmonellen, Isospora, Mykobakterien	Ciprofloxacin (tgl. 1 g)	Co-trimoxazol (tgl. 3,84 g)	Evtl. Tuberkulostatika
Unklare Bauchschmerzen + Fieber	Salmonellen, Mykobakterien, CMV	Ciprofloxacin (tgl. 1 g)	Rifampicin + Ciprofloxacin	Evtl. Ganciclovir (oral)
Nekrotisierende Gingivitis	Staphylokokken, Anaerobier	Penicillin	Metronidazol	Clindamycin
Bläschenausschlag	Herpes, Varicella/Zoster	Acyclovir oral	Acyclovir i. v.	Foscarnet

Pneumocystis-carinii-Pneumonie (PCP) bei AIDS

Die PCP ist die häufigste lebensbedrohliche Sekundärinfektion bei AIDS in Mitteleuropa. Es erkranken fast nur HIV-Patienten mit Helferzell-Zahlen unter 200/μl. Eine PCP ist oft die erste schwere Manifestation. Unbehandelt führt eine PCP zum Tod. Bei verspätetem Behandlungsbeginn droht ein fibrotischer Umbau der Lunge. Rechtzeitig erkannt und behandelt, überleben nahezu alle Patienten die erste Episode der Infektion. Der Beginn einer PCP ist im Gegensatz zu bakteriellen Pneumonien schleichend. Häufig werden die ersten Symptome wie Fieber und Husten ohne Auswurf falsch gedeutet; die Gefährlichkeit der Infektion wird nicht erkannt. Vor allem die Tatsache, daß bei der Auskultation Infiltrationszeichen meist fehlen, führt dazu, daß die Krankheit initial als banale Virusinfektion oder als »atypische Pneumonie« angesehen wird. Es ist unbedingt notwendig, bei Patienten mit einer HIV-Infektion, die länger als 3 Tage an der Trias Fieber, Husten und zunehmende Dyspnoe leiden, eine Röntgenaufnahme des Thorax zu veranlassen. Auch wenn röntgenologisch nur geringe Veränderungen vorhanden sind, findet man eine verminderte Sauerstoffspannung im Blut sowie eine erhebliche Verminderung der Vitalkapazität. Eine Computertomographie kann zusätzliche Hinweise auf die Diagnose geben. Wenn eine atypische Pneumonie nicht binnen 3 Tagen auf Doxycyclin anspricht, ist das hochgradig verdächtig auf das Vorliegen einer PCP. Die Diagnose sollte durch eine Bronchoskopie mit Lavage oder durch Gewinnung von provoziertem Sputum mit färberischem Nachweis der Pneumozysten gesichert werden. Die erhebliche Gefährdung des Patienten rechtfertigt auch eine ungezielte Therapie bei begründetem Verdacht.

Therapie der Wahl bei der Pneumocystis-Pneumonie ist Co-trimoxazol in vierfacher Normaldosis (7,68 g i. v.) für 21 Tage (Tab. 80). Die hohen i. v. Dosen von Co-trimoxazol werden häufig schlecht vertragen. Viele Patienten reagieren auf Co-trimoxazol in dieser Dosierung mit Hautausschlag, Neutropenie, Übelkeit oder anderen Erscheinungen, die oft ein Absetzen der Therapie erfordern. Dabei ist unklar, ob Co-trimoxazol selbst, Metaboliten des Sulfamethoxazols, Hilfsstoffe im parenteralen Präparat oder die veränderte Immunlage des Patienten die Ursache sind. Bei fortgeschrittener Pneumocystis-carinii-Pneumonie ist die Prognose schlecht, wenn röntgenologisch eine »weiße Lunge« festgestellt wird. Dann ist die zusätzliche Gabe eines Glukokortikoids (0,08 g Prednison pro Tag) indiziert. Unter dieser Therapie kann eine Zoster-Infektion oder eine Aspergillus-Infektion auftreten.
Die orale Therapie einer Pneumocystis-carinii-Pneumonie kommt nur bei leichten und anlaufenden Infektionen in Frage. Die hohe Dosis von Co-trimoxazol (7,68 g/Tag) wird jedoch oft nicht akzeptiert.
Therapie bei Co-trimoxazol-Versagen: Die wichtigste Alternative ist **Pentamidin** (Pentacarinat). Es muß als langsame i. v. Infusion gegeben werden. Fast alle Patienten bekommen Nebenwirkungen, wie Hypo- oder Hyperglykämie, Harnstoffanstieg, Leukopenie. Dabei geht die Nephrotoxizität den offenbar auf einer Pankreasschädigung beruhenden Blutzuckerveränderungen voraus. Eine systemische Therapie mit Pentamidin sollte daher nur bei Versagen besser verträglicher Therapieformen durchgeführt werden. Diese Einschränkung gilt jedoch nicht für die neue Möglichkeit einer Inhalationstherapie mit Pentamidin-Isethionat, die sowohl als adjuvante Therapie als auch zur Rezidivprophylaxe geeignet ist. Eine alleinige Therapie mit Pentamidin-Inhalationen reicht nicht aus.

AIDS

Tab. 80. Klinik, Diagnostik und Befunde sowie Therapie bei Pneumocystis-carinii-Pneumonie von HIV-Infizierten.

Symptome	Diagnostische Maßnahmen und Befunde	Therapie
Schleichender Beginn, Abgeschlagenheit, Fieber, Husten ohne Auswurf, zunehmende Dyspnoe	**Auskultation:** meist kein auffälliger Befund, evtl. verschärftes Atemgeräusch, nur selten diskretes Knisterrasseln **Rö.-Thorax:** oft interstitielle Zeichnungsvermehrung **Vitalkapazität:** erniedrigt **Blutgasanalyse:** pO_2 erniedrigt **Bronchoskopie mit Lavage und evtl. Biopsie:** Pneumocystis carinii in Lavage bzw. Biopsiematerial mit Spezialfärbung nachweisbar	Co-Trimoxazol i.v. (tgl. 100 mg Sulfamethoxazol + 20 mg Trimethoprim pro kg KG für 21 Tage) in 2–4 Einzelgaben Bei Allergie (starke Hautrötung): Dosis reduzieren, evtl. Therapiepause, evtl. Steroide Evtl. zusätzlich Pentamidin als Inhalation Bei Versagen von Co-trimoxazol: Pentamidin i.v. Bei fortgeschrittener Erkrankung: zusätzlich tgl. 0,08 g Prednison

Es besteht ein dringender Bedarf an besseren Medikamenten für die Therapie der Pneumocystis-Pneumonie. **Trimetrexat** (Neutrexin, USA), ein Analogon des Methotrexats, ist ein Inhibitor der Dihydrofolatreduktase von Pneumocystis, wirkt aber schwächer als Co-trimoxazol. In Kombination mit Folinsäure ist die Toxizität relativ gering.

Eine Alternative bei leichteren Erkrankungen ist **Atovaquon** (S. 236). Es ist ein Hydroxynaphthochinon-Derivat mit Aktivität gegen Pneumocystis und Toxoplasmen. Die Resorption nach oraler Gabe ist ausreichend, die Verträglichkeit gut (auch bei AIDS-Patienten). Es erwies sich in einer Dosis von 3mal tgl. 0,75 g für die ersten Tage und der Erhaltungsdosis von 2mal tgl. 0,75 g für weitere 16 Tage bei Pneumocystis-Pneumonie von AIDS-Patienten als wirksam, ist aber offenbar einer Co-trimoxazol-Therapie unterlegen.

Relativ gut vertragen wird die Kombination von **Trimethoprim + Dapson,** ist jedoch bei schweren Erkrankungen weniger effektiv als Co-trimoxazol. Die Kombination von **Pyrimethamin + Clindamycin** ist bei leichteren Erkrankungen wirksam, führt aber häufig zu Hautausschlägen und Übelkeit.

PCP-Prophylaxe: Eine Pneumocystis-carinii-Pneumonie rezidiviert in etwa 25%. Eine Rezidivprophylaxe ist daher immer notwendig, am besten mit Co-trimoxazol in reduzierter Dosis (täglich 0,96 g). Die Co-trimoxazol-Prophylaxe verhindert offenbar auch eine Toxoplasmose. Sie ist deshalb der Inhalation von Pentamidin vorzuziehen, die nur bei Unverträglichkeit von Co-trimoxazol in Frage kommt

Toxoplasmose bei AIDS

Diagnose: Eine Hirntoxoplasmose äußert sich bei AIDS meist als großer raumfordernder Prozeß im Gehirn, der durch Computertomographie oder Magnetresonanztomographie darstellbar ist. Hauptsymptome sind Krämpfe, Wesensveränderungen, neurologische Herdsymptome, Bewußtseinsstörungen und Lähmungen (Tab. 81, S. 636). Die Abgrenzung gegen eine AIDS-Enzephalopathie oder ein Hirnlymphom ist schwierig. Serologische Untersuchungen auf Toxoplasmose bei AIDS-Patienten sind unzuverlässig. Die Diagnose kann bei einer aktiven Infektion durch den DNS-Nachweis der Erreger (PCR) in Liquor und anderen Körperflüssigkeiten, durch histologische Untersuchung (Nachweis der Tachyzoiten) in Biopsiematerial und die Augenhintergrunduntersuchung gestützt werden.

Therapie: Oft erfolgt die Diagnose ex juvantibus durch das prompte Ansprechen auf eine Therapie mit Pyrimethamin (Daraprim, tgl. 0,1 g) und ein Sulfonamid für mindestens 4 Wochen (s. S. 658). Wegen der zu erwartenden Thrombozytopenie durch Pyrimethamin ist eine zusätzliche Behandlung mit tgl. 15 mg Folinsäure (Lederfolat) notwendig. Auf bei AIDS-Patienten häufige Nebenwirkungen des relativ schlecht verträglichen Sulfadiazins (Kristallurie, Hämaturie, Hautausschlag) ist zu achten. Häufig wird statt Sulfadiazin das besser verträgliche Sulfalen gegeben (initial 2 g, dann 2mal wöchentlich 1 g). Bei Unverträglichkeit von Sulfonamiden kann Pyrimethamin mit Clindamycin (tgl. 2,4 g) kombiniert werden. Pyrimethamin ist auch in Kombination mit Azithromycin, Clarithromycin oder Atovaquon (anstelle des Sulfonamids) wirksam. Auf die gleichzeitige Gabe von Azidothymidin ist bei der Therapie mit Pyrimethamin wegen möglicher Interaktionen und additiver Toxizität zu verzichten.

Eine Hirntoxoplasmose hat eine starke Rezidivneigung. Eine **Rezidivprophylaxe** mit 25 mg Pyrimethamin/Tag plus 1,2 g Clindamycin/Tag oder mit Pyrimethamin plus Dapson (2–3mal wöchentlich) oder mit Fansidar (Sulfadoxin plus Pyrimethamin) ist unbedingt erforderlich.

Eine **Primärprophylaxe**, z. B. mit Co-trimoxazol (tgl. oder jeden 2. Tag 0,96 g) oder mit Dapson-Pyrimethamin ist bei AIDS-Patienten mit Helferzellen $<200/\mu l$ und positiver Toxoplasmose-Serologie sinnvoll und beugt gleichzeitig einer PCP (s. S. 625) vor. Ohne diese Prophylaxe ist in >30% mit einer Toxoplasmose-Enzephalitis zu rechnen.

Kryptosporidien- und Mikrosporidien-Infektionen bei AIDS

Im Rahmen von AIDS wurde die wichtige Rolle der zu den Kokzidien gehörenden **Kryptosporidien** als Enteritis-Erreger erkannt (s. auch S. 480). Bei Patienten ohne Abwehrschwäche führen die im Tierreich weit verbreiteten Kryptosporidien

Tab. 81. Klinik, Diagnostik und Therapie bei Toxoplasmose-Enzephalitis.

Symptome	Diagnostische Maßnahmen und Befunde	Therapie
Fieber, Kopfschmerzen, Wesensveränderungen, Gleichgewichtsstörungen, Krampfanfälle	**Neurologische Untersuchung:** Lokale Ausfälle, z. B. Hemiparese, Hemianopsie, Aphasie **EEG:** Herdbefunde + Allgemeinveränderungen **CT:** Hypodense Bezirke **Mit Kontrastmittel:** Oft ringförmige Anreicherung **Liquor:** Leichte entzündliche Veränderungen, Antikörper wie im Serum **Serologie:** Titer unzuverlässig	Pyrimethamin (tgl. 50–100 mg) + Sulfonamid (Sulfadiazin) + Folinsäure (tgl. 15 mg) Therapiekontrolle: Thrombozytenabfall möglich, klinische Besserung in einer Woche Rückgang der Herde im CT in 4 Wochen Bei Hirndrucksymptomatik Dexamethason (tgl. 16 mg) Nach 4 Wochen Sulfonamid absetzen Bei Sulfonamidunverträglichkeit Pyrimethamin mit Clindamycin, Clarithro- oder Azithromycin kombinieren Rezidivgefahr: daher lebenslange Prophylaxe mit Pyrimethamin (tgl. 25 mg) plus Clindamycin (tgl. 1,2 g)

nur zu kurz dauernden gutartigen Diarrhoen. Bei Patienten mit schwerer Immundefizienz ruft dieses Protozoon unstillbare, nichtblutige, stark wäßrige Durchfälle ohne Fieber hervor. Der Nachweis der zahlreich im Stuhl enthaltenen Kryptosporidien mit Spezialfärbungen ist nicht schwierig, jedoch muß die Methode im Labor eingeführt sein.

Eine allgemein anerkannte **Therapie** der Kryptosporidien-Infektion (s. S. 480) ist nicht bekannt. Eine Behandlung mit Azithromycin (tgl. 0,5 g für 3 Tage) kann versucht werden. Das früher empfohlene Spiramycin versagt nahezu immer. Symptomatische Maßnahmen sind Rehydratation, Peristaltikhemmer, Opiate. Auch Somatostatin kann bei Kryptosporidien-Enteritis eine unspezifisch positive Wirkung haben. Nach Einleitung einer wirksamen antiretroviralen Therapie kann sich eine Kryptosporidien-Enteritis erstaunlich bessern. Es gibt aber auch Patienten, bei denen sich die schweren Diarrhoen durch die Therapie nicht beherrschen lassen und den Tod mitverursachen. Patienten mit Kryptosporidien-Infektionen sollen isoliert werden, da eine Übertragung zwischen Patienten möglich ist.

Die verwandten, ebenfalls von Haustieren stammenden **Mikrosporidien** (Enterocytozoon bieneusi und E. intestinalis) können zu ähnlichen Krankheitsbildern führen. Oft bestehen zusätzlich Zeichen einer Cholangitis. Der Erregernachweis im Stuhl ist schwierig; meist wird eine Duodenalbiopsie benötigt. Gegen E. bieneusi wirkt meist Atovaquon, gegen E. intestinalis Albendazol. Rezidive sind häufig.

Candida-Infektionen bei AIDS

Candida albicans ist der häufigste Erreger von Sekundärinfektionen bei AIDS. Im Endstadium der Erkrankung, oft auch bereits im LAS- oder ARC-Stadium haben die Patienten einen schweren Mundsoor. Der Lokalbefund kann dabei sehr typisch sein. Es gibt auch Verläufe, bei denen ein Enanthem der Mundschleimhaut, Geschmacksstörungen und Zungenbrennen im Vordergrund stehen. Die manchmal vieldeutige Symptomatik erfordert einen semiquantitativen Nachweis der Hefen. Dieser ist mit der kulturellen Keimzüchtung aus dem Mundspülwasser möglich. Wenn Schluckstörungen, ein Kloßgefühl im Hals sowie Schmerzen hinter dem Sternum hinzukommen, besteht der Verdacht auf eine Soor-Ösophagitis (Tab. 82). Die Schluckstörungen können so ausgeprägt sein, daß die Nahrungsaufnahme erschwert oder unmöglich ist. Der Befall des Ösophagus kann durch vorsichtige Endoskopie oder röntgenologisch bewiesen werden.

Therapie: Typisch für eine Candidiasis bei AIDS ist das ungenügende Ansprechen auf topische Antimykotika; auf die orale Gabe einer Amphotericin-B-Suspension oder Nystatin-Suspension gehen die Beschwerden allenfalls kurzzeitig zurück. Bei eindeutigem klinischen Befund empfiehlt sich nach Abnahme der Kultur eine The-

Tab. 82. Klinische Symptome, diagnostische Maßnahmen und Befunde sowie Therapie bei Mundsoor und Soor-Ösophagitis von HIV-Infizierten.

Symptome	Diagnostische Maßnahmen und Befunde	Therapie
Weißliche Beläge im Mund, manchmal nur Rötung und Brennen, Geschmacksstörungen, Kloßgefühl, Druckgefühl über dem Sternum, Schluckstörungen	**Abstrich mikroskopisch und kulturell:** Candida albicans (u. a. Candida-Arten) **Mundspülwasser zur Keimzahlbestimmung** **Ösophagoskopie:** Weißliche Beläge **Ösophagus-Breischluck:** Perlschnurartige Aussparungen	Fluconazol (2mal tgl. 0,1 g, Dauertherapie mit 1mal tgl. 0,05–0,1 g) oder: Itraconazol (2mal tgl. 0,2 g)

AIDS

rapie mit einem systemischen Antimykotikum. Die Therapie der Wahl war früher Ketoconazol oral (2mal tgl. 0,2 g). Wegen der Gefahr schwerer Nebenwirkungen und metabolischer Interaktionen ist Ketoconazol heute durch Fluconazol ersetzt worden. Es hat weniger Nebenwirkungen, aber eine etwas geringere Wirksamkeit und kann bei Therapieversagen höher dosiert werden. Mit Fluconazol ist auch eine Prophylaxe von Candida-Infektionen möglich (tgl. 50–100 mg). Eine Alternative ist Itraconazol oral. Es gibt aber auch resistente Candida-Arten, deren Behandlung schwierig ist. Dann kommt Voriconazol (Pfizer) in Frage, das aber noch nicht im Handel ist. Bei schweren systemischen Candida-Infektionen ist weiterhin eine intravenöse Behandlung mit Amphotericin B + Flucytosin notwendig.

Cryptococcus-Meningitis bei AIDS

Die ohne Grundkrankheit sehr seltene Cryptococcus-Meningitis tritt relativ häufig bei AIDS-Patienten auf. Sie verläuft als subakute Meningitis, der häufig Kopfschmerzen oder Sinusitis-artige Beschwerden vorausgehen (Tab. 83). Bei der Mikro-

Tab. 83. Klinische Symptome, diagnostische Maßnahmen und Befunde sowie Therapie bei Kryptokokken-Meningitis und anderen Kryptokokken-Infektionen von HIV-Infizierten.

Symptome	Diagnostische Maßnahmen und Befunde	Therapie
Langsamer Beginn, Kopfschmerzen, Fieber, Meningismus, Hirnnervenausfälle, Zunehmende Bewußtseinstrübung, z. T. Hautherde	**Lumbalpunktion:** Im Liquor Pleozytose, Zucker erniedrigt, Eiweiß vermehrt **Tuschepräparat:** Runde Hefezellen mit hellem Hof und Schleimkapsel **Kulturen:** Typische Kolonien auf Spezialmedium **Kryptokokken-Antigen im Blut, Liquor und Urin:** Positiv (hoher Titer) **CT (Schädel):** Basale granulomatöse Veränderungen, Raumforderungen, Liquorzirkulationsstörung **Röntgen-Thorax:** Rundherde	Amphotericin B i.v. (tgl. 0,3–0,6 mg/kg) + Flucytosin (tgl. 100 bis 150 mg/kg, auf 4 Einzeldosen verteilt) + Fluconazol (tgl. 0,4 g) Rezidivprophylaxe mit Fluconazol (tgl. 0,2–0,4 g) Auch Itraconazol ist wirksam

skopie des Liquors können die gefärbten und ungefärbten Erreger mit Lymphozyten verwechselt werden. Die Schleimkapseln der Kryptokokken lassen sich gut in einem Tuschepräparat darstellen. Das Wachstum in der Kultur oder der Nachweis von Cryptococcus-Antigen im Liquor, Serum und Urin bestätigen die Diagnose. Auf dem Röntgenbild des Thorax erkennt man oft Lungenherde.

Die **Standardtherapie** der Cryptococcus-Meningitis ist die Kombination von Amphotericin B + Flucytosin. Auch Fluconazol hat eine gute Wirkung auf Kryptokokken. Weder Amphotericin B + Flucytosin noch Fluconazol (als Monotherapie) führen zu optimalen klinischen Resultaten. Es gibt daher gute Argumente für eine initiale Dreierkombination mit Amphotericin B + Flucytosin + Fluconazol. Nur damit lassen sich gute Therapieergebnisse erzielen. Nach klinischer Besserung, die in einigen Wochen eintritt, soll eine Dauertherapie mit Fluconazol angeschlossen werden (1mal tgl. 0,2 g).

Aspergillus-Infektionen bei AIDS

Während Candida-Infektionen bei AIDS-Patienten sehr häufig sind und zu typischen Erkrankungen führen, sind Aspergillus-Erkrankungen seltener und klinisch schwer diagnostizierbar. Dabei handelt es sich um Spätkomplikationen von AIDS. So wurde bei bis zu einem Viertel von verstorbenen Patienten Aspergillus in der Lunge nachgewiesen. Die meisten Patienten hatten intra vitam vieldeutige Hinweise auf eine Aspergillus-Infektion, jedoch kein typisches Krankheitsbild. Der Erregernachweis erfordert wiederholte Sputumkulturen. Die mikroskopische Untersuchung von Bronchialspülflüssigkeit und transbronchial gewonnenem Biopsat kann auf eine Gewebeinvasion hinweisen.

Therapie: Nachgewiesene Aspergillus-Infektionen sollten mit der Kombination von Amphotericin B + Flucytosin behandelt werden. Dabei erscheint die Anwendung von liposomalem Amphotericin B vielversprechend (die Durchführung ist schwierig und teuer, und die Erfahrungen sind noch gering). Itraconazol hat trotz guter In-vitro-Aktivität eine relativ schwache klinische Wirkung auf Aspergillus-Infektionen bei AIDS. Neue Azol-Derivate mit guter Aspergillus-Wirksamkeit sind in Entwicklung (z. B. Voriconazol). Eine prophylaktische Inhalation von Amphotericin B ist in fortgeschrittenen AIDS-Stadien teilweise erfolgreich.

Mykobakterien-Infektionen bei AIDS

AIDS-Patienten erkranken häufig an Tuberkulose und extrapulmonalen Infektionen durch andere ubiquitär vorkommende (nichttuberkulöse) Mykobakterien (s. auch S. 387). Mykobakterien-Infektionen haben bei AIDS-Patienten einen anderen Verlauf als bei Immunkompetenten.

Diagnose: Das Leitsymptom der Mykobakteriosen ist Fieber (Tab. 84). An zweiter Stelle stehen Lymphknotenschwellungen und Gewichtsabnahme. Bei Lungentuberkulose ist ein produktiver Husten im Gegensatz zum trockenen, unproduktiven Husten bei der Pneumocystis-Pneumonie typisch. Eine Lungentuberkulose verläuft bei AIDS akzeleriert (nicht selten wie eine Lobärpneumonie). Auf eine Darmtuberkulose können unstillbare Durchfälle und Bauchschmerzen hinweisen. Die Erreger sollten kulturell aus Körperflüssigkeiten und Stuhl angezüchtet werden. Auch bildgebende Verfahren, wie Sonographie, Röntgenuntersuchung, Computertomographie, sind dringend geboten. Nichttuberkulöse Mykobakterien lassen sich bei disseminierten Erkrankungen mit Hilfe von Spezialverfahren auch aus Blutkulturen anzüchten. Da bei AIDS-Patienten mit Pneumonie die typischen röntgenologischen Veränderungen einer Tuberkulose fehlen können, soll bei Fieber und produktivem Husten, wenn im Sputum die Erreger mikroskopisch nicht nachgewiesen werden können, eine Bronchoskopie mit Lavage durchgeführt werden. Es gibt auch eine isolierte Bronchialschleimhaut-Tuberkulose mit vielen säurefesten Stäbchen im Sputum bei unauffälligem Röntgenbild. Bei Lymphknotentuberkulose steht die Gewebeuntersuchung im Vordergrund, wobei jedoch das typische Granulationsgewebe fehlen kann, so daß hier die Diagnose durch den mikroskopischen oder kulturellen Erregernachweis gesichert werden muß.

Tab. 84. Klinische Symptome, diagnostische Maßnahmen und Befunde sowie Therapie bei Mykobakterien-Infektionen (durch M. tuberculosis und nichttuberkulöse Mykobakterien) von HIV-Infizierten.

Symptome	Diagnostische Maßnahmen und Befunde	Therapie
Fieber, zunehmende Schwäche, Nachtschweiß, Gewichtsverlust, Husten meist produktiv, Lymphknotenschwellung (generalisiert oder lokal), Durchfälle (persistierend)	Serien von **Blutkulturen** auf Spezialmedien, BACTEC-Verfahren, lange Bebrütung, evtl. PCR, dicker Blutstropfen (mikroskopischer Nachweis) **Untersuchung von Sputum, wenn negativ Bronchoskopie + Lavage, Blut, Punktat, Biopsiematerial, Stuhl, Urin:** Mikroskopisch säurefeste Stäbchen, kulturell Mykobakterien (M. genavense nur in flüssigem Medium anzüchtbar) **Biopsie von Lymphknoten und Haut:** Mikroskopisch säurefeste Stäbchen, häufig kein typisches Granulationsgewebe (mykobakterielle Histiozytose) **Sonographie (Abdomen, Hals):** Lymphknotenschwellung	Bei dringendem klinischen Verdacht auf Tbc mit mikroskopischem Nachweis säurefester Stäbchen sofort Kombination von INH, RMP, EMB, evtl. + PZA (s. S. 604) Bei anderen Mykobakterien Therapie modifizieren (s. S. 388) M. avium: Clarithromycin + EMB + Rifabutin (evtl. auch Ciprofloxacin oder Amikacin) M. genavense: wie bei M. avium

INH = Isoniazid; RMP = Rifampicin; EMB = Ethambutol; PZA = Pyrazinamid

Ein **Tuberkulintest** ist bei Patienten mit dem Vollbild von AIDS diagnostisch kaum verwertbar. Er fällt bei Patienten mit schwerer Immundefizienz auch bei nachgewiesener Tuberkulose negativ aus. Ein positiver Tuberkulintest bei noch fehlender Abwehrschwäche bedeutet jedoch ein erhebliches Risiko für eine spätere Reaktivierung. Viele Formen einer fortgeschrittenen Tuberkulose bei AIDS lassen sich klinisch nicht sicher diagnostizieren. Wegen des oft schnellen Verlaufes sollte schon bei begründetem Verdacht eine entsprechende Therapie stattfinden. Das fehlende Ansprechen auf eine 10tägige tuberkulostatische Kombinationstherapie schließt eine Tuberkulose weitgehend aus.

Infektionen mit **M. avium-intracellulare (MAI)** verlaufen sehr vieldeutig und sind typische Komplikationen in der Spätphase von AIDS. Nach schleichendem Beginn kommt es zu Kachexie, mäßigem Fieber, Schwäche und Durchfällen. Die Erreger lassen sich relativ leicht im Blut, in Lymphknoten und im Knochenmark kulturell nachweisen. Autoptisch findet sich ein starker Befall des retikulohistiozytären Systems vieler Organe (mykobakterielle Histiozytose).

Eine Infektion durch **Mycobacterium genavense** führt zu einem ähnlichen Krankheitsbild wie bei einer Mycobacterium-avium-intracellulare-Infektion. Die Erreger lassen sich jedoch nicht oder nur schwer in Kulturen anzüchten.

Prognose: Bei frühzeitiger Diagnose einer Tuberkulose ist die Prognose selbst bei starker Immundefizienz relativ gut. Die oft ausgedehnten Organbefunde bilden sich offenbar in kürzerer Zeit zurück als bei Immunkompetenten, was durch das fehlende Granulationsgewebe erklärt werden kann. Als Faustregel läßt sich formulieren: Die Tuberkulose kommt rasch und verschwindet schnell, wenn rechtzeitig mit der Therapie begonnen wird. Der schnelle Rückgang der klinischen Symptomatik sollte jedoch nicht zu einer Verkürzung der üblichen Therapiedauer führen. Die Situation bei Infektionen mit nichttuberkulösen Mykobakterien ist nicht so günstig. Zwar sind die Krankheitssymptome durch diese Erreger weniger schwerwiegend. Häufig gelingt es wegen partieller Resistenz jedoch nicht, die Erreger zu eliminieren und den Prozeß zum Abheilen zu bringen.

Therapie: Bei mikroskopischem Nachweis von säurefesten Stäbchen sollte zunächst mit einer Viererkombination (INH, Rifampicin, Ethambutol und Pyrazinamid) begonnen werden, um die vielfach foudroyanten Infektionen durch z. T. resistente Tuberkelbakterien zu erfassen. Nach 2–3 Monaten kann die Therapie mit einer Zweierkombination mit getesteten und wirksamen Mitteln fortgesetzt werden. Infektionen mit Mycobacterium avium-intracellulare sind sehr schwer zu beeinflussen. Am ehesten wirken Clarithromycin (tgl. 2 g) in Dreierkombination mit Ethambutol, Rifabutin, Ciprofloxacin oder Amikacin.

Bazilläre Angiomatose

Erreger: Bartonella (= Rochalimaea) henselae (Haupterreger der Katzenkratzkrankheit). An der Haut oberflächlich oder tiefer gelegene Knoten unterschiedlicher Größe (oft in großer Zahl am ganzen Körper). Nachweis der Erreger im Hautbiopsat (Warthin-Starry-Silberfärbung). Herdförmige Leberbeteiligung (bazilläre Peliosis hepatis) durch CT erkennbar.

Therapie: Es gibt klinische Erfahrungen mit Erythromycin (tgl. 2 g oral) und Doxycyclin (tgl. 0,2 g oral) für 8–12 Wochen. Auch Ciprofloxacin und Rifampicin sind wirksam.

Salmonellen-Septikämie bei AIDS

Typischerweise führen Enteritis-Salmonellen (z. B. Salmonella typhimurium) bei Patienten mit AIDS zu einem septikämischen Krankheitsbild. So ist es charakteristisch, daß Patienten mit CD4-Zellzahlen von <200/µl bei relativ blander Enteritis mit Fieber positive Blutkulturen haben.
Therapie: Mittel der Wahl ist Ciprofloxacin oral. Auch Ceftriaxon kommt in Frage. Co-trimoxazol sollte wegen der häufigen Allergien bei HIV-Patienten möglichst vermieden werden. Wegen der Rezidivgefahr ist eine längere Behandlung erforderlich, bei aufgetretenem Rezidiv ggf. eine Dauertherapie mit einem Gyrase-Hemmer.

Herpes bei AIDS

Herpes-simplex-Virusinfektionen (s. auch S. 611) sind bei AIDS häufig und verlaufen besonders lange, schwer und mit Tendenz zu tiefen Nekrosen. Die schmerzhaften Ulzerationen sind meist im Pharynx, an den Lippen, perianal oder an den Genitalien lokalisiert.
Therapie: Mittel der Wahl ist das relativ gut verträgliche Acyclovir (Zovirax): Dosierung 15 mg/kg/Tag i. v. Bei chronisch-rezidivierenden Formen ist ggf. auch eine orale Applikation möglich. Bei einer im Rahmen von AIDS sehr seltenen Herpes-Enzephalitis sind 2–3fach höhere orale Dosen notwendig. Bei geringeren Manifestationen an der Haut kommt auch eine Behandlung mit Acyclovir-Salbe in Frage. Bei Rezidiven läßt sich oft eine langdauernde orale Therapie nicht vermeiden (z.B. mit Acyclovir, 3–5mal tgl. 0,2 g). Eine Resistenz gegen Acyclovir ist möglich. Foscarnet hat eine Wirkung auch gegen resistente Herpes-Stämme.

Zoster und Varizellen bei AIDS

Eine Zoster-Infektion (s. auch S. 615) ist eine typische Manifestation von AIDS bei geringer ausgeprägtem Immundefekt. Dabei kommt es zu teilweise starken Nekrosen und Schmerzen.
Therapie: Jede Zoster-Infektion bei einer HIV-Infektion soll grundsätzlich systemisch mit Acyclovir behandelt werden, da schwere Verläufe (Lähmungen, Myelitis) möglich sind. Bei Hypogammaglobulinämie wird eine Kombination mit hochdosiertem Gammaglobulin empfohlen. HIV-infizierte Personen mit einer Varizellen-Infektion sind vital bedroht und müssen mit Acyclovir i. v. (3mal tgl. 10 mg/kg) behandelt werden. Das gleiche gilt für einen generalisierten Zoster bei AIDS. Famciclovir wird besser resorbiert und ermöglicht die orale Nachbehandlung eines Zoster, ebenso Valacyclovir (ein Ester von Acyclovir mit besseren Resorptionseigenschaften) und Brivudin (s. auch S. 282).

Zytomegalie bei AIDS

Eine Cytomegalievirus-(CMV-)Infektion (s. auch S. 617) bietet nur beim Vorliegen einer Retinitis ein typisches klinisches Bild. Die Symptome der anderen CMV-bedingten Erkrankungen sind uncharakteristisch, und die Diagnose läßt sich oft nur histologisch bestätigen. Ein positiver histologischer Befund beweist jedoch keineswegs eine behandlungsbedürftige Infektion. Auch serologische Methoden sind wenig geeignet, da nahezu alle Patienten Antikörper gegen CMV haben und Titeranstiege bei immundefizienten Patienten nicht zu erwarten sind. Durch PCR läßt sich virale DNS in mononukleären Blutzellen und im Urin nachweisen. Bei über der Hälfte aller an AIDS verstorbenen Patienten wurde eine floride CMV-Infektion in verschiedenen Organen festgestellt. Dabei sind die Lungen, die Nebennieren und der Gastrointestinaltrakt besonders betroffen. Auch Hirnsymptome können durch CMV bedingt sein. Die Entscheidung für eine mit erheblichen Nebenwirkungen belastete Therapie muß klinisch getroffen werden.

Therapie: Mittel der Wahl bei einer CMV-Retinitis ist das Nukleosid-Analogon Ganciclovir in einer Dosierung von 10 mg/kg/Tag i. v. (s. S. 284). Es kommt jedoch nach Absetzen bald zu einem Rezidiv mit weiterer Visusverschlechterung. Oft ist eine Dauertherapie mit tgl. 5 mg/kg Ganciclovir i. v. notwendig, um das Sehvermögen zu erhalten. Die Dauertherapie mit Ganciclovir i. v. setzt einen permanenten Zugang voraus. Zur Erhaltungs- bzw. Suppressionstherapie ist auch die orale Gabe von Ganciclovir (3 g/Tag) geeignet. Die relativ hohe Substanzbelastung ist dabei nicht unproblematisch. Ganciclovir hat erhebliche Nebenwirkungen (z. B. Neutropenie). Über intraokuläre Implantation eines Ganciclovir-haltigen Medikamententrägers: s. S. 287.

Bei Patienten, die Ganciclovir nicht vertragen oder bei denen es zum Auftreten resistenter Stämme gekommen ist, stellt Foscarnet (s. S. 288) eine Alternative dar. Die Nebenwirkungen sind jedoch stärker als bei einer Behandlung mit Ganciclovir (Nephrotoxizität, Elektrolyt-Verschiebungen, Penis-Ulzera, Thrombophlebitis). Ebenfalls wirksam ist Cidofovir (Vistide, s. S. 291).

Papova-Viren

Eine weitere opportunistische Virusinfektion bei AIDS ist die progressive multifokale Leukoenzephalopathie, die durch Papova-Viren (JC-Virus) hervorgerufen wird. Die klinische Symptomatik ist vieldeutig; die Unterscheidung von einer Hirntoxoplasmose und AIDS-Enzephalopathie kann schwierig sein.

Eine sichere **Therapie** dieser intra vitam kaum diagnostizierbaren Infektion ist nicht vorhanden. Die Erkrankung führt in einigen Wochen oder Monaten zum Tod. Papova-Viren sind auch die Ursache der bei HIV-Patienten häufig exzessiv vorhandenen Kondylome; sie spielen möglicherweise außerdem bei der Pathogenese der AIDS-assoziierten Portiokarzinome eine Rolle.

AIDS

Literatur zu HIV-Infektion

Autran B, Carcelain G, Li TS, et al. Positive effect of combined antiretroviral therapy on CD4+ T cell homeostasis and function in advanced HIV disease. Science 1997; 277: 112–6.

British HIV Association guidelines for antiretroviral treatment of HIV seropositive individuals. BHIVA Guidelines Coordinating Committee. Lancet 1997; 349: 1086–92.

Brodt H-R, Helm EB, Kamps BS. AIDS 1999 Diagnostik und Therapie HIV-assoziierter Erkrankungen. Wuppertal: Steinhäuser Verlag, 1999.

Brun-Vezinet F, Boucher C, Loveday C, et al. HIV-1 viral load, phenotype, and resistance in a subset of drug-naive participants from the Delta trial. The National Virology Groups. Delta Virology Working Group and Coordinating Committee. Lancet 1997; 350: 983–90.

Bundesamt für Gesundheit (BAG/Schweiz): Vorläufige Empfehlungen zur HIV-Postexpositionsprophylaxe außerhalb des Medizinalbereichs. Bulletin 1997; 50: 4–6.

Cardo DM, Culver DH, Ciesielski CA, et al. A case-control study of HIV seroconversion in health care workers after percutaneous exposure to HIV-infected blood: clinical and public health implication. N Engl J Med 1997; 337: 1485–90.

Carpenter CCJ, Fischl MA, Hammer SM, et al. Antiretroviral therapy for HIV infection in 1997 updated recommendations of the International AIDS Society – USA Panel JAMA 1997; 277: 1962–9.

Centers for Disease Control. Pregnancy outcomes following systemic prenatal acyclovir exposure – June 1, 1984 – June 30, 1993. MMWR Morb Mortal Wkly Rep 1993; 42: 806–9.

Centers for Disease Control. Birth outcomes following zidovudine therapy in pregnant women. MMWR 1994; 43: 415–6.

Centers for Disease Control and Prevention: Public Health Service Guide-lines for the Management of Health-Care Worker Exposures to HIV and Recommendations for Postexposure Prophylaxis. MMWR 1998; 47: 1–34.

Centers for Disease Control. Public Health Service Task Force recommendations for the use of antiretroviral drugs in pregnant females infected with HIV-1 for maternal health and for reducing perinatal HIV-1 transmission in the United States. MMWR Morb Mortal Wkly Rep 1998; 47 (RR-2).

Connor EM. Reduction of maternal–infant transmission of human immunodeficiency virus type 1 with zidovudine treatment. New Engl J Med 1994; 331: 1173–80.

Connor EM, Motenson IM. Zidovudine for the reduction of perinatal human immunodeficiency virus transmission: Pediatric AIDS clinical trials group protocol 076: Results and treatment recommendations. Pediatr Infect Dis J 1995; 14: 536–41.

De Jong MD, de Boer RJ, de Wolf F, et al. Overshoot of HIV-1 viraemia after early discontinuation of antiretroviral treatment. AIDS 1997; 11: 79–84.

Delta Coordinating Committee. Delta: a randomised double-blind controlled trial comparing combinations of zidovudine plus didanosine or zalcitabine with zidovudine alone in HIV infected individuals. Lancet 1996; 348: 283–91.

Fätkenheuer Theisen A, Rockstroh J, et al. Virological treatment failure of protease inhibitor therapy in an unselected cohort of HIV-infected patients. AIDS 1997; 11: 113–6.

Guidelines for the Use of Antiretroviral Agents in HIV-Infected Adults and Adolescents. Ann Intern Med 1998; 128: 1079–100.

Hammer SM, Katzenstein DA, Hughes MD, et al. A trial comparing nucleoside monotherapy with combination therapy in HIV-Infected adults with CD4 cell counts from 200 to 500 per cubic millimeter. N Engl J Med 1996; 335: 1091–90.

Husson RN, Mueller BU, Farley M, et al. Zidovudine and didanosine combination therapy in children with human immunodeficiency virus infection. Pediatrics 1994; 93: 316–22.

Iversen AK, Shafer RW, Wehrly K, et al. Multidrug-resistant human immunodeficiency virus type 1 strains resulting from combination antiretroviral therapy. J Virol 1996; 70: 1086.

Jablonowski H, Arasteh K, Staszewski S, et al. A dose comparison study of didanosine in patients with very advanced HIV infection. AIDS 1995; 9: 463–9.

Kamps BS, Brodt HR, Staszewski S, Bergmann L, Helm EB. AIDS-free survival and overall survival in HIV infection: the new CDC classification system (1993) for HIV disease and AIDS. Clin Investig 1994; 72: 283–7.

Katz MH, Gerberding JL. Postexposure treatment of people exposed to the human immunodeficiency virus through sexual contact of injection-drug use. N Engl J Med 1997; 336: 1097–100.

Katz MH, Gerberding JL. The care of persons with recent sexual exposure to HIV. Ann Intern Med 1998; 128: 306–12.

Kaufmann D, Pantaleo G, Sudre P, Telenti A, for the Swiss HIV Cohort Study. CD4-cell count in HIV-1-infected invidivuals remaining viraemic with highly active antiretroviral therapy (HAART). Lancet 1998; 351: 723–4.

Lafeuillade A, Poggi C, Tamalet C, Profizi N, Tourres C, Costes O. Effects of a combination of zidovudine, didanosine, and lamivudine on primary human immunodeficiency virus type 1 infection. J Infect Dis 1997; 175: 1051–5.

Li RW, Wong JB. Postexposure treatment of HIV. N Engl J Med 1997; 337: 499–500.

Luzuriaga K, Bryson Y, Krogstad P, et al. Combination treatment with zidovudine, didanosine, and nevirapine in infants with human immunodeficiency virus type 1 infection. N Engl J Med 1997; 336: 1343–9.

Matheson PB, ABrams EJ, Thomas PA, et al. Efficacy of antenatal zidovudine in reducing perinatal transmission of human immunodeficiency virus type 1. J Infect Dis 1995; 172: 353–8.

Murphy M, Armstrong D, Sepkowitz KA, Ahkami RN, Myskowski PL. Regression of AIDS-related Kaposi's sarcoma following treatment with an HIV-1 inhibitor. AIDS 1997; 11: 261–2.

National Institute of Health. Report of the NIH panel to define principles of therapy of HIV infection. Ann of Intern Med 1998; 128: 1057–78.

Pinkerton SD, Holtgrave DR, Bloom FR. Postexposure treatment of HIV. N Engl J Med 1997; 337: 500–1.

Robert-Koch-Institut. Deutsch-Österreichische Empfehlungen zur postexpositionellen Prophylaxe nach HIV-Exposition. Stand: Mai 1998. Epidemiologisches Bulletin 1998; 21/98.

Royce RA, Sena A, Cates W, Cohen MS. Sexual contact and transmission of HIV. N Engl J Med 1997; 336: 1072–8.

Simpson BJ, Shapiro ED, Andiman WA. Reduction in the risk of vertical transmission of HIV-1 associated with treatment of pregnant women with orally administered zidovudine alone. J Acquir Immune Defic Syndr Hum Retrovirol 1997; 14: 145–52.

Staszewski S, Miller V, Kober A, et al. Evaluation of the efficacy and tolerance of R 018893, R 089439 (loviride) and placebo in asymptomatic HIV-1-infected patients. Antiviral Therapy 1995: 1: 42–8.

Vernazza PL, Gilliam BL, Dyer J, et al. Quantification of HIV in semen: correlation with antiviral treatment and immune status. AIDS 1997; 11: 987–93.

Literatur zu PCP

Barber BA, Pegrams PS, High KP. Clindamycin/primaquine as prophylaxis for Pneumocytis carinii pneumonia. Clin Infect Dis 1996; 23: 718–22.

Blum RN, Miller LA, Gaggini C, et al. Comparative trial of dapsone versus trimethoprim/sulfamethoxazole for primary prophylaxis of Pneumocystis pneumonia. J AIDS 1992; 5: 341–7.

Bozzette SA, Finkelstein DM, Spector SA, et al. A randomized trial of three antipneumocystis agents in patients with advanced human immunodeficiency virus infection. N Engl J Med 1995; 332: 693.

Bucher HC, Griffith L, Guyatt GH, Opravil M. Meta-analysis of prophylactic treatments against Pneumocystis carinii pneumonia and toxoplasma encephalitis in HIV-infected patients. J Acquir Immune Defic Syndr Hum Retrovirol 1997; 15: 104–14.

Dohn MN, Weinberg WG, Torres RA, et al. Oral atovaguone compared with intravenous pentamidine for Pneumocystis carinii pneumonia in patients with AIDS. Ann Intern Med 1994; 121: 174.

Girard P-M, Landman R, Gaudebout C, et al. Dapsone-pyrimethamine compared with aerosolized pentamidine as primary prophylaxis against Pneumocystis carinii pneumonia and toxoplasmosis in HIV infection. N Engl J Med 1993; 328: 1514–20.

Hardy WD, Feinberg J, Finkelstein DM, et al. A controlled trial of trimethoprim-sulfamethoxazole or aerosolized pentamidine for secondary prophylaxis of Pneumocystis carinii pneumonia in patients with the acquired immunodeficiency syndrome. AIDS Clinical Trials Group Protocol 021. N Engl J Med 1992; 327: 1842–8.

AIDS

Hughes W, Leoung G, Kramer F, et al. Comparison of atovaquone (566C80) with trimethoprim-sulfamethoxazole to treat Pneumocystis carinii pneumonia in patients with AIDS. N Engl J Med 1993; 328: 1521.

Klein NC, Duncanson FP, Lenox TH, et al. Trimethoprim-sulfamethoxazole versus pentamidine for Pneumocystis carinii pneumonia in AIDS patients: Results of a large prospective randomized treatment trial. AIDS 1992; 6: 301–5.

Lundgren JD, Phillips AN, Vella S, et al. Regional differences in use of antiretroviral agents and primary prophylaxis in 3122 European HIV-infected patients. EuroSIDA Study Group. J Acquir Immune Defic Syndr Hum Retrovirol 1997; 16: 153–60.

Montaner JSG, Guillerni S, Quieffin J, et al. Oral corticosteroids in patients with mild Pneumocystis carinii pneumonia and the acquired immune deficiency syndrome. Tuber Lung Dis 1993; 74: 173.

O'Brien JG, Dong BJ, Coleman RL, Gee L, Balano KB. A 5-year retrospective review of adverse drug reactions and their risk factors in human immunodeficiency virus-infected patients who were receiving intravenous pentamidine therapy for Pneumocystis carinii pneumonia. Clin Infect Dis 1997; 24: 854–9.

Opravil M, Heald A, Lazzarin A, et al. Once-weekly administration of dapson-epyrimethamine vs aerosolized pentamidine for Pneumocystis carinii pneumonia and toxoplasmic encephalitis in human immunodeficiency virus-infected patients. Clin Infect Dis 1995; 20: 531.

Podzamczer D, Salazar A, Jimenez J, et al. Intermittent trimethoprim-sulfamethoxazole compared with dapsone-pyrimethamine for the simultaneous primary prophylaxis of Pneumocystis pneumonia and toxoplasmosis in patients infected with HIV. Ann Intern Med 1995; 122: 755.

Schneider MM, Hoepelman IM, Eeftininck Schattenkerk JK, et al. A controlled trial of aerosolized pentamidine or trimethoprim-sulfamethoxazole as primary prophylaxis against Pneumocystis carinii pneumonia in patients with human immunodeficiency virus infection. The Dutch AIDS Treatment Group. N Engl J Med 1992; 327: 1836–41.

Literatur zu Toxoplasmose

Bucher HC, Griffith L, Guyatt GH, Opravil M. Meta-analysis of prophylactic treatments against Pneumocystis carinii pneumonia and toxoplasma encephalitis in HIV-infected patients. J Acquir Immune Defic Syndr Hum Retrovirol 1997; 15: 104–14.

Fernandez-Martin J, Leport C, Morlat P, et al. Pyrimethamine-clarithromcyin combinations for therapy of acute Toxoplasma encephalitis in patients with AIDS. Antimicrob Ag Chemother 1991; 35: 2049–52.

Girard PM, Landman R, Gaudebout C, et al. Dapsone-pyrimethamine compared with aerosolized pentamidine as primary prophylaxis against Pneumocystis carinii pneumonia and toxoplasmosis in HIV infection. The PRIO Study Group. N Engl J Med 1993; 328: 1514–20.

Jacobson MA, Besch CL, Child C, et al. Primary prophylaxis with primethamine for toxoplasmic encephalitis in patients with HIV disease. Results of a randomized trial. J Infect Dis 1994; 165: 384–94.

Katlama C, De Wit S, O'Doherty E, et al. Pyrimethamine-clindamycin vs. pyrimethamine-sulfadiazine as acute and long-term therapy for toxoplasmic encephalitis in patients with AIDS. Clin Infect Dis 1996; 22: 268.

Kovcacs JA. Efficacy of atovaquone in treatment of toxoplasmosis in patients with AIDS. Lancet 1992; 340: 637–8.

Lacassin F, Schaffo D, Perronne C, et al. Clarithromycin-minocycline combination as salvage therapy for toxoplasmosis in patients infected with human immunodeficiency virus. Antimicrob Agents Chemother 1995; 39: 276.

Leport C, Chene G, Morlat P, et al. Pyrimethamine for primary prophylaxis of toxoplasmic encephalitis in patients with human immunodeficiency virus infection: A double-blind, randomized trial. J Infect Dis 1996; 173: 91.

Parmley SF, Goebel FD, Remington JS. Detection of Toxoplasma gondii in cerebrospinal fluid from AIDS patients by polymerase chain reaction. J Clin Microbiol 1992; 30: 3000–2.

Podzamczer D, Salazar A, Jimenez J, et al. Intermittent trimethoprim-sulfamethoxazole compared with dapsone-pyrimethamine for the simultaneous primary prophylaxis of Pneumocystis pneumonia and toxoplasmosis in patients infected with HIV. Ann Intern Med 1995; 122: 755.

Podzamczer D, Miro JM, Bolao F, et al. Twice weekly maintenance therapy with sulfadiazine-pyrimethamine to prevent recurrent toxoplasmic encephalitis in patients with AIDS. Ann Intern Med 1995; 123: 175.

Saba J, Morlat P, Raffi F, et al. Pyrimethamine plus azithromycin for treatment of acute toxoplasmic encephalitis in patients with AIDS. Eur J Clin Microbiol Infect Dis 1993; 12: 853.

Torres RA, Weinberg W, Stansell J, et al. Atovaquone for salvage treatment and suppression of toxoplasmic encephalitis in patients with AIDS. Clin Infect Dis 1997; 24: 422–9.

Literatur zu Mykobakterien-Infektionen

Benson CA. Treatment of disseminated disease due to the Mycobacterium avium complex in patients with AIDS. Clin Infect Dis 1994; 18 (Suppl 3): 237–42.

Centers for Disease Control. Clinical update: impact of HIV protease inhibitors on the treatment of HIV-infected tuberculosis patients with rifampin. MMWR Morb Mortal Wkly Rep 1996; 45: 921–5.

deLalla F, Maserati R, Scarpellini P, et al. Clarithromycin-ciprofloxacin-amikacin for therapy of Mycobacterium avium-intracellulare bacteremia in patients with AIDS. Antimicrob Ag Chemother 1992; 36: 1567–9.

Doucet-Populaire F, Truffot-Pernot C, Grosset J, Jarlier V. Acquired resistance in Mycobacterium avium complex strains isolated from AIDS patients and beige mice during treatment with clarithromycin. J Antimicrob Chemother 1995; 36: 129.

Gordin FM, Matts JP, Miller C, et al. A controlled trial of isoniazid in persons with anergy and human immunodeficiency virus infection who are at high risk for tuberculosis. N Engl J Med 1997; 337: 315–20.

Havlir DV, Dube MP, Sattler FR, et al. Prophylaxis against disseminated Mycobacterium avium complex with weekly azithromycin, daily rifabutin, or both. N Engl J Med 1996; 335: 392–8.

Hawken MP, Meme HK, Elliott LC, et al. Isoniazid preventive therapy for tuberculosis in HIV-1-infected adults: results of a randomized controlled trial. AIDS 1997; 11: 875–82.

Pechère M, Opravil M, Wald A, et al. Clinical and epidemiologic features of infection with Mycobacterium genavense. Arch Intern Med 1995; 155: 400–4.

Perriëns JH, St Louis ME, Mukadi YB, et al. Pulmonary tuberculosis in HIV infected patients in Zaire. A controlled trial of treatment for either 6 or 12 months. N Engl J Med 1995; 332: 779–84.

Pierce M, Crampton S, Henry D, et al. A randomized trial of clarithromycin as prophylaxis against disseminated Mycobacterium avium complex infection in patients with advanced acquired immunodeficiency syndrome. N Engl J Med 1996; 335: 384.

Shafran SD, Singer J, Zarowny DP, et al. A comparison of two regimens for the treatment of Mycobacterium avium complex bacteremia in AIDS: Rifabutin, ethambutol and clarithromycin versus rifampin, ethambutol, clofazimine, and ciprofloxacin. N Engl J Med 1996; 335: 337.

Whalen CC, Johnson JL, Okwera A, et al. A trial of three regimens to prevent tuberculosis in ugandan adults infected with the human immunodeficiency virus. Uganda-Case Western Reserve University Reserach Collaboration. N Engl J Med 1997; 337: 801–8.

AIDS

Literatur zu Pilzinfektionen

Bozzette SA, Larsen R, Chiu J, et al. A controlled trial of maintenance therapy with fluconazole after treatment of cryptococcal meningitis in the acquired immunodeficiency syndrome. N Engl J Med 1991; 324: 580–4.

Laguna F, Rodriguez-Tudela JL, Martinez-Suarez JV, et al. Patterns of fluconazole susceptibility in isolates from human immunodeficiency virus-infected patients with oropharyngeal candidiasis due to Candida albicans. Clin Infect Dis 1997; 24: 124–30.

Laine L, Dretler RH, Conteas CN et al. Fluconazole compared with ketoconazole for the treatment of Candida esophagitis in AIDS. Ann Intern Med 1992; 117: 655–60.

Maenza JR, Merz WG, Romagnoli MJ, Keruly JC, Moore RD, Callant JE. Infection due to fluconazole-resistant Candida in patients with AIDS: prevalence and microbiology. Clin Infect Dis 1997; 24: 28–34.

Powderly WG, Finkelstein DM, Feinberg J, et al. A randomized trial comparing fluconazole with clotrimazole troches for the prevention of fungal infections in patients with advanced human immunodeficiency virus. N Engl J Med 1995; 332: 700.

Schuman P, Capps L, Peng G, et al. Weekly fluconazole for the prevention of mucosal candidiasis in women with HIV infection. A randomized, double-blind, placebo-controlled trial. Terry Beirn Community Programs for Clinical Research on AIDS. Ann Intern Med 1997; 126: 689–96.

Singh N, Barnish MJ, Berman S, et al. Low-dose fluconazole as primary prophylaxis for cryptococcal infection in AIDS patients with CD4 cell counts of $<$ or $=$ 100/mm3: demonstration of efficacy in a positive, multicenter trial. Clin Infect Dis 1996; 23: 1282–6.

Smith DE, Midgely J, Allen M et al. Itraconazole vs. ketoconazole in treatment of oral and esophageal candidiasis in patients with HIV. AIDS 1991; 5: 1367–71.

Literatur zu CMV und HSV

AIDS Clinical Trials Group. Mortality in patients with the acquired immunodeficiency syndrome treated with either foscarnet or ganciclovir for cytomegalovirus retinitis. N Engl J Med 1992; 326: 213–20.

Hardy WD. Foscarnet treatment of acyclovir-resistant herpes simplex virus infection in patients with AIDS: Preliminary results of a controlled, randomized regimen – comparative trial. Am J Med 1992; 14: 305–55.

Jacobson MA, et al. A dose ranging study of daily maintenance intravenous foscarnet therapy for cytomegalovirus retinitis in AIDS. J Infect Dis 1993; 168: 444.

Nelson MR, Connolly GM, Hawkins DA, et al. Foscarnet in the treatment of cytomegalovirus infection of the esophagus and colon in patients with the acquired immune deficiency syndrome. Am J Gastroenterol 1991; 86: 876–81.

Palestine AG, Polis MA, De Smet MD, et al. A randomized, controlled trial of foscarnet in the treatment of cytomegalovirus retinitis in patients with AIDS. Ann Intern Med 1991; 115: 665–73.

Polis MA, De Smet MD, Baird BF, et al. Increased survival of a cohort of patients with acquired immunodeficiency syndrome and cytomegalovirus retinitis who received sodium phosphonoformate (foscarnet). Am J Med 1993; 94: 185–90.

Safrin S, Assaykeen T, Fallansbee S, et al. Foscarnet therapy for acyclovir-resistant mucocutaneous herpes simplex virus infection in 26 AIDS patients: preliminary data. J Infect Dis 1990; 161: 1078.

Therapie von Pilzinfektionen

> Die fakultativ pathogenen Pilze sind eine große Gruppe von unterschiedlichen Erregern. Für praktische Zwecke ist folgende Unterscheidung sinnvoll:
> 1. Dermatophyten (Trichophyton, Microsporum, Epidermophyton).
> 2. Fakultativ pathogene Hefen (Candida, Cryptococcus u. a.).
> 3. Fakultativ pathogene Schimmelpilze (Aspergillus, Mucor u. a.).
> 4. Dimorphe Pilze (Erreger von Systemmykosen, wie Histoplasma, Coccidioides u. a.).

Fadenförmige Bakterien, wie Aktinomyzeten und Nocardien, wurden früher zu den Pilzen gerechnet; sie sind ihnen aber nur morphologisch ähnlich und werden wie Bakterien durch antibakteriell wirksame Mittel gehemmt.

Der mikroskopische und kulturelle **Erregernachweis** ist bei fakultativ pathogenen Pilzen im allgemeinen einfach. Da sie aber Teil der normalen Körperflora oder der unbelebten Umwelt des Patienten sein können, ist die Interpretation von Pilzbefunden häufig schwierig. Dermatophyten erkennt man mikroskopisch in einem Deckglaspräparat mit 10%iger Kalilauge, andere Pilze in gefärbten Präparaten (z. B. mit Methylenblau). Dabei wird man vor allem Material vom Rande einer Hautläsion untersuchen; bei Bläschen findet man die Hyphen am ehesten in der Bläschenwandung (nicht in der Flüssigkeit und am Grund). Haare entfernt man in voller Länge mit der Pinzette. Nagelproben sollen in voller Dicke und soweit wie möglich hinten abgeschnitten werden. Bei Candida-Infektionen sind Sproßzellen und Pseudomyzelien typisch. Bei Hefen und Schimmelpilzen ist eine Bestimmung der Spezies von Interesse, da Candida albicans und Aspergillus fumigatus eine größere klinische Bedeutung als andere Arten haben.

Die Nachweismöglichkeiten bei Pilzsepsis und Organmykosen sind in den betreffenden Kapiteln beschrieben. Häufig wird beim Versagen einer ungezielten Antibiotika-Therapie eine systemische Pilzinfektion angeschuldigt, was allenfalls bei Patienten mit myeloischer Insuffizienz oder finalem AIDS oder bei Intensivpflegepatienten mit Dauervenenkatheter manchmal zutrifft. Bei Patienten ohne besondere Gefährdung finden sich dafür stets andere Ursachen!
Tab. 85 gibt einen Überblick über die Anwendungsmöglichkeiten systemischer Antimykotika.

Dermatophytien

Erreger sind diverse Trichophyton- und Epidermophyton-Arten. Meist werden sie durch direkten Kontakt (z. T. von Tieren) übertragen. Die Anzüchtung und Identifizierung der Erreger erfordern ein Speziallaboratorium; bei typischem klinischen Befund kann man darauf verzichten. Die Unterscheidung einer Candida- von einer Dermatophyten-Infektion durch die Kultur ist bei einer entzündlichen Intertrigo wichtig, da Griseofulvin, Terbinafin und Tolnaftat nicht gegen Candida wirken. Eine Vielzahl von Lokalisationen (Tinea) ist möglich, jedoch kommt eine Invasion

Therapie von Pilzinfektionen

Tab. 85. Wirkungsspektrum systemischer Antimykotika.

Pilzkrankheit	Amphotericin B	Flucytosin	Ketoconazol	Miconazol	Itraconazol	Fluconazol	Voriconazol
Aspergillose	●	+	+	+	●	–	●
Candidiasis	●	+	+	+	+	●	●
Coccidioidomykose	●	–	●	+	●	+	+
Cryptococcose	●	+	+	+	+	+	+
Histoplasmose	●	–	●	+	●	+	+
Mucormykose	●	–	–	–	–	–	–
Pseudallescheriasis	–	–	+	●	–	–	+

● = Mittel der Wahl, + = wirksam, – = nicht wirksam.

von tiefem Gewebe und von Schleimhäuten nicht vor. Nicht selten entwickelt sich dabei eine Infektionsallergie (ein sog. Mykid) mit Bläschen auch an nichtinfizierten Hautstellen.

Systemische Therapie schwerer Dermatophytien: Die längsten Erfahrungen liegen mit Griseofulvin vor. Dabei ist ein Therapieversagen nicht selten. Tagesdosis 500 mg bzw. 10 mg/kg. Es wurde die einmalige Einnahme der Tagesdosis mit einer fettreichen Mahlzeit empfohlen. Therapiedauer 3–6 Wochen, evtl. länger. Kontraindikationen sind vor allem Gravidität und Leberschäden (s. S. 356). Wegen der Toxizität und Onkogenität von Griseofulvin ist heute große Zurückhaltung geboten. Alternativen sind Itraconazol (s. S. 342), Terbinafin und andere neue Pilzmittel. Man gibt Itraconazol 1mal täglich 0,1–0,2 g oral für 2–4 Wochen oder Terbinafin 1mal tgl. 0,25 g oral für 4–6 Wochen.

Leichtere Infektionen sprechen auf Lokalpräparate (z. B. topische Azole) gut an. Kopfhaut- und Haarinfektionen erfordern oft eine zusätzliche systemische Therapie. Neben zahlreichen alten Benzoesäure-Derivaten gilt Tolnaftat (Tonoftal) als Standardmittel zur Lokaltherapie von Dermatophytien. Neuere Präparate wie die Azole (Clotrimazol = Canesten, Miconazol = Daktar, Bifonazol = Mycospor), Naftifin (Exoderil) oder Ciclopirox (Batrafen) haben den Vorteil einer zusätzlichen Wirkung auf Candida albicans. Eine längere topische Anwendung ist ratsam.

Nagelmykosen: Die häufigsten Erreger sind Dermatophyten; auch Candida-Arten und Schimmelpilze (Scopulariopsis, Hendersonula, Aspergillus u.a.) können zu ähnlichen Nagelinfektionen führen. Mischinfektionen, z. B. von Candida und Dermatophyten, sind nicht selten. Häufiger sind Zehennägel befallen (allein oder bei einer Tinea pedis oder Tinea an anderen Stellen).
In schweren Fällen kann eine orale **Therapie** mit Terbinafin (bei Dermatophytien) oder Itraconazol indiziert sein, die lange genug dauern soll, da die gehemmten, aber nicht abgetöteten Pilze mit dem Nagel herauswachsen müssen. Dermatophyten-Infektionen der Fingernägel erfordern in der Regel eine 4–8monatige Behandlung (unter regelmäßiger Kontrolle der Leberwerte). Diese muß ergänzt werden durch

lokal wirkende Therapeutika (Clotrimazol, Miconazol, Ciclopirox) und durch mechanische Maßnahmen (Dünnfeilen der Nägel). Besonders schwierig ist die Behandlung von Infektionen der Großzehennägel. Dabei läßt sich eine operative Entfernung der Nägel oft nicht vermeiden. Eine neuere Behandlungsmethode ist die Applikation von antimykotischem Nagellack (z. B. Amorolfin, s. S. 358) auf den dünn gefeilten Nagel. Das gefährliche und wenig wirksame Griseofulvin sollte bei Nagelmykosen heute nicht mehr gegeben werden.

Mikrosporie: Infektionen der Kopfhaut mit anthropophilen Stämmen (Microsporum audouinii) sind hoch kontagiös, besonders unter Schulkindern. Mikrosporie ist meldepflichtig. Die Kopfhaare zeigen Fluoreszenz unter der Wood-Lampe. Bei Tinea capitis kommt differentialdiagnostisch auch eine Trichophytie in Frage.
Die Therapie wurde früher mit Griseofulvin durchgeführt. Heute sollen weniger riskante Mittel (Terbinafin) verwendet werden.

Pityriasis versicolor: Erreger: Pityrosporum (Malassezia) furfur. Das Auftreten ist stark abhängig von Wirts- und Umweltfaktoren (Hitze, Schwitzen, Kortikosteroide). Viele Lokaltherapeutika sind wirksam.
Therapie: Als klassisches Mittel der Wahl galt Selendisulfid, 2,5%ig (Selsun). Clotrimazol, Miconazol und Ketoconazol sind ebenfalls lokal wirksam und weniger toxisch. Systemisch kann Itraconazol gegeben werden.

Die seborrhoische Dermatitis durch Pityrosporum ovale (orbiculare) spricht ebenfalls auf Azole lokal, aber auch systemisch an. Die Erkrankung kommt bei AIDS-Patienten häufiger und in relativ schwerer Form vor.
Therapie: Ketoconazol-Lösung (topisch) wirkt besonders gut bei seborrhoischer Dermatitis der Kopfhaut.

Candida-Infektionen

Häufigster Erreger ist Candida albicans. Seltener sind andere Candida-Arten (C. tropicalis, C. pseudotropicalis, C. krusei u. a.). Torulopsis-Stämme (heute Candida glabrata genannt) lassen sich zwar häufig nachweisen, führen aber selten zu Erkrankungen. C. albicans ist eine häufige Komponente der normalen Körperflora (Darm, Mund). Infektionen werden begünstigt durch Antibiotika, Ovulationshemmer, Gravidität, Diabetes, Eisenmangel, Abwehrschwäche, AIDS. Bei vielen Patienten ist die auslösende Ursache für eine Candida-Infektion nicht bekannt. Candida-Infektionen können verschieden lokalisiert sein:

Genitalsoor: Bei Frauen als Vulvitis und Kolpitis mit Rötung, Juckreiz, weißlichen Belägen und cremeartigem Ausfluß. Bei Männern als Balanitis. Oft Partnerinfektionen.
Für eine topische **Therapie** kommen Azole, wie Clotrimazol (Canesten), Miconazol (Gyno-Daktar), Econazol, aber auch Ciclopiroxolamin (Batrafen) und Nystatin in Frage. Auch Povidon-Jod kann zur kurzfristigen topischen Therapie verwendet werden. Therapiedauer (3–) 6–14 Tage. Möglichst sollte der Partner mitbehandelt werden. Die Rezidivneigung ist hoch, jedoch liegt dabei fast nie eine Resistenzentwicklung zugrunde. Auch eine systemische Einmaltherapie des Vaginalsoors mit

Therapie von Pilzinfektionen

Fluconazol (150 mg) ist wirksam. Eine weitere Alternative ist die Eintagestherapie mit 2mal 0,2 g Itraconazol oral.

Mundsoor: Häufig bei Frühgeborenen, auch unter Antibiotika-Therapie, bei Abwehrschwäche, AIDS (s. S. 637) und bei schwerkranken älteren Patienten.
Eine bewährte **Therapie** ist die lokale Gabe von Nystatin als Suspension. 1 ml Suspension mit 100 000 E/ml soll alle 3–6 Stunden in den Mund geträufelt werden. Durch Herunterschlucken behandelt man eine manchmal gleichzeitig vorhandene Candida-Ösophagitis. Auch Lutschtabletten mit Pimaricin und Amphotericin B, Mundgel (Daktar) und Miconazol-Tabletten sind gut wirksam. Mundsoor bei AIDS spricht auf eine topische Behandlung schlecht an und muß systemisch mit Fluconazol oder Itraconazol behandelt werden.

Soor-Ösophagitis: Relativ häufige, gefährliche Komplikation bei Patienten mit myeloischer Insuffizienz oder schwerem T-Zell-Defekt (oft zusammen mit Mundsoor). Bei anderen Patienten ist eine Soor-Ösophagitis selten. Die Diagnose ist relativ schwierig (Röntgenuntersuchung mit Breischluck, evtl. Ösophagoskopie).
Da es bei Soor-Ösophagitis auch zu einer Pilzinvasion in die Blutbahn kommen kann, ist bei klinischem Verdacht (Schluckschmerzen, retrosternales Druckgefühl) eine ungezielte **Therapie** berechtigt. Mittel der Wahl ist die orale Gabe von Nystatin oder Amphotericin B als Suspension. Bei schweren Formen oder bei hochgradiger Abwehrschwäche (AIDS) soll zusätzlich eine systemische Therapie mit Fluconazol, Itraconazol oder Ketoconazol erfolgen. Bei AIDS-Patienten (s. S. 652) hat sich die Gabe von Suspensionen bewährt, mit denen gleichzeitig eine lokale und systemische Wirkung erzielt wird.

Candida-Erkrankungen des Darmes: Sehr selten. Im Stuhl von Gesunden nachweisbare Hefen haben keine klinische Bedeutung. Nur bei onkologischen Patienten mit hochgradiger Abwehrschwäche können durch Candida albicans entzündliche Veränderungen im Darm hervorgerufen werden. Es ist ein bei Laien und Heilpraktikern weit verbreiteter Irrglaube, daß im Darm keine Pilze vorkommen dürfen. Sog. Darmsanierungen von Candida bei Gesunden sind wissenschaftlich unbegründet und abzulehnen. Eine Ausnahme sind rezidivierende Candida-Kolpitiden, bei denen gegen eine Darmbesiedlung zusätzlich Nystatin oral gegeben werden kann.

Candida-Pneumonie: Selten (nur bei Abwehrschwäche). Sie entsteht meist hämatogen (bei einer Candida-Sepsis, z. B. bei infiziertem Venenkatheter), manchmal auch durch Aspiration. Die Erkennung ist schwierig. Ein Nachweis von Hefen im expektorierten Sputum rechtfertigt keineswegs die Diagnose einer Candida-Pneumonie. Candida albicans sollte zumindest durch Bronchoskopie in größerer Zahl nachgewiesen werden. Bei längerer Intubation und Beatmung findet man häufig Candida-Arten (oft Candida glabrata) im Trachealsekret ohne Pneumonie; meist liegt eine harmlose Selektion von Candida vor. Eine Prophylaxe mit Fluconazol bei Intensivpflegepatienten ist umstritten. Sie kommt allenfalls bei langdauernden schweren Prozessen bei sekundärer Abwehrschwäche in Betracht.
Bei gesicherter Candida-Pneumonie wird eine systemische **Therapie** mit Amphotericin B + Flucytosin durchgeführt; bei leichteren Formen kommt auch Fluconazol i. v. oder oral in Betracht. Eine Inhalation von Nystatin ist wegen der großen Partikelgröße nicht sinnvoll.

Candida-Infektionen

Candida-Infektionen der Harnwege: Der Nachweis von Hefepilzen im normalen Urin ist selten; meist findet man dann nur geringe Keimzahlen. Außer Candida albicans können auch Candida (Torulopsis) glabrata und Candida tropicalis nachgewiesen werden, deren klinische Bedeutung gering ist. Häufig stammen die Hefen nicht aus der Harnblase, sondern sind Kontaminationen des Urins bei einem Genitalsoor. Daher ist vor Einleitung einer riskanten Pilztherapie eine Diagnose durch Blasenpunktion ratsam. Eine symptomlose Fungurie auch mit hohen Keimzahlen kann nach kurzer Zeit spontan verschwinden.

Diabetes mellitus, Dauerkatheter und Nierentransplantation sind wichtige Prädispositionsfaktoren für eine Harnwegsinfektion durch Hefepilze. Candida albicans kommt im Urin auch bei Candida-Sepsis mit multiplen Nierenherden vor; dabei kann die Blasenschleimhaut ebenfalls befallen sein.

Zur **Therapie** verwendet man am besten Fluconazol oral, mit dem im Urin sehr hohe Konzentrationen erreicht werden. Die i. v. Gabe von Amphotericin B kommt allenfalls bei nachgewiesener Candida-Sepsis in Frage. Dabei muß die Nierenfunktion genau überwacht werden.

Candida-Sepsis: Die häufigste Eintrittspforte sind langliegende Venenkatheter. Selten, aber sehr gefährlich ist eine postoperative Endokarditis nach Implantation künstlicher Herzklappen. Gelegentlich kommt es auch bei myeloischer Insuffizienz zur Invasion von Candida albicans in die Blutbahn. Eine Candida-Sepsis ist in anderen Situationen extrem selten.

Das wichtigste Symptom einer Candida-Sepsis ist Fieber; relativ häufig entstehen Absiedlungen in Retina, Gehirn und Nieren. Nur bei massiver Fungämie lassen sich die Erreger in der Blutkultur nachweisen; häufig findet man dabei Candida albicans im Urin.

Therapie: Am besten wirkt die Kombination von Amphotericin B + Flucytosin. Ein infizierter Fremdkörper sollte, wenn möglich, entfernt werden; auch nach Herausnehmen eines infizierten Venenkatheters soll eine 10tägige systemische Nachbehandlung mit Fluconazol erfolgen. Bei Candida-Endokarditis ist eine Entfernung der infizierten Herzklappe fast immer notwendig. Bei schweren Formen ist eine Therapie mit liposomalem Amphotericin B möglich. Bei geringerer Symptomatik (vorübergehende Fungämie, keine Abwehrschwäche) kann Fluconazol oder Itraconazol gegeben werden. Bei Candida-Retinitis kommt auch die Kombination von Fluconazol (tgl. 0,4 g) + Flucytosin in Frage.

Candida-Infektionen der Haut: Relativ häufig, nicht gefährlich, aber lästig. Intertrigo, Perianalekzem, Windeldermatitis, Balanitis, chronische Paronychie, Perlèche und Otitis externa werden überwiegend durch Candida albicans verursacht. Eine lokale Mazeration der Haut und bakterielle Superinfektionen können bei der Pathogenese eine Rolle spielen. Auf eine Candida-Infektion deuten Rötung, erheblicher Juckreiz, weiße Beläge, manchmal auch Schuppung hin. Es gibt auch sog. Candida-Granulome (besonders bei jüngeren Kindern mit angeborenem Immundefekt), die besonders im Gesicht und auf der behaarten Kopfhaut vorkommen.

Die **Therapie** oberflächlicher Infektionen besteht in der topischen Anwendung von Antimykotika. Meist werden Polyene (Nystatin, Amphotericin B) oder Azole (Clotrimazol, Miconazol, Bifonazol) als Salbe, Creme oder Lösung angewandt. Alternativen sind Ciclopirox, Naftifin, Pimaricin und Povidon-Jod. Griseofulvin, Terbinafin und Tolnaftat wirken bei Candida-Infektionen nicht. Flucytosin als Monotherapie sollte wegen der Gefahr einer Resistenzentwicklung vermieden werden. Die systemische Gabe von Fluconazol ist nur bei schweren Infektionen indiziert. Bei starkem Juckreiz kann gleichzeitig eine Infektionsallergie vorliegen. Dann ist eine zusätzliche kurzdauernde topische Therapie mit einem Kortikosteroid indiziert. Auslösende Faktoren, wie Hautmazerationen, sind möglichst zu beseitigen.

Chronische mukokutane Candidiasis: Eine chronische mukokutane Candida-Infektion (Candidiasis granulomatosa) findet sich meist bei Kindern. Ursache ist ein primärer oder erworbener Immundefekt. Dabei handelt es sich entweder um einen isolierten oder einen kombinierten Immunmangel (mit T-Zell-Mangel).
Die **Therapie** einer chronischen mukokutanen Candidiasis ist schwierig. Bei primärem Immundefekt ist eine Heilung oder Besserung oft nicht möglich. Eine langdauernde topische Therapie führt zu unbefriedigenden Ergebnissen. Die orale Gabe von Fluconazol für längere Zeit hat am ehesten Aussicht auf Erfolg. Mit Rezidiven ist zu rechnen. Die Kombination Amphotericin B + Flucytosin kommt nur kurzfristig bei schweren therapieresistenten Formen in Betracht.

Schimmelpilz-Infektionen

Aspergillus-Infektionen: Wichtigster Erreger ist der thermophile Schimmelpilz Aspergillus fumigatus; selten sind andere Aspergillus-Arten (A. nidulans, A. niger, A. glaucus) beteiligt. A. fumigatus ist weit verbreitet in der Umwelt (Erde, Feuchtzonen, Blumentöpfe, Hausstaub, faulendes Holz, schimmelnde Pappe, Tapeten). Häufungen von Aspergillus-Infektionen in Kliniken sind oft durch Baumaßnahmen oder defekte Ventilationssysteme bedingt. Aspergillus-Sporen werden von gesunden Menschen häufig inhaliert und ohne Folgen wieder expektoriert. Einmaliger Nachweis einer einzigen Kolonie von A. fumigatus im Sputum bedeutet daher noch keine Erkrankung; wiederholter oder massiver Nachweis aber ist fast beweisend, da A. fumigatus nicht zur normalen Körperflora gehört. Der kulturelle Nachweis gelingt am besten auf einem Pilzmedium, das bei erhöhten Temperaturen (40–45° C) bebrütet wird. Im Serum lassen sich Aspergillus-fumigatus-Antigene nachweisen (z. B. mit der ELISA-Technik), aber auch spezifische Antikörper (unzuverlässig bei Abwehrschwäche). A. fumigatus kann zu verschiedenartigen Erkrankungen führen:

1. **Bronchopulmonale Aspergillose:** Neben rein allergischen Formen, die sich als Asthma manifestieren und durch Inhalation von Sporen entstehen, kann es auch zu einem Befall der Bronchien mit Destruktionen der Bronchialwand kommen. Eine systemische Therapie kommt dann nur bei wiederholtem Pilznachweis im Bronchialsekret in Betracht.
2. **Aspergillom:** Dabei handelt es sich um eine Aspergillus-Infektion präformierter Höhlen (Lungenzysten, alte Kavernen). Röntgenbild, CT und MRT sind typisch. Oft kommt es dabei zu Hämoptoe. Ein Aspergillom ist einer systemischen Therapie nicht zugänglich und muß meist operativ behandelt werden.
3. **Invasive pulmonale Aspergillose:** Diese gibt es als therapieresistente Pneumonie bei hochgradiger Abwehrschwäche (z. B. Leukämie, AIDS) meist im Finalstadium der Grundkrankheit, z. T. mit Kavernenbildung. Oft blutiger Auswurf. Schlechte Prognose.

4. **Aspergillus-Sepsis:** Vorkommen bei hochgradiger Abwehrschwäche. Eintrittspforte ist manchmal ein infizierter Venenkatheter; oft ist diese jedoch nicht erkennbar (Lungen, Darm, Nasennebenhöhlen). Häufig hämatogene Absiedlungen (Organabszesse, infizierte Infarkte), vor allem in Gehirn, Nieren, Myokard, Leber. Blutkultur meist negativ.
5. **Seltenere Formen** sind Augeninfektionen, Otitis externa, Sinusitis und Besiedlung chronischer Hautulzera oder Brandwunden sowie Fremdkörperinfektionen.

Therapie: Die Therapie von Aspergillus-Infektionen ist schwierig. Bei schweren Erkrankungen verwendet man die Kombination von Amphotericin B und Flucytosin in voller Dosierung (s. S. 330 u. 351). Eine besser verträgliche Alternative ist in schweren Fällen das liposomale Amphotericin B (s. S. 330). Der Wert dieser umständlichen und sehr teuren Präparation ist jedoch umstritten. Eine längere Therapiedauer ist notwendig. Eine besser verträgliche, schwächer wirksame Alternative ist die orale Gabe von Itraconazol (s. S. 342) oder Voriconazol (s. S. 345). Andere Azole (Miconazol i. v., Ketoconazol oral) sind wenig erfolgversprechend. Eine Inhalation von Amphotericin B bei bronchopulmonaler Aspergillose wirkt unterstützend. Die Prognose invasiver Aspergillus-Infektionen bei Leukämie ist auch bei optimaler Therapie schlecht.

Mucormykosen werden durch verschiedene Schimmelpilzarten (Phykomyzeten) hervorgerufen. Am häufigsten sind Infektionen durch Rhizopus und Mucor (Mucormykosen). Eintrittspforten sind Haut, Schleimhäute, infizierte Venenkatheter. Die Pilze können bei immunsupprimierten Patienten sowie bei ketoazidotischen Diabetikern die Arterienwände durchdringen und Thromben und Infarkte in Gehirn und anderen Organen erzeugen. Oberflächliche Infektionen an der Haut, im äußeren Gehörgang und an der Ösophagus- und Magen-Darm-Schleimhaut, die zu eitrigen Nekrosen führen, sind leichter zu diagnostizieren als Lungenerkrankungen (Infarkte), zum Gehirn fortgeleitete Infektionen (z. B. aus der Orbita) und disseminierte Erkrankungen.
Therapie: Amphotericin B in maximaler Dosierung gilt als Mittel der Wahl, jedoch sind die Ergebnisse unbefriedigend.

Andere Pilzinfektionen

Die Coccidioidomykose wird hervorgerufen durch Coccidioides immitis (Vorkommen in Nord-, Mittel- und Südamerika). Sie tritt in 3 Formen auf: als primäre pulmonale Form, als primäre extrapulmonale Form und als disseminierte Form. Die Diagnose wird mikroskopisch, kulturell und serologisch gestellt, evtl. auch durch einen Hauttest. Amphotericin B, Itraconazol, Ketoconazol und Miconazol sind wirksam, wenn auch nicht sehr zuverlässig.

Sporotrichose: Chronische, granulomatöse, durch Sporothrix schenckii verursachte Hautmykose, die durch hämatogene Streuung auch innere Organe, Augen und Knochen befallen kann. Die hefeähnlichen dimorphen Pilze (rund oder zigarrenförmig) sind im Gewebe oft sternförmig von PAS-positivem, eosinophilen Material umgeben. Weltweites Vorkommen bei Tieren und Menschen, vor allem in wärmerem Klima. Eindringen der Pilzsporen durch kleine Hautverletzungen mit kontaminierten

Therapie von Pilzinfektionen

Dornen, Holzsplittern oder Grashalmen. Nach 1–4 Wochen entsteht ein schmerzloser Primärherd (einige Millimeter bis zu 4 cm großer Knoten, glatt oder verrukös, oft ulzerierend und von rotem Hof umgeben). Sekundärläsionen können proximal entlang dem Lymphgefäßverlauf auftreten (meist ohne Lymphknotenbeteiligung) und ähneln morphologisch dem Primärherd. Spontanheilungen nach Monaten oder Jahren sind möglich. Bei Fortschreiten kann es zu Gelenkentzündungen, Osteomyelitis oder Meningitis, auch zu einer multifokalen disseminierten Erkrankung (besonders bei immunsupprimierten Patienten) kommen. Bei Sporeninhalation kann sich eine granulomatöse Pneumonie mit einseitigen oder beidseitigen Kavernen ausbilden. Die Diagnose gelingt durch den mikroskopischen und kulturellen Nachweis der Pilze im Hautbiopsat.

Therapie: Die herkömmliche Behandlung mit Kaliumjodid (oral) in ansteigender Dosierung muß 6–12 Wochen durchgeführt werden und hat häufig Nebenwirkungen. Besser verträglich ist Itraconazol (tgl. 100–200 mg, bei Knochen- und Gelenkbeteiligung tgl. 200–400 mg). Zuverlässiger wirkt bei extrakutanen Formen Amphotericin B (bei Meningitis in Kombination mit Flucytosin i. v.). Die Prognose ist bei den kutanen Formen ausgezeichnet, bei Knochen- und Gelenkbeteiligung ebenfalls günstig (jedoch ist eine längere Behandlung notwendig); bei disseminierten Formen ist sie meist ungünstig (letaler Ausgang möglich).

→ Histoplasmose s. S. 459, Kryptokokkose s. S. 431 und 638.

Literatur

Büchner T, Roos N. Antifungal treatment strategy in leukemia patients. Ann Hematol 1992; 65: 153–61.

Burke WA. Use of itraconazole in a patient with chronic mucocutaneous candidiasis. J Am Acad Dermatol 1989; 21: 1309–10.

Como KA, Dismukes WE. Oral azole drugs as systemic antifungal therapy. N Engl J Med 1994; 330: 263.

Dismukes WE. Management of cryptococcosis. Clin Infect Dis 1993; 17 (Suppl 2): 507.

Dupont B. Itraconazole therapy in aspergillosis: study in 49 patients. J Am Acad Dermatol 1990; 23: 607–14.

Edwards JE, Filler SG. Current strategies for treating invasive candidiasis: Emphasis on infections in nonneutropenic patients. Clin Infect Dis 1992: 14 (Suppl): 106.

Fasano C, O'Keeffe J, Gibbs D. Fluconazole treatment of neonates and infants with severe fungal infections not treatable with conventional agents. Eur J Clin Microbiol Infect Dis 1994; 13: 351–4.

Flannery MT, Simmons DB, Saba H, et al. Fluconazole in the treatment of hepatosplenic candidiasis. Arch Intern Med 1992; 152: 406–8.

Jennings TS, Hardin TC. Treatment of aspergillosis with itraconazole. Ann Pharm 1993; 27: 1206–11.

Just-Nübling G. Die Therapie der Candidose und Cryptococcose bei AIDS. Mycosis 1994; 37 (Suppl 2): 56–63.

Kauffman CA, Bradley SF, Ross SC, et al. Hepatosplenic candidiasis: Successful treatment with fluconazole. Am J Med 1991; 91: 137–41.

Klob S, et al. Control of proven pulmonary and suspected CNS aspergillus infection with itraconazole in a patient with chronic granulomatous disease. Eur J Pediatr 1991; 150: 483–5.

Leggiadro RJ, Barrett FF, Hughes WT. Extrapulmonary cryptococcosis in immunocompromised infants and children. Pediatr Infect Dis J 1992; 11: 43.

Toxoplasmose

Klinik: Die Symptomatik ist vieldeutig und beweist allein keine Toxoplasmose. Die bei angeborenen Formen vorkommenden Organmanifestationen (Enzephalitis, intrazerebrale Verkalkungen, Chorioretinitis, Hydro- oder Mikrozephalus, Hepatosplenomegalie und Ikterus) können auch bei konnataler Zytomegalie vorkommen. Die Erkennung einer erworbenen Toxoplasmose-Erkrankung (Enzephalitis, Lymphadenitis) ist ebenfalls schwierig, da andere Erreger ähnliche Krankheitserscheinungen hervorrufen. Bei onkologischen Patienten (vor allem mit einem Lymphom) und Patienten unter immunsuppressiver Behandlung sowie bei AIDS-Patienten (s. S. 635) können tödlich ausgehende Toxoplasmose-Erkrankungen (mit Enzephalitis, Pneumonie, Myokarditis usw.) auftreten. Diese entstehen üblicherweise durch Reaktivierung einer chronisch latenten Infektion, selten durch eine Primärinfektion. Toxoplasmen-Infektionen können bei einer Organtransplantation von einem infizierten Spender ausgehen, wenn der Empfänger seronegativ ist.

Diagnose:
1. **Erregernachweis:** Bei angeborener Toxoplasmose können selten Toxoplasmen im gefärbten Liquorsedimentausstrich mikroskopisch nachgewiesen werden. Ein Antigennachweis ist mit verschiedenen Methoden (auch PCR) im Liquor, Blut und Fruchtwasser möglich und hat bei einer aktiven Infektion eine hohe Sensitivität und Spezifität. In der Plazenta und in Biopsaten beweist das Vorkommen von Tachyzoiten, bei Neugeborenen auch von reichlich Zysten, eine aktive Toxoplasmose. Ein Erregernachweis gelingt z. T. auch im Tierversuch aus kindlichem Liquor und Blut.
2. **Serologie:** Der Sabin-Feldman-Test, der indirekte Fluoreszenz-Antikörpertest (IFA) und der Hämagglutinationstest eignen sich als Suchreaktionen und weisen IgG-Antikörper nach, die jahrelang bestehen bleiben können. Das Auftreten von Toxoplasma-spezifischen IgM und ihr späteres Verschwinden sprechen bei immunkompetenten Personen für eine kürzliche Infektion. Allerdings können spezifische IgM, die in der frühen Schwangerschaft erstmals festgestellt werden, auch schon vor Eintritt der Gravidität gebildet worden sein. Eine kritische Interpretation der serologischen Befunde ist wichtig (im Zweifel Bestätigung durch ein Referenzlabor), da Antikörper mit höherem Titer auch bei stummer Infektion längere Zeit persistieren können. Meist sind zur Kontrolle mehrere serologische Methoden erforderlich.

Neugeborene können ohne Erkrankung im Serum einen von der Mutter stammenden Leihtiter (IgG) haben, der in den ersten Lebensmonaten allmählich abfällt. Beweisend ist die Feststellung von spezifischen IgM mit ansteigendem Titer beim Neugeborenen. Ein rasch abfallender Titer von IgM kann auf dem seltenen Übergang mütterlicher Antikörper auf das Kind durch einen Plazentariß vor der Geburt beruhen. Viele Neugeborene mit angeborener Toxoplasmose haben in den ersten Lebenswochen noch keine Toxoplasma-spezifischen IgM gebildet, und es kommt erst nach Monaten zu einem Titeranstieg. Bei Krankheitsverdacht sollten Neugeborene mit negativem IgM-Test nach 2–4 Wochen serologisch mit der Doppel-Sandwich-IgM-ELISA-Technik und dem IgM-ISAGA kontrolliert werden, welche empfindlicher sind als die gewöhnliche IgM-Immunfluoreszenzreaktion. Mit diesen Tests können auch falsch positive Reaktionen in der IgM-ELISA

Toxoplasmose

erkannt werden. Der Nachweis von Toxoplasma-spezifischen IgA- und IgE-Antikörpern im Serum, auch von spezifischen IgM-Antikörpern im Liquor sichert die Diagnose.

Bei immunsupprimierten Patienten mit einer aktiven Toxoplasmose (besonders bei AIDS) ist die serologische Erkennung schwierig. Um so bedeutsamer ist der direkte Nachweis der Erreger (z. B. mit Hilfe der PCR). Bei isolierter Toxoplasmose-Chorioretinitis oder Hirnabszeß (im Rahmen von AIDS) sind die Serumtiter oft auffallend niedrig. Dann kann das Kammerwasser bzw. der Liquor Antikörper in höherer Konzentration enthalten.

3. **Tomographie:** Bei immunsupprimierten Patienten (z. B. mit AIDS) und bei Verdacht auf eine angeborene Toxoplasmose kann eine Computertomographie oder Magnet-Resonanz-Tomographie typische Befunde ergeben.
4. **Die Ophthalmoskopie** kann bei angeborener und bei erworbener Toxoplasmose diagnostisch verwertbar sein.

Therapie: Pyrimethamin (Daraprim) und Sulfonamide hemmen mit verschiedenem Angriffspunkt die Folsäuresynthese der Erreger. Sie wirken synergistisch auf die proliferativen Toxoplasmen (Tachyzoiten), nicht auf die Zysten (Bradyzoiten). Mit diesen Mitteln sind überzeugende Erfolge erzielt worden, vor allem in der Schwangerschaft und im ersten Lebensjahr, und der Prozentsatz neurologischer Spätschäden ist stark zurückgegangen.

Es gibt unterschiedliche Therapieschemata und Dosierungsempfehlungen. Bei zu niedriger Dosierung kann der Behandlungserfolg ausbleiben; bei höherer Dosierung ist die Gefahr von Nebenwirkungen größer. Kontrovers diskutiert werden die notwendige Behandlungsdauer, die Wahl des Sulfonamidpräparates und die Frage, welche Mittel bei Pyrimethamin-Sulfonamid-Unverträglichkeit gegeben werden können.

Die Nebenwirkungen des Pyrimethamins (Daraprim) äußern sich vor allem in einer Leukozytopenie, Thrombozytopenie oder Anämie. Bei Patienten mit zerebralen Anfallsleiden sind zentralnervöse Störungen (z. B. Krämpfe) möglich (einschleichende Dosierung ratsam). Unter der Therapie mit Pyrimethamin sind regelmäßige Blutbildkontrollen notwendig. Bei den ersten Anzeichen einer toxischen Knochenmarkschädigung kann zunächst eine Dosisreduzierung versucht werden. Als Antidot gibt man prophylaktisch und therapeutisch Folinsäure (Lederfolat), bei Erwachsenen tgl. 10–15 mg oral. Oft normalisiert sich das Blutbild wieder, und man kann die Pyrimethamin-Sulfonamid-Behandlung in vorsichtiger Dosierung fortsetzen. Anderenfalls muß die Behandlung abgebrochen werden, und es schließt sich eine Therapie mit Clindamycin an.

Sulfonamid-Nebenwirkungen sind u. a. Neutropenie, Hämaturie, Fieber, flüchtige Exantheme. Sulfadiazin wird oft schlecht vertragen und kann u. a. zu Kristallurie und Oligurie führen. Bei Sulfonamid-Unverträglichkeit kann Pyrimethamin mit Clindamycin, Clarithromycin oder Azithromycin kombiniert werden. Das offiziell zur Therapie der Toxoplasmose nicht zugelassene Sulfalen (Longum, Kelfizina) ist offensichtlich eine bessere Alternative.

Co-trimoxazol wirkt bei Toxoplasmose schwächer und eignet sich nur zur Suppressions- oder Rezidivprophylaxe. Spiramycin verhindert in der Schwangerschaft teilweise eine Übertragung der Infektion auf den Feten, ist aber zur Therapie ungeeignet.

Tab. 86. Dosierung von Medikamenten bei Toxoplasmose (Einzelheiten: s. Text).

Mittel	Tagesdosis (bei Erwachsenen)
Pyrimethamin (Daraprim)	25 mg (bei AIDS 50–75 mg)
Sulfadiazin, bei Unverträglichkeit Clindamycin (Sobelin)	4 g 2,4 g
Sulfalen	Initial 2 g, dann 2mal wöchentlich 1 g
Spiramycin (Selectomycin)	3 g
Rezidivprophylaxe der Hirn-Toxoplasmose bei AIDS mit Fansidar (auch in Österreich erhältlich)	Einmal wöchentlich 1–2 Tabl. à 0,525 g (1 Tabl. enthält 25 mg Pyrimethamin und 0,5 g Sulfadoxin)

Angeborene Toxoplasmose: Im 1. Lebensjahr soll jedes nachweislich infizierte Kind behandelt werden unabhängig davon, ob es bei der Geburt Symptome hat oder nicht, da die neurologischen Erscheinungen (vor allem schwere Seh- und Hörstörungen) oft erst nach einer längeren Latenzzeit auftreten. Die Einzeldosis von **Pyrimethamin** ist 1 mg/kg, die in den ersten 2 Monaten tgl. verabreicht wird, danach jeden 2. oder jeden 3. Tag (Pyrimethamin hat eine Halbwertszeit von 4 bis 5 Tagen). Diese Behandlung wird bis zum Ende des 1. Lebensjahres fortgesetzt. Bei sehr schweren Erkrankungen kann die Einzeldosis von 1mg/kg für längere Zeit (bis zu 6 Monaten) auch täglich gegeben werden. Immer erhält das Kind zusätzlich ein **Sulfonamid** (z. B. Sulfadiazin, tgl. 100 mg/kg). Zur Verhinderung einer Knochenmarkschädigung bekommt das Kind mit jeder Pyrimethamin-Gabe 10 mg **Folinsäure** oral (Lederfolat). Bei aktiver Chorioretinitis (mit Erblindungsgefahr) wendet man außerdem **Prednison** (1–2 mg/kg/Tag) an, bis eine deutliche Besserung eingetreten ist.

Toxoplasmose in der Schwangerschaft: Eine in der Schwangerschaft erworbene Infektion darf in den ersten 16 Schwangerschaftswochen wegen der möglichen Teratogenität nicht mit Pyrimethamin + Sulfonamid behandelt werden. Statt dessen gibt man Spiramycin (tgl. 3 g oral), das eine fetale Infektion verhindern kann. Ist eine Infektion des Feten bereits erfolgt, beeinflußt Spiramycin die Erkrankung nicht mehr.
Nach der 16. Schwangerschaftswoche erfolgt die weitere Behandlung der Schwangeren bei nachgewiesener Infektion des Feten (Antigennachweis im Fruchtwasser und fetalen Blut) mit Pyrimethamin (tgl. 25 mg) + Sulfadiazin (tgl. 4 g) + Folinsäure (tgl. 10 mg). Dabei muß das Blutbild 2mal wöchentlich kontrolliert werden.

Lymphknoten-Toxoplasmose: Heilt bei immunkompetenten Personen meist spontan (ohne Behandlung).
Bei schweren Erkrankungen ist zur Abkürzung des Krankheitsverlaufes eine Therapie mit Pyrimethamin (am 1. Tag 50 mg, dann tgl. 25 mg) + Sulfonamid (Tagesdosis: s. Tab. 86) + Folinsäure (tgl. 10 mg) für 4 Wochen ratsam. Keine Wiederholungskur (auch bei weiterhin hohen Antikörpertitern im Serum).

Toxoplasmose

Reaktivierte Toxoplasmose: Bei immunsupprimierten Patienten und bei AIDS-Patienten können durch Reaktivierung einer älteren Toxoplasma-Infektion eine schwere Enzephalitis oder andere Organerkrankungen auftreten. Es gibt aber auch schwere Primärinfektionen bei immunsupprimierten Patienten. Dann gibt man Pyrimethamin (tgl. 50–75 mg) und ein Sulfonamid (Tagesdosis: s. Tab. 86) über 4–6 Wochen oder so lange, bis alle Zeichen einer aktiven Infektion verschwunden sind. Bei AIDS-Patienten ist immer eine Rezidivprophylaxe (s. S. 635) notwendig. Sie kann meist auch eine Pneumocystis-Pneumonie verhindern und ersetzt während der Therapie das sonst erforderliche Co-trimoxazol. Bei Unverträglichkeit des Sulfonamids (häufig bei AIDS-Patienten) kann Pyrimethamin mit Clindamycin (tgl. 2,4 g oral) oder Atovaquon (3mal tgl. 0,75 g) kombiniert werden.

Zur Primärprophylaxe der Hirn-Toxoplasmose bei seropositiven AIDS-Patienten gibt man Co-trimoxazol (tgl. 0,96 g) oder Dapson (einmal wöchentlich 0,05 g) oder Fansidar (einmal wöchentlich 0,525 g) über lange Zeit (besonders bei niedrigen CD4-Lymphozytenzahlen im Blut).

Chorioretinitis: Eine isolierte Chorioretinitis kann sowohl bei angeborener Toxoplasmose als auch bei einer reaktivierten Toxoplasmose auftreten. Sie sollte für 4 Wochen mit Pyrimethamin (tgl. 25 mg) + Sulfonamid (Dosierung: s. Tab. 86) behandelt werden. Die weitere Behandlung kann mit Clindamycin (tgl. 2,4 g) für mindestens 3 Wochen erfolgen. Bei Toxoplasmose-Herden in Nähe der Macula (Erblindungsgefahr!) gibt man zusätzlich Prednison (tgl. 60–100 mg). Die meisten Patienten sprechen gut auf diese Behandlung an und benötigen keine weitere Therapie. Bei den übrigen Patienten sind wiederholte Zyklen mit Pyrimethamin und einem Sulfonamid notwendig.

Literatur

Couvreur J, Thulliez P, Daffos F, et al. In utero treatment of toxoplasmic fetopathy with the combination pyrimethamine-sulfadiazine. Fetal Diagn Ther 1993; 8: 45–50.

Gross U, Roos T, Appoldt D, et al. Improved serological diagnosis of Toxoplasma gondii infection by detection of immunoglobulin A (IgA) and IgM antibodies against P30 by using the immunoblot technique. J Clin Microbiol 1992; 30: 1436–41.

Grover CM, Thulliez P, Remington JS, et al. Rapid prenatal diagnosis of congenital Toxoplasma infection by using polymerase chain reaction and amniotic fluid. J Clin Microbiol 1990; 28: 2297–301.

Guerina NG. Neonatal serologic screening and early treatment for congenital Toxoplasma gondii infection. The New England Toxoplasma Working Group. N Engl J Med 1994; 330: 1858–63.

Hohlfeld P, Daffos F, Costa JM, et al. Prenatal diagnosis of congenital toxoplasmosis with a polymerase-chain-reaction test on amniotic fluid. N Engl J Med 1994; 331: 695.

Hohlfeld P, Daffos F, Thulliez P, et al. Fetal toxoplasmosis outcome of pregnancy and infant follow-up after in utero treatment. J Pediatrics 1989; 115: 765–9.

McAuley J, Boyer K, Patel D, et al. Early and longitudinal evaluations of treated infants and children and untreated historical patients with congenital toxoplasmosis: The Chicago Collaborative Treatment Trial. Clin Infect Dis 1994; 18: 38.

Molina J-M, Belenfont X, Doco-Lecompte T, et al. Sulfadiazine-induced crystalluria in AIDS patients with toxoplasma encephalitis. AIDS 1991; 5: 587.

Remington JS, Desmonts G. Toxoplasmosis. In: Infectious Diseases of the Fetus and Newborn Infant. 4th ed. Remington JS, Klein JO, eds. Philadelphia: WB Saunders, 1995; 140–267.

Roizen N, Swisher C, Stein M, et al. Developmental and neurologic outcome in treated congenital toxoplasmosis. Pediatrics 1995; 95: 11.

Rolston KV. Clindamycin in cerebral toxoplasmosis. Amer J Med 1988; 85: 285.

Wong S-Y, Remington JS. Toxoplasmosis in pregnancy. Clin Infect Dis 1994; 18: 853–62.

Leishmaniose

In den Tropen, Subtropen und Mittelmeerländern vorkommende Krankheit durch verschiedene Leishmania-Arten. Wirtswechsel zwischen Mensch und Wirbeltieren (bei der viszeralen Form vor allem Hunde). Übertragung der Protozoen durch Phlebotomus-Mücken. Klinisch unterscheidet man viszerale, kutane und mukokutane Formen.

Erreger: Die viszerale Form (Kala-Azar) wird vor allem durch Leishmania donovani hervorgerufen, die Haut-Leishmaniose (in der »Alten Welt« als Orientbeule bezeichnet) vor allem durch L. tropica, die Haut-Schleimhaut-Leishmaniose (in Mittel- und Südamerika Espundia genannt) durch L. brasiliensis, L. mexicana u. a. Nachweis der Erreger mikroskopisch und kulturell möglich (bei der viszeralen Form aus Milz-, Leber-, Knochenpunktat, bei der kutanen Form vom Geschwürsrand oder Hautbiopsat). Plötzlicher oder langsamer Krankheitsbeginn. Akuter, subakuter oder chronischer Verlauf.

Therapie: Bei der viszeralen Form sind die klassischen Mittel 5wertige organische Antimonverbindungen: Stiboglukonat (Pentostam Wellcome) oder Meglumin-Antimon (Glucantime Rhône-Poulenc-Rorer).
Dosierung: tgl. 20 mg Sb/kg i. v. oder i. m. (für 3–4 Wochen). Klinisches Ansprechen in Mittelmeerländern in bis zu 90% (bei AIDS in <75%). Bewertet werden Entfieberung, Abnahme der Milzvergrößerung, Besserung der Anämie, Leukopenie, Thrombozytopenie und Verschwinden der Erreger aus Untersuchungsproben (Punktaten oder Biopsaten). Die viszerale Form spricht bei immunsupprimierten Patienten und AIDS-Patienten auf die Initialbehandlung mit Antimonpräparaten oft langsamer oder gar nicht an, und Rezidive sind häufiger.
Bei Antimonversagen oder -resistenz Amphotericin B i. v. (tgl. 0,5 mg/kg oder jeden 2. Tag 1 mg/kg bis zu 8 Wochen). Auch das besser verträgliche liposomale Amphotericin B ist mit Erfolg eingesetzt worden. Pentamidin-Isethionat ist ebenfalls wirksam, jedoch meist zu toxisch. Bei den häufigen bakteriellen Sekundärinfektionen sind Antibiotika mit breitem Wirkungsspektrum (z. B. Ceftriaxon oder Imipenem) indiziert. Rezidive (gewöhnlich in den ersten 6 Monaten nach Therapieende) werden im allgemeinen mit dem gleichen Mittel wie bei der Erstbehandlung behandelt.
Bei der kutanen Leishmaniose richtet sich die Behandlung nach der Ausdehnung und Lokalisation der Veränderungen. Bei nichtfortschreitenden Prozessen in der »Alten Welt« sind langsame Spontanheilungen mit Narbenbildung die Regel. Bei allen anderen Erkrankungen führt man (auch wegen der Gefahr einer diffusen Ausbreitung und der Gefahr des Übergangs in die mukokutane Form) eine Antimonbehandlung (s. o.) durch (für mindestens 20 Tage). Bei Schleimhautbeteiligung ist eine längere Therapie erforderlich. Bei Versagen ist Amphotericin B (s. o.) oder Pentamidin anzuwenden. Ketoconazol und Itraconazol wirken nicht zuverlässig genug. Auch Allopurinol hat eine – wenn auch unsichere – Wirkung gegen Leishmanien. Leichtere Formen sprechen evtl. auf eine längere Salbenbehandlung mit 15%igem Paromomycin + 12%igem Methylbenzathonium an.

Leishmaniose

Literatur

Cook GC. Leishmaniasis: Some recent developments in chemotherapy. J Antimicrob Chemother 1993; 31: 327–30.

Davidson RN, Croft SL. Recent advances in the treatment of visceral leishmaniasis. Trans R Soc Trop Med Hyg 1993; 87: 130–31+41.

Davidson RN, Croft SL, Scott A, et al. Liposomal amphotericin B in drug-resistant visceral leishmaniasis. Lancet 1991; 337: 1061–2.

Dietze R, Milan EP, Berman JD, et al. Treatment of Brazilian Kala-Azar with a short course of Amphocil (amphotericin B cholesterol dispersion). Clin Infect Dis 1993; 17: 981–6.

El-On J, Halevy S, Grunwald MH, et al. Topical treatment of old world cutaneous leishmaniasis caused by Leishmania major: A double-blind control study. J Am Acad Dermatol 1992; 27: 227–31.

Gorgolas M, Castrillo JM, Guerrero MLF. Visceral leishmaniasis in patients with AIDS: Report of three cases treated with pentavalent antimony and interferon-γ. Clin Infect Dis 1993; 17: 56–8.

Grogl M, Thomason TN, Franke ED. Drug resistance in leishmaniasis: Its implications in systemic chemotherapy of cutaneous and mucocutaneous disease. Am J Trop Med Hyg 1992; 47: 117–26.

Herwaldt BL, Berman JD. Recommendations for treating leishmaniasis with sodium stibogluconate (Pentostam) and review of pertinent clinical studies. Am J Trop Med Hyg 1992; 46: 296–306.

Mishra M, Biswas UK, Jha AM, et al. Amphotericin versus pentamidine in antimony-unresponsive kala-azar. Lancet 1992; 340: 1256–7.

Mishra M, Biswas UK, Jha AM. Amphotericin versus sodium stibogluconate in first-line treatment of Indian kala-azar. Lancet 1994; 344: 1599–600.

Sundar S, Agrawal NK, Sinha PR. Short-course, low-dose amphotericin B lipid complex therapy for visceral leishmaniasis unresponsive to antimony. Ann Intern Med 1997; 127: 2, 133–7.

Soto-Mancipe J, Grogl M, Berman JD. Evaluation of pentamidine for the treatment of cutaneous leishmaniasis in Colombia. Clin Infect Dis 1993; 16: 417–25.

Torre-Cisneros J, Villanueva JL, Kindelan JM. Successful treatment of antimonyresistant visceral leishmaniasis with liposomal amphotericin B in patients infected with human immunodeficiency virus. Clin Infect Dis 1993; 17: 625–7.

Wali JP, Aggarwal P, Gupta U, et al. Ketoconazole in the treatment of antimony- and pentamidine-resistant kala-azar. J Infect Dis 1992; 166: 215–6.

Malaria

Eine akute Malaria tropica ist stets als Notfall anzusehen, bei dem das sofortige richtige Handeln über Leben und Tod entscheidet. Die Nichterkennung einer Malaria kann als Kunstfehler gewertet werden.

Vorkommen: Bei Rückreisenden aus tropischen Ländern treten infolge Unterlassung oder unvollständiger Durchführung der Malariaprophylaxe jedes Jahr in Europa zahlreiche Malariaerkrankungen (auch Todesfälle) auf. Wie in den Endemiegebieten gibt es hierbei verschiedene **Malariaerreger und Verlaufsformen:**

1. **Malaria tropica** (durch Pl. falciparum) – Fieberanfälle unregelmäßig, schwerste Form mit verschiedenartigen Symptomen und hoher Letalität.
2. **Malaria tertiana** (durch Plasmodium vivax, selten Pl. ovale) – Fieberanfälle in 48stündigem Abstand.
3. **Malaria quartana** (durch Pl. malariae) – Fieberanfälle in 72stündigem Abstand.
4. **Doppelinfektionen.**

Die chronische Malaria eines Afrikaners ist anders zu bewerten als die Malaria bei Rückreisenden aus Endemiegebieten. Afrikaner, die in Europa leben, verlieren nach kurzer Zeit ihre Immunität und erkranken bei Afrika-Reisen wieder an schwerer Malaria tropica.

Diagnose: Die Erkrankungen, welche nach Verlassen des Malaria-verseuchten Landes kürzere oder längere Zeit später auftreten, werden manchmal nicht sofort erkannt und nehmen – wenn es sich um die Malaria tropica handelt – einen schweren, oft tödlichen Verlauf, weshalb eine rasche Diagnosestellung und sofortige Einleitung der Behandlung geboten sind. Entscheidend ist der Nachweis von Schizonten und Trophozoiten (Ringen) im Blutausstrich. Die Diagnose gelingt am besten aus nach Giemsa gefärbten Blutausstrichen (auch im Fieberintervall). Der »dicke Tropfen« ist ein schwer zu beurteilendes Anreicherungsverfahren, das sich für epidemiologische Untersuchungen, aber nicht zur Sofortdiagnose eignet. Während der Nachweis von Schizonten einfach ist, erfordert die Identifizierung der verschiedenen Malaria-Erreger Erfahrung. Dabei ist die Unterscheidung zwischen Plasmodium falciparum von den gutartigen anderen Formen besonders wichtig. Die Schwere der Malaria läßt sich an der Zahl der befallenen Erythrozyten im Blutausstrich beurteilen (kritische Grenze 2%).

Seit einigen Jahren gibt es handelsübliche Schnelltests zum Antigennachweis von Pl.-falciparum-Trophozoiten im Blut, die ausreichend empfindlich und spezifisch sind; sie ersetzen aber nicht den Blutausstrich. Mit Spezialverfahren lassen sich spezifische Antikörper im Serum nachweisen (evtl. nützlich bei der retrospektiven Diagnostik nach Stand-by-Therapie).

Bei Malaria tropica sind in den ersten Tagen tägliche Blutausstriche erforderlich, um eine Persistenz der Erreger (Therapieversagen) rechtzeitig zu erkennen. Ein Blutausstrich ohne Parasiten schließt ein lebensgefährliches Stadium der Malaria tropica weitgehend aus.

Malaria

Therapie der Malaria: Durch zunehmende Resistenz ist die Therapie der Malaria tropica im letzten Jahrzehnt schwierig geworden. Das klassische Malaria-Mittel ist **Chloroquin** (Resochin), ein 4-Aminochinolin. Es wirkt auf die in den Erythrozyten befindlichen Schizonten und Trophozoiten (Ringformen) und heilt bei alleiniger Anwendung eine sensible Malaria tropica, bei der keine sekundären Gewebsformen vorkommen, sicher aus. Bei der Malaria tertiana und der Malaria quartana beseitigt **Primaquin,** ein 8-Aminochinolin, die Gameten und die extraerythrozytären Formen. Die Standardtherapie einer gutartigen Malariaform ist also die Initialbehandlung mit Chloroquin und Nachbehandlung mit Primaquin. Primaquin ist in Deutschland als Importpräparat erhältlich. Die Resistenzproblematik hat jetzt zu der Empfehlung geführt, eine Malaria grundsätzlich mit einer Kombination zu behandeln.

Das relativ schlecht verträgliche **Chinin** ist wieder zum wichtigsten Therapeutikum bei der importierten Malaria tropica geworden und Mittel der Wahl zur Therapie von Prophylaxeversagern sowie zur Therapie der Chloroquin-resistenten Malaria in Europa (in Kombination mit Doxycyclin). In Thailand ist allerdings eine Abnahme der Wirksamkeit von Chinin bei schwerer Malaria festgestellt worden. Die Chinin-Dosierung ist schwierig, da es verschiedene Formen gibt (Tab. 87).

Pyrimethamin (Daraprim), ein Diaminopyrimidin, das vorwiegend die extraerythrozytären Formen hemmt, wird in den Tropen in Kombination mit dem Sulfonamid Sulfadoxin als **Fansidar** zur Behandlung der Chloroquin-resistenten Malaria tropica durch Plasmodium falciparum eingesetzt. Eine Prophylaxe mit Fansidar wird aber wegen gefährlicher Nebenwirkungen und gelegentlicher Resistenz heute nicht mehr empfohlen. **Mefloquin** (Lariam) wird zur Behandlung der Malaria tropica (durch Plasmodium falciparum) verwendet (besonders bei Versagen einer Prophylaxe mit Chloroquin). Es ist auch zur Prophylaxe bei Europäern bei Reisen in Gebiete mit Chloroquin-resistenter Malaria tropica anwendbar; allerdings hat es häufig zentralnervöse Nebenwirkungen. **Halofantrin** (Halfan) hat einen chininartigen arrhythmogenen Effekt und kann lebensbedrohliche ventrikuläre Herzrhythmusstörungen hervorrufen. Es wird daher nur noch ausnahmsweise zur Therapie der Chloroquin-resistenten Malaria eingesetzt und ist kontraindiziert bei jeder angeborenen oder erworbenen Verlängerung des QT-Intervalles im EKG. **Doxycyclin** hat bei Chloroquin-resistenter Malaria eine relativ schwache Wirkung; es spielt eine Rolle als Partner bei einer Kombinationstherapie und bei der Prophylaxe.
Malariamittel der Reserve sind Clindamycin (langsame Wirkung, in Kombination mit Chinin anwendbar) und das chinesische Acridin-Derivat Pyronaridin, das bei Chloroquin-resistenter Malaria tropica offenbar gut wirksam ist. Auch Atovaquon + Proguanil (s. S. 237) sind dabei wirksam.
In tropischen Ländern gibt es weitere Malaria-Mittel, z. B. die gut wirksamen und gut verträglichen Artemisia-Derivate Artesunat und Artemether. In der Schweiz gibt es die Kombination von Artemether und Lumefantrin (als Riamet), welche bei Chloroquin-resistenter Falciparum-Malaria anwendbar ist.

Eine **Malariaprophylaxe** im engeren Sinne, d. h. die Verhinderung einer Infektion überhaupt, gelingt nicht, da es bisher kein Mittel gegen die durch den Mückenstich übertragenen Sporozoiten gibt. Die regelmäßige Einnahme von Chloroquin oder anderen Mitteln zur Malariaprophylaxe (s. Tab. 88) stellt daher in Wirklichkeit nur eine Suppressionsbehandlung dar, welche die Entwicklung der Blutschizonten hemmt und damit eine Erkrankung verhindert.

Malaria

Tab. 87. Klassische Medikamente und Dosierung zur Malariabehandlung in Europa.

Indikation	Mittel	Dosierung	
		Erwachsene	Kinder
Malaria in Gebieten ohne Chloroquin-Resistenz	Chloroquin (diphosphat) oral	0,6 g Base, gefolgt von 0,3 g Base nach 6 h, 24 h und 48 h (1 Tbl. = 0,15 g Base = 0,25 g Salz)	10 mg/kg Base (maximal 0,6 g), gefolgt von 5 mg/kg Base nach 6 h, 24 h und 48 h
Malaria in Gebieten mit Chloroquin-Resistenz, auch bei Versagen einer Prophylaxe mit Chloroquin	Chinin(sulfat) plus Doxycyclin oral oder Mefloquin oral oder Atovaquon+Proguanil (Kombinationspräparat)	0,65 g Chinin(sulfat) alle 8 h für 5 Tage 0,1 g alle 12 h für 7 Tage 1,25-1,5 g Base (initial 3 Tabl. à 0,25 g, nach 6 h 2 Tabl. à 0,25 g, nach 12 h 1 Tabl. à 0,25 g) tgl. 4 Tabl. Malarone (an 3 aufeinanderfolgenden Tagen)	8 mg/kg Chinin(sulfat) alle 8 h (maximal 0,65 g tgl.) 2 mg/kg alle 12 h für 7 Tage* 25 mg/kg Base (einmalig, d. h. 1 Tabl. (à 0,25 g) pro 10 kg, $^{1}/_{4}$ Tabl. (à 0,25 g) pro 2,5 kg
Schwere Erkrankung (orale Gabe unmöglich, schneller Wirkungsbeginn erforderlich)	Chinin(dihydrochlorid) i.v.	0,6 g Salz in 300 ml phys. NaCl-Lösung als 4-h-Infusion alle 8 h, bis orale Gabe wieder möglich ist (maximal 1,8 g tgl.)	8 mg Salz/kg als 4-h-Infusion alle 8 h, bis orale Gabe wieder möglich ist (maximal 1,8 g tgl.)
Nachbehandlung der Malaria durch Pl. vivax oder Pl. ovale (Rezidivprophylaxe)	Primaquin oral (als Importpräparat erhältlich)	15 mg Base tgl. für 14 Tage (oder 1mal wöchtl. 45 mg Base für 8 Wochen)	0,3 mg/kg Base tgl. (maximal 15 mg) für 14 Tage

* Bei jüngeren Kindern statt Doxycyclin evtl. Clindamycin oral (3mal tgl. 10 mg/kg für 3 Tage).

Therapie des Malariaanfalles: In den immer kleiner werdenden Gebieten ohne Chloroquin-Resistenz (z. B. Vorderasien und Mittelamerika) gibt man nichtimmunen Personen (Europäern) initial 0,6 g Chloroquin-Base (entsprechend 1 g Chloroquin-Diphosphat = 4 Tabletten) und weiterhin nach 6 h, 24 h und 48 h je 0,3 g Chloroquin-Base. Säuglinge, Kleinkinder und Schulkinder erhalten initial 0,1 g bzw. 0,2 g bzw. 0,3 g und weiterhin nach 6 h, 24 h und 48 h je 50 mg bzw. 100 mg bzw. 150 mg.

Eine Chloroquin-resistente Malaria tropica kommt besonders häufig in Zentral- und Ostafrika, in Westafrika, außerdem in Südostasien, auf dem indischen Subkontinent, auf Inseln im westlichen Pazifik und in Südamerika vor. Eine Chloroquin-Resistenz muß angenommen werden, wenn es trotz regelmäßiger prophylaktischer

Malaria

Tab. 88. Chemoprophylaxe der Malaria (Behandlungsdauer bis 6 Wochen nach Verlassen des Endemiegebietes).

Freiname	Handels-name	Dosierung	
		Erwachsene	Kinder
Chloroquin	Chlorochin, Resochin	300 mg Base/Woche	<1 J. 37,5–50 mg Base 1–3 J. 75 mg Base 4–6 J. 100 mg Base 7–10 J. 150 mg Base 11–16 J. 200–300 mg Base (einmal wöchentlich)
Mefloquin	Lariam	250 mg Base/Woche	5–9 kg: 31,2 mg Base 10–19 kg: 62,5 mg Base 20–30 kg: 125 mg 31–45 kg: 187,5 mg (einmal wöchentlich)
Doxycyclin	Vibramycin	1mal tgl. 0,1 g	ab 8. Lebensjahr 1mal tgl. 0,1 g
Proguanil	Paludrin	200 mg täglich (+ Chloroquin s. o.)	< 2 J. 50 mg/Tag 2–6 J. 100 mg/Tag 7–10 J. 150 mg/Tag >10 J. 200 mg/Tag (+ Chloroquin s. o.)

Einnahme von Chloroquin zu einer Malaria tropica gekommen ist. Man erkennt eine komplette Chloroquin-Resistenz an dem Nichtverschwinden der Trophozoiten (Ringformen) aus dem Blut und dem Ausbleiben einer Entfieberung nach 1–2tägiger Behandlung mit Chloroquin, bei leichteren Formen einer Resistenz nur an Rezidiven. Nicht selten ist die Chloroquin-Resistenz mit einer Pyrimethamin-Resistenz gekoppelt.

Es gibt für die Chloroquin-resistente Malaria verschiedene Behandlungsempfehlungen, da die Empfindlichkeit der Erregerstämme stark variiert. Entweder gibt man Chininsulfat plus Doxycyclin (Dosierung: Tab. 87), oder man behandelt mit Mefloquin allein (initial 3 Tabletten à 0,25 g Base, nach 6 h 2 Tabletten, nach 12 h 1 Tablette). Mefloquin kommt auch zur notfallmäßigen Selbstbehandlung (Stand-by-Therapie) in Frage, wenn in Gebieten mit Chloroquin-Resistenz vorher keine Prophylaxe oder eine Prophylaxe mit Chloroquin oder mit Chloroquin + Proguanil durchgeführt worden ist. Bei Chloroquin-Resistenz kommt auch die Kombination von Chinin (Dosierung s. Tab. 87) und Clindamycin (3mal tgl. 0,9 g für 3 Tage) in Frage. Bei den seltenen Erkrankungen durch Chloroquin-resistente Pl. vivax wirkt orales Mefloquin oder Halofantrin. Bei Versagen einer Mefloquin-Prophylaxe muß Chinin plus Doxycyclin gegeben werden. Die früher übliche Kombination von Pyrimethamin und Sulfadoxin (Fansidar) wird heute kritisch beurteilt. Fansidar wird aber weiterhin in den Tropen angewendet.

In der Gravidität sind Mefloquin, Halofantrin, Chinin und Pyrimethamin-Sulfadoxin problematisch; allerdings sind eine Gravidität und das Leben der Mutter durch eine Malaria tropica ohne Behandlung stark gefährdet. Wegen mangelnder Erfahrungen ist Mefloquin für Schwangere im 1. Trimenon nicht zugelassen. Eine therapeutische Anwendung ist nach dem 1. Trimenon nur nach sorgfältiger Nutzen-Risiko-Abwägung möglich.

Malaria bei Kindern: Kinder sind durch Malaria tropica besonders gefährdet. Es kommt schneller als bei Erwachsenen zu schweren Verlaufsformen mit ZNS-Beteiligung. Die klinischen Symptome können vieldeutig sein. Die Letalität einer unbehandelten Malaria tropica ist sehr hoch. Bei Kindern ist die korrekte Durchführung einer Malaria-Prophylaxe besonders wichtig. Eine unnötige Exposition von jüngeren Kindern sollte vermieden werden. Ein häufiges Problem sind in Deutschland Erkrankungen an Malaria tertiana bei türkischen Kindern, die sich im Urlaub in der Türkei infiziert haben.

Hospitalbehandlung: Wegen des bedrohlichen Charakters der Malaria tropica (Falciparum-Malaria) mit u. U. tödlichen Komplikationen gehört in Europa jeder Patient mit dem Verdacht auf Malaria tropica sofort in eine große Klinik, welche die notwendigen Voraussetzungen für die Diagnostik und Intensivpflege bietet. Bei sehr schweren Erkrankungen und bei Erkrankungen, bei denen eine orale Therapie nicht möglich ist, muß initial **Chinindihydrochlorid** (s. Tab. 87) intravenös infundiert werden. Patienten, die Chinin parenteral erhalten, müssen durch einen Blutdruck- und EKG-Monitor laufend überwacht werden (Gefahr einer Hypotension und von Herzarrhythmien). Auf Anzeichen eines Nierenversagens, eines Lungenödems, einer Schocklunge und eines Schwarzwasserfiebers (durch massive intravasale Hämolyse) ist sorgfältig zu achten. Bei starker Parasitämie (>10% der Erythrozyten befallen) ist häufig mit Komplikationen zu rechnen.

Malariaprophylaxe (Tab. 88)**:** Bei der Entscheidung, welches Mittel zur Prophylaxe dienen soll, ist die Malariasituation in dem zu besuchenden Gebiet zu berücksichtigen. Wegen der häufig wechselnden Medikamentenresistenz in einem Land sind allgemein gültige Prophylaxeempfehlungen nicht mehr möglich. Die Malaria-Prophylaxe in Gebieten ohne Chloroquin-Resistenz besteht in der Einnahme von **Chloroquin** (Resochin) regelmäßig 1mal wöchentlich 0,3 g Base (entspr. 0,5 g Diphosphat = 2 Tabl.); Kinder im 1. Lebensjahr erhalten 50 mg, Kinder von 1–4 Jahren 50–100 mg, Kinder von 5–8 Jahren 100–150 mg, Kinder von 9–15 Jahren 150–300 mg. Dauer: 1 Woche vor Einreise, während des Aufenthaltes im Endemiegebiet und bis 6 Wochen nach Ausreise. In der Schwangerschaft ist Chloroquin unbedenklich.
Mefloquin ist zur Prophylaxe in Endemiegebieten mit Chloroquin-resistenter Malaria gut wirksam. Man beginnt die Prophylaxe eine Woche vor Ankunft im Endemiegebiet und gibt einmal wöchentlich 0,25 g Base bis 4 Wochen nach Verlassen des Endemiegebietes. Mefloquin wird nicht empfohlen für Schwangere im ersten Trimenon, Piloten, Kinder unter 5 kg Gewicht, Epileptiker, psychiatrische Patienten und Patienten, die β-Blocker erhalten. Eine Resistenz gegen Mefloquin ist selten.
In Gebieten mit Chloroquin-resistenter Malaria tropica kann die Kombination von **Chloroquin** mit **Proguanil** (in Österreich und der Schweiz im Handel) eine Chloroquin-resistente Malaria weitgehend verhindern (bei Schwangerschaft unbedenklich).
In Gebieten mit Chloroquin-Resistenz oder Mehrfachresistenz kann die alleinige orale Prophylaxe von **Doxycyclin** (0,1 g tgl.) indiziert sein (beginnend 2 Tage vor der Einreise in das Endemiegebiet bis 4 Wochen nach Verlassen des Endemiegebie-

tes), jedoch ist bei Europäern die Möglichkeit einer Photosensibilisierung durch Doxycyclin zu bedenken.

Das Konzept der Malaria-Prophylaxe ist ungeeignet für Europäer, die lange in einem Endemiegebiet leben. Eine Alternative ist dann die sofortige Einnahme von Malaria-Mitteln bei jedem Auftreten von Fieber (Stand-by-Therapie).

Insgesamt gesehen, ist die derzeitige Malariasituation problematisch. Wegen der zunehmenden Verbreitung der Plasmodium-falciparum-Malaria mit häufiger Resistenz gegen die bisher gebräuchlichen Malariamittel besteht zunehmender Bedarf an neuen Medikamenten und einer besseren Moskitobekämpfung. In Zukunft sollte eine Malaria mit einer Kombination von mindestens 2 wirksamen Mitteln behandelt werden.

Literatur

Boele van Hensbroek M, Onyiorah E, Jaffar S, et al. A comparison of the effect of artemether and quinine on survival from childhood cerebral malaria. New Engl J Med 1996; 335: 69–75.

Bradley DJ, Warhurst DC. Malaria prophylaxis: guidelines for travellers from the United Kingdom. Brit Med J 1995; 341: 848–51.

Hien TT, Day NPJ, Phu NH, et al. A comparison of intramuscular quinine and artemether in Vietnamese adults with severe falciparum malaria. New Engl J Med 1996; 335: 76–83.

Ibrahim ME, Awad El-Kariem FM, El Hassan IM, El Mubarak ERM. A case of Plasmodium falciparum malaria sensitive to chloroquine but resistant to pyrimethamine/sulfadoxine in Sennar, Sudan. Trans Roy Soc Trop Med Hyg 1991; 85: 446.

Kremsner PG, Radloff P, Metzer W, et al. Quinine plus clindamycin improves chemotherapy of severe malaria in children. Antimcirob Ag Chemother 1995; 39: 1603.

Lobel HO, Miani M, Eng T, et al. Long-term prophylaxis with weekly mefloquine. Lancet 1993; 341: 848–51.

Looareesuwan S, et al. A randomized, double-blind, comparative trial of a new oral combination of artemether and benflumetol (CGP 56697) with mefloquine in the treatment of acute Plasmodium falciparum malaria in Thailand. Am J Trop Med Hyg 1999; 60: 238–43.

Luzzi GA, Warrell DA, Barnes AJ, Dunbar EM. Treatment of primaquine resistant Plasmodium vivax malaria. Lancet 1992; 340: 310.

Miller KD, Lobel HO, Satriale RF, et al. Severe cutaneous reactions among American travellers using pyrimethamine-sulfadoxine (Fansidar) for malaria prophylaxis. Am J Trop Med Hyg 1986; 35: 451.

Murphy G, Basri H, Purriomo H, et al. Vivax malaria resistant to treatment and prophylaxis with chloroquine. Lancet 1993; 341: 96–100.

Nyirjesy P, Kavasya T, Axelrod P, et al. Malaria during pregnancy: Neonatal morbidity and mortality and the efficacy of chloroquine chemoprophylaxis. Clin Infect Dis 1993; 16: 127–32.

Palmer KJ, Holliday SM, Brogden RN. Mefloquine: A review of its antimalarial activity, pharmacokinetic properties and therapeutic efficacy. Drugs 1993; 45: 430–75.

Pittler MH, et al. Artemether for severe malaria: a meta-analysis of randomized clinical trials. Clin Infect Dis 1999; 28: 597–601.

Pukrittaya S, Supanaranond W, Looareesuwan S, et al. Quinine in severe malaria: Evidence of declining efficacy in Thailand. Trans R Soc Trop Med Hyg 1994; 88: 324.

Seaton RA, Trevett AJ, Wembri JP. Randomized comparison of intramuscular artemether and intravenous quinine in adult. Melanesian patients with severe or complicated Plasmodium falciparum malaria in Papua New Guinea. Annal Trop Med Parasitol 1998; 92: 133–9.

Shanks GD, Barnett A, Edstein MD, Rickmann KH. Effectiveness of doxycycline combined with primaquine for malaria prophylaxis. Med J Aust 1995; 162: 306.

Vanhauwere B, Maradit H, Kerr L. Post-marketing surveillance of prophylactic mefloquine (Lariam®) use in pregnancy. Am J Trop Med Hyg 1998; 58: 17–21.

Babesiose

Erreger und Vorkommen: Die Babesiose ist eine bei Tieren und Menschen vorkommende Protozoeninfektion, welche durch bestimmte Zeckenarten (Ixodes-Arten) von infizierten Tieren, die als Reservoir dienen, übertragen werden. Der Erreger ist in den USA vorwiegend **Babesia microti,** welcher bei Nagetieren vorkommt, in Europa vorwiegend **Babesia divergens** und **Babesia bovis,** welche bei Rindern vorkommen. Die Babesien gehören zur Gattung der Piroplasmiden (man nennt die Babesiose daher auch Piroplasmose). Die Babesien pflanzen sich durch Zweiteilung fort. Sie sind birnenförmig, oval oder rund. Sie dringen nach Übertragung durch Zeckenbiß in die Erythrozyten des Menschen ein und können Fieber, Hämolyse und Hämoglobinurie hervorrufen. Eine Übertragung ist auch durch Bluttransfusion möglich. Bei splenektomierten und immunsuprimierten Menschen verlaufen die Erkrankungen immer schwerer.

Klinik: Die Inkubationszeit nach Zeckenbiß ist 1–3 Wochen. Die Krankheit beginnt allmählich mit uncharakteristischen Symptomen (Fieber, Anorexie, Kopf-, Gelenk- und Muskelschmerzen, Übelkeit, Erbrechen und Dunkelfärbung des Urins). Das Fieber kann kontinuierlich sein oder intermittierend auftreten und bis auf 40° C ansteigen. Die hämolytische Anämie geht mit einem verminderten Haptoglobinspiegel im Serum und häufig mit einer Thrombozytopenie einher. Der Coombs-Test kann positiv sein. Eine völlige Heilung tritt meist erst nach mehreren Wochen ein. Die in Europa diagnostizierten Erkrankungen verliefen meist tödlich.

Diagnose: Im gefärbten Blutausstrich von infizierten Personen erkennt man die Babesien in den Erythrozyten als ring- und hantelförmige Organismen. Charakteristisch sind bei fortgeschrittener Erkrankung die randständigen Ringformen mit einem blassen Zentrum, das bei Malaria fehlt. Außerdem sieht man Tetraden von Merozoiten (Tochterzellen). Gewöhnlich sind 1–10%, in schweren Fällen bis zu 85% der Erythrozyten befallen. Bei Babesiose gibt es keine synchrone Stadienentwicklung und kein extraerythrozytäres Stadium in der Leber wie bei Malaria, und es fehlen Schizonten und Gametozyten. Die Sporozoiten aus der Zecke entwickeln im Blut Ringformen und Trophozoiten, aus denen durch Zweiteilung Merozoiten entstehen, welche andere Erythrozyten infizieren, und der Zyklus beginnt von neuem. Die Krankheitsursache ist mit Hilfe der PCR auch bei geringer Parasitämie nachweisbar.

Therapie: Leichtere Erkrankungen benötigen keine Therapie. Splenektomierte Patienten, immunsuprimierte Patienten und schwerkranke Patienten sollten immer mit der Kombination von Clindamycin i. v. (0,3–0,6 g alle 6 h, bei Kindern tgl. 20 mg/kg) + Chininsulfat oral (0,65 g alle 6–8 h, bei Kindern tgl. 25 mg/kg) für 7 bis 10 Tage behandelt werden. Chloroquin ist unwirksam (wie die meisten anderen Malariamittel). Bei schwerkranken Patienten wird zusätzlich eine Blutaustauschtransfusion empfohlen.

Prophylaxe: Splenektomierte und immunsuprimierte Personen sollten von Mai bis September Endemiegebiete meiden. In Endemiegebieten sollte bei Aufenthalt im

Babesiose

Freien stets eine den Körper völlig bedeckende Kleidung getragen werden. In Endemiegebieten darf nach einem Zeckenbiß oder nach unklarem Fieber in den letzten 2 Monaten (in der warmen Jahreszeit) kein Blut gespendet werden.

Literatur

Brasseur P, Lecoublet S, Kapel N. Quinine in the treatment of Babesia divergens infections in humans (letter). Europ J Clin Microbiol Infect Dis 1996; 15: 840–1.

Centers for Disease Control: Clindamycin and quinine treatment for Babesia microti infections. MMWR 1983; 32: 65–72.

Dobroszycki J, et al. A cluster of transfusion-associated babesiosis cases traced to a single asymptomatic donor. JAMA 1999; 281: 927–30.

Gorenflot A, Brasseur P, Bonmarchand G. Deux cas de babesiose humaine grave traitee avec succes. Presse Med 1990; 19: 335.

Hughes WT, Oz HS. Successful prevention and treatment of babesiosis with atovaquone. J Inf Dis 1995; 172: 1042–6.

Jacoby GA, Hunt JV, Kosinski KS, et al. Treatment of transfusion-transmitted babesiosis by exchange transfusion. N Engl J Med 1980; 303: 1098–100.

Loutan L. La babesiose, une zoonose meconnue. Schweiz Med Wschr J Suisse Med 1995; 125: 886–9.

Machtinger L, Telford SR III, Inducil C, et al. Treatment of babesiosis with red blood cell exchange in an HIV-positive splenectomized patient. J Clin Apheresis 1993; 8: 78–81.

Persing DH, Mathiesen D, Marshall WF, et al. Detection of Babesia microti by polymerase chain reaction. J Clin Microbiol 1992; 30: 2097–103.

Pudney M, Gray JS. Therapeutic efficacy of atovaquone against the bovine intra-erythrocytic parasite, Babesia divergens. J Parasitol 1997; 83: 307–10.

Spezielle Therapieprobleme

Behandlung bei unklarem Fieber 673
Antibiotika-Therapie in der Schwangerschaft 677
Antibiotika-Therapie in der Neugeborenenperiode 680
Antibiotika-Therapie bei gestörter Leberfunktion 683
Antibiotika-Therapie bei Niereninsuffizienz 686
Antibiotika-Therapie von Infektionen bei Neutropenie 693
Antibiotika-Therapie von Infektionen nach Organtransplantation 700
WHO-Liste der Antiinfektiva 704

Behandlung bei unklarem Fieber

Unklares Fieber ist in der Praxis häufig durch Virusinfektionen bedingt und in den meisten Fällen kurzdauernd. Zur Klärung von länger dauerndem unklaren Fieber ist oft eine Einweisung in die Klinik notwendig, um den Patienten genau überwachen und spezielle Untersuchungen durchführen zu können. Die Differentialdiagnose unklaren Fiebers ist umfangreich und manchmal sehr schwierig. Nur in einem Drittel der Fälle finden sich Infektionen als Ursache; etwa gleich häufig liegen nichtinfektiöse Systemerkrankungen mit Fieber vor. Bei einem weiteren Drittel sind andere Ursachen vorhanden (Allergie, Tumoren, tiefe Thrombophlebitis u. v. a.) (s. Tab. 89). Unter den infektiösen Ursachen müssen gefährliche, schwer zu diagnostizierende Infektionen, wie bakterielle Endokarditis, Typhus, Malaria, Amöbenabszeß, Miliartuberkulose und AIDS, berücksichtigt werden.

> Zur Klärung der Ätiologie sind folgende **Kriterien** heranzuziehen:
>
> 1. Exakte **Anamnese** (infektiöse Erkrankungen in der Umgebung des Patienten, genaue berufliche Tätigkeit, letzte Reisen, Tierkontakte, Hobbys, Vorkrankheiten, Vorbehandlung, Tbc-Anamnese, AIDS-Anamnese, Verletzungen).
> 2. **Klinische Befunde** (Fiebertyp, Lymphknotenschwellung, Milzvergrößerung, Palpationsbefund der Leber, Hautveränderungen, Lungeninfiltrationen) sowie Blutbild (Leukozytose, Eosinophilie), BSG, CRP, Elektrophorese, Urindiagnostik, Serumtransaminasen, Kreatinphosphokinase (CK), Liquoruntersuchung (bei den geringsten Anzeichen für eine Meningitis), Inspektion des Augenhintergrundes, ggf. Untersuchung der Nebenhöhlen und der Genitalorgane, Tuberkulintestung, Röntgenaufnahmen der Lungen, Sonographie (Leber, Herzklappen usw.), bei Verdacht auch Computertomographie, Magnet-Resonanz-Tomographie und szintigraphische Methoden.
> 3. **Mikrobiologische Untersuchungen** auf Bakterien, Pilze, Viren, Protozoen und Parasiten von Blut, Urin, Stuhl, Sputum, Rachen- und Nasenabstrich, evtl. Knochenmarkspunktat und Biopsaten, ggf. Wundabstrich.
> 4. **Serologische Untersuchungen** auf Typhus, Paratyphus, Brucellose, Ornithose, Q-Fieber, Borreliose, Leptospirose, Rickettsiose, Toxoplasmose, infektiöse Mononukleose, Lues, HIV, rheumatische Krankheiten u. a. Bei entsprechenden klinischen Hinweisen müssen Versuche zur Virusanzüchtung durchgeführt und bei begründetem Verdacht auch Tropenkrankheiten (Malaria, Amöbiasis usw.) berücksichtigt werden.

Bei Fehlen charakteristischer Symptome ist vor allem an **infektiöse Ursachen** zu denken, z. B. bakterielle Endokarditis, Sepsis, Typhus, Tuberkulose, Syphilis, Borreliose, Katzenkrankheit, Brucellose, Osteomyelitis, Organabszesse, periapikaler Zahnabszeß, intraabdominelle Entzündungen (Divertikulitis, Appendizitis, Lymphadenitis mesenterialis) und Adnexitis. Virus-Infektionen als Ursache für längeres unklares Fieber sind das Lymphadenopathie-Syndrom bei HIV-Infektion und das infektiöse Mononukleose-Syndrom durch Epstein-Barr-Virus oder Zytomegalie-Virus.

Behandlung bei unklarem Fieber

Tab. 89. Ursachen von längerem unklaren Fieber.

Infektionen	Neoplasien
Virusinfektionen (z. B. infektiöse Mononukleose, HIV) Bakterielle Infektionen (z. B. bakterielle Endokarditis, chronische Brucellose, Q-Fieber, Tuberkulose, Morbus Whipple) Pilzinfektionen (z. B. Cryptococcus-Infektion) Protozoen-Infektionen (z. B. Malaria, Babesiose)	Hodgkin-Lymphome Non-Hodgkin-Lymphome Leukämien (auch Präleukämie) Nierenzellkarzinome Hepatome Vorhof-Myxome ZNS-Tumoren Kolon-Karzinom Divertikulose
Überempfindlichkeitsreaktionen und Autoimmunkrankheiten	**Sonstige Ursachen**
Lupus erythematodes (generalisiert) Still-Krankheit Sharp-Syndrom Polyarteriitis nodosa Arteriitis temporalis Vaskulitiden Rheumatisches Fieber Erythema multiforme Serumkrankheit Medikamentenfieber	Tiefe Thrombophlebitis Familiäres Mittelmeerfieber Morbus Addison Hyperthyreose Münchhausen-Syndrom Zyklische Neutropenie

Nichtinfektiöse Krankheiten, die mit Fieber einhergehen können, sind auszuschließen, z. B. Kollagenosen (rheumatisches Fieber, Still-Krankheit u. a.), Lymphogranulomatose, Leukämie, maligne Tumoren mit paraneoplastischem Fieber, Periarteriitis nodosa, Erythematodes, granulomatöse Hepatitis, Morbus Crohn, Kikuchi-Krankheit, Hyperimmunglobulinämie-D-Syndrom (mit Hepatitis A), Durstfieber bei Neugeborenen und Säuglingen, Allergien, Drug-Fieber, zyklische Neutropenie, familiäres Mittelmeerfieber, sog. zentrales Fieber, zentraler oder nephrogener Diabetes insipidus, habituelle Hyperthermie, Hyperthyreose, subakute Thyreoiditis, M. Addison, simuliertes Fieber (Münchhausen-Syndrom).

Therapie: Wenn sich die Fieberursache auch nach der Klinikaufnahme nicht alsbald klären läßt, kann bei leichterer Symptomatik die weitere Entwicklung des Fiebers ohne eine antiinfektiöse Therapie abgewartet werden. Dabei sollte man auf eine medikamentöse Fiebersenkung nach Möglichkeit verzichten, da der Fieberverlauf wichtige Hinweise auf die Art der Erkrankung geben kann.

Wenn alle Untersuchungen nicht zu einer gesicherten Diagnose geführt haben, ist bei großem Leidensdruck zu entscheiden, ob es dem Patienten zugemutet werden kann, längere Zeit ohne Behandlung zu bleiben. Häufig kann aufgrund der Anamnese und der Begleitsymptome (Haut-, Darm-, Gelenkerscheinungen, Organvergrößerung, Lymphknotenschwellungen) doch eine klinische Verdachtsdiagnose gestellt werden, die eine entsprechende probatorische (präsumptive) Therapie rechtfertigt. Dabei ist besonders der bisherige Verlauf und die Art einer vorangegangenen erfolglosen Behandlung zu berücksichtigen. Eine präsumptive Therapie hat auch das Ziel, das Fortschreiten einer zugrundeliegenden Krankheit und Komplikationen sowie

eine Defektheilung zu verhindern. Wenn nach den Begleitsymptomen und Labordaten eine entzündliche Krankheit vorzuliegen scheint, ist zu prüfen, ob diese wahrscheinlich eine infektiöse oder nichtinfektiöse Ursache hat.
Bei **vermuteter infektiöser Ätiologie** ist die Behandlung wie bei bekannter Ursache durchzuführen. So liegt es nahe anzunehmen, daß das Kind eines Vaters mit offener Tuberkulose oder ein Einwanderer aus einem Entwicklungsland mit häufigem Vorkommen von Tuberkulose eine tuberkulöse Erkrankung hat. Eine probatorische Behandlung mit Tuberkulostatika sollte mit einer Kombination ohne Aktivität gegen andere Erreger erfolgen (z. B. INH + Ethambutol). Bei Rifampicin ist zu berücksichtigen, daß es auch sehr gut gegen Staphylokokken, Chlamydien, Anaerobier, Brucellen und Legionellen wirkt. Bei Zeckenbissen in der Anamnese könnte eine Borelliose oder Rickettsiose vorliegen. Wenn ein angeborener Herzfehler bekannt ist, sollte besonders eine Endokarditis (sog. abakteriämische Form oder anbehandelte Erkrankung) erwogen werden. Bei immunsupprimierten Patienten ist auch an eine chronische Sepsis als Fieberursache zu denken.

Aus dem Ansprechen oder Nichtansprechen auf eine bei dieser Krankheit meist wirksame Therapie sind mit Vorsicht diagnostische Rückschlüsse erlaubt. So kann das Ansprechen auf eine probatorische Behandlung mit Doxycyclin auf eine chronische intrazelluläre Infektion (z. B. durch Chlamydien, Rickettsien, Bartonellen oder Brucellen) hindeuten.

Wenn eine **infektiöse Ursache unwahrscheinlich** ist und auch durch wiederholte Diagnostik weitgehend ausgeschlossen werden kann, sollte man entsprechend der klinischen Verdachtsdiagnose die dabei übliche Therapie einleiten. Kortikosteroide sind bei unklarem Fieber problematisch, da sie in der Frühphase einer bakteriellen Infektion die Abwehr beeinträchtigen können. Bei AIDS-Verdacht sind Kortikosteroide im allgemeinen kontraindiziert. Viele infektiöse Prozesse sprechen kurzfristig auf Kortikosteroide an; die klinische Situation wird jedoch verschleiert. Eine bei unklarem Fieber notwendige Kortikosteroid-Therapie muß daher sorgfältig abgewogen werden. Die häufig praktizierte, ungezielte Gabe von Immunglobulinen ist bei unklarem Fieber unnötig, beim Vorliegen eines generalisierten Lupus erythematodes sogar gefährlich.

Ursache eines länger anhaltenden Fiebers könnte aber auch eine **nichtentzündliche Krankheit** (z. B. ZNS-Erkrankung) sein, die eine andere Behandlung erfordert. Auch an ein keineswegs seltenes Münchhausen-Syndrom ist zu denken, d. h. an artifiziell durch den Patienten herbeigeführtes Fieber. Betroffen sind meist jüngere Frauen. Derartigen Selbstbeschädigungen, z.B. durch Injektion von Schmutzwasser, liegt oft eine Persönlichkeitsstörung (Borderline-Syndrom) zugrunde.

Literatur

Baraff LJ, Bass JW, Fleisher GR, et al. Practice guidelines for the management of infants and children 0–36 months of age with fever without a source. Pediatrics 1993; 92: 1;

Barbado FJ, Vazquez JJ, Pena JM, et al. Pyrexia of unknown origin: Changing spectrum of diseases in two consecutive series. Postgrad Med J 1992; 68: 884.

Bass JW, Steele RW, Wittler RR, et al. Antimicrobial treatment of occult bacteremia: a multicenter cooperative study. Pediatr Infect Dis J 1993; 12: 466.

Drenth JPH, Haagsma CJ, van der Meer JWM, et al. Hyperimmunoglobulinemia D and periodic fever syndrome. Medicine (Baltimore) 1994; 73: 133.

Falagas ME, Klempner MS. Babesiosis in patients with AIDS: a chronic infection presenting as fever of unknown origin. Clin Inf Dis 1996; 22: 809–12.

Klein NC, Cunha BA. Treatment of fever of unknown origin. In: Current Therapy of Infectious Disease. Schlossberg D (ed). Philadelphia: CV Mosby 1996, 1–3.

Knockaert DC, Vanneste LJ, Bobbaers HJ. Recurrent or episodic fever of unknown origin: Review of 45 cases and survey of the literature. Medicine 1993; 72: 184.

Mulert R, Stille W. Untersuchungen zu selbstinduzierten Infektionen. In: Intrakorporale Fremdkörper und Münchhausen-Syndrom. Schulte RM (Hrsg). München: Zuckschwerdt, 1988; 13.

Saper CB, Breder CD. The neurologic basis of fever. N Engl J Med 1994; 330: 1880.

Sepkowitz KA, Telzak EE, Carrow M, et al. Fever among outpatients with advanced human immunodeficiency virus infection. Arch Intern Med 1993; 153: 1909.

Solomon AJB. System imaging in unexplained fever. In: Unexplained Fever. Isaac B, ed. Boca Raton: CRC Press, 1991; 495.

Tunkel AR, Kaye D. Endocarditis with negative blood cultures. N Engl J Med 1992; 326: 1215.

Wolff SM. Familial Mediterranean fever. In: Harrison's Principles of Internal Medicine. 13th ed. Braunwald E, Wilson J, eds. New York: McGraw-Hill 1994; 81–90.

Antibiotika-Therapie in der Schwangerschaft

Zur Verwendung von Medikamenten in der Schwangerschaft gelten folgende **Leitsätze:**
1. Fast alle Arzneistoffe passieren die Plazenta.
2. Einige Arzneistoffe können das Kind schädigen, andere vermutlich nicht. Unsere Kenntnis reicht jedoch kaum aus, um verläßliche Aussagen zu treffen. Darum kann heute praktisch kein Wirkstoff als 100%ig sicher gelten.
3. Bei manchen mütterlichen Erkrankungen ist eine Arzneitherapie unerläßlich, auch wenn sie Risiken für das Kind birgt. Deshalb ist stets eine strenge Indikationsstellung zu fordern. Der gewünschte Erfolg muß gegen mögliche unerwünschte Wirkungen für das Kind abgewogen werden.
4. Substanzen mit bekannter teratogener Wirkung sollen einer Frau nur nach Ausschluß einer Schwangerschaft unter sicherem kontrazeptiven Schutz gegeben werden.

Die in der Roten Liste genannten Anwendungsbeschränkungen dienen nur zur Orientierung. Sämtliche darin enthaltenen Angaben liegen in der Verantwortung des Herstellers.

Verträglichkeit: Antibiotika dürfen in der Gravidität weder den Organismus der Schwangeren noch die Entwicklung des Embryos bzw. Feten schädigen. Am kritischsten ist die Phase der Organogenese im ersten Schwangerschaftsdrittel. Für die Schwangere können Tetracycline (vor allem bei parenteraler Gabe in höherer Dosierung und gleichzeitiger Nierenerkrankung) hepatotoxisch sein. Andere Antibiotika, welche die Leber schädigen können (z. B. Isoniazid), dürfen nur unter laufender Kontrolle der Leberfunktion angewendet werden. Bei Vorschädigung der Nieren sind potentiell nephrotoxische Antibiotika mit besonderer Vorsicht einzusetzen. Neuere Antibiotika sind noch nicht an Schwangeren erprobt; so gilt die Sicherheit auch von bestimmten β-Laktamantibiotika als nicht erwiesen, obwohl es bisher keine Hinweise auf Teratogenität oder Fetotoxizität gibt.

Kontraindikationen: Eine Teratogenität für den Menschen ist anzunehmen, wenn entsprechende tierexperimentelle Befunde vorliegen. Daher sind **in den ersten 16 Schwangerschaftswochen** Therapeutika mit der Möglichkeit einer zytotoxischen oder mutagenen Wirkung (Griseofulvin, Co-trimoxazol, Trimethoprim, Metronidazol, Clarithromycin, Flucytosin, Ketoconazol, Rifampicin, Chloramphenicol u. a.) von der Therapie auszuschließen (s. Tab. 90).

Nach der 16. Schwangerschaftswoche dürfen Tetracycline wegen der Gefahr von Wachstumsstörungen und einer Gelbfärbung der kindlichen Zähne nur aus vitaler Indikation bei Unwirksamkeit anderer Antibiotika verordnet werden. Ototoxische Antibiotika (Aminoglykoside) haben in der Schwangerschaft zu Innenohrschäden des Kindes geführt. Deshalb sollen Aminoglykoside nicht eingesetzt werden (außer

Antibiotika-Therapie in der Schwangerschaft

bei vitaler Indikation). Gyrase-Hemmer sind in der Gravidität kontraindiziert (s. S. 678). Bei Infektionen, die in der Schwangerschaft besonders schwer verlaufen können (z. B. Malaria, Tbc, AIDS), darf aber auf eine lebensnotwendige Therapie mit potentiell toxischen Medikamenten nicht verzichtet werden (Nutzen-Risiko-Abwägung).

In der **letzten Woche** vor dem errechneten Entbindungstermin dürfen keine Sulfonamide und kein Co-trimoxazol verordnet werden, da sie beim Neugeborenen durch Verdrängen von Bilirubin aus der Plasmaeiweißbindung einen verstärkten Ikterus mit der Gefahr einer Bilirubin-Enzephalopathie (durch Kernikterus) hervorrufen können. Das in der Schwangerschaft bedenkliche Nitrofurantoin kann beim Neugeborenen, wenn es kurz vor der Geburt an die Mutter verabreicht worden ist, wegen Enzymunreife eine hämolytische Anämie auslösen.

In Tabelle 90 sind die Antiinfektiva aufgeführt, welche teratogen, embryotoxisch oder fetotoxisch sein könnten.
Laut Roter Liste sind folgende Gruppierungen möglich:
Gruppe 1 und 2: Kein Verdacht auf embryotoxische/teratogene Wirkungen (auch nicht im Tierversuch). Gruppe 4 und 5: Ausreichende Erfahrungen beim Menschen liegen nicht vor. Im Tierversuch nicht embryotoxisch oder teratogen. Gruppe 6 und 7: Der Tierversuch ergab entsprechende Hinweise. Es besteht ein embryotoxisches/teratogenes Risiko beim Menschen. Gruppe 8: Es besteht ein fetotoxisches Risiko beim Menschen.

Tab. 90. Risiko von Antibiotika in der Schwangerschaft für den Embryo und Feten.

Weitgehend unbedenklich (Gruppe 1, 2)	Sicherheit nicht erwiesen (Gruppe 4, 5)	Potentiell embryotoxisch, teratogen (Gruppe 6, 7)	Potentiell fetotoxisch (Gruppe 8)
Penicillin G, V	Amphotericin B	Acyclovir	Aminoglykoside
Amoxicillin	Azithromycin	Aminoglykoside	Gyrase-Hemmer
Azlocillin	Aztreonam	Chloramphenicol	Tetracycline
Mezlocillin	Clavulansäure	Clarithromycin	
Cephalosporine	Clindamycin	Co-trimoxazol	
Erythromycin	Fluconazol	Foscarnet	
Ethambutol	Fosfomycin	Flucytosin	
Fusidinsäure	Imipenem	Ganciclovir	
Isoniazid	Meropenem	Griseofulvin	
	Piperacillin	Itraconazol	
	Pyrazinamid	Ketoconazol	
	Roxithromycin	Metronidazol	
	Spectinomycin	Nitroimidazole	
	Sulbactam	Nitrofurantoin	
	Tazobactam	Rifampicin	
	Teicoplanin	Sulfonamide	
	Vancomycin	Trimethoprim	

Antibiotika-Therapie in der Schwangerschaft

In der Schwangerschaft gut vertragen werden Penicilline und Cephalosporine sowie Erythromycin, auf die sich die Therapie in erster Linie stützen sollte. Durch die Penicilline Azlocillin, Mezlocillin und die bewährten Cephalosporine, vor allem Cefotaxim, Ceftriaxon, Cefuroxim und Cefoxitin, ist das Spektrum der β-Lactam-Antibiotika stark verbreitert worden, so daß auch bei schweren Infektionen auf Aminoglykoside und andere potentiell toxische Antibiotika meist verzichtet werden kann. Es gibt eine Reihe neuer Substanzen, deren Sicherheit in der Schwangerschaft noch nicht erwiesen ist (Gruppe 4, 5). Tierversuche ergaben jedoch keine Hinweise auf embryotoxische oder teratogene Wirkungen.

Plazentagängigkeit: Penicilline und Cephalosporine treten in unterschiedlichem Maß in den fetalen Kreislauf über. Von Penicillin G, Acylaminopenicillinen und Cephalosporinen ist bekannt, daß die Konzentrationen im Nabelschnurblut etwa 50% der mütterlichen Serumspiegel betragen. Aminoglykoside, Erythromycin und Clindamycin sind relativ schlecht plazentagängig. Bei den vorwiegend renal ausgeschiedenen Penicillinen und Cephalosporinen tritt infolge Ausscheidung durch die fetalen Nieren eine Anreicherung in der Amnionhöhle ein; von dort gelangt das Antibiotikum mit dem verschluckten Fruchtwasser in den Magen-Darm-Kanal des Feten und wird hier zum Teil wieder resorbiert. So lassen sich im Fruchtwasser bei genügend hoher Dosierung und bei kontinuierlicher Therapie vielfach höhere Konzentrationen als im mütterlichen Blut erzielen, und auch im fetalen Blut sind therapeutisch wirksame Antibiotika-Spiegel möglich.

Literatur

Briggs GG, Freeman RK, Yaffe SJ. Drugs in pregnancy and lactation, 4th edn. Baltimore: Williams & Wilkins 1995.

Committee on Drugs. The transfer of drugs and other chemicals into human milk. Pediatrics 1994; 93: 137–50.

Moellering RC Jr. Antimicrobial agents in pregnancy and the postpartum period. Clin Obstet Gynecol 1989; 22: 277.

Antibiotika-Therapie in der Neugeborenenperiode

Erregerspektrum: Neugeboreneninfektionen können durch Bakterien, Viren oder Pilze hervorgerufen werden und pränatal, perinatal oder postnatal zustande kommen. Häufige Ursachen sind Fruchtwasserinfektion bei vorzeitigem Blasensprung, Aspiration, mechanische Beatmung, Blutgefäßkatheterisierung, Hautverletzung bei der Geburt, Immuninsuffizienz.
Gramnegative Stäbchen (E. coli, Klebsiella, Enterobacter, Pseudomonas u. a.) kommen als Pneumonie- und Sepsiserreger vor allem bei Fruchtwasserinfektion, Aspiration und mechanischer Beatmung vor (oft als Mischinfektion). Sie unterscheiden sich in der Antibiotika-Empfindlichkeit und sind meist gegen Cefotaxim, Piperacillin, Mezlocillin und Gentamicin empfindlich. Gegen Pseudomonas wirken unter den Penicillinen Azlocillin und Piperacillin, unter den Cephalosporinen Ceftazidim. Bacteroides-Arten sind bei Neugeborenen-Peritonitis häufige Mischinfektionserreger und am empfindlichsten gegen Clindamycin, Metronidazol und Cefoxitin.
Grampositive Keime, wie Listerien, B-Streptokokken oder Enterokokken, werden von Acylaminopenicillinen (z. B. Piperacillin) und von Ampicillin gehemmt. Bei Staphylokokken ist die Antibiotika-Empfindlichkeit unterschiedlich.

Verträglichkeit von Antibiotika: Bei Neugeborenen, besonders Frühgeborenen können wegen Leberunreife bestimmte Antibiotika nicht in normaler Weise metabolisiert und entgiftet werden. Chloramphenicol ruft daher bei Neugeborenen bei der sonst üblichen Dosierung von 80 mg/kg das gefürchtete Gray-Syndrom (s. S. 173) hervor, so daß in der 1.–2. Lebenswoche pro Tag nur 25 mg/kg, in der 3.–4. Lebenswoche 50 mg/kg gegeben werden dürfen. Sulfonamide, Co-trimoxazol, Nitrofurantoin und Tetracycline kommen bei Neugeborenen wegen schlechter Verträglichkeit für die Behandlung nicht in Frage.
Penicilline, wenn sie Neu- und Frühgeborenen in höherer Dosierung verabreicht werden, können wegen Nierenunreife kumulieren und zerebrale Krämpfe auslösen, die nach Aufhören der Medikation sistieren. Ceftriaxon soll nicht an ikterische Neugeborene verabreicht werden, da es indirektes Bilirubin aus der Plasmaeiweißbindung verdrängen kann. Bei einigen Mitteln, z. B. Clavulansäure, liegen bei Neugeborenen keine Erfahrungen vor, so daß sie bislang in dieser Altersstufe nicht eingesetzt werden dürfen. Generell sind neu eingeführte Antibiotika für Neugeborene noch nicht zugelassen.

Antibiotika in der Muttermilch: Wenn die Mutter in der Stillperiode Antibiotika erhält, ist immer mit einem Übertritt in die Milch zu rechnen (in stärkerem Maße bei Sulfonamiden, Tetracyclinen und Chloramphenicol). Es sollen bei der Behandlung der Mutter vorsichtshalber alle Mittel vermieden werden, welche bei Neugeborenen kontraindiziert sind (s. o.). Allerdings sind schädliche Wirkungen bei gestillten Neugeborenen durch eine antiinfektive Therapie der Mutter bisher nicht bekannt. Penicilline, Cephalosporine und Aminoglykoside sind im allgemeinen unschädlich und gelangen nur in geringer Menge in die Milch.

Antibiotika-Therapie in der Neugeborenenperiode

Pharmakokinetik: Die Besonderheiten der Pharmakokinetik von Antibiotika beim Neugeborenen werden impliziert durch
1. Nierenunreife,
2. Leberunreife,
3. verminderte Plasmaeiweißbindung,
4. gesteigerte Gefäßpermeabilität,
5. einen größeren Extrazellulärraum,
6. verminderte Resorption nach oraler Gabe.

Bei fast allen Antibiotika ist die mittlere Halbwertszeit wegen Nierenunreife je nach Lebenswoche verschieden. Diese Unterschiede sind aber bei den gut verträglichen Penicillinen und Cephalosporinen bei richtiger Dosierung ohne größere Bedeutung. Zwischen Frühgeborenen und Reifgeborenen bestehen jedoch größere Unterschiede in der Halbwertszeit, die bei der Dosierung berücksichtigt werden sollten (s. Tab. 91). Die Dosierung der Aminoglykoside muß bei Frühgeborenen durch Blutspiegelbestimmungen überwacht werden. Daß Leberunreife die Halbwertszeit eines Medikamentes verlängern kann, wurde zuerst am Beispiel von Chloramphenicol gezeigt.

Bei vielen Antibiotika ist die Resorption nach oraler Gabe im Vergleich zum älteren Kind herabgesetzt. Daher ist bei schweren bakteriellen Infektionen die parenterale Gabe zu bevorzugen.

Tab. 91. Antibiotika-Dosierung im 1. Lebensmonat.

Antibiotikum	Tägliche Dosis (mg/kg)		
	1.–4. Lebenswoche < 2000 g	1. Lebenswoche > 2000 g	2.–4. Lebenswoche > 2000 g
Penicillin G*	60** (0,1 Mill. E/kg)	90–120** (0,15–0,2 Mill. E/kg)	90–120** (0,15–0,2 Mill. E/kg)
Ampicillin*, Piperacillin*, Mezlo-, Azlocillin*, Flucloxacillin*	100	100–200	100–200
Cefotaxim*, Ceftazidim*, Cefuroxim*	(60–)100	100	100(–150)
Gentamicin, Tobramycin	2	2	3
Amikacin	10	15	15
Vancomycin	20	20	30
Metronidazol	10	10	20
Amphotericin B	0,5	0,5	0,5(–1)
Chloramphenicol*	25	25	25–50

* Bei Meningitis höhere Dosierung, ** 0,6 mg = 1000 E.

Antibiotika-Therapie in der Neugeborenenperiode

Literatur

Benson JM, Boudinot FD, Pennell AT, et al. In vitro protein binding of cefonicid and cefuroxime in adult and neonatal sera. Antimicrob Ag Chemother 1993; 37: 1343.

Bertino JS Jr, Kliegman RM, Myers CM, et al. Alterations in gentamicin pharmacokinetics during neonatal exchange transfusions. Dev Pharmacol Ther 1982; 4: 205.

Committee on Drugs. The transfer of drugs and other chemicals into human milk. Pediatrics 1994; 93: 137–50.

Greenough A, Osborne J, Sutherland S (eds). Congenital, perinatal and neonatal infections. London: Churchill Livingstone, 1992.

Gulian JM, Gonard V, Dalmasso C, et al. Bilirubin displacement by ceftriaxone in neonates: evaluation by determination of »free« bilirubin and erythrocyte-bound bilirubin. J Antimicrob Chemother 1987; 19: 823.

Kafetzis DA, Brater DC, Fanourgakis JE, et al. Ceftriaxone distribution between maternal blood and fetal blood and tissues at parturition and between blood and milk postpartum. Antimicrob Ag Chemother 1983; 23: 870.

McCracken GH, Freij BJ. Clinical pharmacology of antimicrobial agents. In: Infectious Diseases of the Fetus and the Newborn Infant. Remington JS, Klein JO (eds.): Philadelphia: Saunders, 1995; 1020–78.

Prober CG, Stevenson DK, Benitz WE. The use of antibiotics in neonates weighing less than 1200 grams. Pediatr Infect Dis J 1990; 9: 111–21.

Reed MD, Blumer JI. Therapeutic drug monitoring in the pediatric intensive care unit. Pediatr Clin North Am 1994; 42: 1227–43.

Antibiotika-Therapie bei gestörter Leberfunktion

Im Handel sind keine Antibiotika mit starker Lebertoxizität, jedoch können bei vielen Medikamenten Metabolisierung, biliäre Ausscheidung und Enzyminduktion limitierende Faktoren sein.

Die Störung der Leberfunktion ist bei akuten Erkrankungen der Leber (z.B. akuter Hepatitis) im allgemeinen schwerer als bei chronischen Lebererkrankungen (z.B. Leberzirrhose) und auch bei derselben Krankheit unterschiedlich. Der Grad der Leberfunktionsstörung kann durch verschiedene Methoden (Bilirubin- und Leberfermentbestimmungen im Blut usw.) geprüft werden, ist aber im Vergleich zu Nierenfunktionsstörungen schwerer zu beurteilen. Deshalb ist im Beginn und im Verlauf einer Therapie mit bestimmten Antibiotika eine sorgfältige Überwachung des Patienten (einschließlich Laborkontrollen) wichtig, worauf in den einzelnen Kapiteln ausdrücklich verwiesen ist. Die über das Cytochrom-P450-System metabolisierten Antiinfektiva können die Wirkspiegel anderer Medikamente ungünstig beeinflussen und dadurch zu ernsten Nebenwirkungen führen (z.B. bei der Kombination von Erythromycin und Terfenadin). Derartige Substanzen können auch bei Zuführung von größeren Mengen Grapefruitsaft interagieren.

Unbedenklich sind Antibiotika, die in unveränderter Form überwiegend renal ausgeschieden werden (z. B. Penicillin G, Cefalexin, Cefoxitin, Cefuroxim, Imipenem, Levofloxacin, Gentamicin). Bei allen β-Lactam-Antibiotika kommen bei ca. 1% der Patienten geringe Transaminasenerhöhungen im Serum vor. Diese ätiologisch unklaren Transaminasenerhöhungen sind harmlos und beruhen nicht auf einer faßbaren Leberfunktionsstörung.

Potentiell hepatotoxische Medikamente: Bestimmte Antibiotika (s. Tab. 92) können bei vorgeschädigter Leber oder bei Überdosierung schädlich wirken. Eine Kombination mit anderen potentiell lebertoxischen Medikamenten ist zu vermeiden. Hier besteht auch die Gefahr von Interaktionen.

Rifampicin führt relativ häufig zu Enzyminduktion mit Transaminasenerhöhung und anderen Störungen der Leberfunktion (z. T. mit Ikterus). In einigen Fällen sind tödliche Leberdystrophien beobachtet worden. Floride Lebererkrankungen, insbesondere eine akute Hepatitis, sind eine Kontraindikation für Rifampicin. Auch **Isoniazid** (INH), **Prothionamid** und **Pyrazinamid** können lebertoxisch sein. Das heute abzulehnende Griseofulvin wirkt hepatotoxisch. Es kommt für die Langzeittherapie von Fadenpilzerkrankungen generell nicht mehr in Frage. Auch Ketoconazol und Miconazol, selten Fluconazol können die Leber schädigen (s. S. 340). Trovafloxacin mußte wegen Hepatotoxizität zurückgenommen werden.

Durch Clavulansäure, Oxacillin und Flucloxacillin können Leberzellschädigungen mit Ikterus hervorgerufen werden.

Antibiotika-Therapie bei gestörter Leberfunktion

Tab. 92. Antibiotika, die bei gestörter Leberfunktion nicht oder mit Vorsicht anwendbar sind.

Potentiell hepatotoxisch	Mit Vorsicht anwendbar (Dosisreduzierung)
Clavulansäure	Azithromycin
Ethionamid	Cefoperazon
Griseofulvin	Ceftriaxon
Isoniazid	Chloramphenicol
Ketoconazol	Ciprofloxacin
Miconazol	Clarithromycin
Nitrofurantoin	Clindamycin
Prothionamid	Co-trimoxazol
Pyrazinamid	Doxycyclin
Rifampicin	Erythromycin
Tetracyclin i. v.	Flucloxacillin
Trovafloxacin	Fusidinsäure
	Metronidazol
	Mezlocillin
	Minocyclin
	Oxacillin
	Roxithromycin
	Sulfonamide
	Terbinafin

Mit Vorsicht anwendbar sind bei gestörter Leberfunktion bestimmte Antibiotika, die in stärkerem Maße durch die Leber metabolisiert und in den Darm ausgeschieden werden (z. B. Doxycyclin, Erythromycin und andere Makrolide, Fusidinsäure, Ciprofloxacin, Mezlocillin, Flucloxacillin, Ceftriaxon). Auch Chloramphenicol, Metronidazol, Clindamycin, Co-trimoxazol und Sulfonamide werden in der Leber in stärkerem Maße metabolisiert, so daß ihre Anwendung bei gestörter Leberfunktion problematisch ist. Vorsicht auch bei Alkoholismus und bei Hepatitis.

Wegen Störung der Blutgerinnung bei schweren Leberkrankheiten sollen Antibiotika, die ihrerseits zu Blutungsneigung führen können (z. B. Ticarcillin, Cefoperazon, Cefmenoxim) bei Leberkranken vermieden werden.

Intrahepatische Cholestase: Erythromycin-Estolat (E.-Laurylsulfat) und Triacetyl-Oleandomycin, selten auch andere Verbindungen können bei längerer Anwendung (über 10 Tage) oder wiederholter Therapie eine offenbar allergisch bedingte cholestatische Hepatose auslösen. Dabei treten Symptome eines Verschlußikterus mit Anstieg der alkalischen Serumphosphatase auf, außerdem Fieber und Eosinophilie. Die Veränderungen sind gutartig und gehen nach Absetzen des Mittels rasch zurück, sind aber der Grund dafür, das besser verträgliche Erythromycin-Äthylsuccinat oder Clarithromycin zu verwenden. Eine cholestatische Hepatose kann auch durch andere Makrolide, Sulfonamide, Nitrofuratonin, Oxacillin, Flucloxacillin, Terbinafin, Voriconazol u. a. hervorgerufen werden.

Bei **Leberkoma** ist zur Verringerung einer intestinalen Ammoniakproduktion eine orale Aminoglykosidbehandlung, z. B. mit Neomycin oder Paromomycin, üblich. Diese führt bei vielen Patienten zu einer Besserung, auch wenn hierfür eine voll befriedigende Erklärung fehlt. Oral verabreichte Aminoglykoside (auch Neomycin) erreichen keine Darmsterilisierung, sondern allenfalls eine Verminderung der Zahl der Enterobakterien. Eine längere orale Anwendung von Aminoglykosiden ist bedenklich, da sie eine Zottenatrophie im Dünndarm auslösen kann.

Literatur

Berg PA, Daniel PT. Co-trimoxazole induced hepatic injury: an analysis of cases with hypersensitivity-like reactions. Infection 1987; 15 (Suppl 5): 259–64.

Carson JL, Strom BI, Duff A, et al. Acute liyer disease associated with erythromycins, sulfonamides, and tetracyclines. Ann Intern Med 1993; 119: 576.

Centers for Disease Control and Prevention. Severe isoniazid-associated hepatitis – New York, 1991–1993. MMWR 1993; 42: 545–7.

Davey PG. Pharmacokinetics in liver disease. J Antimicrob Chemother 1988; 21: 1.

Fairley CK, McNeil JJ, Desmond P, et al. Risk factors for development of flucloxacillin associated jaundice. Brit Med 1993; 306: 233–5.

Lee WM. Drug-induced hepatotoxicity. N Engl J Med 1995; 33: 1118–27.

Lopez AJ, O'Keefe P, Morrissey M, et al. Ceftriaxone-induced cholelithiasis. Ann Intern Med 1991: 115: 712–4.

Reddy KR, Brillant P, Schiff ER. Amoxycillin-clavulanate potassium-associated cholestasis. Gastroenterology 1989; 96: 1135–41.

Singh N, Yu VL, Mieles LA, et al. β-Lactam-antibiotic-induced leukopenia in severe hepatic dysfunction: Risk factors and implications for dosing in patients with liver disease. Am J Med 1993; 94: 251.

Tschida SJ, Vance-Bryan K, Zaske DE. Anti-infective agents and hepatic disease. Med Clin North Am 1995; 79: 895–917.

Westphal JF, Vetter D, Brogard JM. Hepatic side-effects of antibiotics. J Antimicrob Chemother 1994; 33: 387–401.

Antibiotika-Therapie bei Niereninsuffizienz

Ausscheidungsmodus

Während einige Antibiotika, z. B. Penicillin G, Cefazolin, Levofloxacin und Vancomycin, fast ausschließlich mit dem Harn ausgeschieden werden, erfolgt die Ausscheidung bei anderen Antibiotika nur zum Teil durch die Nieren (entweder unverändert in aktiver Form oder als Metabolit in inaktiver Form), zum anderen Teil durch die Galle und den Darm.

Die **Wiederfindungsrate im Urin** in aktiver Form und als Metabolit (recovery rate) ist ein wichtiger Basisparameter der Antibiotika-Therapie. Bei bestimmten Antibiotika (z. B. Makroliden, Fusidinsäure, Itraconazol) erscheinen im Harn nur geringe aktive Konzentrationen; der größte Teil wird im Organismus metabolisiert und überwiegend mit dem Stuhl ausgeschieden.

Eine **verzögerte renale Elimination** erkennt man bei überwiegend renal ausgeschiedenen Antibiotika an höheren Blutspiegeln und einer Verlängerung der Halbwertszeit im Blut (Tab. 93). Der Schweregrad der Niereninsuffizienz ist am besten an der Verminderung der Kreatinin-Clearance (weniger am Serumharnstoff und Serum-Kreatininwert) zu erkennen. Der Kreatinin-Clearance von >40 ml/min entspricht im allgemeinen ein Serum-Kreatininwert von <2 mg/dl, der Kreatinin-Clearance von 40–20 ml/min ein Serum-Kreatininwert von 2–4 mg/dl und der Kreatinin-Clearance von 20–10 ml/min ein Serum-Kreatininwert von 4–8 mg/dl.

Die **Gefahr von Nebenwirkungen** ist abhängig einerseits von der Stärke der Kumulation, andererseits von der Toxizität des verabreichten Antibiotikums. Daraus lassen sich für die Dosierung bei Niereninsuffizienz Erfahrungsregeln ableiten, nach denen mittlere Einzeldosen in größeren Abständen gegeben werden sollen.

Potentiell nephrotoxische Antibiotika

Dazu gehören **Amphotericin B,** das für die Therapie von generalisierten Pilzinfektionen benötigt wird und bei schwerer Niereninsuffizienz kontraindiziert ist, sowie **Bacitracin, Neomycin** und **Paromomycin,** die nur noch als Lokalantibiotika dienen.

Polymyxine sind nephrotoxisch, können bei Niereninsuffizienz kumulieren und neurologische Störungen hervorrufen, so daß sie heute nicht mehr systemisch angewandt werden sollten.

Alle Aminoglykoside (Streptomycin, Kanamycin, Amikacin, Gentamicin, Tobramycin, Netilmicin und Capreomycin) können bei höherer Dosierung die Nieren schädigen, bei Kumulierung neurotoxisch wirken und dürfen bei Niereninsuffizienz nur aus vitaler Indikation in reduzierter Dosierung (möglichst unter Kontrolle des

Potentiell nephrotoxische Antibiotika

Tab. 93. Dosierungsintervalle zwischen mittleren Einzeldosen bei Niereninsuffizienz.

Antibiotikum	Halbwertszeit (h)		Dosierungsintervall (h) bei Kreatinin-Clearance (ml/min)				Urin-Recovery in %* (bei normaler Nierenfunktion)
	normal	Niereninsuffizienz (schwer)	> 80	80 – 50	50 – 10	< 10	
Amikacin	2,3	72–96	8	24	24–72	72–96	90
Ampicillin	1,0	8,5	6	8	12	12–24	60
Azlocillin	1,25	8–10	6	8	8	12–24	95
Aztreonam	1,7	6–9	6	8	12	24	70
Cefaclor	1,0	6–10	6	6	8	12	60
Cefadroxil	1,5	5–20	12	12	24	36	85
Cefalexin	1,0	30	6	6	8	24–48	90
Cefazolin	1,5	5–20	6	8	12	24	90
Cefepim	2,0	18	12	12	24	48	85
Cefixim	2,5	5–10	24	24	24	24	20
Cefotaxim	1,0	14	8	8	8	12	50
Cefotiam	0,75	5–10	6	8	12	24	70
Cefoxitin	0,75	5–10	6	8	12	24	90
Cefpodoxim	2,3	5–10	12	12	12	24	40
Ceftazidim	2,0	15–25	8	12	24	48	90
Ceftriaxon	7–8	12–15	12–24	24	24	24	50
Cefuroxim	1,2	5–20	6	8	12	24	90
Ciprofloxacin	3–4	10	12	12	12	24	40
Clindamycin	3	3–5	6	6	8	12	40
Chloramphenicol	3	3	8	8	8	8	12
Clarithromycin	5	10–20	12	12	12	12	18
Doxycyclin	15	24	24	24	24	24	70
Erythromycin	2	8	8	8	8	8	12
Flucloxacillin	0,75	8	6	8	8	12	35
Fluconazol	25	98	24	48	72	96	70
Flucytosin	3–4	70	6	8	12–24	–	90
Fusidinsäure	5	5	8	8	8	8	1
Gentamicin	2	60	8	12	18–24	48	90
Imipenem	1	3–4	6	8	12	12–24	20
Itraconazol	24	24	24	24	24	24	0
Loracarbef	1,0	30	12	12	24	48	90
Meropenem	1,0	5–10	8	8	12	24	70
Metronidazol	7	8–12	8	8	12	24	30
Mezlocillin	0,8	6–14	6	8	8	12–24	60
Penicillin G	0,65	7–10	6	8	8	12	90
Levofloxacin	7	35	12	12	24	48	86
Oxacillin	0,4	2	4–6	6	6	8	25
Piperacillin	1,0	6–10	6	8	8	12–24	60
Rifampicin	3	3	12	12	12	12	30
Roxithromycin	10	10	12	12	12	12	12
Teicoplanin	3,6	?	24	24	48	72	50
Tobramycin	2	60	8	12	18–24	48	90
Trimethoprim	10	12–24	12	12	24	–	60
Sulfamethoxazol	12	24–48	12	12	24	–	80
Vancomycin	6	250	12	72	240	240	85

* unverändert

Antibiotika-Therapie bei Niereninsuffizienz

Blutspiegels) verabreicht werden. Die Ototoxizität wird bei gleichzeitiger Gabe von bestimmten Diuretika, z. B. Furosemid, gesteigert (s. S. 153). Für die Bestimmung der Blutspiegel von Gentamicin, Tobramycin und Amikacin sind Testbestecke im Handel, mit denen bereits kurze Zeit nach Blutentnahme ein Ergebnis zu erhalten ist. Von besonderem Interesse ist dabei der vor einer erneuten Gabe nachweisbare Blutspiegel (Trough- oder Tal-Spiegel), der bei richtiger Wahl des Dosierungsintervalles nicht wesentlich höher liegt als der von Nierengesunden bei normalem Dosierungsintervall.

Antibiotika, die bei chronischer Niereninsuffizienz zur Dosisreduzierung zwingen

Tetracyclin, welches nach oraler Gabe zu 10–25%, nach i. v. Gabe zu 50–70% mit dem Harn ausgeschieden wird, kumuliert bei Niereninsuffizienz und kann zu einer toxischen Leberschädigung führen. Doxy- und Minocyclin dagegen führen bei Niereninsuffizienz nicht zur Kumulation.
β-Lactam-Antibiotika sollten generell bei Niereninsuffizienz vorsichtig dosiert werden. Extrem hohe Dosierungen sind zu vermeiden. Eine Kombination mit Gentamicin oder anderen potentiell nephrotoxischen Antibiotika (s. o.) ist bei drohendem akuten Nierenversagen nicht ratsam. Von **Clindamycin** gibt man bei schwerer Niereninsuffizienz ¼–⅓ der Normaldosis. Eine Dosisreduzierung ist auch bei **Flucytosin** (Tab. 93 und S. 691) und **Fluconazol** (S. 344) sowie bei **Gyrase-Hemmern** und **Vancomycin** erforderlich. Das auch biliär eliminierte Ciprofloxacin erscheint dabei günstiger als das überwiegend renal ausgeschiedene Levofloxacin.
Optimale Sulfonamide rufen infolge der besseren Wasserlöslichkeit und geringeren Azetylierung (bei normalen Ausscheidungsverhältnissen) keine Nierenschäden hervor. Bei eingeschränkter Nierenfunktion jedoch ist eine reduzierte Dosierung notwendig. Das gilt besonders für das heute veraltete **Sulfadiazin** (keine Anwendung bei Exsikkose, Urämie, Vorschädigung der Nieren). **Co-trimoxazol** soll bei einer Kreatinin-Clearance unter 15 ml/min nicht angewandt werden; bei einer Kreatinin-Clearance von 15–30 ml/min wird die Tagesdosis halbiert.
Das gefährliche **Nitrofurantoin** kann bei eingeschränkter Nierenfunktion schwere neurotoxische Nebenwirkungen (Polyneuritis usw.) auslösen und ist auch bei leichter Niereninsuffizienz generell zu vermeiden.

Antibiotika, die bei chronischer Niereninsuffizienz nicht zur Dosisreduzierung zwingen

Penicillin G ist wenig toxisch, so daß es trotz Kumulation bei mäßig eingeschränkter Nierenfunktion in der normalen Tagesdosis gegeben werden kann. Die Dosierungsintervalle können je nach Grad der Niereninsuffizienz verlängert werden.

Maximaldosen über 10 Mill. E Penicillin G pro Tag allerdings können bei Urämie Krämpfe auslösen; daher sollte diese Grenze nicht überschritten werden.

Auch **andere Penicilline** wie Ampicillin, Amoxicillin, Azlocillin, Mezlocillin, Piperacillin, Oxacillin, Flu- und Dicloxacillin können bei Niereninsuffizienz in mittlerer Dosierung verwendet werden. Bei Urämie muß der Elektrolytgehalt eines Antibiotikums berücksichtigt werden (besonders bei dem als Dinatriumsalz verabreichten Ticarcillin).

Unter den **Cephalosporinen** werden z. B. Cefotaxim, Cefixim und Cefpodoxim im Organismus stärker metabolisiert und kumulieren weniger als die übrigen Cephalosporine. Dementsprechend sind nur bei hochgradiger Niereninsuffizienz die Dosierungsintervalle zu verlängern; mittlere Tagesdosen sind ungefährlich. β-Lactam-Antibiotika mit starker biliärer Elimination (z. B. Ceftriaxon und Mezlocillin) kumulieren weniger als die überwiegend renal ausgeschiedenen Derivate; so ist bei Ceftriaxon keine Dosisbeschränkung erforderlich.

Erythromycin und andere Makrolide, **Fusidinsäure** und **Rifampicin** werden bei Niereninsuffizienz (sofern die Leberfunktion normal ist) gut vertragen. Auch **Doxycyclin** ist bei Niereninsuffizienz uneingeschränkt anwendbar.

Antibiotika-Therapie bei Anurie

Bei **akuter Anurie** können diejenigen Antibiotika, welche bei chronischer Niereninsuffizienz bei mittlerer Dosierung nicht zu einer Dosisreduzierung zwingen (s. o.), in der Normaldosis verwendet werden: Penicilline (außer Ticarcillin), Cephalosporine, Doxycyclin, Chloramphenicol, Erythromycin, Fusidinsäure, Rifampicin. Stärker toxische Antibiotika, wie Amphotericin B und Vancomycin, dürfen bei anurischen Patienten im allgemeinen nur einmalig angewandt werden. Da diese nicht dialysierbar sind und kaum extrarenal ausgeschieden werden, bleiben sie u. U. wochenlang in ausreichenden Konzentrationen im Blut. Eine wiederholte Gabe ist nur in großem Abstand und nach Durchführung einer Blutspiegelbestimmung erlaubt. In der Regel führt man Antibiotika bei Urämie parenteral zu, da Resorption und Verträglichkeit oraler Gaben bei urämischer Gastroenteritis beeinträchtigt sein können.

Bei **intermittierender Hämo- oder Peritonealdialyse** kann wegen einer bakteriellen Infektion eine Antibiotika-Behandlung notwendig sein. Wenn bei dem nachgewiesenen Erreger nichtkumulierende Mittel ungeeignet sind, kommen andere Antibiotika in Frage, die in größeren Abständen gegeben werden müssen. Die Dosierung richtet sich nach der Restdiurese, der Möglichkeit einer extrarenalen Elimination, der Häufigkeit der durchgeführten Dialysen und der Dialysierbarkeit des angewandten Antibiotikums. Harnstoff- und Kreatininwert sind bei Dialysepatienten kein Maßstab für die Antibiotika-Dosierung. Eine Verabreichung am Ende jeder Dialyse (normale Einzeldosis) ist zweckmäßig, weil die meisten Antibiotika dialysierbar sind (mit Ausnahme von Clindamycin, Fusidinsäure, Vancomycin, anscheinend auch Rifampicin). Penicillin G und penicillinasefeste Penicilline, wie Flucloxacillin, werden durch Dialyse z. T. entfernt und müssen entsprechend ersetzt werden. Die Anga-

Antibiotika-Therapie bei Anurie

ben in der Literatur über Halbwertszeiten von Antibiotika während Hämodialyse sind widersprüchlich, was teilweise mit den unterschiedlichen Membraneigenschaften der Dialysatoren und den verschiedenen Dialysezeiten zusammenhängt. Ein möglicher Antibiotika-Zusatz zur Dialyseflüssigkeit ist bei der Dosierung zu berücksichtigen, da bei den meisten Antibiotika auch eine Diffusion ins Blut möglich ist. Nach Möglichkeit sollten solche Antibiotika bevorzugt werden, die stärker biliär ausgeschieden werden und bei Niereninsuffizienz normal dosiert werden können (z. B. Ceftriaxon). Die Aussagen über Dialysierbarkeit gelten nicht für die Hämofiltration. Die Anwendbarkeit eines Antibiotikums bei Hämofiltration muß im einzelnen überprüft werden.

Bei Peritonealdialyse werden bestimmte Antibiotika, z. B. Penicillin G und Cefazolin, die hämodialysierbar sind, nur teilweise entfernt. Die meisten Antibiotika aber verhalten sich bei Peritoneal- und bei Hämodialyse ungefähr gleich. Wenn bei der Peritonealdialyse der Spülflüssigkeit ein Antibiotikum zugesetzt wird, kann es zur Antibiotika-Diffusion ins Blut und hierdurch zu Nebenwirkungen kommen. Relativ ungefährlich jedoch sind Ampicillin, Oxacillin, Cefotaxim und Cefazolin, die bei einer peritonealen Infektion in Mengen von 50 mg/l der Spülflüssigkeit zugefügt werden können, wodurch die Serumkonzentrationen zunächst ansteigen; danach fallen diese infolge Metabolisierung und extrarenaler Ausscheidung allmählich ab. Aminoglykoside sollen nicht intraperitoneal gegeben werden (Gefahr der neuromuskulären Blockade)! Bei einer Pilzinfektion der Bauchhöhle (infolge Peritonealdialyse) kann Amphotericin B oder Fluconazol instilliert werden. Zur Behandlung der Peritonitis bei CAPD: s. S. 485.

In Tabelle 94 heißt Normaldosierung die Dosierung wie bei Nierengesunden mit normaler Leberfunktion. Eine reduzierte Dosierung soll dem Grad der Niereninsuffizienz entsprechen. Bei Zweifeln an der richtigen individuellen Dosierung (z.B. von Aminoglykosiden oder Vancomycin) werden Blutspiegelbestimmungen empfohlen.

Tab. 94. Dosierung von Antiinfektiva nach Hämodialyse und bei Peritonealdialyse.

Mittel	Zusätzliche Dosis nach Dialyse (bei Anurie)	Tagesdosis bei CAPD*
Acyclovir i. v.	2,5 (–5) mg/kg	2,5 (–5) mg/kg
Amikacin	2,5–3,75 mg/kg	2,5 mg/kg
Amoxicillin i. v.	0,25–0,5 g	Keine Angaben
Amoxicillin/ Clavulansäure i. v.	0,5 g Amoxicillin + 0,125 g Clavulansäure	Keine Angaben
Ampicillin i. v.	0,5–2,0 g	1,0–4,0 g
Ampicillin/ Sulbactam i. v.	2,0 g Ampicillin	Keine Angaben
Amphotericin B	0	Normaldosierung
Azlocillin	3,0 g	Keine Angaben
Aztreonam	1/8 Initialdosis (0,125–0,25 g)	0,25 (–0,5) g
Cefaclor	0,25–0,5 g	Keine Angaben
Cefadroxil	0,5–1,0 g	Keine Angaben
Cefalexin	0,25–1,0 g	Keine Angaben

Antibiotika-Therapie bei Anurie

Tab. 94. (Fortsetzung)

Mittel	Zusätzliche Dosis nach Dialyse (bei Anurie)	Tagesdosis bei CAPD*
Cefamandol	0,5–1,0 g	Keine Angaben
Cefazolin	0,25–0,5 g	Keine Angaben
Cefepim	1,0 g	1,0 g
Cefixim	0,2 g	0,2 g
Cefotaxim	0,5–2,0 g	Keine Angaben
Cefotiam	1,0 g	Keine Angaben
Cefoxitin	1,0–2,0 g	Keine Angaben
Cefpodoxim	0,1–0,2 g	Keine Angaben
Ceftazidim	1,0 g	0,5 g
Ceftriaxon	0	Keine Angaben
Cefuroxim	0,75 g	Keine Angaben
Chloramphenicol	1,0 g	Normaldosierung
Ciprofloxacin	0,25–0,5 g	0,25–0,5 g
Clindamycin	0	Keine Angaben
Dicloxacillin	0	Normaldosierung
Doxycyclin	0	Normaldosierung
Erythromycin	0	Normaldosierung
Ethambutol	15 mg/kg	15 mg/kg
Flucloxacillin	0	Reduzierte Dosierung
Fluconazol	0,05–0,1 (–0,2) g	Keine Angaben
Flucytosin	20,0–37,5 mg/kg	Reduzierte Dosierung
Ganciclovir oral	0,5 g	Keine Angaben
Ganciclovir i. v.	1,25 mg/kg	Keine Angaben
Gentamicin	1,0–1,7 mg/kg	Reduzierte Dosierung
Imipenem	0,5 g	0,5 g
Isoniazid	5,0 mg/kg	Evtl. reduzierte Dosierung
Itraconazol	0	Normaldosierung
Ketoconazol	0	Normaldosierung
Meropenem	0,5–1,0 g	Keine Angaben
Metronidazol	Normale Einzeldosis	Normaldosierung
Mezlocillin	2,0–3,0 g	6,0 g
Minocyclin	0	Normaldosierung
Netilmicin	2,0 mg/kg	Keine Angaben
Penicillin G	0,5 Mill. E	Reduzierte Dosierung
Penicillin V	0,25 g (0,4 Mill. E)	Normaldosierung
Piperacillin	1,0 g	Reduzierte Dosierung
Piperacillin// Tazobactam	2,5 g Piperacillin + 0,5 g Tazobactam	Reduzierte Dosierung
Rifampicin	Normaldosierung	Normaldosierung
Streptomycin	0,5 g	Keine Angaben
Teicoplanin	0	Keine Angaben
Tobramycin	1,0 mg/kg	Reduzierte Dosierung
Trimethoprim/ Sulfonamid	2,0 mg/kg (als Trim.)	0,16 g (als Trimethoprim) alle 48 h
Valacyclovir	0,5 g	Reduziert Dosierung
Vancomycin	0	Reduzierte Dosierung
Zidovudin	0,1 g	0,2–0,4 g

* CAPD = Continuierliche Ambulante Peritoneal-Dialyse

Antibiotika-Therapie bei Anurie

Literatur

Alarabi AA, Cars O, Danielson BG, Salmonson T, Wilstrom B. Pharmacokinetics of intravenous imipenem/cilastatin during intermittent haemofiltration. J Antimicrob Chemother 1990; 26: 91–8.

Bennett WM, Aronoff GR, Golper TA. Drug Prescribing in Renal Failure 3rd edn. Philadelphia: American College of Physicians 1994.

De Clari F. Ceftriaxone pharmacokinetics during confinuous arteriovenous haemofiltration. J Antimicrob Chemother 1991; 27: 394–6.

Friedland JS, Iveson TJ, Fraise AP, et al. A comparison between intraperitoneal ciprofloxacin and intraperitoneal vancomycin and gentamicin in the treatment of peritonitis associated with continuous ambulatory peritoneal dialysis (CAPD). J Antimicrob Chemother 1990; 26 (Suppl F): 77–81.

Keane WF, Everett ED, Golper TA, et al. Peritoneal dialysis-related peritonitis treatment recommendations. 1993 update. Periton Dialysis Int 1993; 13: 14–28.

Kinowski J-M, de la Coussaye J-E, Bressolle F, et al. Multiple-dose pharmacokinetics of amikacin and ceftazidime in critically ill patients with septic multiple-organ failure during intermittent hemofiltration. Antimicrob Ag Chemother 1993; 37: 464.

Kroh UF, Holl TJ. Steinhäußer W. Management of drug dosing in continuous renal replacement therapy. Semin in Dial 1996; 9: 161–5.

Kroh UF, Lennartz H, Edwards DJ, et al. Pharmacokinetics of ceftriaxone in patients undergoing continuous veno-venous hemofiltration. J Clin Pharmacol 1996; 36: 1114–9.

Lau AH, Pyle K, Kronfol NO, Libertin CR. Removal of cephalosporins by continuous arteriovenous ultrafiltration (CAVU) or hemofiltration (CAVH). Int J Artif Organs 1989; 12: 379–83.

Maderazo EG. Antibiotics dosing in renal failure. Med Clin North Am 1995; 79: 919–31.

St Peter WL, Redic-Kill KA, Halstenson CE. Clinical pharmacokinetics of antibiotics in patients with impaired renal function. Clin Pharmacokinet 1992; 22: 169.

Antibiotika-Therapie von Infektionen bei Neutropenie

Infektionen bei immunsupprimierten Patienten können auf verschiedenen angeborenen oder erworbenen Immundefekten beruhen (s. Tab. 95). Oft sind bei derselben Krankheitsursache (z. B. Leukämie) mehrere Immundefekte bei der Entstehung von Infektionen beteiligt. Beim Vorkommen der einzelnen Immundefekte gibt es typische Unterschiede in der Häufigkeit der auslösenden Krankheiten.

Bei der häufig vorkommenden **Neutropenie** sind vor allem die Leukämie, die Zytostatika-Therapie von Malignomen, die Agranulozytose und die Panmyelophthise als Grundkrankheiten zu nennen. Eine hochgradige Neutropenie tritt auch nach Knochenmarktransplantation meist in der Frühphase auf und kann länger andauern. Bei Abnahme der Granulozyten auf Werte unter 500/µl besteht eine so hochgradige Abwehrschwäche, daß fast regelmäßig schwerste Infektionen der Haut, der Schleimhäute oder der inneren Organe auftreten, die das weitere Krankheitsgeschehen bestimmen. Unter der Zytostatika-Therapie sind oft gleichzeitig die B- und T-Lymphozytenfunktion gestört, so daß auch Protozoeninfektionen (Pneumocystis u. a.) und latente Virusinfektionen (Zytomegalie, Zoster, Herpes) reaktiviert werden und besonders schwer verlaufen können. Organtransplantationen führen zu verschiedenartigen Formen einer Abwehrschwäche (z. T. mit leichter Neutropenie und schweren

Tab. 95. Spezielle Immundefekte bei immunsupprimierten Patienten, Vorkommen und häufige Erreger.

Defekt	Vorkommen bei	Häufige Erreger
Neutropenie	Leukämie, Zytostatika-Therapie, AIDS u. a.	E. coli, Klebsiellen, Pseudomonas, Staphylo-, Streptokokken, Candida-, Aspergillus-Arten, andere Pilze
Defekte Abtötung durch Neutrophile	Chronische Granulomatose, Myeloperoxidase-Mangel u. a.	Katalase-positive Keime (z. B. Staphylokokken, Candida-Arten) u. a.
B-Lymphozyten-Defekte	Lymphoblastische Leukämie, kongenitale Agammaglobulinämie u. a.	Bekapselte Keime (z. B. Pneumokokken, Haemophilus influenzae) u. a.
T-Lymphozyten-Defekte	Lymphome, AIDS, kongenitale Immundefekte u. a.	Intrazelluläre Erreger (bestimmte Bakterien, Viren, Parasiten, Pilze)
Komplementfaktoren-Defekte	Kongenitales Fehlen	Verschiedene bakterielle Erreger (je nach Komplementfaktor)

Therapieprobleme

Antibiotika-Therapie von Infektionen bei Neutropenie

T-Zell-Defekten). Meist ist die Abwehrschwäche nach Herz- und Lebertransplantationen stärker ausgeprägt als nach Nierentransplantationen. Die Sekundärinfektionen nach Organtransplantationen ähneln den Sekundärinfektionen bei AIDS (s. S. 624).

Erreger: Die wichtigen bakteriellen Erreger bei Neutropenie (Tab. 96–98) sind Pseudomonas, Klebsiella- und Enterobacter-Arten, E. coli, Staphylokokken, Viridans-Streptokokken und Enterokokken. Es muß mit dem gesamten Spektrum der fakultativ pathogenen Keime gerechnet werden. Als Erregerreservoir kommt in

Tab. 96. Häufige Fieberursachen bei Neutropenie.

	Fieberursachen
Klinische Situation	Infizierter Venenkatheter (mit Thrombophlebitis) Pneumonie Enteritis, Perityphilitis Stomatitis mit Nekrosen Ösophagitis Hautinfektion (Abszeß, Ekthyma usw.) Sepsis oder Bakteriämie Grundleiden (Lymphome, Tumornekrosen usw.) Bluttransfusion Medikamentenfieber
Typische Erreger	Bakterielle Infektion (u. a. Enterobakterien, Pseudomonas, Staphylokokken, Streptokokken, Legionellen, Salmonellen, Anaerobier, Listerien, Mykobakterien) Virusinfektion (Zytomegalie, Herpes simplex, Zoster, Varizellen u. a.) Pilzinfektion (Candida, Aspergillus u. a.) Parasitäre Infektion (Pneumocystis carinii, Toxoplasma gondii, Amöben u. a.)

Tab. 97. Wichtige Pneumonieerreger bei Neutropenie.

Pneumonieerreger	**Nachweis**
Pneumokokken Haemophilus Staphylokokken A-Streptokokken Klebsiellen Pseudomonas Anaerobier Mycobacterium tbc.	Kultur, mikroskopisch (Bronchussekret), Blutkultur
Zytomegalie-, Varizellen-Virus	Gewebekultur, Antigennachweis, evtl. serologisch oder histologisch
Candida, Aspergillus, Cryptococcus, Mucor	Kultur (Bronchussekret), evtl. Antigennachweis
Pneumocystis carinii Toxoplasma gondii	Mikroskopisch (Bronchoskopie mit Lavage) PCR, serologisch

Antibiotika-Therapie von Infektionen bei Neutropenie

Tab. 98. Wichtige Enteritis-Erreger bei Neutropenie.

Enteritiserreger	Nachweis aus dem Stuhl
Salmonellen Shigellen Yersinien Pseudomonas Campylobacter jejuni	Kultur
Clostridium difficile	Endoskopie, Toxinnachweis (PCR, EIA)
Clostridium perfringens	Blutkultur
Candida	mikroskopisch, Kultur
Cryptosporidium	mikroskopisch, Biopsie
Strongyloides	mikroskopisch, Antikörper (EIA)

erster Linie die normale Dickdarm- und Mundflora in Betracht. Oft treten auch Pilzinfektionen (Candida, Cryptococcus, Aspergillus u. a.) auf. Exogene Infektionen können sich unter geeigneten Bedingungen rasch ausbreiten. So werden relativ häufig auch Meningokokken, Listerien, Legionellen, Salmonellen und Gasbranderreger nachgewiesen. Nicht selten manifestiert sich eine Tuberkulose (meist als Exazerbation einer früheren Infektion).

Als Fieberursache werden bei neutropenischen Patienten durch mikrobiologische Untersuchungen nur in etwa 30% Bakterien (häufig im Blut) nachgewiesen. Dennoch ist davon auszugehen, daß jedes Fieber bei Neutropenie auf einer Infektion mit unterschiedlichen klinischen Folgen beruht.

Therapie: Wichtig ist, daß eine Antibiotika-Therapie bei schwerer Neutropenie unverzüglich einsetzt. Nach Entnahme von Untersuchungsmaterial für die Kulturen wird sofort mit einer **breiten Interventionstherapie** begonnen (Abb. 54). Ein Warten auf die Ergebnisse bakteriologischer Untersuchungen ist dabei nicht gerechtfertigt. Da es oft mehrere Erreger (Mehrfachinfektionen) gibt, ist eine gezielte Antibiotika-Therapie prinzipiell nicht sinnvoll. Auch bei nachgewiesenen Erregern muß immer das ganze Spektrum der fakultativ pathogenen Keime mit bakteriziden Antibiotika-Kombinationen erfaßt werden. Bei gezielter Therapie (z. B. einer Pneumokokken-Infektion mit Penicillin G) würde es bei schwerer Neutropenie rasch zu einem Keimwechsel kommen. Bei der Auswahl der optimalen Antibiotika-Kombination (Tab. 99) muß eine vorangegangene Therapie berücksichtigt werden. Wenn möglich, sollte eine in letzter Zeit nicht angewandte Kombination bevorzugt werden. In der Literatur ist bei Neutropenie mit Fieber über verschiedene Antibiotika-Kombinationen berichtet worden, auch über eine Monotherapie mit Imipenem, Meropenem, Ceftazidim und Cefepim, ohne daß sich eine Therapieform als eindeutig überlegen gezeigt hat. Entscheidend ist das Ansprechen auf die Initialtherapie, die bei ausbleibender Entfieberung sinnvoll ergänzt werden muß (z.B. durch Hinzufügen eines Aminoglykosids, wenn ein solches nicht von Anfang an gegeben worden ist). Bei Methicillin-resistenten Staphylokokken würde erst Vancomycin zum Erfolg führen, bei Legionellen Rifampicin, bei Stenotrophomonas Co-trimoxazol. Bei starkem Aspergillus-Verdacht (z.B. typische Lungeninfiltrationen) ist eine frühzeitige Therapie mit Amphotericin B gerechtfertigt, da in vielen onkologischen Zentren dis-

Antibiotika-Therapie von Infektionen bei Neutropenie

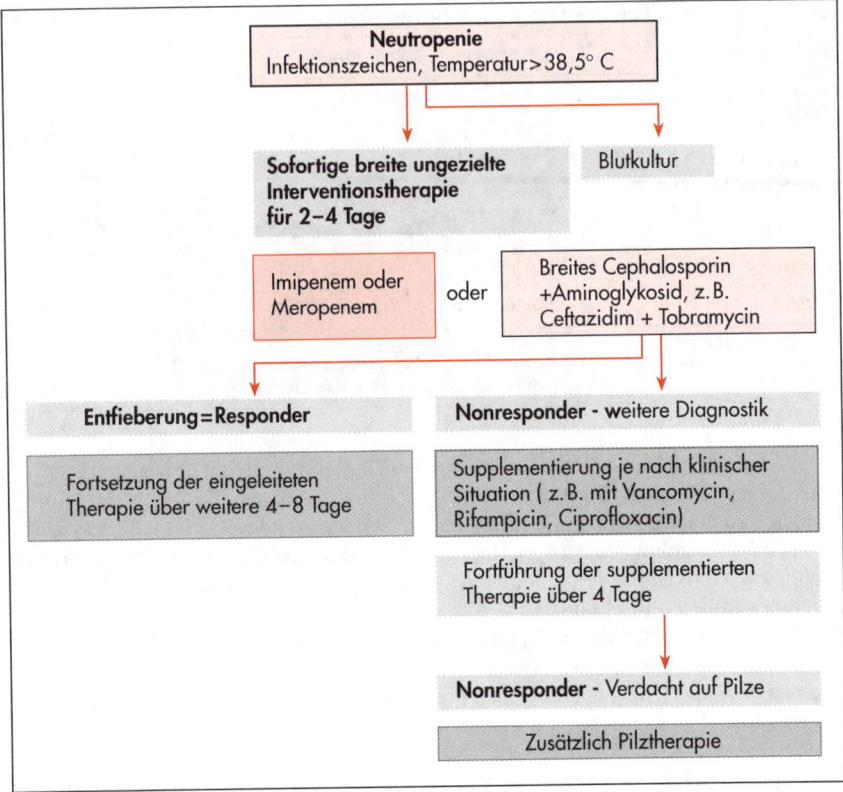

Abb. 54. Schema einer Interventionstherapie bei Fieber von neutropenischen Patienten.

seminierte Aspergillus-Infektionen zur häufigsten Todesursache geworden sind, während bakterielle Infektionen durch die moderne Antibiotika-Therapie meist beherrscht werden.

Bei Versagen einer Interventionstherapie ohne nachgewiesenen Erreger erfolgt die Weiterbehandlung nach dem klinischen Bild. Wichtig sind Röntgenaufnahmen, evtl. auch eine Computertomographie (CT) der Lungen. Durch CT des Abdomens lassen sich septische Herde in der Leber nachweisen, die meist durch Pilze bedingt sind.

Tab. 99. Kalkulierte Initialtherapie bei Fieber von neutropenischen Patienten.

Kombination	Monotherapie
Ceftazidim + Aminoglykosid	Imipenem
Piperacillin/	Meropenem
Tazobactam + Aminoglykosid	Ceftazidim
Meropenem + Aminoglykosid	Cefepim
Ceftazidim + Ciprofloxacin	
Cefotaxim + Azlocillin	

Antibiotika-Therapie von Infektionen bei Neutropenie

Der wichtigste **Erfolgsparameter** ist die Entfieberung des Patienten. Das Ansprechen auf die Antibiotika-Therapie ist allerdings oft schwer zu beurteilen. Weiterbestehen des Fiebers kann auf Resistenz der Erreger beruhen. Dann handelt es sich häufig um nichtbakterielle Infektionen, z. B. durch Aspergillus fumigatus, Pneumocystis oder Zytomegalie-Virus.

Oberflächliche Candida-Infektionen bei myeloischer Insuffizienz sprechen auf eine Nystatin-Behandlung schlecht an; meist ist eine Therapie mit Fluconazol oder Itraconazol notwendig. Es gibt aber auch resistente Candida-Arten (z. B. C. krusei). Bei begründetem Verdacht auf eine **generalisierte Pilzinfektion** kann Amphotericin B in Kombination mit Flucytosin (tgl. 6–10 g i. v.) gegeben werden. Das oral applizierbare Fluconazol wirkt dabei schwächer, kann aber versucht werden. Eine **Aspergillus-Infektion** äußert sich oft nur durch Fieber, z. T. auch als therapieresistente Pneumonie; der Erregernachweis ist schwierig und gelingt oft erst bei der Autopsie. Die Therapie mit Amphotericin B + Flucytosin oder mit Itraconazol muß möglichst früh (oft bereits auf Verdacht hin) begonnen werden. Auch andere Pilzarten, z. B. Cryptococcus neoformans und Mucor, kommen vor.

Bei komplexem Immundefekt können auch Virus- oder Parasiteninfektionen eine Rolle spielen. Bei **Herpes-simplex-** und **Varicella-Zoster-**Virusinfektionen ist Acyclovir i. v. wirksam. Bei **Pneumocystis-Pneumonie** ist Co-trimoxazol (in hoher Dosierung) indiziert (s. S. 230). Bei **Toxoplasmose** ist eine Therapie mit Pyrimethamin + Sulfonamid erforderlich (s. S. 658).

Prognose: Manifeste Infektionen bei myeloischer Insuffizienz haben eine schlechte Prognose. Häufig entwickelt sich eine Sepsis mit Schock, oder es treten große areaktive Nekrosen auf. Das Fehlen funktionstüchtiger Granulozyten kann durch eine Antibiotika-Therapie nicht kompensiert werden. Die Gabe von Granulozyten-Wachstumsfaktor (G-CSF) kann sich günstig auswirken.

Prophylaxe: Die schlechte Prognose manifester Infektionen ist die Begründung für prophylaktische Maßnahmen im Stadium der Granulozytopenie. Das aufwendigste Verfahren ist eine protektive Isolierung in Isoliereinheiten mit Dekontamination. Es gibt unterschiedliche Systeme von Isoliereinheiten (Inkubatoren, »Laminar Air Flow«-Räume). Der Zweck dieser Systeme ist es, den Kontakt des Patienten mit exogenen Erregern zu verringern. Alle Isoliereinheiten sind sehr teuer und personalintensiv; sie reichen für die Zahl der vorhandenen Patienten bei weitem nicht aus. Außerdem führen sie beim Patienten z. T. zu erheblichen psychischen Problemen. Bei Leukämie sind sie daher weitgehend verlassen, kommen aber weiterhin bei Knochenmarktransplantationen und bei schweren angeborenen Immundefekten in Betracht. Es ist noch unklar, ob exogene Infektionen oder endogene Infektionen häufiger sind. Zweifellos spielen die endogenen Infektionen eine wichtige Rolle. Ohne Dekontamination – hierunter wird eine weitgehende Reduzierung, wenn möglich sogar Elimination der körpereigenen Bakterienflora verstanden – sind Isoliereinheiten nutzlos und können sogar gefährlich sein, weil sie zu einer Kumulation von körpereigenen Bakterien führen können.

Eine **Dekontamination** besteht im wesentlichen aus einer Reduktion der Darmflora und der Mundflora sowie einer weitgehenden Elimination der Hautflora. Für eine Darmdekontamination, die oft auch Darmsterilisation genannt wird, gibt es keine

Therapieprobleme

Antibiotika-Therapie von Infektionen bei Neutropenie

optimalen Medikamente. Traditionell wurden Neomycin (tgl. 2–4 g), Polymyxin B (tgl. 0,4–0,6 g) und Nystatin (tgl. 1,5–3 Mill. E) oral kombiniert. Damit werden jedoch Bacteroides-Keime in der Darmflora nicht beseitigt. Belastend ist die große Anzahl von Tabletten (ca. 20 pro Tag). Die Antibiotika können auch als Pulver zugeführt werden. In den USA ist auch die orale Gabe von Gentamicin, Vancomycin und anderen Antibiotika üblich. Eine Reduktion der Mundflora ist mit Lokalantibiotika und Lokaldesinfizienzien möglich. Dabei wird eine völlige Suppression des Bakterienwachstums nicht erreicht. Zur Hautdesinfektion verwendet man gut verträgliche Desinfektionsmittel. Hier ist besonders auf die Pflege von bestimmten Hautpartien (Axilla, Analregion) zu achten. Jede Dekontamination hat das Risiko einer Selektion resistenter Erreger; daher sind regelmäßige bakteriologische Kontrollen sinnvoll (Überwachungskulturen).

Prinzipiell günstiger ist eine **selektive Dekontamination,** bei der nur die fakultativ pathogenen Erreger eliminiert werden und apathogene Keime der normalen Körperflora (z. B. Laktobakterien) erhalten bleiben. Dabei ist das Aufrechterhalten einer natürlichen Kolonisationsresistenz im Kolon wichtig. Die in Frage kommenden Therapeutika genügen jedoch kaum den Ansprüchen. Die meisten Erfahrungen gibt es mit Co-trimoxazol und Polymyxinen. Norfloxacin und Ciprofloxacin kommen ebenfalls in Frage. Die selektive Darmdekontamination ist gleichzeitig eine Prophylaxe systemischer Pneumokokken-, Streptokokken- und Enterobakterien-Infektionen.

Immunglobuline sind nur bei nachgewiesenem Mangel sinnvoll. Zur Vorbeugung der Zytomegalie (z. B. bei Knochenmarktransplantation) gibt es ein Zytomegalie-Immunglobulin. Gegen die Pneumocystis-Pneumonie ist eine Prophylaxe mit Co-trimoxazol (S. 459) möglich, evtl. auch mit Pentamidin-Inhalationen.

Literatur

American Society of Clinical Oncology: Recommendations for the use of hematopoietic colony-stimulating factors: Evidence-based, clinical practice guidelines. J Clin Oncol 1994; 12: 2471.

Bohme A, Shah PM, Stille W, et al. Prospective randomized study to compare imipenem 1.5 rams per day vs. 3.0 grams per day in infections of granulocytopenic patients. J Infect 1998; 36: 35–42.

Cometta A, Zinner S, De Bock R, et al. Piperacillin-tazobactam plus amikacin as empiric therapy for fever in granulocytopenic patients with cancer. Antimicrob Ag Chemother 1995; 39: 445–52.

Cometta A, Calandra T, Gaya H, et al. Monotherapy with meropenem versus combination therapy with ceftazidime plus amikacin as empiric therapy for fever in granulocytopenic patients with cancer. Antimicrobiol Ag Chemother 1996; 40: 1108–15.

Donnelly JP, Maschmeyer G, Daenen S. Selective oral antimicrobial prophylaxis for the prevention of infection in acute leukemia – ciprofloxacin versus co-trimoxazole plus colistin. The EORTC-Gnotobiotic Project Group. Eur J Cancer 1992; 28 A: 873–8.

Freifeld AG, Walsh T, Marshall D, et al. Monotherapy for fever and neutropenia in cancer patients: A randomized comparison of ceftazidime versus imipenem. J Clin Oncol 1995; 13: 165.

Gastinne H, Wolff M, Delatour F, et al. A controlled trial in intensive care units of selective decontamination of the digestive tract with nonabsorbable antibiotics. N Engl J Med 1992; 326: 594.

Goodman JL, Winston DJ, Greenfield RA, et al. A controlled trial of fluconazole to prevent fungal infections in patients undergoing bone marrow transplantation. N Engl J Med 1992; 326: 845–51.

Hatala R, Dinh TT, Cook DJ. Single daily dosing of aminoglycosides in immunocompromised adults: A systematic review. Clin Infect Dis 1997; 24: 810–5.

Hauer C, Urban C, Slavc I. Imipenem-antibiotic monotherapy in juvenile cancer patients with neutropenia. Pediatr Hematol Oncol 1990; 7: 229–41.

Huijgens PC, Ossenkoppele GJ, Weijers TF, et al. Imipenem-cilastatin for empirical therapy in neutropenic patients with fever: an open study in patients with hematologic malignancies. Eur J Haematol 1991; 46: 42–6.

Joshi JH, Newman KA, Brown EW, et al. Double beta-lactam regimen compared to an aminoglycoside/beta-lactam regimen as empiric antibiotic therapy for febrile granulocytopenic cancer patients. Support Care Cancer 1993; 1: 186.

Malik JA, Khan WA, Karim M, et al. Feasibility of outpatient management of fever in cancer patients with low-risk neutropenia: Results of a prospective randomized trial. Am J Med 1995; 98: 224.

Martino P, et al. Single daily dose ceftriaxone plus amikacin treatment of febrile episodes in neutropenic patients attending day hospital for hematologic malignancies. Oncology 1992; 49: 49–52.

Meropenem Study Group of Leuven, London and Nijmegen. Equivalent efficacies of meropenem and ceftazidime as empirical monotherapy of febrile neutropenic patients. J Antimicrob Chemother 1995; 36: 185–200.

Pizzo PA. Management of fever in patients with cancer and treatment-induced neutropenia. N Engl J Med 1993; 328: 1323–32.

Riikonen P, Saarinen UM, Mäkipernaa A, et al. Recombinant human granulocyte-macrophage colony-stimulating factor in the treatment of febrile neutropenia: a double-blind placebo-controlled study in children. Pediatr Infect Dis J 1994; 13: 197.

Walsh TJ, Lee J, Lecciones J, et al. Empiric therapy with amphotericin B in febrile granulocytopenic patients. Reviews of Infectious Diseases 1991; 13: 496–503.

Rubin RH, Tokoff-Rubin NE. Antimicrobial strategies in the case of organ transplant recipients. Antimicrob Ag Chemother 1993; 37: 619.

Walsh TJ. Management of the immunocompromised patient who develops evidence of an invasive mycosis. In: Infectious Complications in the Immunocompromised Host II: Hematology/Oncology Clinics of North America. Pizzo PA (guest ed). Philadeliphia: WB Saunders 1993; 7: 1003–26.

Winston DJ, Chandrasekar PH, Lazarus HM, et al. Fluconazole prophylaxis of fungal infections in patients with acute leukemia. Results of a randomized placebo-controlled, double-blind, multicenter trial. Ann Intern Med 1993; 118: 495–503.

Antibiotika-Therapie von Infektionen nach Organtransplantation

Nach Organtransplantationen sind Infektionen eines der Hauptprobleme und treten am häufigsten in den ersten 4 Monaten auf. Sie führen bei nichtadäquater Behandlung oft zum Tode.

Die **klinischen Erscheinungen** hängen von einer Reihe von Variablen ab (Erregerart, Immunstatus, immunsuppressive Therapie, Grundkrankheit, Transplantationsorgan u. a.). Insgesamt gesehen, sind Infektionen nach Herz- und Knochenmarktransplantationen häufiger als nach Nierentransplantationen. Was die Lokalisation betrifft, so sind Harnwegsinfektionen besonders häufig nach Nierentransplantation, eine CMV-Pneumonie nach Herz-Lungen-Transplantation und eine Toxoplasmose nach Herztransplantation. Neutropenie sowie reduzierte B- und T-Zell-Immunität treten besonders häufig nach der Transplantation hämatopoetischer Stammzellen (aus dem Knochenmark oder peripheren Blut) auf und führen oft zu gefährlichen intrazellulären Infektionen (z.B. durch Viren, Pneumocystis carinii und Pilze). Am schwersten verlaufen CMV-Infektionen, wenn der Organspender Träger und der Empfänger seronegativ ist (also keine spezifische Immunität hat).

> **Disponierende Faktoren** für eine Infektion nach Organtransplantation sind:
> - Vorerkrankung (z. B. Hepatitis B, Diabetes).
> - Fehlende Immunität (z. B. gegen CMV, Toxoplasmose).
> - Vorherige latente Infektion (z. B. CMV, Toxoplasmose).
> - Vorherige Medikation (z. B. Immunsuppressiva).
> - Längere Operationsdauer.
> - Immunsuppressive Behandlung (zur Verhinderung einer Abstoßung).
> - Graft-versus-host-Reaktion.

Die **Übertragung von Erregern** kann erfolgen entweder durch das Spenderorgan oder durch Blutübertragung oder durch Kontaktpersonen im Krankenhaus (nosokomiale Infektion). Eine Erkrankung kann auch durch Aktivierung einer latenten endogenen Infektion entstehen (z.B. durch HSV oder VZV). Oft sind auch Mikroorganismen (Bakterien, Pilze), die normalerweise auf der Haut oder auf Schleimhäuten vorkommen, für auftretende Organ-, Wund-, Gefäßinfektionen oder für eine Sepsis verantwortlich.

Die nach der Transplantation für längere Zeit erforderliche **Immunsuppression** begünstigt Infektionen. Dabei wirkt Prednison in höherer Dosis hemmend auf die Antikörperbildung, die zelluläre Immunität und die Entzündungsreaktion. Cyclosporin A inhibiert besonders die Antigen-gerichtete Bildung von Interleukin 2 durch T-Helfer-Zellen. Zytostatika, wie Azathioprin, können bei höherer Dosierung eine Verminderung der B- und T-Zellproliferation, vor allem aber eine Neutropenie hervorrufen. Zur Verhinderung der Transplantatabstoßung werden manchmal zusätzlich Antilymphozyten- oder Antithymozytenglobulin oder AKT 3 (monoklonale Anti-T-Zell-Globuline) eingesetzt, welche HSV-, CMV- und Pneumocystis-Erkrankungen begünstigen.

Antibiotika-Therapie bei Infektionen nach Organtransplantation

Bei drohender Abstoßung müssen die Immunsuppressiva im allgemeinen höher dosiert werden, wodurch die Infektionsgefahren zunehmen.

Bei der Transplantation hämatopoetischer Stammzellen geht der immunsuppressiven Therapie nach Transplantation die sog. Konditionierung vor Transplantation voraus, die meist mit hohen Dosen Cyclophosphamid plus Ganzkörperbestrahlung bzw. Busulfan erreicht wird. Als Folge davon sind in den ersten 3 Wochen nach Transplantation besonders die neutrophilen Granulozyten stark erniedrigt, während in den folgenden Wochen vorwiegend die Lymphozyten-vermittelte Immunität abgeschwächt ist. Diese Immunschwäche kann unter immunsuppressiver Behandlung bis zu 2 Jahren anhalten.

Erregerspektrum (s. Tab. 100): Mit bakteriellen Infektionen ist besonders im 1. Monat nach Transplantation zu rechnen. Vom 1.–6. Monat nach Transplantation sind Infektionen durch Viren der Herpesgruppe (HSV, CMV, VZV) und HCV (Hepatitis-C-Virus), Pneumocystis carinii und Pilze häufig. Auch Listerien, Mykobakterien- und Legionellen-Arten sowie Toxoplasmen werden als Erreger gefunden (Toxoplasmen besonders nach Herztransplantation).

Diagnostik: Immer sollte eine Blutprobe des Organspenders auf HIV, HSV, CMV, HBV und HCV untersucht werden. Der Empfänger wird – um die nach Transplantation auftretenden Infektionen besser erkennen zu können – vorher auf Virus-Antikörper (CMV, EBV, VZV, HBV, HCV, HIV), Toxoplasmen- und Legionellen-Antikörper untersucht. Die Tuberkulin-Reaktivität ist zu prüfen. Nach der Transplantation sind in den ersten 3 Monaten routinemäßig sog. Überwachungskulturen auf HSV und CMV ratsam (alle 2–4 Wochen). Bei auftretenden Erkrankungen sind je nach vermutetem Erreger alle in Frage kommenden Untersuchungsverfahren einschließlich Blutkulturen anzuwenden.

Therapie: Die Behandlung ähnelt den im AIDS-Kapitel (s. S. 632) gegebenen Empfehlungen. Organsymptome und Fieber können anfangs fehlen. So muß eine Behandlung oft schon bei begründetem Verdacht entsprechend den vorliegenden radiologischen, sonographischen oder serologischen Befunden begonnen werden. Dabei muß das Risiko von Interaktionen zwischen bestimmten Antibiotika und Immunsuppressiva bedacht werden (regelmäßige Kontrolle der Nierenfunktion, des

Tab. 100. Erregerspektrum bei Infektionen nach Organtransplantation.

Grampositive Bakterien	**Pilze**
Staphylokokken	Candida-Arten
Enterokokken	Aspergillus-Arten
Streptokokken	**Viren**
Propionibakterien	HSV (Herpes-simplex-Virus)
Listerien	CMV (Cytomegalie-Virus)
Nocardien	HBV (Hepatitis-B-Virus)
Gramnegative Bakterien	HCV (Hepatitis-C-Virus)
Enterobakterien	Varicella-Zoster-Virus
Pseudomonas-Arten	**Andere**
Legionellen	Pneumocystis carinii
Anaerobe Bakterien	Toxoplasmen
Bacteroides-Arten	Mykobakterien-Arten
Clostridien	

Antibiotika-Therapie bei Infektionen nach Organtransplantation

Tab. 101. Möglichkeiten der primären Infektionsprophylaxe nach Transplantation je nach individueller Gefährdung (s. Text).

Häufige Erreger	Primäre Infektionsprophylaxe	Dauer (Wochen)
Bakterien	Imipenem i. v.	1 (–2) postoperativ
Candida albicans	Fluconazol oder Itraconazol oral, auch Nystatin oder Clotrimazol topisch	8 (–16) oder länger
HSV, VZV	Acyclovir oral	4
CMV	Ganciclovir i. v. oder Acyclovir i. v. (evtl. plus i. v. Immunglobulin mit hohem Titer)	2 (oder bis zur Entlassung)
Pneumocystis	Co-trimoxazol oral	

HSV = Herpes-simplex-Virus; VZV = Varicella-Zoster-Virus; CMV = Cytomegalie-Virus

Blutbildes und der Cyclosporin-Serumspiegel erforderlich). Auch zwischen Antibiotika (besonders Rifampicin und Makroliden) und anderen Medikamenten sind gefährliche Interaktionen möglich (s. S. 180 u. 257).

Bei starker **Neutropenie mit unklarem Fieber** gelten die im Kapitel »Antibiotika-Therapie von Infektionen bei Neutropenie« (s. S. 697) aufgestellten Richtlinien (Interventionstherapie). Häufige Ursache von unklarem Fieber nach Organtransplantation ist eine CMV-Infektion, seltener eine EBV-Infektion. Das Fieber kann aber auch auf **nichtinfektiösen Ursachen** beruhen, vor allem einer beginnenden Transplantatabstoßung oder einer Medikamentenreaktion (besonders häufig nach Gabe von Anti-T-Zell-Globulinen).

Chronische Infektionen nach Organtransplantation sind je nach Ursache (Mykobakteriosen einschließlich Tbc, Toxoplasmose, Pilzerkrankung, Hepatitis usw.) zu behandeln und können auch erst später (im 2. Halbjahr nach Transplantation) manifest werden.

Infektionsprophylaxe: Bei der starken Häufigkeit von verschiedenartigen Infektionen nach Transplantation (50–90%) ist zumindest in den ersten 3 Monaten eine sinnvolle Infektionsprophylaxe notwendig (s. Tab. 101). Am wichtigsten sind im 1. Monat nach Transplantation eine Verhinderung bakterieller Infektionen im Operationsgebiet und einer Sepsis sowie die Vermeidung exogener Infektionen im Krankenhausmilieu (durch Sterilpflege, Isolierung, Sanierung der Wasserzufuhr von Legionellen usw.). Für bestimmte Zeit ist eine Virustatika-Prophylaxe von HSV-, VZV- und CMV-Infektionen notwendig. Das Risiko von Pilzinfektionen ist am höchsten nach Lebertransplantation, mittelgradig nach Lungen- und Herz-Lungen-Transplantation und relativ gering nach Nieren- und Herztransplantation. Eine Pneumocystis-Prophylaxe ist mit Co-trimoxazol (s. S. 230) möglich und nach Transplantation hämatopoetischer Stammzellen stets erforderlich. Eine Toxoplasma-Infektion kommt nach Herz- und Nierentransplantation vor und kann bei Serokonversion mit Pyrimethamin behandelt werden (bei manifester Erkrankung zusätzlich mit einem Sulfonamid). Tuberkulin-positive Organempfänger können mit Isoniazid behandelt werden, vor allem wenn eine tuberkulöse Erkrankung vorangegangen ist. Dabei ist die Leberfunktion regelmäßig zu kontrollieren.

Literatur

Broun ER, Wheat JL, Kneebone PH, et al. Randomized trial of the addition of gram-positive prophylaxis to standard antimicrobial prophylaxis for patients undergoing autologous bone marrow transplantation. Antimicrob Ag Chemother 1994; 38: 576.

Goodman JL, Winston DJ, Greenfield RA, et al. A controlled trial of fluconazole to prevent fungal infections in patients undergoing bone marrow transplantation. New Engl J Med 1992; 326: 845–51.

Hopt UT, Pfeffer F, Schareck W, Busing M, Ming C. Ganciclovir for prophylaxis of CMV disease after pancreas/kidney transplantation. Transplantation Proceedings 1994; 26: 134–5.

Hummel M, Thalmann U, Jautzke G, et al. Fungal infections following heart transplantations. Mycoses 1992; 35: 23.

Kakazato PZ, Burns W, Moore P, Garcia-Kennedy R, Cox K, Esquivel C. Viral prophylaxis in hepatic transplantation: preliminary report of a randomized trial of acyclovir and ganciclovir: Transplantation Proc 1993; 25: 1935–7.

Kibbler CC, Prenlice HG. What is the risk of infection in patients undergoing peripheral blood stem cell transplantation? Curr Opin Infect Dis 1996; 9: 215–7.

Olsen SL, Renlund DG, O'Connell JB, et al. Prevention of Pneumocystis carinii pneumonia in cardiac transplant recipients by trimethoprim sulfamethoxazole. Transplantation 1993; 56: 359.

Petri WA Jr. Infections in heart transplant recipients. Clin Infect Dis 1994; 18: 141.

Reed EC, Raleigh BA, Dandliker PS, et al. Treatment of cytomegalovirus pneumonia with ganciclovir with ganciclovir and intravenous cytomegalovirus immunoglobulin in patients with bone marrow transplants. Ann Intern Med 1988; 109: 783–8.

Rubin RH. Infection in the organ transplant recipient. In: Clinical approach to infection in the compromised host, 3rd edn. Rubin RH, Young LS (eds). New York: Plenum 1994; 629–705.

Schmidt GM, Horak DA, Niland JC, et al. A randomized, controlled trial of prophylactic ganciclovir for cytomegalovirus pulmonary infection in recipients of allogeneic bone marrow transplants. N Engl J Med 1991; 324: 1005–11.

Winston DJ, Ho WG, Bartoni K, et al. Ganciclovir prophylaxis of cytomegalovirus infection and disease in allogeneic bone marrow transplant recipients. Results of a placebo-controlled double-blind trial. Ann Intern Med 1993; 118: 179.

Working Party of the British Society for Antimicrobial Chemotherapy. Chemoprophylaxis for candidosis and aspergillosis in neutropenia and transplantation: a review and recommendation. J Antimicrob Chemother 1993; 32: 5–21.

Wreghitt TG, Hakim M, Gray JJ, et al. Toxoplasmosis in heart and heart and lung transplant recipients. J Clin Pathol 1989; 42: 194–9.

WHO-Liste der Antiinfektiva

Die WHO-Liste der Essential Drugs (Tab. 102) dient als Empfehlung, welche Mittel auch in einem Entwicklungsland verfügbar sein müssen. Die in der Liste enthaltenen Antiinfektiva sind meist Generika, die Vertreter einer Gruppe sein können (z. B. *Erythromycin für Makrolide), d. h. es können auch höherwertige Mittel dieser Gruppe verwandt werden. Relativ teuere Reservemittel (gekennzeichnet mit D) kommen in Frage, wenn andere Mittel der Liste wegen Erregerresistenz unwirksam sind.

Tab. 102. WHO-Liste der Antiinfektiva (Essential Drugs).

Antibakterielle Mittel	Antimykobakterielle Mittel	Pilzmittel	Protozoen-Mittel	Virustatika
Penicillin G Penicillin V Ampicillin i. v. *Amoxycillin *Cloxacillin *Amoxycillin/ Clavulansäure (D) Ceftazidim (D) *Ceftriaxon (D) Imipenem (D) *Ciprofloxacin *Doxycyclin *Erythromycin Clindamycin Vancomycin *Gentamicin *Co-trimoxazol Trimethoprim *Metronidazol Chloramphenicol	Isoniazid Rifampicin Ethambutol Pyrazinamid Streptomycin Clofazimin Dapson	Amphotericin B *Ketoconazol Flucytosin Nystatin Griseofulvin	Pyrimethamin *Sulfadiazin Pentamidin *Chloroquin Primaquin *Chinin Mefloquin *Sulfadoxin- Pyrimethamin Artemether Proguanil	Acyclovir Zidovudin

* = Vertreter einer Gruppe; D = Reservemittel

Die WHO-Liste zeigt, daß die Medizin in weiten Teilen der Welt mit einem relativ kleinen Arsenal von Antiinfektiva auskommen muß und kann. In Europa ist das Ziel der Antibiotika-Therapie (optimale Behandlungsresultate bei geringsten Nebenwirkungen) mit den Mitteln der WHO-Liste nicht immer zu erreichen.

Sachverzeichnis

Sachverzeichnis

A

A 170 568: 149
Abacavir 315
Abelcet 330
Abort, septischer 395, 525
Abszeß, epiduraler 435
–, Haut- 556
–, Hirn- 434
–, Leber- 486
–, Lid- 534
–, Lungen- 463
–, oraler 439
–, Peritonsillar- 439
–, Retropharyngeal- 439
–, Ring- 540
Acanthamoeba 432, 541
Acquired immune deficiency syndrome (AIDS) 621
Acrodermatitis atrophicans 586
Actinomyces israeli 386
Acyclovir 277
Acylaminopenicilline 50
Adefovir 316
Adhärenz (Compliance) 628
Adnexitis 524
Agenerase 324
AIDS 621
AIDS-related Complex 622
Akne 559
Aktinomykose 558, 596
Alkoholunverträglichkeit 71, 76, 81, 91, 243, 254, 269, 300, 305, 340
Allylamine 353, 354
Amantadin 300
Ambacamp 49
Amikacin 160
Amin-Kolpitis 520
Aminobenzylpenicilline 44
Aminocephalosporansäure 66
Aminoglykoside 150
Aminopenicilline 44
Aminopenicillansäure 30

Aminosidin 251
Aminothiazol-Cephalosporine 77
Amnioninfektions-Syndrom 527
Amöben-Meningoenzephalitis 431
Amöben-Ruhr 478
Amöbom 479
Amorolfin 358
Amoxicillin 47
Amoxypen 47
Ampho-Moronal 330
Amphotericin B 330
Amphotericin-B-Liposome 330
Ampicillin 45
Ampicillin-Exanthem 46
Amprenavir 324
Anaerobier-Infektionen 383
Ancotil 351
Angina 437
– Plaut-Vincenti 437
Angiomatose, bazilläre 571, 641
Angulus infectiosus 547
Ansamycine 256
Antagonismus 3
Antimykotika 330, 560
Appendizitis 483
Applikationsweise 14
Arcanobacterium haemolyticum 437
Artemether 664
Arteriosklerose 419
Arthritis purulenta 515
Aspergillus-Infektionen 448, 639, 654
Aspirationspneumonie 454
A-Streptokokken-Infektionen 380
Atovaquon 236, 634
Augeninfektionen 531
Augensalben 532
Augentropfen 535
Augmentan 58
Avalox 142
Azactam 118
Azalide 189
Azidamphenicol 172

707

Sachverzeichnis

Azidocillin 40
Azidothymidin 303
Azithromycin 189
Azlocillin 53
Azole 336
Aztreonam 118

B

Babesiose 669
Bacampicillin 49
Bacitracin 247
Bacteroides fragilis 386
Bacteroides-Sepsis 402
Bactrim 226
Bakteriämie, transitorische 390
Bakteriostase 3
Bakteriurie, asymptomatische 498
Bakterizidie 3
Balantidien-Ruhr 479
Barazan 131
Bartholinitis 518
Bartonellen 571
Batrafen 357
Baycillin 40
Baypen 55
Beatmungspneumonie 454
Behandlungsdauer 14
Berlocombin 232
Benzathin-Penicillin G 31
Benzathin-Penicillin V 40
Benzyl-Penicillin 31
Betabactyl 61
Biaxin 183
Bidocef 92
Bifonazol 349
Biklin 160
Binotal 45
Bioverfügbarkeit 10
Bißverletzungen 504
Blasensprung, vorzeitiger 527
Blasenspülung 495
Blepharitis 534
Bolusinjektion 14
Borrelien-Keratitis 540
Borreliose 431, 558, 586
Botulismus 478
Boutonneuse-Fieber 590

Breitspektrum-Cephalosporine 77
Brivudin 282
Bronchiektasien 445
Bronchiolitis 446
Bronchitis, akute 443
–, chronische 444
Brucellosen 583
B-Streptokokken-Infektionen 381
B-Streptokokken-Sepsis 399
Burkholderia cepacia 375, 448
Buruli-Ulkus 558

C

Campylobacter fetus 402
Campylobacter-Enteritis 473
Campylobacter-Sepsis 402
Candida-Endokarditis 409
Candida-Enteritis 652
Candida-Infektionen 637, 651
– der Harnwege 500
– der Haut 653
Candida-Ösophagitis 652
Candida-Pneumonie 652
Candida-Sepsis 653
Candida-Stomatitis 441, 652
Candida-Urethritis 500
Candida-Vaginitis 521, 651
Candidiasis, chronische mukokutane 654
–, granulomatöse 654
Canesten 347
CAPD 485
Carbacephem 95
Carbapeneme 107
Carbenicillin 50
Carbenicillin-Ester 50
Carboxypenicilline 50
Cardiobacterium hominis 405
Carfecillin 50
Carindacillin 50
Catenulin 251
Cedixen 88
Cefaclor 92
Cefadroxil 92
Cefalexin 92
Cefaloridin 66
Cefalothin 66, 71

Sachverzeichnis

Cefamandol 69
Cefapirin 89
Cefazolin 66
Cefbuperazon 89
Cefdinir 106
Cefepim 86
Cefetamet 104
Cefixim 98
Cefmenoxim 77
Cefmetazol 73, 74
Cefminox 89
Cefobis 91
Cefodizim 83
Cefonicid 89
Cefoperazon 91
Ceforanid 89
Cefotaxim 77
Cefotetan 76
Cefotiam 69
Cefotiam-Hexetil 98
Cefoxitin 73
Cefpimizol 89
Cefpiramid 89
Cefpirom 88
Cefpodoxim-Proxetil 101
Cefprozil 94
Cefradin 92, 94
Cefrom 88
Cefsulodin 89
Ceftazidim 80, 84
Ceftenon 76
Ceftibuten 105
Ceftix 77
Ceftizoxim 77
Ceftriaxon 77
Cefuroxim 69
Cefuroxim-Axetil 103
Cefzil 97
Cephalosporine 66
Cephamycine 73
Cephoral 98
Ceporexin 92
Certomycin 158
Cervicitis 523
Chalazion 534
Chinin 664
Chinolone 120

Chlamydia-trachomatis-Urethritis 499
Chlamydien-Pneumonie 457
Chloramphenicol 172
Chlorhexidin 247
Chloroquin 664
Cholangitis 487
Cholera 473
Cholestase, intrahepatische 684
Cholezystitis 487
Chorioamnionitis 527
Chorioretinitis 660
Chryseomonas 402
Ciclopirox 357
Ciclopiroxolamin 357
Cidofovir 291
Cilastatin 107
Cinoxacin 120
Ciprobay 122
Ciprofloxacin 122
Claforan 77
Clamoxyl 47
Clarithromycin 183
Clavulansäure 58
Clearance 10
Clemizol-Penicillin G 31
Clinafloxacin 140
Clindamycin 199
Clofazimin 272
Clont 242
Clostridien-Sepsis 402, 575
Clostridium difficile 201, 477
– perfringens 386
Clotrimazol 347
Cloxacillin 42
CMV 617
Co-Amoxiclav 58
Coccidien-Enteritis 479
Coli-Enteritis 474
Colistin 248
Combactam 61
Compliance 628
Co-tetroxazin 232
Co-trimoxazol 226
Crixivan 319
Cryptococcus-Meningitis 638
Cryptosporidium-Enteritis 480, 635
CS-834: 116

709

Cycloserin 270
Cyclospora-Enteritis 480
Cyllind 183
Cymeven 284

D
D 0870: 347
Dakryoadenitis 536
Dakryozystitis 536
Daktar 337
Dalfopristin 213
Dapson 270
Daptomycin 212
Daraprim 234, 658
Darmdekontamination 15, 698
DDC 310
DDI 307
Defensine 3
Dekontamination 15, 697, 698
Dekubitalulzera 557
Deeskalationstherapie 367
Delavirdin 327
Dentoalveoläre Infektionen 441
Depotpenicillin 31
Dermatitis exfoliativa 556
Dermatitis, seborrhoische 651
Dermatophytie 649
Diabetischer Fuß 557
Dialyse-Shunt-Infektionen 418
Dialysierbarkeit 10
Diaminopyrimidin-Sulfonamid-Kombinationen 231
Dichlor-Stapenor 42
Dicloxacillin 42
Didanosin 307
Didesoxycytidin 310
Didesoxyinosin 307
Diflucan 343
Dimac 191
Diphtherie 439, 539
Dirithromycin 191
Donovanosis 568
Dosierung, Antibiotika- 15, 17
– bei Neugeborenen 681
Dosierung bei Niereninsuffizienz 687
Dosierungsintervall 15

Doxycyclin 165
Drugs, essential (WHO) 704
Dynabac 191

E
Eagle-Effekt 4, 383, 407
E.-coli-Infektionen 371
E.-coli-Sepsis 400
Echinocandine 359
Econazol 349
Ecthyma 556
Efavirenz 328
EHEC 474
Ehrlichiose 592
Einmaltherapie 14, 15, 368
Einschlußblennorrhoe 538
Eiweißbindung 10
Ektebin 268
Elobact 103
Elzogram 66
EMB 263
Empyem, subdurales 435
Encephalitozoon-Enteritis 480
Endarteriitis 410
Endokarditis 404, 583
–, Prophylaxe 410, 411, 442, 526
Endometritis 524, 526
Endophthalmitis 542
Enoxacin 148
Enoxor 148
Entecavir 294
Enteritis 468
–, Campylobacter- 473
–, Coli- 474
–, postantibiotische 477
–, Salmonellen- 472, 581
–, Vibrio-parahaemolyticus- 478
Enterobacter-Infektionen 373
Enterokokken-Infektionen 382
Enterokokken-Sepsis 399
Enterokolitis des Neugeborenen 476
– bei Neutropenie 476
–, postantibiotische 477
–, pseudomembranöse 201, 477
Epidermophytien 560
Epididymitis 501

Epidural-Abszeß 435
Epiglottitis 443
Epi-Monistat 337
Epi-Pevaryl 349
Epivir 312
Eremfat 256
Erysipel 555
– des Augenlides 535
– der Ohrmuschel 547
–, rezidivierendes 555
Erysipeloid 557
Erythema migrans 558, 586
Erythrasma 558
Erythrocin 176
Erythromycin 176
Erythromycin-Stinoprat 176
Erythromycylamin 191
Esclama 242
Eskalationstherapie 368
Espundia 661
E-Test 391, 405, 427
Ethambutol 263
Ethionamid 268
Eusaprim 226
Everninomicine 216
Exoderil 354

F

Famciclovir 281
Famvir 281
Fansidar 222, 234
Fasziitis, nekrotisierende 517, 527
Feldfieber 589
Fenizolan 350
Fenticonazol 350
Fibrose, zystische 447
Fieber unter der Geburt 527
Fieber bei Neutropenie 693
–, rheumatisches 569
–, unklares 673
Fisteln, arteriovenöse 418
Flagyl 242
Flammazine 225
Flavimonas 402
Fleckfieber 590
Fleroxacin 130

Flomoxef 73, 74
Flucloxacillin 42
Fluconazol 343
Flucytosin 351
Fludrithromycin 176
Fluochinolone 120
Flurithromycin 176
Fluxapril 57
Folatantagonisten 222
Fomivirsen 294
Fortovase 318
Fortum 84
Foscarnet 288
Foscavir 288
Fosfocin 219
Fosfomycin 219
Fosfomycin-Trometamol 221
Fournier-Gangrän des Skrotums 502
Framycetin 249
Fremdkörpersepsis 395
Fucidine 203
Fulcin 343
Fungata 343
Furacin 355
Furadantin 238
Furunkel 555
–, Lid- 535
–, Lippen- 546
–, Nasen- 546
–, Ohr- 547
Fusidinsäure 203
Fusobakterien-Infektionen 386
Fuß, diabetischer 557

G

Gallenblasen-Empyem 488
Gallenspiegel 10
Gallenwegsinfektion 487
Ganciclovir 284
Gangrän, infizierte 510
GAR-936: 165
Gardnerella 520
Gasbrand 575
Gastritis 466
Gatifloxacin 144
Gefäßprothesen-Infektionen 418

Sachverzeichnis

Gelenkprothesen, infizierte 515
Gemifloxacin 149
Gentamicin 151
Gernebcin 156
Gewebespiegel 10
Giardiasis 479
Gingivitis 441
Globocef 104
Glycylcycline 165
Glykopeptid-Antibiotika 205, 211
Gonoblennorrhoe 537, 566
Gonokokken-Vulvovaginitis bei Kindern 519
Gonorrhoe 565
Gramaxin 66
Gramicidin 248
Granuloma inguinale 568
Gray-Syndrom 173
Grepafloxacin 133
Gricin 355
Grippe 462
Grippe-Otitis 549
Grippe-Pneumonie 454, 462
Grippin 300
Griseofulvin 355
Grüncef 92
Gyno-Daktar 337
Gyno-Pevaryl 349
Gyrase-Hemmer 120

H

HACEK 408
Hämodialyse 689
Hämofiltration 690
Haemophilus-Endokarditis 408
Haemophilus-Infektionen 376
Haemophilus-influenzae-Meningitis 428
Haemophilus-influenzae-Pneumonie 458
Haemophilus-influenzae-Sepsis 402
Halbwertszeit 11
Halofantrin 664
Hals-Nasen-Ohren-Infektionen 544
Handinfektionen 508
Harnwegsinfektionen 490
Hautinfektionen 552

Hautulzera 557
Helicobacter pylori 466
Helpin 282
Hemmhoftest 4
Hemmkonzentration, minimale 5
Hepatitis B, C 619
Hepatotoxizität 683
Herpes-Meningoenzephalitis 432, 611
Herpes-simplex-Infektion des Augenlides 536, 612
Herpes-simplex-Virusinfektionen 611, 642
Herpes-simplex-Vulvovaginitis 522
Herpes genitalis 612
Herpes zoster 642
Herxheimer-Reaktion 37
Herzschrittmacher-Infektionen 417
Hexachlorophen 247
Hirnabszeß 434
Histoplasmose 459
Hivid 310
HIV-Exposition 629
HIV-Infektion 621
HIV-Transmission, maternofetale 306, 631
HMR 3647: 197
Hoigné-Syndrom 38
Hordeolum 534
Hornhautgeschwüre 539
Humatin 251
Hydradenitis der Areola 529
Hypopyon 540

I

Idoxuridin 297
Imipenem 107
Impetigo 554
Immundefekte 693
Indinavir 319
Infectoflu 300
Influenza 462
Infusionsbakteriämie 396
INH 253
Instillationen 15
Interaktionen 22
Interferon 301, 619
Interventionstherapie 17, 367, 695

Intron A 301
Invirase 318
Isepacin 162
Isepamicin 162
Isocillin 40
Isoconazol 349
Isoniazid 253
Isospora belli 480
Isoxazolylpenicilline 42
Isozid 253
Itraconazol 342
Ivermectin 480

J

Josacin 196
Josamycin 196

K

Kala-Azar 661
Kanamycin 251
Karbunkel 555
Katzenkratzkrankheit 571
Keimax 105
Keratitis herpetica 540, 612
– parenchymatosa 541
–, Varicella-Zoster- 541
Keratoconjunctivitis allergica 541
Keratomykose 541
Ketoconazol 340
Ketolide 197
Keuchhusten 458
Kiefer-Osteomyelitis 514
Kindersäfte 18
Klacid 183
Klebsiella-pneumoniae-Infektionen 373
Klebsiellen-Endokarditis 408
Klebsiellen-Meningitis 430
Klebsiellen-Pneumonie 456
Klebsiellen-Sepsis 401
Klinomycin 170
Kokzidien-Enteritis 479
Kokzidioidomykose 655
Kolpitis 519
–, Candida- 521, 651
–, Trichomonaden- 522
Kombinationstherapie 5, 18
Konjunktivitis 537

Kosten 18
Kreuzresistenz 5
Kryptizität 5
Kryptosporidien-Infektionen 635

L

L-084: 117
β-Lactam-Antibiotika 26, 27
β-Lactamase-Inhibitoren 57
β-Lactamasen 3
– mit erweitertem Spektrum 4
Lambliasis 479
Lamisil 353
Lamivudin 312
Lampren 272
Lariam 664
Laryngitis 443
Latamoxef 73, 74
Lebensmittelvergiftung 477
Leberabszeß 486
Leberfunktion und Antibiotika 683
Leberkoma 684
Legionelliose 461
Leishmaniose 661
Lepra 608
Leptospirosen 589
Levofloxacin 127
Lidabszeß 534
Liderysipel 535
Lidfurunkel 535
Lidphlegmone 534
Likuden M 355
Lincomycin 199
Lincosamide 199
Linezolid 217
Liquor-Shuntinfektion 429
Liquorspiegel 11
Listeriose 428, 578
Loading-Dosis 19
Lobucavir 294
Loceryl 358
Lokalantibiotika 19, 247
Lomefloxacin 148
Lomexin 350
Longum 222
Loracarbef 95
Lorafem 95

Lues 562
– connata 563
Lungenabszeß 463
Lungentuberkulose 603
Lupus vulgaris 558
Ly 333 328: 211
Ly 303 366: 359
Lyell-Syndrom 224, 228
Lyme-Borreliose 586
Lymphadenitis colli 550
Lymphogranuloma inguinale 566
– venereum 566
Lymphknotentuberkulose 605

M
Maderan 232
Magenulzera 466
Makrolide 176
Malaria 663
Malariaprophylaxe 664, 667
Malarone 236
Mandokef 69
Masern-Otitis 549
Mastitis 528
Mastoiditis 550
Mavid 183
Maxaquin 148
Maxipime 86
MDL 63 042: 211
MDL 63 246: 211
Mefloquin 664
Mefoxitin 73
Megacillin 40
Melioidose 366, 458
Meningitis 422
– aseptische 433
– bei Brucellose 583
– bei Leptospirose 589
–, Neugeborenen- 427
–, Shunt- 429
– tuberculosa 605
Meningokokken-Sepsis 400
Menschenbisse 504
Mepron 236
Meronem 111
Meropenem 111
Merrem 111

Metabolisierung 11
Methicillin 42
Methylcarbapeneme 115
Metronidazol 242
Mezlocillin 55
Miconazol 337
Midekamycin 176
Mikrosporidien-Enteritis 480, 635
Mikrosporie 651
Miliartuberkulose 605
Milzbrand 577
Minoclir 170
Minocyclin 170
Miocamycin 176
MK-0991: 359
MK-826: 116
Monitoring 11, 154, 162
Monobactame 26, 118
Mononukleose, infektiöse 440
Monuril 221
Moronal 335
Moxifloxacin 142
MRSA 378
MRSE 379
Mucormykosen 655
Mukoviszidose 447
Mundbodenphlegmone 439
Mupirocin 251
Muttermilch 680
Myambutol 263
Mycobacterium avium-intracellulare 641
– marinum 558
– ulcerans 558
Mycobutin 259
Mycoplasma pneumoniae 457
Mycospor 349
Myfungar 350
Mykobakterien-Infektionen 387, 448, 639
Myokarditis 414

N
Naegleria fowleri 431
Nafcillin 42
Naftifin 354
Nagelmykosen 650
Nalidixinsäure 120
Natamycin 336

Sachverzeichnis

Nebenwirkungen 20
Nelfinavir 323
Neomycin 249
Nephrotoxizität 686
Netilmicin 158
Neugeborene und Antibiotika 680
Neugeborenenkonjunktivitis 538
Neugeborenenmeningitis 427
Neugeborenenpneumonie 454
Neugeborenensepsis 397
Neuraminidase-Inhibitoren 299
Neuro-AIDS 622
Neutrexin 634
Neutropenie und Antibiotika-Therapie 693
Nevirapin 325
Nicolau-Syndrom 38
Niereninsuffizienz 686
Nikkomycin Z 360
Nimorazol 242
Nitrofural 241
Nitrofurane 238
Nitrofurantoin 238
Nitrofurazon 241
Nitroimidazole 242
Nizoral 340
Nocardiose 596
Non-Nukleoside 324
Norfloxacin 131
Norvir 321
Nosokomiale Infektionen 21
Nukleosid-Analoga 275
Nystatin 335

O

Oceral 350
Odontogene Infektionen 441
Ösophagitis, Candida- 652
Ofloxacin 127
Oleandomycin 176
Omnicef 106
Omnispektrum-Antibiotikatherapie 21, 25, 367
OPAT 81
Ophthalmia neonatorum 538
Opticef 83
Optocillin 57

Oracef 92
Oralcephalosporine 92
Oralpenicilline 40
Orbitalphlegmone 536
Orchitis 502
Orelox 101
Organtransplantation 700
Orientbeule 661
Ornidazol 242
Ornithose 457
Oseltamivir 299
Osteomyelitis 512
– des Oberkiefers 514
Otitis externa 547
– media 548
Ovarialabszeß 524
Oxacepheme 73
Oxacillin 42
Oxazolidinone 217
Oxiconazol 350
Oxytetracyclin 165

P

Paediathrocin 176
Palacos R 155
Panaritium 508
Pankreatitis 486
Panoral 92
Papova-Viren 643
Paratyphus 580
Parinaud-Konjunktivitis 539
Paromomycin 251
Paronychie 650
Parotitis purulenta 546
Pasteurella multocida 504
Peflacin 148
Pefloxacin 148
Peliosis hepatis 641
Pelveoperitonitis 524
Penciclovir 281
Pendysin 569
Penglobe 49
Penicillin G 29, 31
– V 40
Penicillin-Allergie 35
Penicilline 29
Penicillin-Kombinationen 57

715

Sachverzeichnis

Pentacarinat 633
Pentamidin 633
Peptostreptokokken 386
Perichondritis der Ohrmuschel 547
Pericoronitis 442
Perikarditis 412
Periodontitis 412
Peritonealdialyse 485, 690
Peritonitis 484
Peritonsillarabszeß 439
Perlèche 547
Persister 6
Pertussis 446
Pest 594
Peteha 268
Pharmakodynamik 12
Pharmakokinetik 10
– beim Neugeborenen 681
Pharyngitis 438
Phenoxymethyl-Penicillin 40
Phenoxymethylpenicillin-Benzathin 40
Phenoxypenicilline 40
Phlegmone 555
Phospholipidose 189
Photosensibilisierung 122, 140, 147, 168
Pilz-Endokarditis 408
Pilzinfektionen 649
Pilz-Meningitis 431
Pilz-Sepsis 402
Pima Biciron 336
Pimafucort 336
Pimaricin 336
Pipemidsäure 120
Piperacillin 51
Pipril 51
Pityriasis versicolor 651
Plasmide 6
Plazentagängigkeit 679
Pleuraempyem 464, 605
Pleuritis exsudativa 604
Pneumocandine 359
Pneumocystis-carinii-Pneumonie 459, 633
Pneumokokken-Infektionen 381, 427
Pneumokokken-Meningitis 427
Pneumokokken-Pneumonie 455

Pneumokokken-Sepsis 399
Pneumonie 450
–, Grippe- 454, 462
–, Pilz- 458
–, postoperative 509
Podomexef 101
Polyene 330
Polymyxin B 248
Polymyxine 248
Polypeptide 248
Pontiac-Fieber 461
Postantibiotischer Effekt 6
Postkarditomie-Syndrom 413
Povidon-Jod 247, 552
Priftin 261
Primaquin 664
Primaxin 107
Pristinamycin 213
Probenecid 38
Procain-Allergie 37
Procain-Penicillin 31
Procef 97
Proguanil 667
Proktitis, Gonokokken- 565
Prontosil 222
Prophylaxe 21
–, perioperative 505
Propicillin 40
Propionibacterium acnes 559
Prostatitis 500
Proteinase-Inhibitoren 317
Proteinbindung 10
Proteus-Infektionen 373
Prothionamid 268
Pseudocef 89
Pseudomoninsäure 247
Pseudomonas-Infektionen 374, 448
Pseudomonas-Meningitis 430
Pseudomonas-Pneumonie 457
Pseudomonas-Sepsis 401
Psittakose 457
Puerperalfieber 526
Puerperalsepsis 526
Pulpitis 441
Pyelonephritis 496
Pyodermien 554
Pyomyositis 516

Pyrafat 264
Pyrazinamid 264
Pyrimethamin 234, 658

Q

Q-Fieber 409, 590
QT-Zeitverlängerung 122, 135, 142,
　147, 180, 185, 187, 193
Quinodis 130
Quinopristin 213

R

Rapzid 140
Reaszensionsprophylaxe 493
Rebetol 295
Refobacin 151
Reisediarrhoe 475
Relenza 299
Rescriptor 327
Resistenz 6, 29, 276
Resistenzmechanismen 7
Resistenzübertragung 7
Resochin 664
Resorptionsrate 12
Retinitis 543, 617
Retropharyngealabszeß 439
Retrovir 303
Rezidivprophylaxe 21
Rheuma-Prophylaxe 570
Rheumatisches Fieber 569
Rhinitis 436, 544
Rhombenzephalitis 579
Ribavirin 295
Rickettsiosen 590
Rifa 256
Rifabutin 259
Rifampicin 256
Rifapentin 261
Rimactan 256
Ringabszeß 540
Ritonavir 321
Rocephin 77
Rocky-Mountains-Spotted-Fieber 590
Roferon-A 301
Rokitamycin 176
Rosaramycin 176
Rosazea 559

Rosoxacin 120
Rotlauf 557
Rovamycine 194
Roxigrün 186
Roxithromycin 186
RS-Viruspneumonie 460
Ruhr 472
–, Amöben- 478
–, Balantidien- 479
Rulid 186

S

Salmonellen-Ausscheider 581
Salmonellen-Enteritis 472, 581
Salmonellosen 580, 642
Salpingitis 524
Saquinavir 318
SB-265 805: 149
Sch 56 592: 347
Scharlach 438
Scharlach-Prophylaxe 439
Schock, septischer 397
Schwangerschaft 677
Schwangerschafts-Pyelonephritis 496
Schwangerschaftsunterbrechung 526
Schwimmbad-Granulome 558
Securopen 53
Selectomycin 194
Selektionsdruck 22
Sempera 342
Sepsis 390
–, cholangitische 394
–, Fremdkörper- 395
–, Neugeborenen- 397
–, postoperative 394, 508
–, Puerperal- 395
–, tonsillogene 395
Sepsis-Syndrom 390
Septopal 155
Sequentialtherapie 14
Serratia-Infektionen 373
Shigellen-Ruhr 472
Silber-Sulfadiazin 222
Simplotan 242
Sinusitis 544
Siros 342
SIRS 390

Sachverzeichnis

Sisomicin 158
Sitafloxacin 146
Sobelin 199
Solitäraphthen 547
Soor 441
–, Vaginal- 521, 651
Soor-Stomatitis 441, 547, 652
Soor-Urethritis 500
Sordarin 360
Sparfloxacin 146
Spectinomycin 163
Spiramycin 194
Spitzenspiegel 12
Spizef 69
Splenektomie 395
Sporotrichose 655
Stanilo 163
Stapenor 42
Staphylex 42
Staphylococcus saprophyticus 380
Staphylokokken-Infektionen 377
Staphylokokken-Penicilline 42
Staphylokokken-Sepsis 398
Staphylokokken-Toxinschock 398, 529
Stavudin 313
Stenotrophomonas maltophilia 375
Sterinor 232
Stevens-Johnson-Syndrom 224, 228
Stomatitis 546
Stomatitis aphthosa 547
–, Soor- 547
Streptococcus-agalactiae-Infektionen 382
Streptococcus-pneumoniae-Infektionen 381
Streptococcus-pyogenes-Infektionen 380
Strepto-Fatol 265
Streptogramine 213
Streptokokken-Infektionen 380
Streptokokken-Schock-Syndrom 517
Streptomycin 265
Strongyloides 480
Subdural-Empyem 435
Sulbactam 61
Sulfacetamid 222
Sulfadiazin 222, 231
Sulfadimidin 222, 231

Sulfadoxin 222
Sulfalen 222
Sulfamerazin 222, 231
Sulfamethizol 222
Sulfametrol 222, 231
Sulfisoxazol 222
Sulfonamide 222
Sulphamethoxazol 222
Sulphamethoxydiazin 222
Sultamicillin 61
Sumamed 189
Suprax 98
Sustiva 328
Syncillin 40
Synercid 213
Synergismus 7
Syphilis 562

T

Tacef 77
Talspiegel 13
Tamiflu 299
Tampon-Krankheit 529
Targocid 209
Tarivid 127
Taurolin 485
Tavanic 127
Tazobac 64
Tazobactam 64
Tebesium 253
Teicoplanin 209
Teicoplanin-Analoga 211
Temafloxacin 122
Tendovaginitis 508
Terbinafin 353
Terconazol 347
Terivalidin 270
Terizidon 270
Terzolin 340
Tetanus 573
Tetanus-Prophylaxe 573
Tetracyclin 165
Tetroxoprim 232
Thiamphenicol 172
Thienamycin 107
Thrombophlebitis 415, 526, 527
Tiberal 242

Ticarcillin 50
Tienam 107
Tierbisse 504
Timecef 83
Timentin 61
Tinidazol 242
Tobramycin 150, 156
Toleranz 7
Tolnaftat 358
Tonoftal 358
Tonsillitis 437
Torsade de pointes 180, 181, 193
Toxic-shock-Syndrom 398, 529, 557
Toxoplasmose 635, 657
Trachom 538
Transplantationen 700
Travogen 349
Triazole 342, 343, 345, 347
Trichomonaden-Kolpitis 522
Trichomonas-Urethritis 500
Trifluorothymidin 298
Trifluridin 298
Triglobe 232
Trimethoprim 232
Trimetrexat 634
Tropheryma whippelii 482
Trovafloxacin 136
Trovan 136
Tsutsugamushi-Fieber 590
Tubenabszeß 524
Tuberkulome des Gehirns 606
Tuberkulose 598
–, Haut- 558
Tularämie 585
Turixin 251
Typhilitis 476
Typhus 580
Tyrocidin 248
Tyrothricin 248

U

Ulcus cruris 556
Ulcus molle 567
– ventriculi 466
Ultreon 189
Unacid 61
Uniquin 148

Ureaplasma-Urethritis 499
Ureidopenicilline 50
Urethritis 499
–, Einschlußkörperchen- 499
–, Soor- 500, 653
–, Trichomonas- 500
Urin-Recovery 13
Urosepsis 394
Uveitis 543

V

Vaginitis 519, 651
Vaginose 520
Valacyclovir 277
Valtrex 277
Vancomycin 205
Vancomycin-Analoga 211
Varizellen 433, 614, 642
Varizellen-Pneumonie 460, 614
Vaxar 133
Venenkatheter-Infektionen 416
Verbrennungen 507
Verteilungsvolumen 13
Vibramycin 165
Vibrio-parahaemolyticus-Enteritis 478
Vibrio vulnificus 402, 478, 557
Videx 307
Viracept 323
Viramune 325
Virazol 295
Virunguent 297
Viruslast 625
Virustatika 8, 275
VISA-Infektionen 379
Vistide 291
Vitravene 294
Voriconazol 345
VRE 382
Vulvitis 518, 522, 566
Vulvovaginitis bei Kindern 519
–, Herpes-simplex- 519

W

Waterhouse-Friderichsen-Syndrom 400
Wechselwirkungen 22
Weil-Krankheit 589
Wellvone 236

Sachverzeichnis

Whipple-Krankheit 482
Whirl-Pool-Follikulitis 557
WHO-Liste der Antiinfektiva 704
Wilprafen 196
Wirkungsmechanismus 8
Wirkungsspektrum 8
Wundinfektionen 503

X
Xanthomonas maltophilia 375

Y
Yersiniosen 473

Z
Zähne-Gelbfärbung 168
Zagam 146
Zahninfektionen 441
Zalcitabin 310
Zanamivir 299
Zeckenbiß-Fleckfieber 590
Zerit 313
Zervizitis 523
Ziagen 315
Zidovudin 303
Zienam 107
Zinacef 69
Zinnat 103
Zithromax 189
Ziracin 216
Zoster 433, 615, 642
Zovirax 277
Zystitis 498
Zytomegalie 459, 617, 643